AF568441

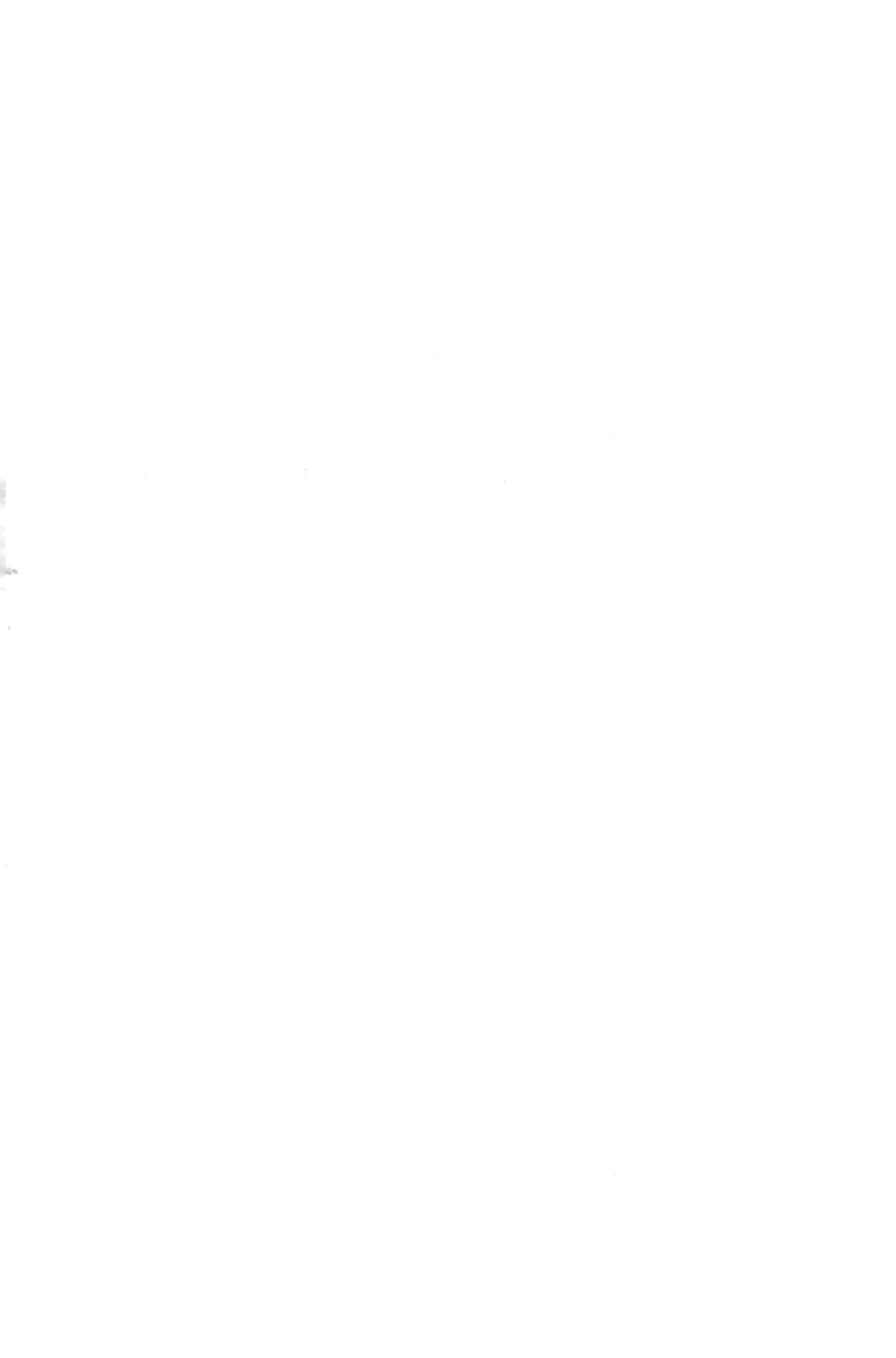

1823–1908

FRIEDRICH VON ESMARCH

– eine Biografie

Christian Zöllner

Bibliografische Information der Deutschen Nationalbibliothek

Die Deutsche Nationalbibliothek verzeichnet diese Publikation in der Deutschen Nationalbibliografie; detaillierte bibliografische Daten sind im Internet über https://portal.dnb.de abrufbar.

Holtenauer Straße 141
24118 Kiel
Tel.: 0431-85464
Fax: 0431-8058305
info@verlag-ludwig.de
www.verlag-ludwig.de

Gestaltung und Satz: KIELER BOTSCHAFT GmbH

Gedruckt auf säurefreiem und alterungsbeständigem Papier
Printed in Germany

ISBN 978-3-86935-442-2

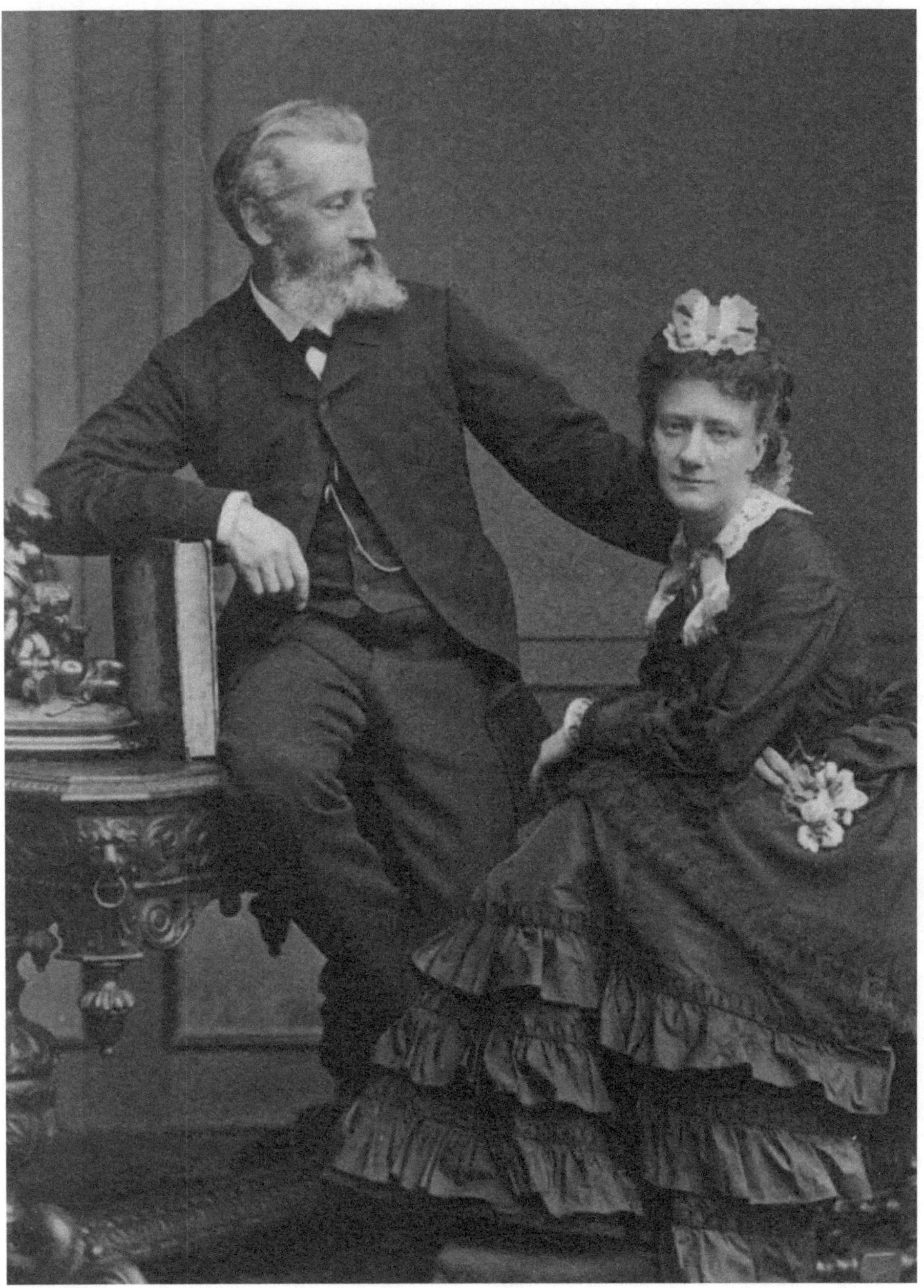

Friedrich von Esmarch und seine Ehefrau Prinzessin Henriette von Schleswig-Holstein-Sonderburg-Augustenburg
(Foto aus der Landesgeschichtlichen Sammlung der Schleswig-Holsteinischen Landesbibliothek)

Inhaltsverzeichnis

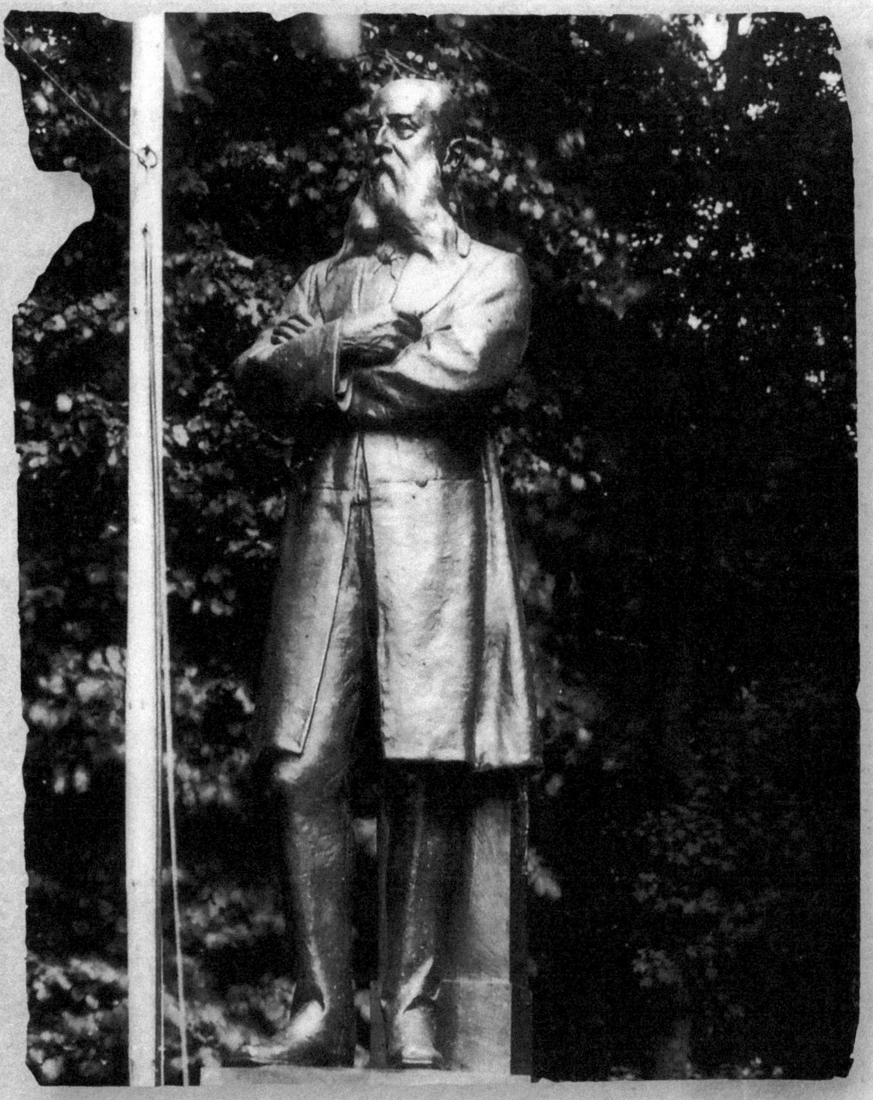

Am 5. August 1905 wurde das von Adolf Brütt angefertigte Denkmal von Esmarch in Tönning feierlich enthüllt. Das Denkmal aus „Stein und Erz" sollte die Anerkennung für sein Wirken auch „der Zukunft in sichtbarer Form überliefern".
(Foto aus der Landesgeschichtlichen Sammlung der Schleswig-Holsteinischen Landesbibliothek)

Einführung

„Das gegenwärtig lebende und wirkende Geschlecht der Chirurgen hat kaum noch eine Vorstellung von den Zuständen, welchen durch den bald nach der Mitte des 19. Jahrhunderts einsetzenden gewaltigen Umschwung ein Ende gemacht wurde." Dieser hat „in dem kurzen Zeitraume eines Menschenalters alle Fehler und Irrungen von zwei Jahrtausenden in der Behandlung der Wunden gutzumachen gewußt".[1]

In Kiel entwickelten sich in der zweiten Hälfte des 19. Jahrhunderts die Akademischen Heilanstalten „von zunächst sehr bescheidenen, oft armseligen Anfängen zu einer führenden Einrichtung in Preußen bis zum Ende des Jahrhunderts".[2] Ein „großes Glück für die medizinische Fakultät in Kiel"[3] war, dass sie für die damalige Zeit „eine Reihe bedeutender Namen verzeichnen" konnte.[4] Dazu zählte auch Friedrich von Esmarch: In die „Jahrzehnte kräftiger Entwicklung und ungeahnten Aufschwunges fallen [seine] Jugend- und Mannesjahre. Ihm ist es vergönnt gewesen, die moderne Chirurgie von ihren ersten Anfängen an bis zu ihrer jetzigen Höhe mitzuerleben, und nicht nur mit zu erleben, sondern auch mit zu schaffen und mit zu fördern."[5]

Für seine Zeitgenossen galt der Chirurg Esmarch als „einer der vorzüglichsten Operateure", der „sicher, kühn und außerordentlich elegant" operierte.[6] Nachdrücklich wirkte er mit an der Anästhesie und der Wundbehandlung; hervorgehoben wurden seine praxisnahen Entwicklungen, wie der Esmarch'sche Handgriff, das dreieckige Tuch, der Irrigator. Bleibend sind seine Verdienste um den „dritten Grundpfeiler für [...] das stolze Gebäude der neuen Chirurgie"[7], als er überzeugend das von ihm verfolgte Ziel erreichte, Verletzte und Kranke bei operativen Eingriffen vor übermäßigem Blutverlust zu bewahren. Noch heute bewerten Chirurgen „das von ihm

1 Küster, S. 5; als Küster diese Zeilen 1914 niederschrieb, gehörte er zu den ältesten noch lebenden Begründern der Deutschen Gesellschaft für Chirurgie; s. a. Anschütz, 1909; Ratschko, S. 17.

2 Ratschko, a. a. O.

3 Löhr in Festschrift 275, S. 205

4 Hoff, 1929, S. 140, für die Chirurgie nannte er Langenbeck sowie Esmarch.

5 Anschütz, 1909, S. 87

6 „Das Buch für alle", H. 10, 1880, S. 223, vgl. Bier, 1908, S. 579

7 Bier, 1935, S. 288

geschaffene Prinzip und die Technik der künstlichen Blutleere als eine unentbehrliche Bedingung und Standardmethode der Extremitätenchirurgie“.[8]

In dem Zeitraum von 1848 bis 1871 war Esmarch vor allem in den Kriegslazaretten während der Schleswig-Holsteinischen Erhebungen sowie der Deutschen „Einigungskriege“ tätig. Seine Erlebnisse im Umgang mit Verwundeten und Verletzten ließen ihn zu einem „der bedeutendsten Vertreter der deutschen Kriegschirurgie“ werden.[9] Überaus zielführend waren seine Überlegungen zu Resektionen nach Schussverletzungen, zur Verbandlehre, zum Einsatz der antiseptischen Wundbehandlung auch im Krieg, zum Transport- und Lazarettwesen sowie zum militärischen Sanitätswesen; seine Klinik galt als mustergültig für die Beschaffung künstlicher Glieder. Anhand seiner Erfahrungen setzte er sich vehement für die – wie er es in seinem veröffentlichten Vortrag nannte – „Humanität gegen die Schrecken des Krieges“ ein.

Die unmittelbare Konfrontation mit dem Kriegsgeschehen und die teils ungenügende Versorgung der Opfer machte Esmarch zum Verfechter auch der zivilen, freiwilligen Verwundeten- und Verletztenpflege durch Hilfsvereine. Sein Engagement für die erste Hilfe bei Verletzungen sowie bei Unglücksfällen ließ ihn zum Begründer der Samariterbewegung werden, die bis heute nachwirkt. Unmittelbar mit dem Samaritertum verbunden waren die Erste-Hilfe-Unterweisungen für ausgebildete Laien, die Wechselwirkung zum Roten Kreuz, die Gründung von Arbeiter-Samariter-Kolonnen sowie die maßgeblichen Impulse für das – auch professionell gestaltete – Unfall- und Rettungswesen und die Notfallmedizin.[10]

Im Zentrum des Lehrangebots von Esmarch stand der Anschauungsunterricht, in dem er mit Präparaten, plastischer Darstellung und konkretem Handeln den Zugang zur Chirurgie vermittelte. „Den größten Wert legte er darauf, die jungen Leute auch zu guten, teilnehmenden Ärzten zu erziehen.“[11] Er war bestrebt, „die einfachen Tatsachen der ärztlichen Wissenschaft soweit zu popularisieren, dass sie als gesicherter Besitz auch dem Manne aus dem Volk bei den Unfällen des täglichen Lebens oder den Verletzungen des Krieges zugutekommen.“[12] Insofern zeichnen seine Schriften sich

8 Wolf, 1990, S. 148; s. a. Eiselsberg, S. 2

9 Köhler, 1904, S. 241; s. a. Killian, S. 270, Rogge, S. 33 f. und Bier, 1908, S. 559

10 S. a. Hoffmann, S. 60

11 Anschütz, S. 83; s. a. Bier, 1908, S. 579

12 Beitrag über Esmarch in: „Das Rote Kreuz: offizielles Organ des Schweizerischen Centralvereins vom Roten Kreuz, des Schweiz. Militärsanitätsvereins und des Samariterbundes“, Bd. 16 (1908) Heft 5, S. 93 f.

durch eine einfache Schreibweise, einen klaren Stil sowie durch das von ihm gewählte Motto: „kurz und bündig" aus; Abbildungen hielt er zum Verstehen für unumgänglich.

Von Esmarch wird „mit Recht behauptet, daß er der volkstümlichste Arzt seiner Zeit war, einmütig anerkannt und beliebt bei seinen Fachkollegen."[13] Herausgestellt wurden „seine Liebenswürdigkeit, Einfachheit und echte Humanität im persönlichen Verkehr."[14] Im Umgang mit seinen Patienten gewann er deren Nähe und Vertrauen auch dadurch, dass er sich der heimischen, plattdeutschen Sprache bediente. Er fand „schon zu Lebzeiten die volle Anerkennung für seine Leistungen"[15] und wurde vielfach ausgezeichnet.

In der vorliegenden Biografie über Friedrich von Esmarch sind Kapitel in chronologischer Folge einzelnen Lebensabschnitten gewidmet, besondere Kapitel erweitern und vertiefen parallel ausgewählte Schwerpunktthemen.[16] Es ist eine lohnende Aufgabe, dem Leben und Wirken des Chirurgen, genialen Praktikers, akademischen Lehrers und Verfechters der Ersten Hilfe am Mitmenschen in einer Epoche voller Umbrüche nachzugehen.

13 Schmülling, S. 9; s. a. Rogge, S. 33 f.

14 „Das Buch für alle", a. a. O.; Themistocles Gluck, Berliner Klinische Wochenschrift, 40. Jg., No. 3, 19. Januar 1903, S. 72

15 Ritter, S. 5; s. a. Wolf, 1990, S. 149 f.

16 Bislang liegt eine ausführliche Biografie nicht vor; es gibt ausführliche Würdigungen u. a. von Anschütz, Bier und Eiselsberg sowie den Katalog der Schleswig-Holsteinischen Landesbibliothek mit einzelnen Aufsätzen.

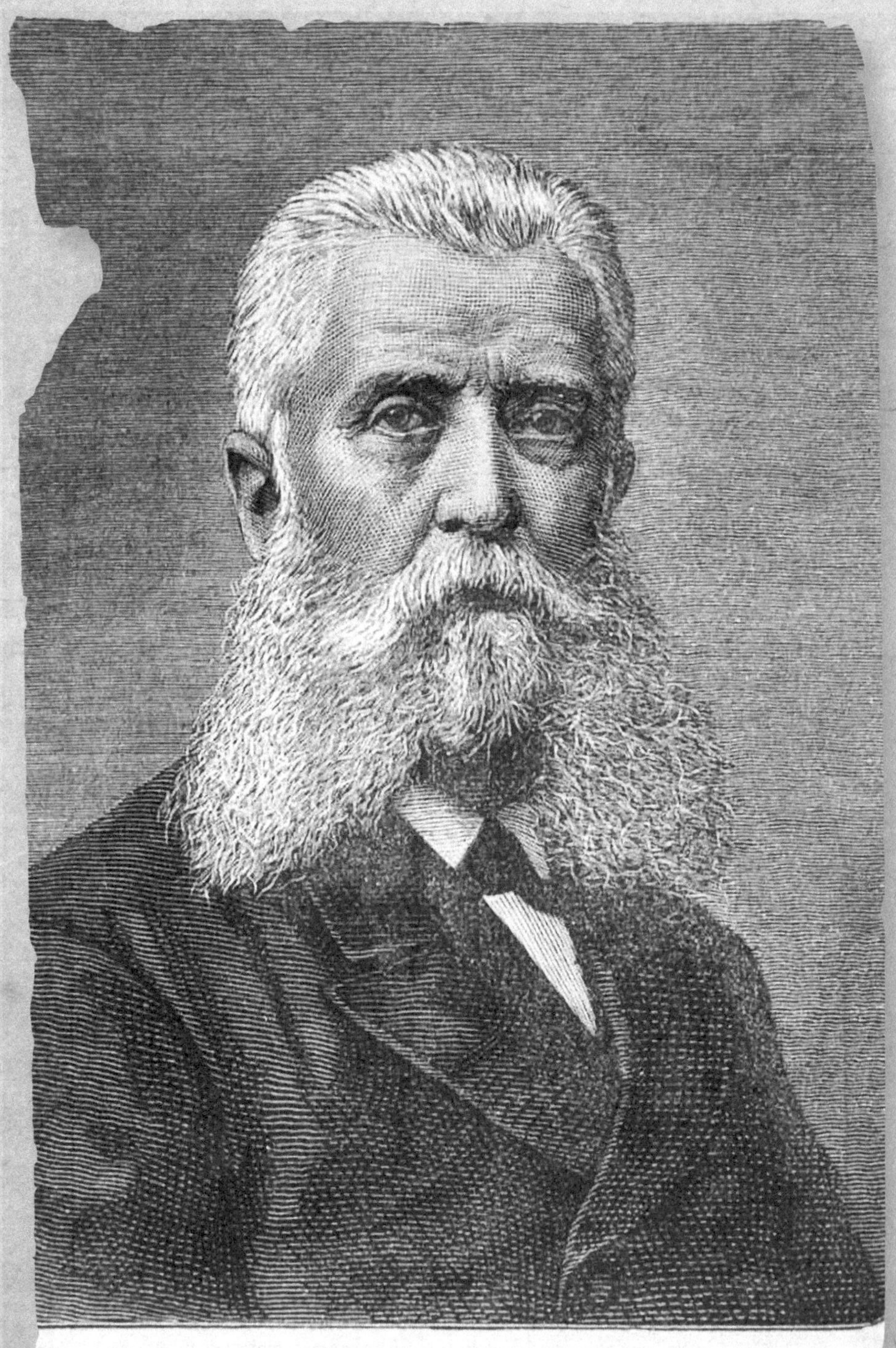

Professor Dr. Johannes Esmarch,

Direktor der chirurgischen Klinik in Kiel.

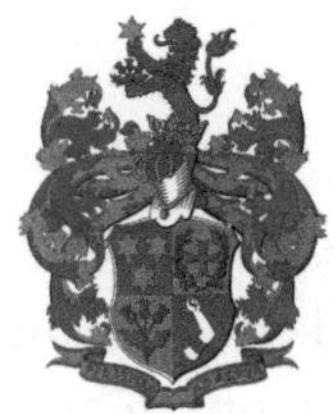

Lebenslauf von Friedrich von Esmarch

Die Eltern des am 9. Januar 1823 in Tönning geborenen Johannes Friedrich August, der Vater Theophilus Christian Caspar Esmarch, Landphysikus und Amtsarzt, sowie die Mutter Friederike, geb. Homann aus einer reichen Kaufmannsfamilie in Husum, waren überaus patriotisch gesinnt und vertraten nachdrücklich die Sache der Schleswig-Holsteiner. Ihre Grundhaltung, die Begegnung u. a. mit Uwe Jens Lornsen im Elternhaus sowie die in vielen Briefen niedergelegte Gesinnung wirkten eindeutig prägend auf Esmarch.

In seinen Schulbesuchen, von 1830 bis 1836 an der Gelehrtenschule in Rendsburg sowie von 1837 bis 1843 an der Flensburger Gelehrtenschule zeigte Esmarch sich als ein wenig interessierter Schüler; sein Bestreben war es, möglichst bald das Studium der Medizin, für das er sich früh entschieden hatte, aufzunehmen.

Für Esmarch erfüllte sich dieser Studienwunsch an der Kieler Universität von 1843 bis 1845 und 1845/46 an der Göttinger Universität bei renommierten Hochschullehrern. Fleiß, Mühe und Tüchtigkeit, die Esmarch für sein Medizinstudium aufwendete, bezeugten sein großes Interessen an der Medizin, insbesondere der Chirurgie. Durchgehend erhielt er Bestnoten und empfahl sich für die praktische und akademische medizinische Laufbahn.

Mit einem „Offenen Brief gegen Christian VIII. von Dänemark" trat Esmarch bereits mit einem klaren Bekenntnis zur Sache der Herzogtümer an die Öffentlichkeit und äußerte sich öffentlich zum Zeitgeschehen. Seine schleswig-holsteinisch patriotische Gesinnung hielt er bis zur Gründung des Deutschen Reiches 1871 aufrecht.

Zurück an der Kieler Universität 1846 wurde Esmarch wie schon in Göttingen Mitglied der dortigen Studenten-/Turnerschaft. Darin sah er die beste Möglichkeit, sich aktiv für die von ihm für wichtig erachtete Sache der Herzogtümer einzusetzen.

Lehrstuhlinhaber für Chirurgie in Kiel war damals Bernhard Langenbeck. Dieser erkannte die besonderen chirurgischen Fähigkeiten von Esmarch, machte ihn in jungen Jahren zu seinem Assistenten und förderte ihn nachdrücklich. Sie blieben zeitlebens freundschaftlich verbunden. Langenbeck wurde als erster Chirurg einer „Schule“ genannt, die von Stromeyer fortgeführt wurde und Esmarch als Schüler von Langenbeck aufführte.[17] Entscheidend war, dass sich seine Laufbahn in der zweiten Hälfte des 19. Jahrhunderts vollzog, das gelegentlich auch das „Jahrhundert der Chirurgen“ genannt wurde. „Diese Charakteristik ist einerseits zutreffend, denn das 19. Jahrhundert sieht die Entstehung der großen Chirurgie als institutionalisierte, anerkannte klinische Disziplin. Hierzu haben in Deutschland wesentlich Langenbeck und seine Schüler [...] beigetragen.“[18]

Unbeschadet seiner Assistentenarbeit begann Esmarch seine medizinische Tätigkeit mit der Teilnahme an den Schleswig-Holsteinischen Erhebungen. Deren Beginn im Februar 1848 erlebte Esmarch als Mitglied des Kieler Turner- und Studentenkorps, zunächst als Lieutenant, dann als Unterarzt. Als solcher war er tätig in der Verwundetenpflege in Flensburg, wurde gefangen genommen und verbüßte eine mehrwöchige dänische Gefangenschaft auf der „Dronning Maria“.

Diese Konfrontation mit dem Kriegsgeschehen auch in den nachfolgenden Schleswig-Holsteinischen Erhebungen war maßgeblich für sein späteres Wirken und sein Engagement für die Kriegschirurgie. Die Erlebnisse und Erfahrungen von damals – das Leid der Verwundeten und Verletzten, die Unzulänglichkeit der Versorgung und des Transportes sowie die Ohnmacht der Ärzte – wirkten überaus nachdrücklich auf ihn. Die persönlichen Erfahrungen im Umgang mit schwerwiegenden Wunden, Zerschmetterungen sowie Verletzungen von Gliedmaßen, auf die zunächst und nahezu ausschließlich mit Amputationen reagiert wurde, schaffte bei Esmarch das besondere Bewusstsein für die Möglichkeiten der gliedererhaltenden – auch lebensbewahrenden – Resektionen und Extraktionen. Vorbild wurden die von ihm entwickelten Resektionsschienen. Anhand seiner Erfahrungen veröffentlichte er 1851 seine erste wissen-

17 S. a. Gluck, S, 71; auch Orator, S. 4 f., ordnete Esmarch – sowie Bier und Busch – der Schule von B. v. Langenbeck zu, während Anschütz, 1940, S. 273, Esmarch eher als Schüler von Stromeyer sah und dafür seine Neigung zur Hygiene, zum allgemeinen Arzttum, zur allgemeinen Chirurgie sowie seinen praktisch nüchterner Sinn und sein Streben nach Vereinfachung nannte.

18 Wolfgang U. Eckart: Mit dem Messer zum Organ – Chirurgen bahnen neue Wege, in: Illustrierte Geschichte der Medizin, S. 137, 2011, Springer-Verlag Berlin Heidelberg, als Schüler Langenbecks führte er an: Theodor Billroth, Karl David Wilhelm Busch, Friedrich von Esmarch, Carl Hueter, Rudolf Ulrich Krönlein, Carl Wilhelm Schoenborn, Friedrich Trendelenburg, Karl Ernst Albrecht Wagner und Carl Ludwig Schleich. Eckart weiter „Die Exklusivität der großen Chirurgie aber beginnt tatsächlich im 19. Jahrhundert mit der Einführung der Narkose und der Durchsetzung von A- und Antisepsis. Erst auf dieser Grundlage konnte das Fach [...] auch große Chirurgen wie von Langenbeck, von Esmarch oder Billroth hervorbringen.“

schaftliche Schrift „Ueber Resectionen nach Schusswunden“, die beispielhaft für diese Vorgehensweise wurde. Zugleich hatten ihn die bei schwerwiegenden Verwundungen oder notwendigen Amputationen „wie eine Naturgewalt einsetzenden Blutungen und die daraus rasch erwachsende Gefahr lebensbedrohlicher Anämien [...] gelehrt, wie sehr es darauf ankam, die dem Chirurgen anvertrauten Verletzten und Kranken vor übermäßigem Blutverlust zu bewahren.“[19]

Nachdem Esmarch aus der Gefangenschaft wieder nach Kiel zurückkehren konnte, schloss er seine Promotion und Habilitation bei Louis Stromeyer, dem Nachfolger des nach Berlin gewechselten Langenbeck, an der Kieler Universität ab. Als Privatdozent für Chirurgie und Augenheilkunde hielt er erste Vorlesungen im Wintersemester 1848/49, ehe er ab April 1849 als Adjutant von Stromeyer am erneuten Feldzug gegen Dänemark teilnahm. Als solcher profitierte er in hohem Maße von Stromeyers organisatorischen Fähigkeiten. Er beteiligte sich unmittelbar an der Reorganisation des Sanitätsdienstes sowie an der Neuordnung der Sorge für Verwundete und Verletzte, u. a. im Transport- und Lazarettwesen. Zugleich sammelte er als Militärarzt und Unfallchirurg in Kriegslazaretten u. a. in Flensburg und in Hadersleben weitere Erfahrungen auf dem Gebiet der Kriegschirurgie, die er in sein späteres Wirken und in seine Veröffentlichungen unmittelbar einbringen konnte.

Die kurze Friedenszeit 1849/50 nutzte Esmarch für Vorlesungen und Klinikarbeit in Kiel, ehe er ab Juli 1850 am erneuten Feldzug gegen Dänemark teilnahm. Unter Stromeyer war er tätig im Lazarett in Gottorf, wirkte in dessen berühmter Schleswig-Holsteinischer Kriegsklinik und ging mit ihm in die dänische Gefangenschaft nach Nyborg auf Fünen. Die Erlebnisse in den Schleswig-Holsteinischen Erhebungen wurden wegweisend für Esmarchs Interesse auch an der Verwundeten- und Verletztenpflege, regten ihn zu Lösungswegen an und bewirkten seine Aufgeschlossenheit für Vorsorge, Antisepsis und Erste Hilfe auch auf dem Schlachtfeld. Zudem lernte er die Bedeutung und den besonderen Nutzen der freiwilligen Krankenpflege kennen. Die damals bei Esmarch entwickelte starke Neigung zur Hygiene sowie zur allgemeinen Chirurgie entsprachen durchaus Stromeyers Grundanschauungen. In seinem später verfassten und preisgekrönten „Handbuch der Kriegschirurgischen Technik“ zeigte sich Esmarch „als würdiger Schüler und Erbe des Verfassers der „Maximen der ‚Kriegsheilkunst‘“.[20]

19 Wolf, 1990, S. 148

20 Anschütz, 1940, S. 273

Unmittelbar nach Fertigstellung seiner Schrift über die Resektionen trat Esmarch 1851/52 seine erste von mehreren Auslandsreisen mit Stationen u. a. in Prag, Wien, Paris, London und Brüssel an. Bereits diese Reise war in vielerlei Hinsicht exemplarisch für Reisen, die Esmarch in den nächsten vier Jahrzehnten zu Fachkollegen in ganz Europa unternahm. Er lernte durch eigene Anschauung die Vorgehensweisen seiner chirurgischen Kollegen kennen, nahm selbst an Eingriffen teil, machte sich ein Bild von der Zweckmäßigkeit der Klinikbauten und ihrer Einrichtungen, verfolgte unmittelbar die Effektivität von Techniken und post-operativer Versorgung. Durch seine Besuchsreisen erhielt Esmarch wichtige Impulse für die Anwendung chirurgischer Vorgehensweisen und Methoden sowie den Einsatz von Instrumenten. Sie eröffneten ihm zugleich den Zugang zu effektiv ausgestatteten Kliniken/Krankenhäusern und vermittelten Erkenntnisse, von denen sein späterer Einsatz für den Neubau und die Modernisierung der Kieler Universitätskliniken sowie die Gründung einer von der allgemeinen Chirurgie unabhängigen Augenchirurgie unmittelbar profitierte.

Nach seiner Rückkehr von der Auslandsreise im Frühjahr 1852 wirkte Esmarch als Chirurg und Privatdozent in Kiel. Er heiratete Anna Stromeyer mit der er – den Überlieferungen und ihrem Briefwechsel zufolge – eine sehr glückliche Ehe führte, aus der die Tochter Agnes sowie die Söhne Erwin und Walther hervorgingen. Anna starb 1870 in Hannover an den Folgen einer Tuberkulose.

Nachdem sein Schwiegervater, Louis Stromeyer, nach Hannover als Generalarzt gewechselt war, wurde Esmarch 1854 Klinikdirektor der Chirurgie. Keineswegs selbstverständlich war, dass er Stromeyers Nachfolge als Lehrstuhlinhaber antreten würde; erst 1857 erfolgte nach einem längeren Verfahren die Ernennung Esmarchs zum ordentlichen Professor für Chirurgie und Augenheilkunde sowie Direktor der Kieler Chirurgischen Universitätsklinik. In der neuen Position konnte Esmarch über einen Zeitraum von nahezu 40 Jahren für die Kieler Universität, für die Studierenden an der Medizinischen Fakultät und für die ärztlich-chirurgische Versorgung im Land wirken. Nicht zuletzt aufgrund seines großen Praxisbezuges als Arzt wurde ihm zugeschrieben, dass er die „schwierige Wissenschaft" der Chirurgie „in Deutschland so volksthümlich (machte) wie kein anderer vor ihm".[21] Beispielhaft trug seine Vorliebe für die „Anwendung der Kälte in der Chirurgie" in ihrer heilenden Wirkung – u. a. der Eiskühlung – bei der Nachbehandlung bei bestimmten Eingriffen ihm den Namen „Fide Isbüddel" im Volksmund ein.

21 „Die Gartenlaube", 1883, H. 2, S. 35; s. a. Schmülling, S. 9

Aufgrund seiner Erfahrungen mit den Mängeln am Friedrichs-Hospital und aufbauend auf dem Konzept von Stromeyer konnte Esmarch nach intensiven Bemühungen die Weichen stellen, die 1860 bis 1862 zum Bau der Akademischen Heilanstalten in Kiel führten. Die damals vorbildlich gestaltete Klinik war maßgeblich für über vier Jahrzehnte ärztlicher Versorgung in Kiel und im Land. Die sich bereits bei der Fertigstellung abzeichnenden Einschränkungen führten in der Folgezeit zu Zwischenlösungen und befleißigten Esmarch, Pläne für den Neubau und eine zeitgemäße Ausstattung der Chirurgie zu entwickeln, die Ende der 1890er-Jahre umgesetzt wurden.

Die Errichtung von Dienstwohnungen 1863 für die Direktoren der Chirurgischen und der Medizinischen Klinik entsprach Esmarchs Anliegen, dass der Direktor einer Klinik eine Dienstvilla in unmittelbarer Nähe seines Arbeits- und Verantwortungsbereiches – der Klinik – erhalten sollte. Der Wunsch, diese Villa auch nach dem Ausscheiden aus dem aktiven Dienst beizubehalten, der spätere Streitpunkt mit Heinrich Quincke, stand damals nicht zur Debatte.

Im Vorfeld des Krieges gegen Dänemark 1864 war Esmarch aktiv tätig bei der Gestaltung von Hilfsvereinen zur Verwundeten- und Krankenpflege in Kiel, ehe er als Militärarzt in den Lazaretten von Flensburg und Schleswig wirkte. Damals erlebte er unmittelbar das erste Auftreten von Vertretern des Roten Kreuzes in einem Krieg, ein Erlebnis, das den Grundstein legte für Esmarchs nachwirkendes Interesse an der Rotes-Kreuz-Arbeit und ihn letztendlich zur Begründung der Samariterbewegung dezidiert als „Mitglied vom Roten Kreuz" veranlasste. Aufgrund seines Auftretens und Verhaltens sowie seines Erscheinungsbildes wurde Esmarch von den österreichischen Truppen als „Vater Esmarch" bezeichnet. Bereits damals galt die Klinik von Esmarch als erste Instanz für die Vermittlung von künstlichen Gliedern.

Mit der Trennung der Augenheilkunde von der Chirurgie und die Schaffung eines eigenen Lehrstuhls für Karl Völckers 1866 in Kiel wurde ein von Esmarch nachdrücklich angestrebtes Anliegen vorbildhaft umgesetzt.

Im Krieg gegen Österreich 1866 übernahm Esmarch als Generalstabsarzt die Leitung der chirurgischen Hospitäler in Berlin. Trotz unzureichender hygienischer Verhältnisse konnte Esmarch bei der chirurgischen Versorgung der Verwundeten in den Reservelazaretten die Ausbreitung epidemischer Krankheiten verhindern. Nicht zuletzt aufgrund eigener unmittelbarer Anschauung der Verwundeten- und Verletztenversorgung in nur ungenügend ausgerüsteten und dafür teilweise nicht geeigneten

Lazaretten sowie nicht ausreichender chirurgischer Kenntnisse bei mehreren behandelnden Ärzten vermittelte er maßgebliche Impulse zur Verbesserung des Lazarettwesens in Preußen. Schon damals plädierte er für den Bau eines großen Barackenlazaretts, ein Vorhaben, das allerdings erst mit Beginn des Krieges 1870 verwirklicht wurde, sowie für die bessere Ausrüstung der Lazarettzüge.

Aufgrund seiner Erfahrungen und seiner weitreichenden Vorschläge wurde Esmarch in die Lazarett-Reform-Kommissionen von 1867, 1868 und 1871 einberufen. Als deren Mitglied und mit einer eigenen Denkschrift mit Reformvorschlägen konnte Esmarch zur Verbesserung des Lazarett- und Transportwesens sowie zur größeren Anerkennung des militärärztlichen Standes beitragen.

Seinen drei Schriften „Verbandplatz und Feldlazareth" von 1867 sowie „Der erste Verband auf dem Schlachtfeld" mit dem legendären Dreiecktuch und „Ueber den Kampf der Humanität gegen die Schrecken des Krieges" von 1869 lagen Esmarchs unmittelbare Erfahrungen mit dem Kriegsgeschehen zugrunde. Er verdichtete damit seine Forderungen nach einer umgehenden und lebenserhaltenden Versorgung von Verletzten und Verwundeten und möglicher Vorsorge. Er trug mit seinen Schriften nicht nur zur Kriegschirurgie, sondern nachdrücklich auch zur Entwicklung der Unfallchirurgie bei.

Auf die Notwendigkeit des effektiven Verwundetentransportes vom Schlachtfeld zum nächstgelegenen Verbandplatz sowie vom Verbandplatz in das Lazarett hatte Esmarch bereits 1867, verstärkt dann im Vorfeld des Krieges 1870/1871 hingewiesen. Nach amerikanischem Vorbild hatte er Pläne für Lazarettzüge entwickelt und Wagen einrichten lassen, die 1870/71 mit Unterstützung von Virchow eingerichtet wurden und sich hervorragend u. a. für den Verwundetentransport vom Kriegsschauplatz nach Berlin bewährten.

Esmarch nahm am Krieg gegen Frankreich 1870/71 als Generalarzt und „konsultierender Chirurg" in den Berliner Lazaretten teil. Die Einrichtung des großen Barackenlazaretts auf dem Tempelhofer Feld war nicht zuletzt Ergebnis seines Einsatzes. Im Übrigen schärfte auch dieser Krieg Esmarchs Bewusstsein für Maßnahmen zur Linderung von Not, zum Erhalt von Leben bzw. zur Wiederherstellung von Gesundheit.

Die Ehe, die Esmarch 1872 mit Henriette Elisabeth Prinzessin von Schleswig-Holstein-Sonderburg-Augustenburg einging, sollte in mehrfacher Hinsicht seinen weiteren Lebensweg bestimmen. Dazu zählte der Aufstieg in eine andere Gesellschaftsschicht, die ihn teilweise von den bisherigen Kollegenkreisen entfremdete und zu damit verbundenen Ansprüchen gehobener Art führte, u. a. zum Ausbau seiner Dienstvilla mit Repräsentationsräumen. Dazu gehörte auch der Zugang zu einflussreichen Kreisen, die wiederum die Realisierung von Vorhaben, von Bauplänen und die Unterstützung des Samariterwesens begünstigten. Nicht zuletzt beeinflusste Prinzessin Henriette Esmarch in seiner Entscheidungsfindung beim Umgang mit Mitarbeitern und Kollegen, insbesondere wenn sie eine Beeinträchtigung seiner Stellung befürchtete.

Esmarchs Auffassungen zu einer Reihe von chirurgischen Maßnahmen bzw. Errungenschaften – z. B. die künstliche Blutleere – wurden von ihm erstmals und nahezu ausschließlich auf den Chirurgen-Kongressen der Deutschen Gesellschaft für Chirurgie vorgetragen, zu deren Mitbegründern er zählte. Seine Beiträge wurden auszugsweise in den Protokollen bzw. als Vorträge in den Jahresberichten und als Sonderdrucke veröffentlicht. Nur wenige Ausführungen Esmarchs sind als Monografien zur chirurgischen Wissenschaft erschienen. Die Kongresse, an denen Esmarch ab 1873 bis auf zwei Ausnahmen zeitlebens teilnahm, dienten Esmarch als Plattform zur Erörterung neuer Erkenntnisse und Verfahrensweisen sowie zum Austausch mit Kollegen über aktuelle oder grundlegende chirurgische Themen, z. B. die Behandlung von Krebs.

Bei Joseph Lister in Edinburgh 1874 erlebte Esmarch vor Ort die antiseptische Wundbehandlung und zählte zu den Chirurgen, die sie als erste in Deutschland durchgehend, dann auch mit einigen Modifikationen nutzten. Dies betraf zum einen deren Anwendung im Krankenhaus, die zu einer Kontroverse mit Gustav Neuber führte, der sich für konsequent praktizierte Asepsis einsetzte. Zum anderen betraf es die Kriegschirurgie, wobei Esmarch sich nachdrücklich für die antiseptische Vorgehensweise statt der Wundheilung mit der Benutzung von Charpie einsetzte, für antiseptisches Verbandmaterial eintrat sowie das antiseptische Verbandpäckchen mit Sublimatkompressen für die erste Behandlung bei Kriegseinsätzen entwickelte. Zugleich warb er für die Benutzung des dreieckigen Tuches.

In den 1870er-Jahren beteiligte Esmarch sich neben der Anwendung der Antiseptik an mehreren bedeutsamen medizinischen Errungenschaften. Wesentlich waren sein Beitrag zur Anästhesie, u. a. mit der von ihm konstruierten Chloroformmaske, der sog. Esmarch'sche Handgriff sowie die Entwicklung des Irrigators, „der in keinem Krankenhause der Welt fehlt und auch in außerordentlich vielen Privathäusern zu finden ist."[22] Esmarch wurde damals gefeiert als der „geniale Erfinder der künstlichen Blutleere an den Gliedmaßen durch elastische Binden oder Gummischläuche, die fest angelegt, den Hinzutritt des roten Saftes zum Operationsfeld verhindern und außer der Beseitigung des Blutverlustes für den Kranken [...] ein gemächlicheres Amputieren erlauben." [23]

Mit seiner Abhandlung „Aphorismen über Krebs" und in wiederholten Anträgen auf Chirurgen-Kongressen forderte Esmarch die intensivere Auseinandersetzung mit den „bösartigen Geschwülsten". Seine als „populärer Vortrag" bezeichnete Schrift „Die erste Hülfe bei Verletzungen" verstand sich als ein praktischer Ratgeber nicht nur für Mediziner. Grundlagenwissen vermittelte sein preisgekröntes „Handbuch der Kriegschirurgischen Technik", das hohes Ansehen bei Ärzten und insbesondere bei seinen chirurgischen Fachgenossen genoss und später zusammen mit seinem Assistenten E. Kowalzig generell zur „Chirurgischen Technik" erweitert wurde.

Einschneidend war Esmarchs Besuch bei der Ambulance Association in London im August 1881 bei einer Präsentation von Notfall-Übungen. Esmarch beschloss die unmittelbare Übertragung dieser Erste-Hilfe-Übungen auf Deutschland und gründete im März 1882 nach ersten Unterrichtsstunden an der Kieler Universität die Samariter-Schule und den Deutschen-Samariter-Verein. Seine Schriften „Erste Hülfe bei plötzlichen Unglücksfällen, ein Leitfaden für Samariter" (50. Auflage 1931), „Katechismus" und „Samariterbriefe" dienten als Orientierung für die Samariterarbeit. Bereits im Mai 1883 stellte Esmarch die von ihm verfolgten Ziele auf der Berliner Allgemeinen Ausstellung für das Rettungswesen vor.

Mit der Erhebung in den erblichen Adelsstand 1886 durch Kaiser Wilhelm I. gewann Esmarch endgültig den Zugang zu adligen Kreisen. Dies wirkte sich insofern unmittelbar auf seine Aktivitäten aus, als seine Teilnahme an Jagdaufenthalten auf adligen

22 Bier, 1935, S. 289; s. a. Pörksen, 1893, S. 2, sowie Köhler, 1904, S. 241

23 Hessen, S. 84; Köhler, 1877, meinte, dass Esmarchs künstliche Blutleere, sein Handgriff sowie der Irrigator „wegen ihrer Einfachheit und ihrer Unentbehrlichkeit den Stempel der Genialität" trugen.

Gütern, insbesondere beim Herzog in Bayern im Frühjahr und im Herbst eines jeden Jahres, seinen Lebensrhythmus ab 1888 kontinuierlich bis 1902 bestimmten.

Esmarch wurde 1894 zum Vorsitzenden der Deutschen Gesellschaft für Chirurgie gewählt, vermochte jedoch dem Kongress 1895 keine Impulse zu verleihen. Die im Jahr 1897 erfolgte Ernennung zum Wirklichen Geheimen Rat mit dem Prädikat „Exzellenz" leitete eine Reihe von Ehrungen in den Folgejahren ein, zu denen die Verleihung der Ehrenbürgerschaft sowohl seiner Geburtsstadt Tönning 1897 als auch der Stadt Kiel 1903 und schließlich die Enthüllung seines Denkmals in Tönning 1905 zählten.

Im Verlauf der 1890er-Jahre nutzte Esmarch alle ihm zur Verfügung stehenden Verbindungen, um letztendlich erfolgreich die Weichen für einen Neubau der Chirurgie in Kiel zu stellen. Damit und insbesondere mit seinem unnachgiebigen Festhalten an dem Privileg einer eigenen Dienstwohnung setzte er sich in Widerspruch zur Medizinischen Fakultät und insbesondere zu Heinrich Quincke, der den Neubau einer Medizinischen Klinik anstrebte. Dies überschattete seine Emeritierung 1898 nach über 40-jähriger Tätigkeit als Hochschullehrer. Ein letztes Mal trat Esmarch bei der Eröffnungsrede des VII. Deutschen Samaritertages in Kiel 1905 mit einer Grundsatzrede an die Öffentlichkeit.

Esmarch starb am 23. Februar 1908 in Kiel und wurde mit einem überaus eindrucksvollen Trauerzug zur letzten Ruhe auf dem Parkfriedhof Eichhof geleitet.

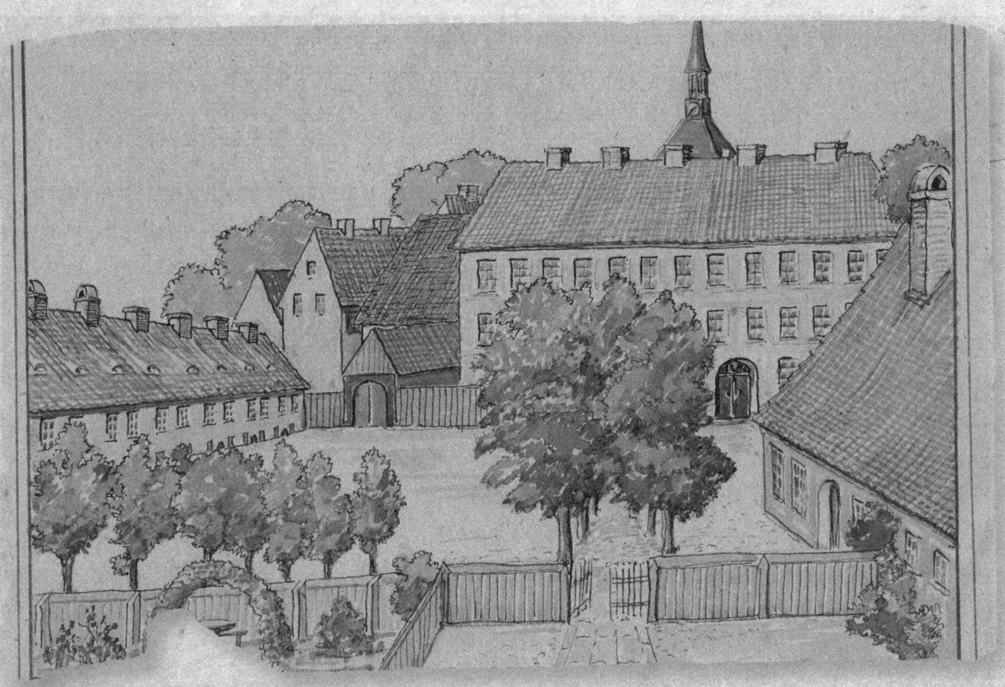

Seine Gymnasialzeit verbrachte der junge Esmarch in Flensburg, wohin die Eltern 1836 übergesiedelt waren. Er besuchte die Flensburger Gelehrtenschule, bis er im Jahresbericht des Rektors aufgeführt wurde als ein Schulabsolvent, der „bis gegen Michaelis [1843, 29. September] auf der Schule" geblieben war.
(Bild aus dem Stadtarchiv Flensburg XIV Foto B 11010)

I

Kindheit, Jugend, Studium

In einer „Herrn Geheimrath Professor Dr. Friedrich v. Esmarch, dem edlen Menschenfreunde und seines Namens weit bekannt Träger herzlichst zugeeignet(en)“ Familienchronik hieß es: „Im Kirchspiel Satrup in Südangeln liegt 2 1/2 Meilen nördlich von Schleswig ein kleines Dorf, Esmark (Eschmark oder Eschemark), ‚so von den häufigen Eschenbäumen, die in der Gegend vormals gewachsen, den Namen mag bekommen haben‘ nach anderer Ableitung: Eschilds-mark = Eskilds Feld. Dieses kleine Dorf ist der Stammsitz der Familie Esmarch.“[24] Nach diesem Ort hat sich die Familie seit dem späten 16. Jahrhundert benannt. Mehrere Mitglieder der Familie waren „Prediger“, Juristen, „Magister“, „Rectoren“, „Gerichtspersonen“ und Bürgermeister, zwei wurden als Königlich Dänische Etatsräthe in den erblichen Adelsstand der Monarchie erhoben: Friedrich von Esmarck (1658–1737) und Hinrich Christian von Esmarck (1702–1769). Mehrere Verwandte hatten sich außerdem als politische, rechtshistorische oder naturkundliche Schriftsteller hervorgetan.[25]

Friedrich Esmarchs Familie gehörte zu der Linie, die mit Christian Esmarch (1688–1744), Pastor in Boel, von der Hauptlinie abzweigte. Esmarchs Großvater August Dietrich (1761–1818) war Apotheker und Senator in Husum. Esmarchs Mutter Friederike Brigitte Homann „entstammte väterlicherseits einer alten reichen und angesehenen Bürgerfamilie Husums.“ Ihr Großvater war „Rathsweinhändler“, ihr Vater ebenfalls Weinhändler, ihre Mutter war die Tochter des Konsistorialrats Johann Andreas Mayer (1717–1793), Kirchenpropst und Hauptpastor in Husum.[26]

24 Esmarch, Chronik, S. 1. Das letzte Kapitel beschäftigt sich ausschließlich mit Friedrich von Esmarch, „weil er dem Namen seiner Familie den weitesten Klang gegeben hat, so daß derselbe über die Grenzen Deutschlands hinaus in fast allen Länder der heutigen Welt bekannt geworden ist.“

25 Vgl. Ahlers, S. 6

26 Esmarch, Chronik, S. 85 ff.

Kindheit in Tönning 1823–1830

Esmarchs Vater Theophilus Esmarch hatte sich nach seinem Medizinstudium als „Lic. med. et chir." zunächst 1818 in Husum niedergelassen. Nachdem er, erst 22 Jahre alt, in Kiel promoviert hatte, zog er nach Tönning und war viele Jahre als Physikus der Landschaft Eiderstedt, Tönning und Garding als einziger Arzt mit einer sehr ausgedehnten Praxis tätig.

In Tönning wurde Johann Friedrich August Esmarch als ältester Sohn am 9. Januar 1823 geboren. Erhalten ist bis heute die Geburtsstätte – ein großzügiges Bürgerhaus in der Straße mit der Adresse Neustadt 39. Friedrich hatte fünf Schwestern, Friederike, Christiane, Agnes, Jenny und Fanny, sowie zwei jüngere Brüder, Christian, Hofbesitzer in Rinkenis, und Uwe Jens, später Ingenieur/Fabrikbesitzer in Sankt Petersburg. Aus dem umfangreichen Briefwechsel gehen enge Beziehungen zwischen Friedrich und den Familienmitgliedern hervor. Dies traf insbesondere auf die Eltern zu, aber auch auf die Brüder sowie die Schwestern, insbesondere Agnes und Friederike, die eine Zeit lang bei ihm in Kiel wohnte und die Kinder betreute; zu ihr hatte Esmarch ein besonders inniges Verhältnis.

Über seine Kindheits- und Jugendjahre in Tönning, wo er mit anderen Jungen und Mädchen eine „Klippschule" besuchte, schrieb Esmarch: „In solchen Zeiten nahm mein Vater mich oft mit hinaus auf die Praxis, und auf diesen Touren war es, wo in mir der Wunsch immer klarer und greifbarer wurde, auch mein Leben in den Dienst der leidenden Menschheit zu stellen. Noch eins aber verdankte ich diesen Fahrten in die Marsch hinaus mit dem weiten Blick über die fetten Weiden oder vom Deich hinab über das brandende Meer: die unauslöschliche Liebe zur Heimat, die Anhänglichkeit an Schleswig-Holstein und seine Bewohner, die stärker war, als die lockendsten Versprechungen, die man mir machte, um mich anderswohin zu ziehen. Land und Leute in Schleswig-Holstein habe ich schon in meiner Jugend kennen und lieben gelernt."[27]

27 Esmarch, Jugenderinnerungen, S. 19. Zweifel an diesen viel später getroffenen Aussagen sind jedoch angebracht: Es ist sehr unwahrscheinlich, dass ein 5- bis 7-jähriger Knabe schon solche Überlegungen zu seiner späteren Lebensgestaltung anstellte, obwohl der Vater als Arzt für ihn sicherlich ein wichtiges Vorbild war. Ebenso zeigte sich im Nachhinein, dass Esmarch durchaus nicht abgeneigt war, Berufungen an Hochschulen in anderen Regionen in Erwägung zu ziehen, wenn es seinem Fortkommen dienlich war.

Schulbesuch in Rendsburg und in Flensburg 1830–1843

Theophil Esmarch zog 1830 mit seiner Familie nach Rendsburg, wo er eine Stelle als Stadt- und Landphysikus antrat. Der Aufenthalt in Rendsburg zählte, wie Esmarch schrieb, mit „zu den schönsten Erinnerungen meiner Kindheit. [...] Denn die Stadt Rendsburg, eine Festung mit hohen, mit Gras bewachsenen Wällen, seinen großen Exerzierplätzen, seiner waldreichen Umgebung und seiner Eider, war das wahre Eldorado für uns Knaben. Wie haben wir gegen alles Verbot auf den Wällen und Abhängen getobt. [...] Wie herrliche Spaziergänge und Fahrten haben wir unternommen ins Nobiskrüger Gehölz, wo dann ‚Räuber und Soldat' gespielt wurde. [...] Und dann die Eider mit ihren erfrischenden Bädern und Schwimmübungen, in denen ein alter Unteroffizier, der auch im Fechten Unterricht gab, uns unterwies; mit ihren Schlitten und Schlittschuhbahnen im Winter."[28a] In dieser „Zeit fröhlicher Knabenlust und Jugendfröhlichkeit" waren der Sohn des benachbarten Apothekers Lehmann und Theodor Preußer seine Spielkameraden. Preußer blieb ihm unvergessen, als „jener Brave, der am 5. April 1849 in der Schlacht von Eckernförde so wacker und erfolgreich für Schleswig-Holstein gestritten und seinen Heldentod fand."[28b]

Die Schule wurde „nicht allzu ernst genommen". Esmarch besuchte zunächst die Elementarschule, die der ehemalige Unteroffizier Burchard leitete und „von pädagogischen Studien und Methoden wenig angekränkelt, schlecht und recht uns wilden Jungen das Lesen und Schreiben beizubringen suchte." Dafür hatte er „in dem Erfinden neuer Strafen [...] ein fabelhaftes Geschick."[28c] Als Esmarch danach in die Quarta der Gelehrtenschule kam, brachte er es „nur unter Mühe und sehr wenig Fleiß bis Tertia".[28d]

Die Zeit, welche die Familie Esmarch in Rendsburg verbrachte, bot Anlass für besondere Begegnungen: „Zu den Freunden meines Vaters und zu den täglichen Gästen in unserem Hause gehörte auch Uwe Jens Lornsen."[29a] Damit dieser seine *„politische Agitation"* nicht auch in seinem damaligen Amt als Landvogt von Sylt fortsetzen könne, hatte der Geheime Staatsrat in Kopenhagen seine *„sichere Aufbewahrung"* in Rendsburg angeordnet.[29b] Lornsen wurde daraufhin am 23. November 1830 verhaftet und nach Rendsburg in Untersuchungshaft gebracht. Dort, so erinnerte sich Esmarch, „schmachtete er vom 25. Novbr. 1830 in Haft [...], denn die geängstigte dänische Regierung versagte ihm fast jeder Erleichterung; und in gänzlicher Abgeschiedenheit hätte er in dem kleinen Zimmer auf der Hauptwache seine

28 a)–d) Esmarch, Jugenderinnerungen, S. 21 ff.

Haft zubringen müssen, wenn ihm nicht durch ein Attest meines Vaters die Erlaubnis, einige Stunden ausgehen zu dürfen, erwirkt worden wäre."[29c]

Als Stadt- und Landphysikus war Theophil Esmarch ebenfalls für die Häftlinge in Rendsburg und somit auch für Lornsen zuständig. Dazu schrieb Esmarch: „Der Verkehr und die Aussprache mit meinem Vater waren sehr rege, und oft habe ich, freilich ohne Verständnis, den Gesprächen der beiden zugehört. Der große ernste Mann machte auf mich einen tiefen Eindruck. Lornsen wurde der Gevatter meiner Schwester und meines Bruders, der nach ihm Uwe benannt wurde."[29d] Anlässlich der Entlassung Lornsens am 2. Juni 1832 versammelten sich – wie aus den Rapporten des Stadtpolizisten hervorgeht – „vorzüglich viele Kieler Studenten und Gelehrte Männer aus den Nachbar-Städten der Herzogthümer". Die befürchteten Krawalle blieben jedoch aus. Über Kontakte Lornsens zur Familie Esmarch nach seiner Freilassung ist nichts bekannt.

Zweifellos wurde Esmarch durch die entschieden schleswig-holsteinische Gesinnung seiner Eltern geprägt. Dies galt in besonderem Maße für seinen Vater, wie aus zahlreichen Briefen hervorging. Es traf ebenso auf seine Mutter zu, der Harald Marxen *„unendliche Vaterlandsliebe"* bescheinigte.[30] Die schleswig-holsteinische Gesinnung wurde auch von weiteren Angehörigen der Familie Esmarch geteilt. Dazu zählte Prof. Dr. Karl Esmarch, ein Vetter von Esmarch. Esmarch erinnerte sich an ihn als „eifriger Verfechter des Herzogs Friedrich und ein treuer Streiter für die schleswig-holsteinische Sache".[31] Ein weiteres Familienmitglied, Heinrich Carl Esmarch, verfasste ab 1848 mehrere Flugblätter und verlangte „die Aufhebung der Personalunion und ‚die gänzliche Trennung von Dänemark' sowie für die beiden Herzogtümer ‚eine gemeinschaftliche Verfassung'."[32]

Mit der Umsiedlung seines Vaters 1836 nach Flensburg fand, so Esmarch, „das Leben voll Jugendlust und Knabentorheit [...] seine Fortsetzung". Er trieb sich mit anderen Jungs am Hafen herum, machte Spaziergänge in der Stadt sowie Ausflüge und Turnfahrten in deren

29 a)–d) Esmarch, Jugenderinnerungen, S. 23 f.

30 Brief vom 15.03.1855 an Esmarch von Harald Marxen aus Bad Segeberg

31 Ahlers, S. 8 ff., sowie Esmarch, „Jugenderinnerungen", S. 23. Von Karl Esmarch stammte die Schrift „Die Legitimität in Schleswig-Holstein. Gedrängte Darstellung der historischen Ereignisse, auf welchen das Staatsrecht und die Staatserfolge der Herzogthümer beruhen", Prag 1863.

32 Ahlers, a. a. O.

Umgebung, spielte „Räuber und Soldat" beim Kupferwerk im Buchenwald.[33] Von der Schule schrieb Esmarch, „kann ich wenig Gutes berichten. Die Lehrer waren größtenteils verknöcherte Grammatokraten und Philologen, die uns frischen Knaben keine Lust an dem klassischen Studium beizubringen wußten." Dr. Rieck, dem vierten Lehrer für Deutsch, bescheinigte Esmarch als einzigem, dass er „den Unterricht in durchaus modernem Sinne zu gestalten und durch seinen Vortrag das Interesse für deutsche Literatur und die deutsche Philosophie zu wecken [wußte]. Die Aufsätze, die wir bei ihm machten, mußten frei sein von allem schematischen Krimskrams". Seinen Erinnerungen nach, war „die Qual aller damaligen Gymnasiasten [...] aber der lateinische Aufsatz." Er kritisierte den „oft geradezu verkehrten Jugendunterricht [...], durch welchen wir in der bildsamsten Lebenszeit mit den absurdesten Irrtümern statt mit natürlichen Wahrheiten angefüllt wurden."[34] In seinem Schulheft sind Karikaturen enthalten, die als „Nebenbeschäftigung" in öden Schulstunden entstanden. „[Ich] schonte mit meinen Satiren weder meine Mitschüler noch meine Lehrer. [...] Meine Karikaturen fanden solchen Anklang, dass sie nicht nur in den Zwischenpausen von Hand zu Hand gingen, sondern auch während der Stunden manchen über die langweilige Oede der Homerstunde hinwegbrachten." Im Rückblick auf seine eher mangelhafte Begeisterung für den Unterricht gestand Esmarch: Es war „wahrlich nicht anders zu erwarten, dass ich sowohl in Tertia als auch in Secunda über Gebühr lange verweilte."[35]

In Esmarchs Zeugnissen, „Censur", für 1842 war u. a. vermerkt: „Er muss ernstlich ermahnt werden allen Gegenständen des Unterrichts, ohne Rücksicht auf einen etwa schon gewählten künftigen Beruf, seine guten Anlagen mit gleichem Eifer zuzuwenden." Ferner: „Es fehlt ... gleichmäßiger und beharrlicher Fleiß, und daher gelingen nur die Arbeiten recht wohl, bei denen eigene Neigung dem Fleiße zu Hülfe kommt."

Als der neue Rektor Dr. Hermann Koester „eine neue preußische Zucht" und ein „straffes Regiment" einführte, schrieb Esmarch im April 1843 völlig frustriert an Marxen: *„Ich renne herum, wie verrückt, zum Ochsen habe ich keine Lust. Alles ekelt mich an. [...] Ich durchstreife den ganzen Tag die Umgegend und gehe auf Betrachtung der Natur aus. [...] wenn ich im Freien bin, bin ich ziemlich beruhigt."*[36]

Am 21. Mai 1843 schrieb Esmarch an Marxen, dass ihm *„eine feste Grundlag fehle, wie in der moralischen Bildung, so in der wissenschaftlichen, geistigen. Ich hoffe aber alles*

33 Esmarch, Jugenderinnerungen S. 24 ff.; von Ostern 1841 bis Sommer 1843 war Esmarch Primaner auf der Flensburger Gelehrtenschule.

34 Ebd., S. 26 ff.

35 Esmarch, Jugenderinnerungen, S. 28

36 Ebd., S. 32 f.

von der Universität. Hier zu Hause bin ich in fortwährenden Konflikten zwischen Familie, Leben, Lernen und Denken. Wenn ich erst heraus bin, so wird mein Charakter sich sicherlich festigen. Die Risse in meinem wissenschaftlichen Geiste werden sich zusammenziehen, wenn sie auch nie vollständig heilen, und ich hoffe, dass aus mir noch etwas Tüchtiges werden kann." Zum Verlauf des Sommers 1843 berichtete Esmarch ferner von einigen Turnfahrten, von Zusammenkünften mit Schleswiger Gymnasiasten, von Kneipereien, jedoch auch von einer „furchtbaren Langeweile".[37] Mit seinem Vater unternahm er Ende Juli eine dreiwöchige Reise nach Prag, die „viel Neues, Herrliches" bot.[38]

Nachdem Esmarch, wie er am 28. August 1843 an Marxen schrieb, nach einer weiteren Auseinandersetzung mit dem Rektor sich *„aufs bestimmteste weigerte, je wieder eine Klasse zu betreten"*, setzte sein Vater ein Abgangszeugnis durch. *„Hurrah! Jetzt [...] bin ich kein Schüler mehr!"*, konnte Esmarch daraufhin am 29. August 1843 Marxen schreiben.[39] Im Rückblick entschuldigte Esmarch sich für den Ausruf „Hurrah!!", der wohl „wenig pietätvoll" war. „Es ist nur der Ausdruck meiner Unzufriedenheit mit der Schule und der Freude, nun endlich frei zu sein [...] der Ausdruck bei einem in den Sturm und Drangjahren stehenden schleswig-holsteinischen Jüngling [...]. Mir war damals die Hauptsache: ich war frei, ich konnte die Universität beziehen."[40]

Sehr viel später äußerte Esmarch sich über den Wert von Schulunterricht und kritisierte *„die Überbürdung der Schüler in den höheren Lehranstalten"*. Die Kieler Fakultät habe *„sich sehr energisch für die Realschulvorbildung für Mediziner ausgesprochen [...]. Mit jedem Semester erkenne ich mehr, wie traurig die Gymnasialvorbildung für die Mediciner ist; die jungen Leute haben nicht sehen gelernt, obwohl sie meist kurzsichtig geworden, keiner kann zeichnen und der Deutsche Stil verschlechtert sich bei ihnen immer mehr in geradezu empörender Weise! Doch gebe ich die Hoffnung nicht auf, dass ich es auch noch erlebe, dass der Zopf der grammatikalischen Jugendbildung abgeschnitten wird. Ich habe schon manchen Zopf der Art fallen sehen. [...] Ich bedaure nur die armen Jungen, die einstweilen immer noch den alten Kram verdauen müssen!!"* [41]

37 Ebd., S. 36

38 Ebd., S. 46

39 Ebd., S. 41 ff.

40 Ebd., S. 44

41 Brieftext vom 12.05.1885 ohne Adressaten mit Verweis auf die Schrift von P. Hasemann, „Die Überbürdung der Schüler in den höheren Lehranstalten Deutschlands mit Beziehung auf die Wehrhaftigkeit des deutschen Volkes", Trübner 1884

Studium in Kiel und in Göttingen 1843–1846

Esmarch wurde am 23. Oktober 1843 an der Christian-Albrechts-Universität zu Kiel immatrikuliert und nahm sein Medizinstudium auf. Er hörte Anatomie und Physiologie bei Behn, Physik und Chemie bei Pfaff sowie Botanik bei Nolte und absolvierte sein Studium – wie ihm seine Professoren bescheinigten – mit hervorragendem Fleiß. Von sich selbst meinte er, sagen zu dürfen „ohne (m)ich rühmen zu wollen, die durch Handschlag bekräftigte Erklärung, fleißig meinen Stunden obzuliegen, während der ganzen Studienjahre gehalten, wenn die behandelte Disziplin mich nur einigermaßen interessierte.“[42] Er arbeitete bis spätnachts auf dem Sezierboden. Er notierte unter 4. bis 12. November den Eingriff bei einer Hasenscharte, die Einführung einer Sonde bei einem Aneurysma, eine Exarticulatio der zweiten Zehe des rechten Fußes, das Legen von Nähten nach einer Operation, eine Amputation und die Entfernung eines Geschwulstes.[43] Neben Anatomie und Physiologie lobte er die guten Vorträge seines Professors Behn sowie interessante „Präparierübungen an Leichen“.

Neben dem Studium nahm Esmarch teil am studentischen Leben, zunächst in der Burschenschaft „Albertina“ und – als diese zum WS 1844/45 aufgelöst wurde – in der Burschenschaft „Germania“. Er fand „jene Zeit [als Burschenschaftler] [...] recht anregend“ [44] mit „Fuchsstunden“, Vorträgen der „alten Herren“, Fechtstunden und Kneiptafeln mit Gesprächsrunden. Die „Germania“ trat ausdrücklich den in Studentenkreisen damals übermäßig verbreiteten Saufgelagen und dem „Duellunfug“ entgegen. Esmarch, selbst kein guter Fechter, unterstützte die Anti-Duell-Bewegung zeit seines Lebens.[45] Beispielhaft vermerkte er für den 27. Mai 1854: *„Duell zwischen Hirschfeld, (Baron) Blome und Graben verhindert“*.[46]

„Mit Begeisterung“, schrieb Esmarch später, „nahmen wir an den Sängerfesten teil.“ Auf dem Sängerfest in Schleswig am 24. Juli 1844 mit etwa 12 000 Festgästen erklang „unser Schutz- und Trutzlied, das kindlich fromme und doch so männlich starke Lied: ‚Schleswig-Holstein meerumschlungen‘“. Für Esmarch verstand es sich von selbst, an

42 Esmarch, Jugenderinnerungen, S. 49; Esmarch studierte bis Michaelis 1845 in Kiel.

43 Esmarch, Notizbüchlein „Klinik beim Prof. Langenbeck, Kiel Michael 44“

44 Esmarch, Jugenderinnerungen, S. 50, s. a. Ahlers, S. 10

45 Esmarch trug mehrere Veröffentlichungen zusammen, die sich mit dem Thema insbesondere aus Sicht der Duell-Gegner befassten. Mit eigenhändiger Widmung wurde ihm die kritische Schrift vom Kieler Strafrechtler Moritz Liepmann „Duell und Ehre“, Berlin 1904, überreicht.

46 Eintragung Esmarch, „Journal 1854“

solchen politischen Festen teilzunehmen. Er besuchte auch in Eckernförde das vom 1. bis 3. Juni 1845 durchgeführte „Deutsche Volks- und Sängerfest zu Eckernförde".[47] Das dort vorgetragene Schlagwort „up ewig ungedeelt" wurde zum Motto für viele, die für die Loslösung vom dänischen Gesamtstaat in der Schleswig-Holsteinischen Frage eintraten. „Es wohnte", so Esmarch im Nachhinein, „diesen Sängerfesten eine eminent große politische Bedeutung inne. Die Zusammenkunft der Vaterlandsfreunde stärkte uns zum beharrlichen Widerstande; wir wußten, daß wir nicht allein mit unseren Anschauungen dastanden, sondern daß das ganze Volk so dachte."[48] Vermutlich war es jedoch eher ein kleiner Kreis, der damals diese Auffassung so teilte.[49] Esmarch engagierte sich ferner in dem am 27. Juni 1844 gegründeten Kieler Männerturnverein. Unter den Studenten, die ihm angehörten, „finden wir manche, die sich später einen geachteten Namen erworben haben und vielfach Leuchten der Wissenschaft geworden sind, wie Nitzsch, Keck, Bokelmann, Esmarch, Olshausen u. a. m."[50]

Zu seinen damaligen Kommilitonen in Kiel und später in Göttingen hatte Esmarch ein gespaltenes Verhältnis. Es gab unter ihnen eine *„Art von Leuten [...] mit denen [ich] mich nie abgegeben [habe] [...] Diese Adligen und zukünftigen Büreaukraten und Diplomaten, diese reichen, verzärtelten und verbildeten [...] Hauptstädter waren mir zum Theil ekelhaft, zum größten Theil gleichgültig so dass ich mich nie um sie bekümmert habe. [...] Ihre Außenseite gefiel mir nicht, ohne doch behaupten zu wollen, dass nicht unter ihnen manche sehr tüchtige und liebenswürdige Männer waren. [...] Meine Freunde waren meist treue, naturwüchsige, zum Theil etwas derbe Burschen, die, ohne viele Redensarten zu machen, immer gerade heraus sagten, was sie meinten!"* [51]

Nachdem er vier Semester erfolgreich Medizin in Kiel studiert hatte, wechselte Esmarch nach Göttingen, wurde im Oktober 1845 an der Georgia Augusta immatrikuliert, bezog eine Studentenbude in der Gastwirtschaft „Ballauf" und studierte dort bis Michaelis 1846. Die Zeugnisse aus dieser Zeit unterstrichen den großen bis „ausgezeichneten" Fleiß, mit dem Esmarch sein Medizinstudium in Göttingen absolvierte.[52] Neben Vorlesungen und Übungen absolvierte Esmarch mehrere Praktika und

47 Esmarch, Jugenderinnerungen, S. 52 ff.; vgl. Schümann sowie Ahlers, a. a. O.

48 Esmarch, Jugenderinnerungen, S. 54

49 Vgl. Schümann, S. 18 f.

50 H. Eckardt, Alt-Kiel in Wort und Bild, Kiel 1899, S. 351

51 Briefe vom 06. u. 10.12.1850 an Anna von Esmarch aus Rendsburg

52 Zeugnisse des „Studiosus der Medicin Johannes Friedrich August Esmarch aus Tönning"

belegte Kurse in Kliniken und Instituten. Er notierte „Meine ersten Operationen 1848–51" sowie „Pharmaka Recepte, Polyklinik Göttingen, Polyklinik Kiel" in sehr feiner Schrift und gegliedert nach Themen eine Vielzahl von Befunden, Diagnosen und Therapien.[53] Mehrere Eintragungen betrafen Krankheits-, Behandlungs- und Heilungsverläufe von Knaben, Mädchen, Frauen und Männern (mehrheitlich um die 30 Jahre alt) mit Berufsangaben. Vermerkt sind zu jeder Person Gebrechen, Krankheit, Untersuchungen/Dauer/Tage, Urinproben, Diagnosen, Medikamente und deren Dosierung, Behandlungsverlauf.

Besonders lobte Esmarch die anatomischen Vorträge von Professor Konrad Langenbeck sowie dessen Fähigkeit als Operateur, „der an Schnelligkeit der Ausführungen alle anderen damals bekannten Chirurgen übertraf, zu jener Zeit ein sehr wesentlicher Umstand, da man Chloroform und Narkose noch nicht kannte."[54] Über das Göttinger Pharmakologiekolleg bei Karl Friedrich Marx schrieb Esmarch: „ein schreckliches Kolleg, so schrecklich, dass ich dasselbe emsig nachschrieb und es mit Karikaturen und Illustrationen versah."[55] Unter Aufsicht eines Assistenten führte Esmarch ferner medizinische Praktika in umliegenden Dörfern durch.

Anfangs kam die erste Zeit in Göttingen Esmarch und seinen Freunden aus Kiel *„steif und abgemessen, alle Verhältnisse leblos"* vor. Erst nachdem sie *„in gehörige Tätigkeit versetzt (waren) ... und eine Menge Kommilitonen kennengelernt haben, gefällt es uns recht gut hier."*[56] Mit seinen Kieler Studienkollegen trat Esmarch in die studentische Vereinigung „Progress", der verschiedene Verbindungen angehörten, sowie in den studentischen Turnverein ein. Jeden Abend wurde geturnt; Turnerfahrten führten am Wochenende zum Hanstein, zur Burg Plesse, nach Hannoversch-Münden und Kassel, wo Turnen noch zu den polizeilich „verbotenen Übungen" zählte. 1845 besuchte Esmarch ein solches damals noch von der Polizei überwachtes „Turnfest" in Hannoversch-Münden, wo „begeisterte Reden" gehalten wurden. Die von den Studenten abgehaltenen „Kneipabende gestalteten sich teils zu Debattenabenden über Fragen religiösen, namentlich politischen Inhalts, und manches heiße Wort fiel dabei, teils zu fröhlichen Kneipereien".[57]

53 Esmarch, Notizbüchlein „Göttingen 1845 – 1846 – Pharmaka Polyklink" sowie. „F. Esmarch. stud. med. G.A. 1846"

54 Esmarch, Jugenderinnerungen, S. 60

55 Ebd., S. 62

56 Brief an Prof. Langenbeck in Kiel, zitiert in „Jugenderinnerungen", S. 57 f.

57 Esmarch, Jugenderinnerungen, S. 62 f., vgl. Ahlers, S. 10 f.

Dass Esmarch als Student sehr sparsam wirtschaften musste, ging aus einem späteren Brief hervor. Erwin müsse, schrieb Esmarch, mit dem jährlichen Wechsel über 600 Thaler auskommen *„und was er im Semester erspart, kann er in den Ferien zum Reisen verwenden; so habe ich es auch gemacht. [...] Wenn er später hin und wieder ein abgesetztes Kleidungsstück von mir bekommen wird, so wird ihm das gewiß nicht unangenehm sein. Ich habe als Student noch viele Röcke von meinem Vater getragen."*[58]

Während seiner Göttinger Studienzeit erhielt Esmarch Nachricht vom „Offenen Brief" vom 8. Juli 1846, mit dem der dänische König Christian VIII. die Festlegung der weiblichen Erbfolge für den dänischen Gesamtstaat verkündete. Damit wollte er die Erbansprüche der Augustenburger zurückweisen und den Zusammenhalt des dänischen Gesamtstaats sichern. Die mit diesem „berüchtigten ‚offenen Brief'" verbundene „Drohung, Schleswig und Holstein eng an Dänemark angliedern zu wollen", schrieb Esmarch später, „erregte alle Gemüter aufs höchste, das meinige natürlich auch."[59] Daraufhin verfasste er am 20. Juli 1846 eine Entgegnung, die in der „Weser-Zeitung" veröffentlicht wurde.[60]

Esmarch notierte in seinem Notizbüchlein: „Infolge des offenen Briefes des Königs von Dänemark traten wir in Göttingen studirenden Schleswig-Holsteiner sofort in den Schützenverein ein, um uns im Schießen zu üben. Ahnten wir doch schon, dass es bald zum Losschlagen für Schleswig-Holsteins Freiheit kommen würde." Ferner schrieb er: „Auf, Volk, steh auf, sind Schleswig-Holsteins Lieder, das einig ungetheilt möge sein."[61] Es war, so hieß er im Rückblick „bezeichnend für Esmarch mit seinem ersten schriftstellerischen Versuch für seine bedrohte Heimat einzutreten."[62]

Assistent in Kiel 1846–1848

Zum Wintersemester 1846 kehrte Esmarch nach Kiel zurück und studierte Chirurgie bei Langenbeck, Innere Medizin bei Meyn und Geburtshilfe bei Michaelis. Langenbeck

58 Brief vom 17.04.1876 an Prinzessin Henriette von Esmarch aus Kiel

59 Gespräch mit Friedrich von Esmarch zu seinem 70. Geburtstag, in „Daheim", Jahrgang 29, 1893, S. 232; vgl. Anschütz, 1940, S. 239

60 „Offener Brief" vom 20.07.1846 in Jugenderinnerungen, S. 65 f.

61 Esmarch, Notizbüchlein, getitelt „Ausgaben von 1843 bis 1848"

62 Schmidt, H. in: „Nordische Rundschau" vom 22.02.1938

erkannte sehr bald Esmarchs ärztlich-chirurgische Veranlagung und nahm den erst im 6. Semester stehenden, 23 Jahre alten Studenten als Assistent in seine Klinik.[63] In seiner Festrede beim 25. Chirurgen-Kongress in Berlin meinte Esmarch zu dieser Zeit, dass er schon damals von Langenbeck gelernt habe, bei Operationen so wenig wie möglich Blut zu vergießen. Auch erwähnte er die allgemeine Begeisterung, welche die im September 1846 durch Morton erstmals ausgeführte Ätherbetäubung ausgelöst hatte, die Langenbeck veranlasste, bereits im Frühjahr 1847 in Kiel die Äthernarkose einzuführen. Am 13. November 1847 wurde zum Ablauf „des mündlichen med. chirur. Doctorexamen für Johannes Friedr. Aug. Esmarch aus Flensburg" festgehalten: „Die Fakultät ertheilte dem Candidaten den Ersten Charakter".[64]

Esmarch blieb Assistent bei Langenbeck bis zu dessen Berufung nach Berlin 1848. Für das Jahr 1848 vermerkte Esmarch mehrere Operationen, davon 2 Exarticulatio (beide geheilt), 1 Amputation femor (verstorben), 1 Exstirp.[65] Außer mit Chirurgie beschäftigte Esmarch sich damals mit pathologischer Anatomie und insbesondere mit histologischen Studien. Daraus entwickelte er die große Fertigkeit im Erkennen ungefärbter und mit den allerprimitivsten Hilfsmitteln hergestellter Präparate, „die seine Schüler noch in seinem hohen Alter an ihm bewunderten."[66]

Im Winter 1846 hielt Esmarch einen Vortrag über das Turnen.[67] „Aus allen Ständen", so Esmarch, „haben wir uns [...] zusammen gethan, um uns voneinander zu bilden und vereint nach dem Ziele zu streben, das einem jeden Deutschen, der sein Vaterland liebt gesteckt ist; [aber] die Bildung des Geistes [...] ist Nichts ohne die Bildung des Körpers. Im ganzen Deutschen Lande entstehen jetzt wieder die Turnvereine, und von ihnen aus geht ein frisches, freies Leben in das Volk hinein; laßt uns nicht zurückbleiben! Wir leben in einer Zeit, wo keiner sagen kann, ob wir nicht in kürzester Frist genöthigt sein würden, uns Alle wie ein Mann zu erheben und den Landesfeind von der Grenze zu jagen, daß wir dazu genügend gerüstet wären, wird keine behaupten wollen." Zur „Ertragung" der zu erwartenden „Mühsalen u. Strapazen [kann] nur eine andauernde u. allseitige Übung des

63 Vgl. Köhler, 1904, S. 206 f., sowie Eufinger, S. 29

64 LA 47.6, Nr. 12, Protokollbuch der Mediz. Fakultät

65 Esmarch, Notizbüchlein „Meine ersten Operationen 1848–1851"

66 Bier, 1908, S. 578

67 Esmarch, Jugenderinnerungen, S. 73 f. Zu seinen „alten Kampfgenossen" sagte Esmarch anlässlich des Empfanges zu seinem 80. Geburtstag: „Sie werden sich noch erinnern, wie ich Ihnen Vortrag gehalten und Sie aufgefordert habe, sich am Turnen zu beteiligen. Es traten dann viele bei den Turnern ein, wir konnten tüchtig turnen und auch exerzieren." („Kieler Zeitung" vom 10. Januar 1903).

ganzen Körpers befähigen". Esmarch forderte deshalb Alt und Jung auf, „an den nächstens beginnenden Turnübungen Theil zu nehmen [da] durch Nichts das Aneinanderschließen der Einzelnen, die Vereinigung der Stände, die gegenseitige Ausbildung [...] die nothwendige Einigkeit [...] besser erreicht" werden kann „als eben durch das Turnen". Anfang der 1860er-Jahre schrieb Esmarch an Stromeyer: *„ich hoffe sehr, dass die Zeit nicht mehr allzufern sein wird, wo in ganz Deutschland die körperlichen Übungen bei jedem Unterricht ihren gebührenden Platz einnehmen werden; dann wird auch wohl wieder ein kräftigerer Geist in der Deutschen Nation erwachen."*[68]

In dem Maße „da die Aussichten immer kriegerischen wurden", traten damals, so Esmarch im Rückblick, „militärische Exercitien und Uebungen im Waffengebrauch" an „die Stelle der rein turnerischen Uebungen". Ab dem 1. März 1848 „wurde ernsthaft erwogen, ein Turnerfreicorps zu gründen, so dass, als am Abend des 23. März 1848 der lang zurückgehaltene Groll der Schleswig-Holsteiner zum Ausbruch kam, auch der Turnverein bereit war."[69] Als Hauptmann des Turnercorps wurden der ehemalige Unteroffizier Robert Henne gewählt, Esmarch, damals zweiter Turnwart, sowie stud. jur. Limprecht aus Eutin als Leutnants, sein Studienfreund Harald Marxen als einer der Unteroffiziere.

Nachhaltig wirkte nicht zuletzt die Haltung von Professoren der Kieler Universität, insbesondere Olshausen und Droysen sowie Falck und Waitz, die bereits 1846 in einer Denkschrift das Staats- und Erbrecht der Herzogtümer gegen die geplanten Neuerungen verfochten hatten. „Zur vollen Entfaltung kam dieser Kampf der Kieler Professoren für die Sache Schleswig-Holsteins im Schicksalsjahr 1848 [mit] den Vorgängen, die zur Schleswig-Holsteinischen Erhebung und zur Einsetzung einer provisorischen Regierung in Kiel im März des Jahres führten. [...] Die Rolle der Universität in der schleswig-holsteinischen Bewegung [...] stellt [...] zweifellos ihre bedeutendste Leistung in diesen Jahrzehnten dar."[70]

68 Brief vom 28.01.1862 an Stromeyer von Esmarch aus Kiel

69 Esmarch, Jugenderinnerungen, S. 62; vgl. Schümann, S. 17 f., sowie Ahlers, S. 10

70 Jordan, S. 22, s. a. Oliver Mörke in Auge, 2015, S. 89 ff.

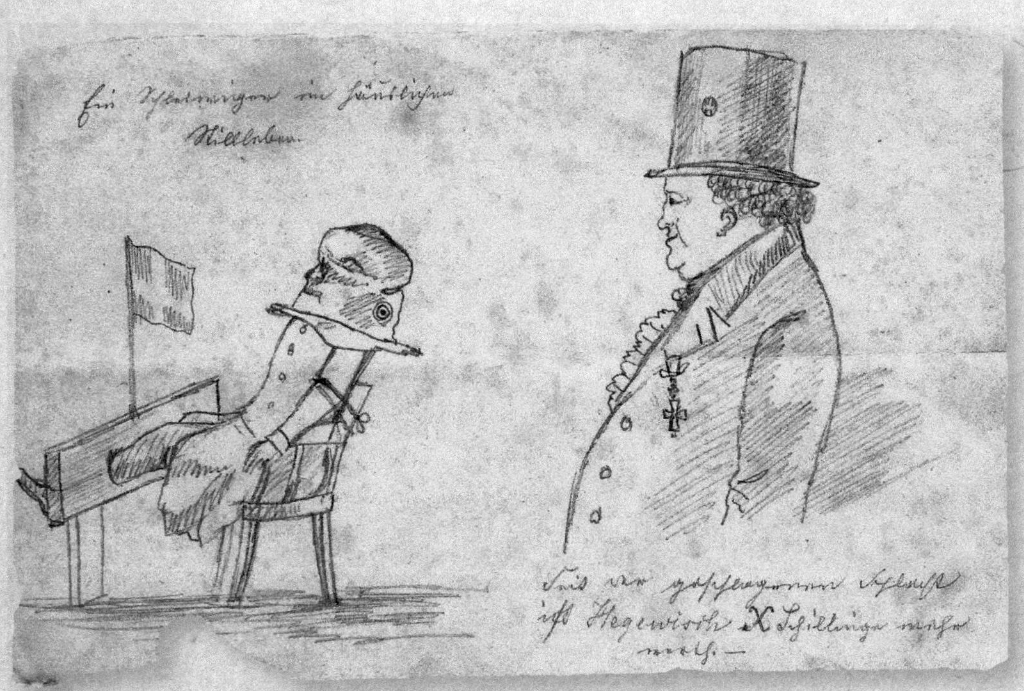

Mit seiner Karikatur „Ein Schleswiger im häuslichen Stilleben" spielte der bis zur Reichsgründung 1871 sehr schleswig-holsteinisch gesinnte Esmarch auf die Einschränkungen seiner Landsleute durch die Dänen im nördlichen Landesteil an.
(Karikatur aus Esmarch-Nachlass in der Schleswig-Holsteinischen Landesbibliothek)

II

Wechselwirkung mit dem politischen Zeitgeist

Im Zusammenhang mit einem ungewöhnlichen „Briefwechsel" trat Esmarch erstmals mit seiner politischen Einstellung an die Öffentlichkeit. Als der dänische König Friedrich VI. 1839 ohne männliche Nachkommen starb, folgte ihm sein Cousin als König Christian VIII. Nach ergebnislosen Verhandlungen über die Ansprüche des Augustenburger verabschiedete die Ständeversammlung von Roskilde im Oktober 1844 einen Antrag, wonach der Gesamtstaat nach dem dänischen Königsgesetz auch bei weiblicher Erbfolge erhalten bleiben solle. Daraufhin legte die holsteinische Ständeversammlung dem dänischen König im Dezember 1844 drei „Fundamentalsätze des Landesrechts" vor: die Herzogtümer sind selbstständige Staaten; in ihnen herrscht der Mannesstamm; Schleswig und Holstein sind eng verbundene Staaten. Im Mittelpunkt der Kontroverse stand die Regelung der Erbfolge. Christian VIII. ließ die Erbfolgefrage untersuchen und erließ am 8. Juli 1846 den berühmt gewordenen „offenen Brief". Darin verkündete er gemäß des Verlangens der Ständeversammlung zu Roskilde die Festlegung der weiblichen Erbfolge für den Gesamtstaat und verwarf die Erbansprüche des Augustenburger Herzogs.

Diese Entwicklung veranlasste Esmarch, einen Leserbrief an die in Bremen erscheinende „Weser-Zeitung" zu schreiben, der unter 20. Juli 1846 veröffentlicht wurde.

Der Text lautete: *„Einen eigenthümlichen Eindruck hat hier der ‚offene Brief' des Königs von Dänemark in Betreff der Erbfolge in Schleswig-Holstein gemacht. Wer die Geschichte des Landes nur einigermaßen kennt, sieht leicht ein, dass der Boden des Rechts hier jetzt verlassen ist, dass in jenen schönen, scheinbar so friedlichen Worten nur bloßes Belieben sich verhüllt."* Esmarchs Formulierung *„nur despotische Willkür"* wurde von der „Weser-Zeitung" bei der Wiedergabe abgeschwächt. Der nachfolgende von ihm formulierte Satz: *„Auf einige Dokumente gestützt, wie sie auch die ärgste Raublust kaum für solche Sache anziehen würde erklärt die dänische Regierung das alte, von* *allen Fürsten des Oldenburgischen Hauses heilig befundene Recht für Null und nichtig!"* wurde gestrichen.

Im veröffentlichten Text ging es dann weiter: „*Man ist hier sehr gespannt darauf, was das schleswig-holsteinische Volk thun werde. Soweit wir die Geschichte dieses Landes kennen, braucht es nicht Gleiches mit Gleichem zu vergelten, braucht es den Boden des Rechts nicht zu verlassen. Durch gesetzlichen Widerstand, aber in Ruhe und konsequent durchgeführt, wird und muß es wiedererlangen, was ihm jetzt und früher genommen ist. – Es muß als unumstößliche Wahrheit angenommen werden, dass das ständische Steuerbewilligungsrecht noch wohlbegründet für Schleswig-Holstein fortbestehe, da dieses dem Monarchen niemals, wie das Königreich Dänemark, ein unbeschränktes Besteuerungsrecht übertragen hat. Als vor einem Decennium die schleswig-holsteinische Ritterschaft in ihrem Kampfe mit der Regierung um die Wiederherstellung der schleswig-holsteinischen Landtagsverfassung nach mehrjährigen Verhandlungen mit der Regierung und fruchtlosen Beschwerden beim Bundestage bei der Theilnahmslosigkeit des übrigen Landes zu Nichts gelangte, nahm sie zu jenem Rechte ihre Zuflucht. Der größere Teil der Ritterschaft verweigerte der Regierung die fernere Entrichtung der bestehenden Steuern, sofern sie nicht vom Landtage früher waren bewilligt worden. Dieser Weg, beharrlich und mit Kraft verfolgt, hätte schon damals zu einer allgemeinen Verfassung für das gesamte Land führen können, wenn das Volk diese Bestrebungen kräftig unterstützt hätte.*

Allein diese Unterstützung blieb aus und die Ritterschaft sah sich genöthigt, von ihrem Vorhaben abzusehen, obgleich die Regierung selbst diese Verweigerung als eine gesetzliche Handlung anerkennen mußte, da sie trotz der an sie ergangenen Aufforderung, falls dies ein ungesetzliches Verfahren sei, die Betheiligten vor Gericht zu ziehen, keine derartigen Schritte zu thun wagte. Der bezeichnete gesetzliche Weg ist damals aus Unentschiedenheit verlassen worden, aber noch immer steht er dem ganzen Volke offen. Hier hat es das klarste Recht zur Basis, von hier aus möge der gesetzliche Widerstand beginnen. Möge das schleswig-holsteinische Volk die Worte seines unsterblichen Lornsen's nicht vergessen: Wir Schleswig-Holsteiner haben bei der bevorstehenden verfassungsmäßigen Regulirung der Rechtsverhältnisse unseres Landes zu Dänemark nichts zu wünschen Ursache, was wir nicht zu fordern ein wohlbegründetes Recht hätten."[71]

71 Esmarch, Jugenderinnerungen, S. 65 f., und Manuskript in der UB, Nachlass 43, 21 ff.

Strömungen während der Schleswig-Holsteinischen Erhebungen

Am 20. Januar 1848 trat Friedrich VII. die Nachfolge des verstorbenen Christian VIII. als dänischer König an. In Volkskundgebungen verlangten die dänischen National-Liberalen eine liberale Verfassung für Dänemark und Schleswig. Damit zeichnete sich eine Annäherung an das sog. „Eiderprogramm" ab, wonach die Eider die Südgrenze des dänischen Nationalstaates bilden sollte. Dem stand die zuletzt auf einer am 18. März 1848 auf einer Vollversammlung in Rendsburg vorgetragene Forderung der schleswig-holsteinischen Stände u. a. auf Erlass eines Grundgesetzes für die vereinigten Stände Schleswig und Holstein sowie die Aufnahme Schleswigs in den Deutschen Bund gegenüber. Nachdem in Kopenhagen ein konservativ-liberales Ministerium auf Grundlage der Eiderpolitik gebildet worden war, kam es in Kiel zur Proklamation und Einsetzung einer „Provisorischen Regierung" am 23./24. März 1848. Diese Proklamation war der Auslöser für die erste Phase der kriegerischen Auseinandersetzungen zwischen Dänemark und den Herzogtümern.

In deren „Insurgentenarmee", wie die Dänen sie nannten, diente auch Friedrich Esmarch. Indem er in den seiner Meinung nach, wie Lornsen es aufgefasst hatte, „gerechten Krieg" zog, blieb er der vom Elternhaus vorgegebenen und von ihm selbst als richtig empfundenen Linie treu.[72] Nach erheblichen Verlusten der schleswig-holsteinischen Truppen, u. a. bei Bau, folgten Siege der auf Seiten der Herzogtümer eingreifenden preußischen Truppen und deren Besetzung von Schleswig. Daraufhin kam es zur Intervention auswärtiger Mächte, die an einem Erhalt der dänischen Gesamtmonarchie interessiert waren. Nach dem Waffenstillstand vom 26. August 1848 in Malmö zog Preußen sich aus dem Konflikt zurück.

Nachdem Dänemark im Februar 1849 den Waffenstillstand gekündigt hatte, verdichtete sich die Hoffnung vieler schleswig-holsteinisch Gesinnter, mit einem neuen Feldzug die Unabhängigkeit der Herzogtümer erreichen zu können. Esmarch notierte für den 24. März 1849: „Glockengeläute und Flaggen zur Feier der Erhebung. Die Cur Hessischen Truppen marschieren ein."[73] Im April wurden die Feindseligkeiten wieder aufgenommen. Ein deutsches Bundesheer unter General von Prittwitz rückte ein und verstärkte die schleswig-holsteinischen Kräfte. Unter dem Druck Großbritanniens und insbesondere Russlands schloss Preußen am 10. Juli 1849 den Berliner

72 Schümann, S. 19; vgl. Ahlers, S. 12, sowie Köhler, 1904, S. 207

73 Esmarch, Notizbüchlein 1849

Waffenstillstand mit Dänemark, ein – wie Esmarch vermerkte – „für Deutschland höchst schmachvoller Waffenstillstand."[74] Der Wortlaut des Waffenstillstandes rief „einen Sturm der Entrüstung hervor."[75] In dessen Ergebnis wurde das Herzogtum Schleswig einer dänisch-preußischen Kommission („Landesverwaltung") mit britischer Mitwirkung und mit Sitz in Flensburg unterstellt. In Schleswig wurden schleswig-holsteinisch gesinnte Beamte und auch Geistliche durch Anhänger der dänischen Regierung ersetzt. Für Holstein blieb die 1848 eingesetzte Statthalterschaft mit Sitz in Kiel bestehen. Die „Entrüstung" über den Waffenstillstand schlug sich u. a. in mehreren Briefen nieder, die Esmarch von seinen Eltern unmittelbar danach erhielt. Sein Vater schrieb aus Flensburg: *„Es herrscht hier eine dumpfe, schwüle Gewitterluft; die äußere Ruhe ist zurück gekehrt, aber die innere nicht. Grollend stehen die Parteien sich einander gegenüber."*[76] Zur Lage vor Ort Anfang Januar 1850 schrieb er: *„Unsere hiesigen Zustände sind gegenwärtig auf eine Höhe der Unerträglichkeit gestiegen, welche nur empfunden, nicht beschrieben werden kann."*[77] Daraufhin schrieb Esmarch an seine damalige Verlobte Anna: *„Ich wollte [...], die Armen wären bald erlöst von der dänischen Schandherrschaft."*[78]

Noch Mitte Mai 1850 glaubte Esmarch, es sei ein 5-jähriger Waffenstillstand mit Dänemark abgeschlossen worden. Man spreche auch von Entlassung einberufener Wehrpflichtiger, da sich die politische Lage beruhigt habe. Aber schon kurz darauf musste er sich korrigieren: *„Die politischen Nachrichten lauten wieder ziemlich kriegerisch. Die Dänen rüsten ganz gewaltig und rufen alle Mannschaften ein. Auch bei uns sind die Lagemänner instruiert, Alles in Bereitschaft zu halten, damit sie im Nothfalle innerhalb 12 Stunden an alle Mannschaften die Einberufung ergehen lassen könne. Dennoch glaube ich nicht recht an den Ausbruch der Feindseligkeiten. [...] Es würde gewiß noch längere Zeit darüber vergehen, bis es wirklich zum Treffen käme. Übrigens sind unsere Vertrauensmänner noch in Copenhagen und sollen dort gar nicht so schlecht behandelt werden, als wie man sich hier erzählte."*[79]

74 Ebd.

75 Ebd.

76 Brief vom 14.09.1849 von Theophil Esmarch an Esmarch aus Flensburg

77 Brief vom 28.01.1850 von Theophil Esmarch an Esmarch aus Flensburg

78 Brief vom 29.04.1850 an Anna Stromeyer von Esmarch aus Kiel

79 Briefe vom 12. u. 21.05.1850 an Stromeyer von Esmarch aus Kiel

Die Verhandlungen mit der dänischen Regierung zogen sich in die Länge. Esmarch schrieb Anfang Juni 1850 an Anna: *„Über Krieg und Frieden Nichts Gewisses. Doch sieht es in diesem Augenblick nicht so kriegerisch aus, als vor einigen Tagen.*“[80] Noch am 12. Juni meinte Esmarch: *„In diesen Tagen scheinen die Aussichten weniger, als jemals, kriegerisch zu sein. [...] Übrigens soll ein Gesandter von unserer Regierung nach Schweden, ein anderer nach Preußen gesandt sein, um beide Mächte zu bewegen, ihre Truppen zurückzuziehen. Was das dann zu bedeuten hat, ist schwer zu sagen.* “[81]

Im Ergebnis schwieriger Verhandlungen wurde am 2. Juli 1850 im Namen des Deutschen Bundes ein Separatfrieden zwischen Preußen und Dänemark geschlossen, dem am 10. Juli 1850 die Unterzeichnung des Friedensvertrages von Berlin folgte. Preußen zog sich wegen befürchteter Verwicklungen mit Russland und Österreich endgültig zurück; die Herzogtümer waren nunmehr auf sich allein angewiesen. Die preußischen und schwedischen Truppen räumten Schleswig. Getragen von einer Welle der Empörung gegen den „preußischen Verrat“, beschloss die Statthalterschaft in Holstein in Verkennung der politischen Sachlage die Kämpfe gegen Dänemark, auch ohne Unterstützung von außen, wieder aufzunehmen.[82] Dazu gab es die volle Zustimmung seitens der Ärzte aus Kiel.

In Erwartung weiterer kriegerischer Auseinandersetzungen hatten die Herzogtümer ihre Armee um fast das Doppelte verstärkt als zu Beginn des vorigen Feldzuges. Da auch die Dänen aufgerüstet hatten, waren sie ihnen jedoch an Zahl und Hilfsquellen deutlich überlegen. Nachteilig für die Herzogtümer wirkte sich ebenfalls aus, dass der erfahrene General v. Bonin das Kommando niederlegen musste und mit über 30 anderen tüchtigen preußischen Offizieren zurückgerufen worden war. An seine Stelle war der außer Dienst stehende preußische Generalleutnant v. Willisen getreten. Einige Skepsis über dessen Fähigkeiten klang bei Esmarch an, als er an Anna schrieb: *„Man hört so viel von der Klugheit und Tüchtigkeit unseres Generals sprechen, dass in der That Alle in ihn das größte Vertrauen setzen. [...] Gestern ist auch eine Proklamation des Generals erschienen, worin er das Manifest des dänischen Königs gehörig würdigt und sagt, dass jetzt Alles versucht sei, um die Rechte der Herzogthümer auf friedlichem Wege zu wahren, aber vergebens; jetzt müßte Alles daran gesetzt werden, um mit dem Schwerdte*

80 Brief vom 01.06.1850 an Anna Stromeyer von Esmarch aus Kiel

81 Brief vom 12.06.1850 an Stromeyer von Esmarch aus Berlin

82 Esmarch, Notizbüchlein 1849; s. a. Anschütz, 1940, S. 261

den Sieg zu erkämpfen, u.s.w. Wenn der General das Schwerdt ebenso gut führt, als die Feder, so kann er uns nicht fehlen."[83]

Über die Lage in Schleswig informierte Esmarch: *„Die patriotischen Bewohnerinnen dieser Stadt (Schleswig) hatten schon in aller Eile eine ungeheure Menge an Butterbrödten und Erfrischungen auf Wagen gepackt, um unsere [...] Krieger zu stärken.*"[84] Zu seiner eigenen Situation als Militärarzt schrieb er an Anna am 24. Juli: *„Mit welcher Freude wäre ich ausgezogen als Soldat mit der Büchse im Arm, wie damals 1848. Das ist ein ganz anderes Gefühl, wenn man so auszieht, jeden Augenblick bereit, sein Herzblut für's Vaterland hinzugeben. Doch bin ich nicht unzufrieden in meiner jetzigen Stellung [als Militärarzt], weiß ich doch, daß ich in meiner Art dem Vaterlande auch so gut nütze, wie jeder andere.*" Hinsichtlich der bevorstehenden militärischen Auseinandersetzung meinte er: *„Morgen früh ist [...] bei Idstedt große Parade, d.h. auf Deutsch, wir erwarten die Dänen, ob sie nicht gefälligst angreifen wollen. Man hofft, dass sie kommen werden, dann gibt es eine [...] (Mords)schlacht, an derem glücklichen Ausgang ich kaum noch zweifele.*"[85] Die Schlacht bei Idstedt am 25. Juli 1850 verlief jedoch für die Herzogtümer sehr unglücklich. Die danach durchgeführten vergeblichen Angriffe der schleswig-holsteinischen Truppen auf Missunde und letztlich auf Friedrichstadt beendeten den Krieg zugunsten Dänemarks.

Tiefe Resignation spricht aus den Briefen, die Esmarch in der Zeit damals an Anna schickte. Anfang September 1850 schrieb er aus Rendsburg, dass er und Stromeyer *„recht trübselige Reden miteinander geführt haben [...] Hoffen wir, dass irgendein unerwartetes Ereignis uns wieder aus der Patsche führt, in der wir jetzt sitzen.*"[86a] In einem weiteren Brief Ende des Monats berichtete er: *„Ein ganzer Mann wird, wenn es Noth thut, für sein Vaterland sein Leben und seine Habe opfern, er wird in der Ausübung seines Berufes keine Gefahr scheuen, seine Familie aber ist es, für die er Tag und Nacht arbeitet, auf die all sein Dichten und Trachten zunächst gerichtet ist, sie ist sein Heiligthum, in das ihm kein Fremder ungestraft hineindringen vermag.*"[86b] Seine Briefe Anfang Oktober 1850 unterstrichen, wie sehr er in seinen Hoffnungen auf eine eigenständige Zukunft für die Herzogtümer enttäuscht wurde. Aus Delve schrieb Esmarch resignierend: *„Es wäre fürchterlich, wenn die Dänen ungestraft wieder holsteinisches Gebiet*

83 Brief vom 20.07.1850 an Anna Stromeyer von Esmarch aus Schleswig; auf dem Brief steht an dieser Stelle am Rand ein großes Fragezeichen.

84 Brief vom 22.07.1850 an Anna Stromeyer von Esmarch aus Schleswig

85 Brief vom 24.07.1850 an Anna Stromeyer von Esmarch aus Schleswig

betreten sollten. Doch wer kann wissen, was diese Zeit uns noch bringt – glaube aber ja nicht, dass ich schon alle Hoffnung aufgegeben habe; unsere Sache ist zu gerecht, als dass sie nicht endlich sollte [...] nur muß unser Volk sich nicht selbst verlassen, und das wird es auch nicht thun. "[86c]

Fast schon trotzig hieß es dann aus Delve nach dem vergeblichen Angriff auf Friedrichstadt am 4. Oktober: „*Wir haben nun der Welt gezeigt, dass wir wohl den Muth haben, den Feind anzugreifen aber nicht die Macht, ihn aus seiner Stellung zu drängen. Dies war vielleicht nöthig [...]. Überhaupt meine ich, dass unsere Sache noch nicht so ganz schlimm steht; Rendsburg ist doch noch in unseren Händen und wir haben eine Armee, welche jeden Angriff auf dasselbe zurückschlagen kann; wir müssen eben dasselbe thun, was die Demokraten jetzt thun, auf einen Umschwung der Dinge in Deutschland warten; schlimm freilich, wenn dieser noch lange auf sich werten lässt!*"[86d]

In seinem Brief Mitte Oktober aus Rendsburg verhehlte er nicht seine tiefe Betroffenheit angesichts der Niederlage: „*Die Friedrichstädter Geschichte hatte mich außerordentlich deprimiert, mir alle Lust an unserem Kriege genommen. Eine Stimmung, wie sie dem Manne in jetziger Zeit nicht ansteht, hatte sich meines Gemüthes bemächtigt. Jetzt bin ich wieder vollständig aufgerichtet, und schaue, wie früher, mit freudiger Hoffnung in die Zukunft, wenn ich mir auch die augenblickliche Noth nicht verhehlen kann. Vor mir liegt meines Vaterlandes endliche Befreiung.*" [86e]

In einer Zeit, in der die Vorstellungen der 1848er-Revolution noch präsent waren, offenbarte Esmarch deutlich gegenüber Anna seine politische Grundeinstellung. Im Brief vom 3. November 1859 kommentierte er die damals erfolgte Inhaftierung von Johann Kinkel: „*Dem Könige von Preußen wird es zur ewigen Schmach gereichen, dass er wegen politischer Vergehen einen Dichter deutscher Nation im Zuchthause Wolle spülen ließ. Die Geschichte wird ihn darüber richten, wie über Manches andere.*" [87a] Eine Woche später schrieb er: „*Was sagst Du denn zu Kinkels Flucht? Freust Du Dich nicht auch, dass der arme Mann seinen [...] Räubern entronnen ist?*" [87b] Einem späteren Brief fügte Esmarch einen längeren Zeitungsartikel über Kinkels Aktivitäten 1848 bei und schrieb „*[Da er sich nunmehr]auf einem gastlichen Boden*" befindet, wird „*Der Ruf ‚Kinkel ist frei' [...] die Salven der Österreicher und Preußen übertönen.*"[87c] Esmarch hielt allerdings eine Klarstellung zu seiner persönlichen Haltung für erforderlich und fügte hinzu: „*Du mußt übrigens nicht glauben, dass ich alle Demokaten liebe, eben weil*

86 a)–e) Briefe in der o. g. Reihenfolge vom 03. u. 25.09., 07., 09. und 14.10.1850 an Anna Stromeyer von Esmarch aus Rendsburg und aus Delve

sie Demokraten sind, aber ich liebe die Demokratie und ich liebe mein Volk, und weil ich sehe, dass das deutsche Volk durch die Fürsten und deren Anfänger immer tiefer ins Unglück gestürzt wird, deswegen hasse ich alle Reaction und alle Aristokratie. "[87d] Eine Woche später ermahnte er Anna: *„Lies doch, bitte, jetzt ein wenig die Zeitung, ich glaube, Du könntest allein dadurch jetzt sehr bald demokratisch gesinnt werden; die Wirtschaft in Deutschland ist wirklich zu toll jetzt.* "[87e]

Von Anna erwartete Esmarch, so sein Brief vom 3. Dezember 1850, dass sie *„ohne Zweifel [...] jetzt bereits das kleine Buch über Schleswig-Holstein gelesen"* habe, das sie von ihm erhalten hatte.[88a] Kurz darauf schrieb er: *„Also das Lesen der Schrift hat Dich von der Gerechtigkeit unserer Sache überzeugt, das freut mich sehr; nur meinst Du, sie hätte anders angefangen werden sollen; das thut mir leid! ich glaubte, auch die Nothwendigkeit unserer Erhebung wäre darin bündig nachgewiesen worden. [...] Vielleicht stößt Du Dich noch an Worte, wie: Erhebung, Revolution usw. und hast dabei immer noch die Freiburger Aufstände im Sinne. Bedenke aber [...], dass man ebenso gut von oben wie von unten Revolution machen kann."* Das war in Hessen so und *„ebenso war es in Copenhagen; der unfähige König wurde vom Volk gezwungen, ein Ministerium zu ernennen, dessen erst That eine Incorporation Schleswig's sein mußte. Wir mußten durch eine schnelle Besetzung Rendsburg's der Ausführung dieses Plan's zuvorkommen.* "[88b]

Deutlich kritisierte Esmarch in seinem Schreiben vom 10. Dezember die Haltung des Hamburger Archivars Otto Beneke. Dieser halte *„obgleich selbst Republikaner von Geburt, die absolute Monarchie für die allein richtige Regierungsform, und von dieser Ansicht ausgehend, muß ihm auch unsre Erhebung als Verbrechen erscheinen. [...] Die Fiction, dass Advokaten-Intrigen unsere Erhebung bewirkt hätten, kann man den dänischen Zeitungen wohl verzeihen, welche das dänische Volk durch solche Lügen in Unwissenheit über unser Recht erhalten müssen, aber ein deutscher Mann, der sich eifrig mit der Geschichte beschäftigt, der noch dazu an der Grenze unseres Landes wohnt und sich, wenn er nur Auge und Ohr offen halten wollte, jeden Augenblick davon überzeugen könnte, dass die Erhebung von allen Volksschichten ausgegangen ist, von allen Partheien gestützt wird, ein solcher müßte eigentlich nicht so unwissend in dieser Beziehung sein."* Dann fügte er hinzu, dass dessen *„ganze politische und religiöse Weltanschauung"* völlig verschieden von seiner sei: *„Er ist bigott, ich ein Freigeist; er ein Ultrareactionär, ich Republikaner,*

87 a)–e) Briefe in der o. g. Reihenfolge vom 03., 10. u. 22.11. sowie 10.12.1850 an Anna Stromeyer von Esmarch aus Rendsburg; Kinkel entfloh mit der Unterstützung von Carl Schurz in der Nacht vom 6. auf den 7. November 1850 in einer gewagten Aktion aus dem Zuchthaus in Spandau.

da sind so diametrale Gegensätze, dass sie sich in unserer Zeit der Aufregung gewiß kaum nähern, geschweige denn vereinigen werden."[88c]

Die Lage der Herzogtümer war nach dem Ausgang der kriegerischen Ereignisse vom September und Oktober 1850 und vergeblichen Bemühungen, ein neues Heer aufzustellen, nahezu aussichtslos. Bitterkeit klang aus dem Brief Esmarchs an Anna Anfang November: *„Mit dem preußisch-russischen Kriege wird es doch wohl nur Spiegelfechterei sein; also bleibt uns noch immer die angenehme Hoffnung, demnächst von Croaten und Slovaken pacificiert zu werden.*"[89a] Wie sehr Zweckoptimismus eine realistische Einschätzung der militärischen Lage überlagerte, ging aus Esmarchs Mutmaßungen im Schreiben vom 22. November hervor: *„Entweder kommen die Österreicher uns zu pacificieren, und wer weiß, was dann aus uns wird. Wir können sie doch keinen Falls ruhig über die Elbe rücken lassen. So weh es mir thäte, dass Deutsche gegen Deutsche kämpfen sollten, so würde es mir doch große Freude machen wenn wir eine Zeitlang mit Erfolg ihnen den Übergang streitig machen könnten. Auch würden wohl […] nicht deutsche Regimenter hierher kommen. Ich kann es mir eigentlich noch gar nicht recht als möglich denken, dass Preußen eine österreichisch-dänische Armee sich würde in seinem Rücken bilden lassen. Wenn dann später die österreichische Flotte sich mit der dänischen vereinigte und die ganze Ostsee und Nordsee beherrschte, dann wäre es sicherlich aus mit Preußen sowohl, als mit ganz Norddeutschland. – Tritt dies nun nicht ein, so können wir bis Weihnachten einen starken Frost bekommen, der sowohl die Stellung der dänischen, wie der unsrigen Armee zu einer höchst unsicheren macht, denn beide Stellungen sind nur durch Wasser so fest. Eine von beiden Armeen müßte dann entweder angreifen oder sich zurückziehen, und es versteht sich von selbst, dass wir in Erwartung eines solchen Angriffes Rendsburg nicht verlassen könnten.*"[89b]

Nach Konferenzen Ende November 1850 trafen sich Vertreter der drei Mächte Preußen, Österreich und Russland in Olmütz in Nordmähren zum Abschluss der „Punktation" vom 29. November 1850, welche die „Herbstkrise" von 1850 beendete. Beschlossen wurde, dass „von seiten der in Frankfurt vertretenen Bundesmitglieder sowie von seiten Preußens […] je ein Kommissar ernannt werden, welcher über die gemeinschaftlich zu treffenden Maßregelungen in Einvernehmen zu treten habe."

88 a)–c) Briefe vom 03., 6. u.10.12.1850 an Anna Stromeyer von Esmarch aus Rendsburg

89 a) u. b) Briefe vom 03. u. 22.11.1850 an Anna Stromeyer von Esmarch aus Rendsburg

Esmarch kommentierte diesen Vertrag zwar nicht unmittelbar, zeigte sich im Brief vom 6. Dezember jedoch zuversichtlich, dass er noch vor Weihnachten nach Kiel kommen könne.[90a] Als er erfuhr, dass v. Willisen entlassen würde, schrieb er: *„Mir fiel mit der Nachricht ein Stein vom Herzen, da ich schon lange von Papa wußte, dass der General höchst unentschieden sei, namentlich auch in der Politik, auf die er doch großen Einfluß hat. Alle Unentschiedenheit aber kann unserer Sache nur schaden. Von der Landesversammlung ist übrigens der Schritt nicht ausgegangen. Wenn Officiere geäußert haben, die Linke solle nun einmal vorangehen beim Sturm, so sieht das unseren feuchtohrigen Lieutenants recht ähnlich. Viele von der Linken haben schon gezeigt, dass sie den Tod nicht fürchten, einer von ihnen fiel erst neulich bei Tönning. Als Corporation aber mitzugehen, würden sie sich wohl hüten, da es sich schon bei Bau gezeigt hat, wie gut man selbst in diesem Lande Democraten als Kanonenfutter zu verwenden weiß."*[90b]

Die am 11. Januar 1851 tagende Schleswig-Holsteinische Landesversammlung erörterte die Olmützer Bedingungen. Dazu vermerkte Esmarch: „Frostwetter – In der vorigen Nacht hat die Landesversammlung bis Morgens 5 Uhr berathen, und endlich mit 47 gegen 28 Stimmen beschlossen, die Regierung zu ermächtigen sich den Anforderungen der österreichisch-preußischen Commissäre zu unterwerfen."[91] Am 1. Februar 1851 übergab die Statthalterschaft ihre Befugnisse dem österreichischen und preußischen Kommissar. Esmarch und Stromeyer betrachteten die von den Großmächten vereinbarten Bedingungen als „Schmach von Olmütz", da Preußen auf seine Führung im engeren Deutschland verzichtete und sich damit jeder militärischen Einmischung in Schleswig-Holstein enthielt. Esmarch sah erneut dänische Unterdrückungsmaßnahmen voraus, zumal die Augustenburger ausgeschlossen und der staatliche Zustand wie vor 1848 wieder hergestellt wurde.[92] Esmarch schloss seine Aufzeichnungen über das Jahr 1850 mit den bitteren Worten: „In Olmütz hatte Preußen seinen schmählichsten Frieden erkauft, der Preis war Schleswig-Holstein." Bei späterer Gelegenheit bezeichnete Esmarch das Jahr 1851 als Beginn einer „13jährigen Trauerzeit", die erst 1864 endete.[93] Von einer Stimmung voller *„Erbitterung und Ingrimm"* in den Herzogtümern war die Rede. Esmarchs Vater schrieb dazu aus Flensburg: *„Die allgemeinen Zustände sind wie immer trostlos."*[94]

90 a) u. b) Briefe vom 06. u. 10.12.1850 an Anna Stromeyer von Esmarch aus Rendsburg

91 Esmarch, Notizbüchlein 1849; s. a. Ahlers

92 Vgl. Rogge, S. 121 ff., sowie Eufinger, S. 34

93 Rogge, S. 62 f.

94 Briefe vom 14.02.1851 von Marxen u. vom 01.08.1851 an Esmarch von seinem Vater

Die Lage unter den Kommissaren

Im Nachgang zu der Punktation von Olmütz verabschiedeten die europäischen Mächte den Londoner Vertrag vom 8. Mai 1852. Darin wurde die Integrität des dänischen Gesamtstaates sowie die Einheit der dänischen Erbfolge anerkannt. Beide Herzogtümer gehörten wieder zum dänischen Einflussbereich, jedoch durfte Schleswig nicht in das dänische Königreich eingegliedert werden. Der dänische König verpflichtete sich, eine Gesamtstaatsverfassung auf der Grundlage der Gleichstellung der einzelnen Landesteile einzuführen. Die Verbindung zwischen den beiden Herzogtümer untereinander sollte bis auf wenige Ausnahmen aufhören. Dänemark musste sich verpflichten, den Angehörigen deutscher Nationalität die gleichen Rechte wie denen der dänischen Nationalität zu gewähren. In der Folgezeit ließen es die dänischen Behörden in Schleswig, wie Esmarchs Eltern an ihn schrieben, jedoch an Zurückhaltung fehlen. Sein Vater berichtete aus Flensburg *„Die gegenseitige Abneigung der beiden Nationalitäten ist [...] so groß wie früher und das sociale Leben ist traurig und öde.“*[95] Im Widerspruch zu der verbrieften Gleichberechtigung der Nationalitäten stand ein partielles faktisches Berufsverbot für Deutsche in Schleswig. Die Stimmungsbilder seiner Eltern veranlassten Esmarch, im Januar 1855 an Marxen zu schreiben: *„Übrigens ist es eine jammervolle Existenz für einen Deutschen in Flensburg.“*[96] Die Schilderungen seiner Eltern bestärkten Esmarch in seiner kritischen Haltung gegenüber Dänemark und in seiner patriotischen Einstellung hinsichtlich eines eigenständigen Schleswig-Holstein. So habe, wie er Marxen schrieb, *„die Nachricht von der Absetzung der 3 Oberappellationsräthe [durch die Dänen] eine allgemeine Entrüstung hervorgerufen.“*[97]

Die Gesamtstaatsverfassung und ihre Auswirkungen

Die verfassungsmäßige Selbstständigkeit der Herzogtümer wurde durch die Gesamtstaatsverfassung des eiderdänischen Kabinetts vom 2. Oktober 1855 verletzt. Diese sah eine gemeinsame Volksvertretung für das Königreich und die Herzogtümer vor, die über eine dänische Mehrheit verfügten. Dieser Schritt wurde für Holstein und

95 Brief vom 25.09.1852 von Theophil Esmarch an Esmarch aus Flensburg

96 Brief vom 05.01.1855 an Marxen von Esmarch aus Kiel

97 Brief vom 05.05.1855 an Marxen von Esmarch aus Kiel

Lauenburg von der holsteinischen Ständeversammlung unter Führung von Baron von Scheel-Plessen vehement abgelehnt. Zu dem daraufhin gegen ihn eingeleiteten Gerichtsverfahren schrieb Esmarch *„gebe Gott, dass das Oberappellationsgericht sich männlich erweise!“*[98]

Die Entwicklungen im Jahr 1857 kommentierte Esmarch: *„Es ist recht schlimm, dass Scheel nicht noch eine Zeitlang geblieben ist, er hätte es gewiß dahin gebracht, dass Preußen und Oestreich bei uns energisch eingeschritten wären. Wenn der Ritterschaft jetzt einige Concessionen zugesagt werden, so wird man sich damit beruhigen lassen und wir bleiben in dem alten Dreck sitzen. Glücklicherweise scheinen die Dänen so unklug zu sein, dass sie die Sache dennoch über kurz oder lang so schlimm machen werden, dass es bis zum Äußersten kommt und selbst Friedrich Wilhelm seine Nachtmütze etwas vom Ohr schiebt.“*[99]

Nachdem die Bundesversammlung im Februar 1858 bekannt gegeben hatte, dass die neue Gesamtstaatsverfassung für Holstein und Lauenburg keine Gültigkeit habe, ließ die dänische Regierung sich zunächst auf schleppende Verhandlungen ein. Dazu schrieb Esmarch im März 1858: *„Schleswig-Holsteins Frühling wird wohl nicht eher anbrechen, bis Deutschlands Frühling kommt, denn der Bund bringt uns sicherlich nicht zu unserem Recht; es sei denn, dass die Dänen fortführen, immer noch mit dem Kopf durch die Wand zu wollen; machen sie einige Concessionen, so macht der Bund noch mehrere und dann sind wir wieder auf dem alten Flecke; für Schleswig kommt wohl jedenfalls nichts [...] heraus. Aber die Hoffnung wollen wir doch nicht aufgeben!“*[100] Die Gültigkeit der Verfassung wurde danach für Holstein und Lauenburg aufgehoben.

Im April 1859 zeichnete sich ein Konflikt zwischen Preußen und Österreich ab, nachdem die Bundesversammlung aufgrund des preußischen Widerstandes abgelehnt hatte, Österreich im Sardinischen Krieg gegen das mit dem französischen Kaiserreich verbündete Sardinien-Piemont zu unterstützen. Dazu bemerkte Esmarch: *„Ängstlich fragt sich jetzt Jeder, was hat Preußens Mobilmachung zu bedeuten? Beweist sie nur die Inconsequenz des Regenten, dann steht eine schlimme Zeit für Deutschland bevor, aus der es hoffentlich wieder wie ein Phoenix hervorgehen wird. Ich hoffe noch immer, dass der Prinz weiß, was er will und soll, dass er plötzlich ein Heer über die Elbe schickt und Österreich*

98 Brief vom 26.08.1856 an Marxen von Esmarch aus Kiel

99 Brief vom 09.05.1857 an Marxen von Esmarch aus Kiel; gemeint war der König von Preußen.

100 Brief vom 13.03.1858 an Marxen von Esmarch aus Kiel

zuruft: laß Du Italien fahren, Dänemark soll auch seine deutschen Provinzen abgeben!"[101] Aus diesen Zeilen spricht erneut die Hoffnung Esmarchs auf eine Lösung für die Herzogtümer in einem „gesamtdeutschen" Verbund. Dass Letzteres wünschenswert, jedoch nicht ohne Weiteres möglich sein würde, ging auch aus seiner Anmerkung nach dem Waffenstillstand vom 11. Juli 1859 hervor: *„Der Friede ist hoffentlich nur der Anfang zu einem großen Kriege, der Deutschland schließlich zur Einheit führt! Wir werden noch viel erleben!*"[102]

Im August 1859 gründeten Demokraten und Liberale in Eisenach nach vorbereitenden Treffen den „Allgemeinen Deutschen Nationalverein". Weil dieser die Schaffung eines „kleindeutschen" Staates unter preußischer Führung anstrebte, wurde mit Rücksicht auf die süddeutschen Demokraten und Liberalen auf eine negative Erwähnung Österreichs verzichtet. Dazu schrieb Esmarch, dass er sich *„über die Not des Vaterlandes [...] viele Sorgen [mache]; leider habe ich gefunden, dass die Patrioten in Süddeutschland ganz andere Ansichten haben und ganz andere Zwecke verfolgen, als die norddeutschen Patrioten. Was kann daraus werden, wenn selbst die Gutgesinnten sich nicht einig sind?*" Er fürchte, *„dass ein einiges Deutschland eine Unmöglichkeit sein wird, zum Mindestens ohne das Fegefeuer eines großen Krieges.*" Er hoffte zwar auf eine großdeutsche Lösung. Als nüchtern denkender Mensch erschien es ihm allerdings *„fast lächerlich, sich im Voraus mit dem Wenn u. Aber der Zukunft zu plagen. Es ist besser, so viel wie möglich in der Gegenwart zu leben.*"[103]

Das dänische „Verfassungsgesetz für die gemeinschaftlichen Angelegenheiten der Dänischen Monarchie" vom Oktober 1855, das als eine gemeinsame Volksvertretung für das Königreich und die Herzogtümer den Reichsrat mit dänischer Mehrheit vorsah, führte Anfang 1860 zu Protesten seitens der Schleswigschen Ständeversammlung und des Deutschen Bundes. Esmarch stellte damals die Frage *„wie lange wir noch Frieden haben. Es wäre ja gar nicht unmöglich, dass deutsche Truppen [...] recht bald in unser Land einrücken; die Beschlüsse des Bundestagsausschusses sind ja diesmal recht energisch und die Dänen machen keine Miene, [...] nachzugeben [sondern wollen wohl] ganz in alter Weise die Rechte der Herzogtümer kränken.*"[104] An seinen Vater schrieb

101 Brief vom 19.06.1859 an Marxen von Esmarch aus Kiel; gemeint war Prinz Friedrich Karl Nikolaus von Preußen.

102 Brief vom 20.07.1859 an Marxen von Esmarch aus Kiel; das Streben nach der deutschen Einheit hatte Esmarch bereits 1846 auch als seine Zukunftsvorstellung im Zusammenhang mit der Turnerbewegung formuliert.

103 Brief vom 05.10.1859 an Marxen von Esmarch aus Kiel

104 Brief vom 27.02.1860 an Stromeyer von Esmarch aus Kiel

Esmarch: *„Mit größtem Interesse verfolgen wir die Verhandlungen Eurer Stände; möchte ihr Nothschrei nur einen Erfolg haben. Jedenfalls ist der Muth, mit dem sie auftreten, der Bewunderung werth und wird die holsteinischen Stände zur Nachahmung anfeuern. Unsere Universität leidet ja nicht zum kleinsten Theile mit.“*[105]

Im Baden-Baden fand am 16. und 17. Juni 1860 eine vielbeachtete Zusammenkunft deutscher Fürsten statt, an der kurzfristig auch Napoleon III. teilnahm. Dabei wurden die Positionen der einzelnen Regierungen herausgestellt und Wilhelm präsentierte sich als Verfechter der deutschen Einheit. Esmarch blieb allerdings skeptisch: *„Wir [dürfen] nicht allzu viel davon hoffen. Wenn der Prinz-Regent fest bleibt, so kann nun vielleicht Etwas werden, doch wird es langsam gehen. Viel besser wäre gewiß ein frischer fröhlicher Krieg mit Franzosen u. Dänen.“*[106] Von seinem Besuch im Oktober 1860 in Berlin als Deputierter beim dortigen Universitätsjubiläum berichtete Esmarch: *„Durch Berlin zogen wir mit der schwarzrotgoldenen Fahne und ich habe mich sehr gefreut über die Fortschritte, welche die Einheitsbestrebungen unseres Vaterlandes wieder machen.“*[107] Anlässlich einer Audienz beim Prinzregenten sprach sich dieser *„uns Kieler Deputierten gegenüber sehr vorsichtig aus und wünschte uns nur, dass bald bessere Zeiten für uns kommen möchten.“*[108]

Als der „Allgemeine Deutsche Nationalverein“ auch in den Herzogtümern zunehmend Zulauf fand, meinte Esmarch im November 1860: *„Bei uns beginnt jetzt wieder die politische Bewegung, und die Nachrichten aus Berlin und Kopenhagen machen uns neuen Muth. Der Prinz-Regent soll den Dänen erklärt haben, dass er, wenn es zur Exekution käme, nicht in Schleswig stehen bleiben, sondern ganz Jütland besetzen werde. Wenn es wahr ist? Die neuen Ständewahlen haben in Holstein ein durchgängig gutes Resultat gehabt; die neuen Stände werden entschiedener sein, als die alten. Auch in Schleswig wird es den Dänen wahrscheinlich nicht allzuviel helfen, dass sie zahllose Wähler infolge der Adreßanklagen ausgeschlossen haben. Wir sammeln hier eifrig für die armen Schleswiger, welche so hart von Geldstrafen betroffen worden sind.“*[109]

In Kiel schlossen sich die Mitglieder vom „Allgemeinen Deutschen Nationalverein“ im Januar 1861 unter der Führung des Kieler Advokaten Theodor Lehmann

105 Brief vom 07.03.1860 an Theophil Esmarch von Esmarch aus Kiel

106 Brief vom 22.06.1860 an Harald Marxen von Esmarch

107 Brief vom 24.10.1860 an Harald Marxen von Esmarch

108 Brief vom 30.10.1860 an Theophil Esmarch von Esmarch

109 Brief vom 15.11.1860 an Stromeyer von Esmarch aus Kiel

zusammen. Sie strebten mit der Einheit Deutschlands unter der Führung Preußens die Einverleibung Schleswig-Holsteins an. Ihre Aktivitäten forderten wiederum die sog. Eiderdänen heraus. Die damalige Situation beschrieb Esmarch im Januar 1861: *„Die Zeit wird immer unruhiger und wenn der Frühling kommt, werden wir wohl Krieg haben. Die Dänen rüsten mit aller Kraft für den ‚zweiten Schleswig-Holstein Krieg' und werden hoffentlich versuchen, die Elblinie zu besetzen, wenn Ihr dann kommt, so werdet Ihr sie mit vollem Rechts bis an die Königsau und weiter werfen. [...] Man sagt, dass die Dänen gänzlich den Kopf verloren haben, und wie gewöhnlich, gar nicht wissen, wie eigentlich die Sachen stehen; sie erwarten jeden Augenblick, dass wir in Holstein wieder einen Aufstand machen und davon sind wir doch wahrlich weit genug entfernt. [...] Einstweilen hat man hier den National-Verein verboten und den Advokaten Lehmann als Ausschußmitglied suspendirt. Wir Beamten sind infolge des Verbots und auf den speziellen Wunsch des Ministers ausgetreten; in Kopenhagen hat sich ein Gegenverein gebildet, der aus den wüthendsten Eiderdänen besteht und der wahrscheinlich wie 1848, die Regierung zwingen wird, die Incorporation Schleswigs zu proclamiren. Für den Fall könnte es hier dann wohl noch früher losgehen."*[110] Im März schrieb er: *„Die Haltung unserer Stände, ist vortrefflich. Die Dänen fangen hier auch schon an, abzuziehen, und fühlen sich offenbar sehr unsicher. Vorige Nacht haben sie das große hiesige Waffen-Depot auf ein Schiff gebracht; offenbar fürchten sie eine Wiederholung des 24. März 1848."*[111]

Im August 1862 forderten Preußen und Österreich, dass die 1858 beschlossene dänische Gesamtstaatsverfassung nicht nur für Holstein und Lauenburg, sondern auch für Schleswig außer Kraft gesetzt werden sollte. Dieses veranlasste Esmarch dazu, seinem Vater zu schreiben: *„Will man die Phantasien der Berliner officiösen Presse folgen, so möchte man glauben, Preußen habe wirklich die Absicht, seine hier im Norden verpfändete Ehre einzulösen, aber wenn man sich die ganze Jämmerlichkeit der preuß. Regierung vergegenwärtigt, so schwindet Einem immer wieder der Muth."*[112]

Nachdem die holsteinischen Stände im Januar 1863 u. a. nachdrücklich gegen dänische Beschränkungen ständischer Rechte protestiert hatten, äußerte Esmarch sich dazu gegenüber Marxen: *„Gottlob, dass unsere Stände sich etwas rühren!"* Zugleich verhehlte er nicht seine Abneigung gegenüber Preußen: *„Vielleicht gibt es demnächst*

110 Brief vom 26.01.1861 an Stromeyer von Esmarch aus Kiel

111 Brief vom 24.03.1861 an Marxen von Esmarch aus Kiel

112 Brief vom 08.08.1862 an Theophil Esmarch von Esmarch aus Kiel

wieder einmal einen ordentlichen Völkerfrühling!"[113a] Im Mai schrieb er *„In Preußen wird's jetzt lustig; unter solchen Umständen bleibt nur noch die Revolution übrig, die, wie ich fürchte, diesmal nicht ohne Hängen abgehen wird. Jedenfalls muß Deutschland durch die nächste Revolution alle seine kleinen Peiniger los werden, sonst wird es nimmer eine Nation. Es ist gut, dass die kleinen Herren sich so schamlos demaskieren! Es werden nicht mehr Viele Lust behalten, sie zu schonen. Mir ist's Recht, daß unsere Generation diese Kämpfe noch durchzumachen bekommt; sonst müßten unsere Jungens dran! und ich möchte lieber, daß diese das genießen könnten, was wir erarbeiten. Mühe u. Kampf wird auch für sie noch genug übrig bleiben.*"[113b]

Für die Kieler Universität galt damals: „Am 4. Mai 1863 verfassten einige Kieler Professoren, darunter Behn, Esmarch und Bartels, eine Adresse an das akademische Konsistorium, um auf Probleme in Bezug auf die bevorstehende neue Verfassung für das Herzogtum Schleswig und das Königreich Dänemark hinzuweisen, und forderten diesbezüglich eine Eingabe an die Regierung. Die Adresse thematisierte die beabsichtigte neue Ordnung der Dinge für die Stellung des Herzogtums Holstein und die Universität. Da sich nämlich die beabsichtigte gemeinsame Verfassung als unausführbar erwiesen habe, solle nun versucht werden, dem Herzogtum Holstein eine von den übrigen Theilen abgesonderte [...] Stellung zuzuweisen."[114] Die anschließende Diskussion innerhalb des Konsistoriums zeigte, dass sich – abgesehen von den zwei dänischen Stimmen – die Mitglieder grundsätzlich einig waren in der Zielsetzung, die Verhältnisse von vor 1848 wieder herzustellen.

Ende März 1863 erließ die Regierung in Kopenhagen ein Patent, wonach Holstein und Lauenburg aus der dänischen gesamtstaatlichen Verfassung ausscheiden und der Weg für eine eiderdänische Verfassung geebnet werden sollte. Dagegen protestierten Preußen und Österreich. Der Bundestag beschloss am 1. Oktober 1863 die Bundesexekution gegen Holstein und beauftragte neben Preußen und Österreich auch Sachsen und Hannover, diese zu vollziehen. Esmarch meinte: *„Auch werden die Kriegsaussichten ja immer drohender, der Däne rüstet gewaltig und scheint seinen letzten Trumpf gegen den deutschen Bund ausspielen zu wollen. Im Dannewirke werden die Schanzen armirt und*

113 a) u. b) Briefe vom 11.02. und 09.05.1863 an Marxen von Esmarch aus Kiel

114 Auge, 2015, S. 169 f.

die Pulvermagazine gefüllt, auch fängt man an die westlich gelegenen Theile des Landes unter Wasser zu setzen."[115]

Die Lage in den Herzogtümern spitzte sich zu, als der dänische Reichsrat am 13. November 1863 die sogenannte „Novemberverfassung" verabschiedete, die dem Anliegen der Eiderdänen hinsichtlich der „konstitutionellen Vereinigung des Königreichs und Schleswigs zu einem ungeteilten und unabhängigen Reich" entsprach. Zwei Tage nach Annahme der neuen Verfassung starb unerwartet auf Glücksburg der kinderlose dänische König Friedrich VII. am 15. November 1863. Die eiderdänische Regierung veranlasste daraufhin seinen Nachfolger König Christian IX., die Novemberverfassung am 18. November 1863 zu bestätigen. Zeitgleich übertrug der Augustenburger Christian August nach Friedrichs VII. Tod seine Erbansprüche ausdrücklich auf seinen Sohn Herzog Friedrich VIII. als Erbprinzen. Dieser verkündete am 16. November 1863 in einer Proklamation seinen Regierungsantritt und trug dabei die zugkräftige Losung vor: „Mein Recht ist Eure Rettung".[116] In einem späteren Rückblick bewertete Esmarch das Verhalten der Augustenburger wie folgt: „*Beide haben doch auch für die Befreiung der Herzogthümer das Ihrige gethan, ersterer durch eine grosse Selbstlosigkeit und sein unermüdliches Vorkämpfen in der Ständeversammlung vor 48 und durch seine grossen Opfer für die schleswig holsteinische Sache und sein Bruder trat doch auch mit Ihrem Herrn Vater und Beseler in die provisorische Regierung ein.*"[117]

Mit der Annahme der „Novemberverfassung" regte sich insbesondere in der deutsch und augustenburgisch gesinnten Beamtenschaft der passive Widerstand. Zu den dann folgenden Ereignissen schrieb Esmarch: „*Gestern morgen erhielten sämmtliche Beamte unseres Landes ein Schreiben vom Ministerium mit der Aufforderung, binnen 3 Tagen einen schriftlichen Huldigungseid einzusenden; am Abend versammelten sich fast sämmtliche hiesige Beamte, auch die der Universität und des Oberappellationsgerichts zu einer Berathung und es wurde mit großer Einmüthigkeit beschlossen, den Eid nicht zu leisten, weil Keiner den jetzigen König von Dänemark als erbberechtigt in Schleswigholstein anerkennen könne. Heute Morgen kam die Nachricht, dass der wahnsinnige Carl Moltke, der sich als Minister für Schleswig so furchtbar verhaßt gemacht hat, zum Minister für Holstein ernannt sei. Es sind von ihm energische Schritte gegen unser Land zu erwarten,*

115 Brief vom 24.10.1863 an Stromeyer von Esmarch aus Kiel

116 Jordan, S. 23; die Losung hatte Albert Hänel formuliert.

117 Brief vom 22.11.1900 an Graf von Reventlow, Preetz, von Esmarch aus Kiel

wenn er dazu die Macht hat. Ein Bataillon nach dem andern rückt in Holstein ein, ringsum auf den Dörfern campieren dänische Dragoner und man scheint entweder einen Aufstand zu erwarten, an den hier kein Mensch denkt, oder will schon in Holstein den einrückenden deutschen Truppen sich entgegenstellen, was den Dänen vielleicht schlecht bekommen möchte.

Man ist hier natürlich in furchtbarer Aufregung und erwartet mit größter Sehnsucht das Einrücken deutscher Armeen. Wer weiß, wie lange das noch auf sich warten lassen wird; dass die Hülfe ausbleiben könnte, wagt Niemand mehr zu fürchten, aber es wäre gut, dass es nicht allzu lange dauerte, damit Moltke und seine Creaturen nicht freien Spielraum bekommen. [...] worauf man vor Allem hofft, trotz aller früheren Täuschungen, das ist die Hülfe Preussens. Gebe Gott, dass die Kammern dort die Gelegenheit benutzen und mit der Regierung sich soweit vertragen, dass ein erfolgreicher Krieg gegen Dänemark möglich wird. Mir ist auch preußische Hilfe recht, wenn nur erst die Hannoversche Armee einrückt. [...] Können wir uns nur noch wieder rühren, so wir auch bald wieder eine holsteinische Armee auf den Beinen sein. [...] Dass ich dort sein werde, wohin mich meine Pflicht ruft, wenn das Vaterland um seine Unabhängigkeit kämpft, brauche ich Dir nicht zu sagen.“[118]An Marxen schrieb Esmarch: „*Bis jetzt geht Alles gut; gestern haben fast alle hiesigen Beamten erklärt, den Eid nicht leisten zu wollen. Das übrige Land wird folgen.*“[119]

Am 25. November 1863 wurde in einer eilig einberufenen Konsistoriums-Sitzung der Kieler Universität das Ansinnen erörtert, König Christian IX. den Huldigungseid zu schwören. Auf Antrag der Professoren Johann J. W. Planck und Wilhelm F. G. Behn wurde jedoch das Erbrecht des Prinzen Christian, Glücksburg herausgestellt. Prof. Henning Ratjen sowie die beiden Dänen Christian K. F. Molbeck und Peter L. Panum hatten „dissentirt. Doch hat auch Ratjen den Eid wahrscheinlich nicht geleistet.“[120] Esmarch zählte zu jenen, die den Eid verweigerten. Ihre Haltung wurde in einer Eingabe der dänischen Regierung mitgeteilt. Ferner hieß es: „Ein Großteil der Professorenschaft [lehnte] sich zwar gegen den dänischen König auf und [hoffte] in einer Kriegssituation auf die Hilfe Preußens, [hegte] gleichzeitig jedoch eine abneigende

118 Brief vom 22.11.1863 an Stromeyer von Esmarch aus Kiel

119 Brief vom 22.11.1863 an Marxen von Esmarch aus Kiel

120 Liepmann, S. 319

Haltung gegen eine Inkorporation in den preußischen Staat."[121] Zu dieser Gruppe der Professoren zählte auch Esmarch.

Das akademische Konsistorium der Kieler Universität beantragte am 26. Dezember 1863 bei der Deutschen Bundesversammlung, sie „wolle Herzog Friedrich VIII. von Schleswig-Holstein anerkennen, sein Recht und des Landes Recht kräftig wahren und schützen".[122] Eine entsprechende Adresse an Herzog Friedrich VIII. wurde durch eine Deputation überbracht. Am nächsten Tag leistete eine von etwa 20 000 Menschen besuchte Landesversammlung bei Elmshorn ihrem „angestammten und rechtmäßigen" Herzog Friedrich VIII. von Schleswig-Holstein den Treueeid. Esmarch schrieb zur damaligen Lage an Stromeyer: *„Dass die Dänen sich in Schleswig schlagen werden und schlagen müssen, bezweifle ich nicht, die Sache ist jetzt zu sehr im Fluß und läßt sich nicht mehr dämmen, weder von der einen Seite noch von der anderen. [...] An eine schleswig-holsteinische Armee wird nicht so bald zu denken sein, der Herzog ist gewiß zu klug, um Schritte zu thun, welche, ohne wesentlichen Nutzen zu stiften, ihn selbst in eine schiefe Stellung brächten. An Truppen fehlt es ja in Deutschland nicht, wenn man sie nur schlagen lassen will."*[123]

Truppen des Deutschen Bundes marschierten dann ab dem 23. Dezember 1863 in Holstein und Lauenburg, nicht jedoch in Schleswig ein, um den von der Bundesversammlung erneuerten Exekutionsbeschluss durchzusetzen. Daraufhin wünschte Robert Lallemant aus Lübeck in einem Brief an Behn *„unserem ganzen wackeren Schleswig-Holstein Gottes Beistand und Segen. Sagen Sie das auch an Litzmann, an Esmarch und Bartels."*[124]

Herzog Friedrich VIII. traf in Kiel Anfang Januar 1864 ein. Esmarch schrieb, er *„brauche [...] den Jubel, der die Seele aller Schleswig-Holsteiner, auch der entschiedensten Demokraten unter ihnen, erfüllt, nicht zu schildern; dass wir aber das Schlimmste noch vor uns haben weiß ein Jeder. [...] Wann nun die Bildung der Armee beginnen soll, das weiß natürlich der Herzog selbst nicht, aber fast jeder Tag bringt ja neue Ereignisse und wir hoffen Alle, dass die Zeit der Thaten nicht lange mehr hinausgeschoben wird. Dass Preußen oder Hannoveraner für uns die Dannewirken stürmen und die Dänen über die Königsau*

121 S. Hofmann, E., S. 10 f.

122 Ebd.

123 Brief vom 29.12.1863 an Stromeyer von Esmarch aus Kiel

124 Brief vom 30. Dezember 1863 an Behn von Robert Christian Barthold Avé-Lallemant (1812–1884), Arzt in Lübeck und Forschungsreisender u. a. in Brasilien mit Alexander von Humboldt.

treiben sollen, können wir nicht wünschen, von Rechtswegen gehört die schleswig.holst. Armee an die Spitze, und wir glauben, sie wird ihre Pflicht thun wie vor 15 Jahren.."[125]

Kurz darauf schrieb er von einer Versammlung vom „*hiesigen Localcommittee [...] zu der die Landleute des Amtes Segeberg eingeladen waren. – Ein Correspondent der ‚Times' der als Berichterstatter hierher geschickt ist hatte in seinem Berichte bemerkt, dass es sich nicht in Abrede stellen lasse, dass die Holst. Städte für den Herzog wären, aber die Gutsbesitzer und Bauern wären für den König. – In einer sehr energischen Ansprache erklärte in der gestrigen Versammlung der Bauernvogt Kalckbrenner, diese Nachricht mit donnerndem Applaus für eine infame Lüge. – Der Enthusiasmus beim Landvolk ist vielmehr in stetem Steigen begriffen. [...] Es will mir überhaupt vorkommen, als wenn unsere Sache sehr gut steht, da die öffentliche Meinung von ganz Europa den Londoner Vertrag verurtheilt hat u. das sonnenklare Recht des Herzogs [durch niemanden] gebeugt werden kann.*"[126]

Die unsichere Situation und Esmarchs persönliche Abneigung gegen die preußische Übermacht gehen aus einem weiteren Brief vom Januar 1864 an Stromeyer hervor: „*Wir leben jetzt wieder in einer Zeit bangen Harrens, verlieren aber trotz alledem den Muth nicht. Der Herzog ist vortrefflich und wird immer populärer durch seine tüchtige Persönlichkeit. Dass Bismarck uns verrathen will, wissen wir. Unsere ganze Hoffnung steht auf den Mittelstaaten und auf dem deutschen Volk. Auch hoffen wir, dass die Preußen schließlich doch mit ihrem Bismarck fertig werden, sonst sind sie keinen Schuß Pulver werth!*"[127]

Zehn Tage später schrieb Esmarch: „*Die neuesten Politischen Ereignisse haben hier natürlich große Depression hervorgebracht, doch haben wir den Muth nicht verloren, bauen auf unser gutes Recht und hoffen, dass Bismarck zu rechter Zeit vom rächenden Geschick ereilt wird. Auch meinen wir, dass die Mittelstaaten in unserer Sache zu weit engagirt sind, um uns im Stich zu lassen, und wenn sie es auch wollten, das deutsche Volk würde es nicht dulden. Die Möglichkeit, dass wir noch einmal wieder den Dänen verkauft werden, können wir freilich nicht ganz von der Hand weisen, aber so lange, wie das letzte Mal, würde die Knechtschaft diesmal schwerlich dauern, es sei denn, dass das deutsche Volk*

125 Brief vom 03.01.1864 an Stromeyer von Esmarch aus Kiel

126 Brief vom 05.01.1864 an Stromeyer von Esmarch aus Kiel

127 Brief vom 12.01.1864 an Stromeyer von Esmarch aus Kiel

wirklich nichts Anderes könnte, als reden und trinken. Auch unser Herzog hat guten Muth und wir hoffen immer noch, dass in nächster Zeit unsere Armee ins Leben treten werde."[128]

Die deutschen „Einigungs-Kriege"

Preußen und Österreich verlangten am 16. Januar 1864 ultimativ von Dänemark die Aufhebung des neuen dänischen Grundgesetzes und somit die Loslösung Schleswigs von Dänemark. In dem – wie sich zeigte – unbegründeten Vertrauen auf die Unterstützung von England, Frankreich und Russland lehnte die dänische Regierung das Ultimatum ab. Am 1. Februar 1864 überschritten die verbündeten Truppen daraufhin die Eider.

Esmarch zog mit den alliierten Truppen nach Flensburg. Resignation klingt aus seinen damaligen Zeilen: „*Wie es mit unserer Sache werden wird, weiß Niemand. Wir halten die Hoffnung fest, dass zuletzt das Land von selbst dem zufällt, der allein das Recht hat.*"[129a] Kurz vor dem Sturm auf die Düppeler Schanzen schrieb er: „*Noch immer erwartet man mit großer Spannung auf einen ordentlichen Angriff auf die Düppler Schanzen, es wir viel kanonirt, aber etwas Ordentliches passiert nicht. Die Stellung ist eben fürchterlich fest und ohne sehr viel Blutvergießen nicht zu nehmen und die preußischen Heerführer sind Menschen genug, sich recht lange zu bedenken, wie sie ohne zu viel Menschenleben zu opfern, die Schanzen in ihre Hand bekommen. Vielleicht hätten die Östreicher längst schon die Gräben mit ihren Todten angefüllt und wären drüber hin hinein gedrungen. Wenigstens die Östreicher denken so und sehen mit stiller Verachtung auf die Preußen hinab.*"[129b]

Die Düppeler Schanzen wurden am 18. April 1864 erstürmt; die Schlacht von Dybbøl gilt als die Schlüsselschlacht des Krieges von 1864. Daraufhin trafen sich die Signatarmächte des 1852 beschlossenen Londoner Protokolls am 25. April zur Konferenz von London, mit dem Versuch, den Krieg mit diplomatischen Mitteln zu beenden. Die sehr kontrovers geführten Verhandlungen in London endeten ergebnislos am 25. Juni 1864. Nach Ablauf des während der Konferenz ausgehandelten Waffenstillstandes kam es zur Wiederaufnahme der Kampfhandlungen. Nachdem die alliierten Truppen

128 Brief vom 22.01.1864 an Stromeyer von Esmarch aus Kiel

129 a) u. b) Briefe vom 20.03. u. 05.04.1864 an Stromeyer von Esmarch aus Flensburg

Alsen erobert und Jütland besetzt hatten, wurde erneut ein Waffenstillstand in Christiansfeld am 20. Juli 1864 geschlossen. Im darauffolgenden Frieden von Wien vom 30. Oktober 1864 verzichtete der dänische König auf seine Rechte an den Herzogtümern Schleswig, Holstein und Lauenburg zugunsten des Kaisers von Österreich und des Königs von Preußen. Damit war das Ende eines dänisch-schleswig-holsteinischen Gesamtstaates endgültig besiegelt.[130]

Seine Bedenken, was nach dem Frieden von Wien aus der Eigenständigkeit der Herzogtümer werden würde, machte Esmarch am Beispiel der Armee in einem Brief an Marxen im November 1864 deutlich: *„Ich vermuthe, dass es zur Bildung einer selbständigen schleswigholstein. Armee überhaupt nicht kommen wird, sondern dass dieselbe einen Theil der preußischen Armee bilden wird [...], In diesem Falle würde ich natürlich Nichts mit dem Sanitätswesen der Armee zu thun haben, denn ein preußischer Oberstabsarzt oder selbst Generalarzt zu sein, dazu hätte ich sicher keine Lust, ganz abgesehen davon, dass ich mir aus dem Militair im Frieden garnichts mache.“*[131]

Das nach dem Krieg von 1864 angetretene Kondominium Preußens und Österreichs in den Herzogtümern verlief keineswegs reibungslos. Um einen offenen Konflikt zu vermeiden, schlossen Preußen und Österreich die Konvention von Bad Gastein vom 14. August 1865. Diese sah eine gemeinsame Herrschaft mit einem preußischen Statthalter in Schleswig und einen österreichischen Statthalter in Holstein vor; Lauenburg wurde gegen die Zahlung von 2,5 Mio. dänischer Reichstaler Preußen überlassen. Der Kieler Hafen wurde Preußen zur Verfügung gestellt; beide Herzogtümer sollten dem Zollverein beitreten.

Diese nach dem aus Sicht der Schleswig-Holsteiner erfolgreich geführten Krieg von 1864 getroffenen Regelungen waren für viele Zeitgenossen äußerst unbefriedigend. Auch Stromeyer und Esmarch hatten gehofft, dass die Herzogtümer unter Friedrich von Schleswig-Holstein-Sonderburg-Augustenburg als neuer deutscher Mittelstaat Mitglied des Deutschen Bundes werden würden. Der Vertrag von Gastein machte diese Bestrebungen jedoch zunichte. Stromeyer machte seinem Ärger unmittelbar Luft und schrieb an Esmarch, dass die *„Convention von Gastein uns alle mit sacrischem Zorn erfüllt.“*[132]

130 Liepmann, S. 327, F.2

131 Brief vom 13.11.1864 an Marxen von Esmarch aus Kiel. Allerdings war Esmarch nur wenige Jahre danach sehr wohl im preußischen Militär-Sanitätsdienst tätig und bekleidete nur wenig später außerdem auch noch den Rang eines preußischen Generalarztes.

132 Brief vom 30.07.1865 an Esmarch von Stromeyer; s. a. Rogge, S. 120 ff.

Der Briefwechsel Esmarchs mit Herzog Friedrich VIII. und dessen damaligem Berater Karl Samwer lässt erkennen, dass Esmarch nicht bedingungslos ein Vertreter der augustenburgischen Forderungen war. Marxen gegenüber offenbarte Esmarch, dass er nicht *„zu den orthodoxen Augustenburgern"* gehöre, jedoch auch nicht *„zu den Freunden der Kleinstaaterei"*. Er könne jedoch nicht *„wie die Meisten im Lande, darüber weg kommen, dass wir den Herzog als den einzig berechtigten Herrscher des Landes feierlich und öffentlich anerkannt haben. Dass Preußen und Oestreich die Dänen vertrieben, [...] war ihre verdammte Pflicht und Schuldigkeit – Dass Preußen kein Recht auf uns hat, ist gewiß. Aber mit der Maxime Bismarcks: Gewalt geht vor Recht! kann und will ich mich nicht einverstanden erklären [...]. Schon jetzt ist Preußen in der fürchterlichsten Verlegenheit. Ich glaube nicht, dass es Aussicht hat, den Oestreichern zu widerstehen. Und was dann? Man wird dann in Berlin zu spät bereuen, diesen [sich abzeichnenden] Krieg in so frivoler Weise heraufbeschworen zu haben, wenn Louis Napoleon kommt und [...] sich seiner notwendigen Grenzen wieder ausbitten. [...] Mich ahnt, dass Preußen zertrümmert werden wird und mit ihm das ganze Junkerthum und dessen Rohheit durch eine fürchterliche Revolution, aber ich glaube und hoffe, dass Deutschland sich stark u. geläutert emporarbeiten wird durch Blut und Wunden und dass manches aber wenig von Preußen übrig bleiben wird, nur ein Schleswigholstein oder Bückeburg."*[133]

Österreich wollte nachfolgend seine Stellung als Präsidialmacht bewahren und den Deutschen Bund im Wesentlichen erhalten, Preußen hingegen strebte die Vorherrschaft in Deutschland an. Als Österreich die Angelegenheit der Herzogtümer zur Beschlussfassung vor das Forum des Bundestages brachte, erklärte Bismarck dies für einen Bruch des Gasteiner Vertrages und ließ preußische Truppen am 7. Juni 1866 in das von Österreich verwaltete Herzogtum Holstein einmarschieren. Nachdem der Deutsche Bundestag in Frankfurt am 9. Juni 1866 Maßnahmen gegen Preußen beschlossen hatte, begann der Krieg zwischen Österreich und dem Deutschen Bund einerseits und Preußen mit seinen Verbündeten andererseits. Mit dem Krieg bahnte sich ein gewisser Stimmungsumschwung bei Esmarch an, denn er schrieb im Juli 1866 an Stromeyer zu der neuen Zeit, die eingetreten war: *„Ich selbst halte mich nur durch meine Stellung zum Herzog zu sehr gebunden, um schon jetzt öffentlich meine Gesinnung auszusprechen."*[134]

133 Brief vom 22.05.1866 an Marxen von Esmarch aus Kiel

134 Brief vom 22.07.1866 an Stromeyer von Esmarch aus Kiel

Nach einem kurzem Feldzug und der entscheidenden Niederlage bei Königgrätz am 3. Juli 1866 übertrug Österreich im Frieden von Prag vom 23. August 1866 alle seine Rechte in Schleswig und in Holstein an Preußen. Das Anliegen von Herzog Friedrich VIII., wenigstens die erbliche Statthalterwürde zu erhalten, lehnte Bismarck allerdings ab. Der Deutsche Bund wurde durch den „Norddeutschen Bund" unter Preußens Vormachtstellung abgelöst. Von einer *„etwas gedrückten Stimmung"* schrieb Esmarch im Dezember 1866: *„Die ganze Zukunft liegt ja so dunkel und nebelhaft vor uns; ob Deutschland nicht noch die furchtbarsten Kämpfe bevorstehen, wer vermag es zu prophezeien. Wir leben hier in einer vollständigen politischen Ruhe. Auch wer ganz und gar unzufrieden ist mit dem Gang der Ereignisse, kann doch Nichts Anderes thun als stumm und verbissen zu sein."*[135]

Mit der Einverleibung der Herzogtümer Schleswig und Holstein nach dem am 12. Januar erlassenen „Besitzergreifungspatent" am 24. Januar 1867 als neue Provinz Schleswig-Holstein in Preußen waren das staatliche Sonderleben der Herzogtümer ebenso wie die Ansprüche der Augustenburger endgültig beendet. Allerdings, so Esmarch an Stromeyer, hoffte man noch immer, *„dass das Recht immer wieder siegen müsse und zwar noch zu ihren Lebzeiten und wenn man ihnen dagegen einwendet, dass die Weltgeschichte eigentlich in der Regel einen ganz anderen Lauf der Dinge zeige, so nehmen sie es Einem fatal übel."*[136]

Zu der im Dezember 1866 gegründeten „Liberalen Partei Schleswig-Holstein", die an den überlieferten Landesrechten festhielt, schrieb Esmarch im Mai 1867, man würde ihr *„Unrecht"* tun, wenn man annähme, *„dass sie Parthei für die Franzosen im Fall eines Kriegs nehmen würde. Ich habe hier noch Nichts gehört, was diesen Verdacht rechtfertigen könnte; ich glaube im Gegentheil, dass Nichts die Deutschen so rasch einig machen würde, als ein Krieg mit Frankreich, der gewiß nicht ausbleiben wird."*[137]

Von dem dann einsetzenden Krieg mit Frankreich berichtete Esmarch am 17. Dezember 1870: *„Morgen soll, wie man hier allgemein glaubt, das Bombardement von Paris beginnen. Wenn es nur wahr wird? Diese Verzögerung kostet zu viele Menschenleben."*[138a] Ende Januar 1871 schrieb er: *„Zum Glück scheint ja die Uebergabe von*

135 Brief vom 08.12.1866 an Stromeyer von Esmarch aus Kiel

136 Brief vom 29.05.1867 an Stromeyer von Esmarch aus Kiel

137 Brief vom 20.05.1867 an Marxen von Esmarch aus Kiel

Paris nicht mehr allzu ferne zu sein, und dann wird ja wohl auch bald Friede gemacht werden."[138b]

Ihren Frieden mit der Bismarckschen Lösung machten 1871 auch Stromeyer und Esmarch. Sie änderten ihre Haltung, als das Deutsche Reich gegründet wurde, das ihren Vorstellungen wohl am ehesten entsprach, auch wenn sie gern die Elbherzogtümer als lebensfähigen Mittelstaat in dessen Gefüge gesehen hätten. So aber galt die Verfassungs- und Nationsfrage als gelöst und es war eine neue Identifikation mit dem preußisch-deutschen Staat möglich. Bier beschrieb die Lage, in der Esmarch sich damals befand, wie folgt: „Seine besten Mannesjahre sahen das gewaltige Ringen seines größeren Vaterlandes um seine Einigung. Er durfte es miterleben, daß seine Heimatprovinz das Joch der Fremdherrschaft abschüttelte und in der Einigung des großen deutschen Vaterlandes die kühnsten Träume der Patrioten verwirklicht wurden."[139]

138 a) u. b) Briefe vom 17.12.1870 u. 27.01.1871 an Stromeyer von Esmarch aus Kiel

139 Bier, 1908, S. 559; vgl. Oliver Mörke, in: Auge, 215, S. 96

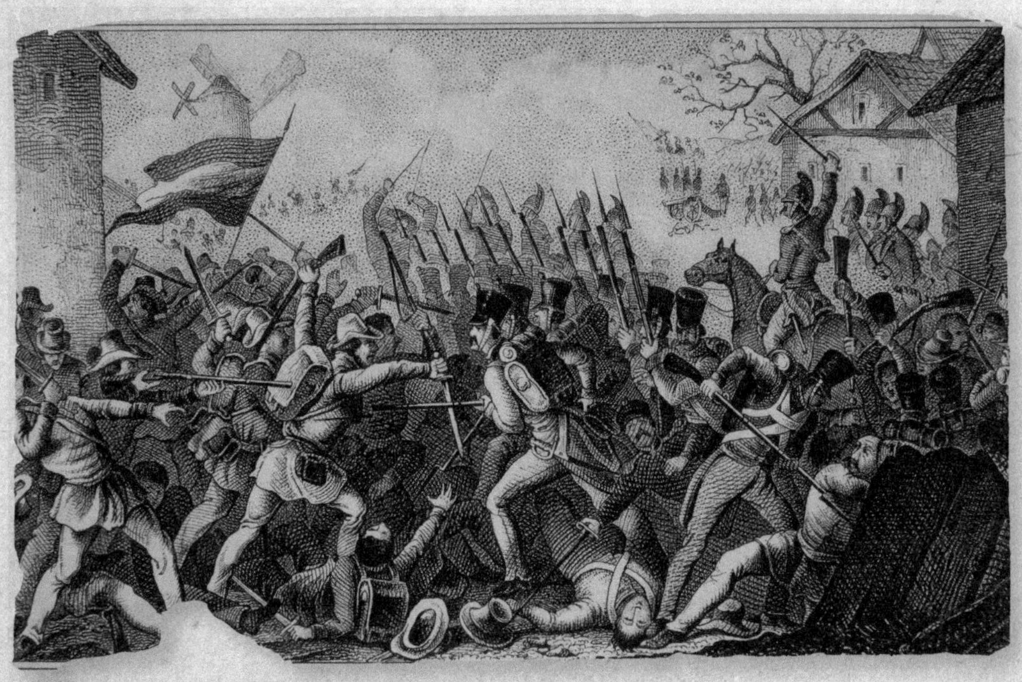

Nach dem Gefecht bei Bau am 9. April 1848, bei dem das Kieler Turner- und Studentenkorps gegen eine dänische Übermacht unterlag, war Esmarch zum ersten Mal als Militärarzt in der Pflege von Verletzten und Verwundeten während eines Feldzuges tätig.
(Bild aus der Landesgeschichtlichen Sammlung der Schleswig-Holsteinischen Landesbibliothek)

III

Militärarzt während der Erhebungen 1848 bis 1850

Die Nacht vom 23. auf den 24. März 1848 in Kiel schilderte Esmarch als ein nahezu religiöses Ereignis. Er stand „mit vielen Hundert Kieler Bürgern, Studenten und Turnern auf dem Marktplatz als plötzlich die Glocken vom nahen Nikolaikirchturm mit feierlichem Geläute anhuben und den Versammelten das Zusammentreten der neuen Regierung bekannt gegeben und eine Proklamation verlesen wurde [...]. Ernstes Schweigen lag über der vielhundertköpfigen Menge, die sich der bedeutsamen Stunde wohl bewußt war und die ihrem Gefühl Ausdruck gab im Absingen des gewaltig durch die stille Nacht zum Himmel als Gebet emporsteigendem Trutzliedes: ‚Schleswig-Holstein meerumschlungen'."[140]

Feldzug von 1848

Am 24. März 1848 rückte Prinz Friedrich von Noer mit den in Kiel stationierten Lauenburgischen Jägern nach Rendsburg aus. Später am Vormittag formierte sich das 126 Mann zählende Turner- und Studentenkorps und fuhr der Truppe mit dem Zug hinterher. Esmarch sagte später dazu: „Mit der harmlosen Siegesgewißheit der begeisterten Jugend ging es dann am nächsten Morgen nach Rendsburg, nachdem wir hier neue Gewehre empfangen, gen Norden den Dänen entgegen."[141] Esmarch wurde Adjutant von Major von Michelsen, dem Kommandierenden des Jägerkorps, dem

140 Esmarch, Jugenderinnerungen, S. 78 f. Für die Ereignisse zwischen 1848 und 1851 vgl. Anschütz (1940), der dabei auf die Jugenderinnerungen von Esmarch, auf Stromeyers „Erinnerungen" und auf Unterlagen aus der Landesbibliothek zurückgriff, sowie Ahlers, S. 12 ff., und Schlürmann, S. 19 ff.

141 Gespräch mit Friedrich von Esmarch zum 70. Geburtstag, in: „Daheim", Jg. 29, 1893, S. 232

die Turner und Studenten zugeteilt worden waren. Gemeinsam mit seinem Freund Marxen aus Kappeln übernahm Esmarch als älterer Mediziner im achten Studiensemester zugleich das Amt eines Feldarztes. Von Rendsburg marschierte das völlig unvorbereitete schleswig-holsteinische Heer am 28. März nach Flensburg, das Turner- und Studentenkorps von dort weiter nach Apenrade, wo Esmarch zusammen mit den übrigen Studenten auf dem Schloss einquartiert wurde. Wenige Tage später zog sich das Korps in Erwartung eines übermächtigen dänischen Angriffs nach Krusau zurück.[142]

Am 8. April erhielt Esmarch von Langenbeck das Patent als Arzt, am 9. wurde er zum Unterarzt ernannt. Dies entsprach der Einschätzung Langenbecks von der ärztlich-chirurgischen Begabung Esmarchs. Langenbeck war als Generalstabsarzt der neu gebildeten schleswig-holsteinischen Armee mit ins Feld gezogen. Er wirkte mit am Aufbau des Militärsanitätswesens der Armee und setzte sich nachdrücklich für die Vergrößerung des militärärztlichen Personalbestandes ein.[143]

Esmarch nutzte einen Kurzurlaub, um am 9. April seinen Vater in Flensburg zu besuchen. Er war kaum dort angekommen, als er mittags Gewehrfeuer aus dem Norden hörte und sofort zu seiner Truppe zurückeilte.[144] Das Kieler Turner- und Studentenkorps stand im Verlauf des Gefechtes bei Bau einer erdrückenden dänischen Übermacht gegenüber und wurde „nach tapferster Gegenwehr völlig aufgerieben [...], denn was nicht verwundet oder tot war, wurde mit einigen wenigen Ausnahmen gefangen."[145]

Esmarch berichtete über den Kampf: „Schrecklich räumten die dänischen Kugeln auf unter den jugendlichen Gestalten, Tote und Verwundete gab es in Fülle, und bald hatten wir alle Hände vollauf zu tun. Mitten in unserer blutigen Arbeit wurden wir gefangen genommen, und mit uns alle unsere Kameraden, die nach verzweifelter Gegenwehr [...] vor der Uebermacht ihre Waffen strecken mußten."[146] Esmarch geriet in Gefangenschaft, als er gerade „einem verwundeten Kameraden, der aus der verletzten Arteria brachialis zu verbluten drohte, die erste Hülfe zu Theil werden liess."[147] Auch

142 Vgl. Anschütz, 1940, S. 239, sowie Ahlers, S. 12

143 Anschütz, 1940, S. 240

144 Vgl. Ahlers, a. a. O.

145 H. Eckardt in: „Niedersachsen" , III. Jg., Nr. 8 vom 15. Januar 1898

146 Esmarch, Jugenderinnerungen, S. 82

147 Eiselsberg, S. 2; s. a. Eufinger, S. 29 f.

wenn das Gefecht noch in den 1890er-Jahren als eine „Feuertaufe" bezeichnet wurde, die „dem Turnverein eine hehre Weihe gegeben" habe[148], stellte Esmarch im Nachhinein zur Lage des Korps nüchtern fest, dass ein solches Corps natürlich vor Ausbruch des Krieges organisiert, eingeübt und gut ausgestattet sein müsse. Es könne auch nur im engen Anschluss an die Militärbehörde erfolgreich sein.[149]

Esmarch begleitete die Verletzten in das vom Kieler Privatdozenten Dr. Roß geleitete Hospital in Flensburg. „Zu tun", erinnerte er sich, „gab es bald genug. In 2 Reihen lagen die Toten auf dem Hofe des Krankenhauses, und alle Betten waren mit Verwundeten belegt."[150] Die von Esmarch im Nachhinein kritisierte damalige mangelnde Ausrüstung der Ärzte sowie die Unzulänglichkeit der Verwundetenversorgung auf dem Schlachtfeld sowie des Transportes in das Lazarett und von dort nach Augustenburg hatte die Zahl der Toten noch erhöht. An den Folgen ihrer Verletzungen – teils in Verbindung mit Pyämie – erlagen aus den Reihen der Offiziere Major von Michelsen und von den Lauenburgischen Jägern die Hauptleute Schmidt und Wasmer sowie die Leutnants von Lützow und Dr. Weiß.

Die Dänen zogen sich nach der für sie verlustreichen Schlacht bei Schleswig am 23./24. April 1848, an der sich auch preußische und Bundestruppen unter General von Wrangel beteiligten, zurück. Die Kriegsgefangenen und Leichtverwundeten ließen sie von Flensburg nach Augustenburg transportieren. Die gefangenen Turner und Studenten – in den Augen der Dänen „Insurgenten" – wurden zunächst nach Sonderburg und von dort mit 200 Verwundeten und den Ärzten auf dem Segelschiff „Iris" nach Kopenhagen gebracht. Zu der dreitägigen Überfahrt schrieb Esmarch: „In einem dunklen Raum, ohne auch nur den geringsten Luftzufluß, waren wir wie Heringe zusammengepfercht. Die Atmosphäre verwandelte sich bald infolge der Ausdünstungen der vielfach eiternden Wunden in einen gerade höllischen Gestank. Dies, der Schmutz und die Beraubung jeglicher Bewegungsfreiheit führte zu den unmenschlichsten Zuständen. Pyämie war an der Tagesordnung."[151] Dazu Esmrach: *„Medicamente und Verbandstücke wurden mir nicht mitgegeben, obgleich ich es widerholt verlangte."*[152]

148 H. Eckardt, in: Alt-Kiel in Wort und Bild, Kiel 1899, S. 351

149 Vgl. Esmarch, Ueber den Kampf der Humanität

150 Esmarch, Jugenderinnerungen, S. 83

151 Esmarch, Jugenderinnerungen, S. 84 f.; vgl. Möller, S. 39 f.

152 Brief vom 06.05.1848 an Langenbeck von Esmarch, LA Abt.399.51

Nachdem die „Iris" Kopenhagen am 28. April 1848 erreicht hatte, wurden die schwerer Verwundeten in ein Hospital, die leichter Verwundeten auf das vor Anker liegende Linienschiff „König Waldemar", die Studenten und Turner auf die „Dronning Maria", ein außer Dienst gesetzten Linienschiff gebracht. An Langenbeck schrieb Esmarch, dass sie es an Bord des Schiffes *„im Verhältnis danach, dass man uns gesagt hat, wir sollten Alle gut als Insurgenten, als gemeine Kriegsgefangene behandelt werden, recht gut [haben]. Nur die Langweile peinigt uns und das Ungeziefer [...]. Allmählich fängt man auch an, für die gefangenen Officiere und einige Ärzte eine besondere Behandlung einzuleiten. Es wird ihnen ein eigenes Zimmer angewiesen und sie bekommen besseres Essen u. Löhnung. [...] Ganz sehr hat es uns hier gefreut, dass unsere Landsleute unsere Herren Collegen, die gefangenen dänischen Ärzte, so überaus anständig behandelt haben [...]. Dies ist in der That die beste Erwiderung auf die Behandlung, die wir erduldet [...]. Wir hoffen schließlich auf eine baldige Auswechslung, denn tüchtige Kräfte liegen hier an Bord der Dronning Maria müßig."*[153]

Mit weiteren neun Ärzten war Esmarch abwechselnd für das 12 Kranke fassende Schiffslazarett verantwortlich; einmal hat er einem *„Mitgefangenen aus Oldesloe den Finger amputiert, den ihn eine zufallende Schiffslade gequetscht hatte."*[154] Deutlich trennte Esmarch in seinen späteren Erinnerungen zwischen seinen dänischen Gefängniswärtern und den dänischen Berufskollegen, denen er sich durchaus freundschaftlich verbunden fühlte.[155] An seinen Vater schrieb er: *„Trotz alledem wünschte ich jedoch sehr, wieder im Vaterlande zu sein, wo man namentlich uns Ärzte jetzt so gut gebrauchen könnte."*[156]

Nach neun Wochen Gefangenschaft auf der „Dronning Maria" wurde Esmarch gegen einen gefangenen dänischen Arzt ausgetauscht. Er kehrte nach Flensburg zurück. Langenbeck legte Wert auf die Mitwirkung von Esmarch; Marxen schrieb ihm, *„dass Du Dich auf Langenbecks Wunsch um die Oberarzt-Gage beim Generalcommando bewerben möchtest. – Das Gesuch sollst Du indeß an Langenbeck einschicken, der es befürworten wird."*[157] Esmarch wurde zum „provisorischen" Oberarzt am 24. Juni 1848 ernannt und hatte in Flensburg eine Abteilung des Bürgervereins-Hospitals zu betreuen. Dort arbeitete er teils selbstständig, führte verschiedene Operationen durch und assistierte

153 Brief vom 06.05.1848 an Langenbeck von Esmarch, LA Abt.399.51

154 Brief vom 20.05.1848 an Theophilus Esmarch von Esmarch an Bord der „Dronning Maria"

155 Esmarch, Jugenderinnerungen, S. 92 f.; vgl. Schlürmann, S. 21

156 Brief vom 20.05.1848 an Theophilus Esmarch a. a. O.

157 Brief vom 13.08.1848 an Esmarch von Marxen

Langenbeck, wenn dieser zu Operationen aus Kiel herüberkam. Nachdem Langenbeck im Juli nach Berlin gegangen war, blieb Esmarch dort bis zum August 1848 als Adjutant von Stromeyer tätig.

Zu dieser Phase in seinem kriegsbewegten Leben schrieb Esmarch im Rückblick: „Es gibt wohl bei uns keinen namhaften Chirurgen, der nicht in den Kriegen, die seit 1848 von deutschen Heeren geführt worden sind, mehr oder weniger tätig gewesen ist. Gewiß ist auch nicht zu leugnen, dass jeder Feldzug durch das massenhafte Material, welches er der Chirurgie liefert, beträchtliche Fortschritte in unserer Wissenschaft mit sich bringt. [...] Ich habe mich seit 1848, seitdem ich zum ersten Male auf dem Schlachtfelde tätig war, immer auf das Lebhafteste für Kriegschirurgie interessiert und auch in meiner klinischen Friedenstätigkeit stets die Chirurgie des Schlachtfeldes im Auge behalten."[158]

In Kiel hatte Stromeyer die Nachfolge von Langenbeck angetreten. Ihm hatten zwar bei einem Besuch weder die Stadt noch die Kliniken gefallen, doch er hatte „begriffen, dass in Schleswig-Holstein [...] ein edles Volk seiner deutschen Gesinnung wegen [kämpfte]. So schrieb ich von Hamburg nach Olshausen, dass ich kommen werde."[159] Langenbeck hatte Stromeyer als „Adjutanten im Felde seinen früheren Assistenten, Dr. Esmarch empfohlen." Infolgedessen „wurde [er] auf meinen Vorschlag nach Kiel commandirt, um dort die Stelle meines ersten Assistenten zu übernehmen und mich zu vertreten, wenn ich verreist war."[160]

Nachdem die preußischen und die Bundestruppen sich im Mai 1848 aus Jütland zurückgezogen hatten, wurde unter dem Druck der europäischen Großmächte der Vertrag von Malmö vom 26. August 1848 vereinbart, der eine siebenmonatige Waffenruhe und die Einsetzung einer „Gemeinsamen Regierung" anstatt der „Provisorischen Regierung" vorsah.

Unmittelbar nach dem Waffenstillstand kehrte Esmarch nach Kiel an die Universitätsklinik zurück und widmete sich seiner Promotion. Er verfasste eine Abhandlung auf Lateinisch unter dem Titel „Symbolae ad histologiam ranarum pathologicam" mit vier Thesen: „Ossium corpuscula non e cellulis sed e nucleis oriuntur; Tumor osteoides nil est, nisi enchondroma occificatum; Lupus scrophulosus no vetat rhinoplasticen;

158 Esmarch, Vorrede zu den „Erlebnissen im serbisch-türkischen Kriege von 1876" von Lange

159 Zitiert bei Anschütz, 1940, S. 243 f.; vgl. Eufinger, S. 26

160 Stromeyer, 1875, S. 237 ff.

Musculis sensibilitas ascribenda.“[161] Am 7. Oktober 1848 verteidigte Esmarch seine Dissertation. Da sein Gesuch an die Fakultät, seinen Promotionsvortrag nicht in lateinischer, sondern in deutscher Sprache zu halten, abgelehnt wurde, hielt er ihn – wie er schrieb – auf „plattestes Deutsch-lateinisch“ und löste bei den dem Vortrag beiwohnenden Kommilitonen große Heiterkeit aus. Ausgestellt wurde sein Diplom als Dr. med. et chir. sowohl im Namen König Friedrichs VII. von Dänemark als auch für die provisorische Regierung.[162] Im Wintersemester 1848/49 hielt Esmarch seine ersten Vorlesungen. Für 1849 vermerkte er: „8 Amputationen (davon 1 geheilt), 3 Resectionen (geheilt), 2 Exstirpationen (geheilt), 2 Unterbindungen der femoralis (1 geheilt), 2 weitere Eingriffe (geheilt)“.[163]

Erneuter Feldzug 1849

Parallel zu seiner Berufung auf den Lehrstuhl für Chirurgie trat Stromeyer auch das Amt als Generalstabsarzt der schleswig-holsteinischen Armee an. Er führte grundlegende Neuerungen im schleswig-holsteinischen Sanitätswesen ein. Eines der wichtigsten Anliegen war die zentrale Erstversorgung der Verletzten und Verwundeten. Besonderen Wert legte Stromeyer auf die Umsetzung und Einhaltung grundlegender hygienischer Maßnahmen. Esmarch als sein Adjutant war unmittelbar an der Umgestaltung des Sanitätswesens beteiligt und erkannte die für die Verwundeten- und Krankenpflege unerlässliche Notwendigkeit einer konsequent praktizierten Hygiene sowie des dafür qualifizierten Personals. Dazu hieß es später: „Es war in Esmarch's Leben die lehr- und einflußreichste Zeit, mit einem [solchen] Manne von außergewöhnlichen Begabung zusammenzuwirken.“[164]

Nachdem es nicht gelungen war, eine befriedigende Friedensgrundlage zu finden, und nach der Kündigung des Waffenstillstandes von Malmö am 22. Februar 1849 durch Dänemark, wurden die schleswig-holsteinische Armee unter dem Oberkommando von General Bonin reorganisiert sowie das ärztliche Personal vervollständigt. Stromeyer nahm sich „der vom […] Vorgänger angestellten jungen Oberärzte an und

161 Veröffentlicht bei C. F. Mohr, Kiel, 1848, Octavformat, 12 Seiten Text

162 Esmarch, Jugenderinnerungen, S. 94 f.; s. a. Ahlers, S. 13

163 Esmarch, Notizbüchlein „Meine ersten Operationen 1848–1851“

164 Waitz, 1881, S. 215, vgl. Ahlers, S. 13 u. Schlürmann, S. 22 f.

bewirkte, dass auch diejenigen, für welche bei den Truppenteilen zunächst kein Platz war, bei der späteren bedeutenden Vergrößerung der Armee zu wirklichen Oberärzten avancierten."[165] Unmittelbar Stromeyer zugeordnet waren der Kieler Oberarzt Kirchner für die ältere, Esmarch für die junge Ärztegeneration der Herzogtümer sowie der Oberarzt Harald Schwartz für die Leitung der Ambulanz des Feldlazarettes.[166]

Esmarch, am 12. März 1849 zum „Assistenzarzt 1. Klasse" befördert, war zwischen dem 20. und 25. März in Schleswig stark eingespannt mit einer Fülle organisatorischer Aufgaben Er setzte sich u. a. nachdrücklich für die beschleunigte Einrichtung der Lazarette und deren Begutachtung, für die „Requisition" und Einteilung zusätzlicher Kräfte und Ausrüstung der Ambulanzen sowie für Inspektionen der Lazarette im Bürgerverein und Schützenhof, der Harmonie, Wilhelminenhöhe und auf dem Berge ein.[167] Am 25. März kam Esmarch zum Hauptquartier nach Flensburg und danach am 2. April nach Apenrade.

Anfang April 1849 setzten die Kriegshandlungen wieder ein. Stromeyer und sein Stab, zu dem auch Esmarch gehörte, kamen am 3. April zum Gut Seegard. Unmittelbar nach dem Gefecht in der Eckernförder Bucht am 5. April trafen die Verwundeten in Flensburg ein, wo über 1 000 Betten in 13 Hospitälern aufnahmebereit standen. Stromeyer und Esmarch versorgten am 10. April in Eckernförde die dänischen Verwundeten sowie Angehörige der schleswig-holsteinischen Armee und danach in Flensburg verwundete Bayern und Sachsen. Stromeyer schrieb darüber: *„Außer der Sorge für die Verwundeten, von denen die schwersten alle unter meiner Leitung behandelt werden, habe ich eine beträchtliche Correspondenz zu führen, bei welcher Dr. Esmarch hilft, indem ich ihm Alles dictire, so daß ich nur zu unterzeichnen nöthig habe."*[168]

Esmarch notierte sowohl die Vielzahl der Eingriffe, Amputationen und Resektionen als auch die Todesfälle von Verwundeten mit Angabe, woran dies gelegen habe. Ferner vermerkte er das Anlegen von Tourniquets, Fälle von Gangrän und Typhus.[169] Zu den damals ausgeführten Operationen schrieb Esmarch: „In musterhafter Ordnung aber und in lehrreichster Weise wurden die Operationen vorgenommen. Nachdem die dringlichsten vorgenommen waren wurden in den 12 Lazaretten, in denen Verwundete untergebracht waren, der Reihe nach die Operationen vorgenommen unter der

165 Zitiert bei Anschütz, 1940, S. 245 f.; s. a. Esmarch, Jugenderinnerungen, S. 96 f.

166 Der Bruder von Dr. Harald Schwartz, Dr. Heinrich Schwartz, Privatdozent für Geburtshilfe in Kiel, später Professor in Göttingen, war ebenfalls Oberarzt bei der Armee.

167 Esmarch, Jugenderinnerungen, S. 97, sowie Esmarch, Notizbüchlein 1849

168 Brief vom 16.04.1849 an seine Frau von Stromeyer aus Flensburg

169 Esmarch, Notizbüchlein 1849

Aufsicht des Generalstabsarztes, während der dirigierende Oberarzt des Lazaretts als Operateur fungierte und im Kreise herum die jungen Ärzte den Bewegungen am Operationstisch und den Erläuterungen des Oberarztes folgten. Es war eine Klinik, wie sie lehrreicher und großartiger wohl kaum jemals vorgekommen ist."[170] Nach seinen Schätzungen wurden bis zu 35 primäre Amputationen ausgeführt. Der Operationstisch wurde, wie Esmarch berichtete, keinen Augenblick leer – sowie ein Amputationsstumpf verbunden war, wurde ein neuer Verwundeter hereingetragen.[171] Zunehmend konnten Stromeyer und Esmarch die damals gerade erst übernommene Äther- und Chloroformnarkose einsetzen.

Die verbündeten Armeen rückten weiter nach Norden vor. Stromeyer und Esmarch blieben in Flensburg, „wo die schwereren Fälle unsere ganze Zeit noch immer in Anspruch nahmen."[172] Nach den verlustreichen Kämpfen bei Kolding am 23. April[173] wurden die Feldärzte in die Lazarette von Hadersleben und Christiansfeld geschickt. Esmarch schrieb, dass *„die geräumige Herrenhuther Kirche [...] zum Lazareth eingerichtet und am 23. April nach der Schlacht bei Kolding mit Schwerverwundeten angefüllt wurde; die Resultate der Behandlung waren verhältnismäßig gut, eine Menge Verwundeter wurden geheilt oder als Reconvaleszenten nach dem Süden geschickt."*[174]

Im Zuge des weiteren Vormarsches der Bundestruppen unter General von Prittwitz nach Norden musste die Ambulanz nach Kolding vorverlegt werden, wo die Hospitäler sich jedoch in einem desolaten Zustand befanden. Für die Zeit zwischen dem 4. Mai und 13. Mai notierte Esmarch täglich Resektionen, „zahlreiche" Amputationen und Operationen, Entfernung von Kugeln, Behandlung bei Blutungen, die Amputationen erforderten und „unsere Hülfe jeden Augenblick nötig machten und uns fast jeden Tag und Nacht auf den Beinen hielten".[175] Wie auch in seinen vorherigen Eintragungen beschrieb Esmarch ganz genau die Art der Verwundung, die Vorgehensweise bei der Wund-Behandlung, die Behandlung danach und das Ergebnis – auch den Tod. Häufig war davon die Rede, dass Gliedmaßen „zerschmettert" wurden.

170 Esmarch, Jugenderinnerungen, S. 99 f.; vgl. Anschütz, 1940, S. 251 ff.

171 Esmarch, Notizbüchlein 1849

172 Esmarch, Jugenderinnerungen, S. 100; s. a. Chronik, S. 90

173 Esmarch, Notizbüchlein 1849. Unter dem 23.04.1849 stand: „Heute ist die Schlacht bei Colding gewesen, welche sehr blutig war. Die Unsrigen haben die Dänen nach hartem Kampf geschlagen, wobei Colding stark mitgenommen wurde."

174 Schreiben Esmarchs aus Nyborg vom 16.08.1850

175 Esmarch, Jugenderinnerungen, S. 100, u. Notizbüchlein 1849. Seinen Notizen nach zu urteilen, machte ihm damals das Ekzem an seinen Händen erheblich zu schaffen.

Zwischen dem 14. Mai und 3. Juni behandelte Esmarch Verwundete und Kranke in Kolding, ehe er gemeinsam mit Stromeyer auf einer Rundreise bis zum 12. Juni mehrere Lazarette in Altona, Neumünster, Kiel, Eckernförde, Schleswig und Flensburg inspizierte. Zurück in Kolding wurde die dortige Lateinschule am 27. Juni als Hospital eingerichtet.

Die Bundestruppen waren bis nach Fredericia vorgerückt und griffen mehrfach die durch Bastionen und Wälle gut geschützte Festungsstadt vergeblich an. Stromeyer hatte alle transportablen Patienten von Kolding und Christiansfeld nach Süden geschickt, um die Lazarette wegen des zu erwartenden Rückzuges der Armee zu entleeren. Mit ihrem Ausfall aus Fredericia am 6. Juli 1849 mit ihrer ganzen Armee fügten die dänischen Truppen den Verbündeten und Schleswig-Holsteinern dann eine schwere Niederlage zu.

Esmarch berichtete, dass sie früh am Morgen des 6. Juli geweckt wurden durch „die Nachricht von der Ankunft zahlreicher Verwundeter. Als wir in die Lazarette kamen, waren sie schon überfüllt. Der Markstand voll von Wagen mit Verwundeten, und immer noch neue kamen heran, mit trüben Nachrichten vom Schlachtfelde. [...] So weit es möglich war, wurde in fieberhafter Tätigkeit der erste Verband von der Wunde abgenommen, oder alle Blessierten, die es nur irgend ertragen konnten, sofort weiter südwärts dirigiert. Da es an Wagen mangelte, wurden berittene Ordonnanzen in die umliegenden Dörfer geschickt, um Transportmittel herbeizuschaffen."[176] Als dann die Meldung kam, dass die Dänen jeden Augenblick in Kolding einziehen würden, wurde die Amputation, die gerade vorgenommen wurde, zwar noch sorgfältig beendet, es kam jedoch der Befehl, alle Verwundete, die es nur irgendwie vertragen konnten, nach Christiansfeld und die leichteren weiter nach Hadersleben zu schicken. Die Schwerverwundeten blieben mit einigen, meist preußischen Ärzten zurück. Die anderen Ärzte, darunter Esmarch, begleiteten „unter stetigem flüchtigen Verbinden" die Verwundeten nach Christiansfeld, „wo wir bis tief in die Nacht hinein unseres blutigen Amtes walteten."[177] Die notwendigsten Operationen wurden sogleich vorgenommen, die weniger dringenden auf den folgenden Tag verschoben.

Für die Tage vom 6. bis 8. Juli 1849 notierte Esmarch mehrere Amputationen (des Oberschenkels), Exartikulationen von Füßen, Resektionen (des Ellenbogengelenks), Entfernung von Knochensplittern sowie weitere Operationen, zu denen er mit

176 Esmarch, Jugenderinnerungen, S. 106

177 Ebd., S. 107; vgl. Chronik, S. 90, Köhler, 1904, S. 207 f., sowie Ahlers, S. 14 f.

Schwartz nach Hadersleben geschickt wurde.[178] In dieser Zeit entstand Stromeyers „Schleswig-Holsteinische Kriegsklinik“, die im Laufe der Zeit einen überregional bedeutsamen Ruf erwarb und von mehreren auswärtigen Ärzten besucht wurde.[179]

Ab dem 10. Juli 1849 war Esmarch in Hadersleben und Christiansfelde tätig. Als gravierende medizinische Probleme führte Esmarch die nach einigen Tagen nach Operationen auftretenden Nachblutungen mit oft tödlichem Ausgang, Infektionen von Wunden und Entzündungen der Gelenke sowie die Pyämie auf, an der viele Amputierte starben. Es war ihnen nicht möglich gewesen, das Lazarett in Christiansfeld, in dem in den Wochen vorher bereits viele Schwerverwundete gelegen hatte, gründlich vor der Aufnahme der nach der Niederlage von Fredericia aufgenommenen neuen Schwerverwundeten zu reinigen.[180] Esmarch hatte damals eine Liste aufstellen lassen mit dem Zweck, *„dass durch dieselbe für die Diagnose der Schußwunden überhaupt etwas erreicht würde [...].“*[181]

Der zweite Abschnitt des Krieges endete mit dem wiederum auf Druck von Großmächten am 10. Juli 1849 in Berlin von Preußen und Dänemark unterzeichneten Waffenstillstand. Esmarch bezeichnete ihn als „höchst schmachvoll“.[182] Den Bestimmungen zufolge wurde die Statthalterschaft mit Beseler und Reventlou auf Holstein beschränkt und von Gottorf nach Kiel verlegt, Schleswig einer dänisch-preußischen Kommission unterstellt und von schwedisch-norwegischen Truppen besetzt. „Im Lande aber“, so Esmarch, „herrschte Wehmut und Erbitterung.“[183]

Nachdem die letzten Bundestruppen durch Hadersleben abgezogen waren, führten die Ärzte, darunter auch Esmarch die Behandlung von Kranken in Christiansfeld durch. Er notierte am 30.07.: „Große Verzweiflung der Ärzte wegen beginnender Phlebitis [...], bereits am 31.07. Todesfälle, weitere Fälle am 01., 02. und 05.08.“[184a] Für den 10. August vermerkte er, dass Dr. Schwartz eine Resektion nach „Stromeyers neuer Methode“ gemacht habe. Zum Schluss seiner Aufzeichnung hieß es: „12.08. Über Apenrade nach Flensburg. In Flensburg wurde ein angesagter Crawall gegen die

178 Esmarch, Notizbüchlein 1849

179 Stromeyer, 1875, S. 274 f. u. 280 f., sowie Anschütz, 1940, S. 255

180 Esmarch, Notizbüchlein 1849

181 Brief vom 20.06.1849 an Esmarch von Marxen aus Christiansfelde. Es waren solche Listen, die sich für die später erstellten Berichte und die daraus gezogenen Schlussfolgerungen für die Behandlung von Schusswunden als unentbehrlich erweisen sollten.

182 Esmarch, Notizbüchlein 1849

183 Esmarch, Jugenderinnerungen, S. 108

neue Regierung durch Regenwetter verhindert. 13.08. Morgens in die Hospitäler."[184b] Am 14. August fuhr Esmarch nach Schleswig, besuchte dort die Lazarette und fuhr am 16. August nach sechs Monaten Lazarettdienst über Eckernförde nach Kiel. Dort legte er im September sein Examen ab.

Frieden 1849 und Feldzug 1850

Von Kiel aus fuhr Esmarch in seinem Urlaub Ende Oktober 1849 nach Berlin. Für die Zeit dort bis Ende November 1849 notierte Esmarch durchgehend Besuche in den Berliner Kliniken und Teilnahme bei Behandlungen unterschiedlichster Art, zahlreiche Visiten, Begegnungen und Austausch mit Fachkollegen. Er zeichnete Symptome von Krankheiten auf, Art, Methode und Vorgehensweise bei Eingriffen, Befunde sowie Behandlungsabläufe. Mehrfach sind Extirpationen, Operationen, Amputationen und Resektionen aufgeführt.[185] Er strebte danach, sein Wissen anzureichern, von Erfahrungen und Verfahren seiner Kollegen zu profitieren, neue Methoden sowie die Anwendung neuer Instrumente kennenzulernen; mehrfach notierte er den Einsatz von Chloroform bei Eingriffen. Überwiegend war Langenbeck aufgeführt, dessen Vorgehensweise er notierte, mit dem er zahlreiche Visiten durchführte, an Behandlungen teilnahm und der ihn auch zu einem Treffen des Vereins für wissenschaftliche Medizin begleitete. Die Reise sei für ihn insbesondere wegen der Besuche und des Gedankenaustausches mit den Kollegen „sehr fruchtbar" gewesen.[186]

Da Strohmeyer als Generalstabsarzt der schleswig-holsteinischen Armee häufig zum Wohnsitz der beiden Statthalter und des kommandierenden Generals nach Schleswig fahren musste sowie aufgrund seiner Erkrankung, vertrat ihn Esmarch während seiner Abwesenheit im Friedrichs-Hospital und nahm zusätzliche Aufgaben an der Universität wahr. Für sein Kolleg über Schusswunden im Wintersemester 1849/50 nutzte Stromeyer die von Esmarch aus dem Feld mitgebrachte Sammlung von Knochenpräparaten.[187] Esmarch habilitierte sich als Privatdozent, hielt eine Vorlesung über

184 a) u. b) Esmarch, Notizbüchlein 1849

185 Ebd.

186 Esmarch, Jugenderinnerungen, S. 107

187 Vgl. Eufinger, S. 27 u. S. 30, sowie Ahlers, S. 15

Schussverletzungen, Kollegien über allgemeine Anatomie, Histologie sowie Chirurgische Klinik und führte mehrfach einen „Operations-cursus“ durch. Die niedrige Zahl von 35 Operationen[188] lag vermutlich zum einen daran, dass für Kiel mit damals etwa 15 000 Einwohnern nur ein geringer klinischer Betrieb erforderlich war, zum anderen an den Grenzen der damaligen Chirurgie.[189] Auch für diese Monate vermerkte Esmarch regelmäßige Treffen mit Kollegen vor Ort sowie „gesellschaftliche Zerstreuung“, Sport, Schlittschuhlaufen, Reiten und Jagd.[190] Auf einem kleinen Zettel hatte Esmarch außerdem mit dem Vermerk „27 Jahre alt“ notiert, dass er am 22.(23.?) März 1850 einen Ruf als Professor nach Freiburg erhalten habe. Dies erscheint jedoch auch aufgrund fehlender weiterer Angaben wenig begründet.[191]

Am 14. April 1850 verlobte sich Esmarch mit Stromeyers Tochter Anna. Zu der Verlobung wird Stromeyer indirekt beigetragen haben, da er in dieser Zeit krank war und Esmarch häufig zur Behandlung ihn und seine Familie aufsuchte. Außerdem war die Verlobung mit seinem verehrten Chef nicht unbedingt von Nachteil für Esmarchs weitere Karriere. Frau Langenbeck ergänzte ihre Glückwünsche mit den Worten: *„Sie wissen, Sie sind Langenbeck's Liebling, sein Augapfel!“* Er habe sich unendlich über Esmarchs Glück gefreut, *„doppelt gefreut, da es die Tochter seines Freundes ist, den er so sehr verehrt!“*[192] Seine Verlobung, schrieb Esmarch, würde auch seinen Eltern höchste Freude bereiten: *„Ich wollte nur, die Armen wären bald erlöst von der dänischen Schandherrschaft!“*[193]

In den nachfolgenden Monaten schrieb Esmarch sich kontinuierlich mit Anna, die damals noch in Hamburg lebte.[194] Nahezu jedes seiner Schreiben beginnt damit, dass er Anna *„von ganzem Herzen“* für ihre Briefe und die darin enthaltenen Nachrichten und Gedanken dankte. Jeder seiner Briefe enthielt neben den besonders herzlichen Grüßen an Anna und an die Familie auch solche vom Schwiegervater. Sehr liebevoll schilderte Esmarch seine tiefgehenden Gefühle Anna gegenüber und die Hoffnung auf ein baldiges Ende der noch vorhandenen Trennung. Häufig schrieb er von seinem

188 Esmarch, „Meine Operationen 1848–1851“

189 Vgl. Anschütz, 1940

190 Esmarch, Jugenderinnerungen, S. 109 f.

191 Vermerk in Esmarch, Jugenderinnerungen, S. 110

192 Brief vom 16.04.1850 an Esmarch von Frau Langenbeck aus Berlin

193 Brief vom 29.04.1850 an Anna von Esmarch

194 Aus der Zeit zwischen April und Dezember 1850 liegt ein Konvolut von 55 Briefen vor.

Vorhaben, nach Hamburg zu Besuch zu kommen. Sie tauschten sich aus über Lieder, die sie erfreuten. Wiederholt erkundigte Esmarch sich nach Annas Gesundheit und gab Hinweise zur Besserung. Er berichtete über seine Gespräche mit ihren Eltern und schrieb ferner über praktische Dinge, die mit der Gründung eines neues Haushaltes verbunden sein würden. Wenn er über das Befinden von Geschwistern, Freunden und Bekannten schrieb, dann besonders über das Befinden seiner Mutter und über den ihn bekümmerndenen Gesundheitszustand seines Vaters.

Aus den Briefen Esmarchs an Anna geht auch das innige und vertrauensvolle Verhältnis hervor, das sich zwischen Esmarch und Stromeyer entwickelt hatte. Esmarch hatte während der Zeit der gemeinsamen Teilnahme am Feldzug kontinuierlich über das Befinden von Stromeyer, seinen Gesundheitszustand, seine Aktivitäten und auch Urlaubsplanungen informiert, bei denen Esmarch die Vertretung wahrnehmen sollte. Er berichtete von fast täglichen Begegnungen und von einer Vielzahl von Gesprächen, die sie miteinander führten. Vielsagend für das enge Verhältnis zwischen beiden war das Schreiben Esmarchs vom 21. Dezember 1850, in dem er darüber informierte, dass *„Papa"* den allergrößten Wert darauf lege, dass er, Esmarch, den Weihnachtsabend mit der Familie verbringen soll. *„Er meint, er habe nur so oft schon das Weihnachten mit Euch zugebracht, er könne schon mal fehlen, ich aber nicht. […] Ich kann es aber doch nicht über's Herz bringen, ihn zu verlassen."*[195] Dann schrieb Esmarch: *„Ich bin mit Wenigem zufrieden, aber ich weiß, daß die Kunst, das Wenige was man hat gut und zweckmäßig anzuwenden, wesentlich zum Lebensglück beiträgt."*[196]

Stromeyer war im Frühsommer 1850 in Bennemühlen, um sich von einem schweren Leberleiden zu erholen und eine Traubenkur zu machen. Esmarch vertrat ihn als Leiter des Friedrichs-Hospitals in Kiel und berichtete darüber regelmäßig. An Stromeyer schrieb er am 20. Mai: *„Im Hospital ist Nichts von Wichtigkeit passiert. […] Die Polyklinik wird jetzt ziemlich zahlreich von Patienten besucht."*[197a] Acht Tage später berichtete er von der ersten Bruchoperation: *„Vor der Operation klopfte mir das Herz etwas, da ich in meinem Leben nur zwei Herniotomien gesehen; während derselben aber war ich vollkommen ruhig. […] Auch die Klinik ist jetzt stark besucht, sowohl von Studenten als von Kranken."*[197b] Dem Bruch-Operierten, konnte er dann berichten, ging es *„vortrefflich. […] Am Sonnabend operierte ich ein dreijähriges Kind mit Hasenscharte."*[197c] Als er

195 Brief vom 21.12.1850 an Anna von Esmarch

196 Brief vom 04.05.1850 an Anna von Esmarch

197 a)–c) Briefe vom 20., 28.05. u. 12.06.1850 an Stromeyer von Esmarch aus Kiel

Anfang Juni *„zu einer ärztlichen Consultation"* fahren musste, schrieb er an Anna, wie sehr er sich über die Nachricht gefreut habe, *„dass es dem alten Schullehrer, den ich am Sonnabend operierte, sehr gut gehe. Du glaubst nicht, welche Genugthuung darin liegt, wenn man einem Menschen so offenbar das Leben gerettet hat."*[198]

Damals trug sich Esmarch offensichtlich mit dem Gedanken, Militärarzt zu bleiben, denn Stromeyer schrieb ihm Anfang Juni 1850: *„Ich denke mir doch Sie werden den Militärarzt quittieren und in Kiel als Privatdozent auftreten. Man kann nicht gut zweien Herren dienen, der alma mater und der Armee!"*[199] Über seine Tätigkeit an der Hochschule informierte Esmarch, dass seine Vorlesungen *„ziemlich florieren."*[200a] *„Für meine Collegien habe ich sehr viel zu thun. Am Dienstag und Freitag von 9-11 lese ich vor 8 Zuhörern über allgemeine Anatomie u. Mikroskopie. Die Vorbereitungen für dies Colleg nehmen viel Zeit weg. Jeden Mittag von 12-2 halte ich Klinik vor 12-16 Zuhörern und mache die etwa nöthigen Operationen. Diese Zeit, wo ich selbständig das Hospital und die Klinik leite, ist für mich außerordentlich wichtig; ich gewinne an Selbstvertrauen und fühle mich jetzt schon im Stande, einem solchen Amte einigermaßen vorzustehen."*[200b]

Indem er ihm dringend ans Herz legte, erst völlig genesen seine Arbeit in Kiel wieder aufzunehmen, schrieb Esmarch am 12. Juni 1850 an Stromeyer: *„Auf die Gefahr hin, für einen Egoisten gehalten zu werden, führe ich Ihnen noch einen Grund an, der mir Ihr längeres Ausbleiben wünschenswert macht. Die selbständige Leitung Ihrer Klinik macht mir sehr viel Vergnügen und ist meiner chirurgischen Ausbildung sehr förderlich. Es kommen jetzt täglich recht viele Patienten, und ich examinire die Praktikanten und halte Vorträge über die Fälle, dass es eine Lust ist. Freilich fehlt mir jeden Augenblick Ihre Erfahrung, bei der ich mir sonst immer Rath holen konnte; als Surrogat benutze ich nun Ihre Bibliothek, die ich mir in einzelnen Abtheilungen fast ganz nach Hause schleppe. Ich merke aber selbst, dass es damit immer besser geht, und dass ich recht viel dabei lerne. Ich hüte mich auch sehr davor, irgend welche unbesonnenen Operationen zu machen, um den Ruf der Klinik nicht zu verderben; in dieser Hinsicht, glaube ich, können Sie ganz unbesorgt sein. […] Ich bin übrigens fest entschlossen, bei der Docentencarriere zu bleiben […]. Sollte der Krieg nicht wieder beginnen, was ja jetzt sehr unwahrscheinlich ist, so werde ich baldmöglichst eine wissenschaftl. Reise anzutreten suchen, natürlich nicht eher, als bis*

198 Brief vom 05.06.1850 an Anna von Esmarch aus Kiel

199 Brief vom 04.06.1850 an Esmarch von Stromeyer aus Hannover

200 a) u. b) Briefe vom 01. u. 07.06.1850 an Anna von Esmarch aus Kiel

ich meinen Antheil an Ihrem Werke beendigt haben werde.“[201] Stromeyer begrüßte die Pläne von Esmarch, schrieb ihm allerdings: „*Ich habe nur meine Bedenken wegen Ihres Bleibens beim Militär*“.[202]

Nachdem Preußen sich mit dem Berliner Friedensvertrag vom Juli 1850 zurückgezogen hatte, nahm die Statthalterschaft jedoch die Kämpfe gegen Dänemark mit einer verstärkten Armee auch ohne Unterstützung von außen Mitte Juli wieder auf.[203] Auf Stromeyer als Generalstabsarzt kam die Aufgabe zu, vor der Wiederaufnahme der Kampfhandlungen noch eine große Zahl jüngerer Ärzte für das Sanitätswesen einzustellen. Seinem Aufruf folgten mehrere, die ihm schon von 1849 her bekannt waren und ohne Weiteres angenommen wurden; neue mussten erst noch ein Kolloquium durchmachen.[204]

Esmarch war erneut Oberarzt und Adjutant des Generalstabsarztes. Am 20. Juli 1850 fuhr er nach Schleswig, wo 300 Betten auf Schloss Gottorp, 90 Betten im Prinzenpalais und 60 Betten im Dragonerhospital eingerichtet waren. Stromeyer übernahm die Aufsicht in Schloss Gottorp. Im Hospital im erstem Stock hatten die Oberärzte Esmarch und die beiden Brüder Schwartz je eine Lazarettabteilung mit zwei bis drei Assistenten unter sich. Als Adjutant konnte Esmarch direkter als zuvor Einfluss auf die Gestaltung des Militärsanitätswesens nehmen. Gemeinsam mit Stromeyer besichtigte er die vier Verbandsplätze der Brigadeambulanzen. Letztere waren – verstärkt um eine besondere „Krankenträgerkompanie“ – hinter der Linie aufgestellt sowie mit ausgewählten Ärzten ausgestattet worden.[205]

Ausführlich berichtete Esmarch über das Geschehen vor der Schlacht bei Idstedt. Am 20. Juli schrieb er: „*Morgen früh ist [...] bei Idstedt große Parade, d.h. auf Deutsch, wir erwarten die Dänen, ob sie nicht gefälligst angreifen wollen.*“ Einen Tag später: „*Ein kleines Scharmützel ist schon zwischen unseren und den dänischen Dragonern vorgefallen. [...] Unsere ganze Armee steht bei Idstedt bis gegen die Schlei hin. [...] Die Hospitäler sind ganz in der Nähe.*“[206a] Am 21. berichtete Esmarch: „*Unsere Hoffnungen von gestern sind getäuscht [...] die Dänen kamen nicht heran. Indessen wird gewiß in diesen Tagen etwas vorfallen und wir sind auf Alles gerüstet.*“[206b] Am 24. Juli schrieb er, dass sie auf

201 Brief vom 12.06.1850 an Stromeyer von Esmarch aus Kiel

202 Brief vom 13.06.1850 an Esmarch von Stromeyer aus Hannover

203 Esmarch, Jugenderinnerungen, S. 115; Schreiben der Statthalterschaft vom 09.04.1850

204 Ahlers, S. 14 f.; s. a. Anschütz, 1940, S. 261

205 S. hierzu nachstehendes Kapitel 9

Schloss Gottorp vergeblich auf Verwundete gewartet hatten, *„denn soeben erhielten wir die Nachricht, dass die Dänen unsere Vorhut nur leicht angegriffen und sich nach kurzem Gefechte schnell wieder zurückgezogen hatten."*[206c] Am nächsten Tag erlitten bei Idstedt die zahlenmäßig unterlegenen schleswig-holsteinischen Soldaten eine herbe Niederlage.[207] Damit hatten die dänischen Truppen wieder ganz Schleswig unter ihre Kontrolle gebracht.

Über die Situation auf Schloss Gottorp berichtete Esmarch unmittelbar nach der Schlacht von Idstedt: *„Um 8 Uhr [...], am 25. Juli kamen die ersten Verwundeten, denen bald mehrere und immer mehrere folgten. Die leichter Verwundeten wurden aufs Neue verbunden, mit Speise und Trank erquickt und sogleich weiter nach Rendsburg geschickt. Nur die schwereren Fälle blieben da. Wir hatten vollauf zu tun. Derjenige Arzt, welchem ein solcher Fall gerade unter die Hände kam, schrieb die Diagnose und die seiner Ansicht nach notwendige Operation an die Tafel und lagerte den Patienten einstweilen so gut als möglich, denn für den Augenblick war an eine Operation bei dem großen Andrang von Verwundeten nicht zu denken. Als alle Betten im Schlosse belegt waren, schickten wir die später ankommenden in die anderen Lazarette, und nun erst konnten wir daran denken, die notwendigsten Operationen vorzunehmen. [....] Bis zum Untergang der Sonne wurde jetzt der Operationstisch fast keinen Augenblick leer."* Bei Notfällen ließen sie sich niemals davon abhalten, *„eine nothwendige Operation auch bei künstlicher Beleuchtung vorzunehmen."*[208a]

Zwischenzeitlich *„kam nun die Nachricht, dass im südlichen Theile der Stadt mehrere Schulen und andere Gebäude voll Verwundeter lägen, welche sehr nach einem Arzte verlangten. Ich wurde dahin geschickt und hatte sie eben Alle verbunden, als die Nachricht kam, die Dänen hätten unsere [Linien] durchbrochen und unsere Armee ziehe sich zurück. Schnell packte ich alle Verwundete auf Wagen und ging dann nach dem Schlosse zurück, mich durchdrängend durch die eilig durch die Stadt zurückmarschierenden Truppen."*[208b] Da befürchtet wurde, dass ein Abtransport der schwerer Verwundeten aus Schloss Gottorp nach Rendsburg nicht in Betracht kommen würde, „herrschte eine Zeitlang eine gewaltige Aufregung in den Sälen. Die Leute schimpften und räsonnierten [...],

206 a)–c) Briefe vom 20., 21., 22. u. 24.07.1850 an Anna von Esmarch von Schloss Gottorp

207 Vielsagend hatte Esmarch in seinem Notizbüchlein unter dem 25.7.1850 notiert: „Schlacht bei Idstedt: gewonnen, aber von Willisen aufgegeben." Die Verluste an Verletzten und Toten beliefen sich auf 3 798 dänische und 2 828 schleswig-holsteinische Soldaten. Siehe dazu den Beitrag: „Meine Verwundung am 24. Juli 1850", Möller, S. 190, sowie Tagebuch eines schleswig-holsteinischen Offiziers „Die Schlacht bei Idstedt", Möller, S. 214

208 a) u. b) Brief vom 01.08.1850 an Anna von Esmarch; s. a. Esmarch, Jugenderinnerungen, S. 128

dass man sie habe liegen lassen, man werde sie krepieren lassen, wie die Hunde, und nur die wiederholte Versicherung der Ärzte [...], dass sie unter allen Umständen bei uns bleiben würden, vermochte die aufgeregten Gemüter allmählich in etwas zu beruhigen."[209] Dazu schrieb Esmarch an Anna: *„Papa war entschlossen bei den Verwundeten zu bleiben und hatte bereits unsere Wagen mit allem Gepäck und den Pferden zurückgeschickt. Um 5 Uhr kam noch der General [v. Willisen], besah sich die Kranken und billigte [mit den Worten: ‚Sie können ja wohl keinen ehrenvolleren Platz finden'] vollkommen unseren Entschluß, hier zu bleiben."*[210] Sie führten danach die Operationen weiter: *„Ein Unglücklicher nach dem andern wurde in das Operationszimmer getragen und von seinem zerschmetterten Gliede befreit; Schleswig-Holsteiner und Dänen, Offiziere und Gemeine in bunter Reihe, weder Rang noch Nationalität gaben natürlich die Reihenfolge an, sondern allein die Dringlichkeit des Falles."*[211]

Da auch der dänische General v. Krogh die weitere Behandlung der Verwundeten auf Schloss Gottorp billigte, informierte Esmarch Anna über die danach eingetretene Lage: *„Es ist ein rechtes Glück, dass Papa hier geblieben ist, denn hauptsächlich wohl seiner Anwesenheit haben wir es zuzuschreiben, dass man uns so außerordentlich anständig behandelt. Alle fürchten daher auch seine Abreise. Man hat es ihm freigestellt, abzureisen, wann er will, und ich darf mit ihm weggehen. Wir haben hier 300 der am schwersten Verwundeten auf dem Schlosse, die beiden Oberärzte Schwartz und ich haben jeder eine Abtheilung von 100 übernommen. [...] Noch 2 andere Lazarethe werden von Ärzten unserer Armee verwaltet. [...] Im Ganzen sind hier 18 schleswigholst. Ärzte zurückgeblieben. Insbesondere in den ersten Tagen war unsere Stimmung sehr deprimiert."*[212] Für das Lazarett Gottorp III, das Esmarch leitete, wurden bei den Verletzten bzw. Verwundeten Schussverletzungen und Zerschmetterungen, auch Splitterbruch, Durchbruch sowie Abriss von Gliedmaßen dokumentiert, die zu „zahlreiche[n] Operationen" führten.[213]

Nachdem die Versorgung der Verwundeten in Schleswig gesichert war und genügend Ärzte zur Verfügung standen, erhielten Stromeyer und Esmarch die Erlaubnis zur Abreise am 9. August mit der Auflage, dass sie 8 Tage in Nyborg bleiben müssten,

209 In: „Tagebuch eines schleswig-holsteinischen Offiziers" bei Möller, S. 215 f.; s. a. Anschütz, 1940, S. 264 u. S. 267

210 Brief vom 01.08.1850 an Anna von Esmarch von Schloss Gottorp

211 Brief vom 16.08.1850 aus Nyborg, in: Esmarch, Jugenderinnerungen, S. 123

212 Brief vom 04.08.1850 an Anna von Esmarch von Schloss Gottorp

213 „Lazarettbuch" für 1850, Landesarchiv

vermutlich *„um nicht die Befestigung des Schlosses Gottorf, welche wir täglich vor Augen hatten, allzubald verrathen zu können.“*[214a] Sie fuhren mit dem Dampfschiff „Waldemar“ nach Sonderburg, auf der Fahrt begleitet von *„wüthendsten Drohungen“* mitreisender Dänen, wurden dort in einem Boot auf die entfernter liegende „Mercurius“ gebracht *„und so kamen wir mit heiler Haut davon.“*[214b] In, Nyborg, das sie am 10. August erreichten, blieben Stromeyer und Esmarch bis zum 18. August 1850, ehe sie mit dem norwegischen Dampfschiff „Christiania“ nach Travemünde fuhren. Am 19. August reisten sie weiter nach Altona und inspizierten dort die Hospitäler mit 1 200 Betten. Am 20. August kamen sie in Kiel an, wo gerade die Cholera um sich gegriffen hatte. Von Kiel aus gingen Stromeyer und Esmarch nach Rendsburg, wo ebenfalls die Cholera ausgebrochen war. Die Stimmung in der Stadt erlebten sie nach der Explosion des Artillerie-Laboratoriums vom 7. August mit fast 100 Opfern und erheblichen Sachschäden als besonders bedrückend. Esmarch, zwischenzeitlich zum Oberarzt ernannt, übernahm die Leitung der Cholerabaracken.[215]

Am 26. August schrieb Esmarch: *„Bei Friedrichstadt wieder ein kleines Scharmützel mit den Dänen gehabt, wobei wir 1 Todten und 2 Verwundete bekamen.“*[216] Zum 31. August informierte Esmarch: *„Heute Morgen wurde plötzlich Generalmarsch geschlagen“*, es scheint allerdings so, *„als ob Alles nur blinder Lärm gewesen. […] Aber die Reise nach Kiel ist für's Erste aufgegeben. […] Papa meint nun, daß es vielleicht Morgen oder nächstens etwas Ernsthaftes geben wird, also dürfen wir unseren Posten nicht verlassen.“*[217a] Am 3. September schrieb er: *„Gräßlich, schauderhaft langweilig ist es hier […] Der Regen strömt beständig vom Himmel und der Koth liegt schuhhoch in den Straßen Rendsburgs. Dazu kommt, dass die Aussichten auf einen Angriff von unserer oder feindlicher Seite immer geringer werden.“*[217b] Im Schreiben vom 12. September schwärmte er von einem Ausritt über die Schulendammer Berge, mit *„einer prachtvollen Übersicht über die von unsrer Armee besetzten Gegend […] unsere wackeren Krieger bilden an allen Stellen malerische Gruppen.“*[217c] Nach dem fehlgeschlagenen Angriff auf Missunde am gleichen Tag hieß es: *„hier [kamen] 16 Verwundete an, darunter 10 Dänen, außerdem mehrere gefangene Dänen.“* Von einer gewissen Skepsis zeugte die Passage: *„Morgen erwarten wir eine Schlacht […]. Gott gebe unseren Waffen den Sieg! Papa meint, wir würden die Dänen bei den Dannewirken, also in ihrem Zentrum angreifen. Viel Blut wird es kosten!“*[217d]

214 a) u. b) Briefe vom 16.08.1850 aus Nyborg, a. a. O., sowie Chronik, S. 91, s. a. Anschütz, 1940, S. 267

215 Anschütz, 1940, S. 268, s. a. Chronik, S. 91, Ahlers, S. 15 sowie Esmarch, Jugenderinnerungen, S. 131

216 Briefe vom 26.08.1850 an Anna von Esmarch aus Rendsburg

Mit dem Schreiben vom 27. September kündigte Esmarch an: *„Morgen früh müssen wir um 5 Uhr zum Wagen, um […] uns nach Delve (zu) begeben, einem Dorfe zwischen hier und Friedrichstadt, am südlichen Ufer der Eider. Es heißt nämlich, dass Friedrichstadt morgen erstürmt werden soll, es ist heute viel schweres Geschütz dahin gegangen, und unsere Ambulanz wird in Delve ein Lazareth aufschlagen; dort werden wir die Verwundeten erwarten. Gott gebe, dass das genauere Vorhaben völlig gelinge, ich bedaure nur die armen Bewohner der Stadt.“*[217e]

In einer ihrer damals letzten militärischen Aktionen belagerten die schleswig-holsteinischen Truppen Friedrichstadt in der Absicht, den Krieg mit Dänemark nach der verlorenen Schlacht von Idstedt noch positiv zu wenden. Mit erheblichen Mühen gelang es, die Artillerie in Stellung zu bringen, um Friedrichstadt vom Süden aus beschießen zu können. Stromeyer hatte Esmarch, Herrich und Roß mit nach Delve genommen. Zwei Ambulanzen wurden in die Nähe der kämpfenden Truppe gelegt, um sofort die zu behandelnden Verwundeten nach Delve, die anderen nach Heide und Rendsburg weiterleiten zu können.[218] Es waren, wie Esmarch aus Delve berichte, *„eine Menge Ärzte […] hier nebst unserem Feldlazareth, welches hier ein kleines Spital errichten sollte. Unsere Stimmung war natürlich nicht die beste, da wir die ganze Expedition vereitelt glaubten. Gestern morgen um 8 Uhr begann eine starke Kanonade, welche den ganzen Tag bis gegen Sonnenuntergang fortdauerte. […] Mehrmals hat es in der Stadt gebrannt, aber die Dänen sind nicht daraus vertrieben. Erst Abends bekamen wir die Nachricht, dass die Unsrigen einige dänische Schanzen vor der Stadt erstürmt hätten, dass sie diese aber wieder hätten erlassen müssen. Also wieder mal ein unnütziges Blutvergießen. Nach 10 Uhr Abends kamen hier 16 Schwerverwundete an […]. Heute Morgen haben wir 4 Amputationen gemacht.“*[219]

Am 1. Oktober schrieb Esmarch: *„Der gestrige Tag war schauderhaft […] weil die wenigen Ärzte, welche hier sind, so viel zu thun hatten, dass sie nicht damit fertig werden konnten. Meine Hände sind jetzt so schlimm, dass sie nicht schlimmer werden können.“*[220]Am 4. Oktober erfolgte ein neuer Sturm auf Friedrichstadt, wieder vergeblich und noch verlustreicher als der erste. Dazu schrieb Esmarch: *„Nach Allem, was man hier hört, scheint es mir wahrscheinlich, dass man jetzt keinen weiteren Angriff auf die Dänen beabsichtigt, und die Dänen werden sich wohl hüten, aus ihren festen Stel-*

217 a)–e) Briefe vom 31.08. sowie vom 03., 12. u. 27.09.1850 an Anna von Esmarch aus Rendsburg

218 Vgl. Anschütz, 1940, S. 268

219 Brief vom 30.09.1850 an Anna von Esmarch aus Delve

220 Brief vom 01.10.1850 an Anna von Esmarch aus Delve

lungen herauszugehen, da sie nichts dadurch gewinnen können."[221] Mit dem vergeblichen Sturm auf Friedrichstadt waren faktisch die größeren Unternehmungen des Feldzuges von 1850 zu Ende gegangen.

Am 8. Oktober wurde Esmarch nach Rendsburg beordert, um den Generalstabsarzt in den dortigen Hospitälern zu vertreten. Der beschwerliche Transport der Verwundeten von Delve nach Rendsburg auf *„völlig grundlosen Wegen"* führte dazu, dass im November alle Verwundeten in Schleppkähnen auf der Eider nach Rendsburg geschafft wurden.[222] Aus Rendsburg informierte Esmarch über die Betreuung von Verwundeten. Anfang November schrieb er, Stromeyer wäre gern *„auf einige Wochen nach Kiel gekommen, um dort seine Decanatsgeschäfte wahrzunehmen"*. Auch er, Esmarch, würde gern mitkommen, *„aber Papa meint, ich müßte hier bleiben, um bei etwaigen chirurgischen Verlegenheiten hiesiger Ärzte seine Stelle zu vertreten."*[223a] Dann hieß es am 10. November, *„Papa [...] meint jetzt, er könne doch nicht länger als einen Tag abwesend sein. [...] Das kommt theils von des Generals Unwohlsein, theils von Unordnungen, die wieder in einigen Lazarethen vorgefallen waren."*[223b] Stromeyer wolle auch *„durchaus nicht zu Weihnachten nach Hamburg kommen. Daran ist wieder seine allzu große Gewissenhaftigkeit Schuld [...]. Um nur nicht selbst ein schlechtes Beispiel zu geben, hat er beschlossen, selbst hier zu bleiben."*[223c] Im Schreiben vom 28. Dezember informierte Esmarch, dass Stromeyer *„den Auftrag erhalten habe, nach Altona, Wandsbeck u. Pinneberg zu gehen, um die kranken Officiere zu inspizieren und etwaige Simulanten zur Armee zu schicken."*[223d] Dorthin begleitete ihn dann Esmarch.

Seinen Neujahrsgruß verband Esmarch mit dem Wunsch: *„Hoffentlich wird das neue Jahr für unsere Sache heilbringender sein, als es das alte war."*[224a] Er schrieb an Stromeyer von zwei Amputationen zu Sylvester.[224b] Bei der einen machte der behandelnde Arzt Dohrn *„auf meinen Rath 2 seitliche Einschnitte [...] so verlor der Patient außerordentlich wenig Blut."*[224c] Esmarch betonte, dass vorrangig versucht werde, Gliedmaßen zu erhalten. Im Übrigen sei nichts zu tun, *„was Ihre Anwesenheit durchaus nothwendig machte. [...] Rendsburg ist übrigens so schmutzig und langweilig wie immer."*[224d]

Knapp drei Wochen später notierte Esmarch: „19.1. Unser Feldzug ist beendigt; hat 6 Monate gedauert; wir nach Kiel zurück, und Stromeyer übernimmt am 24.1.

221 Esmarch, Notizbüchlein „Meine Operationen 1848–1851"; Esmarch litt damals – und zeitlebens – sehr unter Neurodermatitis.

222 Vgl. Anschütz, a. a. O.

223 a)–d) Briefe vom 03. u. 10.11, 18. u. 28.12.1850 an Anna von Esmarch aus Rendsburg

224 a)–d) Brief vom 01.01.1851an Stromeyer von Esmarch aus Rendsburg

wieder das Friedrichshospital."[225] Esmarch nahm erneut die Stelle des ersten Assistenten in der Klinik bei Stromeyer ein und ordnete seine und Stromeyers Sammlung von Knochenpräparaten, die er in einem Blechkasten bei Operationen und Sektionen während der Feldzüge gesammelt hatte.[226] Für den 13. Februar 1851 notierte er: „Von Niese aufgefordert zu erklären, ob ich Abschied nehmen oder im Dienst bleiben wolle. Ich erkläre das letztere."[227] Die schleswig-holsteinische Armee wurde am 1. April 1851 aufgelöst.

Stromeyer hatte sich in den Feldzügen von 1848 bis 1850 größtes Ansehen durch seine Maßnahmen zur Hebung der Hygiene der Armee sowie durch sein kriegschirurgisches Wirken erworben. Nachdrücklich bemühte er sich, möglichst schonend und erhaltend zu verfahren, und führte die von Langenbeck im Frieden bereits durchgeführte „subperiostale Resektion von Gelenken" auch im Feld mehrfach aus. Ihm darf „der Ruhm nicht versagt werden [...], im Gegensatz zum radikalen Vorgehen der napoleonischen Kriegschirurgen die konservative Chirurgie eingeführt zu haben. Das wird sein unsterbliches Verdienst für alle Zeiten bleiben."[228] Esmarch profitierte von seiner Funktion als Adjutant von Stromeyer, da dieser ihm volle Selbstständigkeit in der Behandlung der Kranken und bei Operationen ließ."[229] Ferner hatte Esmarch erlebt, dass bei Schussverletzungen durch die Resektion der zertrümmerten Knochen und Gelenke die Extremitäten nicht nur erhalten, sondern sogar geheilt werden konnten. Durchgehend hatte Esmarch während der Feldzüge die Art der Verwundungen und die getroffenen Maßnahmen zu deren Behandlung dokumentiert.[230]

Zu den Erfahrungen, die Esmarch in den Kriegsjahren 1849 und 1850 „teils unter der Leitung von Stromeyer, teils in reicher eigener operativer Tätigkeit sammeln konnte", hieß es, dass sie „den Grund sowohl für seine späteren kriegschirurgischen Arbeiten als auch für seine humanitären Bestrebungen" legten.[231] In der „Kieler Zeitung" stand, dass die Erfahrungen, die Esmarch „als Lehrer und praktischer Chirurg zu sammeln Muße hatte, [...] in den nächsten anderthalb Jahrzehnten vor

225 Esmarch, Ergänzungen zu den Jugenderinnerungen

226 Vgl. Köhler, 1904, S. 211

227 Esmarch, Notizbüchlein 1849; s. a. Rogge, S. 62 f.

228 Dr. Walter von Oettingen in: Krieg und Rettungswesen, Dresden 1914, S. 192

229 Köhler, 1904, S. 208; s. a. Rogge, S. 61

230 Esmarchs Aufzeichnungen und die von Stromeyer zur Lage in den Kriegslazaretten bildeten den Grundstock für seine späteren Veröffentlichungen zum Sanitätswesen während der Kriege von 1848 bis 1850 sowie für sein „Handbuch der Kriegschirurgie".

231 Ritter, C., S. 2; s. a. Köhler, 1904, S. 210 f.

aller Welt die glänzendsten Früchte tragen und ihm als Kriegschirurgen, kriegschirurgischem Techniker und Organisator des Lazarethwesens einen unsterblichen Namen bringen" sollten.[232] Ferdinand Peters betonte im Rückblick, dass „der Kriegs-Chirurg Esmarch [...] überall bekannt und genannt" wurde, und „auf dem Kampffelde der Menschenliebe gegen die Schrecknisse des Krieges [...] allzeit voran" war.[233]

Frieden und wissenschaftliche Reise 1851

In Kiel hielt Esmarch ab Ende Januar 1851 Vorlesungen und führte Operationskurse durch. Die Stimmung an der Universität war „wie eine Besiegte, die den Zorn des Siegers fühlen mußte". Manche trugen sich damals mit dem „Gedanken der Auswanderung", den Esmarch für sich jedoch ablehnte, „so lange noch ein Hoffnungsstrahl übrig" und der Glaube an „die Gerechtigkeit Gottes nicht verloren ist".[234]

Im Mai 1851 stellte Esmarch sein erstes größeres chirurgisches Werk „Ueber Resectionen bei Schusswunden" unter Hinzuziehung von Knochenpräparaten aus den Feldzügen sowie den von Stromeyer gesammelten Hospitalbüchern fertig. Zweifellos lag dieser Arbeit das Gedanken- und Erfahrungsgut von Langenbeck und Stromeyer zugrunde; jedenfalls widmete Esmarch die Schrift „seinen hochverehrten Lehrern" Langenbeck und Stromeyer. Entsprechend des Untertitels ging es vorrangig um Esmarchs „Beobachtungen und Erfahrungen aus den schleswigholsteinischen Feldzügen von 1848 bis 1851".[235]

Nachdem er den letzten Druckbogen von seiner Schrift am 10. Mai 1851 erhalten hatte, stand für Esmarch fest: „Da hielt mich auch nichts mehr. Hinaus wollte ich, andere Länder, andere Städte sehen und vor allem meinen wissenschaftlichen Gesichtskreis erweitern."[236] In seinem am 13. Mai 1851 ausgestellte Reisepass stand: „Reisezweck zu seiner wissenschaftlichen Ausbildung nach Dresden, Wien, Paris und zurück nach Holstein". Dazu schrieb ihm Stromeyer: *„Ihre Abreise hat hier freilich eine große Lücke [...] gemacht, aber wir freuen uns zu sehen, dass Sie jetzt das Glück geniessen,*

232 „Kieler Zeitung" vom 09.01.1883

233 Peters zum „70. Geburtstag", in: „Berliner klin. Wochenschr. " 1893, No. 3

234 Esmarch, Jugenderinnerungen, S. 137

235 Esmarch, „Ueber Resectionen nach Schusswunden – Beobachtungen und Erfahrungen aus den schleswigholsteinischen Feldzügen von 1848 bis 1851", Kiel 1851

236 Esmarch, Jugenderinnerungen, S. 138

eine kleine wissenschaftliche Reise machen zu können.“[237] Nie wieder sollte Esmarch Gelegenheit haben, eine so ausgedehnte Studienreise zu unternehmen - mit Stationen in Halle, Leipzig, Dresden, Teplitz, Carlsbad, Prag, Wien, Salzburg, Gotha, Frankfurt, Montreux, Paris, Brüssel und Hannover, unterbrochen durch einer Rheinfahrt und eine Rundfahrt durch die Schweiz.[238]

Ausführlich notierte Esmarch alle Begegnungen, Besichtigungen und Visiten sowie die Teilnahme an Behandlungen und an Kursen in seinem Notizbüchlein.[239]

Von den Begegnungen in Halle vom 17. bis 19. Mai 1851 bei Dr. Merckel sowie in Krukenberg's und in Blasius Klinik fertigte Esmarch Notizen zu einzelnen Fällen, bei denen Entzündungen vorkamen, sowie ausführlich zu einer Rhinoplastik an Nase und Stirn, zur Behandlung von Cholerafällen und zum Zustand der Kliniken. In Leipzig besuchte Esmarch zwischen dem 20. und 23. Mai die Kliniken von Dr. Wunderlich und die Polyklinik von Günther, zu der er mit einer Skizze notierte: „Pavillon in freier Luft für eiternde Wunden, mit 12 Betten (zur Verminderung der Pyaemie)“. Er verfolgte Untersuchungen und Behandlungen, orientierte sich am Aufbau der Häuser, notierte interessante Fälle, fertigte vom Behandlungsplatz in der Augenheilanstalt von Dr. Kitterich eine Skizze an. Am 24. und 25. Mai war Esmarch in Dresden. Dort besuchte er die chirurgische Abteilung des Stadtkrankenhauses von Prof. Zeis, lobte die „sehr schönen Localitäten“ und nahm an Untersuchungen und Eingriffen teil. Für den 26. Mai wurde Teplitz eingetragen, wo er mit Fachkollegen zusammentraf, und danach Karlsbad.

Für den Aufenthalt ab 1. Juni in Prag notierte Esmarch Treffen in der Chirurgischen Klinik von Pitha und skizzierte Jaegers Oplithalmostat. Am 12. Juni traf Esmarch dann in Wien ein. Er belegte dort mehrere Kurse an der Universität und besuchte u. a. die Kliniken von Schuhs, Dumreicher, Oppolzer, Scoda und Jaeger. Als er am 16. August Wien verließ, war er „recht befriedigt von den Eindrücken der Kaiserstadt und in mancher Beziehung reicher an Erfahrungen und Kenntnissen auf meinem Gebiet.“[240] Zwischendurch hatte ihm Statham geschrieben und Esmarch ausdrücklich zum Besuch nach London eingeladen, wo gerade eine große Ausstellung zu sehen sei; er würde dort ein *„freundliches Willkommen“* finden.[241]

237 Brief vom 01.06.1851 an Esmarch von Stromeyer aus Kiel

238 Esmarch, Jugenderinnerungen, S. 138–160

239 Esmarch, Notizbüchlein „Wissenschaftl. Reise 1851“

240 S. Esmarch, Jugenderinnerungen, S. 148

241 Brief vom 18.07.1851 an Esmarch von S. F. Stratham aus London

Vom 17. bis 23. September 1851 nahm Esmarch an der „XXVIII. Versammlung deutscher Naturforscher und Aerzte" in Gotha teil. Danach traf er sich mit Stromeyer und Anna, machte mit ihnen Städtebesuche, u. a. in Frankfurt, und danach eine Rheinfahrt. Weitere Treffen mit Kollegen folgten, ehe Esmarch vom 11. bis 24. Oktober eine Reise durch die Schweiz unternahm, um dann nach Paris zu fahren, dem damaligen Mekka der Medizin.[242]

Fast ein halbes Jahr vom 23. Oktober 1851 bis zum 25. März 1852 verbrachte Esmarch in Paris. In seinem Notizbüchlein[243] hielt er den Besuch einer Vielzahl dortiger Kliniken fest. Von Visiten bei Caudmont, Malgaigne, Larrey und Nélatons notierte er Eingriffe, Operationen, teils auch in Französisch, häufig mit Illustrationen bzw. Skizzen einzelner Organe und Gliedmaßen sowie vielfach mit den dabei eingesetzten Instrumenten und der Dosierung und Zusammensetzung von Medikamenten. Minutiös führte er Listen aller gerade in der Klinik behandelten bzw. operierten Fälle sowie einzelner Versuche seiner Fachkollegen und die Ergebnisse von Obduktionen.[244] Bemerkenswert ist sein Besuch im „Irrenhaus in Charentes" und in der „Veterinärschule in Alfort" sowie sein Hinweis, dass er „von der Anwendung der Irrigation in Groß-Chaillon wirklich Wunder gesehen (habe) bei den Schußwunden" und dass Amussat eine „Reihe von interessanten Schußwunden [...] mit Hilfe der Irrigation geheilt hat." Esmarch war Gast der Société de Chirurgie, nahm an einem Kursus über experimentelle Physiologie teil und hielt eigene Vorträge, u. a. im „Verein deutscher Ärzte" in Paris über Schusswunden. Er vermerkte im Notizbüchlein nach dem Staatsstreich von Louis Napoleon den Belagerungszustand in der Stadt.

Sehr ausführlich notierte Esmarch die medizinischen Vorlesungen und Kurse, die er besuchte, vor allem die von Caudmont und Desmarres, der eine „sehr gute [...] Klinik für Augenheilkunde hat [...] und viele Patienten"[245a] sowie die von Bernard. Vermerkt ist eine Vielzahl von Konsultationen, an denen er beteiligt war. Esmarch beschrieb ausführlich verschiedene Eingriffe, Verfahrensweisen und Operationen, notierte den Einsatz verschiedener Materialien, wie Silberdraht oder von Instrumenten, u. a. Skalpelle, Spritzen mit besonders dünnen Nadeln, Lanzetten, Pinzetten. Daraus folgert er dann für sich den Nutzen des Einsatzes bestimmter Gegenstände, z. B. eine „doppelte Glasröhre [...] zur Injection feiner Gegenstände".[245b] Vielsagend ist seine damalige Feststellung: „Bei Amputationen grosser Glieder, welche an blutarmen

242 Vgl. Esmarch, Jugenderinnerungen, S. 148–160

243 Esmarch, Notizbüchlein 1851/1852 zum Aufenthalt in Paris

244 Esmarch, Jugenderinnerungen, S. 159

Individuen vollzogen werden, m.d. zu amput. Glied vorher stark einwickeln, um das Blut herauszutreiben."[245c] Die Vorlesungen von Nélaton u. a. zur operativen Technik bei Lippen-Kiefer-Gaumenspalten vermittelten ihm Einsichten, die sich als überaus bedeutsam für sein späteres Vorgehen bei plastischen Operationen im Mundbereich erweisen sollten.

In Esmarchs Notizen aus den Pariser Hospitälern nahm die Behandlung von Schusswunden, vor allem bei zerschmetterten Gliedern, einen großen Raum ein. Er schrieb dazu, dass er „in einer gewissen Reihenfolge die Abtheilungen, welche die meisten Verwundeten enthielten, [...] besuchte, um mit Hülfe von Notizen, die ich mir machte, den Verlauf der schweren Verwundungen im Auge zu behalten. Ich durfte mir schon ein gutes Urtheil über diesen Gegenstand zutrauen, da ich während dreier Feldzüge Gelegenheit gehabt hatte, sehr viele Schusswunden zu beobachten und selbst zu behandeln."[246a] Bereits vorher hatte Esmarch gewundert, dass die „berühmtesten französischen Chirurgen" in ihren Abhandlungen über die Schusswunden „diametral entgegengesetzte Ansichten über die allerwichtigsten Punkte" aufgestellt hatten. „Nun", notierte Esmarch, „bot sich mir die Gelegenheit, mit eigenen Augen die Resultate der verschiedener Anschauungen und Behandlungsweisen zu beobachten, und was ich gesehen, hat mein Erstaunen nicht eben gemindert."[246b] Esmarch erwähnte u. a Larrey, dessen Behandlung von Schusswunden er als „sehr vernünftig und sorgsam" bewertete.[247] Es blieben jedoch auch Enttäuschungen nicht aus, etwa wenn ein Rettungsversuch bei einem Eingriff nicht gelang; sehr kritisch bewertete er die Methoden von Velpeaus bei Kataplasma oder von Nélaton bei der Splitterextraktion, der jedoch gut untersuche und operiere.[248]

Wiederholt hatte Stromeyer in seinen Briefen die Hoffnung ausgesprochen, dass Esmarch zum Winter wieder in Kiel sein werde; er habe in seinem Namen *„Vorlesungen über Schußwunden und Histologie angekündigt."*[249a] Im Februar1852 schrieb Stromeyer: *„Wir können Sie [...] nicht gut länger entbehren."*[249b] Esmarch beschloss seine Reise mit einem Aufenthalt in Brüssel vom 25. März bis 2. April 1852, wo er die Technik des damals gerade eingeführten Kleister- und Gipsverbandes vor Ort studierte. Nach

245 a)–c) Esmarch, Notizbüchlein 1851

246 a) u. b) Esmarch, „Anwendung der Kälte", S. 299

247 Esmarch, Jugenderinnerungen, S. 155

248 Ebd.

249 a) u. b) Briefe vom 03.07. u. 21.12.1851 sowie 29.02.1852 an Esmarch von Stromeyer aus Kiel

einem anschließenden Aufenthalt in Hannover gemeinsam mit Anna kehrte Esmarch am 10. April nach Kiel zurück.

Die Reise hatte es Esmarch ermöglicht, mehrere Kollegen der verschiedensten medizinischen Disziplinen zu treffen und erste Beziehungen mit ihnen anzuknüpfen. Der Besuch von Kliniken, Hospitälern und klinischen Einrichtungen vermittelte ihm Einsichten in unterschiedliche Ausstattungen und Ausrichtungen, die für künftige Pläne zum Auf- und Ausbau der eigenen Klinik von großem Nutzen sein würden. Die unmittelbare Anschauung von Vorgehensweisen namhafter Fachärzte ermöglichte es Esmarch, seine eigenen Erfahrungen bei Behandlungsvorgängen zu überprüfen und die Ergebnisse der von ihm durchgeführten Operationen mit denen anderer zu vergleichen. Insofern hatten diese Reise und die dabei festgehaltenen Aufzeichnungen einen hohen Stellenwert für den praktizierenden Arzt und Chirurgen sowie für die wissenschaftliche Tätigkeit des Hochschullehrers Esmarch. Treffend bemerkte Esmarch später: „*Der Nutzen, den ich von einem solchem [...] Aufenthalt habe, ist für mich und meine Klinik ganz unbezahlbar.*“[250]

250 Brief vom 19.02.1858 an Theophilus Esmarch von Esmarch, s. a. Schmauss, S. 1581

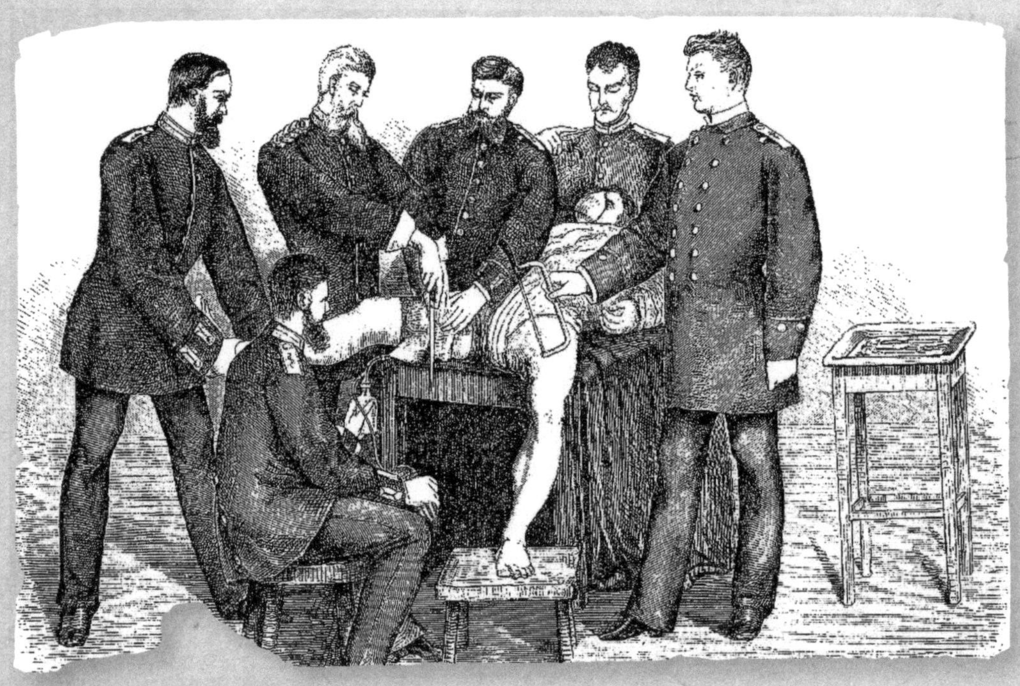

Noch zu Beginn der Feldzüge 1848 war die Amputation bei größeren Verletzungen die Regel, ehe sie von der konservierenden Chirurgie zur Rettung von Menschenleben abgelöst wurde. Auf dem Bild führt Esmarch eine Oberschenkelamputation durch. Der Assistent vorn im Bild betätigt den Karbolspray, der am Kopfende des Patienten hält die Narkosemaske.
(Bild aus der Landesgeschichtlichen Sammlung der Schleswig-Holsteinischen Landesbibliothek)

IV
Der Kriegschirurg

Kriegschirurgie während der Schleswig-Holsteinischen Erhebungen

„Um Esmarchs Bedeutung als Kriegschirurg einigermaßen beurteilen zu können, ist ein Blick auf den Stand der Anschauungen und Behandlungsmethoden der damaligen Zeit unverzichtbar. […] Man muß sich nur vorstellen, wie eng gezogen der Kreis der Chirurgie damals noch war“[251a]: Sie war mehr eine behandelnde als eine operative, vorrangig eine Chirurgie der Verletzungen und Notfälle und vermied Eingriffe, wenn damit eine mögliche Infektionsgefahr verbunden war. „Hinsichtlich der Ursachen der Wundinfektionen […] [hatte] die Chirurgie, und speziell die Kriegschirurgie früherer Zeiten mit unendlichen Schwierigkeiten zu kämpfen: In ein unentwirrbares Knäuel unsichtbarer, ätiologischer Verbindungen waren die großen Beobachtungsreihen der verschiedenen Chirurgen verstrickt. Die Statistiken entbehrten der notwendigen gleichartigen Unterlage. Ein undurchdringlicher Schleier war gebreitet über die Ursachen der Erfolge und Mißerfolge, über das Wesen der Wundinfektion und über deren Verhütung.“[251b]

Die Kriegschirurgie bestand Anfang der 1840er-Jahre praktisch nur aus Amputationen, mit denen man glaubte, die von der Wunde ausgehende Infektion am ehesten verhindern zu können.[252a] Die Auffassung, „dass man bei komplizierten Frakturen, besonders bei den durch Schusswaffen erzeugten, durch Unterlassung der Amputation mehr Individuen verlöre, als man Glieder zu retten vermöge […] blieb […] maßgebend für das Gros der Aerzte.“[252b] Das Amputationsmesser wurde konsequent bei der Larrey-Dupuytrenschen Schule zur Rettung von Menschenleben eingesetzt.[253]

251 a) u. b) Anschütz, 1909, S. 75 ff.

252 a) u. b) Kimmle, 1904, S. 162

253 Vgl. Roser in: „4. Conservativbehandlung der Schussfracturen“, S.182

Geradezu exemplarisch für die damalige Vorgehensweise der Kriegschirurgen sind einige handschriftlichen Notizen Esmarchs für die Zeit zwischen Ende Juni und Anfang Juli 1848.[254a] Für den 5. Juli 1848 vermerkte er: „Wir schritten [...] zur Verrichtung der nothwendigsten Operationen. Ein Stabsofficier, dem eine Kugel das Knie zerschmettert hatte, mußte sogleich am Oberschenkel amputiert werden." Die folgende Notiz lautete: „Am 7. Juli machten wir im Ganzen 3 Amputationen des Oberschenkels, eine Exarticulation des Fußes, 3 Resectionen des Ellenbogengelenks und 1 des Oberarmkopfes."[254b] Für die Tage zwischen dem 10. und 31. Juli 1848 notierte Esmarch „Resectionen des Oberarmkopfes und des Ellenbogengelenkes, Anlegung eines Tourniquets, Amputationen u. a. des Unterschenkels, Unterbindung von Arterien, Extraktion von Splittern bei Verwundeten."[254c] Ebenso exemplarisch sind seine ergänzenden Notizen aus dem Feldzug 1849: „Gefecht in Sundewitt: viele Verwundete und zahlreiche Amputationen; Schlacht bei Eckernförde: zahlreiche Amputationen in Flensburg; Düppler Schanzen: zahlreiche Amputationen; Einnahme Koldings: in Hadersleben alle Lazarethe mit Leichtverwundeten besetzt, die Schwerverwundeten in Christiansfeld geblieben, viele Amputationen; Treffen bei Gudsoe: Mittags in Kolding, 50 Verwundete, zahlreiche Amputationen; in Christiansfeld: zahlreiche Operationen, ebenso in Hadersleben."[255a]

Als gravierendes medizinisches Problem führte Esmarch für die Situation zwischen dem 10. Juli und 10. August in Hadersleben und Christiansfeld Blutungen auf, die wiederholt und teils häufig nach Operationen auftraten und Amputationen erforderlich machten sowie Infektionen von Wunden und Entzündungen der Gelenke mit nachfolgenden Gelenkresektionen. Esmarch vermerkte zu den eingetretenen Todesfällen: „Bei weitem die meisten waren in Folgen der Pyaemie gestorben. [Diese] hat zahlreiche Opfer gefordert, namentlich in den Lazaretten, welche mehrere Male nacheinander mit einer großen Anzahl schwer Verwundeter belegt werden mußten."[255b]

Zur Aufgabe, vor der die Ärzte unmittelbar nach der Schlacht von Idstedt am 25. Juli 1850 standen, als die ersten Verwundeten eintrafen, schrieb Esmarch: *„Da [...] die Amputationen um so glücklicher verlaufen, je früher man sie macht, so verschoben wir alle Resektionen auf die folgenden Tage und fingen mit den Amputationen an. Bis zum Untergang der Sonne wurde jetzt der Operationstisch fast keinen Augenblick leer; sowie ein Amputationsstumpf verbunden war, wurde ein neuer Fall hereingetragen. [...] Ein*

254 a)–c) Handschriftliche Notizen Esmarchs zu Jugenderinnerungen; s. a. Möller, S. 39 f.

255 a) u. b) Esmarch, Notizbüchlein 1849

Unglücklicher [...][nach dem anderen wurde] von seinem zerschmetterten Gliede befreit [...]. Wie viele wir an diesem ersten Tage amputiert haben, kann ich Ihnen nicht mit Bestimmtheit angeben; wir vergaßen die Glieder zu zählen, die in einer Ecke aufgehäuft lagen [...] Am anderen Morgen früh ging die Blutarbeit wieder an."[256]

Damals galt, so Esmarch: „Ergiebt die Untersuchung eine Verletzung von der Art, dass sie entweder an sich oder unter den äußeren Verhältnissen, in denen der Patient sich befindet, eine Wiederherstellung des Gliedes unmöglich macht, so säume man nicht, augenblicklich die Absetzung desselben vorzunehmen."[257] In seiner Auffassung wurde Esmarch auch durch Bergmann bestätigt.[258] Neben Notwendigkeit und Zweckmäßigkeit der Amputation, etwa bei Knochenzerschmetterungen, „bildete erst recht der Zeitpunkt der Operation den Gegenstand lebhaften Meinungsaustausches. Es gibt vielleicht keine Frage in der Kriegschirurgie, welche in der vorantiseptischen Zeit so vielfach erörtert wurde als die, ob man primär, also möglichst unmittelbar nach der Verletzung, oder sekundär amputieren solle."[259]

Weder Langenbeck noch Stromeyer hatten die primäre Amputation damals gänzlich verworfen. In den Feldzügen 1848/50 galt als Regel, dass bei Verletzungen des Knie- und Hüftgelenkes, bei denen die Knochen in Mitleidenschaft gezogen sind, sowie bei Hand- und Fußgelenkschüssen, deren Knochen ausgedehnt zerschmettert waren, stets primär zu amputieren sei. Nach Esmarchs Schätzungen wurden in den drei Lazaretten am 5. Februar 1849 35 primäre Amputationen ausgeführt. „Wir haben in den schleswigholsteinischen Feldzügen die Erfahrung gemacht, dass die Lebensgefahr für den Verwundeten mit jeder Stunde der Verzögerung um ein Bedeutendes sich vermehrt, und deshalb stets so früh als möglich amputirt, wo eine entschiedene Indication dazu vorhanden war."[260]

Im Krieg von 1866 bestand Einigkeit, dass eine nach einer Schussverletzung beschlossene Amputation womöglich am ersten, spätestens am zweiten und nur

256 Brief aus Nyborg, in: „Deutsche Klinik: Zeitung für Beobachtungen aus deutschen Kliniken und Krankenhäusern", Ausgabe Nr. 35, 1850, S. 391 ff., zitiert bei Esmarch, Jugenderinnerungen, S. 121 ff.

257 Ebd., S. 15; diese Haltung vertrat auch Schetelich in seinem Brief vom 22.09.1870 an Esmarch aus Vernéville.

258 Bergmann, S. 22 f.; s. dazu Siegfried Schirmbeck, Diss., Primäre Wundversorgung im Kriege. Gelten noch die v. Bergmann'schen Grundsätze?, Berlin 1940

259 Kimmle, 1904, S. 162 ff. Die primäre Operation fiel in die ersten 24–28 Stunden nach der Verletzung, jedenfalls vor Eintritt der reaktiven Entzündung. Von sekundärer oder Spätamputation war die Rede, wenn sie nach eingetretener Eiterung, etwa vom 5.–7. Tage an ausgeführt wurde.

260 Esmarch, Ueber Resectionen [...], S. 15

im äußersten Notfall am dritten Tag ausgeführt werden müsse.[261] Allerdings meinte Langenbeck: „dass die konservierende Behandlung, bestimmte Glieder zu erhalten, schon auf dem Schlachtfelde beginnen muß."[262] Demnach wurde erkannt, wie wichtig „aktives und frühes chirurgisches Vorgehen" ist und dass „die primäre Wundversorgung die folgerichtige chirurgische Konsequenz zur Verhütung und Bekämpfung infektiöser Komplikationen darstellt."[263]

Für den Zeitpunkt einer als unverzichtbar erkannten Amputation spielte die Anästhesie eine erhebliche Rolle. Bereits 1848 konnten Kriegschirurgen von der Schmerzbetäubung Gebrauch machen. Stromeyer stellte jedoch nach der Schlacht von Idstedt fest, dass „die Chloroformirung oft gänzlich misslang, stets aber einen grossen Zeitverlust herbeiführte. Je schneller nun aber die Schwerverletzten operirt werden desto besser sind sie berathen."[264a] Insofern lautete die Überlegung, statt mehrere Tage „unter heftigen Schmerzen auf eine freilich schmerzlose Operation warten müssen [...] zu einer schmerzenreichen Operation auf frischer That [zu schreiten]. Es liegt somit in der consequenten und ungeschmälerten Anwendung der Allgemein-Anästhesie bei allen Operationen auf den Verbandplätzen [...] doch eine gewisse Grausamkeit gegen eine grosse Zahl hülfsbedürftiger Blessirter."[264b]

Esmarch widmete seit dem Krieg 1848 den Methoden der Narkotisierung auch auf dem Kriegsschauplatz besonderes Interesse.[265] Er forderte, dass der Patient bei jeder größeren Operation, sowie bei jeder lang dauernden schmerzhaften Untersuchung „durch Einathmung von Chloroform unempfindlich gemacht werden [sollte]."[266] Chloroform schien für den Kriegschirurgen im Felde deswegen besser geeignet, weil vom Äther enorme Massen mitgenommen werden mussten.[267] Das von Esmarch sehr zweckmäßig gestaltete Chloroformbesteck für den Einsatz auf dem Schlachtfeld bestand aus einem handlichen Ledertäschchen, in dem sich eine von ihm weiterentwickelte Maske zur Tropfnarkose und eine Zungenzange befanden.[268]

261 Stromeyer, „Erinnerungen eines deutschen Arztes", S. 406; s. a. Fischer, 1868, S. 725

262 Zitiert bei Kimmle, 1904, S. 164 f.

263 Zitat bei Lothar Rogowitz, „Die Wundbehandlung in der Vergangenheit. Eine medizinhistorische Untersuchung über die Entstehung und Anwendung von Mitteln und Methoden in der wundärztlichen Praxis der Feldchirurgie – Thesen zur Dissertation", Greifswald, 1980, S. 7

264 a) u. b) Fischer, Kriegschirurgie II, S. 645

265 Anschütz, 1909, S. 79

266 Esmarch, Handbuch [...], 1877, S. 112 ff.

267 Köhler, 1904, S. 65 f.

268 Hofmann, A., S. 60

Letztendlich führten die Erfahrungen, die insbesondere bei der Behandlung von Schussverletzungen während der Feldzüge von 1848 bis 1850 gemacht wurden, Löffler zu der Feststellung: „Es wurde gelernt und gelehrt, dass das Amputationsmesser nicht mehr die bevorzugte Waffe ist, kriegsärztliche Siege zu erringen [...]. Die neuere Kriegschirurgie hat auch Mittel gefunden und wirksam gemacht, um dem weiten Gebiete, welches einst der verstümmelnden Kunst unbedenklich eingeräumt wurde, erhebliche Teile streitig zu machen. [...] In jener schleswig-holsteinischen Kriegsklinik hat eine durchgreifende Revision der Lehre von den Schusswunden stattgefunden."[269]

Resektionen und konservative Chirurgie

Die Gefährlichkeit von Amputationen, hatte „den Grund zur Entstehung der konservativen Chirurgie gegeben". „Operiren und Conserviren" galten „als die beiden grossen Gegensätze, in denen sich die Chirurgie, speciell die Kriegschirurgie mit Schwankungen bald nach der einen, bald nach der anderen Seite hin, bewegt" hatte.[270]

Zu den ab Mitte des 19. Jahrhunderts einsetzenden neuen Erkenntnissen in der Kriegschirurgie zählte in besonderer Weise die Anwendung der konservativen Therapie. Langenbeck und Stromeyer, „mit reichen Erfahrungen auf der Felde der conservativen Therapie aus der Friedenszeit ausgerüstet, [waren] bestrebt, dieselben im Feldleben wo nur möglich zu verwerthen."[271] Esmarch meinte im Rückblick, es sei nicht zu leugnen, „dass jeder Feldzug durch das massenhafte Material, welches er der Chirurgie liefert, beträchtliche Fortschritte in unserer Wissenschaft mit sich bringt."[272] In den schleswig-holsteinischen Feldzügen habe „die conservative Chirurgie [...] einen vorwaltenden Einfluß geübt".[273] Ihr Wesensmerkmal „waren damals die Resektionen, wonach nur bestimmte, in Mitleidenschaft gezogene, verletzte Teile operativ

269 Loeffler, 1859, Vorrede

270 Vgl. Wahl, H. 3

271 Anschütz, 1909, S. 75 ff.

272 Esmarch, Handbuch [...], 1877, S. 236

273 Richter, E., S. 715; vgl. Köhler, 1904, S. 208; vgl. auch Anschütz, 1940, S. 251 ff. Für die Einführung der konservativen Chirurgie wurde Stromeyer ein „unsterbliches Verdienst für alle Zeiten" bescheinigt, so Dr. Walter von Oettingen in: Alexander, S. 192

entfernt wurden, das Glied bzw. Gelenk insgesamt jedoch erhalten werden konnte."[274] Dazu formulierte Esmarch in aller Kürze: „Die Aufgabe der Resection ist es, verletzte oder erkrankte Gelenkkörper zu entfernen unter möglichst geringer Verwundung der Weichtheile."[275]

Während des Feldzuges von 1850 sei ihm, so Esmarch, die Amputation *„sehr zuwider"* gewesen. *„Erst als wir mit den Resektionen des Ellenbogengelenks anfingen, wurde unser chirurgischer Eifer wieder geweckt. Diese Operation scheint zwar bei weitem eingreifender und blutiger zu sein und dauert länger als eine Amputation; aber hier gilt es doch der Erhaltung eines Gliedes, während man dort immer nur eins wegschneidet."*[276] Für Esmarch galten „selbst beträchtliche Zerschmetterungen des Oberarmknochens nicht mehr als Indication für die Amputation des Gliedes."[277] Auch würden die Resultate der Resektionen des Ellbogengelenkes „im Verhältniss zu denen der Amputationen des Oberarms für die geringere Gefahr der Resectionen überhaupt" sprechen.[278]

Bereits 1848 führten Langenbeck, Stromeyer und ihre Schüler eine große Anzahl von Resektionen aus und „verankerten das Verfahren der Resektionen in der Kriegschirurgie."[279] Esmarch stellte dazu fest: „Die Militairchirurgen [...] haben in der Erhaltung verletzter oberer Extremitäten wesentliche Fortschritte gemacht durch allgemeinere Anwendung der Resectionen des Ellbogen- und Schultergelenkes."[280] Dabei galt: „Während im ersten Kriege unter Langenbeck noch viele primäre Resektionen vorgenommen wurden, zeigte Stromeyer im zweiten Kriege, daß dieselben in der Kontinuität meistens entbehrt werden können. Im dritten Kriege aber wurde keine einzige Resektion in der Kontinuität mehr gemacht."[281] Da Langenbeck der Resektion des Ellenbogengelenks jedoch insgesamt eine schlechtere Heilungsmöglichkeit einräumte, als der des Schultergelenks, war es aus seiner Sicht begreiflich, „dass Esmarch und Stromeyer bei den Schussfracturen des Ellenbogengelenks die primäre Resection als Regel empfehlen."[282]

274 Kimmle, 1904, S. 174
275 Esmarch, Ueber Resectionen [...], S. 37
276 Ebd.
277 Ebd., S. 38
278 Esmarch, Beschreibung einer Resectionsschiene, S. 6
279 Kimmle, a. a. O., S. 174
280 Esmarch, Beschreibung einer Resectionsschiene, S. 1
281 Esmarch, Ueber Resectionen [...], S. 37, s. a. Fischer, Kriegschirurgie II, S. 797 f.
282 Langenbeck, 1874, S. 155 u. S. 170 verwies bei Esmarchs auf „ Ueber Resectionen" und bei Stromeyer auf „Maximen der Kriegsheilkunst", 2. Aufl. Hannover 1861. 8. S. 491

Löffler griff ebenso wie Langenbeck auf die von Esmarch erstellten Ergebnisse zu, bestätigte das günstige Mortalitätsverhältnis bei primären gegenüber nicht-primären Resektionen und warnte vor dem „Verschieben der Resection auf die secundäre Periode".[283] Esmarch meinte zu den Erfolgen der primären Resection: „Es wurden ohne Zweifel manchem Verwundeten das Leben und manche Glieder erhalten, welche früher sogleich amputirt worden wären."[284] Im Ergebnis setzte es „die chirurgische Welt damals in Erstaunen, dass es in den schleswig-holsteinischen Kriegen in einer großen Reihe von Fällen gelungen war, auch die gefürchteten Gelenkschüsse statt durch Amputation durch Resektion zur Heilung, und sogar zur Heilung mit guter Funktion des Gelenkes [zu] bringen."[285]

Im Krieg 1864 wurde „fast nur conservativ-operativ von den deutschen Aerzten behandelt. [...] Auch bei den Schussbrüchen des Ober- und Unterschenkels gelang es den deutschen Aerzten, das Gebiet der Conservative weiter als sonst zu ziehen." Ebenfalls Kniegelenks- und Fußgelenks-Resektionen nahmen „seit jener Zeit erst eine gesicherte Stellung als eins der trefflichsten Heilverfahren des operativen Conservatismus im Kriege ein".[286] Löffler meinte sogar: „Die Wissenschaft ist [...] berechtigt, nach den besonderen Gründen zu fragen, wenn der Feldarzt heutigen Tages bei einer Schussverletzung des Ellenbogengelenkes das Glied durch die Amputation opfert; sie hat dieselbe Berechtigung, wenn ein Feldarzt heutigen Tages unterlässt, ein schussverletztes Ellenbogengelenk, zu reseciren – so sehr ist [...] in der deutschen Kriegschirurgie, die operativ-conservirende Behandlung der nicht complicirten Ellenbogengelenks-Schüsse Regel geworden."[287]

Auch 1870/71 setzten die deutschen Ärzte überwiegend die frühere Behandlung der Gelenkschusswunden fort, bemühten sich aber vielfach, „die conservativ-exspectative Behandlung durchzuführen und die Gelenkresectionen seltener und vorsichtiger auszuführen." Nach H. Fischer ergab „die conservative Behandlung der Schussfrakturen durchweg die günstigere Mortalität [...]; die der Primäramputation steht ihr weit nach."[288] Erst der Feldzug von 1871 habe die Bedeutung der konservativen Chirurgie aufgezeigt und auch, dass „Amputationen unter weit ungünstigeren

283 Loeffler, 1859, S. 273 f.

284 S. dazu Esmarch, Ueber Resectionen [...], Vorrede sowie S. 24

285 Anschütz, 1909, S. 75 ff.

286 Richter, E., S. 728

287 Loeffler, 1859, S. 235

288 Fischer, Kriegschirurgie II, S. 794, 798 u. 816; s. a. Bergmann, S. 14

Heilungsverhältnissen als Resectionen stehen."[289] Auf seine Erfahrungen mit Resektionen wurde Esmarch häufig auch schriftlich von Fachkollegen angesprochen.[290]

Esmarchs Schrift: „Ueber Resectionen nach Schusswunden"

Im Frühjahr 1851 veröffentlichte Esmarch seine Schrift „Ueber Resectionen nach Schusswunden".[291] Kapitel I handelte „Von den Verletzungen der Knochen-Diaphysen durch Flintenkugeln", Kapitel II „Von den Verletzungen der Gelenke durch Schusswaffen, darunter Verletzungen des Schulter-, Ellenbogen -, Hüft- und Kniegelenkes." Eine Tabelle zum Schluss des Buches führte sämtliche Resektionen auf, die während der drei schleswig-holsteinischen Kriege ausgeführt wurden.

In der Vorrede[292] führte Esmarch aus, dass mit den Erfahrungen von Langenbeck und Stromeyer in den schleswig-holsteinischen Kriegen für die Militärchirurgie „eine neue Ära" beginne. Er begründete dies: „Mehr als dreihundert Aerzte aus allen Theilen Deutschlands sind Zeugen gewesen von den günstigen Resultaten, welche besonders die Resectionen des Ellenbogengelenkes geliefert haben. Das Vorurtheil älterer Militärärzte, welche die Gelenkresectionen im Kriege für selten anwendbar hielten, kann in Zukunft nicht mehr in Betracht kommen, nachdem unsere Erfahrungen dargethan haben, dass diese Operationen günstige Resultate gaben unter Umständen, wo Amputationen im Allgemeinen sehr unbefriedigende Erfolge hatten."

Als „bedeutendste Schädlichkeit" für Knochenverletzungen[293] bezeichnete Esmarch den Transport vom Schlachtfeld in die Lazarette, der fast nur auf schlechten Wegen

289 Küster, Nachdruck, S. 136, verweist darauf, dass erst nach der Umsetzung der Listerschen Antisepsis und der Anwendung der Blutleere nach Esmarch die „Absetzungslehre" als Grundsatz für die Extraktion statt der Amputation zum Durchbruch kam.

290 Briefe an Esmarch vom 03.12.1859 von Dr. Karl Pundschu aus Linz, vom 12.08.1862 von Textor aus Würzburg, vom 09.06.64 von Danzel aus Hamburg, vom 30.06.64 von Bardeleben aus Greifswald, vom 02.12.1864 von Middeldorpf aus Breslau, vom 06.03.1865 von Karl W. Ritter von Heine aus Berlin sowie vom 01.05.1866 von Heine aus Heidelberg

291 Esmarch, „Ueber Resectionen nach Schusswunden", Kiel 1851; vgl. Köhler, 1904, S. 222 ff. Als überaus nützlich hatte sich das Sammeln und anschließende Studium der von Stromeyer in den Schleswig-Holsteinischen Erhebungen zusammengetragenen Knochenpräparate erwiesen.

292 Ebd., S. V f.; Lossen zitierte in seinem Artikel u. a. zur „erfolgreichen" Praktizierung der „Resection des Ellenbogengelenkes" in: Pitha, Handbuch, S. 18 ff. mehrere Passagen aus der Vorrede.

293 Zitiert von Schmülling, S. 10 ff.; s. a. Lorentzen-Schmidt, 1980, S. 92, Ritter, C., S. 2, Fischer, Festschrift 275, S. 234

und meist mit unzweckmäßigen Transportmitteln durchgeführt werden konnte. Er wandte sich ferner dagegen, dass – aus Furcht vor Blutungen – eine Aderpresse um die verwundete Stelle des Gliedes gelegt wird, da dadurch die Blutstauung noch vergrößert werde und die seröse Infiltration sofort zunehme.

Bei der Untersuchung und Beurteilung der Verletzungen müsse, so Esmarch weiter, stets eine genaue Diagnose gestellt werden und jede Handlungsweise einen bestimmten Zweck verfolgen. Gleich nach der Verletzung könne und dürfe eine Schusswunde mit dem Finger untersucht werden.[294] Unter Umständen sei eine Erweiterung des Schusskanals von großem Nutzen, um sich dadurch einen Begriff machen zu können, wie weit und groß die Ausdehnung der Verletzung sei. Dabei solle der auch von Ambroise Paré gegebene Rat beherzigt werden, „das verletzte Glied in diejenige Stellung zu bringen, in welcher es verwundet wurde; nicht selten erspart man sich dadurch den Gebrauch des Messers." Habe man sich zur Erhaltung eines Gliedes entschlossen, so könne man freiliegende Splitter entfernen. Er warnte jedoch davor, zu viel in der Wunde umherzusuchen, da man dadurch dem Verletzten mehr schaden als durch Herausziehen der Splitter nützen könne.

Bereits im dritten schleswig-holsteinischen Krieg gab es, so Esmarch, keine einzige Resektion in der Kontinuität mehr und es wurde auch auf die Amputation bei großen Zerschmetterungen der Diaphyse des Humerus verzichtet. Die Exartikulation des Oberarmes wurde nur dann vorgenommen, wenn durch das Geschoss die Venen und Gefäße in der Achselhöhle verletzt waren, sonst kam es grundsätzlich nur zur Resektion, die – so Esmarch – ausgezeichnete Resultate ergab. Wenn ein Glied jedoch nicht wiederherzustellen war, so war nach Esmarch die sofortige Amputation eine lebensnotwendige Indikation; hatte die Kugel nur eine „einfache Fraktur" gesetzt, so wurde unter allen Umständen der Versuch gemacht, das Glied zu erhalten, und zwar – wie Esmarch angab – mit gutem Erfolg. Die Behandlung müsse jedoch sofort einsetzen. Wenn Hoffnung bestehe, das verletzte Glied zu erhalten, so müsse es so gelegt werden, dass eine Verschiebung der Fragmente unmöglich sei und der Verwundete keine Schmerzen empfinde. Esmarch behauptete, dass bei vielen Verwundeten, bei denen wegen Verletzung des Kniegelenkes der Oberschenkel amputiert wurde, die Resektion

294 Dazu meinte Anschütz allerdings: „Die untersuchenden Finger wurden nicht desinfiziert; den Begriff der Finger- und Wunddesinfektion gab es damals noch nicht. Wenn die Finger nur die weniger gefährlichen Keime des täglichen Lebens trugen, mochten diese Untersuchungen bei den schon vorher schwer verunreinigten Schußbrüchen nicht viel ausmachen, waren sie aber mit den hochgiftigen Keimen der Pyämiekranken der Lazarette behaftet, so war dieses Vorgehen äußerst gefährlich." Anschütz, 1940, S. 264, s. a. Ressel, S. 154. Esmarch trug seine späteren Erkenntnisse dazu auf dem Chirurgen-Kongress vom April 1880 vor.

hätte angewandt werden müssen, da die Ausführung dieser Operation kaum weniger Schwierigkeiten geboten hätte als die Absetzung des Gliedes.

Im zweiten Kapitel behandelte Esmarch verschiedene Formen der Gelenkverletzung. Dargestellt wurden bei Verletzungen der Gelenke an insgesamt 40 einzelnen Fällen Untersuchung, Diagnose, Beurteilung, Bewertung, Operationsmethode, Behandlung, Verlauf, Nachbehandlung und Resultat. Ferner enthielt die Schrift allgemeine Aussagen zu Knochensplittern und Fissuren, zur Möglichkeit der Heilung durch und ohne operative Eingriffe sowie zur Auswirkung von äußeren Umständen auf den Heilungsverlauf. Die Diagnose der Gelenkentzündungen biete im Anfang Schwierigkeiten; auch hier müsse die Behandlung sofort einsetzen. Esmarch stellte fest, dass in den schleswig-holsteinischen Kriegen in der weitaus größten Zahl der Fälle reseziert wurde. Die Resektion des Oberarmes habe ausgezeichnete Resultate ergeben. Verletzungen des Hüftgelenkes durch Fremdkörper kamen nur selten vor, bei denen weder die Resektion noch die Exartikulation einen befriedigenden Ausgang nahm. Kniegelenkswunden, die in der Mehrzahl der Fälle mit Knochenverletzungen einhergingen, erforderten die sofortige Amputation des Oberschenkels; die Resektionen verliefen unglücklich. Als Fazit stellte Esmarch den damals sehr bemerkenswerten und noch lange gültigen Grundsatz auf, große Zerschmetterungen der Diaphysen nicht operativ zu behandeln, sondern einfach ruhig zu stellen und der Naturheilung zu überlassen.

Über die Schrift urteilte Stromeyer: *„Sie ist nur 136 Seiten lang, hat aber nichts ihres Gleichen in der ganzen kriegschirurgischen Literatur [...], obgleich man sich in Deutschland alle Mühe gegeben hat, sie todtzuschweigen, anstatt sie nachzuahmen.“* Sie habe als erste Monografie über einen für die Kriegschirurgie wichtigen Gegenstand *„einen sehr guten Eindruck gemacht“*, eine Rezension darüber von Tiedemann ist *„sehr lobend“*.[295]

Eiselsberg sah in der Schrift „die ersten Anfänge der später mit solchem Erfolge ausgebildeten abstinenten Therapie der Schusswunden [und] gleichzeitig Anklänge zur späteren Asepsis, um deren Ausbildung gerade Esmarch und seine Schule sich Verdienste erworben haben.“[296] Richter meinte, dass „man wohl kein geschichtliches Unrecht [begeht], wenn man die Einführung der conservativen Therapie der Gelenkverletzungen mit wesentlicher Bevorzugung der Resectionen den Chirurgen der deut-

295 Briefe vom 01.06.1851, 04. u. 29.02.1852 an Esmarch von Stromeyer aus Hannover

296 Eiselsberg, Verhandlungen [...], 1908, Eröffnungsrede am 21.04.1908; s. a. Loeffler, 1859, Vorrede

schen Armee zuschreibt und sie vom Jahre 1848 datirt."[297] Thiersch schrieb, dass er Esmarchs Schrift zu seiner *„größten Belehrung"* gelesen habe und dieses ihm für seine Vorlesung über Schusswunden *„sehr zu Statten gekommen"* sei.[298] Nach Bier war die Schrift „von großer Bedeutung für die Kriegschirurgie". Er schrieb: „Esmarch tritt hier als Vorläufer v. Bergmann's auf, der 16 Jahre später unter weit günstigeren Verhältnissen dieses Prinzip für die Schusswunden im allgemeinen aufstellte, zur Durchführung und Anerkennung brachte, und sich dadurch die grössten Verdienste erwarb."[299]

In seiner englischen Übersetzung des Buches schrieb S. F. Statham im Vorwort: „Dr. Esmarch's Treatise merits paricular notice, on account of the results given in figures, both in the text and at the end, in a tabular form. I cannot at all agreee with the antiphlogistic treatment so strongly recommended, while in Schleswig-Holstein, I began to treat the patients on the opposite plan – and successfully so. "[300] Bei einem Treffen mit Mac Kinnon, Deputy Inspector General im Krieg gegen die Ashantees, sagte dieser zu Esmarch, das *„Buch über Resectionen in der englischen Übersetzung sei in dem Kriege seine Bibel gewesen."*[301]

Die Bedeutung der Resektionen für die Kriegschirurgie galt als ebenso unumstritten wie die Leistungen derjenigen, die sie ab 1848 ausführten.[302] Krönlein stellte anlässlich des Chirurgen-Kongresses im April 1901 Esmarch in „die Reihe jener Chirurgen, die eindeutig in der Phase vor dem Zeitpunkt der Einführung der Antiseptik auch im Vergleich zu der Phase unmittelbar danach eine sehr geringe Mortalität aufwiesen."[303] Helfreich urteilte zum Thema „Resektionen der Knochen und Gelenke": „Für die Kriegschirurgie haben v. Langenbeck, Stromeyer und ihre Schüler Esmarch, Petruschky u.s.w. in dem ersten deutsch-dänischen Feldzuge die konservative Behandlung der Gelenkschüsse mit Hilfe der Resektion in möglichst ausgedehnter Weise erfolgreich durchgeführt und damit für dieses Verfahren in der Kriegschirurgie vorbildlich gewirkt."[304] Eiselsberg sagte zu Esmarchs Wirken: „In seinem Bestreben,

297 Richter, E., S. 716

298 Brief vom 06.08.1855 an Esmarch von Thiersch aus Erlangen

299 Bier, 1908, S. 579

300 Briefe vom 04.01. sowie 06. u. 29.10.1852 an Esmarch von Statham aus London

301 Brief vom 05.04.1875 an Prinzessin Henriette von Esmarch

302 Langenbeck, 1874, darin u. a. Kapitel II, „Subperiostale Resection des Oberarmkopfes" und „Resection des Ellenbogengelenks", sowie Loeffler in: Pitha, Handbuch, Bd., S. 18

303 Verhandlungen […], 1901 II, S. 199

304 In: Puschmann, S. 118

mit Kranken und Verwundeten schonend umzugehen und ihnen rasch zu helfen, hat Esmarch schon auf den dänischen Schlachtfeldern mit bestem Erfolge die von seinem Lehrer Bernhard von Langenbeck eingeführte Resection der Gelenke bei Schussverletzungen an Stelle der bis dahin allgemein üblichen Amputation geübt und sich durch ihre Einführung grosse Verdienste erworben."[305]

Die Extraktion von Splittern

Die Auswirkungen von Langgeschossen auf „platte oder Röhrenknochen auf Diaphysen oder Epiphysen" konnte Esmarch anhand der Stromeyerschen Sammlung von Knochenpräparaten nachvollziehen.[306] Er kam zu der Schlussfolgerung, dass „die Splitterung in den Diaphysen fast nie in die Epiphysen sich erstrecke, und daß umgekehrt erstere unversehrt blieben, wenn die Epiphysen Splitterbildung zeigen, während bei Schüssen in den Uebergangstheil zwischen Epi- und Diaphyse nach beiden Seiten hin beträchtliche Zerschmetterungen wahrnehmbar seien."[307] Dieser Befund entstand anhand von Beobachtungen von Schussverletzungen „namentlich bei jugendlichen Soldaten" mit „Fissuren der langen Extremitätenknochen" sowie bei Schussverletzungen, „welche die Grenze beider Knochenabschnitte treffen".[308]

Spätere Untersuchungen ergaben den „anatomischen Nachweis der vollständigen und ungestörten Einheilung der Splitter [...]. In der Mehrzahl der Fälle wurden die Splitter unter lebhaften örtlichen und allgemeinen Störungen nekrotisch."[309] Vor diesem Hintergrund gab Fischer Stromeyer und Esmarch recht, die den umstrittenen „Werth der primären Splitterextraction" verworfen hatten. Durch ein gewaltsames Ausziehen aller losen Splitter würde viel Knochenmaterial für die Heilung der Schussfrakturen mit entfernt, „denn es heilen von den Splittern mehr an, als man glaubt, besonders bei der Heilung unter dem Schorfe."[310] Die Zusammenfassung bei Anschütz lautete: „Die Knochensplitter brauchen nicht, wie dieses früher üblich war,

305 Eiselsberg, a. a. O.

306 In einem Zusatz zu seinen Jugenderinnerungen hatte Esmarch notiert: „Die Knochensplitter wurden sorgfältig gesammelt und vom Unterarzt Kaestner vortrefflich präpariert und getrocknet."

307 Kimmle, 1904, S. 51 f.

308 Richter, E., S. 293

309 Kimmle, a. a. O., S. 66

310 Fischer, Kriegschirurgie II, S. 730

aus jeder Wunde herausgeholt zu werden. Ein durch Kugel zerschmetterter Knochen kann ohne jeden operativen Eingriff heilen."[311]

Intensiv wurden Débridement bei Splitterfrakturen, Splitterextraktion und antiseptische Behandlung von Schusswunden auf dem Chirurgen-Kongress am 8. April 1880 in Berlin erörtert. Nachdem Prof. Anton Schmidt, Grodno, aufgrund seiner Erfahrungen im Krieg 1870/71 bekundet hatte, dass er eine Splitterextraktion für nicht erforderlich halte, wenn es gelänge, „die Wunde aseptisch zu machen"[312a], meldete sich auch Esmarch zu Wort. Er sah sich in seiner wiederholt vorgetragenen Anschauung bestätigt, „dass man jede derartige Wunde, die nicht offenbar die unmittelbare Amputation nöthig macht, seien die Splitter auch noch so zahlreich, anfangs mit möglichst antiseptischem Occlusionsverbande und Immobilisirung behandeln soll. Wenn aber wieder die Forderung aufgestellt wird, dass man bei sehr starken Splitterbrüchen [...] noch das Débridement machen und primär die Splitter herausziehen soll, so müssen wir die Wunden wieder auf dem Schlachtfelde mit dem Finger untersuchen und das ist, meiner Meinung nach, für frische Wunden gefährlicher, als Alles andere. Denn ohne Untersuchung mit dem Finger werden wir doch nicht im Stande sein, zu ermitteln, ob wir es mit einer sehr bedeutenden Menge von Splittern zu thun haben, oder mit eine geringeren Zahl. Wenn wir einmal den Finger in die Wunde einführen, dann sind wir auch verpflichtet, die ganze Wunde aseptisch zu machen." Da man, so Esmarch, dazu auf dem Schlachtfelde nicht im Stande ist, sollte man deshalb so lange auf eine genaue Diagnose verzichten, bis nach der Untersuchung mit dem Finger „sofort eine gründliche Desinficirung der Wunde" möglich sei.[312b]

311 Anschütz, 1909, S. 75

312 a) u. b) Verhandlungen [...], 1880, I, S. 46 ff.; s. a. Bergmann, S. 22

Kältebehandlung im Krieg

Bereits im Feldzug von 1850 hatte Esmarch die Kältebehandlung intensiv angewendet. In seinem Brief aus Nyborg von 1850 hatte er zur Behandlung *„einiger schwerer Verletzungen, z. B. [...] Zerschmetterungen des Oberschenkel und Oberarmknochens"* abweichend von seinem Vorgehen im Vorjahr vermerkt: *„Von wesentlichem Einfluß auf den besseren Verlauf war der reichliche Gebrauch von Eisblasen, wozu der große Eiskeller des Schlosses uns in den Stand setzte. Unter der fortgesetzten Anwendung dieses Mittels heilte selbst eine Verletzung der Kniegelenkkapsel durch eine Spitzkugel."*[313]

Beispielhaft für die ausgiebige Verwendung von Eisumschlägen ist ein Bericht von Leutnant Albert Burow aus dem Lazarett in Schloss Gottorp nach der Schlacht bei Idstedt. Er zitierte die nachdrückliche Mahnung des ihn behandelten Arztes Esmarch: „Versäumen Sie um Gotteswillen nicht die Eisumschläge!" Seine Krankenwärter informierte er: „Der Doktor hat ja gesagt, wenn ich die Eisumschläge nicht ohne Unterbrechung mache, so bin ich unrettbar verloren [...]." Als ihn später Major v. Worringer auf dem Krankenbett aufsuchte, sagte er ihm: „‚Wenn Sie etwas zu befehlen haben, schaffen Sie mir, schaffen Sie uns allen Eis. Noch eine Stunde so und die ernstlichen Verwundeten sind alle verloren. Die dänischen Vorposten sollen den Eiskeller besetzt haben und lassen niemanden hinein.' Das wirkte [...] in wenigen Minuten [danach] lag das erfrischende Eis wieder auf meinen Wunden."[314]

In fast allen neueren Kriegen, berichtete Fischer, hatten deutsche Chirurgen, geleitet von Esmarchs klassischer Arbeit, „die consequente Anwendung des Eises als des kräftigsten allgemeinen und localen Antiphlogisticum" bei der Behandlung von Schussfrakturen als unentbehrlich betrachtet und im größten Umfange betrieben.[315] Auch Richter wies auf die „sehr grosse Ausdehnung" in der Anwendung von „Umschlägen von Eiswasser, Eis in Gummibeuteln oder auch prolongirten Localbädern von kaltem Wasser" während des Krieges 1864 hin.[316] Für die Therapie der einfachen Gelenkwunde im Lazarett empfahl er, das in seiner Schiene womöglich erhöht gelagerte Gelenk mit Eisbeuteln zu „umpacken" und die verbundene Wunde mit einem langen Gummischlauch nach Esmarch zu umwickeln, „durch dessen Canal dauernd

313 Esmarch, Brief aus Nyborg vom 16.08.1850

314 Burow, „Meine Verwundung am 24. Juli 1850", in: Möller, S. 195 ff.; s. a. Loeffler, 1867, S. 224 f.

315 Fischer, Kriegschirurgie II, S. 716 u. S. 782 f.

316 Richter, E., S. 727 und S. 733

Eiswasser“ zirkuliert. „Bei derartiger Antiphlogose können Gelenkschusswunden [...] sogar mit Erhaltung voller Bewegungsfähigkeit heilen.“[317]

Esmarch widmete einen eigenen Abschnitt in seinem 1877 veröffentlichten „Handbuch der Kriegschirurgischen Technik“ der „Wärmeentziehung“. Dazu schrieb er: „Zur Bekämpfung der Entzündung dient die Kälte oder Wärmeentziehung, welche auf verschiedene Weise angewendet wird: 1. In Form kalter Umschläge. 2. Als trockene Kälte, am besten durch Eis in Kautschukbeuteln (Eisbeuteln) [...]. Eine sehr energische Abkühlung bei Entzündungen an den Extremitäten lässt sich durch die Kühlschlange [...] erzielen. 3. Durch Berieselung mit kaltem Wasser (Irrigator). 4. Durch Eintauchen in kaltes Wasser [...].

Man bedient sich dazu der Arm- und Bein-Badewannen [...] in welchen das verletzte Glied auf Bindestreifen gelagert wird [...].“[318] In dem Maße, in dem die Antisepsis Einzug hielt, trat bei der Behandlung mit Kälte allerdings ein Wandel ein. Dazu bemerkte Fischer: „Wir haben dem Eis seine antiphlogistischen und styptischen Wirkungen nicht abgesprochen. Es haben sich aber [...] die Anschauungen über den Werth der Eisbehandlung sehr wesentlich geändert. Der antiseptische Verband hat sie fast vollständig verdrängt.“[319]

Behandlung von Blutungen

Waren Blutverluste bei Verletzungen und Verwundungen allein oft schon lebensbedrohend, stellten Blutungen während und nach operativen Eingriffen für die Kriegschirurgen ein schwerwiegendes Problem dar. Esmarch hatte nach der Ausführung von sechs Amputationen und einer Resektion im Mai 1850 in Schleswig festgehalten, dass am 8. bzw. am 9. Tag danach „die Periode der sekundären Blutungen“ einsetzte. „Die inzwischen eingetretenen Blutungen [machten] unsere Hülfe jeden Augenblick nötig und [hielten] uns fast jeden Tag und Nacht auf den Beinen.“ Pflegepersonal und Ärzte mussten jeden Augenblick bereit sein, durch Fingerdruck auf die Schlagader oder

317 Ders., S. 791
318 Esmarch, Handbuch [...], 1877, S. 8 ff.; 4. Auflage, S. 71 ff, im Abschnitt „Antiphlogose“
319 Fischer, 1868, S. 345

Anlegung eines Tourniquets oberhalb, komprimierende Verbände, Unterbindungen oder gar durch Amputation die Blutung zum Stehen zu bringen.[320]

„Heftige Blutungen aus frischen Wunden“, schrieb Esmarch, „müssen sofort gestillt werden am besten durch Unterbindung der verletzten Gefässe. Wenn dies aber nicht sogleich ausführbar ist, wie z.B. im Gedränge der Schlacht, dann stehen verschiedene Mittel zu Gebote um 1. Die Blutung vorläufig zu beherrschen (Provisorische Blutstillung) a) die directe Compression der Wunde [...] b) die Compression des Hauptarterienstammes oberhalb der Wunde [...] c) die künstliche Blutleere [...].“[321] Ferner empfahl Esmarch „2. Zur dauernden Blutstillung [...]“ in leichten Fällen „die Anwendung der Ruhe, der hohen Lagerung und des Eises [...]“, bei wiederkehrenden Blutungen „b) Unterbindung der Wunde selbst (directe Unterbindung) [...] c) die Unterbindung der Arterienstämme“.[322] Auch für eine „Absetzung der Glieder“ soll, so Esmarch, „die Extremität bis weit über die Amputationsstelle hinaus blutleer gemacht [werden].“[323]

Das Esmarchsche Verfahren wurde konsequent in der Kriegschirurgie nach 1873 angewendet. Für Hermann Fischer war „für die Exarticulatio humeri im Felde [...] die Methode mit einer praeliminaren hohen Oberarmamputation am meisten zu empfehlen, weil sie unter Esmarch'scher Blutleere geschehen kann.“[324] Er riet ausdrücklich davon ab, „bei der Vornahme der primären Resectionen auf die Esmarch'sche Blutleere zu verzichten. Die lange Umschnürung der Theile macht sie zum Brande geneigt.“[325] Da die Blutung nach der Entfernung der Umschnürung meist sehr intensiv sei und die Anlegung des Verbandes verzögere, wende man beim operativen Verfahren, so E. Richter, „mit allen erforderlichen Vorsichtsmassregeln wenn irgend möglich den Esmarch'schen elastischen Gummidruck an, dilatirt die Wunde, reinigt sie von allen Gerinnseln und unterbindet [...] das blutende Gefäss.“[326] Anhand seiner Erfahrungen berichtete E. Fischer, darin bestätigt durch Küster, dass bei „der typischen Resektion primär bei völligen Zertrümmerungen der Epiphysen [...] die künstliche

320 Vgl. Esmarch, Ueber Resectionen [...]; s. a. Richter, E., S. 727, Ressel, S. 140, und Kimmle, 1904, S. 157

321 Esmarch, Handbuch [...], 1877, S. 119 ff.

322 Ebd., S. 137 ff.

323 Ebd., S. 172

324 Fischer, Kriegschirurgie II, S. 114

325 Ebd., S. 827

326 Richter, E., S. 796 f.

Blutleere […] die Operation sehr (erleichtert)."[327] Auch Lossen stellte hinsichtlich der von Esmarch „eingeführten Form" bei Resektionen fest: „Die völlige Blutleere, wie sie nur durch das der Absperrung vorhergehende, elastische Einwickeln des ganzen Gliedes erzeugt werden kann, erlaubt es, mit einer ausserordentlichen Genauigkeit die Details zu erkennen."[328]

Langenbeck schrieb zur „subperiostalen Resection des Ellenbogengelenks": „Als Vorbereitung zur Operation wird man in Zukunft die von Esmarch angegebene Constriction des Arms mit Gummibinden […] in Anwendung ziehen müssen, weil bei dem unblutigen Operiren die Aufgabe, alle das Gelenk umgebenden Weichtheile unverletzt vom Knochen abzutrennen, weit sicherer gelöst werden kann."[329] Auch bei der „subperiostalen Handgelenkresection mittelst des Dorso-Radialschnittes [gewährt] das unblutige Operiren die grösste Erleichterung, um so mehr, da die Blutung bei Handgelenkresectionen gemeiniglich sehr stark ist, und das Operationsfeld dabei nicht übersehen werden kann. Ich kann demnach die Constriction des Gliedes mit Gummibinden, mit der Modification, dass der von Esmarch angegebene Gummischlauch durch eine zweite am Oberarm liegen bleibende Gummibinde ersetzt werde, als Voract der Operation dringend anempfehlen."[330]

Zum Schutz der Verwundeten und zur Vorbereitung des Transportes zum Hauptverbandplatz nannte Bergmann: „Erstens das Stillen einer profusen Blutung." Dazu „müssen die Krankenträger mit dem Esmarch'schen Schlauch ausgerüstet und mit dessen Einsatze […] vertraut sein. In Fällen mit grossen Ausgangswunden wird seine provisorische Applikation kaum einmal zu entbehren sein." Ferner empfahl er, „von der Esmarch'schen Blutsperre den weitesten Gebrauch auf den Truppenverbandplätzen zu machen, dann aber auch den mit dem Schlauche Versorgten als einen, dem sofort auf dem Hauptverbandplatz geholfen werden muss, zu bezeichnen." Auch wenn der Schlauch gelegentlich ohne zwingenden Grund vom Krankenträger angelegt worden sein sollte, hielt Bergmann das für weniger wichtig, „als dass möglichst viele durch Blutung Gefährdete gerettet werden, und das kann Esmarch's verdienstvolle Erfindung uns schaffen."[331]

327 Fischer, 1868, S. 46, s. a. Küster, S. 88 u. S. 58

328 Lossen, in: Pitha, Handbuch, Bd. 2, S. 127

329 Langenbeck, 1874, S. 187

330 Ebd., S. 209 f.

331 Bergmann, S. 15 f.

Auf dem 14. Chirurgen-Kongress zeigte Esmarch am 11. April 1885 „ein neues Spiralfeder-Tourniquet, [das statt] der Kautschuk-Schnürbinde zur provisorischen Stillung von Blutungen und zur künstlichen Blutleere dienen soll.“[332a] Diese neue Schnürbinde bestand „aus vernickelten Messingspiralen, welche mit Handschuhleder überzogen [...] und mit einem sehr einfachen Schlussapparat versehen [sind], welcher nach Art einer Sicherheitsnadel wirkt [und] endlich das alte unsichere Tourniquet verdrängen möge.“[332b]

Künstliche Gliedmaßen

Eine zentrale Frage galt der Brauchbarkeit von Gliedern nach einer Resektion. Dazu hatte Esmarch schon 1851 festgestellt: „Wer es beobachtet hat, wie hülflos ein Mensch ist, welche eine seiner oberen Extremitäten verloren hat, der weiß den Vortheil zu schätzen, den die Erhaltung eines solchen Gliedes bietet, selbst wenn es einen Theil seiner Brauchbarkeit eingebüßt hat. Bei den Gelenkwunden der unteren Extremitäten verhält sich die Sache etwas anders. Hier ist ein guter Stelzfuß oder ein künstliches Bein von größerem Nutzen, als ein unbrauchbares, verkrümmtes oder unnatürlich bewegliches Glied.“[333]

Nach einer Aufstellung von Esmarch für die Jahre 1848 bis 1850 hatten von den 31 endgültig nach einer Ellenbogenresektion Geheilten 14 ein Schlotterglied behalten. Nach Löfflers Berechnungen standen für den Feldzug 1864 nach der Resektion des Ellenbogengelenks 28 definitiven Heilungen 20 Schlotterglieder gegenüber. Für Löffler waren Schlotterglieder „ohne Stützapparat [zwar] sehr wenig brauchbar, selbst wenn Hand und Finger activ beweglich blieben [...] gleichwohl freuen sich die Besitzer der Schlotterarme, ihrer Glieder durch die Amputation nicht ganz beraubt zu sein.“[334]

Für Esmarch blieb die Erhaltung eines Gliedes auch bei mangelnder vollständiger oder sogar bei fehlender Nutzbarkeit ein wichtiges Anliegen. Aus den 1860er-Jahren stammt eine von ihm erarbeitete Zusammenstellung mit vielfältigen Berichten,

332 a) u. b) in: Verhandlungen [...], 1885, I, S. 104 ff.

333 Esmarch, Ueber Resectionen [...], S. 38

334 Loeffler, 1867, S. 270 f.

Hinweisen zum Anlegen und zu den positiven Auswirkungen sowie mit gutachterlichen Stellungnahmen zum Einsatz künstlicher Glieder. Er selbst fertigte Zeichnungen an, korrespondierte mit Herstellern und stellte mit seinem Instrumentenmacher Beckmann in Kiel künstliche Glieder her.

Im Zuge der Verwirklichung seines Anliegens teilte Esmarch im Juli 1864 dem Oberkommando mit, dass *„eine nicht unbeträchtliche Geldsumme […] von Einwohnern Schleswig-Holsteine gesammelt worden [ist] für den Zweck den in diesem Kriege Verstümmelten künstliche Glieder und Holzfüße zu verschaffen."* Gut passende künstliche Glieder und Holzfüße müssten für den Amputierten anhand eines guten Gipsabgusses jedoch vor Ort gefertigt werden. Da sich in Kiel ein geschickter Instrumentenmacher befinde, richtete Esmarch die Bitte an das Oberkommando, zu veranlassen, *„dass sämmtliche Amputirte nach vollendeter Heilung ihrer Stümpfe für den (gen.) […] Zweck in ein Lazareth nach Kiel verlegt werden, denn nur dort kann ich die Anfertigung zweckmäßiger künstlicher Glieder beaufsichtigen."* Dann fügte Esmarch im Namen seiner Landsleute noch die Bitte hinzu, *„dass auch die kriegsgefangenen und amputirten Dänen derselben Wohlthat theilhaftig werden mögen."*[335] Daraufhin wurde seitens des Kronprinzen angeordnet, *„dass das edle Werk, welches Sie und Ihre Landsleute vorhaben, beiden Armeen und sämmtlichen ärztlichen Activen und Beamten kundgegeben, das Lazareth in Kiel aber zur Aufnahme der Betroffenen angewiesen und eingerichtet werde."*[336] Somit notierte Esmarch Anfang Juli 1864: „Viele Amputirte nach Kiel, um künstl. Glieder zu bekommen".[337]

1864 berichtete Ritter von Heine, dass er mit größtem Interesse im Schloss die *„kleine Invalidenschar […] gesehen [habe], stolz in Exercitium ihrer künstlichen Glieder begriffen"*. Er habe 65 bis 70 Amputierte gezählt, *„die hier Wiederersatz ihrer verlorenen Glieder finden werden und zwar, wie ich mich überzeugt, einen solchen, der ihre künftige Lebensstellung in gleicher Weise berücksichtigt, wie er ihrer Eitelkeit schmeichelt"*[338]

Zu den unterschiedlichen künstlichen Gliedern, mit denen Esmarch sich beschäftigte, gehörten im Bereich der oberen Extremitäten „Hülfsapparate für die Schlottergelenke", bei denen Esmarch an „Socins Stützapparat" für das Ellenbogengelenk noch einen Kautschukring angebracht hatte, „welcher die Flexionsbewegungen vermitteln

335 Brief vom 24.07.1864 an das Obercommando von Esmarch

336 Brief vom 24.07.1864 an das Obercommando von Esmarch

337 Eintrag in Esmarchs Notizbüchlein für den 8. Juli 1864

338 Brief vom 02.09.1864 an Esmarch von Heine aus Berlin

soll."[339] Sehr viel umfangreicher beschäftigte Esmarch sich mit künstlichen Gliedern für die unteren Extremitäten. Kurz nach dem Gefecht bei Düppel berichtete Ressel von einem Seconde-Lieutenant, bei dem nach einem Schuss durchs Kniegelenk die „Amputatio fumoris" vollzogen wurde. Nach der Heilung „reiste der Patient nach Kiel, um sich unter Prof. Esmarch's Leitung ein künstliches Bein anfertigen zu lassen, was er [...] sehr gut vertrug."[340]

Konsequent setzte Esmarch seine Tätigkeit zur Anfertigung künstlicher Glieder auch in den nachfolgenden Kriegen fort und wurde in mehreren Briefen um die Anfertigung künstlicher Glieder gebeten.[341] Besonders anrührend ist das Schreiben von Major a. D. Kracht, der von Esmarch ein künstliches Bein nach dem Feldzug 1871 erhalten hatte. Er schrieb: *„[...] überall wo ich hinkomme, [und] die Menschen mich aufrecht heiter und vergnügt vor sich sehen, wird Ihr Name hochgepriesen. Niemand kann das Wunder recht begreifen, das Sie an mir vollbracht haben [...], [ich] muß hinzufügen, dass es mir Gott Lob bis jetzt vortrefflich gut geht und [...][sich] noch keine Nachtheile bemerkbar gemacht haben. Täglich gehe ich 2 – 2 ½ Stunden in der Mittagszeit spatzieren"*.[342]

Immobilisierung und Schienung verletzter Glieder

Mit den zunehmenden Erfahrungen in der konservativen Kriegschirurgie wuchs auch die Erkenntnis, dass es bei der Behandlung aller Schussverletzungen unbedingt erforderlich sei, das verletzte Glied zu immobilisieren.[343] Dies galt als Regel bei der primären Gelenkresektion; aber auch für die „Nachbehandlung der secundären Gelenkresectionen."[344] Nach Anschütz ist: „der Transport der Verwundeten von großer Gefahr, wenn das verletzte Glied nicht vorher vollständig immobilisiert ist. Das waren große Erkenntnisse in damaliger Zeit, und sie weisen uns die Richtung, in der Esmarch sich

339 Fischer, Kriegschirurgie II, S. 861

340 Ressel, S. 161; s. a. Richter, E., S. 805

341 Briefe vom 16.04.1864 an Esmarch von Frau Arnemann aus Schleswig, von Rechtsanwalt Hellhoff aus Pritzwalk vom 27.07.1866 und von Frau Leontine aus Memmingen vom 09.03.1871

342 Brief vom 10.02.1872 an Esmarch von Kracht aus Berlin

343 Fischer, 1868, S. 386

344 Ebd., S. 233; s. a. Loeffler, 1867, S. 278

[…] entwickelte.“[345] Dieser meinte, dass von einer zweckmäßigen Nachbehandlung, „die Erfolge grösserer Operationen viel mehr abhängen, als von der Ausführung der Operation selbst.“ Er stellte „an die rationelle Behandlung schwerer Verletzungen, namentlich der Extremitäten, folgende Forderungen: 1) Der verwundete Theil muss so fest und sicher gelagert sein, dass nicht durch jede Bewegung des Kranken die Wunde beunruhigt wird. 2) Der verwundete Theil muss von allen Seiten zugänglich sein, so dass man die Wunde und deren Umgebung beständig übersehen und so oft als nöthig frisch verbinden und vollkommen reinigen kann, ohne die verletzten Theile zu bewegen, zu reizen und dem Patienten Schmerzen zu verursachen.“[346]

Um dieses zu erreichen, hatte Esmarch von ihm entwickelte Schienenverbände bereits im Feldzug von 1849 eingesetzt. Damals hatte Billroth im Auftrag von Langenbeck darum gebeten, ihm *„möglichst umgehend“* einen *„Apparat für Resection des Knies“* und einen *„Apparat für Resection des Ellenbogens“* zu schicken.[347] Esmarch selbst schrieb 1850 einen „Theil der guten Erfolge […] welche wir in Schleswig nach der Schlacht bei Idstedt bei vielen Wunden, welche mit Knochenzerschmetterungen complicirt waren, erreicht haben“, der „Anlegung eines zweckmäßigen Schienenverbandes“ zu.[348]

Anlass für eine Weiterentwicklung seiner „Apparate“ bot eine Situation im Sommersemester 1859, als Esmarch bei fünf Kranken mit Kniegelenksvereiterungen „nur die Wahl zwischen Amputation des Oberschenkels und Resection des Kniegelenks übrig blieb. [Da] stellte ich mir die Aufgabe, einen Apparat zu erfinden, welcher die Schwierigkeiten in der Nachbehandlung nach letzterer Operation wesentlich erleichtern könnte. Nach mehreren vergeblichen Versuchen und durch Fortschreiten vom Complicirten zum Einfachen ist es mir gelungen, eine Schiene zu construiren, welche diese Aufgabe erfüllt und wenigstens bis dahin auch meinen Erwartungen in der Praxis entspricht.“ Er habe sich bemüht, „die Schiene so sehr zu vereinfachen, dass sie von jedem Schlosser angefertigt werden, und ihr eine solche Einrichtung gegeben, dass sie mit grösster Leichtigkeit auseinandergenommen und auf einen kleinen Raum zusammengepackt werden kann, so dass jeder Ambulancewagen eine gewisse Zahl solcher Schienen wird aufnehmen können.“[349]

345 Anschütz, Gedächtnisrede vom 24.02.1909

346 Esmarch, Beschreibung einer Resectionsschiene, S. 6

347 Brief vom 13.07.1849 an Esmarch von Billroth aus Berlin

348 Esmarch, Ueber Resectionen […], S. 16

349 Esmarch, Beschreibung einer Resectionsschiene, S. 8 f.

Zwar war die erste Schiene für die Nachbehandlung bei Knieresektionen vorgesehen, jedoch ließe sich der Apparat, so Esmarch, „auch bei complicirten und Schussfracturen des Oberschenkels sowohl wie des Unterschenkels, bei Entzündungen und Verletzungen des Knie- und Fussgelenkes, kurz in allen Fällen, wo absolute Ruhe des Gliedes und minutiöse Reinhaltung der Wunde gleich nothwendige Bedingungen für die Erzielung eines guten Resultates sind, [...] mit dem grössten Vortheile anwenden“.[350]

Keiner der von Esmarch konstruierten kriegschirurgischen Apparate wurde so häufig mit Abbildungen und Beschreibungen in die Literatur zur Kriegschirurgie aufgenommen wie seine – teilweise auf Vorgängermodellen der beiden Chirurgen E. Watson aus Glasgow und Lorenz Heister aufbauenden – Lagerungs- und Resektionsschienen. Auch die vielseitigen Anwendungsmöglichkeiten der von Esmarch entwickelten bzw. weiterentwickelten Resektionsschienen wurden in zahlreichen kriegschirurgischen Abhandlungen häufig mit Illustrationen dokumentiert.

Zur einfachen Lagerung verletzter Glieder wurde in den Feldzügen von 1848 und 1850 überwiegend eine Winkelschiene benutzt. Bereits im Krieg 1864 hatte sie jedoch „zwei Concurrenten: die Esmarch‘sche Schwebe und den Gypsverband.“[351] Über letzteren informierte Löffler, dass „die Feldärzte 1864 versuchten, mit mehr oder weniger Consequenz, den Gypsverband zur Geltung zu bringen. Es ist denn auch in keinem früheren Feldzuge verhältnissmässig so viel Gyps verbraucht worden.“[352] Esmarch berichtete zu seinen Erfahrungen mit dem Gipsverband: „Er ist für den Transport von Schußfracturen [...] gut angelegt, unübertrefflich! Aber es ist offenbar sehr gefährlich, ihn längere Zeit liegen zu lassen [...]. Sehr oft schon sind Abcesse und weit verbreitete Infiltrationen übersehen worden, weil man sich nicht entschließen konnte, einen gut anlegten Gipsverband bald wieder abzunehmen. Auch ist sehr schwer, den Verband sauber zu halten [...] viele preußische Aerzte nehmen mit Freuden von mir Heister'sche Laden an, mit denen ich reichlich versehen bin.“[353] „Bequemer und auch leichter waren die sog. Resectionsschienen in Verbindung mit Suspensionsdrähten (Gipsschwebeschienen), die durch Gipsbinden fest mit dem Gliede verbunden [...] und für die übrigen Gelenke angewendet werden [...]. Die Schienen verjüngen sich an

350 Ebd., S. 13

351 Loeffler, 1867, S. 278

352 Ebd., S. 184,

353 Briefe vom 20.03. u. 19.04.1864 an Stromeyer von Esmarch aus Flensburg

den für das resecirte Gelenk bestimmten Stellen zu einer schmalen Verbindungsbrücke, während der dazu gehörige Draht sich über dieser Stelle bogenförmig wölbt."[354] Diese Resektionsschienen hätten großen *„Anklang gefunden"*; sie würden *„dasselbe leisten als der Gypsverband und [haben] den großen Vorzug der Reinlichkeit [...], die doch gerade in Kriegslazarethen doppelt nothwendig ist."*[355]

Im Krieg 1864 wurden Esmarchs Resektionsschienen häufig in den Lazaretten eingesetzt.[356] Ebenfalls wurden mit Watte ausgepolsterte Schienen aus Draht verwendet, wie aus den Berichten von Ressel hervorging.[357] Fischer führte „Drahtgitterschienen nach Esmarch" auf. Diese „werden leicht aus Drahtgittergewebe oder Drahtsiebstoff geschnitten" und können „durch Stricke zu Lagerungsapparaten verbunden werden. Man legt sie auf Wattepolster oder auf Kissen an. Sie sind leicht, luftig, billig, fixiren gut, schmiegen sich dem Theile bequem an; sind daher sehr geeignet zu Transportverbänden."[358a] Auch bei „Lagerungsapparaten" verwies Fischer auf „Bardelebens Drahtschwebe für die untere Extremität nach Esmarch, die sehr hübsch und leicht herzustellen" ist, und bei der das Glied „ganz frei auf einzelne mit Sicherheitsnadeln befestigte Bindestreifen gelagert" wird.[358b]

Esmarch beließ es nicht bei seinen anfänglichen Apparaten, sondern entwickelte Schienen aus Telegrafendraht. Vorausgegangen war die Erfahrung, dass bei der antiseptischen Wundbehandlung gelegentlich „Wundsecret den Verband durchdringt [...] an der Rückseite des Verbandes zu Tage tritt und wegen der Undurchsichtigkeit der bislang benutzten Eisenblech-Schienen nicht sofort bemerkt wird. [...] Weil Glasschienen [...] sehr kostspielig und zerbrechlich sind, so habe ich sie in neuerer Zeit durch [...] Drahtschienen ersetzt, welche viel leichter, dauerhafter und billiger sind und gleichfalls gestatten, die Oberfläche des Verbandes stets im Auge zu behalten. [...] Ich glaube, dass sich diese Schienen ganz besonders gut für den Gebrauch im Kriege eignen."[359]

354 Esmarch, Handbuch [...], 4. Aufl., 1893, S. 134 ff.

355 Brief vom 11.04.1864 an Esmarch von Völckers aus Kiel

356 Ochwadt berichtete ausführlich darüber in „Kriegschirurgische Erfahrungen auf dem administrativen und technischen Gebiete während des Krieges gegen Dänemark 1864", 1865.

357 Ressel, S. 111 ff.

358 a) u. b) Fischer, Kriegschirurgie II, S. 761 sowie S. 749

359 Verhandlungen [...], 1885, I, S. 104 ff.

Seine ungemein praxisorientierte und zugleich kreativ-innovative Vorgehensweise zeigte sich auch bei einer weiteren Schiene, die Esmarch wie ein Blumentopfgitter aus gekreuzten feinen Holzstäben in verschiedenen Größen anfertigen ließ. „Dieselben eignen sich vorzüglich gut zu Nothschienen bei einfachen und complicirten Knochenbrüchen, da sie sich durch Auseinanderziehen weit öffnen und über das verletzte Glied herschieben lassen und, nachdem sie an dasselbe angedrückt und durch Tücher und Binden befestigt sind, sich gut anschmiegen und die zerbrochenen Knochen gut fixiren. Da sie sich auch [...] leicht desinficiren lassen, so kann man sie ohne Gefahr in die Verbände mit einschliessen."[360]

Esmarchs Schienen wurden sehr vielseitig eingesetzt. Fischer stellte fest, dass zur „conservativen Behandlung der Gelenkschussfracturen" die „Esmarch'schen Resectionsschienen gehören. Diese Schienen, welche äusserst bequem für den Chirurgen und sehr angenehm für den Kranken sind, kann man auch zur expectativen Behandlung der Gelenkschusswunden benutzen."[361]

Kimmle hielt zur Behandlung bei Ellenbogengelenkresektionen „die nach Esmarchs Angaben konstruierten Schienen, die in der Regel bis zum Schwinden der Entzündungsgeschwulst liegen blieben" für hervorragend geeignet.[362] Sofern die „sofortige Anlegung des Gypsverbandes" nach einer Ellenbogenresektion „bis zum Beginn einer consistenteren Eiterung" nicht möglich sei, sollte nach Fischer, „das resecierte Glied in eine gute Schiene" gelegt werden. „Dafür sind am zweckmässigsten [...] die beiden von Esmarch angegebenen Resectionsschienen."[363] Bergmann verwies bei der Behandlung der „Resectionen des Ellenbogengelenks" mehrfach auf den Einsatz der von Esmarch modifizierten Watson-Schiene zur Lagerung vor der Fixierung im Gipsverband.[364] Lossen meinte, dass in der ersten Zeit nach einer Ellenbogenresektion statt des später zu verwendenden Gipsverbandes die Resektionsschiene vorteilhafter sei und nannte dafür Esmarchs Doppelschiene sowie die komplizierter und teurere, jedoch „für den Kranken [sehr bequeme] getheilte Schwebeschiene."[365] Esmarch selbst hielt für das Ellbogengelenk seine „Doppelschiene recht brauchbar und leicht herzustellen; beim Wechseln des Verbandes wird die unterbrochene gepolsterte Bügelschiene, auf

360 Verhandlungen [...], 1885, I, S. 104 ff.

361 Fischer, 1868, S. 386 u. S. 396

362 Kimmle, 1904, S. 178

363 Fischer, Kriegschirurgie II, S. 836 f.

364 Bergmann, „Die Resultate der Gelenkresectionen im Kriege", Giessen 1874, S. 3 ff.

365 Lossen, in: Pitha, Handbuch, S. 154 ff.

welcher der Arm ruht, von dem unteren Brett abgehoben. Sehr bequem, aber etwas schwer und umfangreich ist meine getheilte eiserne Schwebeschiene für die Resection des Ellbogengelenks, aus drei Klappschienen bestehend, deren in Charnieren bewegliche Arme an einer eisernen Tragstange befestigt werden; beim Verbinden wird die mittlere Schiene entfernt."[366]

Für die Behandlung nach der Resektion bei Handgelenkschüssen führte Fischer als „Resectionsschiene für das Handgelenk" die „Esmarch'sche Bügelschiene" auf, „welche die Gegend des Handgelenks in grosser Ausdehnung frei lässt."[367] Lossen sah als einen großen Vorteil dieser Schiene, dass sie „das Handgelenk für den Verbandwechsel vollkommen frei" lasse.[368] Für den Fall, so Esmarch, dass man „den ganzen Umfang des Gliedes, frei haben [will], kann man eine dorsale und eine volare Schiene durch starke Drahtbügel mit einander verbinden. Diese eisernen Bügelschienen bewähren sich namentlich für das Hand- und Fussgelenk; sie werden mit Gipsbinden befestigt und sind leicht und bequem".[369]

Sehr frühzeitig hatte Esmarch Schienen für die Behandlung von Kniegelenkresektionen entwickelt, die allgemeine Anerkennung fanden.[370] Dabei handelte es sich über die von Esmarch entwickelte „dreitheilige, schwebende Schiene [...] deren Mittelstück bei dem Verbandwechsel herausgenommen werden kann." An einer Stange über dem operierten Glied „schwebt das resicirte Bein, unterstützt von drei kurzen Klappschienen, die durch Schraubenklammern fixirt sind."[371] Danzel hielt bei der Nachbehandlung der Kniegelenkresektion die „Esmarch'sche Vorrichtung mit dem Gypsverband" am besten geeignet, um „eine möglichst unbewegliche Lagerung der Extremität und eine möglichst freie Zugänglichkeit der Wunde" zu erreichen.[372] Bei der Resectio genu empfahl Fischer die „Knieresectionsschiene nach Watson-Esmarch"

366 Esmarch, Handbuch [...], 4. Aufl., 1893, S. 153 ff. Esmarch nannte die Doppelschiene nach dem Orte der ersten Anwendung 1866 die Langensalza-Schiene („Handbuch" 1877, S. 69).

367 Fischer, Kriegschirurgie II, S. 839 f., sowie ders. 1905, S. 131

368 Lossen, in: Pitha, Handbuch, S. 166

369 Esmarch, Handbuch [...], 4. Aufl., 1893, S. 134 ff.

370 Brief vom 23.09.1859 an Esmarch von Heyfelder aus St. Petersburg; Wagner bat mit Briefen vom 23.01. u. 02.06.1861 aus Königsberg Esmarch um ein Modell zum Nachbau.

371 Lossen, in: Pitha, Handbuch, S. 166

372 Verhandlungen [...], 1872, II, S. 144

„für die Nachbehandlung, welche man mit Gypsbinden befestigen und an einem eingegypsten Bügel suspendiren kann."[373]

Zum Einsatz von Schienen von Esmarch bei weiteren Gelenkresektionen zählte die Resektion des unteren Tibia-Endes nach Schussverletzungen des Fußgelenkes. Zur Fixierung des anzulegenden Listerschen Verbandes könne man – so Fischer – „Esmarchs eiserne Bügelschiene mit Fixirung des Fussbrettes und der Vorderschiene durch Gypsverbände benutzen."[374] Als Extensions-Apparat bevorzugte Fischer die „von Esmarch so zweckmässig veränderte Heister'sche [...] Lade, da sie als schiefe Ebene, als Schwebe und als ruhende Beinlade benutzt und die Wunden darin ohne Lageveränderung des verletzten Gliedes durch Niederschlagen der Seitentheile verbunden und gereinigt werden können."[375] Auch Lossen empfahl für die Antiseptik die Watson-Esmarch'sche Schiene bzw. die Esmarch'sche Bügelschiene für die Suspension.[376]

Für die Behandlung von Oberschenkelschussfrakturen führte Fischer den Gipsverband und die „Beckenstütze nach Esmarch" zur „Erleichterung des Anlegens des Gypsverbandes an die unteren Extremitäten" an.[377] Esmarch empfahl dafür „am Tisch anzuschraubende Beckenstützen auf welche der Kranke mit der Kreuzbeingegend gelagert wird. [...] Zur Unterstützung der Hacke während der Anlegung des Verbandes kann man eine stellbare Hackenstütze verwenden. [...] Der Rücken wird durch eine gepolsterte Beckenstütze gestützt, so dass der Patient in wagerechter Lage, etwa zwei Hände hoch über dem Tisch, gleichsam schwebt."[378] Fischer informierte in diesem Zusammenhang, dass Esmarch bei der Resectio coxae „die am Hüftgelenk Resecirten in eine Schwebe [bringt], indem er beide Beine eingypst und aufhängt und nur den Stamm bis nahe ans Kreuz durch Kissen stützt."[379]

Noch in den Feldzügen 1848 und 1849 wurde bei Schusswunden „eine gründliche Digitaluntersuchung des Schusscanals" durchgeführt.[380] Man legte feuchte Charpie auf die Wunde, benutzte viel Eis und feuchtwarme Umschläge. Insbesondere bei

373 Fischer, Kriegschirurgie II, S. 848

374 Ebd., 765

375 Fischer, 1868, S. 234. Esmarch selbst meinte (Ueber Resectionen, S. 17), dass bei „Zerschmetterungen des Unterschenkels [...] die Beinlade von Heisters die allerbesten Dienste" leiste.

376 Lossen, in: Pitha, Handbuch, S. 205 ff.

377 Fischer, Kriegschirurgie II, S. 763 ff.

378 Esmarch, Handbuch [...], 1893, S. 149 f.

379 Fischer, Kriegschirurgie II, S. 845

380 Richter, E. S. 729, s. a. Fischer, a. a. O.

Verletzungen in sehnenreichen Gegenden wurden statt der Verbände laue Lokalbäder angewendet. Schwämme wurden zwar beim Verbandwechsel benutzt, galten bereits 1848/50 jedoch als recht unvorsichtig.[381] Sehr schnell setzte sich in den nachfolgenden Feldzügen dann der von Esmarch entwickelte Irrigator durch. Im Krieg 1864 „beherrschte der Esmarch'sche Irrigator bereits das Feld, die Schwämme waren – wenigstens in den Lazaretten des Kriegsschauplatzes – so gut wie ganz verschwunden."[382] Im Krieg 1866 unterschied sich „die allgemeine Wundpflege nicht wesentlich von der zwei Jahre früher geübten Praxis [...]. Aller Orten finden wir die Schwämme durch den Irrigator verdrängt."[383] Spätestens 1873 wurde der Esmarchsche Irrigator – wenn auch in modifizierter Form – bei der deutschen Armee eingeführt.[384] Modelle der dafür gewählten Becherform demonstrierte Oberstabsarzt Burchardt aus Berlin auf dem Chirurgen-Kongress am 7. April 1877.[385]

Nach Esmarch dienen „zum Auffangen des abfliessenden Wassers und Eiterns verschiedene geformte [nierenförmige] Eiterbecken, aus Blech oder Hartkautschuk verfertigt, deren Ränder sich den verschiedenen Körpertheilen gut anschmiegen". Diese entwickelte er und stellte sie ebenso wie die von ihm entworfenen „wannenförmigen Eiterbecken aus Blech, beim Abspülen ganzer Extremitäten zu gebrauchen" in seinem „Handbuch" vor.[386]

Esmarchs „Handbuch der Kriegschirurgischen Technik"

Seine Erkenntnisse aus kriegschirurgischer Tätigkeit verdichtete Esmarch zu seinem im Juli 1877 veröffentlichten preisgekrönten „Handbuch der Kriegschirurgischen Technik".[387] Er ließ sich von dem Gedanken leiten, dass ein solches Handbuch in erster Linie dazu dienen solle, „dem Gedächtniss zu Hülfe zu kommen. Dies lässt sich besser durch Bilder als durch viele Worte erreichen. Denn im Felde hat Niemand

381 Fischer, Kriegschirurgie II, S. 672

382 Kimmle, 1904, S. 151

383 Ebd., S. 152 u. S. 154

384 Vgl. Richter, E., S. 727, sowie Fischer, Kriegschirurgie II, S. 673

385 Verhandlungen [...], 1877, I, S. 109

386 Esmarch, Handbuch [...], 1877, S. 6

387 „Handbuch der Kriegschirurgischen Technik. Eine gekrönte Preisschrift von Dr. Friedrich Esmarch. Motto: Kurz und bündig.", Hannover 1877

die Zeit, viel zu lesen. Ein Blick aber auf eine Abbildung, welche einen Verband, eine Operation, ein anatomisches Präparat deutlich wiedergibt, vermag am Schnellsten das zurückzurufen, was früher erlernt, im Gedränge kriegerischer Ereignisse dem Gedächtnisse entschwunden war. Das Buch enthält deshalb viele Bilder mit möglichst kurzem Text. Wenn der Chirurg im Frieden vor einer grösseren Operation gern seine anatomischen Handbücher und Bilderwerke zu Rathe zieht, um sich über das Operationsfeld zu orientiren, im Felde muss er diese Hülfsmittel meist schmerzlich entbehren. Deshalb sind bei jeder grösseren Operation die wichtigeren anatomischen Verhältnisse durch deutliche Abbildungen illustrirt, die zum Theil guten anatomischen Kupferwerken entnommen, zum grösseren Theile für diesen Zweck neu hergestellt sind." Esmarch fügte hinzu: „1. Das Buch sollte geeignet sein, zum Unterricht, nicht nur für angehende Militairärzte, sondern auch für Krankenpfleger zu dienen, da die Aerzte im Kriege nicht selten in die Lage kommen, ihr Wartepersonal selbst erst ausbilden zu müssen. Durch Benutzung der Abbildungen kann ihnen diese Aufgabe erleichtert werden. Auch ist aus diesem Grunde auf die Improvisirung von Verbandgegenständen besonders Rücksicht genommen worden. 2. Das Buch sollte für die Organe der freiwilligen Hülfe ein Wegweiser sein bei der Anschaffung und Bereithaltung von Verbandgegenständen, Apparaten und Instrumenten, wie sie vorzugsweise im Kriege gebraucht werden. Es könnte als ein illustrirter Catalog für die freiwilligen Hülfs-Depots dienen und dem Arzt, der Verbandmaterial von den Depots zu erhalten wünscht, durch Hinweisung auf die Abbildungen viele Worte ersparen. 3. Das Buch sollte dem Arzte, der in einem kleinen Orte ein Lazareth hat aufschlagen müssen, behülflich sein, dem Handwerker [...] seine Wünsche betreffs Anfertigung von Apparaten zur Behandlung der Verwundeten durch Hinweis auf die Abbildungen deutlich zu machen."[388] Das Buch ist in zwei Hauptabteilungen gegliedert:

I. Verbandlehre. A. Allgemeine Regeln für die Behandlung der Wunden und Verletzungen – B. Bedeckung der Wunden – C. Reinigen der Wunden – D. Wärmeentziehung – E. Occlusionsverband – F. Antiseptische Verbandmethode Lister's – G. Vereinigung der Wunden – H. Binden – J. Tuchverbände – K. Schienenverbände (vier Schienen) – L. Erhärtende Verbände (vier Verbände) – M. Verbände am Kopf (drei Verbände) – N. Verbände des Gesichts (zwei Verbände) – O. Verbände am Halse – P. Verbände an der oberen Extremität

388 Esmarch, Handbuch [...], Vorwort

(drei Verbände) – Q. Verbände an der unteren Extremität (drei Verbände) – R. Verbände am Rumpfe

II. Operationslehre. A. Die Chloroformnarkose – B. Die Blutstillung 1. Provisorische Blutstillung a. Directe Compression b. Compression des Arterienstammes c. Künstliche Blutleere 2. Dauernde Blutstillung a. Anwendung der Ruhe, der hohen Lagerung und des Eises b. Directe Unterbindung c. Unterbindung der Arterienstämme (insgesamt 22 Unterbindungen) – C. Aderlass – D. Transfusion – E. Die Absetzung der Glieder (Amputationen und Exarticulationen) (1. Allgemeine Regeln für die Amputationen (a.–g.) II. Allgemeine Regeln für die Exarticulationen III. Amputationen und Exarticulationen an der oberen Extremität (10 Verfahren zur Exarticulation) IV. Amputationen und Exarticulationen an der unteren Extremität (10 Verfahren der Exarticulation)) – F. Die Resection der Gelenke (Allgemeine Regeln und 13 Verfahren) – G. Die Indicationen für die Amputation und Resection der Glieder – H. Die Resection am Schädeldach. – J. Die innere Untersuchung und die Säuberung der Schusswunden von Fremdkörpern und infectiösen Stoffen – K. Die hypodermatische Einspritzung – L. Die Tracheotomie – M. Die Eröffnung der Brusthöhle – N. Die Darmnaht – O. Der Harnröhren- und Blasenschnitt – P. Operationen bei künstlicher Beleuchtung – Q. Zur Lagerung der Verwundeten[389]

Mit seinem Werk, so Bier, erwarb sich „Esmarch große Verdienste um die Entwicklung der Kriegschirurgie. Es ist ohne Zweifel seine bedeutendste literarische Leistung. In prägnanter Kürze sind die verschiedensten Verbandmethoden, Verbände und die im Kriege vorkommenden Operationen geschildert. Es ist vorbildlich geworden für zahlreiche Lehrbücher der Neuzeit. Er ging in seinem Buch von dem Gedanken aus, durch möglichst viele Abbildungen, die zum größten Teil Originale darstellen, den Militärärzten zu Hilfe zu kommen. Dieses Buch wurde zum unentbehrlichen Begleiter und praktischen Hilfsmittel für jeden Feldarzt der damaligen Kriegschirurgie und zugleich aufgrund seiner einfachen, meisterhaften Sprache ein Standardwerk für den damaligen Unterricht der Sanitätsmannschaften. Aber nicht nur auf kriegschirurgischem Gebiet hat dieses Buch Außerordentliches geleistet, sondern auch in der Friedenschirurgie der damaligen Zeit war es auf das Vorzüglichste für den Unterricht bei Verband- und Operationskursen geeignet. […] Das Buch ist in seiner ungemein praktischen Anlage mit den vielen und instruktiven Abbildungen und dem kurzen

389 Ebd., Inhaltsverzeichnis

und treffenden Text, der kein Wort zu viel und keins zu wenig enthält, vorbildlich geworden für die Abfassung vieler anderer medizinischer Lehrbücher."[390]

Billroth charakterisierte Esmarchs Handbuch als „ein präzis geschriebenes, auf den Erfahrungen der letzten großen Kriege basiertes Buch, das in jeder Zeile den genialen Meister der Chirurgie verrät."[391] Zu dem Buch, das „in kurzen wenigen Worten das Wesentlichste jedes chirurgischen Verfahrens und Handelns angibt", sagte Eiselsberg: „‚Kurz und bündig' war das Motto, welches in seinem weltberühmt gewordenen Buch über Kriegschirurgie steht, ein Buch, welches ein Vorbild für zahlreiche ähnliche Veröffentlichungen wurde."[392] Schmauss stellte fest, dass Esmarch sich durch dieses Buch große Verdienste erworben habe, „denn es ist ein Werk, das bisher in der militärischen Chirurgie fehlte und das in Zukunft sicher noch viel dazu beitragen wird, das durch den Krieg erzeugte Elend zu mildern."[393] Als Beweis, dass die Ärzteschaft die Vorzüge der Darstellung anerkannt hatten, wertete Köhler „die Tatsache, dass das Buch immer unter Verwertung der inzwischen eingetretenen Aenderungen und Fortschritte der chirurgischen Technik bis zum Jahre 1900 fünf Auflagen erlebt hat [...] Es ist eine allgemeine Operationslehre geworden, die auf alle Aerzte Rücksicht nimmt und nicht mehr die Kriegschirurgie allein behandelt."[394]

> Henry Clutton aus London nannte das Buch *„one oft he most practical and comprehensive that has been published for a long time. The arrangement is admirable, the descriptions of the different operations are tense, and yet full enough to act as an intelligible guide to the operating surgeon, while the essential details are enforced in a manner that cannot fail to be impressive. All the newer methods of the advanced school are duly described, and their practical applications, founded on the extensive experience of the author, are given with an impartiality of relative merit that gives them a unique value. The illustrations are, however, such a leading feature that it would appear a miss not to refer to their peculiar excellence*

390 Bier, 1908, S. 578 f.; s. a. Schmülling S. 35 f. Esmarch erhielt zahlreiche Zuschriften zu seinem Handbuch, das darüber hinaus in vielen Rezensionen gewürdigt wurde.

391 In: Cramer, 1908, S. 67

392 Eiselsberg, S. 2

393 Schmauss, S. 1580

394 Köhler, 1904, S. 235 ff. zur neuen Bearbeitung mit dem Titel „Chirurgische Technik"; s. a. Fischer, 1905, Vorwort, S. VI

in bringing out the salient points of technique which every operator esteems of such value and importance."[395]

Sir Thomas Longmore schrieb zur neuen Ausgabe: *„I agree with you in thinking that if war should occur there will be a great demand for your book, and certainly no one can say with any certainty how long the present state of European peace will last."*[396]

Nachdem die beiden ersten unveränderten Auflagen bereits 1881 vergriffen waren, erschien im Mai 1885 die dritte „vermehrte und verbesserte" Auflage des Handbuches in zwei Bänden – Erster Band: Verbandlehre. Zweiter Band: Operationslehre – in, wie Esmarch im Vorwort hinwies, „sehr veränderter Gestalt". Dazu schrieb er:

> „Es versteht sich von selbst, dass ich mich bemüht habe, die ausserordentlichen Fortschritte, welche die Chirurgie und namentlich die chirurgische Technik in den letzten Jahren gemacht hat, zur Geltung zu bringen." Als Änderungen zählte Esmarch u. a. auf: „Bei den Unterbindungsstellen [...] habe ich [...] eine menschliche Figur mit stark ausgeprägter Muskulatur eingeschoben, auf welcher die Lage der Hautschnitte für die Unterbindungen durch Zahlen bezeichnet sind [und] um die Lage der Hauptarterien in ihrem ganzen Verlauf ins Gedächtniss zurückzurufen, einige anatomische Abbildungen des Arterienverlaufes hinzugefügt. Auch die Querschnitte der Glieder, welche zur Orientirung bei den Amputationen dienen sollen, sind [...] in Holzschnitten dargestellt. Die Methode der jetzt üblichen antiseptischen Wundbehandlung ist in der Verbandlehre ausführlich dargestellt, während die secundäre Antiseptik erst in der Operationslehre bei der Behandlung septischer Wunden geschildert wird, weil dieselbe in der That jetzt einen der wichtigsten Abschnitte der operativen Technik bildet. Einzelne Kapitel der Operationslehre (z.B. die Transfusion) sind wesentlich vereinfacht und abgekürzt worden, während andere (z.B. zu den Darmverletzungen) ausführlicher behandelt werden mussten. Auch die Indicationen für die verschiedenen Operationen sind jetzt überall, wenn auch nur kurz, aufgestellt worden. [...] [Hinsichtlich] der Verbandlehre [...] habe ich manche Verbände und Verbandmittel [...] wieder mit abdrucken lassen,

395 Briefe vom 22.01., 02., 05., 15. u. 24.02, 06., 11., 21., 28. u. 31.03., 17.11. u. 08.12.1878 an Esmarch von Clutton aus London, Hannover und Wien

396 Briefe vom 20.07.1887, 01. u. 25.06.1888 an Esmarch von Longmore aus London

welche entweder als Uebungsstücke zu dienen pflegen oder für die Kenntniss der historischen Entwicklung der chirurgischen Technik einigen Werth besitzen."[397]

Zusammenfassend lautete der Kommentar von Anschütz zu Esmarchs Handbuch: „Einen grossen Abschluss fanden Esmarch's Arbeiten auf kriegschirurgischem Gebiete durch sein allbekanntes, sein bestes Werk, das Handbuch der kriegschirurgischen Technik. […] In prägnanter Kürze sollte der Standpunkt der kriegschirurgischen Technik wiedergegeben werden, damit das Buch zum unentbehrlichen Besitz und praktischen Hilfsmittel für jeden Feldarzt werde. […] Esmarch […] schuf ein in Form und Darstellungsweise durchaus eigenartiges, klassisches Werk von dauerndem Werte, welches, in der gesamten Ärztewelt mit Begeisterung aufgenommen, noch heute hoch gehalten wird. In immer neuen Auflagen wurden Neuerungen und Verbesserungen nachgetragen, und immer weiteren Umfang nahm das Buch an, bis es Esmarch schließlich unter einem neuen allgemeineren Titel ‚Chirurgische Technik' bedeutend erweitert mit seinem Schüler Kowalzig zusammen herausgab."[398]

Die antiseptische Wundbehandlung in der Kriegschirurgie

Den von ihm in seinem Handbuch formulierten „Allgemeinen Regeln für die Behandlung der Wunden und Verletzungen" hatte Esmarch den Satz vorangestellt: „Erste und hauptsächlichste Aufgabe der Wundbehandlung ist es, alle Schädlichkeiten fernzuhalten, welche die Heilung hindern oder verzögern können."[399] Ohne diese zu ausdrücklich zu erwähnen, hatte Esmarch damit die Einführung der Antiseptik – später Aseptik – als einen gewissen Schlusspunkt in der Weiterentwicklung der Kriegschirurgie angesprochen.

Bereits vor dem Krieg 1866 hatte Esmarch an Stromeyer geschrieben: *„Die Erfahrungen, welche ich in diesem Semester mit der Listerschen antisept. Methode gemacht habe, übertreffen vielfach meine Erwartungen. […] Dass dieselbe einen wesentlichen Einfluß auch auf die Indicationen der Kriegschirurgie haben wird, davon bin ich fest überzeugt:*

397 Esmarch, Handbuch […], Vorwort 3. Auflage

398 Anschütz, Gedächtnisrede vom 24. Februar 1909

399 Esmarch, Handbuch […], 1877, S. 1

Es wird sich nur darum handeln, sie so zu vereinfachen, dass sie auch fürs Feld und selbst fürs Schlachtfeld leicht anzuwenden wird."[400] Als Stromeyer sich zehn Jahre später beim Thema Splitteranheilung zur Antiseptik bekannte, der er so lange abwartend gegenüber gestanden hatte, schrieb ihm Esmarch, dass er beabsichtige *„auf dem nächsten Congress einen Vortrag über die Antiseptik in der Kriegschirurgie, namentlich auf dem Schlachtfelde zu halten"*. Selbst *„sehr schwere Knochen- und Gelenkverletzungen [...] werden vermutlich viel häufiger einen aseptischen Verlauf [nehmen] [wenn] man sich nur zu Anfang jeder Eingriffe enthält, welche Fäulniserreger in die Wunde bringen können. [...] Die Consequenz ist, dass man sich ganz der primären Eingriffe dieser Art enthalten muß (primum est, non nocere), die Wunden mit einem antiseptischen Stoff bedeckt, die Fracturen schient und möglichst gut zu transportieren sucht. Vom eigentlichen Listern kann auf dem Schlachtfelde keine Rede sein. Aber ein antiseptischer Occlusionsverband ist immer möglich.*"[401]

Den von ihm angekündigten Vortrag hielt Esmarch dann auf dem Chirurgen-Kongress am 19. April 1876 in Berlin unter dem Titel: „Die antiseptische Wundbehandlung in der Kriegschirurgie". An den Anfang seines Vortrages stellte Esmarch folgende Fragen:

> „Wird die antiseptische Behandlung im Kriege anwendbar sein? Und was haben wir in Bezug auf das dazu nöthige Material zu erwarten von der officiellen wie von der freiwilligen Hülfe, wenn jetzt plötzlich ein Krieg ausbräche? Die Beantwortung dieser Fragen ist ohne Zweifel von grösster Wichtigkeit; denn wo fordert die Sepsis grössere Opfer als in den Kriegslazarethen? Auch müssen diese Fragen im Frieden besprochen und beantwortet werden, denn wenn der Krieg erst da ist, dann ist es dazu zu spät. Dass in den Kriegslazarethen die Listersche antiseptische Wundbehandlung auf das Strengste und mit dem gleichen Erfolge wie in den Friedenshospitälern wird angewendet werden können, wird Niemand bezweifeln, jedoch nur unter den Voraussetzungen, dass Aerzte und Wärter mit der Methode vollständig vertraut sind und dass das nothwendige Material in genügender Quantität und Qualität den Aerzten zur Disposition gestellt werde. [...]
> Eine andere Frage ist die, ob die Antiseptik sich eignet für das Schlachtfeld und den Verbandplatz. Niemand, der die Schwierigkeiten der Listerschen Methode

400 Brief vom 28.02.1866 an Stromeyer von Esmarch

401 Brief vom 29.01.1876 an Esmarch von Stromeyer und vom 11.02.1876 an Stromeyer von Esmarch

aus eigener Anschauung kennt, wird daran zweifeln, dass von einer strengen Durchführung des antiseptischen Verfahrens auf dem Schlachtfelde nicht die Rede sein kann, und doch wissen wir, dass auf die volle Wirkung der Antiseptik mit einiger Sicherheit nur dann zu rechnen ist, wenn sie bald nach erhaltener Verletzung zur Anwendung kommt. Wenn dies aber für unmöglich erklärt werden muss, so wird Mancher wohl geneigt sein, überhaupt von der Anwendung der Antiseptik im Kriege zu abstrahiren, und wenn diese Ansicht in massgebenden Kreisen Platz griffe, so könnte das zur Folge haben, dass wenig oder gar nichts für Herbeischaffung des antiseptischen Materials geschähe.
Dies würde aber im höchsten Grade zu bedauern sein und deshalb wünsche ich den Satz aufzustellen und zu vertheidigen, dass das Princip der Antiseptik auch auf dem Schlachtfelde schon massgebend für das Handeln des Arztes sein solle [...]. Ich gehe dabei von der Erfahrung aus, die Viele von uns gemacht haben, dass sehr schwere Schuss-Verletzungen, bei denen wichtige innere Organe perforirt, Körperhöhlen und Gelenke eröffnet oder Knochen arg zerschmettert wurden, fast ohne Eiterung, ohne Wundfieber und andere gefährliche Symptome heilen oder [...] einen absolut aseptischen Verlauf nehmen können. Solche Fälle sind in den letzten Kriegen entschieden häufiger vorgekommen als früher, und mag dazu die Anwendung der Carbolsäure gleich nach der Verwundung manchmal das ihrige beigetragen haben."[402a]

Die Frage, ob die Listersche antiseptische Wundbehandlung auch im Kriege anwendbar sei, glaubte Esmarch unter allen Umständen bejahen zu müssen, denn in den vergangenen Feldzügen sei der Großteil der Verwundeten nicht an den Verletzungen selbst, sondern meist durch zu spätes Verbinden und durch zu häufige Untersuchungen mit nicht genügend gesäuberten Händen umgekommen. Damit das Prinzip der Antiseptik auch auf dem Schlachtfelde maßgebend für das Handeln des Arztes sein soll, forderte er eine ausreichende Ausbildung der Ärzte und des Sanitätspersonals schon zu Friedenszeiten in dieser Methode. Die Haupttätigkeit der Ärzte auf dem Truppenplatz sollte nach Esmarch das Anlegen des ersten Wundverbandes sein. Um möglichst viel antiseptisches Verbandzeug zur Stelle zu haben, sollte, so Esmarch, jeder Soldat ein Verbandpäckchen bei sich führen, das neben einem dreieckigen Tuch und einer Gazebinde noch ein paar Stücke Salizylwatte enthält. Seinen Vortrag beendete Esmarch mit dem Satz: „Worauf es mir hauptsächlich ankommt, das ist die Forderung, dass schon auf dem Schlachtfelde das

Handeln des Arztes geleitet werde von der Idee der Antiseptik und von dem Grundsatze: nur nicht schaden!"[402b]

Esmarchs Ausführungen, mit denen er erstmalig in der Kriegschirurgie nachdrücklich für die antiseptische Wundbehandlung im Krieg eintrat[403], wurden ausführlich, überwiegend zustimmend kommentiert. Langenbeck stellte fest: „Wir sind Alle davon überzeugt, dass es nothwendig sein wird, in die Kriegschirurgie die antiseptische Wundbehandlung einzuführen, ebenso wie wir Alle zugeben müssen, was auch Herr Esmarch hervorgehoben bat, dass es nothwendig ist, sich im Frieden so einzurichten, dass, wenn ein Krieg ausbricht, wir wissen, was wir zu thun haben. [...] Es wäre also ausserordentlich wichtig, wenn es gelingen könnte, die Regeln festzustellen, nach welchen die antiseptische Wundbehandlung geübt werden soll. Ganz gewiss werden die Meisten von uns damit einverstanden sein, dass die Wundbehandlung immer eine verschiedenartige bleiben wird."[404a]

Busch war der Auffassung, dass dort, „wo dies Verfahren richtig angewendet wird, die Gefahren der Verletzung im Allgemeinen geringer, die Resultate günstiger" sind. Hueter meinte: „Ich bin überzeugt, dass Herr Esmarch die Grundlinien des Lister'schen Verfahrens auf dem Verbandplatze vollkommen richtig entwickelt hat." Für Heinke waren die Vortheile des antiseptischen Verfahrens „unleugbar". Allerdings glaubte er, dass „man auf die strengste Immobilisirung zu Gunsten des anti-septischen Verfahrens nicht verzichten darf, und dass man Mittel und Wege finden muss, Schussfracturen antiseptisch zu behandeln, bei gleichzeitig constanter Immobilisirung. Von Herrn Esmarch sind früher schon solche Mittel angegeben worden. Diejenigen Schienen, welche er für die Behandlung der Resection empfohlen hat, eignen sich ausserordentlich gut."[404b]

402 a) u. b) Esmarch, „Die antiseptische Wundbehandlung in der Kriegschirurgie", in: Archiv [...], 1877, Bd. 20, H.1, S. 166–176; vgl. Schmülling, S. 28 f.; s. a. Trendelenburg, 25 Jahre, S. 35 f.; Anschütz, 1909, S. 75 ff., sah in dieser Forderung die Quintessenz von den auch in späterer Zeit in Kriegen „glänzend bewährten Maximen" von Esmarch.

403 Bereits 1867 hatte Esmarch für den ersten Verband auf dem Schlachtfelde seine „antiseptischen Ballen" empfohlen, in: „Verbandplatz und Feldlazarett". S. dazu Küster, S. 68, sowie Konjetzny/ Heits, G. A. Neuber, S. 17 f. R Volkmann hatte bereits beim 1. Chirurgen-Kongress am 10. April 1872 in Berlin einen Vortrag zur Antisepsis gehalten. Nach Conrad Brunner, Handbuch der Wundbehandlung, Stuttgart 1916, galten für die Behandlung von Gewehrschusswunden der damaligen Zeit der „Nil nocere"-Standpunkt Esmarchs und das „passive Prinzip" Bergmanns.

404 a) u. b) in: Verhandlungen [...], 1876, I, S. 3 ff.

Für die tatsächliche Erprobung der antiseptischen Behandlung der Wunden im Krieg bot der Serbisch-Türkische Krieg von 1876 die erste Gelegenheit. Neuber verlangte in seinem Bericht vom Kriegsgeschehen,

> „dass auch die Kriegschirurgie in ihrer praktischen Ausführung vom antiseptischen Princip beherrscht werde, soweit dies die vorliegenden Verhältnisse nur irgend gestatten." Nachdem Esmarch seine Ansichten über die antiseptische Wundbehandlung im Kriege im Vorfeld 1876 geäußert hatte, hatten „College Lange und ich [...] im Herbst 1876 die Absicht, die Richtigkeit dieser Vorschläge durch den praktischen Erfolg zu beweisen und mit Erlaubniss des Herrn Geheimrath Esmarch begaben wir uns nach Serbien, um die dort sich bietende Kriegsgelegenheit für diesen Zweck zu benutzen [...] unter den denkbar schwierigsten Verhältnissen ist es uns gelungen, streng antiseptisch zu· verfahren, unsere Resultate waren auch sehr gut.[405a] Esmarch schrieb im Vorwort der Schrift von Lange: „Hinsichtlich der Wundbehandlung auf dem Schlachtfelde ist es vor allen Dingen sehr wichtig, dass die Verwundeten möglichst bald nach der Verletzung einen antiseptischen Dauerverband erhalten."[405b]

Auf dem Chirurgen-Kongress am 8. April 1877 behandelte Esmarch erneut „Die antiseptische Wundbehandlung in der Kriegschirurgie".[406] In seinem „Handbuch" schrieb er dazu: „Zur Abhaltung septischer Stoffe von den Wunden dienen die Occlusions-Verbände und die antiseptische Verbandmethode Lister's. [...] Da offene Wunden ebenso, wie subcutane, ohne Eiterung heilen können, wenn es gelingt, alle Fäulniserreger abzuhalten, so bezweckt der Occlusions-Verband, auf der frischen Wunde einen trockenen Schorf hervorzubringen, welcher so lange fest anheftet, bis die Vernarbung erfolgt. [...] Die antiseptische Methode Lister's bezweckt gleichfalls alle (in der Luft schwebenden und an allen Gegenständen haftenden) Fäulniserreger von der Wunde abzuhalten oder doch sie durch Antiseptica unschädlich zu machen, ohne indessen die Wunde durch den Einfluss der letzteren zur (antiseptischen) Eiterung zu reizen."[407] Im Abschnitt „Die Absetzung

405 a) u. b) Neuber, 1883, S. 64 ff., sowie Friedrich Lange, „Meine Erlebnisse im serbisch-türkischen Kriege von 1876, eine kriegschirurgische Skizze", Hannover 1880

406 Vortrag veröffentlicht in: Archiv [...], 1877, Bd. 20, H.1, S.166–176; s. a. Schmülling, S. 28 f.

407 Esmarch, Handbuch [...], 1877, S. 11 f.

der Glieder“ stand unter „Allgemeine Regeln für Amputationen“: „Während der ganzen Operation werden alle Regel der Antiseptik auf das Strengste befolgt.“[408]

Indem sie die Grundsätze einer konservativen Chirurgie in Verbindung mit einer den Umständen angepassten aseptischen Behandlung befolgten, erzielten Bergmann und Reyher im Russisch-Türkischen Krieg (1877/1878) „ganz überraschende Erfolge“.[409] Ihre Erfahrungen lieferten zudem den überzeugenden Beweis für die Richtigkeit der Esmarch'schen Anschauungen, wonach selbst schwere Schussverletzungen oft reaktionslos zur Heilung gelangen, wenn man von dem Grundsatz „Nur nicht schaden“ ausgehend, die frischen Wunden ohne vorherige Digital- oder Sondenuntersuchung mit einem antiseptischen Verband bedeckt und den verletzten Körpertheil immobilisiert.[410] Der ebenfalls in diesem Krieg tätige Dr. Hilsmann berichtete Anfang Januar 1878 von Besuchen in Hospitälern in Pera, wo er in Esmarchs Namen *„eine antiseptische Wundbehandlung angeregt“* hatte.[411]

Am 17. April 1879 hielt Esmarch auf dem 8. Chirurgen-Kongress einen weiteren Vortrag „Ueber Antiseptik auf dem Schlachtfelde“. Vorher hatte Mosengeil in seinem Vortrag über „Modificationen der aseptischen Verbandmethode“ gleich zu Beginn mit Blick auf Esmarchs „Kriegschirurgische Technik“[412] festgestellt: „Das aseptische Verfahren hat nun entschieden für den Arzt den grossen Vortheil, dass man die Wunde eine beträchtliche Zeit sich selbst überlassen darf.“[413] In seinem anschließenden Vortrag „Ueber antiseptische Behandlung von Schussverletzungen im Frieden“ sagte Kraske: „Auch nach grösseren Schlachten bedarf nur ein Bruch-

408 Ebd., S. 172. Indem er sich auf ein Schreiben der Militair-Medicinal-Abteilung des Preußischen Kriegsministeriums vom 30. Mai 1877 bezog, antwortete Esmarch, dass zwar „die Listersche antiseptische Gaze als das vollkommenste Verbandmaterial zu betrachten ist, sich aber wegen ihres hohen Preises nur dann für größere Lazarethe eignet wenn dieselbe in der Anstalt selbst präpariert [...] und immer wieder aufs Neue mit der Carbolsäuremischung antiseptisch gemacht werden kann.“ (Briefentwurf, Anfang Juni 1877)

409 Küster, S. 68. Wenn Bergmann, so Köhler, „als Begründer der Asepsis in der Kriegschirurgie angesehen, wird, ist dies Esmarch gegenüber wohl nicht ganz gerecht [...]; denn wenn dieser auch noch chemische Mittel in Anwendung zog, so ist doch das Verfahren beider sonst ziemlich gleich; und chemische Mittel sind auch heute noch nicht ganz aus der Kriegschirurgie geschwunden.“

410 Bergmann, S. 3

411 Brief vom 08.01.1878 an Esmarch von Hilsmann aus Constantinopel; s. a. Trendelenburg, 25 Jahre, S. 36

412 Esmarch, Handbuch [...], 1877: I. Verbandlehre K.–P., S. 26–111, sowie II Operationslehre F. I.–XIV., S. 236–276

413 Mosengeil „Ueber aseptische Contentivverbände – Ein Beitrag zur antiseptischen Wundbehandlung“, in: Archiv [...], 1879, Bd. 23, Berlin 1879, S. 326 ff.

theil der Verletzten nach grösseren Gefechten einer schnellen Hilfeleistung. Abgesehen von den Verwundungen bedeutender Gefässe, die ja Esmarch's grosse Erfindung ihrer unmittelbaren Gefahr entkleidet hat, sind es die, welche der septischen Infection am Meisten ausgesetzt sind. Dieser Kategorie von Verletzten gegenüber kann sich der Arzt zunächst darauf beschränken, den Wunden den relativ subcutanen Character zu wahren. Er wird also, was Esmarch zuerst mit Recht forderte, von einer Exploration mit Sonde oder Finger durchaus absehen müssen, wird die Schussöffnungen zweckmässig mit einem provisorischen Verbande von antiseptischer Watte oder einer feuchten Carbolcompresse bedecken und, wenn die Verletzung eine Extremität betrifft, möglichst für Fixation sorgen. Diese Maassregeln, die wenig Mühe erfordern, werden in den meisten Fällen für die nächste Zeit, bis zum definitiven Verbande geschritten wird, genügen."[414]

Esmarch stellte zu Beginn seines Vortrages ein nach seiner Angabe gefertigtes Verbandpäckchen mit antiseptischen Verbandstoffen vor. Es enthielt: „1. Ein dreieckiges Tuch aus billigem ungebleichtem Baumwollenstoff mit einer Sicherheitsnadel. 2. Eine gestärkte Gazebinde, 2 Mtr. lang und 11 ctm. breit, nebst Sicherheitsnadel. 3. Zwei antiseptische Ballen aus Salicyljute, in Salicylgaze eingeschlagen. Das Ganze hat eine Umhüllung von starkem Pergamentpapier und stellt ein längliches Viereck dar."[415] Bei der Zusammenstellung war er, wie er vortrug, von folgenden Erwägungen ausgegangen:

> „1) Die meisten Verwundungen und namentlich die, welche Gegenstand einer conservativen Behandlung sein können, sind Flintenschusswunden mit einer oder zwei Wundöffnungen. 2) Die meisten dieser Wunden bluten wenig oder gar nicht dauernd nach aussen. 3) Das Wundsecret derselben bleibt minimal, wenn die Wunde aseptisch bleibt. 4) Aseptisch verlaufen viele, selbst sehr schwere Schusswunden, nachdem sich auf den Schussöffnungen ein aseptischer Schorf gebildet hat. 5) Verunreinigte Körper (z.B. Charpie) sind wenig oder gar nicht geeignet, mit dem Blute der Wunde einen aseptischen Schorf zu bilden. 6) Ein Ballen von antiseptischer Watte oder Jute, welcher auf die frische Wunde gedrückt wird, bildet leicht einen trockenen Schorf, der das Eindringen infectiöser Stoffe von aussen verhindert. 7) Ein Ballen von Salicylwatte oder -Jute, in Salicylgaze eingeschlagen,

414 Verhandlungen [...], 1879, I, S. 15 ff.

415 Verhandlungen [...], 1879, II, S. 34–37

> wird seine antiseptischen Eigenschaften länger bewahren, als Carbolwatte oder andere flüchtige Antiseptica. 8) Durch Einschlagen in Firnisspapier können die Ballen, durch Umhüllung mit gutem Pergamentpapier kann das ganze Verbandpacket gegen die Einwirkung äusserer Schädlichkeiten (Nässe, Staub etc.) geschützt werden. 9) Die Verbandpackete sollten nicht in einer Rocktasche getragen, sondern an einer bestimmten Stelle des Uniformrockes eingenäht werden (z.B. in dem vorderen Theile des Rockschosses [...]. Auch könnte man den Inhalt des Packetes halbiren und aus beiden Hälften zwei ganz dünne, aber grössere Packete machen und dieselben auf beiden Seiten in dem Brusttheil des Waffenrockes einnähen [...] 10) Zur Befestigung der antiseptischen Ballen auf den Wunden soll die 2 Meter lange, 11 ctm. breite, mit einer Sicherheitsnadel versehene gestärkte Gazebinde dienen, welche vor der Anlegung anzufeuchten ist, wozu ein Löffel voll Wasser, Wein oder Branntwein ausreicht. 11) Zwischen Ballen und Gazebinde sollte ein Stückchen Pergamentpapier oder Firnisspapier gelegt werden, um die Salicylwatte vor der auslaugenden Wirkung der nassen Binde zu schützen. 12) Das dreieckige Tuch kann mit zur Befestigung des Occlusionsverbandes gebraucht, soll aber vorzugsweise auch zur Immobilisirung des verletzten Theiles verwendet werden. 13) Wenn jeder Soldat an bestimmter Stelle einen zweckmässigen und wohl geschützten Verband bei sich trägt, dann werden die Vorräthe des ärztlichen Personals auf dem Schlachtfelde nicht so leicht erschöpft sein; denn auch von den Todten wird man die Verbandpackete entnehmen können. 14) Zur Anlegung des Verbandes gehört gar keine genaue Kenntniss von dem Wesen der Antiseptik; sie nimmt nur ganz geringe Zeit in Anspruch, und es kann daher die Zeit vor Allem zu der so notwendigen Immobilisirung derzerschossenen Glieder und zu den absolut nothwendigen Operationen verwendet werden."[416]

Der Vortrag von Esmarch löste erneut eine größere Diskussion aus. Kraske plädierte dafür, „auch in der Kriegschirurgie die streng antiseptische Behandlung nach Lister durchzuführen. Keine andere Methode, mag sie auch eine antiseptische sein, gewährt vor der Hand in dem Maasse, wie die Listersche dem Chirurgen [...] die Sicherheit der Resultate."[417a] Oberstabsarzt Starcke aus Berlin argu-

416 Verhandlungen [...], 1879, II, S. 34–37

mentierte, dass bei antiseptischem Vorbandmaterial auf jeden Fall „der Lister'sche Verband vorzuziehen ist".[417b] Bardeleben meinte, dass der „Standpunkt von College Esmarch [...] wahrscheinlich von einer grossen Anzahl von Denen, die überhaupt im Kriege thätig gewesen sind, getheilt werden wird." Danach wäre es „das Beste [...] wenn der Soldat seinen Verbandstoff mit sich führte, oder wenn der Verbandstoff wenigstens in einer solchen Beschaffenheit und Verpackung mitgeführt werden könnte, dass keinerlei besondere Vorsicht und Maassnahmen vor der Verwendung erforderlich sind."[417c] Stabsarzt a. D. Pauly aus Posen hielt es „nach den persönlichen Erfahrungen, die ich als Truppenarzt auf dem Schlachtfelde gemacht habe, [...] sehr wichtig [...] nach Esmarch's Vorschlag, jeden Soldaten mit antiseptischem Verbandmaterial zu versehen." Er halte zwar „zum Erhalt manchen kostbaren Lebens weder den Truppenarzt noch den provisorischen antiseptischen Verband für unwesentlich [...] Allerdings wird der Truppenarzt eine geordnete chirurgische Tätigkeit nie entwickeln können, sondern sich wohl meist beschränken müssen, das antiseptische Verbandmaterial, welches eben jeder Soldat bei sich führen wird, anzuwenden. [Damit kann man] die antiseptische Occlusion executiren [...]. Auch scheint mir nicht werthlos, dass der Leichtverwundete selber sich mit seinem Verbandmaterial verbindet oder vom Kameraden verbinden lässt."[417d]

Im Nachgang zur Konferenz befasste sich Hermann Fischer mit den „verschiedenen Methoden welche für die Antisepsis im Felde vorgeschlagen sind und ihrem Werth für die Kriegschirurgie". Bei den „trockenen antiseptischen Occlusionsverbänden" hielt er die von Esmarch empfohlenen Ballen aus trockener Salicyljute weniger geeignet als die Chlorzinkwatte sowie auch die von Esmarch ebenfalls benutzte Jodoformwatte. Als einen „guten antiseptisch wirkenden Verbandstoff für das Truppenverbandzeug" fand Fischer „die von Esmarch empfohlene Ballenform der Verbandstoffe [...] sehr geeignet, da die Ballen auf die Wunde applicirt werden können, ohne sie oder ihre Umgebung zu berühren."[418]

Anlässlich des 13. Chirurgen-Kongresses referierte am 17. April 1884 L. von Lesser aus Leipzig, „Ueber den ersten Verband auf dem Schlachtfelde". Er betrachtete seine Zusammenstellung des Verbandpäckchens insbesondere „bei der Imprägnierung der Binde und der Unterbringung der antiseptischen Patrone in der

417 a)–d) Verhandlungen [...], 1879, I, S. 47 ff., s. a. Trendelenburg, 25 Jahre, S. 36

418 Fischer, Kriegschirurgie II, S. 681, 685 ff.

Patronentasche" als vorteilhaft.[419] Esmarch hielt jedoch das von ihm „empfohlene Verbandpäckchen mit antiseptischen Ballen für viel zweckmässiger für den ersten Nothverband, als die mit antiseptischem Pulver gefüllte Patrone. In der neuesten Modification meiner Verbandpäckchen befinden sich 2 Ballen aus Sublimatgaze, welche comprimirte Sublimatsägespähne enthalten." Damit bei Gewehrschussöffnungen ein antiseptischer Verband angelegt werden könne, lege man „auf jede Wunde einen dieser Ballen, wickelt dieselben mit der Gazebinde fest und fixirt den Verband und den verletzten Theil mittelst des dreieckigen Tuches, welches ausserdem noch, wenn Knochen zerschmettert sind, zur Befestigung von Nothschienen verwendet werden kann." Bei größeren Wunden „reisst man einfach das Gazesäckchen auf, streut die antiseptischen Sägespähne über die ganze Wunde und legt darüber zuerst die Binde und darauf das dreieckige Tuch an. Im Nothfalle können die Sägespähne ebenso lange Zeit in der offenen Wunde liegen bleiben, wie jedes antiseptische Pulver [...]. Die antiseptischen Ballen wird sich der Soldat im Nothfalle selbst auf Schusswunden legen [...]. [Wenn] weder Sanitätsdetachements, noch Verbandmittelwagen in der Nähe (sind), dürften dann die Verbandpäckchen der Soldaten schwer zu entbehren sein."[420]

Unter Langenbecks Vorsitz fand vom 21. bis 26. April 1884 in Berlin eine Konferenz im Kriegsministerium statt, an der auch Esmarch teilnahm. Er wurde in eine Kommission gewählt, in der *„über die Antiseptica und Verbandmittel, welche ins Feld mitgenommen werden sollen"* sowie *„über Dosirung und Comprimierung der Arzneien berathen [wurde]."*[421] Bei den Erörterungen ging es u. a. um die Frage der antiseptischen Wundbehandlung womöglich schon auf dem Schlachtfelde. Kontrovers diskutiert wurde die Notwendigkeit bzw. Zuverlässigkeit des Verbandpäckchens, wobei Esmarch dafür plädierte, die Antiseptik des Verbandpäckchens aufrechtzuerhalten.

Letztendlich wurde das Verbandpäckchen von den Konferenzteilnehmern befürwortet, „falls es so ausgerüstet werden könnte, dass es für den ersten antiseptischen Verband einfacher Schußverletzungen genügte".[422] Die Notwendigkeit,

419 Verhandlungen [...], 1884, II, S. 38 ff. und S. 44

420 Ebd., I, S. 37 f., sowie S. 42 f.

421 Brief vom 21.04.1884 an Prinzessin Henriette von Esmarch aus Berlin

422 Köhler, 1904, S.11 f.

dass der Verband „in Ruhe und nach den Regeln der Antiseptik oder Aseptik angelegt werden“ müsse, vertrat im Nachhinein auch Bergmann.[423]

Auf dem Ärzte-Kongress im August 1884 in Kopenhagen nannte Esmarch es in seinem Vortrag zur Antiseptik im Kriege, „eine dringende Forderung der Humanität, auch im Kriege allen Verwundeten den Schutz und die Wohlthat der antiseptischen Wundbehandlung angedeihen zu lassen.“[424]

In der Diskussion des Vortrages von Dr. Reger „Ueber die kriegschirurgische Bedeutung der neuen Feuerwaffen“ beim 23. Chirurgen-Kongress am 8. Juni 1892 meinte Esmarch, bei Schusswunden „den hermetischen Verschluss der Wundöffnung durch eine Naht nicht empfehlen“ zu können. Zwar könne er dem Vorschlag, die Wunde mit einem Pflaster zu bedecken, zustimmen, würde jedoch „das Pflaster nicht unmittelbar auf die Wunde legen, sondern nur die in den Verbandpäckchen befindliche antiseptische Mullcompresse damit auf der Wunde festkleben.“[425] Auch Trendelenburg und Thiersch vertraten die Meinung, dass es ratsam sei, Schusswunden offen zu halten. In seiner 1892 erschienenen Schrift argumentierte Schimmelbusch, dass „bei einem aseptischen Nothverband eine rationelle provisorische Blutstillung ins Auge gefasst werden [muss]“, die „am besten mit dem Anlegen des constringirenden Gummischlauches oder eines fest zusammenschnürenden Seiles“ erreicht werden kann.[426] Bei der Zusammenstellung des Verbandpäckchens war Esmarch – wie er in der 1893 erschienenen 4. Auflage seines „Handbuchs der Kriegschirurgischen Technik“ schrieb – stets bemüht „den Fortschritten der Antiseptik zu folgen“.[427]

Esmarchs Vorgehensweise zur antiseptischen Wundbehandlung im Krieg wurde noch in späteren Jahren ausdrücklich gewürdigt. Bereits 1904 wurde Esmarch als einziger noch zu Lebzeiten von Köhler in dessen Schrift über „Kriegschirurgen und Feldärzte der Neuzeit“ aufgenommen: „Eine Geschichte der Kriegschirurgie der letzten Hälfte des vergangenen Jahrhunderts ohne Esmarch wäre einfach undenkbar gewesen. Das Erwachen der Deutschen Chirurgie im Anfange

423 Bergmann, S. 17

424 Esmarch, Vortrag im Rahmen der achten Sitzung des internationalen medicinischen Kongresses in Kopenhagen 1884 sowie in: Handbuch […], 1893, S. 203

425 Verhandlungen […], 1892, I, S. 25.

426 Schimmelbusch, S. 194 u. 176

427 Esmarch, Handbuch […], 1893, S. 207 f.; Cramer, S. 67, unterstrich, dass Esmarchs Samariterpäckchen stets „nach den damals gültigen antiseptischen Grundsätzen von ihm zusammengestellt war“.

jener Periode wurde durch Stromeyers und Esmarchs Arbeiten und Erfahrungen in den ersten Schleswig-Holsteinschen Kriegen eingeleitet und seitdem gibt es kaum einen Fortschritt auf dem weiten Gebiete der Chirurgie und besonders der Kriegschirurgie, an dem Esmarch nicht tätigen und oft führenden Anteil genommen hätte; es gibt kaum eine wichtige Frage der ärztlichen Kriegswissenschaft, bei der seine Anschauung nicht als maßgebend betrachtet, sein Urteil nicht zu Rate gezogen werden müßte."[428]

In seiner Gedenkrede zu Beginn des Chirurgen-Kongresses im April 1908 griff Eiselsberg Esmarchs Forderung „man reinige nicht die Wunde mit einem Schwamme, der schon mit andern Wunden in Berührung gekommen ist" auf, um hinzuzufügen: „Sehen wir darin nicht die ersten Anfänge der später mit solchem Erfolge ausgebildeten abstinenten Therapie der Schusswunden und sehen wir nicht gleichzeitig Anklänge zur späteren Asepsis, um deren Ausbildung gerade Esmarch und seine Schule sich Verdienste erworben haben."[429]

In seinem historischen Abriss zur Chirurgie von 1915 bezeichnete Küster als die Lösung für die „Ableitung der von der gereizten Wunde gelieferten Flüssigkeiten" beim antiseptischen Verband die Locheisenöffnung bei Wunden nach Esmarch und Neuber sowie das Anstreben einer trockenen Schorfheilung. Für die erste Behandlung von Kriegsverletzungen nannte Küster an erster Stelle den 1876 von Esmarch gehaltenen Vortrag: „Die antiseptische Wundbehandlung in der Kriegschirurgie". Er bezeichnete Esmarch als den „Urheber des Verbandpäckchens", das u. a. „aus einem antiseptischen Ballen" besteht und „noch in der Kriegssanitätsordnung vom Januar 1907 als zur Ausrüstung des Feldsoldaten gehörig aufgeführt" wird.[430a] Dazu schrieb Guleke noch 1945: „Von bleibendem Wert war [Esmarchs] Erfindung des ‚Verbandpäckchens' (1879), das nach seiner Vorschrift das bekannte 3eckige Tuch und 2 antiseptische Ballen Salizylwatte bzw. -jute in Pergament eingewickelt enthielt und jedem Soldaten ins Feld mitgegeben werden

428 Köhler, 1904, S. 107; enthalten sind die Biografien von Bardeleben, Billroth, Bruns, Burow, Busch, Esmarch, Hueter, Linhart, Nussbaum, Volkmann, Wagner und Wilms; Biografien von Bernhard von Langenbeck, Bernhard von Beck, Friedrich Loeffler und Louis Stromeyer sind bei Kimmle, Kriegschirurgen, 1904, II., unter „Lebensbeschreibungen" aufgeführt.

429 Verhandlungen [...], 1908, I, S. 2

sollte. Er hat damit, im Verein mit der abschnürenden Gummibinde, dazu beigetragen, dass Tausenden von Verwundeten das Leben erhalten blieb."[430b]

Zusammenfassend zu Esmarchs Wirken als Kriegschirurg hieß es bei Anschütz: „In seine Jugendjahre fielen die heißen Kämpfe seiner engeren Heimat um ihre Selbstständigkeit, an denen er teils als Soldat mit der Waffe in der Hand, teils als ungemein erfolgreicher Arzt teilnahm." – „Man kann es wohl nicht anders als ein großes Glück bezeichnen, daß Esmarch in Kriegszeiten seine Laufbahn begann. Diese Erlebnisse und Erfahrungen haben lebhaft und nachhaltig gewirkt; Esmarchs kriegschirurgische Interessen und alles, was damit im engeren und weiteren zusammenhängt, auch das Samariterwesen stammen aus dieser Zeit."[431]

430 a) u. b) Küster, Geschichte der neueren deutschen Chirurgie, 1915, S. 42 u. 67 f., sowie Guleke, Kriegschirurgie […], S. 34

431 Anschütz, 1909, S. 75

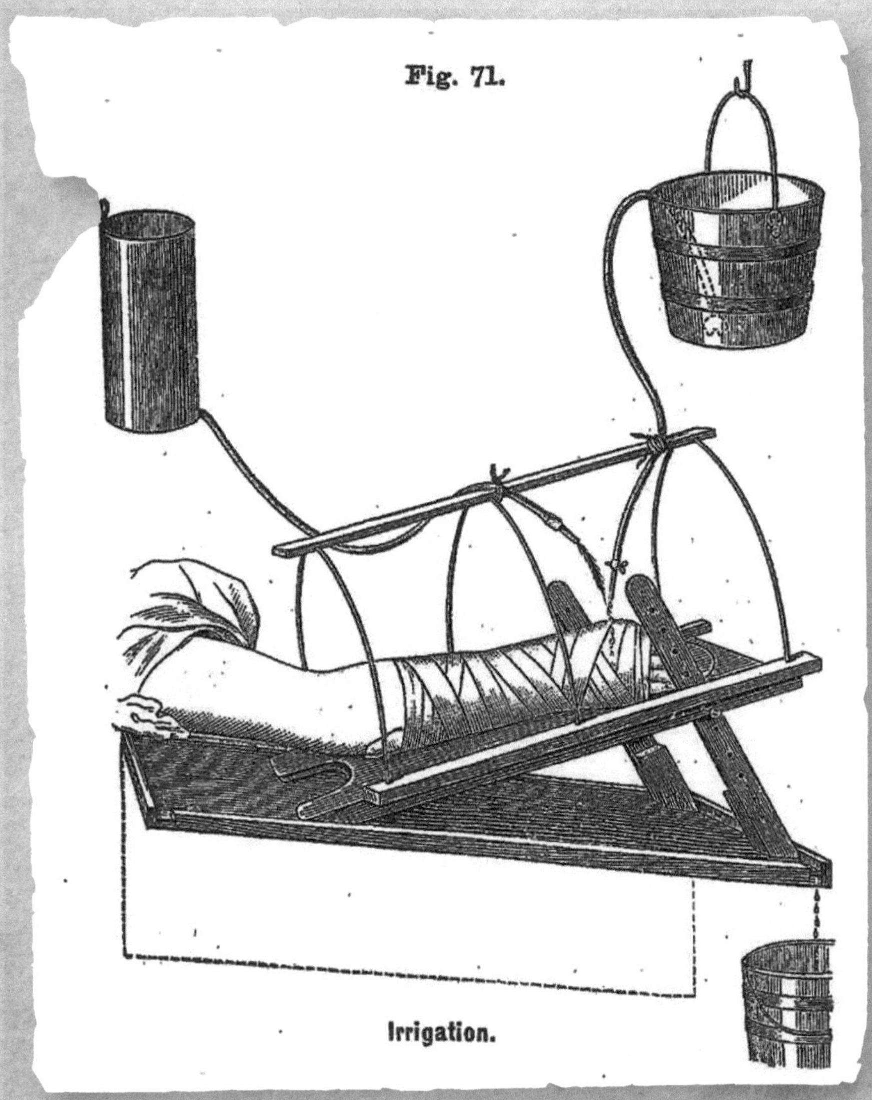

Im Jahr 1858 gab Esmarch eine kleine, aber bedeutsame Erfindung bekannt: den Irrigator, der die Wundspritze ablöste, zu mehr Hygiene im Krankenhaus führte und den er u. a. – wie auf dieser Illustration aus seiner „Chirurgischen Technik" – für die Berieselung mit kaltem Wasser zur Bekämpfung von Entzündungen einsetzte.

V

Neubeginn in Kiel nach 1852

In Kiel hatten sich die Verhältnisse nach dem Ende der Schleswig-Holsteinischen Erhebung deutlich verändert; auch die Universität stand – wie Esmarch nach seiner Rückkehr schrieb – „nicht zum Besten".[432] Die dänische Regierung hatte den Stellenwert der Kieler Universität im nationalen Streben Schleswig-Holsteins erkannt. Zehn Professoren, die politisch hervorgetreten waren, etwa ein Drittel aller Lehrstuhlinhaber, wurden 1852 von der dänischen Regierung entlassen oder legten ihre Professur nieder.[433] Es wurde sogar gefordert die Medizinische Fakultät an die Reichsuniversität nach Kopenhagen zu verlegen bzw. ganz aufzulösen.

Esmarch wurde nach Rückkehr von seiner Reise am 10. April 1852 von der dänischen Regierung als Privat-Dozent zunächst entlassen. Er schätzte seine Stellung bei den Universitätsbehörden aufgrund seiner „scharfen Stellungnahme für Schleswig-Holstein gegen Dänemark" jedoch nicht als die „allergünstigte" ein, eine Auffassung, die auch sein Vater teilte.[434] Zum Wintersemester 1852 erhielt Esmarch dann die Erlaubnis aus Kopenhagen, seine akademische Tätigkeit wieder aufzunehmen. Seine Kollegs wurden um klinische, vor allem chirurgische Tätigkeiten erweitert. Hinzu kamsowie eine Vielzahl von Untersuchungen, Krankenvisiten sowie Konsultationen, auch in Hamburger und Flensburger Kliniken sowie bei Fachkollegen.[435] Unter dem 2. April 1853 stand im Protokollbuch der Medizinischen Fakultät die „Allerhöchste Genehmigung der Ertheilung der Doktorwürde" an Esmarch.[436]

Esmarchs Eintragungen aus diesem Zeitraum verweisen auf zahlreiche Aktivitäten in Kiel. An erster Stelle stand eine Vielzahl von Treffen – häufig abends in Verbindung

432 Esmarch, Jugenderinnerungen, S. 162; s. Jordan, S. 23 sowie Bök, S. 16

433 Esmarch, a. a. O., nannte die Professoren Olshausen, Pelt, Navit, Stein, Meyn, K.W. Nitzsch, Scherk und Chalybäus, die entlassen wurden.

434 Ebd., S. 163; Briefe vom 25.09. u. 11.10.1852 an Esmarch von Theophil Esmarch aus Flensburg

435 Esmarch, Tagebuch für 1852

436 LA 47.6, Nr. 12 Protokollbuch der Medizinischen Fakultät für die Jahre 1846–1862

mit Diners und Soirees – mit Kollegen aus der Universität und insbesondere von der Medizinischen Fakultät, auch mit Groth und Claudius.[437] Hinzu kam die Beteiligung an „Club-Abenden“, u. a. bei Dr. Franke, Stromeyer, Prof. Weber, Scherk, Lieschner. Am 4. Juli 1856 wurde in Kiel von Esmarch, Panum und Bartels der „Physiologische Verein“ ins Leben gerufen, dessen Mitglieder sich regelmäßig abends mit Vorträgen trafen.[438]

Esmarch war Mitglied in der Gesellschaft „Harmonie“ und notierte mehrere Besuche dort sowie u. a. im Tivoli, in der Baumschule, auf der Sandburg, im Bellevue sowie Ausflüge nach Düsternbrook, zum Flemhuder See, nach Bülk, Knoop, Hassee, ins Viehburger Holz, in Denkmanns Garten, nach Schlamersdorf, Seedorf, Seekamp, Grünwohld und die Teilnahme an Scheibenschießen „alle Sonnabende“. Als besondere Ereignisse hielt Esmarch für den 9. November 1859 den großen „Festzug und Enthüllung der Schiller-Statue auf dem Kieler Markt“ fest und am 31. August 1860 die Reise nach Glücksburg mit Neumann, Himly und Lüdemann zu König Friedrich VII.[439] Esmarch engagierte sich in der „Gesellschaft freiwilliger Armenfreunde“, im „Verein für Schlesw.-Holst. Geschichte“ und war 1860 Mitbegründer vom „Holsteinischen Blindenverein“. Dieser erreichte die Schaffung einer Blindenanstalt in Kiel aus privaten Spenden und öffentlichen Zuschüssen. Später erwuchs mit der Ausdehnung auf das Herzogtum Schleswig daraus die Landesblindenanstalt.[440]

Zur Behandlung von Kranken

Ausführlich beschrieb Esmarch in seinem Notizbüchlein für 1853 einzelne Krankengeschichten mit kleinen Illustrationen.[441] Er schilderte genau, in welchem Zustand er den jeweiligen Patienten vorgefunden, welche Vorgeschichte die Krankheit hatte und wann der Kranke in die Klinik kam. Dann wurde beschrieben, wie die Untersuchung verlief, welche Diagnose gestellt, was zur Behandlung unternommen und welche Medikamente verabreicht bzw. welche Mittel verschrieben wurden. Aufge-

437 Esmarch, Notizbüchlein 1853–1859, sowie sog. „Journale“ und Loseblattsammlung unter A 1/3 20/35 – „Material für eine Biographie“

438 J. H. Eckardt, in: „Mitteilungen […]“ Heft 20, Kiel 1903, S. 190

439 Esmarch, Notizbüchlein 1853–1859

440 Völckers, S. 85; Carl Völckers trat 1871 in den Vorstand des Holsteinischen Blindenvereins ein.

441 Esmarch, Notizbüchlein „1853 nur Krankengeschichten“

zeichnet wurde, welche Resultate sich dabei ergaben, wie der Krankheitsverlauf war, ob der Patient erneut kommen musste, ob und wann eine Heilung eingetreten war.[442]

Im Lande wurden von Esmarchs chirurgischem Geschick wahre Wundergeschichten berichtet.[443] Dabei sei es keinem Bauern eingefallen, den Pförtner der Klinik nach dem Herrn Professor zu fragen. Vielmehr lautete die Frage generell: „Is Esmark to Hus?" Vielsagend war auch die Notiz (o. D.) von Frau L. S. A. H. Th. Leisner: *„Herr Professor Esmark. Entschuldigen Sie meine Dreistigkeit daß Ich mich die Freiheit nehme mir mit eine kleine Bitte an den Herrn Professor Esmark zu wenden, um mir ein Augenblik zu opfern."*

Im Zeitraum von 1853 bis 1860 erschienen Esmarchs „Beiträge zur praktischen Chirurgie". Darin behandelte er u. a. Resektionen und die Resektionsschiene.[444] Er führte aus, dass in der letzten Dekade die Resektion des Kniegelenks von Zivilärzten sehr viel häufiger und mit viel günstigerem Erfolge ausgeführt worden sei als früher. Esmarch war davon überzeugt, dass von den Verwundeten, bei denen im Krieg die Amputation des Oberschenkels notwendig erscheine, fast die Hälfte sich für die Resektion des Kniegelenks eignen würde. Er hielt die Ausführung dieser Operation für kaum schwieriger als eine Amputation.

Nachdem er bei fünf Kranken mit Kniegelenkvereiterungen die Resektion des Kniegelenks vornehmen musste, erfand Esmarch die Resektionsschiene. Sie entsprach allen Erwartungen in der Praxis und ließ sich auch leicht für die Resektion des Ellbogengelenks einrichten. Dazu veröffentlichte er eine Abbildung und eine Gebrauchsanweisung. Nach Esmarch müssten für die rationelle Behandlung schwerer Verletzungen folgende Forderungen gestellt werden: 1. Der verwundete Teil muss so fest und sicher gelagert sein, dass nicht durch jede Bewegung des Kranken die Wunde beunruhigt wird. 2. Der verwundete Teil muss von allen Seiten zugänglich sein, um die Wunde und deren Umgebung ständig im Auge behalten sowie frisch verbinden und vollkommen reinigen zu können, ohne die verletzten Teile zu bewegen, zu reizen und dem Patienten Schmerzen zu verursachen.

442 Für 1853 hatte Esmarch in seinem Tagebuch die Zahl seiner Patienten mit 154 angegeben und zudem 3 518 Besuche vermerkt.

443 Brief vom 01.06.1852 von A. Sotteck an Esmarch hinsichtlich des Erfolgs bei Behandlung eines „bleichsüchtigen" Mädchens

444 Esmarch, „Beschreibung einer Resectionsschiene. Ein Beitrag zur conservativen Kriegsheilkunst. Mit 5 Holzschnitten." Kiel 1859

In mehreren Briefen an Marxen und an Stromeyer schilderte Esmarch die von ihm angewendeten Verfahren. So schrieb er nach einer Aneurysma-Operation an, dass der Patient so lange unter ständiger Aufsicht sein müsse, *„bis die Gefahr einer Nachblutung beseitigt ist, also jedenfalls mehrere Wochen"*. Ferner habe er *„umfassende Versuche mit Näthen aus Silberdrath"* gemacht und damit *„eine Blasenscheidenfistel genäht, welche bis jetzt vollkommen dicht hält."*[445] Hinsichtlich der Lithotomie ermahnte Esmarch seinen Freund Marxen, *„etwas vorsichtig"* zu sein, denn *„die Operation ist unter Umständen recht schwierig und will an der Leiche gut geübt sein."* Sehr viel später informierte er Stromeyer von *„langer mühseliger Arbeit"* bei der Entfernung eines größeren Steins aus der Blase eines 20-jährigen Mannes, wobei er den Stein in Stücke brechen musste. Zur Behandlung einer *„Verstopfung der Pharynxmündung der Tuben durch zähen Schleim"* schrieb er: *„Der Fall ist ziemlich neu [...] und interessiert mich um so mehr, weil ich in diesem Semester zum ersten Male Otistrik lese und mich deshalb ziemlich gründlich damit beschäftigen muß. Ich habe dadurch mehr Interesse für diesen Zweig der Chirurgie bekommen und finde ihn nicht ganz so trostlos, wie man ihn stets wohl ansieht."* Nachdem ein Patient an einer Dünndarmschlinge gestorben war, der am Abend vorher mit einer Herniotomie hätte gerettet werden können, stellte Esmarch fest: *„Übrigens ist es viel leichter [...] über eine Operation hinterher zu informieren, als im entscheidenden Augenblick immer das Richtige zu treffen, namentlich bei der Herniotomie. Dass operirt werden mußte, kann wohl nicht zweifelhaft sein."*[446]

Ein Thema, das Esmarch schon früh bewegte, war die Behandlung von Geschwülsten und Krebs. Zu den „cavernösen Blutgeschwülsten" hatte er in „Virchow's Archiv" von 1854 selbst einen Beitrag geleistet. Mit seinem Dank dafür verband Virchow das Anliegen, ihm eine seiner *„Geschwülste in Substanz"* zu schicken, da er *„nichts gesehen, was Ihrem Fall ganz gleich wäre"*.[447] Mehrfach wurde Esmarch wegen der Behand-

445 Vgl. auch „Bericht über die wichtigeren chirurgischen Operationen, welche vom 24. März 1854 bis 30. August 1857 in der Chirurgisch-ophthalmiatrischen Klinik zu Kiel vorgenommen worden sind", in: „Deutsche Klinik", 1858, Nr. 24, S. 235; Nr. 25, S. 248. „Ueber die Operation der Blasenscheidenfisteln. Als Bericht über die wichtigeren chirurgischen Operationen, welche vom 24. März 1854 bis 30. August 1857 in der Chirurgisch-ophthalmiatrischen Klinik zu Kiel vorgekommen sind, hielt Esmarch einen Vortrag am 22. März 1858, abgedruckt in: „Deutsche Klinik", 1858, Jg. X, Nr. 27, S. 263 ff.; Nr. 28, S. 270 ff.

446 Briefe in der Reihenfolge der gen. Fälle an Marxen vom 27.11.1859, 28.10.1859, 24.10.1860, vom 21.01.1869 an Stromeyer, vom 29.11.1860 sowie vom 08.03.1856 an Marxen

447 Esmarch, Ueber cavernöse Blutgeschwülste, in: „Virchow's Archiv", Bd. 6, Berlin 1854, S. 34; Brief vom 05.07.1853 an Esmarch von Virchow aus Würzburg, vgl. Andree

lung von Krebsleiden konsultiert.[448] Esmarch war sehr umsichtig bei Diagnosen und schrieb an Marxen: *„Deine Geschwülste habe ich noch einmal bei Licht mikroskopisch untersucht; sie haben die Textur des Carcinoma melanoma.“*[449] Zu einer Patientin von ihm informierte Esmarch: *„Ohne Zweifel ist die Geschwulst ein Carcinom und wenn sich dasselbe auch gut extirpiren ließe, so scheint mir doch der allgemeine Zustand der Frau der Art zu sein, dass man kaum hoffen dürfte, dass sie die Operation gut überstehen würde. […] Um den Ausbruch so lange als möglich zu verzögern und zugleich die Schmerzen zu mildern kenne ich kein besseres Mittel, als die trockene Kälte […]. Bricht die Geschwulst dennoch auf, so würde ich sie mit Salben […] verbinden, denen Opium od. Morphium zugesetzt ist, um die Schmerzen zu lindern.“*[450]

Wiederholt sprach Esmarch die Thematik der Geschwülste auf den Kongressen der Deutschen Gesellschaft für Chirurgie an und veröffentlichte dazu seine sogenannten „Aphorismen“.[451]

Sehr eingehend beschäftigte Esmarch sich mit der Antiphlogose, nachdem bei seinem Freund Marxen ein Bluterguss in einer Gelenkkapsel in einem Knie eingetreten war. Seine in mehreren Briefen[452] vorgetragenen Ratschläge zur Behandlung waren symptomatisch für seine Vorgehensweise: *„Höre nur ja nicht zu früh mit der energischsten Antiphlogose auf; Eis mußt Du noch viele Wochen lang gebrauchen, so lange es Dir noch irgend angenehm ist. […] Ferner muß Du das Knie durch eine passende Schiene an der Rückseite vor jeder Bewegung schützen, auch fürs Erste das Bett nicht verlassen. […] Ich lasse es in solchen Fällen bisweilen 6–8 Wochen u. länger liegen. Nichts hilft besser! […] Das Bein muß […] auf einer Schiene fest u. hoch liegen; laß Dir eine von Blech machen, die mit einem Kissen gepolstert wird [….] Zuletzt wenn alle Schmerzhaftigkeit u. Geschwulst verschwunden ist, mußt Du Dir einen Kleisterverband ums Knie legen, u. in der nächsten Zeit nur mit steifem Knie gehen, später mit einer Kniekappe. Also strenge Consequenz!“*

Im Fall einer fortschreitenden *„Verschließung der Arterien“* u. a. aufgrund von Brand und Blutgerinnung, riet er, *„wo möglich die Heilung der Natur zu überlassen,*

448 Briefe an Esmarch vom 25.08.1854 von v. Maack aus Kiel, vom 04.10.1854 von Marxen und vom 22.02.1857 von Ross aus Altona, der ihn um einen Konsultationstermin wegen einer „verdächtigen […] (Ast)action des Unterkiefers und der Lippen“ bat und sich sogar „einer verstümmelnden Operation unterwerfen [würde]. In dieser ernsten Angelegenheit nahe ich mich Ew. Hochwohlgeb. mit dem tiefen Vertrauen welches mir Ihr großer und klarer Geist stets eingeflößt hat.“

449 Brief vom 29.10.1856 an Marxen von Esmarch

450 Brief vom 22.05.1860 an Theophilus Esmarch von Esmarch

451 Esmarch, Aphorismen über Krebs, in: Verhandlungen […], 1877, II, S.196–219

452 Briefe vom 10., 13., 19. u. 16.03.1857 sowie vom 18.06.1856 an Marxen von Esmarch aus Kiel

dieselbe nur zu unterstützen" durch geeignete Medikamente. *„Das Wichtigste scheint mir, jede Hemmung der Circulation sorgfältigst zu vermeiden, durch passende Lagerung u.s.w.; ich würde den Fuß hoch lagern, und besonders darauf achten, dass kein Druck in der Kniekehle stattfindet."*[453] Zur Behandlung einer Neurose des Ellenbogengelenks schrieb Esmarch, *„ist es mir die Hauptsache, die Patienten dazu zu bewegen, sich des kranken Gliedes wieder zu bedienen. Ich habe schon eine Menge von solchen Fällen in Behandlung gehabt."*[454] Einen Knaben, dessen Finger aufgrund einer Eiterung enorm verkürzt waren, hatte er *„im vorigen Semester chloroformirt und in der Narkose die Muskelsehnen gewaltsam gestreckt."*[455]

Gemeinsam mit dem damals als solchen bezeichneten „Irrenarzt" Peter Willers Jessen stellte Esmarch anhand klinischer Studien 1857 als erster die Vermutung auf, dass Syphilis Ursache der Neurolues sei. Zur Bedeutung dieser Diagnose stellte Haferkamp fest: „Eine der ersten wissenschaftlichen Glanzleistung [von Esmarch] betraf weniger das Gebiet der Chirurgie, sondern eine in ihrer Ätiologie und Verlauf damals noch nicht sicher erkannte Geisel der Menschheit. In Zusammenarbeit mit [...] Jessen postulierte er, dass die progressive Paralyse nicht eine eigenständige Krankheit, sondern ein Folgezustand derselben ist."[456]

Nachfolge von Stromeyer

Seine Entscheidung, das im Herbst 1853 an ihn ergangene Angebot als Generalstabsarzt nach Hannover anzunehmen, begründete Stromeyer später u. a. damit, dass er Esmarch, seinem Schwiegersohn und Lieblingsschüler, mit seinem Weggang habe Platz machen wollen. Nicht auszuschließen ist jedoch, dass Stromeyer sich bezüglich seines akademischen Berufes in einem labilen Gleichgewicht befunden habe. Der militärärztliche Beruf sei ihm gewissermaßen in die Wiege gelegt gewesen.[457] Ihn reizte es, Chef des Hannoverschen Militärmedizinalsystems zu werden, das er im Vergleich

453 Brief vom 11.12.1856 an Marxen von Esmarch aus Kiel

454 Brief vom 28.10.1859 an Marxen von Esmarch aus Kiel

455 Brief vom 18.12.1857 an Marxen von Esmarch aus Kiel

456 Haferkamp, S. 59. Jessen eröffnete am 1.10.1845 bei Kiel die dritte psychiatrische Privatklinik im deutschsprachigen Raum.

457 S. hierzu Eufinger, S. 28 f.; s. a. Rogge, S. 129

mit anderen deutschen Staaten damals eindeutig für das bessere hielt.[458] Indem er den Ruf nach Hannover annahm, folgte er wohl letztlich seiner innerer Einstellung, die den Beruf des Arztes mit dem des Offiziers verband. Sicherlich gaben auch die Umstände in Kiel, so die Verhinderung des neuen Krankenhausbaues, den letzten Anstoß zu diesem Schritt.

Die Regelung der Nachfolge Stromeyers ist in mehrfacher Hinsicht aufschlussreich: Mit unterschiedlicher Gewichtung in bestimmten Phasen spielten eine Rolle persönliche Animositäten und Rivalitäten innerhalb der Medizinischen Fakultät, Vorbehalte gegenüber der Person Esmarchs ebenso wie deutliche Fürsprachen und das – teilweise auch nur taktisch bedingte – Interesse Außenstehender, einen Ruf nach Kiel zu erhalten. Ferner gab es gegen die Person Esmarchs, als einen *„ehemaligen Insurgenten"*, wie sein Vater sowie Dr. von Wulfen aus Husum ihm schrieben, Bedenken von dänischer Seite.[459]

Innerhalb der Medizinischen Fakultät verlief bereits die interimistische Besetzung der Direktorenstelle keineswegs reibungslos. Laut Schreiben an den damaligen Rektor Prof. Lüdemann Anfang Dezember 1853 richtete die Fakultät *„bei der Suche"* nach einem Nachfolger von Stromeyer ihr Augenmerk: *„unter den älteren Hr. Prof. Bruns in Tübingen, unter den jüngeren die Privatdocenten Dr. Esmarch hieselbst und Dr. Thiersch in München."* Zu Esmarch hieß es: *„Hr. Dr. Esmarch hat sich seit dem Beginn seiner Studien als ein begabter und eifriger junger Mann bewiesen. Er hat das Glück gehabt, zweier ausgezeichneten Lehrer seines Spezialfaches Herr Ghrt. Bernh. Langenbeck und Herrn Prof. Stromeyer sehr nahe zu stehen. Er hat sich auf einer grösseren wissenschaftlichen Reise weiter ausgebildet; er ist anerkannt ein geschickter Operateur und hat […] die Docentenlaufbahn mit nicht geringem Erfolg betreten. Auch hat er durch seine schriftstellerischen Arbeiten die Augen auswärtiger Fachgenossen auf sich gelenkt, die von ihm mehr als Gewöhnliches erwarten."*[460]

Als Stromeyer dann im Dezember 1853 vorschlug, Esmarch *„im Falle seine Abganges […] mit der Direction der Klinik […] und der Fortsetzung seiner Vorlesungen"* übergangsweise zu beauftragen[461], wurde der interne Konflikt deutlich. Als Prodekan schrieb Behn im Namen der Fakultät an den Rektor: Er befürchte, dass mit dem

458 Brief vom 29.12.1863 an Esmarch von Stromeyer aus Hannover

459 Briefe vom 05.06. u. 18.11.1853; vom 27.02.1854, 31.05.1855 u. 26.10.1856 an Esmarch von Theophilus Esmarch aus Flensburg sowie vom 26.04.1854 an Esmarch von v. Wulfen aus Husum

460 Akte LA Abt. 47.6 Nr. 24 „Wiederbesetzung der Professur für Chirurgie" 1841–1907 sowie LA Abt 47.1.Nr. 189, CAU

461 LA 47.1, Nr. 189, Schreiben von Stromeyer 10.12.1853

an sich *„im hohen Grade bedauerliche(n) und schmerzliche(n) Verlust"* der *„Abgang (von Prof. Stromeyer) vor Beendigung des laufenden Semesters noch ganz besondere und schwer zu beseitigen Übelstände nach sich ziehen würde. Denn, wenngleich die Facultät bei anderer Gelegenheit mit Freude ihre Absicht dahin ausgesprochen hat, dass Hr. Doctor Esmarch hieselbst in jeder Hinsicht für den chirurgischen Lehrstuhl der hiesigen Universität qualificirt erscheint, so ist es doch entschieden zu bezweifeln, dass der theoretische und praktische Unterricht in der Chirurgie"* bei einem solchen gravierenden personalen Wechsel im Semester *„nicht ohne Nachtheil"* fortgeführt werden kann. Es sollte daher versucht werden, einen *„gar zu frühzeitigen Abgang Stromeyers zu verhindern."*[462]

Dem Ministerium wurde daraufhin mitgeteilt, dass die Fakultät zwar *„für den Fall der sofortigen Entlassung des Prof. Stromeyer den Dr. Esmarch hierselbst als denjenigen vor[schlägt], der entschieden und allein geeignet sein möchte, die interimistische Leitung des Friedrichs Hospitals und der chirurgischen Klinik zu übernehmen"*, dass es jedoch wegen der angefangenen Vorlesungen und der anstehenden Prüfungen wünschenswert bzw. *„unentbehrlich"* sei, dass Stromeyer bis zum Semesterende bleibe.[463]

Erst als Bruns den an ihn ergangenen Ruf abgelehnt hatte, richteten die Mitglieder der Medizinischen Fakultät einen Brief an das Königliche Ministerium für Holstein und Lauenburg in Kopenhagen bezüglich des *„hiesigen Privatdozenten Dr. Esmarch"*. Die Fakultät sei *„von seiner Tüchtigkeit als Lehrer sowohl wie als Operateur überzeugt [...] ferner auch in Beziehung auf den Ruf, welchen er sich bereits im Auslande erworben hat."* Damit keine Unterbrechung in der Verwaltung des Friedrichs-Hospitals und der Leitung der Chirurgischen Klinik eintrete, bat die Fakultät, darauf hinzuwirken, *„dass der Dr. Esmarch zeitig beauftragt werde, diese Functionen gleich nach dem Abgang des Professors Stromeyer zu übernehmen."*[464] Entsprechend einer Notiz des Prodekans vom 9. März wurde „diese Uebertragung unter den gegenwärtigen Umständen als eine Nothwendigkeit betrachtet".[465]

Das Ministerium empfahl daraufhin, Herrn Dr. Esmarch *„die interimistische Leitung des Friedrichs-Hospitals und der chirurgischen Klinik von dem Termin an, zu welchem der Professor Dr. Stromeyer die betreffenden Geschäfte niederlegen wird, zu übertragen."*[466]

462 Ebd., Schreiben von Behn vom 19.12.1853

463 LA 47.6, Nr. 24

464 Brief vom 10.03.1864 unterschrieben von Behn, Ritter, Litzmann und Goetz

465 LA 47.1, Nr. 189

466 LA 47.6, Nr. 24, Brief vom 13.03.1854 an die Universität aus Kopenhagen

Am 4. Februar 1854 heiratete Esmarch Anna Stromeyer. Aus den vielen Briefen, die sie in den 16 Jahren bis zu ihrem Tod Ende Mai 1870 wechselten, geht hervor, dass sie eine sehr glückliche Ehe führten. Sie war allerdings in zweierlei Hinsicht überschattet. Zum einen durch die damals noch unheilbare Tuberkulose-Krankheit von Anna, die sie zunehmend belastete und schwächte. Zum anderen waren es jene Jahre, in denen Esmarch einerseits sich überaus intensiv als Hochschullehrer und als praktischer Arzt in Kiel engagierte und in denen er andererseits durch die Kriege 1864, 1866 und 1870/1871 auch als Militärarzt, Kriegschirurg und Kommissionsmitglied in Sachen Lazarettwesen und Verletztenpflege besonders gefordert war. Hinzu kamen seine jährlichen Weiterbildungsreisen, die er zur Erweiterung seines Wissenshorizontes antrat. Auf seinen Urlaubsreisen begleitete Anna ihn häufig – sofern es ihr auch aufgrund familiärer Verpflichtungen möglich war.

Das Ehepaar Esmarch hatte drei Kinder: Erwin, geboren 1855, Walter, geboren 1857, und der Nachkömmling Agnes, geboren 1867. Zu seinen Kindern hatte Esmarch – wie aus vielen Briefen hervorging und an damaligen Vorstellungen gemessen – ein enges Verhältnis.

Erwins Briefe aus den Kriegsjahren 1870 und 1871 enthielten sehr persönliche, familiäre, teils auch amüsante Nachrichten, die er in dem offensichtlichen Bemühen schrieb, seinen Vater an dem Geschehen während seiner Abwesenheit teilhaben zu lassen. Früh schrieb er: *„Ich habe [...]große Lust Medizin zu studieren, und das vornehmlich aus dem Grund, weil ich mich sehr für Alles interessiere, was zu der Medizin gehört.“*[467] Esmarch nahm regen Anteil an Erwins Medizinstudium von 1876 bis 1880, lobte sein *„grosses Interesse für das Studium“*[468a], riet ihm u. a. bestimmte Kollegien zu besuchen und hoffte, dass er *„Allen einmal Freude und Ehre macht!“*[468b] Zu Erwins vorgetragenen Wünschen auf höhere Zuwendungen stellte er gegenüber Prinzessin Henriette fest, dass *„er niemals seine Schulden bezahlen würde, und daß er nun im nächsten Semester <u>sparsamer</u> sein müßte. Ich werde ihm gehörig die Leviten lesen, Er muß weniger ausfahren und kneipen, mehr <u>Fuß</u>touren machen, früher zu Bette gehen, nicht <u>jeden</u> Abend in der Kneipe sitzen etc.“*[468c]

Während Erwins Zeit in Berlin besuchte Esmarch ihn häufig bei seiner Teilnahme an den Kongressen dort. Erwin habe, so schrieb er *„sehr viel zu thun in d. Klinik und hat <u>sehr</u> viele Gesellschaften mitmachen müssen, so daß er zum Arbeiten für sich selbst*

467 Brief vom 12.12.1870 an Esmarch von seinem Sohn Erwin aus Kiel

468 a)–c) Briefe vom 14.08.1878 u. 31.08.1879 an Prinzessin Henriette von Esmarch

auch nicht hat kommen können."[469a] Esmarch konnte vermelden, dass Erwin *„zunächst Assistent [wird] bei Koch, dem neuen Professor für Hygiene und das ist der einzig richtige Weg, um zur Professur zu gelangen. Er ist fleissig und gewissenhaft und wird es hoffentlich noch zu etwas bringen.*"[469b] Als Erwin mit ihm gemeinsam in Bad Kreuth war, schrieb Esmarch, dass er: *„bei den Herrschaften [...] einen guten Eindruck hinterlassen [hat]. Er sah gut aus und war auch recht gesprächig. Er mußte vieles über seine Arbeiten und Kochs Institut zum Besten geben.*" Außerdem habe er *„mit ihm Alles durchgesprochen, was wir auf dem Herzen hatten.*"[469c]

Das Verhältnis zwischen Esmarch und Erwin, der nach seiner Habilitation zunächst Professor für Hygiene in Königsberg und dann in Göttingen wurde, blieb zeitlebens eng und vertraulich. Erwin nahm an allen Feierlichkeiten zu Ehren seines Vaters teil; er überlebte ihn um nur sieben Jahre.

Auch Walther ließ seinen Vater in seinen Briefen unmittelbar teilhaben an dem für einen Jungen wichtigen täglichen Leben zu Hause. Als Walther ihm mitteilte, dass er *„Cavallerie-Offizier"* werden wolle, schrieb Esmarch an Stromeyer: *„Daß mir dies nicht angenehm sein würde, brauche ich Dir nicht zu sagen, ein Offizier im Frieden ist doch ein trauriger Beruf, und nun sich zum Generalstab hinaufzuarbeiten, dazu fehlen Walther wie ich glaube, die Fähigkeiten u. Talente.*"[470a] Im April 1876 musste Esmarch über Walthers Verhalten als Kadett berichten: *„Er hat sich ebenso durch Faulheit, als durch schlechte Conduite [...] vor Allen Anderen so ausgezeichnet, daß das Examencollegium den Rath gegeben hat, ihn [...] ganz und für immer wegzuschicken, zum Theil wohl auch, um so schlechtes Beispiel nicht aufkommen zu lassen.*"[470b] Esmarch setzte sich daraufhin persönlich bei Walthers Vorgesetzten für ihn ein und erreichte, dass er von der Marine zur Armee übertreten und die „Kriegsschule" in Schwerin besuchen konnte.

Walther ging in Schwerin ein Verhältnis zu Gisela, Freiin von Wolzogen ein, das zu Gerüchten *„aus glaubwürdiger Quelle"* Anlass gab, über die Esmarch *„ihn zur Rede stellen"* wollte.[471a] Zu der im Juli 1882 durchgeführten Hochzeit war Esmarch geneigt, *„gute Miene zum bösen Spiel zu machen, obgleich wir mit dem ganzen Vorgehen [...] im höchsten Grade [...] empört wären"*.[471b] Esmarch musste seinem Sohn als Mitgift auf Verlangen des Vaters der Braut 15 000 M in Papieren notariell überschreiben lassen.

469 a)–c) Briefe vom 14.04.1885, 14.04.188 u 09.10.1887 an Prinzessin Henriette von Esmarch

470 a) u. b) Briefe vom 10.01.1873 u. vom 25.04.1876 an Stromeyer von Esmarch aus Kiel

471 a) u. b) Briefe vom 03. u. 14.06.1882 sowie 09.07.1882 an Prinzessin Henriette von Esmarch

Walther starb am 21. Oktober 1886. Seine Frau siedelte nach Weimar um; Esmarch schrieb nach einem Treffen mit ihr, dass er *„die traurigen Erlebnisse des vorigen Jahres mit Betrübnis wieder durchgelebt"* habe.[472]

Über die Erziehung von Agnes, genannt Pullchen, die erst drei Jahre alt war, als sie ihre Mutter verlor, gab es – wie aus mehreren Briefen[473] hervorging – erhebliche Missstimmungen sowie tiefgreifende Differenzen zwischen der Stiefmutter Prinzessin Henriette und den Großeltern Stromeyer sowie der Schwägerin Helene.

Im April 1884 bedauerte Esmarch, dass er Pullchen nicht auf dem Bahnhof in Dresden – wo sie damals untergebracht war – getroffen hatte, meinte jedoch über seine 13-jährige Tochter: *„Sie scheint eben so spät die Kinderschuhe auszuziehen, wie es Walther that."*[474]

Esmarch besuchte später Agnes, verheiratete von Verschuur, und seinen Enkel Wolf regelmäßig bei Aufenthalten in München. In Briefen aus der Zeit äußerte Agnes sich sehr liebevoll gegenüber ihrem Vater, berichtete ausführlich über ihre Erlebnisse als Gefährtin der Kaiserin und lud Esmarch zu Besuch auf Schloss Rumpenheim ein. Agnes war auch bei der Feier zu Ehren Esmarchs in Tönning zugegen.[475]

Interimistische Leitung der Chirurgie

Am 28. März 1854 wurde Esmarch Vorsteher der chirurgischen Klinik. „Alsbald" nach seiner Ernennung zum interimistischen Direktor der chirurgischen Klinik erwarb Esmarch sich, so Pörksen, „um die ihm übertragene Anstalt und dadurch um das Land und die Universität [...] große Verdienste."[476a] Dazu zählte als eine zentrale Aufgabe, deren Lösung Esmarch während nahezu des gesamten nächsten Jahrzehnts beschäftigen sollte, die Verbesserung der „Verhältnisse des Friedrich-Hospitals".[476b]

472 Brief vom 23.10.1887 an Prinzessin Henriette von Esmarch aus München

473 Briefe vom 27.10.1874 an Frau Stromeyer und an Prinzessin Henriette; vom 28.02.1875 von Esmarch an Stromeyer; vom 20., 22. u. 24.03.1875 und noch vom 11., 14. u. 16.09.1884 an Prinzessin Henriette von Esmarch

474 Briefe vom 15.04. u. 27.09.1880 an Prinzessin Henriette von Esmarch

475 Briefe vom 22.10., 11. u. 17.11.1897 an Esmarch von Agnes v. Verschuur

476 a) u. b) Pörksen, 1893, S. 5 ff.

Esmarch war ab März 1854 für den Klinikbetrieb allein verantwortlich, stand jedoch weiterhin mit Stromeyer in sehr engem brieflichen Kontakt zu allen Fragen der Hochschul- und Klinikarbeit. Sie informierten sich gegenseitig über ihre Ansichten zu aktuellen medizinischen Entwicklungen, über chirurgische und klinische Tätigkeiten und einzelne Behandlungen, Operationen und Resektionen, über die Gefahr der Pyämie sowie über Erfahrungen mit eigenen Diagnosen, Therapien und Behandlungsweisen. Esmarch schickte Stromeyer präzise Informationen über interessante Fälle, die dabei von ihm angewendeten Methoden, Medikamentierungen, beschrieb Heilungsverläufe, Ergebnisse der Behandlung, auch Fehler und illustrierte teilweise die Befunde durch Zeichnungen. Aus seinen Berichten und Krankheitsgeschichten spricht das Anliegen, sich mitzuteilen, der Wunsch nach Austausch, zuweilen auch nach Bestätigung, gelegentlich verbunden mit der Bitte um Rat.

Esmarch und Stromeyer erkundigten sich nach dem jeweiligen Stand ihrer Arbeiten und Forschung und gaben dazu Hinweise. Sehr rege war der Austausch über aktuelle Berichte, Aufsätze und Werke zu medizinwissenschaftlichen Themen, wobei Stromeyer nicht mit kritischen Anmerkungen zu Veröffentlichungen und Verfahrensweisen anderer Kollegen sparte. Regelmäßig informierte Stromeyer ferner über seine dienstlichen Obliegenheiten als Generalarzt in Hannover sowie zum Ausbau des Sanitätswesens.[477]

Beispielhaft für seine Berichte über seine Kliniktätigkeit war die Mitteilung Esmarchs an Stromeyer Ende des Sommer-Semesters 1854, dass er in seiner Klinik viel Glück gehabt habe: Sämtliche Amputationen seien gut verheilt, selbst solche mit schlechter Prognose. Seine Praxis laufe gut und er würde häufig von seinen Kollegen in der Stadt zur Konsultation hinzugezogen werden.[478] Auch auf die großen Belastungen, die mit seinem Beruf verbunden waren, wies Esmarch mehrfach in seinen Briefen hin. So im Mai 1855: *„Das neue Semester nimmt bald seinen Anfang, und ich sehe es mit schwerem Herzen herankommen, da ich für die ‚allgemeine Chirurgie' noch wenig vorbereitet habe und an ein Studiren jetzt nicht zu denken ist. Da wirds wieder einmal ein bisschen Plage setzen."*[479a] Kurz darauf schrieb er: *„Ich habe es in den letzten Tagen sehr pressiert gehabt, weil ich wieder meinen Operationskursus gegeben, 2 1/2 Stunden*

477 Briefwechsel zwischen Esmarch und Stromeyer vom 14.05., 23.10., 13.11.1854, 20.01., 05.03., 17.03., 06.04., 23.10. u. 25.12.1855

478 Brief vom 10.10.1854 an Stromeyer von Esmarch aus Kiel

täglich. [...] Ich lese den ersten Theil der Chirurgie Morgens von 8–9, vor 6 Zuhörern; in der Klinik sind 17, davon 10 Praktikanten."[479b]

Am 10. September 1854 besuchte Esmarch in Hannover das „General-Hospital", ehe er an der Naturforscher-Versammlung in Göttingen vom 18. bis 22. September teilnahm. Danach machte Esmarch Besuche mit Klinikvisiten in Kassel, Eckersberg (bei Dr. Piretti), Tientedorf, Halle und Magdeburg.[480]

Von seinem Besuch Ende September 1855 bei Stromeyer in Hannover berichtete Esmarch: *„Ich habe täglich seine Visite im alten Hospital mitgemacht und Viel gesehen und gelernt, namentlich zu inneren Krankheiten. Als Resultat seiner neuesten Studien in diesem Fache erscheint in diesen Tagen eine kleine Broschüre über die Behandlung des Typhus mit mothorischer Ventilation.*"[481]

Während seines Aufenthaltes in Berlin vom 23. März bis 19. April 1856 führte er mehrere Visiten in Gräfes [Augen]Klinik, bei Eulenberg in der Charité sowie im Orthopädischen Institut durch und traf sich mehrfach mit Langenbeck, mit Billroth zum Mikroskopieren sowie mit weiteren Berliner Kollegen.[482a] Zwischen dem 12. und 28. September 1856 war Esmarch auf einer Rundreise in Holland. In Amsterdam besuchte er mehrere Fachkollegen und Kliniken. Er vermerkte die Teilnahme an Kursen und Augenoperationen sowie von Visiten in einer Hautklinik und in einer Armenklinik mit dem Hinweis: „Schmerzen bei Krebs. Jodkali bestes Mittel".[482b] Ferner führte er Fahrten nach Harlem, Leyden, Scheveningen, Rotterdam und Utrecht durch und berichtete nach Abschluss seines Besuches: *„Von dieser Reise bin ich im Ganzen sehr befriedigt, habe doch viele interessante und berühmte Männer kennen gelernt (z.B. Donders, van der Kolk, Tilmanns u.s.w.) und herrliche naturwissenschaftliche und Kunstsammlungen gesehen.*"[483]

Auch für das Jahr 1857 verzeichnete Esmarch mehrere auswärtige Visiten und Treffen mit Fachkollegen, so vom 16. bis 22. April 1857 in Göttingen, u. a. in der Klinik von Baum. Im September 1857 nahm Esmarch vom 12. bis 17. in Brüssel am ophthalmologischen Kongress teil, traf sich u. a. mit. Little und danach in Düsseldorf mit Donders bei einer Sektionssitzung, ehe er zwischen dem 19. und 30. eine Fahrt von Königswinter über Koblenz, Köln, Neuwied, dort Treffen mit

479 a) u. b) Briefe vom 04.04. u. 12.05.1855 an Stromeyer von Esmarch aus Kiel

480 Esmarch, Notizbüchlein 1854

481 Brief vom 13.10.1855 an Marxen von Esmarch

482 a) u. b) Esmarch, Notizbüchlein 1856 u. 1857

483 Brief vom 22.10.1856 an Marxen von Esmarch

Fachkollegen, Mainz, Speyer, Landau, Frankfurt nach Marburg mit einer Visite von Rosers Klinik antrat.[484]

Zwischendurch hatte Esmarch Marxen im März 1856 darüber informiert, dass sich bei ihm in Folge eines krankheitsbedingten Ausfalls *„eine Menge von Operationen aufgestaut [hatte], so dass ich in dieser Woche jeden Tag habe operieren müssen an einigen Tagen sogar mehrmals.“*[485] Zum Sommersemester 1857 schrieb er: *„Ich bin schon wieder in voller Thätigkeit; in der vorigen Woche habe ich jeden Tag operirt, eine Staphytoraphie, weiter Andere, und für die nächste Woche ist fast jeder Tag schon wieder besetzt. So werde ich immer noch nicht zum Schriftstellern kommen.“*[486] Vielsagend war auch sein Hinweis gegenüber Stromeyer, dass es schön wäre, *„wenn ich nur etwas weniger Schlaf bedürfte!“*[487]

Berufungsverhandlungen für die Kieler Chirurgie

Unbeschadet der interimistischen Vertretung durch Esmarch blieb die Frage der Besetzung des vakanten Lehrstuhls unbeantwortet. Lüdemann und Behn hatten zunächst ohne Abstimmung innerhalb der Fakultät die Berufung von Wilhelm Roser aus Marburg für die Besetzung des Lehrstuhls vorgeschlagen. Lüdemann hatte im März 1854 an das Ministerium allerdings die Bitte gerichtet, dessen Berufung bis zur Abreise Stromeyers aus Kiel auszusetzen. Erst nach seinem Weggang *„kann die Wiederbesetzung eines der bedeutendsten und einflußreichsten Lehrämter an unserer Universität mit einem gereifteren und bewährteren Mann, als der Dr. Esmarch ist, doch wenigstens mit einiger Aussicht auf Erfolg erstrebt werden.“*[488]Nach Lüdemanns Brief erfuhr Esmarch im Mai 1854 von Möllenhoff, dass *„sie in Copenhagen [...] durch des Rectors Bericht gegen mich eingenommen [sind], da derselbe der Ansicht ist, es müßte wieder eine hiesige Autorität, ein älterer erfahrener Mann, hierher, und ich sei noch zu jung für eine solche Stelle.“*[489]

484 Esmarch, Notizbüchlein 1857
485 Brief vom 08.03.1856 an Marxen von Esmarch aus Kiel
486 Brief vom 09.05.1857 an Marxen von Esmarch aus Kiel
487 Brief vom 13.06.1857 an Stromeyer von Esmarch aus Kiel
488 Brief vom 19.03.1854 an das Ministerium von Lüdemann aus Kiel
489 Brief vom 28.05.1854 an Marxen von Esmarch

Am 15. Juni 1854 beriet die Fakultät ein Schreiben von Lüdemann, in dem dieser mitteilte, dass Rosen die Berufung abgelehnt habe. Das Ministerium, so der Brief weiter, hätte *„keine Veranlassung gefunden [...], die von der Facultät in Vorschlag gebrachte Uebertragung dieser Professur an den Privatdocenten Dr. Esmarch bei Sr. Majestät zu beantragen."* Das Rektorat sei vielmehr beauftragt worden, *„mit der medicinischen Facultät eine nähere Rücksprache darüber zu nehmen, ob bei der Wiederbesetzung obiger Professur dem Prof. Dr. Ried in Jena, oder dem Prof. Dr. Bardesleben in Greifswald der Vorzug zu geben sei."*[490] Daraufhin war die Fakultät *„einstimmig der Ansicht [...], es werde vorzuziehen sein wenn es gelingen sollte den Prof. Dr. Ried in Jena hierher zu ziehen."*[491]

Zwischenzeitlich hatte Langenbeck sich für Esmarch bei Graf Reventlow-Criminil eingesetzt. Ferner schrieb er an Goetz, er habe erfahren, dass Esmarch keine Aussicht habe, Stromeyers Nachfolger in Kiel zu werden. Dies bedaure er außerordentlich, sowohl für den jungen Esmarch als auch für die Kieler Universität, *„die in ihm eine tüchtige Kraft gewonnen haben würde"*.[492]

Im August informierte Esmarch Stromeyer über ein Treffen mit Graf Reventlow-Criminil. Dieser habe Esmarchs Jugend als Hinderungsgrund für dessen Ernennung genannt. Bei einem Folgetreffen beim Rektor Behn habe dieser ihm mitgeteilt, dass der einstimmig von der Fakultät vorgeschlagene Ried den Ruf wohl annehmen würde. Er, der Rektor, *„hoffe dann, dass ich nach Greifswald berufen werde, da es unwahrscheinlich sei, dass Bardeleben nach Jena käme. So viel ist gewiss, dass es weder mir noch Anna sehr reizend erscheint, nach Greifswalde gehen zu müssen und dass wir es vielleicht vorziehen würden, hier zu bleiben, wenn meine Praxis es irgend erlaubt."*[493] Stromeyer riet jedoch: *„Nach meiner Meinung müßtest Du aber jeden Ruf an eine Klinik annehmen, wenn auch nach Greifswald."*[494]

Ried besuchte Kiel und verhielt sich nicht zuletzt aufgrund der von ihm vorgefundenen Rahmenbedingungen sehr zurückhaltend. Über das Friedrichs-Hospital

490 LA 47.1, Nr. 189, Brief vom 12.06.1854 an die Fakultät von Lüdemann

491 Ebd., Brief vom 18.06.1854 von der Fakultät an Lüdemann

492 Brief vom 11.08.1854 an Goetze von Langenbeck aus Berlin

493 Brief vom 14.08.1854 an Stromeyer von Esmarch aus Kiel

494 Brief vom 01.09.1854 an Esmarch von Stromeyer aus Kiel

äußerte er sich abfällig, *„dass es schwer sein würde noch irgend wo ein ähnliches Local in Deutschland zu finden, was zu einem solchen Zwecke verwendet würde."*[495]

Langenbeck riet Esmarch dringend, seine Sache selbst energisch voranzutreiben, persönlich nach Kopenhagen zu gehen, um in seiner Angelegenheit dort vorstellig zu werden. *„Schlägt alles fehl, so wird Ihnen die Augenklinik allerdings eine angemessene Beschäftigung gewähren."*[496] Ihm antwortete Esmarch, dass er *„in neuester Zeit Nichts versäumt [...], was Klugheit und Etikette gebot."* So habe er Graf Reventlow seine Aufwartung gemacht und sei auch mit einer Delegation der Kieler Universität nach Plön gereist, um sich dem König dort vorzustellen. Im Übrigen stellte Esmarch fest: *„Sollte Ried den Ruf annehmen [...] würde ich mir in diesem Falle [...] einige Hoffnung machen, in Jena mit in Vorschlag zu kommen."*[497]

Ein im Dezember 1854 eingegangenes Gesuch von Dr. Wolgast aus Hamburg zur Berufung auf den Kieler Lehrstuhl lehnte die Fakultät mit der Begründung ab, dass er weder *„die für einen klinischen Lehrer der Chirurgie erforderliche Ausbildung besitzt. [...] noch über seine Befähigung zur wissenschaftlichen Abhandlung medizinischer Fragen irgendwelche Proben abgelegt"* habe.[498]

Wiederholt ermutigte Stromeyer Anfang 1855 Esmarch, die Professur in Kiel unbeirrt anzustreben.[499] Als Esmarch Zeichen von Ungeduld und sogar Resignation verspüren ließ, schrieb Stromeyer überdeutlich: *„Dass Du Ostern die ‚Klinik' abgeben willst, ist wohl nur ein Bummelwitz. Thätest Du es wirklich, so würde ich es bereuen, Kiel verlassen zu haben, denn mit Deiner medicinischen Carriere wäre es dann vorbei. Neben mir hättest Du als practischer Arzt sehr gut bestehen können. Giebst Du also die medizinische Carriere dadurch factisch auf, dass Du die ‚Klinik' abgiebst, so hätte ich Dir ein großes Opfer vergebens gebracht. [...] Deshalb, bei meinem Zorne, bleib auf Deinem Posten, bis die Schurken von der Med. Fak. in Kiel Dich fortschaffen."*[500] Möglicherweise war es lediglich taktisch bedingt, dass Stromeyer an Esmarchs Dankbarkeit für ein

495 Brief vom 11.10.1854 an Stromeyer von Esmarch

496 Brief vom 16.10.1854 an Esmarch von Langenbeck aus Berlin

497 Brief vom 29.11.1854 an Langenbeck von Esmarch aus Kiel. Die nachträglich aufgestellte These, dass Esmarch sich zeitlebens und von Anfang seiner Hochschullaufbahn an als „Landeskind" ausschließlich Kiel verbunden fühlte, entspricht offensichtlich nicht ganz den Tatsachen. Esmarch war grundsätzlich an einer Professur an der damals noch überschaubaren Anzahl Medizinischer Fakultäten im deutschsprachigen Raum interessiert. Sein Verhalten war insofern durchaus konform mit den üblichen Vorgehensweisen zur Erlangung einer Professorenstelle unbeschadet regionaler Präferenzen.

498 LA-Akte 47.6, Nr. 24, 18.12.1854, sowie Nr. 12, Protokollbuch der Medizinischen Fakultät

499 Brief vom 23.01.1855 an Esmarch von Stromeyer aus Hannover

500 Brief vom 05.02.1855 an Esmarch von Stromeyer aus Hannover

von ihm vermeintlich erbrachtes „Opfer" appellierte: Mit seinem damaligen Weggang nach Hannover hatte Stromeyers jedoch tatsächlich den Weg für eine Professur für Esmarch in Kiel frei gemacht.

Langenbeck verwendete sich weiter für Esmarch beim Ministerium in Kopenhagen. Dessen Chancen waren insofern gestiegen, als zum Studienjahr 1855 Henning Ratjen neuer Rektor wurde. Er war Esmarch gegenüber wohlwollender eingestellt als sein Vorgänger. Da er an einer möglichst baldigen Besetzung des Ordinariats für Chirurgie interessiert war, schien er auch nichts dagegen einzuwenden, dass Esmarch den Posten erhalte und war bereit, in diesem Sinne nach Kopenhagen zu schreiben. Ratjen riet Esmarch, sich förmlich um die Professur zu bewerben. *„Ich muß wohl in den sauren Apfel beißen"*, schrieb Esmarch dazu an Stromeyer und wollte ein Gesuch aufsetzen.[501]

Nachdem zwischenzeitlich auch Ried abgesagt hatte, informierte Panum Esmarch über die Vorbehalte in Kopenhagen. Darüber schrieb Esmarch an Marxen: Ihm werde seine Jugend *„von gewisser Seite immer noch vorgeworfen [...]. Es scheint mir fast, als ob man wünschte, dass ich selbst nach Kopenhagen ginge, um mich persönlich zu bewerben. Doch habe ich dazu keine Lust, und habe mir nun vorgenommen, wenn ich irgend Zeit dazu bekommen kann, wieder etwas zu schriftstellern, um vielleicht anderswo anzukommen. Mein Name ist in Deutschland, wie ich gemerkt habe, nicht ganz unbekannt, doch wird es gut sein, wieder einmal etwas von sich hören zu lassen. Mir wird Kiel nachgerade etwas verleidigt durch diesen Zustand ewiger Ungewißheit und am Ende wäre es für mich auch besser, wenn ich anderswohin kommen könnte."*[502] Im August schrieb Esmarch dann an Marxen, es freue ihn: *„dass ich ohne Professor geworden zu sein, doch aus mir selbst mir eine ordentliche Stellung hier erarbeitet habe; meine früheren Gegner und Neider sind jetzt ganz zum Schweigen gebracht, und jeder gönnt mir die Professur, oder wagt wenigstens nicht das Gegentheil laut werden zu lassen. Aber es ist immer doch für mich ein Gefühl der Unsicherheit in meiner Stellung noch vorhanden und meine Studien nehmen meine ganz bestimmte Richtung, so lange ich nicht weiß, was aus mir wird. Wollte ich schriftstellern, so könnte ich mir bald einen Namen machen, durch sehr viele Erfahrungen gemacht haben."*[503]

501 Brief vom 04.04.1855 an Stromeyer von Esmarch aus Kiel

502 Brief vom 29.06.1855 an Marxen von Esmarch aus Kiel. Bemerkenswert ist an diesen Sätzen, dass er sein Renommee damals schon hoch genug einschätzte, um eine Berufung in seinem doch verhältnismäßig jungen Alter auch ohne weitere Vorsprache erwarten zu dürfen.

503 Brief vom 02.08.1856 an Marxen von Esmarch aus Kiel

Nachdem ein weiteres halbes Jahr ohne weitere Informationen an ihn verstrichen war, schrieb Esmarch an Marxen, dass ihm geraten wurde, *„mich um die Professur der Chirurgie am Josephinum [der militairärztlichen Akademie] in Wien zu bewerben, welche vakant ist. Ich habe mittlerweile an Professor Ludwig geschrieben, der dort Physiologie lehrt, aber noch keine Antwort erhalten auf meine Erkundigung. Die Stelle würde sich für mich gut eignen, da man einen Kliniker sucht, der zugleich Militairarzt war [...]. Sollte ich einen Ruf dahin bekommen, so kann ich ihn für meine hiesige Stellung benutzen [...]. Am liebsten bleibe ich freilich im Norden, obgleich ich durch jene Stelle wohl eine der höchsten Stufen in der Chirurgie ersteigen würde, denn das Josephinum steht durchaus den übrigen Universitätsspitälern gleich, es wäre dieselbe Stellung, welche Jüngken in Berlin hat; und in Wien gibt es nicht viele Chirurgen. – Dass ich mich danach sehne, endlich einmal eine definitive Stellung zu bekommen, kannst Du Dir wohl denken, und wenn man mich hier nicht will, so muß ich meinen Blick anderswohin wenden. Vielleicht aber wird schon durch ein neues Ministerium die Sache wesentlich geändert.“*[504]

Aus diesen Zeilen spricht zwar Esmarchs Neigung, in Kiel zu bleiben, nicht jedoch ein unbedingtes Bekenntnis zu Schleswig-Holstein. Seiner Bewerbung in Wien lagen auch die in solcher Situation nachvollziehbar taktischen Erwägungen zugrunde, durch einen auswärtigen Ruf seine Chancen vor Ort zu verbessern. Zwischenzeitlich hatte das Ministerium den Anträgen der Fakultät zugestimmt, außerordentliche Professoren und Privatdozenten an Prüfungen teilnehmen zu lassen. Unter dem Datum 28. Juli 1857 wurde im Fakultätsprotokoll erstmals dokumentiert, dass Dr. Esmarch einen Kandidaten examiniert habe.[505]

„Endlich“, konnte Esmarch dann Mitte Oktober 1857 an Marxen schreiben, *„ist die Nachricht, deren Ankunft ich täglich erwartete [...] eingetroffen; heute hat mir der Curator mitgetheilt, dass ich zum ordentlichen Professor der Chirurgie ernannt bin. [...] Du kannst Dir wohl denken, wie froh wir sind, endlich aus der quälenden Unsicherheit erlöst zu sein. Zwar ist mein Gehalt einstweilen nicht vermehrt worden, doch wird sich das wohl später finden. Ferner soll nun wirklich mit dem Neubau der Krankenhäuser der Anfang gemacht werden.“*[506] Im Protokollbuch der Medizinischen Fakultät wurde am 21. Oktober 1857 eingetragen: „Das Curatorium theilt [...] die Ernennung des

504 Brief vom 09.05.1857 an Marxen von Esmarch aus Kiel. Im Nachhinein, nachdem er den Ruf auf den Kieler Lehrstuhl erhalten hatte, schrieb Esmarch allerdings „ich bleibe gerne in unserm Lande, wenn es nur bald etwas mit unserem Hospitalbau wird.“

505 LA 47.6, Nr. 12, Protokoll-Eintragungen

506 Brief vom 17.10.1857 an Marxen von Esmarch aus Kiel

Privatdocenten Dr. Esmarch zum ordent. Prof. d. Chirurg. u. Augenheilkunde u. Director d. Friedrichshospitals mit."[507]

Stromeyer gratulierte ihm und schrieb zugleich: *„Wir spielten ein etwas hohes Spiel, als ich Kiel verließ, es konnte sehr übel ausfallen, aber mein Einsatz war gut und überwog die Trümpfe der Gegenseite. Gott lob, daß Du Dich so wacker durchgeschlagen hast, nach dem, was Du in den letzten 3 1/2 Jahren glücklich überwunden hast, wird Dir Nichts mehr schwer werden."*[508] In seinem Antwortschreiben informierte Esmarch, dass er Langenbeck in einem Brief gedankt habe *„für Alles, was er für mich getan; er ist doch am Ende der, der mir zuerst Enthusiasmus für die Chirurgie eingeflößt hat."* Ihm, Stromeyer, verdanke Esmarch *„zehntausend Mal mehr [...]; alles Glück was ich habe (rührt) von Dir her. [...] Ich muß mich also bemühen, Dir durch Thaten Ehre und Freude zu machen. So viel das in meinen Kräften steht, soll das auch geschehen, davon wirst Du überzeugt sein."*[509a] Zugleich begrüßte Esmarch, dass er nicht unmittelbar nach dem Fortgang von Stromeyer zum Professor ernannt worden sei: Es wäre sonst der Eindruck entstanden, dass Stromeyer seinem Schüler – und Schwiegersohn – zu der Stelle durch Protektion verholfen hätte. Nunmehr lasse man seinem eigenen *„Verdienste Gerechtigkeit verfahren"*. Esmarch meinte ferner, dass er Müllenhoffs Fürsprache viel zu verdanken habe und dass es dessen Verdienst sei, *„dass der Hospitalbau nun wieder ernstlich in Angriff genommen wird."*[509b]

Die damalige Berufung Esmarchs war aus mehreren Gründen keineswegs selbstverständlich. Pörkens stellte fest: „Wenn man bedenkt, dass diese Ernennung von Seiten der <u>dänischen</u> Regierung geschah, so muß man dieselbe als einer der größten Anerkennungen bezeichnen, welche [ihm] [...] zu teil geworden ist, denn die dänische Regierung stellte sonst grundsätzlich keinen Mann, der sich in irgend einer Weise an der Schleswig-Holsteinischen Bewegung beteiligt hatte, im Staatsdienst an."[510] Ritter machte im Rückblick darauf aufmerksam, dass Esmarch „in dem verhältnismäßig frühen Alter von 31 Jahren das Ziel erreicht [hatte], das jedem vorschwebt, der die akademische Laufbahn einschlägt."[511]

507 LA 47.6, Nr. 12, Protokoll-Eintragungen

508 Brief vom 21.10.1857 an Esmarch von Stromeyer aus Hannover

509 a) u. b) Brief vom 27.10..1857 an Stromeyer von Esmarch aus Kiel

510 Pörksen, 1892, S. 61 f.

511 Ritter, C., S. 2 f.

Die konträren Auffassungen innerhalb der Fakultät über die Regelung der Nachfolge von Stromeyer beruhten auch darauf, dass mit Esmarch eine Hausberufung erfolgen würde; dazu hatte auch Stromeyer durch sein Verhalten beigetragen. Fener gab es Widerstand, weil man Esmarch als ao. Professor der Chirurgie in die Fakultät hätte aufnehmen müssen; dies hätte wiederum dazu geführt, dass dann auch andere bislang außenstehende bzw. außerordentliche Professoren Anspruch auf Aufnahme in die Fakultät erheben würden. Sicherlich spielte auch fehlendes Wohlwollen seitens des Rektors Lüdemann eine erhebliche Rolle.[512] Der Zeitraum von fünf Jahren zwischen der Ernennung Esmarchs zum interimistischen Direktor und Klinikleiter und seiner Berufung auf den Lehrstuhl erklärt sich schließlich ebenfalls damit, dass zwischendurch andere, überwiegend prominente Mediziner von auswärts den Ruf auf den Kieler Lehrstuhl erhalten, diesen aber abgelehnt hatten. Außerdem zeigte die dänische Regierung keine Eile mit der Besetzung des Lehrstuhls an sich.

Aufgaben als Klinikdirektor

Nach seiner Ernennung im Oktober 1857 „verging", wie Ritter es formulierte, „in ruhiger, gleichmäßiger Tätigkeit [...] die Zeit; Esmarch lebte ganz seiner Wissenschaft und seiner Familie. Er war in kurzer Zeit die erste chirurgische Autorität für die Herzogtümer und ihre weitere Umgebung, und stand in häufiger Verbindung mit den ersten Aerzten, die seine Liebenswürdigkeit bei Konsultationen und am Krankenbette rühmten. [...]. Was er geleistet hat, vermag nur der zu ermessen, der sich in die Verhältnisse der damaligen Zeit versetzt. Die Stadt war klein, das Material gering, die Klinik, das alte Friedrichsspital in höchstem Masse bescheiden und dürftig. Und doch gelang es Esmarch bald, sich durch Schrift und Wort, vor allem aber durch die Tat, den weithin klingenden Namen zu erringen, der wie ein Stern über der kleinen Ostseestadt leuchtete und nicht nur Patienten von weither ihm zuführte, sondern auch in steigendem Masse den Zug der Studenten nach der sonst wenig beachteten holsteinischen Universität lenkte."[513] Zweifellos hatte Esmarch sich damals als Hochschullehrer, vor allem aber „durch die mannigfachsten, namentlich auch plastischen Operationen [...] den weitverbreitetsten Ruf erworben." „Was die Kieler medizini-

512 Brief vom 05.02.1855 an Esmarch von Stromeyer aus Hannover

513 Ritter, C., S. 2 f.

sche Fakultät durch diese Ernennung gewonnen hat", schrieb die „Kieler Zeitung", „hat sich alsbald durch das ständige Wachstum ihrer Frequenz erwiesen."[514]

Im Jahr 1858 gab Esmarch „eine scheinbar einfache und kleine, in Wirklichkeit aber sehr bedeutende Erfindung" bekannt. „Um der Schmutzerei in den Lazaretten und Krankenhäusern ein Ende zu machen und die unpraktische und unreinliche Wundspritze zu verdrängen, konstruierte er den Irrigator, ein Instrument, das jetzt in keinem Krankenhause der Welt fehlt."[515] Dieses Gerät wurde „zur Wundbehandlung unentbehrlich".[516] Zu dem von ihm eingesetzten Irrigator schrieb Esmarch in der Zeitschrift „Deutsche Klinik":

> „Bei der Nachbehandlung der Operirten halte ich möglichst grosse Reinlichkeit und Einfachheit für die Hauptsache. [...] Ich [habe] es in nicht wenigen Hospitälern mit ansehen müssen, wie das Wasser und der Schwamm, mit welchem der übel aussehende Amputationsstumpf eines Pyämischen gereinigt wurde, von Bett zu Bett getragen, bei jedem Operirten dieselben Dienste leistete; oder aber man bediente sich einer Wundspritze, die immer wieder aus demselben Gefässe gefüllt wurde, in welches das in die Wunden eingespritzte Wasser ablief. Ich halte streng an dem Grundsatz, dass das Wundsecret von einem Individuum durchaus niemals mit der Wunde eines anderen in Berührung kommen dürfe und erreiche dies auf die einfachste Weise dadurch, dass ich bei der Visite die Wunden nicht mittelst des Schwammes, sondern nur mit Hülfe eines Irrigators reinige, durch den ich einen Strahl warmen Wassers mit beliebiger Intensität über die Wunden hinleite. Das abfliessende Wasser wird von einer Blechschaale aufgefangen, deren verschieden geformte Seitenflächen sich jedem Körpertheile genau anschmiegen und von denen jeder Operirte seine eigene bekommt. Die Umgebung der Wunde wird nach der Abspülung mit etwas Charpie leicht abgetrocknet, und dann der Verband erneuert.
> Der Irrigator ist von einfachster Form; er besteht aus einem cylindrischen Blechgefäss, an welchem unten ein 31 cm langer Schlauch von vulkanisirtem Kautschuk befestigt ist; an dem Ende des Schlauchs befindet sich eine durch-

514 „Allgemeine Moden-Zeitung", 74. Jg., Nr. 12, 1872, S. 185 sowie „Kieler Zeitung" vom 25.01.1908

515 Bier, 1908, S. 579 u. 1935, S. 289; vgl. Eufinger, S. 46

516 Fischer, 1868, S. 345. Trendelenburg verwies darauf, dass „Chirurgie und Krankenpflege Esmarch so manche technische Verbesserung verdanken", S. 27 f.; s. a. Schmauss, S. 1579

bohrte Spitze von Zinn, welche, in das Gefäss hineingeworfen, durch ihre Schwere zu Boden sinkt und so das Abfliessen des Wassers verhindert, wenn das Instrument nicht gebraucht wird. Bei der Anwendung desselben am Krankenbette wird die Stärke des Wasserstrahls modificirt theils durch den Wärter, der das Gefäss trägt und es nach Anweisung des Arztes entweder hoch oder niedrig hält, theils durch den Druck der Finger des Arztes, welche den Schlauch unmittelbar hinter der zinnernen Spitze fassen. [...]
Ich kann es nicht unterlassen, hier auf den mannichfachen Nutzen hinzuweisen, den diese einfachen und für billigen Preis herzustellenden Instrumente in chirurgischen Hospitälern, wie in der Privatpraxis, zu leisten vermögen. [...] Ganz besonders nützlich sind sie mir bei manchen Operationen, bei denen ich zwei solcher Gefässe von etwas grösseren Dimensionen und mit längeren Schläuchen versehen, das eine mit warmen, das andere mit Eiswasser gefüllt, an der Decke des Operationszimmers aufhängen lasse. Die neben dem Operationstische herabhängenden Enden sind mit Quetschhähnen versehen und spenden mir je nach Bedürfniss warme oder kalte Wasserstrahlen von beliebiger Intensität, durch welche besonders diejenigen Operationen, welche in einer gewissen Tiefe ausgeführt werden müssen [...] ausserordentlich erleichtert werden können. Auch im Sectionslocale verwende ich ein solches Instrument zum Abspülen der Schnittflächen."[517]

Der Irrigator wurde im Nachhinein vor allem anstelle „der früher von einem Kranken zum anderen wandernde Wundspritze"[518] bei offener Wundbehandlung und Infektionen, in der Krankenpflege[519] sowie bei Blaseninjektionen und Spülungen, u. a. von Wunden mit einer starken Sublimatlösung[520] eingesetzt. In seinem „Handbuch" empfahl Esmarch den Irrigator auch für eine erforderliche Spülung nach einer aseptischen Operation.[521]

517 Esmarch in: „Deutsche Klinik", Nr. 25, 1858, S. 249 mit Hinweis auf die Uterusdouche, die schon seit Franz Kiwisch (1814–1851), böhmischer Gynäkologe und Geburtshelfer, im Gebrauch war.

518 Neuber, 1883, S. 12 f.

519 Schmauss, S. 1579

520 Georg Klemperer in: „Lehrbuch der inneren Medizin für Ärzte und Studierende", Berlin 1905, Band 1, S. 488 u. S. 554 f.; s. a. Neuber a. a. O.; vgl. auch Boerner, S. 272

521 Esmarch, Handbuch [...], 4. Aufl., S. 22

Eine Vielzahl von Begegnungen und Treffen mit Fachkollegen sowie Besuchen und Visiten von Kliniken vermerkte Esmarch auch für 1858.[522a] Zwischen dem 21. März und 4. April war Esmarch in Berlin, besuchte u. a. Gräfes Klinik in Bethanien und die Charité, traf sich mit Fachkollegen und hielt am 29. März im Verein für wissenschaftliche Medizin einen Vortrag über Blasen- und Scheidenfistel, der „beifällig aufgenommen" wurde.[522b]

Im Verlauf einer Reise mit Anna und Helene vom 15. August bis zum 15. September 1858 über Hannover in die Schweiz mit vielen Wanderungen, Dampfschiff- und Bootsfahrten, Ausflügen, Besichtigungen und Städtebesuchen traf er sich mit Kollegen, nahm an einer „Instruktion der Militär-Aerzte auf dem Turnplatz" teil und besuchte in Pfaffers das dortige Hospital.[522c] Unmittelbar im Anschluss an die Reise fuhr Esmarch nach Karlsruhe, wo er vom 16. bis 18. September an der Naturforscherversammlung und an Sektionssitzungen teilnahm. Danach vermerkte er seine Teilnahme am 19. und 20. September an der Physiologischen Sektion in Baden-Baden, ehe er bis zum 4. Oktober weitere Fahrten zu Fachkollegen in Hessen und in Hannover unternahm.[522d]

Anfang 1859 führte Esmarch eine beispielgebende Resektion nach einem überstandenen Typhus bei einem 16-jährigen Knaben durch. Mit der Vernarbung der Wunde war eine solche Kieferklemme entstanden, dass Esmarch sich zur Bildung eines künstlichen Gelenkes im Unterkiefer entschloss. Nach Beendigung der Operation war die normale Form der Wange wieder hergestellt und fünf Wochen später konnte der Patient geheilt entlassen werden. Darüber berichtete Esmarch in seinen „Beiträgen zur praktischen Chirurgie"[523] und schrieb an Stromeyer: *„Mein Heft über die Resection des Unterkiefers erregte große Aufmerksamkeit und ich habe Curling einen genauen Plan machen müssen für eine Chiroplastik in einem ähnlichen Falle, wo aber keine Resection nothwendig war."*[524] Über „Resectionen des Unterkiefers nach Esmarch" mit nachfolgender erfolgreicher Operation der Kieferklemme informierte Bryk 1873 aus Krakau.[525]

522 a)–d) Esmarch, Notizbüchlein 1858

523 Jg. 1859, Heft 2: „Die Behandlung der narbigen Kieferklemme durch Bildung eines künstlichen Gelenkes im Unterkiefer. Mit 12 mehrfarbigen Holzschnitten. ", Kiel 1860

524 Brief vom 06.05.1860 an Stromeyer von Esmarch aus Kiel

525 Archiv […], 1873, Bd. 15, S. 221

Zwischen dem 27. März und 4. April 1859 führte Esmarch Visiten in Kliniken Hamburg, Altona und Wandsbek durch, traf sich mit Fachkollegen und hielt am 29. März einen „Vortrag über plastische Chirurgie" vor dem „aerztlichen Verein" in Hamburg.[526]

Hinsichtlich seiner Kliniktätigkeiten schrieb Esmarch im Juni 1859 an Marxen: *„Ich muß im Durchschnitt jetzt täglich 2 Operationen machen und daraus kannst Du schließen wie sehr ich in Anspruch genommen werde. Mit der größten Noth habe ich ein Paar Sachen zum Druck fertig arbeiten können [...]. Das eine ist ein Beitrag zur Kriegschirurgie, der, wie ich hoffe, gerade in jetziger Zeit den Militairchirurgen willkommen sein wird, die Beschreibung einer Schiene, welche die Einführung der Kniegelenksresection in der Feldpraxis ermöglichen soll. Es bildet das erste Heft eine Reihe von chirurgischen Beiträgen, welche fortgesetzt werden sollen, so oft ich Zeit dazu finden werde, an Material fehlt es mir nicht."*[527]

Gegen Ende des Sommersemesters schrieb ihm Langenbeck, dass er mit der Familie die zweite Augusthälfte und den September zum Wandern unterwegs sein würde: *„Es wäre zu schön, wenn wir uns in der Schweiz treffen und miteinander reisen könnten."*[528]

In seinem Schreiben vom August 1859 informierte Billroth Esmarch über sein Anliegen, ein *„Archiv für Chirurgie"* zustande zu bringen. Bislang sei dies allerdings an mangelndem Zuspruch seitens Langenbeck gescheitert. Vielleicht fürchte dieser, *„dass ihm das Material aus den eigenen Händen"* genommen würde, vielleicht aber will *„er Alles selbst machen."* Er, Billroth, könne nicht aus seiner jetzigen Assistentenstellung heraus das Projekt selbst in die Hand nehmen, zumal er nicht an das Material herankommen würde, und wolle gegen Langenbecks Willen nicht vorgehen.[529]

Nachdem Esmarch ihm seine Unterstützung zugesagt hatte, informierte Billroth ihn im Januar 1860, dass nach *„einer letzten entscheidenden Unterredung"* Langenbeck die Bedeutung des Vorhabens erkannt hatte. Da er Wert darauf legte, *„in gleicher Linie mit uns als Redakteur zu stehen"*, hatten sie sich auf den Titel verständigt: *„Archiv f. Chirurgie herausgegeb. von Langenbeck, Esmarch, Wagner, Busch, Gurtl, Billroth"*.[530]

526 S. dazu Esmarch, „Beiträge zur praktischen Chirurgie. Heft 1: Beschreibung einer Resectionsschiene. Ein Beitrag zur conservativen Kriegsheilkunst. Mit 5 Holzschnitten. ", Kiel 1859

527 Brief vom 19.06.1859 an Marxen von Esmarch aus Kiel

528 Brief vom 09.08.1859 an Esmarch von Langenbeck aus Berlin; das freundschaftliche Verhältnis zwischen Esmarch und Langenbeck blieb zeitlebens erhalten.

529 Brief vom 14.08.1859 an Esmarch von Billroth aus Zürich

530 Brief vom 14.01.1860 an Esmarch von Billroth aus Zürich

Zu dem darauffolgenden Vorschlag von Esmarch, das „Archiv" in Kiel zu verlegen, hatte Billroth vor allem aus drucktechnischen und finanziellen Gründen Bedenken. Er legte Esmarch seine Gesichtspunkte für den Aufbau der Veröffentlichung vor, wonach u. a. die einzelnen Beiträge den Redakteuren Esmarch, Wagner, Busch, Gurtl, Billroth zugeschickt würden, die dann über die Aufnahme in das „Archiv" entscheiden. Der Schwerpunkt der Aufsätze sollte eindeutig auf dem Gebiet der Chirurgie – und Nachbardisziplinen, u. a. Anatomie liegen. Vier Hefte seien im Jahr geplant; das erste Heft sollte von den Redakteuren selbst gefüllt werden, um so die Form der Beiträge vorzugeben.

In seinem Brief an Stromeyer Ende Januar 1860 fasste Esmarch den damals aktuellen Stand der Überlegungen wie folgt zusammen: *„Bei unseren früheren Besprechungen gingen wir von der Ansicht aus, dass ein eigenes Archiv für die chirurgischen Arbeiten, welche jetzt in den zahllosen medic. Zeitschriften Deutschlands sich versplittern, ein Bedürfnis sei. Ich animirte damals Billroth, ein solches zu gründen, da er aber ohne Langenbecks Mitwirkung in seiner damaligen Stellung nicht daran denken konnte, und da Langenbeck nicht recht darauf eingehen wollte, wenn er ihm davon sprach, wahrscheinlich, weil derselbe Goeschens Klinik nicht beeinträchtigen wollte, so blieb der Plan unausgeführt. Als ich ihm ein Exemplar meines 1. Heftes an Billroth schickte, schrieb ich wieder darüber und fragte ihn, ob er nicht die Form, welche ich für meine ‚Beiträge' gewählt, auch passend für ein demnächst zu gründendes Archiv hielte. Als Billroth nun die Vocation nach Zürich angenommen, hat er sofort wieder mit Langenbeck über den Plan gesprochen und dieser hat sich nun zur Mitwirkung bereit erklärt."*[531]

Als ein besonderes Problem erwies sich das Anliegen, möglichst alle Mitwirkenden auf dem Titel zu vereinen. Um weitere Irritationen zu vermeiden und die Sache angesichts der zögerlichen Haltung Langenbecks voranzubringen, wurde als Titel bestimmt: *„Archiv für klinische Chirurgie, herausgegeben von B. Langenbeck, redigiert von E. Gurtl u. Th. Billroth."* Billroth schrieb Esmarch: *„Wir bitten Sie dringend um einen Beitrag zum ersten Heft, damit etwas ordentliches hineinkommt."*[532] Esmarch informierte daraufhin Stromeyer: *„Mit unserem projectierten Archiv ist es jetzt endlich zu einem vorläufigen Abschluß gekommen."* Er beabsichtige *„dazu meine Abhandlung über die Kälte zu liefern"*.[533]

531 Brief vom 23.01.1860 an Stromeyer von Esmarch aus Kiel

532 Brief vom 22.02.1860 an Esmarch von Billroth aus Zürich

533 Brief vom 27.02.1860 an Stromeyer von Esmarch aus Kiel

Im März 1860 erschien dann Band 1, Heft 1, des „Archiv für Klinische Chirurgie [...]". In der Einführung hieß es: „Die Chirurgie ist in neuerer Zeit in Deutschland mit besonderer Vorliebe gepflegt worden und hat, gestützt auf die mit so glücklichem Erfolge geförderten anatomischen Wissenschaften, einen Entwickelungsgang eingeschlagen, als dessen Eigenthümlichkeit die anatomische Grundlage bezeichnet werden kann. Um so lebhafter musste aber auch der Mangel eines Organs empfunden werden, welches, für exacte Forschung im Gebiete der Gesammt-Chirurgie bestimmt, allen ihren Interessen als Vereinigungspunkt dienen könnte." Diese Aufgabe soll, so die Herausgeber, das „Archiv für Klinische Chirurgie" erfüllen; es war die Geburt nicht nur der ältesten, sondern auch einer der bedeutendsten chirurgischen Fachzeitschriften der Welt.[534]

Esmarch war in Kiel zunehmend *„in die operative Praxis"* eingebunden. Ende Oktober 1859 schrieb er an Marxen: *„Es vergeht kein Tag, an welchem ich nicht wenigstens eine Operation zu machen habe und das Hospital ist schon wieder überfüllt."*[535] Im Februar 1860 informierte er Stromeyer: *„Unsere Liste über die im vorigen Jahre in der Klinik ausgeführten Operationen ergibt die Zahl 250, wiederum 36 mehr als im vorigen Jahre, so daß ich den Dänen gegenüber meine Behauptung, daß die Frequenz der Klinik trotz ihrer Machinationen noch fortwährend zunähme, rechtfertigen kann."*[536]

Über sein besonderes Interesse an der Vorgehensweise seiner englischen Fachkollegen hatte Esmarch an Stromeyer geschrieben: *„die Sehnsucht, die englischen Chirurgen kennen zu lernen, ist doch sehr groß in mir."*[537a] Seinem Vater schrieb er: *„Es ist mir immer ein sehr fühlbarer Mangel in meiner Ausbildung gewesen, dass ich die englische Chirurgie so wenig kannte, von der ich doch den größten Respekt haben müßte."*[537b]

Dazu von Statham eingeladen, führte Esmarch vom 20. März bis 27. April 1860 seine erste von vielen Reisen nach England durch.[538] Er absolvierte ein sehr dichtes Programm und notierte in seinem Notizbüchlein eine Vielzahl von Begegnungen mit englischen Kollegen sowie Visiten in mehren Kliniken. Diese Aktivitäten dokumentierten sein Bestreben, durch Besuche bei anerkannten Fachkollegen, anhand unmit-

534 Die erste Ausgabe 1.1860/61 erschien unter dem Originaltitel „Archiv für Klinische Chirurgie" und später vereinigt mit „Deutsche Zeitschrift für Chirurgie".

535 Brief vom 28.10.1859 an Marxen von Esmarch aus Kiel

536 Brief vom 27.02.1860 an Stromeyer von Esmarch aus Kiel

537 a) u. b) Briefe vom 27.02.1960 an Stromeyer u. vom 07.03.1860 an Theophilus Esmarch von Esmarch

538 Esmarch, Notizbüchlein 1860

telbarer Anschauung vor allem bei operativen Eingriffen und durch Besichtigung klinischer Einrichtung seinen Wissensstand sowie das Repertoire der ihm verfügbaren Behandlungsmethoden zu erweitern.

Erschöpft von der Reise und angesichts der in Kiel während seiner Abwesenheit angehäuften Aufgaben schrieb Esmarch an Stromeyer: *„die vielen Geschäfte, die meiner hier warteten, ließen mich bisher nicht zu Athem kommen [...], weil für mich die Chirurgie u. Augenklinik immer das Wichtigste bleibt.“*[539a] Ähnlich klang es zum Ende des Sommersemesters 1860: *„Ich kann immer noch nicht von meinen Patienten loskommen [...]. Es ist vielleicht zweckmäßig, wenn ich einen Theil der Ferien zum Studium u. Schriftstellen benutze; im Semester komme ich jetzt doch nicht mehr dazu [...]. Ich bin in den letzten Wochen dermaßen occupiert, dass ich kaum fertig zu werden weiß; zahlreiche Operationen, viele Privatkranke, dazu 4 Examina und die Dienstgeschäfte.“*[539b]

Die zweite Jahreshälfte 1860 war erneut angefüllt mit auswärtigen Besuchen. Zwischen dem 15. und 23. September war Esmarch in Königsberg bei Prof. Wagner, beteiligte sich an der dortigen Sektionssitzung am 17. mit einem Vortrag „über Sparsamkeit in der Chirurgie“, nahm dann an der „Allgemeinen Versammlung“ an den Folgetagen mit einem Vortrag von Virchow teil und besuchte das städtische Lazarett. Danach fuhr er für vier Tage bis zum 27. nach Hannover, um dort mit Stromeyer zu arbeiten.[540a]

Vom 9. bis 11. Oktober führte Esmarch in Kopenhagen mehrere Gespräche mit Fachkollegen und Professoren in der Universität, besuchte u. a. das Allgemeine Hospital, die chirurgische Klinik und interessierte sich neben Fachthemen für Fragen der Ventilation, Hygiene, Anatomie und Sanitäreinrichtungen. Besuche schlossen sich an in einer Behinderteneinrichtung, im Blinden-Institut sowie in der Augenklinik.[540b]

Anschließend fuhr Esmarch nach Berlin, wo er bis zum 20. Oktober blieb. Neben vielfältigen Treffen mit Kollegen und Visiten in Bethanien, in Graefes und in Traubes Klinik notierte er für den 14. „Empfang der Abgeordneten in der Aula“ und für den 15. „Festzug zur Kirche. Rede vom Rektor Bek. Soiree bei Bethmann-Hollwegs“.[540c] Über seinen Aufenthalt schrieb er: *„Ich habe wieder eine Menge interessanter Bekanntschaften gemacht und kenne jetzt fast alle interessanten Männer unserer Wissenschaft persönlich, was ich für den Hauptnutzen solcher Reisen halte.“*[541] Stromeyer informierte er von Begegnungen *„mit Langenbeck, Wilms, Gurlt, Wagner, Rühle, Traube, Virchow*

539 a) u. b) Briefe vom 06.05. u. 31.07.1860 an Stromeyer von Esmarch aus Kiel

540 a)–c) Esmarch, Notizbüchlein 1860

541 Brief vom 24.10.1860 an Marxen von Esmarch aus Kiel

u. Meyer. Bei Virchow habe ich zweimal gegessen." Danach war er für zwei Tage in Hamburg, „*weil ich eine große Menge von Patienten besuchen mußte. [...]. Einstweilen scheint mich Alles, was in Hamburg am Knie leidet, consultieren zu wollen, aber vielleicht werden sie später auch noch andere Indicationen für mich dort ergeben.*"[542]

Vorbildhafte Entwicklung der Augenheilkunde in Kiel

Die Ophthalmologie wurde damals ausschließlich von Chirurgen gelehrt und praktiziert; die Augenheilkunde war kein eigenes Fachgebiet.[543] Für die Entwicklung der Augenheilkunde als Wissenschaft war das Jahr 1851 bedeutend, als der vom Physiker Helmholtz entwickelte Augenspiegel es ermöglichte, den noch dunklen Augenhintergrund zu sehen. Augenheilkundliche Vorlesungen wurden bis 1866 jedoch nach wie vor überwiegend als Teil der allgemeinen Medizin und vor allem von der Chirurgie gehalten. Führend im Bereich der Augenheilkunde waren Donders aus Utrecht sowie Graefe in Berlin, der sich sowohl für Augenheilkunde als auch für Chirurgie habilitiert hatte.

Auch in Kiel blieb unter den Professoren Günther, Langenbeck und Stromeyer die Ophthalmologie mit der Chirurgie verbunden.[544] Ab 1848 waren ophthalmologische Kollegs vom praktischen Arzt und Privatdozenten für Chirurgie und Augenheilkunde Adolf Benno Georg Ritter ausgewiesen. Esmarch, der selbst großes Interesse an der Augenheilkunde hatte, berichtete für Juni 1850: „*Eine Menge von Augenkranken kommen hier jetzt her, darunter mehrere sehr interessante Fälle.*"[545]

An Esmarchs Klinik für Chirurgie und Augenheilkunde habilitierte sich 1857 Adolf von Thaden. Bis zu seinem Weggang 1861führte er zusätzlich zu Esmarch ophthalmologische Kollegs gemeinsam mit Ritter durch. Im März 1858 verwies Esmarch auf die Mitwirkung Thadens bei der Behandlung von Augenkranken.[546] Der Umstand, dass seit 1858 Esmarchs Klinik in der Flämischen Straße erstmals als „Chirurgisch-ophthalmiatrische Klinik" in der Chronik der Universität Kiel aufgeführt wurde, ist nicht zuletzt ein Indiz für die zunehmende Bedeutung der Augenheilkunde unter Esmarch.

542 Brief vom 25.10.1860 an Stromeyer von Esmarch aus Kiel

543 Rogge, S. 67 ff.; Maier, Emanzipation, S. 6 ff.

544 Völckers. S. 40 ff.

545 Brief vom 12.06.1850 an Stromeyer von Esmarch aus Kiel

546 Brief vom 13.03.1858 an Marxen von Esmarch aus Kiel

Esmarchs Briefwechsel mit Harald Marxen von 1854 bis 1859 durchziehen Berichte über die von ihm praktizierte Augenheilkunde in Kiel. Bereits im Mai 1854 berichtete Esmarch aus der Klinik: *„Es gibt viel zu operiren und namentlich viele Augenkranke. Ich habe in der letzten Woche 9 Cataracte operirt, alle mit gutem Erfolg.“* Vom März 1856 stammte die Nachricht, dass Esmarch nach Ende des Semesters beabsichtige, *„nach Berlin zu gehen, um von des jungen Graefes Klinik für Augenkranke zu profitieren, namentlich mich im Gebrauch des Augenspiegels zu üben.“ „Jetzt beginnt“*, so Esmarch im Juni 1856, *„die Zeit der Augenoperationen; 2 Staare sind schon operirt, mehrere andere und einige künstliche Pupillen [...] stehen noch bevor.“* Am 17. Oktober 1857 schrieb er an Marxen, dass er bei einer Patientin, nachdem die Linse vollkommen getrübt und die Iris atrophisch sei sowie die Netzhaut sich abgelöst habe *„keine Lust zur Operation [habe], welche mir gar keinen Nutzen mehr gewähren zu können scheint.“* Im Dezember 1857 schrieb Esmarch zu einem Fall, wo sich in der hinteren Augenkammer zwischen Linse und Iris eine Flüssigkeit angesammelt hatte und die Pupillenwand trichterförmig eingezogen erschien: *„Jedenfalls geht auch hier nur die Extraction mit gleichzeitiger Indectomie, wie man sie am Besten mit Stromeyer Corecton ausführen kann.“* Esmarch lud Marxen für ein paar Tage nach Kiel ein, um mit ihm zu *„ophthalmoskopiren [...] es ist außerordentlich interessant, namentlich jetzt, wo die Ophthalmologie so bedeutende Fortschritte macht.“*

Zu seiner Vorliebe für die Anwendung von Eis auch im Bereich der Augenheilkunde schrieb Esmarch, das Eis würde ihm *„jetzt die besten Dienste leisten bei dem operierten Auge; lasse unablässig neue Eisbeutel darauf legen, auch wenn es zur Vereiterung kommt; dies ist das einzigste Mittel, die furchtbaren Schmerzen der Ophthalmiatrie zu lindern, wo uns selbst das Opium in Stich läßt.“* Hinsichtlich des Colobasus riet Esmarch davon ab, *„die Operationen nicht zu rasch hintereinander folgen zu lassen, weil sonst sehr leicht Eiterung eintritt. Einige Monate müßten wohl immer dazwischen liegen. Auch vermuthe ich, dass durch die wiederholten Operationen schon viel Substanz verloren gegangen und das Augenlid dadurch [...] zu kurz geworden ist. [...]. In diesem Falle würde es wohl nöthig sein, den Lidrand durch Verlängerung der Lidspalte nach außen hin zu verlängern.“* Eine Heilung wird *„beim Nähen mit Seidenfäden dann [...] wohl zu Stande kommen.“* Ferner gab er Ratschläge für die Verwendung von feinem Silbernaht *„mit Hilfe einer Schlinge aus Seidenfaden.“*[547]

547 Briefe in der o. g. Reihenfolge vom 28.05.1854, 08.03. u. 18.06.1856, 17.10. u. 18.12.1857, vom 04.01. u. 19.02.1858 sowie vom 27.11.1859 an Marxen von Esmarch aus Kiel

Von seinem Besuch bei Graefe in Berlin im Februar 1858 informierte Esmarch, dass *„der Nutzen, den ich von einem solchen 4wöchentlichen Aufenthalte habe, […] für mich und meine Klinik ganz unbezahlbar [ist].“* Ferner: *„Es wäre mir nicht möglich gewesen, den Fortschritten der neuen Ophthalmologie z.B. nur einigermaßen zu folgen, wenn ich nicht in Berlin gewesen wäre und dergleichen Lücken habe ich bei mir noch manche auszufüllen.“*[548]

Mit Graefe, dessen Klinik er regelmäßig aufsuchte, tauschte Esmarch sich wiederholt über Verfahren und Medikamente zur Augenbehandlung aus. Umgekehrt schrieb Graefe, er könne Esmarch für die Behandlung bestimmter Fälle seiner *„freundlichen Fürsorge bestens empfehlen“*.[549] Von einem späteren Besuch bei Donders in Utrecht schrieb Esmarch, dass dieser für ihn *„sehr lehrreich gewesen [ist]; ich habe mich namentlich in der so schwierigen Resections- und Accommodations-Anomali des Auges orientieren wollen, zu deren Aufklärung Donders so viel beigetragen hat und ich glaube, dass es mir gelungen ist.“*[550]

Zugleich beschäftigte Esmarch sich eingehend mit der damals aktuellen Literatur zur Augenheilkunde. So empfahl er Marxen im Mai 1866 das *„Compendium der Augenheilkunde“* von Ignaz Meyr, *„welches Alle Nöthige enthält“*, sowie das neue Handbuch von Seitz, *„welches gut zu werden verspricht“*.[551] Stromeyer und Esmarch informierten sich bei jeder vorzunehmenden Augenoperationen zunächst sehr sorgfältig in der Literatur, um sich dann für diese oder jene Methode zu entscheiden. Beispiele dafür sind die Operationen, die Esmarch *„wegen beginnenden Glaucom […] mit dem besten Erfolg“* gemacht hatte.[552]

Entsprechend einer Aufstellung der in der „Chirurgisch-ophthalmiatrischen Klinik“ im Friedrichs-Hospital im Jahre 1860 behandelten Augenkranken und durchgeführten Augenoperationen befanden sich unter den insgesamt 1 141 Patienten 372 Augenkrankheitsfälle; durchgeführt wurden 144 Augenoperationen, darunter 35

548 Brief vom 19.02.1858 an Marxen von Esmarch aus Kiel

549 Briefe vom 01.08.1859 u. 21.08.1860 von Graefe an Esmarch aus Berlin

550 Brief vom 04.05.1862 an Marxen von Esmarch aus Utrecht

551 Brief vom 22.05.1866 an Marxen von Esmarch aus Kiel; Ignaz Meyr, Compendium der Augenheilkunde, Wien 1856; Eugen Seitz, Handbuch der gesammten Augenheilkunde oder vollständige Abhandlung der Augenkrankheiten und ihrer medicinischen und operativen Behandlung, Erlangen 1855

552 Briefe vom 01.01. u. 25.11.1862 an Stromeyer von Esmarch aus Kiel

Extraktionen des grauen Stars, 56 Pupillenbildungen; 27 Schieloperationen.[553] Nach dem Umzug des Friedrichs-Hospitals in das neu erbaute „Medizinisch-Chirurgische Krankenhaus“ nahm die Zahl der ambulanten und stationären Patienten insgesamt zu: von 1 713 im Jahre 1863 auf 2 446 Patienten im Jahr 1866; parallel stieg auch die Zahl der Augenkranken von 476 im Jahr 1863 auf 798 im Jahr 1866.[554]

Esmarch ebnete den Weg für die damals noch keineswegs selbstverständliche Trennung der Augen- und Ohrenheilkunde von der Chirurgie an einer Universitätsklinik. Er hatte in Völckers einen Assistenten, dessen Begabung, chirurgisches Können sowie besondere Befähigung zum augenärztlichen Operieren er bereits früh erkannt und mit dem er gut zusammengearbeitet hatte. Völckers habilitierte sich am 14. Mai 1862 „als Privat-Docent an hiesiger Universtät [für Chirurgie]“.[555] Esmarch ließ ihn schon sehr früh selbstständig arbeiten und übertrug ihm die Durchführung augenärztlicher Operationen. Im Sommersemester 1863 las Völckers als Privatdozent erstmalig ein ophthalmologisches Kolleg und hielt danach augenärztliche Vorlesungen.[556]

Damit Völckers seine Kenntnisse in der Ophthalmologie noch weiter vertiefen konnte, beurlaubte Esmarch ihn 1863 für die Teilnahme an einem Fortbildungsstudium in Utrecht und Paris.[557] Völckers trat im Herbst 1863 seine Studienreise nach Utrecht an, unterbrach seinen Studienaufenthalt jedoch 1864, um sich als Chirurg während des Feldzuges 1864 zu betätigen. Seinen Studienaufenthalt in Utrecht und Paris konnte Völckers erst 1865 fortsetzen. Zurück in Kiel betraute Esmarch ihn mit der alleinigen Ausübung der augenärztlichen Praxis in der Klinik; ferner hielt Völckers regelmäßig das ophthalmologische Hauptkolleg ab.[558]

Da das neue „Akademische Krankenhaus“ dem Anstieg von Patienten nicht genügen konnte[559], erschien, so Esmarch, „nach reiflicher Uberlegung […] eine Trennung der Augen- und Ohrenkranken von den übrigen chirurgischen Fällen als das Zweckmässigste“.[560a] An den meisten Universitäten sei der Unterrichtszweig der Augenheilkunde von der Chirurgie getrennt worden. „Auch ist es überall als wünschenswerth anerkannt, die Augenkranken von den chirurgischen Kranken zu

553 Völckers, S. 43 f., zitiert „25 Chronik d. Univ. aus d. Jahre 1867“, S. 77

554 Ders., S. 34 f.

555 LA 47.6, Nr. 12 (Protokolle Fakultät 1862–1873)

556 S. Völckers, S. 42

557 Brief vom 24.10.1863 an Stromeyer von Esmarch aus Kiel; s. a. Völckers, S. 45

558 „25 Chronik d. Univ. Kiel aus d. Jahre 1867“, Völckers, S. 45 f.

559 Vgl. Bök, S. 20 ff.

trennen, weil grosse eiternde Wunden auf erstere einen üblen Einfluss zu haben pflegen."[560b] Durch „eine Abtrennung der genannten Disciplin [könnten] die [...] Uebelstände zum grossen Theil beseitigt werden."[560c]

Am 11. Juli 1866 wandte Esmarch sich an das Oberpräsidium für Schleswig-Holstein mit dem Antrag, eine eigene Klinik für Augen- und Ohrenheilkunde von der chirurgischen Klinik abzutrennen und als deren Direktor den Privatdozenten und ersten Assistenten der chirurgischen Klinik, Dr. Völckers, zu ernennen. Damit löste Esmarch auch sein Völckers gegebenes Versprechen ein, als dieser bereit war, auf die Übernahme eines Reservelazarettes in der 2. Garde-Ulanen-Kaserne in Moabit bei Ausbruch des Krieges 1866 zu verzichten und weiter in Kiel tätig zu bleiben.[561]

Entsprechend des „Gesuchs des Prof. Esmarch" wurde in der Fakultätssitzung am 19. Juli 1866 protokolliert, dass die Fakultät der Ansicht war: „1. dass sich nicht nur wegen der großen Zahl der der chirurgischen Klinik gegenwärtig zuströmenden Kranken sondern auch deshalb eine Theilung der dieselben bis jetzt bildenden Disziplinen empfehle, weil dieselbe so umfangreich geworden ist, dass es für einen Mann ein zu großes Gebiet umfasse, [...] 3. dass diese Theilung am besten dadurch geschehe, dass nach dem Vorgange anderer Universitäten eine besondere Klinik für Augen- und Ohrenkranke errichtet werde, 4. dass die Fakultät in dem H. Dr. Völckers eine geeignete Persönlichkeit anerkenne, einer solchen Klinik vorzustehen."[562]

Bereits unter dem 7. September 1866 wurde in der Fakultätssitzung „die Genehmigung der Trennung einer Klinik für Augen- und Ohrenkrankheiten von der chirurgischen Klinik und die Anzeige, dass der Privatdocent Dr. Carl Völckers zum außerordentlichen Professor für Augenheilkunde und zum Director der Klinik für Augen- und Ohrenkrankheiten ernannt sei" protokolliert.[563]

Umgehend informierte Völckers den in Berlin tätigen Esmarch, dass er seine Bestellung als außerordentlicher Professor erhalten habe und übermittelte ihm seinen *„innigsten Dank"*. Er schrieb: *„Ich weiß wohl welcher hoher Grad von Selbstverleugnung durch Ihre Schritte mir gegenüber gezeigt ist, dass ich weniger meinen Verdiensten als Ihrer Güte mein Glück zu danken habe; und es soll für mich eine freudige Aufgabe sein durch Dankbarkeit gegen Sie einen Theil meiner Schuld abzutragen."*[564]

560 a)–c) Chronik [...], 1866, S. 30

561 Völckers, S. 49

562 LA 47.6, Nr. 13

563 LA 47.6, Nr. 13; s. a. „25 Chronik d. Univ. Kiel aus d. Jahre 1867", S. 29

564 Brief vom 07.09.1866 an Esmarch von Völckers aus Kiel

Die im Widerspruch zur damals geübten Praxis bei den preußischen Behörden prompte und ohne Einschränkung erfolgte Zustimmung zeigt, für wie dringend Esmarchs Antrag beim Oberpräsidium erachtet wurde. Immerhin war die Gründung eines eigenen Lehrstuhls für Augenheilkunde, verbunden mit einer selbstständigen Augenklinik vornehmlich eine finanzielle Frage und stellte angesichts des knapp bemessenen Universitätshaushalts eine Bevorzugung gegenüber anderen Vorhaben dar. Die personelle Entscheidung fiel umso leichter, als niemand anderes für diesen Posten geeigneter erschien als Völckers, für den Esmarch sich verbürgte. Es gab auch keinen weiteren Anwärter, den die Universität ernsthaft in Betracht gezogen hätte. So wurde Carl Völckers schon mit 30 Jahren zum außerordentlichen Professor für Augenheilkunde und zum Direktor der Klinik für Augen- und Ohrenkrankheiten in Kiel ernannt.

Wie wenig selbstverständlich der gesamte Vorgang war, geht aus einem Schreiben von Julius Jacobsen aus Königsberg an Esmarch hervor. Er bezog sich auf eine Zeitungsnachricht, wonach *„auf Ihre Veranlassung an der Kieler Universität Chirurgie u. Ophthalmologie offiziell getrennt worden sind. Würden Sie die große Freundlichkeit haben, mir mitzutheilen, in welcher Art die Trennung erfolgt, welche Stellung u. Befugnisse dem Ophthalmologen ertheilt worden sind? […]. Sollte in Kiel ein Praecedenzfall vorliegen, so würde ich die Sache wieder einmal anregen.“*[565]

Mit seiner Ernennung wurde Völckers aufgefordert, einen detaillierten Plan für den Neubau einer Augenklinik auszuarbeiten.[566] Bereits am 29. Oktober 1866 wurde in der Fakultät der Eingang des Schreibens der Herren Prof. Völckers, Bartels und Esmarch *„über die durch die Trennung der Augenklinik erforderlich werdenden Bauten“* protokolliert, das an das Oberpräsidium weitergeleitet wurde.[567] Bis zur Umsetzung standen Völckers für seine „Augenklinik“ lediglich die kleinen Krankenzimmer für die Augenpatienten neben dem Unterrichts- und Operationsraum zur Verfügung.

Es ist Esmarch großes Verdienst, dass mit der Ernennung von Völcker zum ao. Professor der Augenheilkunde die Trennung der Ophthalmologie von der Chirurgie als selbstständiges Lehrfach in Kiel vollzogen war. Allerdings sei, wie Völckers 1867 schrieb, *„bis zur Gründung einer eigenen Anstalt, die für das Jahr 1868 in Aussicht genommen ist, in Bezug auf die Verpflegung der Hospitalkranken das alte Verhältnis bestehen geblieben,*

565 Brief vom 23.10.1866 an Esmarch von Jacobsen aus Königsberg

566 Völckers, S. 48, zitiert Zentralarchiv Merseburg, Bd. 2, Nr. 47–48

567 LA 47.6, Nr. 13, protokolliert am 06.05.1873

so dass die Augenkranken, soweit Platz vorhanden ist, auf der chirurgischen Klinik aufgenommen werden. "[568] Um das Raumproblem vorerst auf andere Weise zu lösen, beantragte die Medizinische Fakultät beim Ministerium in Berlin die Unterbringung der Augenklinik in anzumietenden Privathäusern.[569] Daraufhin wurde 1868 in der Hospitalstraße Nr. 42 ein 2 1/2-stöckiges Privathaus für die Augenabteilung angemietet und mit 18 Betten eingerichtet. Später kam ein zweites Privathaus mit weiteren 32 Betten hinzu.

Erst nach 1871 standen für die Schaffung ordentlicher Lehrstühle für Augenheilkunde in Preußen die dafür notwendigen Mittel zur Verfügung und so schrieb am 7. April 1873 der preußische Unterrichtsminister Adalbert Falk an den Kaiser: *„In Anbetracht der großen wissenschaftlichen Bedeutung, welche die Augenheilkunde inzwischen gewonnen hat, sind die für dieses Fach an den Universitäten zu Königsberg, Breslau, Halle, Kiel, Marburg und Bonn bestehenden außerordentlichen Professuren durch den diesjährigen Staatshaushalts-Etat in ordentliche umgewandelt worden.* "[570] Kurz darauf, am 9. April 1873, erhielt Carl Völckers seine Ernennung zum ordentlichen Professor der Augenheilkunde.[571]

In seinem ersten Jahresbericht als ordentlicher Professor für Augenheilkunde schrieb Völckers 1873: „Es kann nicht genügend hervorgehoben werden, dass der Mangel an ausreichenden Räumlichkeiten mit Rücksicht auf den Zudrang der der operativen Behandlung bedürftigen Kranken nachgerade äusserst dringend wird. Die Zahl der ambulanten Kranken hat sich im Laufe der letzten 3 Jahre verdoppelt und [...] dass das Maximum der Belegsfähigkeit der Augenklinik erreicht, oder richtiger schon überschritten."[572] Zwar wurde unter dem 23. April 1875 vermerkt „dass die Fakultät mit d. Antrage des Prof. Völckers im Betreff d. Neuerrichtung einer Augenklinik einverstanden sei"[573], jedoch wurde erst im August 1887 mit dem Neubau der Klinik begonnen.[574] Bereits im Dezember 1888 konnte sie nach kurzer Bauzeit ihrem Zweck übergeben und bezogen werden. Dabei musste die Klinik neben

568 Völckers, S. 48 ff., zitiert „25 Chronik d. Univ. Kiel aus d. Jahre 1867", S. 29

569 Völckers, S. 49, s. a. Jordan, S. 133 f. Völckers war dreimal (1878, 1885, 1898) für je ein Amtsjahr Dekan und für je ein weiteres Jahr Prodekan der Medizinischen Fakultät. Ab 1887 nahm er das Amt des ständigen Verwaltungsdirektors der „Academischen Heilanstalten" wahr.

570 Völckers, S. 52 ff., zitiert Zentralarchiv Merseburg, Ed. 1, Nr. 180

571 LA 47.6, Nr. 13, protokolliert am 06.05.1873

572 Völckers, S. 58, Jahresbericht der Augenklinik

573 LA 47.6, Nr. 13

574 Böke, S. 20 ff.

der Augenheilkunde auch die Ohrenheilkunde mit aufnehmen, die erst Ende der 1890er-Jahre ein eigenes Klinikgebäude erhielt.

Esmarchs Beziehungen zu Groth und Brahms

Das Ehepaar Esmarch war sehr freundschaftlich mit Klaus und Doris Groth verbunden, die ab 1865/66 ständig im Schwanenweg in Kiel lebten. Esmarch vermerkte zahlreiche Begegnungen mit Groths bei Beisammenkünften sowie bei Diners und Abendgesellschaften mit weiteren Kollegen. Häufig traf sich Anna mit dem Ehepaar Groth zum gemeinsamen Mittagessen oder zum Tee.[575] Beispielhaft für die engen Beziehungen war die Mitteilung von Esmarch zur Geburt von Walther 1857: *„Claus Groth wird Gevatter"*.[576] Für den 19. April 1865 trug Esmarch ein: „Gevatter bei Carl Friedrich Emil Groth".[577]

Der Brief von Doris Groth an Esmarch nach dem Tod von Anna unterstrich das gute Verhältnis: *„Lieber verehrter Freund, Unsere Gedanken sind jeden Tag bei Ihnen, es ist so schwer, was Gott Ihnen auferlegt hat, wir empfinden so tief mit Ihnen, und das Wort erscheint so arm. Auf Klaus wirken mächtige Eindrücke immer so, dass er nicht darüber schreiben kann, er wird Ihnen auch ein schriftliches Zeichen geben, sobald sein Gefühl es ihm gestattet. Und ich möchte Ihnen, lieber Freund nur sagen, dass Sie immer zu aller Zeit unserer Treue und Freundschaft versichert sein müssen, dass wenn wir Ihnen etwas sein können, für Sie und Ihre Kinder etwas thun können Sie an uns treue bereitwillige Freunde haben […]. Wir haben die theure geliebte Anna in schönem Andenken und werden das treu bewahren. Sie war meine erste und liebste Freundin hier und alle ihre großen und schönen Eigenschaften stehen mir lebhaft vor Augen. […] Hier wollen wir Ihrer treu gedenken und an ein Wiedersehen glauben. […] Ich hoffe, lieber Esmarch, dass ihre Gesundheit sich bessert, dass wir in nicht zu ferner Zeit Sie wieder bei uns haben.*

575 Esmarchs Journale für 1854 ff.; Brief vom 21.0.1860 August 1860 an Stromeyer von Esmarch aus Kiel, Briefe vom 05.08. u, 12.09.1866 an Esmarch von Anna aus Kiel

576 Brief vom 18.12.1857 an Marxen von Esmarch aus Kiel

577 Eintrag in Esmarch, Journal 1865

[…] Von Klaus und mir kann ich Ihnen nur sagen, dass wir immer in Anhänglichkeit u. Treue sein werden. Ihre Klaus und Doris Groth."[578]

Über Klaus Groth bestand eine mittelbare Verbindung von Esmarch zu Johannes Brahms. Letzterer hatte Groth in Kiel kennen und schätzen gelernt und auch einige seiner Gedichte vertont. Mit Klaus Groth über seine Heimat zu plaudern, stimme ihn – wie der aus Heide stammende Brahms an seinen Vater schrieb – glücklich. In mehreren seiner Briefe an die Eltern ist von Groth die Rede.[579]

Seiner Mutter schrieb Brahms am 20. Dezember 1873 aus Wien: *„Professor Esmarch kenne ich selbst etwas, er war noch den Herbst hier.*"[580a] Brahms wollte damals seinem Stiefbruder, Fritz Wilhelm Schnack helfen, der sich bei einem Sturz eine schwere Verletzung zugezogen hatte. Brahms war mit Theodor Billroth eng befreundet, der ihm riet, seinen Stiefbruder zu Esmarch nach Kiel zu schicken. Billroth sandte Esmarch vorab den Krankenbericht über Fritz Schnack. Brahms riet seiner Mutter dringend, *„dass Ihr sobald möglich nach Kiel fahrt. […] Ich schreibe […] an Klaus Groth, dass er vielleicht mit Euch zu Esmarch geht oder Euch doch eine Karte mitgibt oder ihm vorher von Euch sagt. Sonst aber fahre Du vorher zu Klaus Groth […] Er kennt gewiß Esmarch und Ihr bittet ihn, Euch jedenfalls eine Karte mitzugeben! Das ist recht angenehm und wichtig.*"[580b]

Esmarch behandelte danach Fritz Schnack, worauf Brahms an seine Mutter am 16. Februar 1874 aus Wien schrieb: *„Dr. Esmarch hat seinerzeit auch einen ausführlichen Brief an Billroth geschrieben. Man versteht ja nun doch nichts von der Sache und ich kann nur das Beste wünschen und hoffen und Euch bitten, ja alles zu tun und nichts zu versäumen, was der Arzt irgend wünscht.*"[580c] Ob auch Brahms in den Jahren 1874/1875 Clara Schumann geraten hatte, sich bei Esmarch behandeln zu lassen, ist nicht bekannt – völlig unwahrscheinlich ist es nicht. Auf jeden Fall war Clara Schumann mit dem Ehepaar Klaus und Doris Groth befreundet.

578 Brief vom 13. Juni 1870 an Esmarch von Doris Groth aus Kiel

579 Brahms, „Heimatbekenntnis", S. 95

580 a)–c) Brahms, „Heimatbekenntnis", S. 144 f.

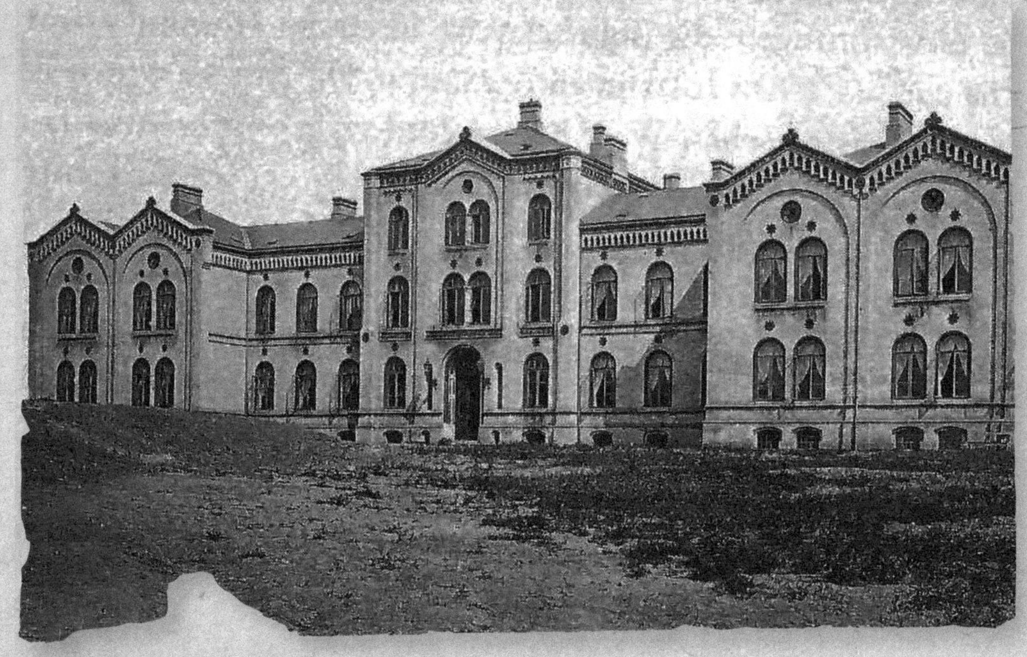

Der Beharrlichkeit von Esmarch – darin maßgeblich unterstützt von seinen Kollegen Litzmann und Bartels – war es zu verdanken, dass in Kiel 1862 mit den Akademischen Heilanstalten eines der für damalige Zeit modernsten Krankenhäuser in Kiel errichtet wurde. Dadurch wurde wurde das alte Friedrichs-Hospital abgelöst.
(Bild aus der Landesgeschichtlichen Sammlung der Schleswig-Holsteinischen Landesbibliothek)

VI

Vom Friedrichs-Hospital zu den Akademischen Heilanstalten

Die Gründung eines „Klinischen Instituts zum Besten der Armen“ in seiner Privatwohnung durch den Medizinprofessor Georg Weber im Jahr 1785 kennzeichnete den Anfang der Krankenhaus-Geschichte in Kiel. Es folgte der Ankauf eines Hofes, „für welche Prof. Weber das Publicum zu Beiträgen zu interessiren wusste“[581], in der Prüne und dessen Umbau zum „Krankenhaus der Neustadt“ drei Jahre später. Weber erreichte, dass seine Privatklinik 1802 die Bezeichnung „Akademische Heilanstalt“ erhielt. Damit war die erste Universitätsklinik in Kiel mit einer medizinischen sowie einer chirurgischen Abteilung unter den beiden Direktoren Weber und Leonhard Fischer entstanden. Ein Gebäude auf dem Klosterkirchhof wurde 1805 als Kieler „Gebärhaus und Hebammenlehranstalt“ unter Christian Rudolf Wiedemann eingerichtet und später an die Fleethörn verlegt.

Das Friedrichs-Hospital in Kiel

Unzureichende Behandlungsmöglichkeiten für chirurgische Patienten veranlassten Joachim Brandis[582], ein Privatspital zu gründen, aus dem sich mittels einer Stiftung des dänischen Kronprinzen Friedrich vom Februar 1807 das „Friedrichs-Hospital“ in der Flämischen Straße entwickelte. Eine wichtige Weichenstellung erfolgte 1811, als durch Königliche Resolution vom 16. August die Trennung der Krankenanstalten in folgende Einrichtungen genehmigt wurde: das akademische Krankenhaus „in der

581 Chronik […], 1853/1854

582 Joachim Dietrich Brandis (1762 in Hildesheim – 1845 in Kopenhagen), Etatsrath, Professor der Medizin, später Leibarzt der dänischen Königin

Vorstadt" unter der Leitung von Weber, das Krankenhaus „in der Stadt" (Friedrichs-Hospital) unter der Oberaufsicht von Fischer und die „Hebammen- und Gebärlehranstalt" unter Wiedemann. Damit war in Kiel „die Trennung der drei großen Disziplinen der Medizin" vollzogen.[583] Allerdings wurde in der Chronik der Kieler Universität von 1826 immer noch die „Arzeneikunde" als Disziplin aufgeführt.[584]

Mehrfach führten die Direktoren Klagen wegen der vorhandenen Enge und mangelnder Hygiene in den Krankenanstalten.[585] Die völlig unbefriedigende Situation schilderte Louis Stromeyer, als er 1848 Nachfolger von Langenbeck werden sollte. Er schrieb über seinen Besuch in Kiel: Noch mehr als die Stadt „mißfiel mir [...] die chirurgische Klinik, welche sich in einer engen Straße, in einem gewöhnlichen, schon sehr baufälligen Bürgerhause befand. Sie war freilich so schlecht, dass Jedermann sagen mußte, ein neues Local sei nötig [...]. Die übrigen klinischen Anstalten waren um nichts besser. [...] Ich reiste nach drei Tagen wieder ab, ohne die Vocation angenommen zu haben und mit dem Gefühl, einer großen Gefahr glücklich entronnen zu sein."[586a] Dass Stromeyer dann trotzdem den Ruf nach Kiel annahm, dann wegen seiner durch die Gesamtströmung von 1848 geprägten patriotischen Grundgesinnung.

Nachdem der Konflikt zwischen den Herzogtümern und dem Königreich Ende 1851 vorerst beendet worden war, plante Stromeyer ab Winter 1852 den völligen Neubau der medizinischen und chirurgischen Klinik, da er es mit Blick auf die bisherige Unterbringung der Chirurgie „für eine Schande [...], alte Häuser zu Kliniken herzurichten" hielt.[586b] Nach langem Suchen fand er den für einen Neubau geeigneten Platz „hinter dem Schloßgarten im Grünen, hoch und luftig über dem Hafen und weit vor dem ausdünstenden Kleinen Kiel." Mit seinen Planungen war die Kieler Bürgerschaft damals allerdings nicht einverstanden, weil das Gelände außerhalb des damaligen Stadtgebietes lag. Der akademische Senat lehnte die Pläne ab, weil sie eine Bevorzugung der Medizinischen Fakultät gegenüber den anderen universitären Einrichtungen bedeutet hätten.

583 Jordan, S. 127 f.

584 Chronik [...], 1826, S. 5

585 S. dazu Feyerabend, S. 13; Schittenhelm, 1928, S. 286; Liepmann, Nr. 37, S. 195; Jordan, S. 130 f., sowie Hansen, S. 560

586 a) u. b) Stromeyer, „Erinnerungen eines deutschen Arztes", zitiert bei Eufinger, S. 28

Auch Götz benannte 1853 „grosse Mängel und Unvollkommenheiten der räumlichen Einrichtungen des academischen Hospitals [...]. Nur die möglichste Beschränkung der Krankenzahl im Hospitale konnte einer üblen Rückwirkung jener Missstände auf den Krankheitsverlauf der dort aufgenommenen Patienten vorbeugen." Er berichtete von einem „fortwährenden unerfreulichen Conflicte zwischen den Anforderungen an das Hospital und den möglichen Leistungen desselben als Krankenhaus".[587] Im Rektoratsbericht von Lüdemann für den Zeitraum 1853 bis 1855 stand: „Das in einem ganz anderen Stadttheile gelegene, der chirurgischen Klinik dienende Hospital gewährte [...] einen im Verhältniss zum gegenwärtigen Bedürfniss viel zu beschränkten Raum, und konnte abgesehen von seiner wenig günstigen Lage schon dadurch, dass es vorher einem anderen Zwecke gedient hatte, und nur soweit dieser es zuliess, zum Krankenhause eingerichtet worden war, seinem nächste Zwecke nur in sehr unvollkommener Weise dienen."[588]

Im September 1853 legten Stromeyer und Götz den Plan für den Neubau eines gemeinsamen akademischen Krankenhauses vor. Nachdem Stromeyer und Litzmann mehrfach nach Kopenhagen gereist waren, erteilte die dänische Regierung ihr grundsätzliches Einverständnis zu einem Neubau mit der Auflage, dass der Bauinspektor Krüger in Altona die Baurisse im Einvernehmen mit den Klinikdirektoren bearbeiten sollte.

Da die Medizinische Fakultät sich jedoch ablehnend gegenüber der Umsetzung seiner Baupläne verhielt, sah Stromeyer sich in seinem Entschluss bestärkt, das zwischenzeitlich erneut an ihn ergangene dringende Angebot aus Hannover anzunehmen, als Generalstabsarzt in die Hannoversche Armee einzutreten. Stromeyer verließ somit Kiel, ohne dass sich an der Situation vom Friedrichs-Hospital etwas geändert hätte.

Stromeyers nachdrücklichem Einsatz war es jedoch mit zu verdanken, dass eine königliche Resolution vom 31. Mai 1854 den Weg für die weitere Planung zum Hospitalbau freigab.[589] Es wurde, so der Rektoratsbericht von Lüdemann „der Neubau der 3 klinischen Anstalten auf den dazu mit vorzugsweiser Berücksichtigung der Salubrität als des ersten Erfordernisses für Krankenhäuser gewählten Plätzen bewilligt, und zugleich einer der letzteren, ein Sr. Majestät dem Könige eigenthümlich zuge-

587 Chronik [...], 1853, S. 27; vgl. Jordan, S. 131, und Panum, S. 35

588 Chronik [...], 1856, S. 9

589 Ratjen, S. 106

höriges Grundstück, mit Königlicher Magnificenz der Universität geschenkt."[590a] Der dänische König stimmte ferner zu, „eine Anleihe bis zu 175 000 Reichsthalern zur Kostendeckung aufzunehmen".[590b]

Nunmehr wurde entsprechend den Vorschlägen von Stromeyer als Bauplatz für das Krankenhaus ein nördlich vom Schlossküchengarten gelegenes Gelände angekauft. Um den Bau der Gebäranstalt daneben zu ermöglichen, schenkte der König der Universität einen daran angrenzenden Teil des Schlossgartens als Bauplatz.[591] Im November 1854 reichte Bauinspektor Krüger die ausgearbeiteten Detailpläne für den Neubau mit den erforderlichen Kostenanschlägen ein. Götz, damals amtierender Direktor des Akademischen Krankenhauses, hatte sie Esmarch zur Durchsicht gegeben. Dieser bezeichnete sie im Ganzen als den Plan von Stromeyer. Zunächst verblieb es jedoch bei den damaligen Planungen.

In seinem ersten als Klinikdirektor vorgelegten Jahresbericht von 1855 mahnte Esmarch den Neubau der klinischen Anstalten an. Er schrieb: „Von den Hospitalskranken starben 12, darunter 5 an Pyämie nach Operationen. Diese Krankheit fordert seit langer Zeit alljährlich eine Zahl von Opfern unter den Operierten des Friedrichshospitals. Es nehmen dadurch manche Operationen einen üblen Ausgang, welche unter günstigen Verhältnissen einen guten Erfolg zu haben pflegen. Es ist wohl nicht zu bezweifeln, dass die Lage und Einrichtung des Krankenhauses zur Entwicklung dieser Krankheit das Meiste beiträgt." Dies führte u. a. auch dazu, „dass es im ganzen Haus an frischer und guter Luft, wie sie zur Heilung chirurgischer Kranken vor Allem erforderlich ist, fast immer mangelt."[592a] Als „Hauptaufgabe" bis zur „Erbauung eines neuen Krankenhauses" betrachtete Esmarch es deshalb, „die einmal vorhandenen Uebelstände des alten nach Kräften zu bekämpfen, und namentlich durch geeignete Massregeln der Entwicklung schädlicher Miasmen und Kontagien vorzubeugen." Allerdings ließen sich die Übelstände dadurch nur teilweise beseitigen und „ist daher der Wunsch, dass diese alten Räume bald gar nicht mehr zur Aufnahme von Kranken dienen mögen, gewiss ein sehr gerechtfertigter."[592b]

Wiederum geschah nichts. Esmarch stellte in seinem Jahresbericht für 1856 fest, dass „die Mängel des Krankenhauses von Jahr zu Jahr mehr in den Vordergrund

590 a) u. b) Chronik [...], 1853, S. 27; vgl. Jordan, S. 131, u. Panum, S. 35, u. Chronik [...], 1856, S. 9

591 Chronik [...], 1863, S. 12 f.

592 a) u. b) Chronik [...], 1855; s. dazu auch Pörksen, 1893, S. 5 ff.

[treten]; das Haus wird immer baufälliger [...] die Räumlichkeiten [genügen] bei Weitem nicht für die Zahl der Hülfe suchenden Kranken. Zu gewissen Zeiten [...] ist der Andrang so gross, dass es nöthig wird, theils Reconvalescenten, deren Heilung noch nicht vollendet ist, zu entlassen, theils für den klinischen Unterricht wichtige und interessante Kranke abzuweisen oder in Privathäusern einzuquartieren." Vor diesem Hintergrund „erscheint es gewiss gerechtfertigt, den schon früher geäusserten Wunsch, dass mit dem längst beschlossenen Bau eines Krankenhauses endlich einmal der Anfang gemacht werde [...], wieder auszusprechen."[593]

Planungen und Realisierung eines Neubaus

Erst im Sommer 1857 erhielt die Universität die Mitteilung, dass die königlichen Ministerien sich für den Beginn des Baues entschieden hätten.[594] Allerdings „schrumpfte [dabei] das pathologisch-anatomische Institut zu [einem] Leichenhause zusammen, das physiologische Institut, das Pockenhaus und die zweite [...] Directorialwohnung wurden gänzlich gestrichen".[595] Im Jahresbericht stand, „dass die Hoffnung auf einen baldigen Ausbau der beiden vereinigten Krankenhäuser und des Entbindungshauses nach langem Harren einer baldigen Erfüllung entgegengereift ist." Dadurch werde „einem in der That unabweislichen Bedürfniss der medicinischen Facultät in erfreulichster Weise abgeholfen".[596]

Erneut in seinem Jahresbericht für 1858 schrieb Esmarch: „Der Mangel einer zweckmässigen Localität für die chirurgische Klinik macht sich mit jedem Jahr um so mehr fühlbar, je mehr die Zahl der chirurgischen Kranken zunimmt, welche aus allen Gegenden des Landes hierher kommen, um Hülfe zu suchen. Die Zahl ist seit 5 Jahren fast um das Dreifache gestiegen [...] [von 84 Operationen 1854 auf 213 Operationen 1858]." Demgegenüber stieg die Zahl der im „Friedrichshospital verpflegten Kranken" deswegen nur geringfügig, weil die „Zeit, welche jeder einzelne Kranke im Hospitale zubringt, so viel, wie irgend möglich abgekürzt wird. [...] Die Kran-

593 Chronik [...], 1856

594 S. dazu Eufinger, S. 31, u. Voigt, 1986, S. 27

595 Chronik [...], 1863, S. 12 f.

596 Ebd., S. 57

kenzimmer [35 Betten] […] sind fortwährend mit Kranken belegt. Diese Bettenzahl entsprach schon vor länger als zehn Jahren den Bedürfnissen nicht mehr, kann aber durchaus nicht vergrößert werden, weil kein Raum dazu vorhanden ist. Die Stellung, welche dem Lande gegenüber die chirurgische Klinik einnimmt, gestattet es nur in seltenen Fällen, die angemeldeten oder ohne vorhergehende Meldung ankommenden Kranken zurückzuweisen, denn meistens sind es solche Individuen, denen schleunige Hilfe not thut." Die Anforderungen insbesondere für die größeren chirurgischen Operationen sowie deren Nachbehandlung könnten am besten in der chirurgischen Klinik erfüllt werden „Das Missverhältnis […] zwischen der Zahl der Kranken und dem vorhandenen Raum nimmt mit jedem Jahre in einer Weise zu, welche auf das Dringendste Abhülfe fordert. […] Das ganze Land leidet darunter nicht minder als unsere Universität."[597] Völckers und Thadden schrieben, ihnen sei es nur durch „ernsthafte Maassregeln" gelungen, „der Entwicklung einer förmlichen Epidemie" und „dem Umsichgreifen der Pyämie vorzubeugen".[598] Es bewiesen, so Esmarch, der zahlenmäßig weitere Anstieg der „Hospitalskranken" sowie die Zahl der an Pyämie Verstorbenen die „dringende Notwendigkeit" des Neubaus der Krankenhäuser.[599]

Dennoch gab es erhebliche Verzögerungen. Wiederum im Rektoratsbericht für das Jahr 1858 war die Rede von der „Hoffnung auf einen baldigen Ausbau der beiden vereinigten Krankenhäuser […]; dadurch wird einem in der That unabweislichen Bedürfniss der medicinischen Facultät in erfreulichster Weise abgeholfen".[600]

Im Frühjahr 1859 wurden Eingaben, unterschrieben u. a. von Esmarch, an das Königliche Ministerium mit dem Ersuchen gerichtet, „die geeigneten Maßnahmen [zu] ergreifen, damit der Neubau der akademischen Krankenhäuser nicht länger hinausgeschoben werde."[601] Anfang April hatte Esmarch zudem in *„einer geharnischte[n] Petition […] an das Ministerium […] die Dringlichkeit [eines Neubaus] durch Zahlen zu beweisen gesucht. […] Denn die Noth steigt jetzt immer höher […], jetzt haben*

597 Chronik […], 1858, S. 92 f.

598 Völckers, S. 28; s. a. Voigt, 1986, S. 22, sowie J. P. W. Adolf von Thadden, „Nekrolog", in Archiv […], 1880, Bd. 25, S. 470

599 Chronik […], 1859, S. 82 f.

600 Chronik […], 1858, S. 26

601 LA-Akte 47.1, Nr. 191. Die Zahl der größeren Operationen hatte seit 1854 um fast 200 % p. a. zugenommen.

wir schon wieder 40 Kranke für unsere 30 Betten [...]. Die größere Zahl aller Kranken sind Operirte.“[602]

Trotz mehrerer Eingaben und persönlicher Vorstellungen von Esmarch, Bartels und Litzmann in Kopenhagen wurde das Vorhaben weiter hinausgezögert. *„Die Dänen“*, schrieb Esmarchs im Juni 1859, *„wollen den Hospitalbau noch immer nicht gestatten; wir wollen nun den letzten Versuch machen u. eine Deputation unmittelbar an den König schicken, welche ihm die Niederträchtigkeit dieser Verzögerung auseinandersetzen soll. Vorsorglich werde ich mitreisen! Ich werde dort mit statistischen Zahlen dreinschlagen, dass sie sich schämen sollen, z.B. in der chirurgischen Klinik in Copenhagen, welche ca. 200 Betten faßt, würden in einem der letzten Jahre 1745 Kranke behandelt und 88 Operationen ausgeführt; in meinem Hospitale von 35 Betten wurden im letzten Jahre 262 Kranke behandelt und 213 Operationen gemacht. Wenigstens sollen sie sich darüber ärgern!“*[603]

Nach einer weiteren Vorsprache in Kopenhagen im Oktober 1859, einer Revision der Baupläne im Januar 1860 mit einer Beschränkung der Baukosten auf 200 000 Thaler und weiteren Eingaben wurde den Direktoren der Krankenanstalten das „Ministerialrescript“ vom 19. April 1860 mit der Anzeige von der Genehmigung des Neubaus zugeleitet.[604] Es war, so Esmarch *„eine [...] große Freude für mich [...], dass der Bau der Krankenhäuser endlich bewilligt sei, doch sind wir der Realisierung nicht sicher, bis nicht die Kelle wirklich in Arbeit ist; denn wir haben noch mancherlei kleine Einwendungen zu beseitigen.“*[605] Dann berichtete er: *„Alle Anstrengungen der dänischen Blätter [...] scheinen uns kein wesentliches Hindernis in den Weg mehr legen zu können, denn der jetzige holst. Minister Reslöf [...] scheint großes Interesse daran zu nehmen, dass der Bau vollendet werde.“*[606]

Im „Rectoratsbericht“ von 1860 stand: „Der Segen dieses Werkes wird sich aber viel weiter [als auf das Studium der Medicin] erstrecken; es wird das Leben und die Gesundheit vieler Menschen erhalten werden, welche bei dem über alle Maassen verfallenen Zustande der jetzigen Anstalten in hohem Grade gefährdet waren. Doppelt wird

602 Brief vom 14.04.1859 an Stromeyer von Esmarch aus Kiel, sowie Brief vom 09.04.1859 an das Ministerium in Kopenhagen von Esmarch aus Kiel; vgl. auch Eufinger, S. 31 ff., Pörksen 1893, S. 9

603 Brief vom 19.06.1859 an Marxen von Esmarch aus Kiel; s. a. Eufinger, S. 31 ff.

604 LA-Akte 47.1, Nr. 191, sowie Chronik [...], 1860, S. 69

605 Brief vom 06.05.1860 an Stromeyer von Esmarch aus Kiel; s. a. Schittenhelm, 1928, S. 286

606 Brief vom 10.06.1860 an Stromeyer von Esmarch aus Kiel

es daher mit Dank anerkannt, dass endlich das Werk zu Stande kommt, welches [...] die Forderungen der Humanität befriedigt."[607]

Die Leitung des Baus wurde – wie von Kopenhagen gefordert – dem königlichen Bauinspektor Krüger aus Altona übertragen, der Plan für die mechanischen Einrichtungen vom „Civil-Ingenieur" Timmermann aus Hamburg ausgeführt. Krüger unterzeichnete am 8. Juni 1860 gemeinsam mit Litzmann, Esmarch und Bartels eine Eingabe an das Kuratorium der Universität Kiel mit der Bitte um Erteilung der Aufträge zur Bauausführung.[608a] Da laut Bericht vom 11. Juli 1860 „die Ausführung des Baues des medicinisch chirurgischen Hospitals, der Hebammen- und Gebäranstalt und des Pockenhauses unter Zugrundelegung der eingesandten Bedingungen und Material- und Arbeitsangaben im Wege einer öffentlichen Submission erfolgen" sollte, wurde nach eingehender Prüfung der eingereichten Angebote die Ausführung an Unternehmen mit den günstigsten Angeboten übertragen.[608b]

Anfang Juni 1860 schrieb Esmarch an Stromeyer: *„Endlich sind wir wirklich so weit, dass auf den von Dir ausgesuchten Bauplätzen mit den Erdarbeiten der Anfang gemacht worden ist."*[609a] Zwar hätten *„die Dänen sich Mühe gegeben [...], noch zuletzt den Neubau zu hintertreiben"*[609b], dennoch konnte er an Marxen berichten: *„Unser Hospitalbau rückt wieder vorwärts, das Erdgeschoß des Krankenhauses wird bald fertig sein."*[609c] Im Rektoratsbericht für 1860/1861 stand, dass die „Geschäfte [...] mit solcher Energie geführt wurden, dass es trotz der bei dem Beginn des Baues schon weit vorgerückten Jahreszeit dennoch gelungen ist, die beiden Hauptgebäude noch im Jahr 1860 unter Dach zu bringen."[610] Anfang Dezember informierte Esmarch dann Stromeyer: *„Unsere Hospitäler sind jetzt fast ganz gedeckt, nächstens wird großes Richtfest sein."*[611] Dieses fand am 12. Dezember 1860 statt. „Welches Aufsehen dieses Ereignis nicht nur bei den Angehörigen der Universität, sondern auch in der Bürgerschaft der damals noch kleinen Stadt Kiel erregte, und welche Anteilnahme man der neuen Bauschöpfung entgegenbrachte, geht wohl am besten daraus hervor, dass kein Geringerer als Klaus Groth unter freier Anlehnung an den zünftigen Richtspruch ein Gedicht (Giebel-

607 Chronik [...], 1860, S. 4

608 a) u. b) LA-Akte 47.1, Nr. 191

609 a)–c) Briefe vom 10.06. u. 31.07.1860 an Stromeyer und vom 22.06.1860 an Marxen von Esmarch

610 Chronik [...], 1861, S. 68; s. a. LA-Akte 47.1, Nr. 191, sowie eine Eingabe zur Finanzierung des Pockenhauses am 26. November 1860 an das Curatorium, LA-Akte 47.1, Nr. 191 II

611 Brief vom 02.12.1860 an Stromeyer von Esmarch aus Kiel

rede) verfaßte, das der Zimmermann Schwensen, der nachmalige Besitzer der Eichebrauerei, bei der Richtfeier vom mit Fahnen und Krone geschmückten Dachstuhl des Hauptkrankenhauses herab mit markiger Stimme vor den in großer Zahl Versammelten nachsprach."[612]

Ehe die Gebäude bezogen werden konnten, waren zahlreiche bauliche Maßnahmen zu treffen, die in den nachfolgenden zwei Jahren zu einer Vielzahl von Eingaben von der zur „Leitung des Neubaus der medicinischen Heilanstalten bestellten Commission", der Esmarch, Bartels und Litzmann sowie Bauinspektor Krüger angehörten, an das „Königl. Curatorium" führten. In den Anträgen ging es um die „Erleuchtung der gedachten Anstalten mit Gaslicht", „die machinischen Einrichtungen an den Kieler Heilanstalten", einen Dampfwaschapparat zur Durchführung der unvermeidlichen „Desinfectionsverfahren", „die Versorgung der neuen akademischen Heilanstalten mit weichem Wasser aus dem Schreventeich", die „Anlage der Wege und der Einfriedigungen auf dem vom Schloßküchengarten abgetrennten Grundstück der medicinischen Heilanstalten", die „Kopfsteinpflasterung der genehmigten Fahrstraße" sowie die „Herstellung der Wege und Gartenanlagen auf dem Terrain der Heilanstalten", damit die Kranken „nicht wie jetzt, gezwungen sind, wenn sie in freier Luft sich setzen und ausruhen wollen, den Schloßgarten aufzusuchen".[613]

Esmarch informierte kontinuierlich über den Fortgang der Vorhaben. *„Unsere neuen Hospitäler werden immer schöner"*, schrieb er, jedoch müssten sie *„aus Mangel an Geld [...] alle alten Sachen mit hinübernehmen."*[614] Im Rektoratsbericht 1861/1862 hieß es: „Der stattliche Bau der neuen academischen Heilanstalten ist nahezu vollendet, und wie er der Stadt und Umgebung zur Zierde reicht, so knüpfen sich an ihn für die Universität und die medicinische Facultät insbesondere die freudigsten Hoffnungen einer nach allen Richtungen erweiterten segensreichen Wirksamkeit."[615]

612 Feyerabend, S. 13 f.

613 LA-Akte 47.1, Nr. 191 II, sowie Einzelakten LA-Akte 47.1, Nr. 191 II

614 Briefe vom 01. u. 26.01.1862 an Stromeyer

615 Chronik [...], 1862, S. 12

Die Akademischen Heilanstalten in Kiel

Am 14. Juli 1862 wurde das neue, auf damals höchstem Niveau stehende Krankenhaus in Betrieb genommen und die Chirurgische Klinik dorthin verlegt. Das „Friedrichs-Hospital“ wurde aufgelöst. „Die ‚Akademischen Heilanstalten‘, wie sie danach hießen, bestanden zunächst aus dem medizinisch-chirurgischen Krankenhaus mit 120 Betten, dem sehr viel kleineren Gebärhaus, dem Pockenhaus und einem Leichenhaus. Dieser Gebäudekomplex [...] bildete die Kernzelle des heutigen Klinikums.“[616] In der Universitätschronik von 1862 wurden „die neuen Academischen Heilanstalten [...] im Nordosten der Stadt, auf der ‚Feldmark der Brunswyk‘“ ausführlich beschrieben.[617] Aufgrund der Beschränkung der Bausumme auf 200 000 Reichsthaler wurde zunächst auf das gemeinsame Institut für Physiologie, Pathologie und Anatomie und das zweite Direktorenwohnhaus verzichtet.[618]

„Mit Esmarchs Namen“ schrieb Ritter, ist „die Schöpfung und die Modernisierung der Kieler Universitätskliniken aufs engste verknüpft. Seiner Initiative und seinem organisatorischen Talent ist es zu danken, dass diese Anstalten in einer für damalige Anschauungen und Begriffe grossartigen Weise auf herrlich in nächster Nähe der Stadt gelegenem Terrain erbaut wurden.“[619]

Nach Pörksen wurde die „Grundlage für die weitere Umgestaltung der Kliniken geschaffen und [von] Esmarch, Bartels und Litzmann energisch weitergeführt, so dass in kurzer Zeit die akademischen Heilanstalten in Kiel zu einem humansanitären Musterinstitut [...] wurden.“ Für „Tausende und aber Tausende“, die in die Kliniken kamen, „um das ihnen verloren gegangene höchste irdische Gut, ihre Gesundheit, wieder zu erlangen“, für „Hunderte von jungen Männern, die hierher kamen [...], um sich für den hohen Beruf des Arztes vorzubereiten“ ist die akademische Klinik in Kiel zu einer „segensreichen Heilanstalt in unserm Lande“

616 Karl Jordan, in: Christian-Albrechts-Universität Kiel, Neumünster 1965, S. 42 f.; s. a. Schittenhelm, 1928, S. 286, mit einer gleichlautenden Bewertung

617 Chronik [...], 1862, S. 12 u. 14; s. dazu Völckers, S. 33; Volbehr, Hansen, S. 559 ff.; Schriften der Universität zu Kiel 1862, S. 13: Eufinger, S., 33; Rogge, S. 123 ff. Zur Entwicklung der Kieler Universität s. Erich Hoffmann, „I. Im Königreich Preußen“ in „Die Christian-Albrechts-Universität in preußischer Zeit“, S. 9–49, sowie Rudolf Jaeger, „Das zweite Jahrhundert“, in: „Geschichte der Christian-Albrechts-Universität Kiel 1665–1965“, Band 1, Teil 2, Neumünster 1965, S. 117–203; ferner Ratjens, S. 106, sowie Feyerabend, S. 16 und Jordan, S. 133 f.

618 Chronik [...], 1862, S. 12

619 Ritter, C., S. 4

geworden.[620] Feyerabend schrieb: „Mit der Begründung der akademischen Heilanstalten war ein Kristallisationspunkt für das große Baugefüge der Universität gegeben. [...] Einer derartig klaren, auf geschlossenem Raum zusammengefaßten Anordnung fast aller Universitätsbaulichkeiten [...] wird sich kaum eine andere deutsche Universität rühmen können!“[621]

Gurlt schrieb nach seinem Besuch in Kiel, dass das neue Krankenhaus *„als eine Musteranstalt betrachtet werden kann“*.[622] Ritter von Heine meinte nach einer Visite: *„Ich habe gestern und heute die mustergültigen, ja luxurösen Einrichtungen Ihres herrlichen Universitätsspitales gesehen u. bin entzückt davon.“*[623] Einen Monat nach Bezug des neuen Krankenhauses informierte Esmarch seinen Vater: *„Eine große Zahl von schwierigen Operationen habe ich schon darin ausführen müssen, und fast alle gehen gut. Den guten Einfluß der schönen reinen Luft auf unsere Lunge merkt man ganz deutlich.“*[624] An Stromeyer schrieb Esmarch: *„Mit dem neuen Hospitale hat sich unser klinisches Material geradezu verdoppelt, wir haben beständig 70 Kranke und mehr, und wie gewöhnlich, großentheils operative Fälle.“*[625]

Esmarchs Begeisterung über die neue Klinik währte jedoch nicht lange. Bereits in seinem Jahresbericht für 1862 schrieb er: „Leider stellte es sich schon im Laufe [des Sommersemesters] heraus, dass der Raum für die Zahl der Aufnahme suchenden Kranken nicht ausreichte. Bereits nach 14 Tagen [ab Eröffnung] waren alle Betten besetzt und es mußte in jedes der kleineren Zimmer noch je ein Bett gestellt werden, so dass nunmehr 73 Kranke untergebracht werden können. Aber auch dies reicht nicht aus und die Direction der Klinik ist deshalb, wie früher, sehr oft genöthigt, entweder die neu ankommenden Kranken abzuweisen, oder ältere Kranke vor ihrer völligen Genesung zu entlassen.“[626] Geradezu rasant war der Anstieg der Aufnahmen in der Chirurgie: Wurden 1861 in der Chirurgisch-ophthalmiatrischen Klinik im Friedrichs-Hospital insgesamt 1 329 Patienten behandelt, davon 1 035 ambulant, 294 stationär, wies die Statistik für die neue Klinik

620 Pörksen, 1893, S. 7 ff. u. S. 32 f.

621 Feyerabend, S. 22

622 Brief vom 19.11.1862 an Esmarch von Gurlt aus Berlin

623 Brief vom 02.09.1864 an Esmarch von v. Heine aus Berlin

624 Brief vom 08.08.1862 an Theophil Esmarch von Esmarch aus Kiel

625 Brief vom 20.11.1862 an Stromeyer von Esmarch aus Kiel

626 Chronik [...], 1862, S. 25; s. dazu auch Jordan, S. 149, sowie Pörksen, 1893, S. 30 f.

für das Jahr 1863 insgesamt 1 703 Behandelte, davon 1 269 ambulante und 444 stationäre Kranke auf; 360 grössere Operationen wurden vorgenommen.[627]

Die strikte Begrenzung der Bausumme hatte u. a. den eigentlich vorgesehenen Bau von Dienstwohnungen verhindert. Erst nach Kriegsende 1864 konnte Esmarch bei der neuen preußischen Verwaltung in Schleswig für die Dienstwohnungen für den medizinischen und für den chirurgischen Direktor eine auf insgesamt 58 000 Mark verringerte Bausumme einwerben: Im Laufe des Jahres 1865 wurden die dafür bestimmten Häuser errichtet. Zur Fertigstellung schrieb Esmarch dann: *„Eine angenehme Officialwohnung ist [...] vom großen Werte"*.[628] Das Dienstwohngebäude des Internisten Bartels stand wie ein Zwilling in einiger Entfernung; die später errichtete Dienstwohnung des Direktors der Gynäkologie lag durch einen Weg getrennt gerade unterhalb der späteren Frauenklinik.

Nach wie vor litt die klinische Versorgung der Kranken unter dem chronischen Raummangel der Universitätskliniken und waren die Hospitalärzte infolge des ständig steigenden Patientenzustroms bis an die Grenze ihrer physischen Leistungsfähigkeit angespannt.[629] Die Zunahme von Patienten hatte Esmarch im Juni 1865 veranlasst, an Stromeyer zu schreiben: *„Nur mit Hülfe von Zelten, welche in den Sommermonaten aufgeschlagen werden, ist es möglich gewesen, die üblen Folgen dieser Ueberfüllung einigermaßen zu verhindern."*[630a] Esmarch nannte es ein *„dringendes Bedürfnis, das Hospital zu vergrößern oder eine Filiale zu errichten."*[630b] Im Dezember 1865 schrieb er: *„selbst in dieser Zeit, welche sonst nur die wenigsten Kranken lieferte, sind stets alle Betten besetzt, so dass es bald sich als Nothwendigkeit herausstellen wird, das Hospital zu vergrößern."*[630c]- Damals, als die Kieler Universität und somit auch die Kliniken von Preußen und Österreich gemeinsam verwaltet wurden, war die Herbeiführung eines Konsenses für baldige Lösungen des Raumproblems jedoch nahezu aussichtslos.

In seinem Jahresbericht für 1866 führte Esmarch einen Anstieg seit 1854 „der Zahl der jährlich im Hospitale aufgenommenen Kranken von 211 auf 556, der in der ambulatorischen Klinik Behandelten von 735 auf 1890 und der in der Klinik ausgeführten grösseren chirurgischen Operationen von 82 auf 487 [an].

627 Chronik [...], 1863, S. 16; s. a. Völckers, S. 33 f.

628 Brief vom 31.12.1865 an Stromeyer von Esmarch aus Kiel

629 Völckers, S. 33 ff.

630 a)–c) Briefe an Stromeyer vom 17.06., 22.07. u. 13.12.1865

Unter den in das Hospital Aufgenommenen befindet sich eine überwiegend grosse Menge schwerer chirurgischer Fälle, welche aus allen Gegenden des Landes hierher geschickt wurden und an denen meistens grössere chirurgische Operationen vorgenommen werden mussten. Es vergeht kaum ein Tag, an dem nicht mindestens eine solche Operation vorkommt [...]. [Nicht selten muß] an einem Tage eine ganze Reihe von Operationen der verschiedensten Art ausgeführt werden. Da ferner aus denselben Gründen, die meisten Kranken sehr lange Zeit im Hospitale verbleiben, so ist die Folge, dass letzteres beständig überfüllt ist und nur mit Hülfe von Zelten, welche in den Sommermonaten aufgeschlagen werden, ist es möglich gewesen, die üblen Folgen [...] einigermassen zu verhindern."[631a]

Die „gewissenhafte Besorgung der ärztlichen Geschäfte" würde „bei einem solchen Stand der Dinge für ihn und seine drei Assistenten nur unter den grössten Anstrengungen" möglich sein. „Seitdem [...] die neuen Eisenbahnlinien nach dem östlichen Holstein und dem nördlichen Schleswig eröffnet worden waren, hatte die Zahl der ambulanten Kranken in einer Weise zugenommen, dass es fast an keinem Tag möglich war, in weniger als zwei Stunden dieselben abzufertigen. Dieses Geschäft ist umso anstrengender, je rascher es abgemacht werden muss, und so waren unsere Kräfte gewöhnlich ziemlich erschöpft, ehe wir zu den Operationen kamen."[631b]

Zwar erfolgte in Kiel im Herbst 1866 die Trennung der Augenklinik, jedoch müssten sich bis zum Bau einer neuen Augenklinik „wie früher, die Kranken beider Kliniken auf der chirurgischen Abtheilung behelfen". Es sei jedoch, so Esmarch weiter „nun zu befürchten, dass in der nächsten die Ueberfüllung der Abteilung in einem sehr bedenkliche Grade zunehmen werde und ich habe deshalb höheren Ortes den Antrag gestellt, dass auf dem Terrain hinter den Hospitälern einige hölzerne Hospitalsbaracken nach amerikanischem Muster errichtet werden möchten, in welchen dann ein Theil der schwereren Kranken auf zweckmässige Weise wird untergebracht werden können."[632]

Im Sommer 1866 wurden zwei Baracken – je eine für die chirurgische und für die medizinische Klinik mit je 20 Betten – eingerichtet.[633] Der Bedarf war jedoch eindeutig größer und Esmarch fuhr in dieser Angelegenheit Ende August nach

631 a) u. b) Chronik [...], 1866, S. 29, s. a. Pörksen, 1893, S. 31

632 Chronik [...], 1866, S. 30

633 Vgl. Pörksen, 1893, S. 30, u. Hansen, S. 563 f.

Berlin. Trotz der von *„allerhöchsten Stelle [...] gnädigst bewilligten Änderung"* und ungeachtet der geführten Gespräche konnte er jedoch keinen *„weiteren Fortgang"* in der Sache erreichen.[634] Erst im Zusammenhang mit seinen Bleibeverhandlungen 1867 erwirkte er die Zusage für zwei zusätzliche Barackenanbauten, die gegen Ende des Jahres 1868 erstellt wurden.[635] Das, wie Esmarch es nannte, „Flickwerk" der Baracken als „Palliativmittel" konnte jedoch nur sehr ungenügend die durch eine völlig unzureichende Bettenzahl entstandenen problematischen Zustände in den Kliniken auffangen. Das Wachstum der städtischen Bevölkerung, die fortschreitende Vertiefung und Spezialisierung der medizinischen Forschungs- und Behandlungsmethoden, die beständige Zunahme der größeren Operationen – allein 471 waren es im Berichtsjahr 1869[636] – sowie die seit 1859 erfolgte nahezu Verfünffachung der Zahl der Studierenden[637] in den klinischen Übungen an der Universitätsklinik machten Erweiterungsbauten notwendig.

Im Dezember 1872 schrieb Esmarch an Stromeyer, da es darauf ankomme, die chirurgischen Etagen *„rein und in guter Luft"* zu halten, *„wird es mein Bestreben sein, die chirurgische Klinik von der medizinischen Klinik loszulösen."* Esmarch wollte dem Ministerium vorschlagen, ihm *„eine neue Klinik zu bauen mit lauter Einzelzimmern vor den beiden Baracken"*.[638] Obwohl Esmarch damals mit seinem Antrag, ein neues Hospital nach modernsten Anforderungen zu bauen, erfolglos war, gilt die von ihm maßgeblich vorangetriebene Erbauung der Akademischen Heilanstalten 1862 als Ausgangspunkt für die „Bauten der Medizinischen Fakultät bis zum Ende des zweiten Weltkrieges", denn „aus dieser Urzelle [sind] allmählich auch alle anderen Kliniken und Institute hervorgegangen."[639]

Die „Kieler Zeitung" schrieb zu seinem 70. Geburtstag, dass sich „an Esmarch's Namen" der Aufschwung der Kieler Medizinischen Fakultät zu der Bedeutung knüpft, „deren sie sich noch heute erfreut; mit seinem Namen ist die Schöpfung

634 Brief vom 20.09.1866 an Grimm von Esmarch aus Berlin

635 LA-Akte 47.6, Nr. 13, Schreiben vom Kuratorium vom 24. u. 26.08.1868

636 Chronik [...], 1869, S. 23

637 Ebd., S. 29. Die medizinische Fakultät wies kontinuierlich einen wesentlichen Anteil an der Gesamtzahl der Studierenden an der Kieler Universität aus. So waren „1818/19 von 222 Studenten 51 Mediciner, 1828 von 370 Studenten 66 Mediciner (Chronik [...], 1872, S. 6) im SS 1870 von 170 Studierenden 61, im WS von 192 Studirenden 19 (Chronik [...], 1871, S. 4), dann im WS 1871 bei der „Gesamtzahl 136 doch 50 Studierende der Medicin". (Chronik [...], 1872, S. 6).

638 Brief vom 27.12.1872 an Stromeyer aus Kiel; s. a. Jordan, S. 148 ff., u. Völckers S. 58

639 Rudolf Jaeger in: Jordan, S. 148 f.

der Kieler Universitätskliniken auf's engste verbunden, d. h. die Schöpfung von Heilinstituten, wie sie – das Verhältniß der Gesamtbedeutung unserer einzelnen Hochschulen in Betracht gezogen – keine deutsche Universität in größerer Vollkommenheit aufzuweisen hat."[640]

640 „Kieler Zeitung" vom 10.01.1893, s. a. Pörksen, 1893, S. 2 ff., mit „Gedenkblatt zum 70ten Geburtstage Friedrich v. Esmarchs"

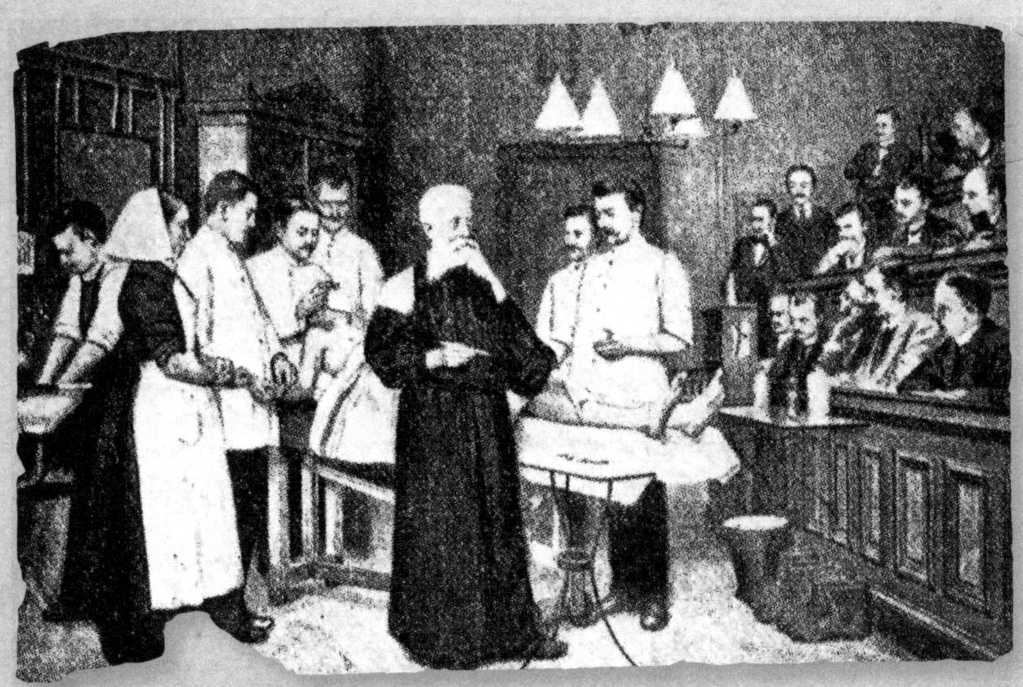

Im Anschauungsunterricht mit der gemeinschaftlichen Untersuchung eines Kranken, statt längerer theoretischer Vorlesungen, sah der Hochschullehrer Esmarch die beste Lehrmethode für die Teilnehmer an seinem „klinischen Unterricht".

VII

Der Hochschullehrer und Autor

Lehrbetrieb in der Chirurgie

Über Esmarch als Dozent führte Bier aus: „Seine theoretischen Vorlesungen, die nicht über ein einstündiges Publikum im Semester hinausgingen, waren langweilig. [...] Und doch hat [...] keiner mächtiger und andauernder auf mich schon als Studenten gewirkt und mich nachhaltiger beeinflußt als v. Esmarch. [...] Unter den Lehrstätten [der Universität] fesselte mich vor allem die chirurgische Klinik [...] von Esmarch an 5 Tagen der Woche. Am Montag und Mittwoch wurden lediglich Kranke vorgestellt und Diagnose, Prognose und Heilplan besprochen. [...] An den übrigen 3 Tagen, wo lediglich operiert wurde, waren nur sehr wenige Hörer oder besser Zuschauer da; denn v. Esmarch sprach fast gar nicht bei den Operationen. Er besaß vor allem nicht die Gabe, bei langwierigen oder langweiligen Eingriffen seine Schüler mit irgend etwas Interessantem zu unterhalten. Die paar Zuschauer, die aushielten, lernten trotzdem sehr viel Nutzbringendes. Konnten sie doch die Operationen aus nächster Nähe verfolgen und die glänzende operative Technik v. Esmarchs, die im allgemeinen anatomisch präparativ war, verfolgen und bewundern."[641] „Seine Eigenarten – Fleiß, Geradheit, Wortkargheit, menschliches Mitgefühl, Aufrichtigkeit – wurden von seinen Schülern und Kollegen lobend hervorgehoben. Ihn leitete das Interesse an den Aufgaben und Pflichten des Arztes aus einem Verantwortungsgefühl für den Kranken."[642]

In einem Schreiben an den Kultusminister vom Februar 1873 schilderte der damalige Dekan die Situation des Vorlesungsbetriebes in der Chirurgie: *„Professor Esmarch [hat] früher in jedem Semester, außer der chirurgischen Klinik und den im Sommer-*

641 Bier, 1935, S. 290 f.

642 Rogge, S. 33 f.; Bier bedankte sich im Namen seiner Schüler anlässlich des 80. Geburtstages von Esmarch in: „Kieler Zeitung" vom 10.01.1893

Semester stattfindenden Operationsübungen [...] ein sechsstündiges Kolleg über allgemeine und specielle Chirurgie angekündigt und meist auch gelesen. [...] In den theoretischen Vorlesungen über specielle Chirurgie [würden] stets die betreffenden Operationen mit Hülfe von Zeichnungen und Vorzeigung von Instrumenten so ausführlich als möglich geschildert." Da sich *„für die theoretischen Vorlesungen über Chirurgie meist nur wenig Zuhörer gemeldet [haben, hat] Professor Esmarch [...] neuerdings einen anderen Weg eingeschlagen und liest jetzt in jedem Semester ein zweistündiges Publicum über Chirurgie, in welchem er, meistens anknüpfend an die in der Klinik vorkommenden Fälle [...] die wichtigsten Kapitel der allgemeinen und speciellen Chirurgie ausführlich vorträgt und durch Abbildungen, Präparate und Instrumente zu erläutern sucht. Daß diese Vorlesungen mehr Beifall finden, beweist der Umstand, daß fast sämmtliche älteren Studierenden dieselben zu hören pflegen.*"[643]

In den Chroniken der Universität enthielten die Jahresberichte aus der Klinik von Esmarch die Zahlen der „Studirenden", die sich an dem „klinischen Unterricht" beteiligten. Sie lagen zwischen 1855 und 1864 im Sommersemester bei 11 bis 20 und im Wintersemester bei 9 bis 21.[644] Ab 1866, so der Rectoratsbericht, als „auch unsere Universität in die Reihe der Königlich preussischen Universitäten eingetreten" ist[645], erhöhte sich die Zahl der Unterrichtsteilnehmer stetig.[646] In Ergänzung zum Lehrbetrieb von Esmarch wurden die Abschnitte „der theoretischen Chirurgie" von Privatdozenten gelesen. Um diese aufzuwerten, beantragte die Medizinische Fakultät im März 1873 die Ernennung von Petersen zum außerordentlichen Professor. Dieser habe sich *„in seinen Vorlesungen den Beifall der Studierenden erworben und zu wiederholten Malen, während der Abwesenheit des Professor Esmarch diesen als Director der chirurgischen Klinik zu dessen vollster Zufriedenheit*" vertreten.[647]

„Berühmt und für Kieler Verhältnisse stark besucht waren die beiden Vorstellungstage [in der Klinik von Esmarch]." An diesen „war Esmarch in seinem Fahrwasser und zeigte sich von seiner besten Seite. Er trat vor einem beschränkten und ihm bekannten Hörerkreise auf, der ihn nicht störte, und hatte mit seinen Landsleuten zu tun, die er

643 Schreiben vom 14.02.1873, LA Abt. 47.6, Nr. 142, Petersen

644 Chronik [...], 1855–1864

645 Chronik [...], 1867, S. 6

646 Im Sommersemester 1866 nahmen laut amtlichen Berichten 31 Studierende am klinischen Unterricht teil, im Wintersemester 1866/67 waren es 25.

647 Schreiben des Rektors vom 14.02.1873; Akte LA Abt. 47.6, Nr. 142, Petersen, mit zustimmenden Vermerken vom März bis Juni 1874 zur Ernennung von Petersen

in jeder Beziehung kannte. Schließlich spielte hier immer in das Reden die Tat hinein. [...] Der sonst so wortkarge und ernste Mann sprühte von Lebhaftigkeit, Witz und Humor. [...] Wie lebhaft und angeregt flog das Wechselgespräch zwischen Lehrer, Schüler und Kranken hin und her! Mit den letzteren, [...] verkehrte v. Esmarch. immer in plattdeutscher Sprache, die viel treffender, kürzer und ausdrucksvoller ist als die hochdeutsche."[648]

Esmarch informierte die Praktikanten ausführlich über die gemeinschaftlich durchzuführende Untersuchung eines Kranken. Er hielt es für erforderlich, den vorgeführten Kranken zunächst insgesamt, dann die kranken Körperteile sorgfältig zu betrachten, danach wird es „nicht schwerfallen, oft schon nach dem blossen Ansehen des Kranken eine vorläufige Diagnose zu stellen".[649] Nach einer Befragung des Kranken nach seinem Leiden beginne die eigentliche Untersuchung, „wobei es vor allem auf die Uebung unseres Tastsinnes ankommt." Von den Praktikanten erwartete Esmarch, dass sie eine Krankengeschichte des Falles liefern und dazu neben der Anamnese den „Status praesens so genau als möglich" aufnehmen.[650] Dazu entwickelte er einen Fragebogen, in dem er Fragen aufführte, die an alle Kranken zu richten seien, u. a. Personalien, besondere Fragen bei Erkrankungen der Knochen und Gelenke, u. a. Schwächen, Schmerz, bei krankhaften Neubildungen u. a. Gestalt, Größe, bei Erkrankungen des Mastdarmes und Afters, u. a. Schmerzen, Stuhlgang und bei den Erkrankungen der Harnorgane, u. a. Harnentleerung, Schmerzen.[651]

Ritter betonte die empathische Seite Esmarchs: „Meisterhaft wusste Esmarch die Menschen nach ihrer Eigenart zu nehmen. Wie verstand er es eine Hysterische zu behandeln, oder einen Simulanten zu entlarven, und wie reizend wusste er andererseits sich das Vertrauen der Kinder zu gewinnen, und unheilbaren Kranken den Wahn ihrer Heilung zu erhalten!"[652] Bier schrieb dazu: „Wo und bei wem aber, außer bei v. Esmarch, hörte man damals überhaupt etwas von der seelischen Entstehung und Beeinflussung von Krankheiten? V. Esmarch legte darauf einen sehr großen Wert."[653] Insofern betraf „eine der ersten wissenschaftlichen Glanzleistungen [...] weniger das

648 Bier, 1935, S. 290 f.

649 Esmarch, Methode [...], S. 87

650 Ebd.

651 Esmarch, „Klinisches Fragebuch zur Unterstützung des Gedächtnisses bei Abfassung der Krankengeschichten für die Chirurgische Klinik", Kiel 1884, 8 S.

652 Ritter, C., S. 3

653 Bier, 1935, S. 291 f.

Gebiet der Chirurgie, sondern eine in ihrer Ätiologie und Verlauf damals noch nicht sicher erkannte Geisel der Menschheit. In Zusammenarbeit mit dem in Kiel wirkenden ‚Irrenarzt' Jessen postulierte er, dass die progressive Paralyse nicht eine eigenständige Krankheit, sondern ein Folgezustand derselben ist."[654]

Esmarch umschrieb seine Lehrmethode wie folgt: „Ich [bin] immer bemüht gewesen, mehr durch mein Beispiel als durch lange Rede meinen Schülern nützlich zu sein."[655] Im Anschauungsunterricht sah Esmarch die beste Lehrmethode: Die Studierenden könnten in der Klinik keine „längeren zusammenhängenden Vorträge" von ihm erwarten. Er hielt „die Anfertigung guter farbiger Abbildungen von klinischen Fällen" bedeutsam wegen ihrer „Wichtigkeit [...] für die Diagnose und den klinischen Unterricht." Auch bei den Operationen suchte Esmarch möglichst viel zu zeigen. „Ein Gräuel war es ihm, wenn, wie er sich drastisch ausdrückte, die Studenten nur die Rücken der Assistenten zu sehen bekamen."[656] Ebenfalls in seinen Vorträgen im Anschluss an wichtige Fälle über ausgewählte Kapitel der Chirurgie suchte er, wie er schrieb, „die zahlreichen Abbildungen aus meiner klinischen Bildersammlung und die lehrreichen Präparate unseres pathologischen Cabinets zu verwerthen."[657] Er selbst hatte einige Abbildungen zu den „Regionen der Körperfläche" und den „Axen und Ebenen des Körpers" entworfen, damit diese den Praktikanten durch Anschauung die jeweiligen Benennungen und Bezeichnungen, „von denen sie schon in der Anatomie gehört, ins Gedächtnis zurückrufen" würden.[658]

Folgerichtig empfahl Esmarch den Praktikanten: „Sehr gern sehe ich es, wenn Sie Ihre Krankengeschichten durch Skizzen und Zeichnungen illustriren können, wobei Ihnen Buntstifte die besten Dienste leisten werden, denn ein paar Striche mit der Bleifeder belehren oft rascher, als seitenlange Beschreibungen."[659] Das optisch Wahrgenommene des Krankheitssymptoms werde durch den Vorgang des Abzeichnens vertieft, ggfs. auch korrigiert und in Relation zum Gesunden gesetzt. Dazu hatte er „einige Reihen von Gegenständen abbilden lassen, welche allgemein bekannt sind und gewöhnlich in einer einigermassen gleichen Grösse vorkommen". Der Vergleich

654 Haferkamp, S. 59

655 Esmarch, Ueber die Aetiologie [...], S. 10

656 Bier, 1908, S. 579

657 Esmarch, Methode [...], S. 76 f.; vgl. Wolf, 1994, S. 16 ff.

658 Esmarch, Methode [...], S. 80, sowie Esmarch, „Die Regionen der Körperfläche, mit 2 lithographierten Tafeln, und Esmarch, Die Axen und Ebenen des Körpers", Kiel 1884

659 Esmarch, Methode [...], S. 77

ermöglicht ein „Blick auf die Tafeln, welche hier in der Klinik aufgehängt sind".[660] Die mit der Anfertigung von Krankheitsbildern verbundene Blickschärfung hielt Esmarch wichtig für die Diagnose.[661]

Für Esmarchs Vorgehensweise dienten das Material der Klinik mit der zusätzlich von ihm angelegten umfangreichen Geschoss- und Präparaten-Sammlung sowie die Sammlung der von Künstlerhand gefertigten Bilder chirurgischer Krankheiten. Die Mehrzahl der Blätter wurde zwischen 1880 und 1890 angefertigt.[662] Es handelt sich um eine Vielfalt von Abbildungen in höchst unterschiedlicher grafik-technischer Ausführung, einem großen stilistischen und kompositorischen Reichtum sowie einer erheblichen Spannweite des Vollendungsgrades der einzelnen Zeichnungen. Thematisch orientieren sich die Darstellungen an den Krankheitsbildern der damaligen Chirurgischen Universitätsklinik. Wiedergegeben wurden das klinische Bild der jeweiligen Erkrankung, Verletzung, Missbildung und auch pathologische Veränderungen. Zwar unterschiedlich umfangreich, dennoch durchgehend sind die Blätter beschriftet mit medizinischen Angaben zum Krankheitsphänomen und auch zu Anamnese und aktuellem Krankheitsverlauf. Besonders zahlreich ist das Anschauungsmaterial zu onkologischen Krankheitsbildern. Dieses korreliert an ehesten mit dem von Esmarch auf mehreren Chirurgen-Kongressen und in einzelnen Veröffentlichungen angesprochenen Anliegen, den „bösartigen Geschwülsten" besondere Aufmerksamkeit zu widmen.[663] In weitaus geringerem Umfang zu anderen Krankheitsformen sind „Luxationen", „Verletzungen", „Verbrennungen"", „Entzündungen" oder „Hernien" vertreten.

Sehr heterogen setzte sich der Kreis der Illustratoren der Krankheitsbilder zusammen. Johann Wittmaack war von 1857 bis 1873 für Esmarch tätig, Dieser beauftragte Wittmaack, Abbildungen aus der operativen Chirurgie, der Physiologie und der Anatomie zu zeichnen. Er sei, so Wittmaack an Esmarch im April 1871, *„stolz darauf, für den*

660 Ebd. S.80

661 Ebd.

662 Ausführlich bei Wolf, 1994, S. 12 ff.; von einem „Gipfelplateau der Illustrationstätigkeit in der Kieler Klinik" ist die Rede.

663 Wolf, 1994, S. 16, sieht indessen keine Korrelation zwischen „der imponierenden Menge von Tumordarstellungen" und einer „bevorzugten thematischen Blickrichtung" bei Esmarch. Allerdings wurden anlässlich mehrerer Chirurgen-Kongresse zwischen 1874 und 1901 Krebserkrankungen und deren Behandlung zum Teil auf seinen ausdrücklichen Wunsch, jedenfalls bezogen auf Erkenntnisse von Esmarch behandelt, für den Abbildungen stets einen besonders hohen Stellenwert hatten.

großen Mann Aquarelle und Zeichnungen anfertigen zu dürfen.“[664]Auch Esmarchs Kollegen griffen auf die Zeichenkünste von Wittmaack zurück.[665]

Der Stil von Wittmaack „ist gekennzeichnet durch einen feinen Strich und feine Farbabstufungen, die durch den Einsatz von Buntstiften und Wasserfarben über eine Bleistiftzeichnung erreicht werden. Die Technik erlaubte die Darstellung von Einzelheiten der Tumoroberfläche, die Erfassung des Kolorits der Schleimhäute oder die Wiedergabe einer Narbe in kühlem Realismus.“[666] Wittmaack wollte unbeschadet der exakten Abbildung der krankhaften Merkmale einen harmonischen Gesamteindruck der dargestellten Person vermitteln. Es entsprach seinen „ästhetischen Prinzipien der Bildniskunst“, dass er „die seiner Kunstauffassung charakteristische harmonisierende Personenwiedergabe uneingeschränkt auf den zu porträtierenden kranken Menschen“ übertrug.[667]

Ein weiterer Illustrator war Julius Fürst.[668] Er zeichnete und malte viel am Mikroskop und porträtierte Menschen, deren Gesichter von Tumoren entstellt waren und farbig hervorgehoben werden mussten. [669]Anlässlich seiner Bewerbung im September 1892 um die Stelle des Universitätszeichenlehrers erklärte Fürst „Die gewünschte Fertigkeit in der wissenschaftlichen Reproduktion von speziell naturwissenschaftlichen – auch mikroskopischen Objekten habe ich mir […] wie ich glaube, zur Zufriedenheit meiner Auftraggeber, hier in Kiel angeeignet. […] Hauptsächlich fand ich aber in den verschiedenen Kliniken Verwendung, hauptsächlich bei Herrn Geheimrat von Esmarch. Ich erwies dort meine Fähigkeit, Krankheitsfälle aller Art und Operationen klar und richtig zur bildlichen Darstellung zu bringen, dabei dürfte Wert darauf zu legen sein, dass ich die Schwierigkeiten, die sich dem Laien bei der zeichnerischen Wiedergabe ekelerregender Wunden und Krankheiten in den Weg zu legen pflegen, rasch überwunden habe.“[670]

Bei Fürst zeigt „der zügig skizzierende Strich […] oft nur Umrisse zur Orientierung des Betrachters über die Größenverhältnisse und die Lage der Erkrankung und

664 Brief vom 17.04.1871 an Esmarch von Wittmaack aus Kiel

665 Schulte-Wülwer, 2014, S. 237 ff., Zitat aus LAS, Abt. 47.1, Nr. 174. Damals wurde allerdings Wittmaacks Mitbewerber Friedrich Loos vom Konsistorium berufen.

666 Petersen, in: Wolf, 1994, S. 45

667 Wolf-Timm, in: Wolf, 1994, S. 28 ff.

668 Als naturwissenschaftliche Zeichner arbeitete Martin Reh aus Sachsenbande im Kreis Steinburg, nach Wittmaack seit 1879 insbesondere für Esmarch.

669 Schulte-Wülwer, 2016, S. 295

670 LA Abt. 47, Nr. 1194, S. 194

hebt dann wesentliche Einzelheiten der Geschwulst in Farbe hervor. […] Die schnelle Handschrift beschreibt ‚Impression' von Leiden und löst dadurch beim Betrachter sehr viel mehr Gefühle aus als die unterkühlten Abbildungen Wittmaacks."[671] Die von Fürst „geführte bildhafte Regie [hatte] zum Ziel, die krankhafte Veränderung realistisch ins Bildfeld zu rücken." Fürst wollte „in pointiert psychologisierender Weise seelische Gehalte und Gefühlsmomente" darstellen. Insofern erhält beim Krankenporträt gegenüber der Abbildung des krankhaften Phänomens „die Analyse und deutliche Herausarbeitung der seelischen Verfassung des Leidenden" eine maßgeblich Bedeutung. Anders als Wittmaack, der von der Integrität des Menschenbildes ausging, zeigen die Illustrationen von Krankheiten bei Fürst zugleich „Menschen, die körperlichem Leiden, Hinfälligkeit und Schmerz ausgeliefert sind."[672]

Ein besonderes Merkmal seiner Lehrtätigkeit war die ab 1855 von Esmarch in der Regel von Montag bis Freitag zwischen 12 und 14 Uhr abgehaltene „Chirurgische Klinik". Bier lobte sie als „das vollendete Muster eines klinischen Unterrichts". Allerdings verwies er darauf, dass diese zugeschnitten war auf nur wenige Hörer.[673] Deren Aufgabe sah Esmarch vorzugsweise darin, „die Studirenden in die chirurgische Praxis einzuführen." War die Vorgeschichte des Patienten „so genau als möglich" erhoben, wurde „die Diagnose sehr sorgfältig und mit allen Mitteln, besonders auch mit dem Mikroskop, gestellt. […] Er wollte sofort die Diagnose haben. Die genauere Untersuchung des gehärteten, eingebetteten und gefärbten Präparates erfolgte erst nach dessen operativer Entfernung."[674] Nach Beendigung jeder Operation, so Esmarch in seiner Methodik-Vorlesung, „werde ich Ihnen die gewonnenen Präparate demonstriren."[675a] Außerdem würden die Praktikanten die Gelegenheit bekommen, die mikroskopischen Präparate zu sehen. Sein dritter Assistent habe „das Mikroskopirzimmer unter seine Obhut genommen" und würde die Präparate auf Wunsch vorlegen. Es war „die Vertrautheit mit der mikroskopischen Untersuchung", die Esmarch an der Überschätzung der Erst-Untersuchung hinderte.[675b]

Den Praktikanten vermittelte Esmarch klare Vorgaben für die Durchführung von Operationen. Diese betrafen die Vorbereitung, bei der mit „chirurgischer Reinlich-

671 Petersen, in: Wolf, 1994, S. 46

672 Wolf-Timm, in: Wolf, 1994, S. 31 ff.

673 Bier, 1908, S. 578

674 Bier, 1935, S. 290 f.

675 a) u. b) Esmarch, Methode […], S. 87

keit" zur Verhinderung von Infektionen bzw. Vermeidung von „Fäulnisserregern" vorzugehen sei.[676] Bei dem Chloroformieren sei der Atmung besondere Aufmerksamkeit zu widmen; dazu verwies Esmarch auf die „in der Klinik angeschlagenen Regeln für die Chloroformnarkose".[677] Jeder der Praktikanten sollte einige Male während des Semesters das Chloroformieren vornehmen. Bei allen Operationen wende er, so Esmarch, wenn irgend möglich „die künstliche Blutleere an, theils weil ich mich verpflichtet fühle, dem Patienten so viel Blut zu sparen, als ich vermag, theils weil die meisten Operationen dadurch ausserordentlich erleichtert, ja manche dadurch überhaupt nur möglich werden." Die Praktikanten sollen sich im Verlauf ihres Studiums „durch eigene Uebung an ein Verfahren gewöhnen, welches gerade für Ihre Praxis von so unendlichem Werthe ist."[678] Nach jeder größeren Operation werde „mit der grössten Sorgfalt und unter fortgesetzter Beobachtung aller antiseptischen Cautelen" der erste Verband angelegt, dem spätere Verbandwechsel unter größten Vorsichtsmaßnahmen folgen. Esmarchs klinische Lehrmethode war, wie Bier formulierte, „auf die spätere ärztliche Praxis zugeschnitten. Gute praktische Aerzte heranzubilden, war das Ziel, das er sein Lebenlang mit bestem Erfolge erstrebt hat."[679] Seine Unterrichtsmethode „ist nicht am wenigsten Ursache geworden, daß die Lust und das Geschick zu operieren unter den schleswig-holsteinischen Aerzten gegen früher ganz erheblich zunahm."[680] Esmarch, so Anschütz, „war stets bemüht, in seinen Vorlesungen den Studierenden durch Anschauungsunterricht und Präparate und plastische Darstellung das Verständnis der Chirurgie zu erleichtern und die Lehre zu vereinfachen. Den größten Wert legte er darauf, die jungen Leute außer zu tüchtigen Chirurgen auch zu guten, teilnehmenden Ärzten zu erziehen, und er gab ihnen Beispiel und Vorbild, das Beste, was ein Lehrer der Jugend geben kann."[681]

Als Beweismittel für seine Thesen, als Unterrichts-, Demonstrations- und Anschauungsmaterial diente Esmarch vor allem eine sehr umfangreiche pathologische Präpa-

676 Esmarch, Methode [...], S. 84 ff.

677 Esmarch, Regeln für die Chloroformnarkose, Kiel 1884, 4 S.

678 Esmarch, Methode [...], S. 85 f. Esmarch bedauerte hinsichtlich der künstlichen Blutleere, dass einige seiner Kollegen „noch immer nicht gelernt haben, wie man dieselbe anwenden müsse, um die gefürchteten Nachblutungen zu vermeiden." (S. 86)

679 Bier, 1933, S. 87 f., und ders., 1908, S. 579; s. a. Waitz, 1881, S. 216

680 „Kieler Zeitung" vom 25.02.1908

681 Anschütz, 1909, S. 83: „Wie Esmarch als Lehrer gewirkt, wie er es verstanden hat, Schule zu machen, das wirkt heute lebendig fort."

ratesammlung.[682] Durchgehend führte er Statistiken als Belege für seine Ausführungen an. Beispielhaft dazu hieß es in seinem Vortrag zu den „bösartigen Geschwülsten": „Ich habe versucht, mit Hülfe mehrerer Schüler eine genauere Statistik über alle von mir seit Anfang meiner klinischen Tätigkeit beobachteten und behandelten Geschwülste zusammenzustellen [...]. Wir haben mehr als 1 000 Fälle von Geschwülsten [...] gesammelt." Zugleich räumte er ein, „auch die mit der grössten Gewissenhaftigkeit zusammengestellten Statistiken [...] sind nicht frei von Irrthümern." Und fügte hinzu, dass es wichtige Fragen gebe, „welche sich aus den bisherigen Statistiken nicht beantworten lassen."[683]

Zur klinische Diagnose forderte Esmarch: Der Kliniker müsse „offen [...] über die Mittel [sprechen], die zu einer sicheren Diagnose [...] gelangen."[684] Damit nütze er auch seinen Schülern. Insofern forderte er bei einer Geschwulsterkrankung „die feingewebliche Sicherung" der klinischen Diagnose und betraute einen Assistenten bei geplanten Operationen „mit der Bearbeitung der dafür entnommenen Gewebsproben".[685] Ausdrücklich bezog er histologische und mikroskopische Untersuchungen in die Erstellung einer Diagnose ein. Das Ergebnis einer mikroskopischen Untersuchung war in vielen Fällen für ihn der Auslöser, sich „sofort über die Vornahme oder die Unterlassung der Operation" zu entscheiden. Nachdrücklich hatte er den Praktikanten in seiner Klinik eingeschärft, dass sie verpflichtet seien „alle Hülfswissenschaften nach besten Kräften zu benutzen und ihren Fortschritten zu folgen. Daher die grosse Bedeutung der pathologischen Anatomie und Histologie in der Klinik." Für eine „differentielle Untersuchung" sei die „mikroskopische Untersuchung von Geschwülsten und Geschwüren aller Art" besonders wichtig.[686]

Vertretbare Versuche sollten nach Esmarch die Validität seiner Überlegungen untermauern. Exemplarisch ließ er zur Unterstützung seiner These von der Sinnhaftigkeit der lokalen Wärmeentziehung bei der Behandlung von Entzündungen Temperaturmessungen in der nicht geschlossenen Operationswunde durchführen und deren Ergebnisse in Kurvenform festhalten.[687] Allerdings wies er in vielen Vorträgen auf die Vorläufigkeit seiner Erkenntnisse hin und forderte die Kollegen zur Überprüfung anhand eigener Erfahrungen auf.

682 Für seine Arbeit über Resektionen nutzte Esmarch Präparate aus den Feldzügen von 1849/50.

683 Esmarch, Ueber die Aetiologie [...], Sonderdruck, S. 3

684 Ebd., S. 4

685 Esmarch, Methode [...], S. 76 ff.; vgl. auch Wolf, 1994, S. 42

686 Esmarch, Ueber die Aetiologie [...], 1889, S. 12 f.

687 Esmarch, Verbandplatz und Feldlazareth, S. 140 ff.

1884 erschien als „Mitteilungen aus der chirurgischen Klinik“ die Schrift „Die Methode des Unterrichts an der chirurgischen Klinik der Universität Kiel“ mit Esmarchs ausführlichen Vorschriften und Darstellungen. Sie dienten als Hilfsmittel für Praktikanten, als praktische Anweisung für die Untersuchung der Kranken, als Schemata für die Krankengeschichten, zur Aufzeichnung der Befunde und enthielten außerdem genaue Regeln für die Untersuchung des Urins und für die Technik der Narkose. Von denjenigen, die bei ihm das Praktikum absolvierten, erwartete Esmarch, dass sie „in der Anatomie und Physiologie sowie in der theoretischen Chirurgie und Pathologischen Anatomie sich bereits hinlängliche Kenntnisse erworben haben.“ Für die Assistenten erarbeitete er genaue Dienstanweisungen und legte dabei großen Wert auf die Führung und exakte Dokumentation der Krankenblätter mit dem Hinweis, dass „die Dokumente der Klinik Material für spätere wissenschaftliche Arbeiten sind.“ Auch die Beratung der Patienten hielt er für sehr wichtig: „Es wäre [...] nicht zu rechtfertigen, wenn wir aus Mangel an Zeit es unterlassen würden, dem Kranken alle diejenigen Ratschläge zu erteilen, welche für ihn ebenso wichtig, manchmal noch wichtiger sind als das Rezept, das wir verschreiben oder die kleine Operation, die wir ausführen.“[688]

Esmarchs „Gewohnheit“, zugunsten der von ihm geliebten Jagden später mit dem Vorlesungsbetrieb zu beginnen, nahm mit den Jahren deutlich zu. Wiederholt informierte er in Briefen aus dem Jagdurlaub Prinzessin Henriette, dass er nicht pünktlich zu Semesterbeginn die Klinik eröffnen könne, und bat sie, seinem Assistenten aufzutragen, entsprechende Anschläge für die Vorlesungen am schwarzen Brett und im Hospital anzubringen.[689] Sein Unverständnis, dass aufgrund einer Verordnung vom September 1891 *„die Vorlesungen spätestens 8 Tage nach Schluß der Ferien [15. Oct.] beginnen sollen“*, begründete er mit dem Satz: *„Wir werden ja sehen, ob die Studenten dann schon da sein werden.“*[690]

688 Köhler, 1904, S. 238, s. a. Schmauss, S. 1580 f.

689 Briefe vom 26.04.1880, 24. u. 30.04. sowie 15.10.1884, 10.10.1886, 05.10.1890, 05.04.1891, 13. u. 18.10.1894, 15.10., 21.10. und 10.11.1896 an Prinzessin Henriette von Esmarch

690 Brief vom 30.09.1891 an Prinzessin Henriette von Esmarch

Tätigkeit als Ordinarius und als Chirurg

Der Entwicklung der Chirurgie an der Kieler Universität wurde zugeschrieben, dass sie „ein gutes Stück Geschichte der nordwestdeutschen Chirurgie, ja der deutschen Chirurgie insgesamt darstellt."[691] Während des Ordinariats von Esmarch habilitierten sich bei ihm sechs Schüler bzw. Assistenten für Chirurgie und zwar Adolf vom Thaden, (C)Karl Völckers, Christian Petersen, Gustav Neuber, August Bier und Richard Hölscher.[692] Bier schrieb zu den Leistungen Esmarchs als Hochschullehrer: „Die Art, wie Esmarch seine Chirurgie trieb, hielt ihn lange jung, aber auch er hielt seine Chirurgie jung. Indem er dafür sorgte, dass sie fortschritt mit den Entdeckungen der neuen Zeit, hielt er sie entwicklungsfähig, und ich möchte ausdrücklich darauf hinweisen, dass gerade seine Schüler die moderne Chirurgie mit grundlegenden, wertvollen Arbeiten und Ideen bereichert haben."[693]

Die laufenden Verwaltungsarbeiten beanspruchten viel Zeit von Esmarch als Ordinarius und Klinikdirektor. Diese *„mehr als lederne Arbeit"* schätzte er keineswegs und schrieb an Stromeyer, er wolle *„die infame Wirtschaft, welche bis dahin in der Verwaltung des Hospitals geherrscht hatte, mit Stumpf und Stiel ausrotten."* Zur Behebung der Missstände habe er *„das ganze Inventar des Hospitals Stück für Stück"* aufgenommen und dabei *„bedeutende Defecte"* festgestellt. Die *„Oekonomie für Rechnung des Hospitals"* wurde neu geordnet. Für *„sämmtliches Personal im Hospital habe ich nun neue und ganz ins Detail gehende Instructionen erarbeitet"*. Ausgewechselt wurden ebenfalls die Wärterinnen, und so hoffe er, *„daß auf diese Weise der alte Schlendrian ganz verschwinden wird."*[694]

691 Hamelmann, Einleitung, S. 5

692 Adolf v. Thaden wurde 1861 als Oberarzt an die Chirurgische Abteilung vom Altonaer Stadtkrankenhaus berufen und 1874 Sanitätsrat. (C)Karl Völckers, zunächst Assistenzarzt an der Chirurgischen Klinik, wurde 1866 in Kiel Direktor der neuerrichteten Augen- und Ohrenklinik und 1873 ordentlicher Professor der Augenheilkunde. Christian Friedrich Petersen war erst Assistenzarzt an der Chirurgischen Klinik, dann ab 1874 außerordentlicher Professor für Chirurgie und Direktor der Chirurgischen Poliklinik Kiel. Richard Hölscher, 1893 Assistenzarzt an der chirurgischen Klinik in Kiel, wurde 1900 Oberarzt des Städtischen Krankenhauses und 1927 Direktor des Krankenhauses in Lüneburg sowie Oberarzt der chirurg. gynäkologischen Abteilung. S. Eufinger, S. 47 ff.

693 Bier, 1935, S. 290

694 Brief vom 26. Januar 1859 an Stromeyer von Esmarch aus Kiel

Esmarch war – wie seine anderen Kollegen – während seiner Hochschultätigkeit mehrfach Dekan der Medizinischen Fakultät. Stromeyer hatte ihn allerdings schon am 21. Oktober 1857 in einem Brief vorgewarnt: *„Die vielen Facultäts-Mappen sind [...] ein schwerverdauliches, saures holsteinisches tägliches Brot, an das sich der Magen erst gewöhnen soll."* Mehrere Fakultätssitzungen wurden in der Wohnung von Esmarch durchgeführt.[695]

Zu dem in Kiel abgehaltenen medizinischen Staatsexamen schrieb Esmarch, dass die Fakultät ein neues *„Regulativ für unser medicinisches Staats- und Doctorexamen"* entwerfe. Es solle künftig nur zugelassen werden, wer ein gültiges Reifezeugnis vorweisen könne. Auch soll in der Mitte der Studienzeit eine Vorprüfung über allgemeine naturwissenschaftliche Fragen eingeführt werden. Latein solle im schriftlichen Examen fortfallen. Man sei in der Fakultät bestrebt, *„die Halbgebildeten, Apotheker u. Barbiere u. dergl."* vom Studium auszuschließen. Eine Prüfung soll in den allgemeinen Naturwissenschaften eingeführt und das bestandene Physikum Vorbedingung für die Zulassung zum Staatsexamen werden. Alle seien sich darin einig, dass Promotionen deutsch werden sollten.[696] Da die öffentlichen Demonstrationen in der Anatomie großes Interesse bei den Studenten erfahren, sollten alle mündlichen Prüfungen öffentlich erfolgen.[697]

Zu seiner Beanspruchung als Operateur berichtete Esmarch im November 1863: *„Ich habe in der letzten Zeit sehr viel operieren müssen; meist 3 Operationen täglich, um nur Luft zu bekommen, weil die Fälle sich gar zu sehr häuften. [...] Die Operationen gehen in diesem Semester bis jetzt alle gut, auch die Augenoperationen."*[698a] Seine *„Geschäfte"* hätten sich, so hieß es im Juni 1865 *„in unerhörter Weise aufgestaut"*.[698b] Im Mai 1873 informierte er, dass er *„in den letzten 5 Tagen 21 grössere Operationen machen musste."*[698c] Im November 1875 schrieb er: *„Die Zahl der Operationen wächst, wie mir scheint, mit jedem Semester"*[698d,] und im Mai 1876: *„Die Zahl der Kranken, der klinischen, wie der privaten, ist diesmal wieder sehr groß, die Klinik ist gepfropft voll, die Privatkrankenhäuser, von denen wir jetzt 4 haben, füllen sich immer mehr, und Alle wollen wo möglich gleich operirt werden, wenn sie angekommen sind."*[698e] Aufgrund der großen Zahlen

695 LA Abt. 47.6, Nr. 12 und 13 (Protokolle Fakultät 1846 bis 1873) Vermerkt sind Übergaben des Dekanats an Esmarch für die Jahre 1860/1861, 1864/1865, 1868/1869 sowie 1874/1875.

696 Brief vom 19.02.1858 an Stromeyer von Esmarch aus Kiel; s. a. Panum, S. 106. Noch am 31. März 1866 wurde von der Fakultät allerdings eine in deutscher Sprache verfasste Dissertation für unzulässig erklärt und erst später zugelassen.

697 Brief vom 19.02.1858 an Stromeyer von Esmarch aus Kiel

müssten sie *„an den Operationstagen, oft bis 4 Uhr operiren […] und auch die Ambulanz-Tage mit zu Hülfe nehmen.“*[698f]

Anhand der amtlichen Berichte habe Esmarch im Zeitraum von 30 Jahren, so Pörksen, „rund 14 000 Operationen mit eigener Hand ausgeführt. […] in den weitaus meisten Fällen [waren es] schwierige Operationen.“[699] Carl Ritter schrieb dazu: „Esmarch war einer der glänzendsten Operateure seiner Zeit. Bis in die letzten Jahre seiner Wirksamkeit war es ein Genuss die meisterhafte Geschicklichkeit seiner eleganten Hand bei den Operationen zu sehen, die er ungemein schnell, sicher und doch peinlich sorgfältig ausführte.“[700]

Bemerkens- und beachtenswert sind Würdigungen, die Esmarch als Operateur noch zu Lebzeiten erfuhr. So berichtete Julie Michaelis aus Leipzig nach dem Eingriff, den Esmarch bei ihrer achtzigjährigen Mutter vorgenommen hatte, von der „großen Liebenswürdigkeit des Operateurs“.[701] Frau Lüders aus Apenrade leitete ihren Brief aus Sorge wegen eines schmerzhaften Knotens zwischen Brust und Arm mit den Worten ein: *„Ihr Ruf als ausgezeichneter Operateur und edler Menschenfreund geben mir Muth und Vertrauen […] mich mit der Bitte um Rath und Hülfe an Sie zu wenden.“*[702] Geradezu anrührend schrieb Doris Schlüter nach einer Operation in der Kieler Klinik: *„Ich möchte Sie nebst den lieben Gott noch danken für Ihre Mühe, das Sie mir das Leben gerettet haben.“*[703]

Zu den Geräten und Methoden, die Esmarch für die praktische Anwendung in der Chirurgie erfunden bzw. weiterentwickelt hatte[704], schrieb im Rückblick Ritter: „Was Esmarch auf dem Gebiete der praktischen Chirurgie geschaffen hat, ist unendlich viel. Zahllos sind seine Vorschläge und Neuerungen auf rein technischem Gebiet. Sie alle zeugen von geradezu glänzender praktisch-technischer Begabung. Mit genialem Griff hat er fast stets das einfachste und dem Zweck entsprechendste Verfahren getroffen.

698 a)–f) Briefe in der o. g. Reihenfolge vom 22.11.1863, 17.06.1865, 11.05.1873, 25.11.1875 sowie 12. u. 26.05.1876 an Stromeyer von Esmarch aus Kiel

699 Pörksen, 1892, S. 63 f., sowie „Kieler Zeitung“ vom 28.02.1887

700 Ritter, C., S. 3. Auch Ratschko, S. 93, zählte Esmarch wie seinen Lehrer Langenbeck „zu den bedeutendsten Chirurgen des 19. Jahrhunderts“.

701 In: „Familienerinnerungen: Julie Michaelis geb. Jahn und die Ihren“, Leipzig 1893, Sonderveröffentlichungen, Bd. 21, S. 162. Von einer gut überstandenen Steinoperation berichtete Hermann Stange in: „Hermann Stange im Kieler Musikleben“, Band 56, 3/4, 1964, S. 94.

702 Brief vom 12.10.1870 an Esmarch von Frau E. Lüders aus Apenrade

703 Brief vom 22.04.1880 an Esmarch von Doris Schlüter aus Linden

704 Esmarch, Handbuch […], 4. Aufl., S. 149 f.

Darum ist es auch nicht verwunderbar, dass seine Erfindungen sich schnell eingebürgert und die Zeit überdauert haben. [...] Auch heute noch [stoßen wir] auf Schritt und Tritt bei unseren chirurgischen und orthopädischen Maßnahmen auf Esmarchs Erfindungen. [...] Esmarch war ein Meister der Verbands- und Improvisationstechnik."[705]

Wiederholt tauschte Esmarch sich mit seinen Kollegen über chirurgische Instrumente aus.[706] Bier hob Esmarchs Verständnis für die Praxis des täglichen Lebens hervor und „seine bewundernswerte, allbekannte Fähigkeit, Geräte und Verbände zu improvisieren und die chirurgische Technik den äußeren Verhältnissen anzupassen". Diese Fähigkeit bewahrte ihn „vor jener Weltfremdheit, die sich so leicht trennend zwischen Alter und Jugend, Wissenschaft und Praxis stellt.[707] Dazu zählten auch die ausführlichen Beschreibungen, die Esmarch mit Skizzen zur Anwendung seiner Geräte drucken ließ.

Esmarch selbst vermittelte eine sehr idealistische Vorstellung von seinem Beruf und schrieb in einer Widmung: *„Leben und Gesundheit aufs Spiel setzen, um seine Mitmenschen aus Todesgefahr zu retten, ist gewiss ein edler Beruf! Wie Viele anerkennen es, daß auch der unsrige dazu zählt?"*[708] Beim 25-jährigen Stiftungs-Kongress der Chirurgischen Gesellschaft 1896 sagte Esmarch, damals 73 Jahre alt, einleitend: „Ich hoffe, bei Ihnen nicht auf Widerspruch zu stossen, wenn ich behaupte, dass wer ein guter Chirurg sein will, ein mitleidiges Herz haben muss, und dass es gerade der Drang ist, unseren Nebenmenschen zu helfen, wenn sie in Noth sind, was uns zur Wahl unseres Berufes treibt. Was befähigt uns denn, die oft maasslosen Anstrengungen, die unser Beruf mit sich bringt, oft bis ins späteste Alter hinein mit Freuden zu ertragen, wenn es nicht das Mitleid für unsere leidenden Mitmenschen und der Wunsch, ihnen zu helfen, ist? Und wenn die Liebe zum Nächsten das erste und hauptsächlichste Gebot der christlichen Lehre ist, dann sind wahrlich die Chirurgen ebenso gute, wenn nicht bessere Christen, als Manche, die das Glaubensbekenntniss stets im Munde führen.

705 Ritter, C., S. 5; Bier, 1908, S. 578, sprach von der „genialen Einfachheit" der Erfindungen Esmarchs.

706 Briefe an Esmarch u. a. vom 26.01. und 22.02.1860 von Billroth, vom 05.04.1861 von Gurlt, vom 30.06.64 von Bardeleben, vom 20.05.1864 von Albrecht Middeldorpf, vom 08.01.1865 von Veiel aus Cannstatt

707 Bier, 1935, S. 290 sowie Anschütz, 1909, S. 83

708 In: Autographen-Album des Deutschen Reichs unter „Deutsche Gesellschaft zur Rettung Schiffbrüchiger" am 27. Februar 1881

Auch ich bin durch solche Beweggründe veranlasst worden, Chirurg zu werden und habe meist volle Befriedigung in meinem Beruf gefunden."[709]

Externe Rufe als Hochschullehrer

Esmarch erhielt mehrfach einen Ruf an auswärtige Universitäten. Am (22.) 23. März 1850 soll er, damals 27 Jahre alt, einen Ruf als Professor der Chirurgie nach Freiburg bekommen haben. Für eine solche Berufung konnten sich außer seinem Hinweis darauf in seinen „Jugenderinnerungen"[710], keine Belege finden lassen. Zweifel daran wären insofern berechtigt, als Esmarch damals bis auf seine Doktordissertation „Über pathologische Befunde an Fröschen" weder eine Veröffentlichung vorweisen konnte, noch über längere Erfahrungen in der Lehre und in der selbstständig durchgeführten Chirurgie verfügte. Außerdem war die Freiburger Universität sehr daran interessiert, Stromeyer wieder zu gewinnen. Möglicherweise hatte es sich dabei auch nur um die Frage einer vorläufigen Vertretung gehandelt.[711] In einem Brief Esmarchs an Anna vom 31. August 1850 stand, *„daß man Papa dort sehr vermisse und ihn gerne wieder nähme. Papa meinte er hätte wohl Lust, wieder dahin zurückzukehren; ich könnte dann die Professur in Kiel bekommen."*[712] Stromeyer meinte später zur damaligen Situation: „Esmarch wäre mir nach Freiburg gefolgt, wenn ich dazu gerathen hätte, aber ich hielt es für bedenklich, diesen jungen Eichbaum zu verpflanzen. Er hatte während der drei Feldzüge schon ein Ansehen gewonnen, welches weit über seine Jahre ging. Er musste womöglich seinen Landsleuten erhalten werden, damit er blieb wie diese, treu und wahr, hülfreich und gut."[713]

Stromeyer verwies in einem Brief aus dem Jahr 1854 auf eine mögliche Berufung Esmarchs nach Marburg: *„Wirst Du nach Marburg berufen so ist dies eine viel größere Ehre als wenn Du die Stelle in Kiel bekommst. Auch wäre es für Deine medicinische Carriere besser, denn in Marburg würdest Du gleich das Ansehen geniessen, dass Du*

709 Esmarch, Festvortrag „Ueber künstliche Blutleere", 1896, Sonderdruck, S. 1 f.

710 Esmarch schrieb dazu in den „Jugenderinnerungen" „noch ist Schleswig-Holstein nicht frei" ablehnend erledigt.

711 S. dazu auch Eufinger, S. 30

712 Brief vom 31. August 1850 an Anna von Esmarch aus Kiel

713 Stromeyer, 1875, Bd. 2 , S. 324

Dir in Kiel erst in Jahren erwerben kannst."[714] Weitere Informationen dazu liegen allerdings nicht vor.

Im Oktober 1859 schrieb Otto Weber aus Bonn an Esmarch: „*Wie ich vernehme, hat man bei der Besetzung der chirurgischen Klinik in Zürich auf Sie ein Auge geworfen.*" Den Ruf erhielt dann Billroth; Esmarch schrieb dazu Anfang Februar 1860 an Stromeyer: „*Dass Billroth die Stelle in Zürich bekommen, hat mich außerordentlich gefreut, obgleich es mir natürlich sehr angenehm gewesen wäre, wenn ich auch eine Vokation dorthin bekommen hätte, wodurch sich wahrscheinlich meine hiesige Stellung beträchtlich verbessert hätte. Möglicherweise wäre ich jedoch genöthigt worden, den Ruf anzunehmen und wir wären dann so weit auseinander gekommen, dass wir uns vermuthlich nur sehr selten hätten sehen können. Wir haben deshalb die getäuschte Erwartung sehr leicht verschmerzt.*"[715]

In einem Brief aus 1865 von Veiel aus Cannstatt an Esmarch stand: „*Man sagte überall, Sie kämen an Ohelings Stelle nach Heidelberg und alle Ihre hiesigen Bekannten freuten sich sehr darüber, um so unangenehmer war uns Webers Berufung.*"[716] Zwei Jahre später schrieb Esmarch an Nikolaus Friedreich in Heidelberg: „*Die mir angebotene Stellung erscheint mir in immer angenehmeren Lichte, je mehr ich darüber erfahre, und ich bekenne, dass es mich mit gewaltiger Kraft nach Ihrem warmen Süden zieht. Dagegen sind meine hiesigen Freunde in große Aufregung gerathen und geben sich alle erdenkliche Mühe, mich hier zu halten. In Folge dessen hat die Regierung bereits die Sache in die Hand genommen, ist mit mir in Unterhandlung getreten und hat mich aufgefordert die Bedingungen zu nennen, unter denen ich hier zu bleiben bereit sei. Die Verpflichtungen, welche ich gegen die Universität, wie gegen das Land habe, machen es mir unmöglich, mich ohne Weiteres für das Weggehen zu entscheiden. Ich habe deshalb sehr weitgehende Bedingungen gestellt, von denen es allerdings fraglich ist, ob man sie in Berlin bewilligen wird. Werden sie mir zugestanden, so bleibt mir nichts Anderes übrig, als Ihre Vokation mit dem ergebensten Dank abzulehnen. Will man nicht darauf eingehen, so komme ich gleich nach dem Schlusse der Vorlesungen, d.h. nach dem 15. August, nach Heidelberg, um mir die dortigen Verhältnisse noch etwas genauer anzusehen und mit Ihnen mich mündlich zu besprechen. Ich habe in meinem Schreiben an die Regierung um möglichste Beschleunigung*

714 Brief vom 12.04.1854 an Esmarch von Stromeyer aus Hannover

715 Brief vom 02.10.1859 an Esmarch von Otto Weber aus Bonn

716 Brief vom 04.01.1865 an Esmarch von Veiel aus Cannstatt

der Antwort gebeten, und werde, wenn ich bis zum 15. August von dort keine Antwort erhalten haben sollte, jedenfalls nach Heidelberg abreisen."[717]

Den Ruf nach Heidelberg lehnte Esmarch dann nach Verhandlungen mit dem Ministerium unter den Bedingungen ab, dass seine Dienstvilla von ihm, solange er in Kiel Ordinarius sei, bewohnt und das dazugehörige, prächtig am Südhang gelegene Gelände nicht weiter bebaut werden dürfe, dass zwei neue chirurgische Baracken erbaut würden sowie dass die derzeit noch in der Chirurgischen Klinik untergebrachte Augenklinik ein eigenes Gebäude bekäme. Alles wurde ihm zugestanden.

Aus Dresden erhielt Esmarch Ende Dezember 1869 die Anfrage vom sächsischen Kriegsminister, ob er für die frei werdende Stelle eines Generalarztes der Königlich Sächsischen Armee infrage käme. Gesucht werde eine Persönlichkeit, „*die nicht nur geeignet erscheint dem gesamten Medicinalstabe der Armee in einer dem Königl. Dienste entsprechenden Weise vorzustehen, und selbst in Kriegs- wie in Friedens-Zeiten zu leiten, sondern die auch als nachahmenswerthes Vorbild auf das ärztliche Personal der Armee belebend und anregend einzuwirken vermag.*"[718] Esmarch lehnte das Gesuch ab.

Anfang Januar 1870 erging an ihn aus Dresden ein Ruf auf den dortigen Lehrstuhl für Chirurgie. Er sprach darüber mit seinem Schwiegervater, führte Bleibeverhandlungen mit dem Kurator der Kieler Universität und lehnte dann auch diesen Ruf ab.[719]

Aus Wien schrieb Esmarch im März 1872 an Stromeyer: „*Von mehreren Seiten ist mir hier der Wunsch ausgesprochen, dass ich hierher kommen möge an Dumreichers Stelle, der wohl nicht lange mehr dienen wird. Meine Frau hätte wohl Lust dazu, obwohl sie wahrscheinlich ebenso schwer von Kiel scheiden würde, wie ich. Man prophezeit mir hier eine große Zukunft, wenn ich kommen würde.*" Dagegen würde jedoch sprechen, „*dass man einem immer mehr zerfallenen Staate angehört, in welchem man sich eigentlich auf Nichts und Niemanden verlassen kann und einer Universität, die in entschiedenster Decadenèe sich befindet.*" Er sei davon ausgegangen, „*noch einige Jahre bis zu Dumreichers Abgang von dieser Berufung verschont zu bleiben [und] werde daher versuchen, die Sache noch recht in die Länge zu ziehen und jedenfalls sehr hohe Forderungen stellen, wenn es Ernst wird.*"[720] Prof. Stein habe ihm gesagt, dass ihm in Wien „*nichts fehlen könnte*"

717 Brief vom 06.08.1867 an Friedreich von Esmarch aus Kiel

718 Briefe vom 30.12.1869 von Georg F. A. Graf von Fabrice (1818–1891) an Esmarch aus Dresden

719 Esmarch, Journal 1870

720 Brief vom 16.03.1872 an Stromeyer von Esmarch aus Kiel

und sein Name *„sei dort sehr bekannt und populär"*. Es würde ihm, so Esmarch, zwar nicht leicht fallen, dorthin zu gehen. *„Ich darf mir aber auch nicht verhehlen dass dies wohl die letzte Gelegenheit sein wird, die sich mir bietet, einen größeren Wirkungskreis zu gewinnen, als der an der immer mehr zusammensinkenden Universität zu Kiel."*[721] Die Angelegenheit zerschlug sich jedoch.

Ein Ruf nach Berlin stand insofern zur Debatte, als Esmarch im März 1875 an Stromeyer schrieb: *„Wegen Berlin mache Dir meinetwegen keine Sorgen. Wenn die Berliner mich, was ich nicht glaube, berufen sollten, so würde ich doch nicht hingehen. Ich würde mich dort gewiss ganz unglücklich fühlen und meine Frau nicht weniger. Ich werde mein Leben wohl in Kiel beschliessen."*[722] Zwischenzeitlich war die Rede davon, dass Esmarch nach Berlin als Generalarzt berufen würde. Dazu schrieb er aus Paris im August 1878 an Prinzessin Henriette: *„Mit Roth sprach ich einige Male eingehend über die Stellung in Berlin, aber immer so, als ob ich wohl Lust hätte, sie anzunehmen."*[723a] Vier Jahre später schrieb er an Prinzessin Henriette aus Berlin, dass ihn Langenbeck beim abendlichen Diner gefragt habe, *„ob ich geneigt wäre, sein Nachfolger zu werden. Ich sagte, ich könne darauf keine Antwort geben, ehe ich nicht mit Dir darüber gesprochen hätte; was er sehr begreiflich fand. Hier scheint im Allgemeinen die Ansicht zu herrschen, dass ich den Ruf hierher nicht annehmen würde, wegen Deiner Stellung zur K. K. Familie. […] Ein Ruf wäre mir natürlich sehr angenehm, der Ehre wegen. Ihn anzunehmen, wäre der grösste Unsinn von meiner Seite. Ich würde nicht lange leben! Denn allzu viel Verdruß und Aufregung kann ich nicht vertragen. Also treibe mich niemals dazu, Kiel zu verlassen!!"*[723b]

Esmarch lehnte alle Rufe ab. Sicherlich spielte seine Heimatverbundenheit dabei auch eine Rolle. Nicht ganz nachzuvollziehen, ist jedoch die Feststellung bei Bier: „Mehrfache Rufe, glänzende Anerbietungen und große pekuniäre Vorteile, vermochten nicht, ihn der kleinen Kieler Hochschule abspenstig zu machen."[724] Vor allem in der Anfangsphase seiner Hochschullaubahn war Esmarch – verständlicherweise – nicht abgeneigt, einen ernsthaften und für ihn vorteilhaften Ruf an eine andere renommierte deutsche Hochschule anzunehmen. Er verknüpfte seine erfolgreichen Bleibeverhandlungen in Kiel mit deutlichen Zugeständnissen für sich selbst, für Verbesserungen für

721 Brief vom 24.04.1872 an Stromeyer von Esmarch aus Kiel

722 Brief vom 15.03.1875 an Stromeyer von Esmarch aus Kiel

723 a) u. b) Briefe vom 16.08.1878 u. 03.06.1882 an Prinzessin Henriette von Esmarch aus Kiel

724 Bier, 1908, S. 578

seine klinische Tätigkeit und deren Umfeld sowie mit dem das Verhältnis zur Fakultät später sehr stark belastenden Recht auf dauerhafte Gestellung einer Dienstvilla auf dem Klinikgelände.

Weiterbildung und Teilnahme an wissenschaftlichen Tagungen

Kennzeichnend für die damalige Chirurgie war das Anliegen der Mediziner, sich über Besuche bei renommierten Fachkollegen im In- und Ausland mit Erkenntnissen der neuesten Forschung vertraut zu machen sowie aktuelle Erfahrungen und Erkenntnisse anzueignen. Auch Esmarchs vielfache Reisen dienten vor allem anfangs ebenso der Erholung wie dem Austausch mit Kollegen, Visiten in deren Krankenhäusern und auch Teilnahme an ärztlichen Handlungen, vor allem an Operationen. Exemplarisch für seine Einstellung hieß es in einem Brief im Februar 1858: *„Ich beabsichtige auch in den kommenden Osterferien nach Berlin zu gehen, theils um Graefe u. Langenbeck, theils um Virchow, Traube und Mayer zu sehen und zu hören. Den Nutzen, den ich von einem solchen 4wöchentl. Aufenthalte habe, ist für mich und meine Klink ganz unbezahlbar. Es wäre mir nicht möglich gewesen den Fortschritt der neuen Ophthalmologie z.B. nur einigermaßen zu folgen, […] und dergleichen Lücken habe ich bei mir noch manche auszufüllen, bis ich zu einer gewissen wissenschaftlichen Reife kommen kann, die wiederum nothwendig ist zum Produciren."*[725]

Esmarch nahm an mehreren „Versammlungen der Deutschen Naturforscher und Ärzte" teil und zwar 1857 in Bonn, 1858 in Karlsruhe, 1860 in Königsberg, 1864 in Gießen, 1865 in Hannover, 1872 in Leipzig.[726] Von seinem Besuch der Versammlung in Bonn war Esmarch wenig überzeugt: *„Leider war hier für das Amüsement der zahlreichen Theilnehmer so außerordentlich gesorgt, dass das wissenschaftliche Zusammenleben deutlich darunter leiden musste."*[727a] Ähnliches berichtete er von der Versammlung in

725 Brief vom 19.02.1858 an Th. Esmarch und an Marxen von Esmarch aus Kiel

726 S. Schipperges, S. 14. Dazu schrieb Wolf, Auge, 2015, S. 360 ff.: „Als eine tiefgreifende Zäsur, die den Aufbruch in die moderne Medizin markiert, gelten zu Recht Rudolf Virchows ‚Berliner Vorlesungen' und seine ‚Veröffentlichung über die Zellularpathologie' von 1858. In diesem epochalen Werk schuf Virchow das Fundament der naturwissenschaftlichen Medizin... Der erkenntnistheoretisch grundlegenden Neuorientierung der Heilkunde als empirische Wissenschaft folgten in individuellem Maße zweifellos auch die Vertreter der Medizin an der Kieler Universität." Dazu zählte auch Esmarch.

Karlsruhe.[727b] Zugleich entsprachen insbesondere die von Virchow auf den Versammlungen vorgetragenen Leitideen durchaus der Einstellung Esmarchs. Virchow stellte auf der 35. Versammlung 1860 in Königsberg fest: „Die moderne Wissenschaft [...] hat nur ein einziges Ziel: dem Humanismus zu dienen und in die Rolle einzutreten, welche in früheren Zeiten den transzendenten Bestrebungen der verschiedenen Kirchen zugefallen war." Anlässlich der 46. Versammlung 1873 in Wiesbaden sagte Virchow: „Vor allem die Medizin als ‚allerälteste Naturwissenschaft' hat eine wirklich kontinuierliche, zusammenhängende Geschichte, die ihre Krönung durch ‚die Anwendung der naturwissenschaftlichen Methode' gefunden hat."[728] Auf der Versammlung 1860 hielt Esmarch in der Sektion für Chirurgie einen Vortrag zum Thema: „Das Prinzip der Sparsamkeit in der plastischen Chirurgie".[729]

Ein Thema, das Esmarchs Interesse ausdrücklich entgegenkam, waren die Überlegungen zu Schulbildung und Schulreform. Zum Erfordernis der schulischen Bildung trug Virchow auf der Versammlung in Königsberg vor: „Eine frühzeitige, geregelte Gymnastik, eine Verallgemeinerung des Turnens, eine militärische Erziehung der Jugend nebst einer methodischen, wirklich philosophischen und nicht mechanischen Entwicklung des Geistes [...] sind Zielpunkte [zur] Erringung des Humanismus."[730a] In Hannover 1865 meinte Virchow, niemand könne sich dem Umstand verschließen, dass die naturwissenschaftliche Methode die eigentliche Methode des menschlichen Geistes sei und dass sie sich mehr und mehr an den Schulen durchsetzen werde.[730b] Auf der Versammlung in Frankfurt am Main 1867 wies Virchow in seinem Vortrag „über die neueren Fortschritte der Pathologie" darauf hin, „dass besonders die zukünftigen Studierenden der medizinischen und mathematisch-naturwissenschaftlichen Fakultäten eines besonderen Maßes an schulischer Ausbildung in Physik und Chemie bedürften."[730c] Esmarch selbst hoffte *„daß die Zeit nicht mehr allzu fern sein wird, wo in ganz Deutschland die körperlichen Übungen bei jedem Unterricht ihren gebührenden Platz einnehmen werden; dann wird auch wohl wieder ein kräftiger Geist in der deutschen Nation erwachen."*[731]

727 a) u. b) Briefe vom 17.10.1857 u. 03.11.1858 an Marxen von Esmarch aus Kiel

728 Schipperges, S. 19 f.

729 Ebd., S. 23, Brief vom 23.01.1861 an Esmarch von Karl Ernst Albrecht Wagner aus Königsberg, mit der Bitte um Übersendung des Manuskriptes seines Vortrages

730 a)–c) ebd., S. 103 ff.

731 Brief vom 28.01.1862 an Stromeyer von Esmarch aus Kiel

Wiederholt berichtete Esmarch von Gesprächen, die er zum Thema Unterricht, Schule und Schulreform geführt hatte. Mit Ferdinand Hansemann sprach Esmarch am 21. April 1886 in Berlin *„eingehend über Schulreform und fand in ihm einen eifrigen Glaubensgenossen"*.[732a] Anlässlich seiner Teilnahme am Chirurgen-Kongress in Berlin unterhielt er sich am 5. April mit der *„Frau Ministerin [...] namentlich auch über die Schulreform."*[732b] Darüber tauschte er sich ebenfalls mit von Goßler am 7. April aus: *„Goßler ist sehr für die körperliche Ausbildung, für Anschauungsunterricht und Zeichnen, ob er viel von dem klassischen Unterricht fahren lassen wird, scheint mir noch zweifelhaft."*[732c] Nach einem Diner bei von Goßler am 8. April sprach der Kultusminister *„zwar sehr lange über die Nothwendigkeit der körperlichen Ausbildung der Schüler, über Turnen und Turnfahrten und Zeichnen, aber vermied es sichtlich, über die übrigen Reformbewegungen sich zu äussern."* Beim Billardspiel nach Tisch an dem Abend *„wurde sehr viel über Schulreform gesprochen. Namentlich Frommel ist ein begeisterter Anhänger derselben, [...] und versprach eine Abhandlung über dieselbe zu schreiben, die gewiss gut wirken wird. Ebenso denkt Exc. v. Herzog u. alle Anderen."*[732d] Am 28. April 1889 führte Esmarch mit Kriegsminister von Verdy und anderen *„höchst interessante Gespräche über Schulreform u.s.w. Verdy ist entschlossen, die ‚Berechtigungsfrage' in Angriff zu nehmen und in unserem Sinne durchzuführen, was von der grössten Wichtigkeit sein wird."*[732e]

In München tauschte Esmarch sich im September 1890 mit Mensing *„über die Schulfrage [aus]. Er ist der Meinung, dass die jungen Leute ihre beste Kraft erbracht haben, wenn sie das Maturitätsexamen hinter sich haben und dann sehr wenig mehr taugen für die praktische Laufbahn. Und ich fürchte, dass er Recht hat."*[733a] Aus Bad Kreuth berichtete Esmarch über eine Unterrichtsstunde für Prinz Ludwig *„ganz begründet auf Anschauung, sehr interessant, in Bayern für die Volksschule sehr entwickelt. Hoffentlich wird demnächst das Gymnasium auch mehr auf Anschauung begründet werden."*[733b] Er habe *„mit Graf Douglas im Bunde in der Schulreform-Conferenz besonders für Turnen, Jugendspiele, Samariterunterricht und Hygiene gekämpft und hoffentlich mit Erfolg."*[733c]

Eiselsberg verwies auf die „humanen Bestrebungen" bei Esmarch mit der Forderung, dass „gerade von ärztlicher Seite darauf gedrungen werden sollte, dass in den höheren Schulen etwa während einer Stunde wöchentlich ein Semester hindurch die

732 a)–e) Briefe in der o. g. Reihenfolge vom 22.04.1886; 06.,07. u. 09.04.1888; 29.04.1889 an Prinzessin Henriette von Esmarch aus Berlin

733 a)–c) Briefe in der o. g. Reihenfolge vom 18.09. u. 12. 10.1890 sowie 19.04.1891 an Prinzessin Henriette von Esmarch

Schüler über Hygiene und vor allem die erste Hülfe bei Unglücksfällen unterrichtet werden." Dann fügte Eiselsberg hinzu: „Die Kenntniss dieser ersten Hülfe gehört unbedingt zur Bildung des Menschen, wie dies Esmarch immer wieder betonte. Der Unterricht darin sollte in allen Gewerbe- und Handwerkerschulen obligatorisch sein, und auch dem Theil der heranwachsenden Jugend nicht vorenthalten werden, der sich mit der Schulung und Bildung des höheren geistigen Lebens vorwiegend beschäftigt."[734]

Mit der Absicht, in Rostock erstmalig eine „Versammlung Baltischer Ärzte" einzuberufen schrieb Gustav Simon an Esmarch im Mai 1862, dass er es sehr begrüßen würde, wenn er dafür auch mit der Teilnahme von Ärzten aus Kiel und Hamburg rechnen könnte. *„Deshalb möchte ich Sie speziell bitten, unserer Versammlung beizuwohnen [...]. Ihre Gegenwart und ein Vortrag von Ihnen wird sehr viel dazu beitragen, der Versammlung großen Schwung zu verleihen."*[735] Umso mehr bedauerte Virchow, wie er an Esmarch schrieb, dass dieser nicht zur darauffolgenden Versammlung der baltischen Ärzte nach Stettin gekommen war. Bei der Versammlung vom 7. bis 9. Juni 1866 in Kiel wiederholte Esmarch dann seinen Vortrag „Ueber chronische Gelenkentzündungen", da dieses Thema seine Kollegen wegen „seiner praktischen Bedeutung lebhaft interessirt und [...] jedenfalls für zahlreiche Unglückliche von grösster Wichtigkeit ist." [736]

Der Schriftsteller Esmarch

Intensiv erörterten Esmarch und Stromeyer die sie bewegenden Fragen ihrer medizinischen Tätigkeit und ihrer Publikationsvorhaben. Esmarch tat sich mit schriftstellerischer Arbeit von Anfang an nicht leicht und informierte Stromeyer über die damit verbundenen Mühen. Mitte 1857 schrieb er: *„Viel Zeit habe ich nicht zum Arbeiten übrig [...]. Es ist recht freundlich von Dir, dass Du diese [...] Gelegenheit nicht benutzt hast, um mich wieder einmal zum Schrifstellern anzupurren; ich sehe es auch selbst sehr wohl ein, wie nothwendig es für mich ist, dass ich etwas von mir hören lasse, wenn ich*

734 Eiselsberg, Verhandlungen [...], 1908, Eröffnungsrede am 21.04.1908

735 Brief vom 17.05.1862 an Esmarch von Simon aus Rostock

736 Brief vom 27.09.1863 an Esmarch von Virchow aus Berlin (vgl. Andree); s. a. „Bericht über die dritte Versammlung des Vereins baltischer Aerzte Kiel 1866", S. 35 und S. 48

weiter will; aber für jetzt habe ich keine rechte Zeit dazu; nur dann und wann mache ich mich an meine Operationslisten und sichte mir allmählich mein Material; vielleicht, wenn es erst in einzelne Abtheilungen untergebracht ist, überfällt mich plötzlich der Schreibdrang."[737]

Wiederholt berichtete Esmarch, die immerwährende Überfüllung der Klinik lenke ihn von rein geistiger Arbeit ab. So schrieb er nach dem Ende des Krieges 1871: *„Die Klinik ist sehr voll von interessanten Fällen und mehrere davon, welche demnächst operirt werden sollen, machen ausgiebige litterarische Studien nothwendig, wobei ich mich oft allzu sehr vertiefe, sodass die kostbare Zeit unvermerkt dahin fliegt.*"[738]

Stromeyer informierte Esmarch kontinuierlich über den Fortschritt der wissenschaftlichen Texte, an denen er gerade zur Veröffentlichung arbeitete und legte großen Wert auf Esmarchs Meinung dazu. Zu seinem geplanten „Handbuch der Chirurgie" schrieb er ihm: *„Wenn ich mich nur ein paar Stunden mit Dir über plastische Operationen im Gesichte, Hasenscharte, Gaumenspalte, Augenliderplastik etc. unterhalten kann. Ich habe mir die Ausarbeitung dieser Kapitel aufgespart bis dahin, dass ich Dich darüber gehört habe.*"[739]

Esmarch verwies in zahlreichen Briefen an Stromeyer auf Verfahren und Methoden anderer Fachkollegen, setzte sein eigenes Vorgehen regelmäßig in Bezug zu ihnen sowie zur aktuellen Literatur, nutzte einschlägige Publikationen zur Weiterbildung und setzte sich damit sehr ernsthaft auseinander. Zugleich waren interessante Fälle und Indikationen aus seiner Klinik als Material für die Veröffentlichungen von Stromeyer bestimmt. Wiederholt betonte Esmarch sein Interesse an der unmittelbaren Erörterung inhaltlicher Fragen und gemeinsamer Arbeit mit ihm.[740]

Auf die Veröffentlichungen von Fachkollegen zu bestimmten Vorgehensweisen und Verfahren wies Esmarch häufig in seinen Briefen an Marxen hin.[741]

Sehr intensiv tauschte sich Esmarch mit Billroth über wissenschaftliche Veröffentlichungen aus, beginnend mit den gemeinsamen Überlegungen zur Herausgabe des später so renommierten „Langenbeck Archivs für klinische Chirurgie". Zu seinem geplanten „Handbuch der allgemeinen und speciellen Chirurgie" schrieb Billroth im

737 Brief vom 13.06.1857 an Stromeyer von Esmarch aus Kiel

738 Brief vom 18.11.1871 an Stromeyer von Esmarch aus Kiel

739 Briefe vom 02. u. 11.08.1863 an Esmarch von Stromeyer aus Hannover

740 Briefe vom 25.10., 15.11. u. 03.12.1860; 20.11.1862; 09.05., 18.05., 14.08. u. 24.10.1863; 05.03., 07.05., 17.06., 25.06. u. 26.07.1865 an Stromeyer von Esmarch; s. a. Rogge, S. 32 f. u. 47 ff.

741 Briefe vom 13.04. u. 13.10.1855, 21.03.1856, 05.05.1856, 08.02.1857 sowie 06.12.1866 an Marxen von Esmarch

Mai 1863: *„Anliegend erhältst Du einen Entwurf zu unserem neuen Unternehmen. Ich bitte Dich dieselben zu prüfen. Die eingeklammerten Worte sind Sachen, über die ich mir selbst nicht recht klar bin; ich bitte zu streichen, zu ändern nach Belieben.“*[742] Auch in weiteren Schreiben erörterte Billroth mit Esmarch dessen Beiträge zu dem geplanten literarischen Projekt und erbat konkrete Beiträge von ihm. Angesichts von Verzögerungen schrieb Billroth im Februar 1867: *„Ich habe es ganz aufgegeben, dass die große Chirurgie nach einem bestimmten Plan erscheint. Was fertig ist, wird sofort gedruckt; ich bitte Dich also, lieber Freund, mir möglichst bald etwas zu schicken, dann wirst Du sofort gedruckt werden. Ich bin überzeugt, dass das ganze Werk schließlich nur durch Gewaltacte beendigt werden kann.“* Ferner schrieb er, daß er *„den ersten Druckbogen Deiner Arbeit in Händen [habe], der höchst classisch beginnt; die Arbeit wird danach famos und sehr ausführlich; um so besser.“*[743]

Mit Billroth plante Esmarch eine Veröffentlichung unter dem Titel „Chirurgisch-Anatomischer Atlas“.[744] Von der vorgesehenen Herausgabe von *„Chirurgischen Tafeln“* berichtete Esmarch in seinem Brief an Stromeyer.[745] Dazu existiert der Entwurf eines Verlagsvertrages „Chirurgische Abbildungen“ aus den 1860er-Jahren.[746] Danach planten Billroth und Esmarch die Herausgabe „eines in zwanglosen (vierjährlichen) Heften erscheinenden Atlas“. Jedes Heft sollte drei Tafeln erhalten „mit schön ausgeführten chirurgischen [...] Abbildungen [...] mit dazu gehörigen [in deutscher, französischer und englischer Sprache verfaßten] Erklärungen und kurzen Bemerkungen.“ Die „Redactionsgeschäfte“ sollten abwechselnd von Billroth und Esmarch wahrgenommen werden. Offensichtlich war auch die Zuarbeit externer Fachkollegen vorgesehen. Esmarchs Nachricht an Stromeyer, dass er *„in Betracht der kriegerischen Aussichten“* Billroth von dem Vorhaben abgeraten habe[747], lässt vermuten, dass die Verwirklichung des Vorhabens an damals unsicheren Verhältnissen und Rahmenbedingungen scheiterte.

Von Esmarch liegen keine größeren theoretischen Abhandlungen vor. Bier schrieb dazu: „Häufig habe ich die Aeußerung gehört, dass man von Esmarchs streng wissenschaftlichen Begabung nicht viel halte. [...] Gewiß, große wissenschaftliche Theorien hat er nicht aufgestellt und ebensowenig ein großes wissenschaftliches System

742 Brief vom 29.05.1863 an Esmarch von Billroth an Esmarch aus Zürich

743 Brief vom 06.02.1867 an Esmarch von Billroth an Esmarch aus Zürich

744 Briefe vom 11.06.1864 u. 27.06.1865, an Esmarch von Billroth aus Zürich und aus Wien vom 12.02.1869

745 Brief vom 22.11.1863 an Stromeyer von Esmarch aus Kiel

746 Vertragsentwurf 1)–5) und 7), Wulf a. a. O., S. 19

747 Brief vom 22.11.1863 an Stromeyer von Esmarch aus Kiel

aufgebaut. [...] Wenn man deshalb aber an seiner wissenschaftlichen Begabung zweifelt, so tut man ihm bitter Unrecht. Ich habe vielfach schwierige wissenschaftliche Fragen mit ihm besprochen und habe diesen Mann mit dem großen, klaren, gesunden Menschenverstande immer bewundert, wie meisterhaft er es verstand, mit scharfem Blick und sicherem Urteil den Kernpunkt der Sache zu erfassen, selbst wenn diese ihm anscheinend sehr fern lag.“ Esmarch wurde, so Bier, in seiner wissenschaftlichen Bedeutung hauptsächlich wohl deshalb unterschätzt, „weil er sehr ungern, deshalb wenig schrieb und viele ausgezeichnete Beobachtungen und auch technische Erfindungen und Erfahrungen nicht veröffentlichte.“ Diese fanden – wenn überhaupt – Eingang in seine Monografien; nicht selten brachten jedoch andere Chirurgen die gleichen Erkenntnisse viel schneller an die Öffentlichkeit.[748]

Esmarchs wissenschaftliches Werk ist sehr überschaubar. Die meisten medizinischen Veröffentlichungen basieren auf Vorträgen und Beiträgen von ihm auf Kongressen und Versammlungen, die dann veröffentlicht wurden. Es handelt sich überwiegend um vielfach knappe Abhandlungen – wenige mehr als 24 Seiten – über ausgewählte Gebiete der Kriegschirurgie, der Verwundeten- und Verletztenpflege, des Lazarett- und Rettungswesens, der Gesundheitsfürsorge, der praktischen Chirurgie, der Unfallverhütung und des Samariterwesens. Am umfangreichsten ist sein „Handbuch der Kriegschirurgischen Technik“. Überwiegend ging es Esmarch um die Mitteilung eigener Erfahrungen und Erkenntnisse aus seiner militärärztlichen, klinischen und privatärztlichen Praxis.[749]

Rohlfs hob für einige von Esmarchs Schriften im Unterschied zu „den meisten modernen Lehr- und Handbüchern“ hervor, „dass er sich auch mit der älteren Literatur vertraut zeigt.“[750] Zutreffend schrieb er zum Konflikt, in dem Esmarch sich häufig bei seinen wissenschaftlichen Arbeiten befand: „Es tritt bei Esmarch‘s meisten literarischen Leistungen an den Tag, dass zwei Seelen in ihm wohnen, eine classische und eine modern-chirurgische. Dieselben bekämpfen sich oft, doch in den meisten Fällen trägt erstere den Sieg davon.“[751]

Zu seinem auf die Praxis, zum Teil auf den einzelnen Krankenfall bezogenen Vorgehen beim Verfassen seiner Schriften schrieb Esmarch März 1856 an Marxen: *„Ich glaube,*

748 Bier, 1935, S. 289, s. a. Bier, 1908

749 Liste der Veröffentlichungen von Esmarch s. Anhang

750 Rohlfs, 1885, 2, S. 393

751 Ebd., S. 375

dass die deutschen Chirurgen sehr gut thun würden, wenn sie sich mehr nach den englischen [Schriften] richten würden, als nach den Franzosen; die Handbücher der letzteren sind wegen des unendlichen Aufzählens des Materials zum Theil gar nicht zu lesen. Ein Lehrbuch der Chirurgie in Vorlesungen würd sich gewiß auch im Deutschen gut ausnehmen. [...] Ich werde im nächsten Semester meine Vorträge über einzelne Gegenstände ausarbeiten, dieselben anknüpfend an vorliegende Fälle in der Klinik halten und sie später in der Deutschen Klinik veröffentlichen. Sollten sie Beifall finden, so kann ich ja allmählich die ganze Chirurgie in dieser Weise durcharbeiten und das Einzelne zuletzt zu einem Ganzen zusammenfügen."[752]

Als dann Esmarchs „Handbuch der Kriegschirurgischen Technik" erschien, schrieb Bier: „Das Buch ist in seiner ungemein praktischen Anlage mit den vielen und lehrreichen Abbildungen [...] vorbildlich [...] für die Abfassung technisch-chirurgischer Lehrbücher."[753] Rohlfs nannte Esmarchs „Handbuch" ein „in der Literatur einzig dastehende Werk, das von allen Esmarch'schen Leistungen ohne Frage die Palme verdient [...] in Zukunft dürfte dieses instructive Buch wohl der Begleiter jedes Militärarztes in einem Feldzuge sein und sich ihm stets als treuer und zuverlässiger Berather erweisen. Was der Verfasser erstrebte, hat er in vollem Maasse erfüllt, ja, er hat mehr geboten, als seine Absicht war. Auf eine bewunderungswürdige Weise hat er es verstanden, in kurzen wenigen Worten das Wesentliche jedes chirurgischen Verfahrens und Handelns anzugeben. Die beigegebenen Holzschnitte und Tafeln in Farbendruck erheben sich weit über die gewöhnlichen Leistungen in diesem Genre; sie dürften den höchsten Ansprüchen der Kunst entsprechen."[754]

Esmarch verfuhr in seinen Darstellungsweise grundsätzlich nach dem Leitsatz der „prägnanten Kürze". Bier lobte seine „klare, schlichte und dabei schöne und korrekte Sprache sowie klare Ausdrucksweise", die seine Werke und Abhandlungen auszeichneten. „Zwar schrieb er nur wenig und kurz, aber was er schrieb, das war, ist und bleibt etwas."[755] In diesem Zusammenhang vermerkte Anschütz, dass Esmarch, der „nur schrieb und sprach, wenn er wirklich etwas zu schreiben und zu sprechen hatte, in unsere Zeit der Vielschreiberei und Vielrederei wohltuend hineinragt!"[756] Esmarch selbst meinte zu seiner Vorgehensweise: *„Wenn ich einmal schriftstellere, gebe mir immer*

752 Brief vom 21.03.1856 an Marxen von Esmarch aus Kiel

753 Bier, 1935, Seite 289

754 Rohlfs, 1885, 2, S. 404 und S. 405

755 Bier, 1908, 578 f.

756 Vgl. Anschütz, 1940

die größte Mühe, möglichst kurze Sätze zu machen, was freilich oft seine großen Schwierigkeiten hat. […] Am Besten ist es, einem Bekannten, der mit der Kritik nicht sparsam ist, das Geschriebene vorzulesen, der Einen dann auf alle Constructionen, die ihm beim Hören mißfallen, aufmerksam macht."[757]

Besonderen Wert erhielten Esmarchs Ausführungen durch die Fülle der Abbildungen. Der Erkenntniswert, den Esmarch der Aufnahme von Illustrationen in seinen Veröffentlichungen zuerkannte, wird besonders deutlich im Vorwort vom „Handbuch der chirurgischen Technik", das 536 Holzschnitte und 30 Tafeln enthielt. Er sei „dabei von dem Gedanken ausgegangen, dass ein solches Handbuch vorzugsweise dazu dienen solle, dem Gedächtniss zu Hülfe zu kommen. Dies lässt sich besser durch Bilder als durch viele Worte erreichen. Denn im Felde hat Niemand die Zeit, viel zu lesen. Ein Blick aber auf eine Abbildung, welche einen Verband, eine Operation, ein anatomisches Präparat deutlich wiedergiebt, vermag am Schnellsten das zurückzurufen was früher erlernt, im Gedränge kriegerischer Ereignisse dem Gedächtnisse entschwunden war."[758]

Esmarch strebte an, „alle unnöthigen Worte" zu vermeiden, denn, „dass man durch gute Abbildungen mit kurzem Text rascher belehren kann, als durch langathmige Beschreibungen ohne Bilder, bedarf wohl keines Beweises." Zum Zweck, den er mit den Abbildungen verband, schrieb Esmarch: Das Buch sollte den Unterricht für angehende Militärärzte und Krankenpfleger „durch Benutzung der Abbildungen" erleichtern.[759] Es könnte „als ein illustrirter Catalog für die freiwilligen Hülfs-Depots dienen und dem Arzt, der Verbandsmaterial von den Depots zu erhalten wünscht, durch Hinweisung auf die Abbildungen viele Worte ersparen." Das Buch sollte ferner Lazarettärzten behilflich sein, ihre Wünsche „betreffs Anfertigung von Apparaten zur Behandlung der Verwundeten durch Hinweis auf die Abbildungen deutlich zu machen."[760]

Möglichst detailgenaue Abbildungen hatten für Esmarch auch den Zweck, als Vorlage für die Anfertigung von Geräten, als eine Art Konstruktions-Anweisung zu dienen.

757 Brief vom 02.01.1865 an Ochwadt von Esmarch aus Kiel

758 Esmarch, Handbuch […], Vorwort vom Juni 1877 zur ersten Auflage

759 Esmarch Vorwort zur „Chirurgischen Technik", Kiel und Leipzig 1892

760 Esmarch Vorwort zur ersten Ausgabe, in Handbuch […], 3. Aufl., S. VI. Die große Resonanz, die gerade die Abbildungen erfuhren, sind in den beim Verlag Lipsius und Tischler in einem Faltblatt veröffentlichten „Auszügen aus Rezensionen" enthalten.

So schrieb er in seinem Aufsatz zur Resektionsschiene: „Mit Hülfe der Abbildungen hoffe ich in meiner Beschreibung so deutlich geworden zu sein, dass jeder geschickte Arbeiter darnach eine Schiene wird anfertigen können.“[761] Sein berühmtes dreieckiges Tuch war in mehrfacher Hinsicht exemplarisch für diese Intention Esmarchs. Einerseits entsprach es seinem Anliegen, durch die darauf abgedruckten, sehr detailierten Illustrationen von Wittmaack die möglichen Anwendungen des Tuches bei sehr unterschiedlichen Verletzungen auf dem Schlachtfeld zu veranschaulichen. Andererseits verliehen die Zahlen, die den Illustrationen von 34 Anwendungsmöglichkeiten in einem Broschürentext zugeordnet waren, dem Tuch den Charakter einer bebilderten konkreten Handlungsanleitung.

Abbildungen spielten in den Vorträgen von Esmarch eine wichtige Rolle zur Verdeutlichung seiner Darlegungen und zur Demonstration. Für ihn hatte die Illustration einen ebenso hohen, gelegentlich sogar einen höheren Stellenwert als das gesprochene Wort. Insgesamt 20 Abbildungen verwendete er in seinem Vortrag über die Syphilome – insbesondere zur Unterscheidung von syphilistischen Sarkomen und Lymphen von anderen Sarkomen und Lymphomen.[762] In den drei Vorträgen zum Thema „Principiis obsta!“ stellte er fest, dass er „die wichtigsten Fälle, welche in meine Klinik kommen, immer abbilden lasse, so kann ich Ihnen hier [...] eine Reihe von [...] Fällen vorlegen.“ Diese Art der Vermittlung diente in besonderer Weise der Anschauung und als Demonstrationsmittel, da er „die Patienten selbst nicht vorführen kann.“[763] Seinen Vortrag „Aphorismen über Krebs“ auf dem Chirurgen-Kongress am 6. April 1877 leitete er damit ein, dass er aus seiner „Sammlung eine Reihe von Bildern mitgebracht [habe], an deren Demonstration ich einen Vortrag über das Bösartigwerden der Neubildungen anknüpfen wollte.“[764] Noch bei seinem letzten großen Vortrag „Ueber künstliche Blutleere“, dem Festvortrag auf dem Chirurgen-Kongress am 25. Mai 1896 in Berlin, zeigte er sieben Illustrationen.

Mehrere seiner Veröffentlichungen verstand Esmarch vorrangig als Ratgeber sowie als Handreichungen für den Alltag bzw. für das Verhalten bei Unglücksfällen. Dazu zählen beispielhaft seine Schriften „Ueber Luftwechsel in menschlichen Wohnungen“

761 Esmarch, Beschreibung einer Resectionsschiene, Fußnote S.12

762 Vortrag am 3. Sitzungstag des Chirurgen-Kongresses am 19.04.1895

763 Zitate aus Esmarch, Principiis obsta!, Kiel 1884

764 Verhandlungen [...], 1877, II. S. 196

oder „Zur Warnung für Landwirthe und Maschinenbauer". Für die Eltern der „zahlreichen scruphulösen Kinder, welche mit ihren fungösen Knochen- und Gelenkleiden ein so grosses Contingent für unsere Klinik darstellen", hatte er eine „kleine Anweisung drucken lassen. Welche eine populäre Belehrung über die Ursachen und die Behandlung der Scropheln enthält und welches den Eltern mitgegeben wird."[765] Darin nannte er als „die hauptsächlichsten Ursachen der Scrophelkrankheit (Drüsenkrankheit) [...] schlechte Luft, mangelnde Pflege der Haut und unzweckmässige Nahrung." (S. 1) „Bei der Behandlung scrophulöser Kinder sind deshalb folgende Regeln streng zu beachten: 1. Die Kinder müssen so viel wie möglich in frischer, reiner Luft athmen. [...] 2. Die Kinder müssen reinlich gehalten werden. [...] 3. Die Nahrung muss leicht verdaulich und kräftig sein [...]."[766]

Dann fügte Esmarch hinzu: „In ähnlicher Absicht vertheilen wir an die Eltern skoliotischer Kinder ein kleines Flugblatt, worin ich sie über die häufigste Ursache der Skoliose, über den schlechten Schulsitz aufzuklären suche. [...] Diese kurze Belehrung setzt sie [...] in den Stand, selbst zu beurtheilen, ob ihre Kinder in der Schule wie im Haus schief an dem Schreibtisch sitzen, und manche Mutter wird mit Hülfe des Lehrers die Schädlichkeit zu beseitigen im Stande sein."[767] Im Faltblatt wurde dargelegt, wie Sitzbrett und Kreuzlehne beschaffen und eingestellt sein müssten, damit das Kind „beim Lesen und Schreiben aufrecht sitzen *muss* und längere Zeit ohne Ermüdung so sitzen *kann.*"[768]

Niemeyer schrieb dazu, dass der Chirurg Esmarch sich damals „auf dem Gebiete der sogenannten inneren Krankheiten und ihrer Behandlung als Pionier der sich jetzt immer lebhafter aufschwingenden hygienischen, d.h. ‚mit Heilkräften, nicht Heilsäften' curirenden Heilkunde zu erkennen giebt."[769]

Zu diesen und weiteren Veröffentlichungen schrieb Rohlfs, dass sie dazu dienten, „den Laien einen Schritt entgegen zu kommen. In diesem Sinne muß man es auffassen, wenn auch Esmarch sich der populären Medicin zuwandte [...] sich um sie verdient machte und wesentlich dazu beitrug, ihre Ausschreitungen und Excesse zu verhü-

765 Esmarch, Methode [...], S. 81

766 Esmarch, Rathschläge für die Eltern scrophulöscr Kinder, S. 1 ff.

767 Esmarch, Methode [...], S. 82

768 Esmarch, „Zur Belehrung über das Sitzen der Schulkinder. Für Lehrer und Eltern schief und kurzsichtig werdender Kinder", S. 1 f.; darüber berichtete Esmarch ausführlich auf dem Chirurgen-Kongress am 06.04.1883.

769 Niemeyer, 1882, S. 236

ten."[770] Dazu hieß es zu seinem 70. Geburtstag: „Friedrich von Esmarch hat [...] seine gemeinnützige Thätigkeit nicht auf die Säle der chirurgischen Klinik beschränkt. Er trat hinaus unter das Volk und bemühte sich, die wahren Grundsätze der Chirurgie in den weitesten Schichten zu verbreiten."[771]

Esmarch meinte dazu: „Ich halte es überhaupt für keine ganz leichte Aufgabe, populär zu schreiben oder zu sprechen. Ich bin der Meinung, dass dazu vor allem dreierlei gehört: 1. dass man den Gegenstand vollkommen beherrsche, nicht noch von demselben beherrscht werde; 2. dass man im Stande sei, trotz der Fülle des eigenen Wissens, alles das wegzulassen und auszumerzen, was der Laie weder verstehen, noch was ihn interessieren oder ihm nützen kann; 3. dass man das Volk kenne und sich in Gedanken hinein zu setzen vermöge in seine Denkweise und Fassungsgabe. Von Gelehrten wird das Popularisieren der Wissenschaft nicht selten als ein tadelnswertes Unternehmen betrachtet, und wer sich dazu hergibt, wird mit scheelen Augen angesehen. Und doch finde ich, dass den Männern der Wissenschaft eine gewisse Verpflichtung obliegt, die Fortschritte, welche die Wissenschaften gemacht haben, von Zeit zu Zeit auch dem Laienpublikum vor die Augen zu führen und dasselbe Theil nehmen zu lassen, wenigstens an den Resultaten und dem Nutzen der Fortschritte."[772]

Von großem Nutzen waren Esmarchs Schriften für die Verwundeten- und Krankenpflege, darunter „Verbandplatz und Feldlazareth. Vorlesungen für angehende Militärärzte und freiwillige Krankenpfleger", „Rathschläge für die Hülfsvereine, die Anschaffung und Verarbeitung von Hülfsmitteln für die Kriegslazarethe betreffend." sowie „Der erste Verband auf dem Schlachtfelde". Dazu schrieb ihm von Bergmann, dass er sich freue, *„wie praktisch die darin enthaltenen Ratschläge sind; sie haben doch vorzugsweise zu der Verbreitung der modernen Behandlung mit fixierenden Verbänden geführt.*"[773]

Neben dem „Handbuch der Kriegschirurgischen Technik", das in unterschiedlicher Gliederung in insgesamt 84 Ausgaben veröffentlicht und mit der „Chirurgie der Technik", 25 Auflagen, fortgeführt wurde, waren es gerade die praxisbezogenen Schriften von Esmarch, welche die meisten Aufgaben verzeichneten. In einschlägigen Werken Dritter wurde Esmarch insbesondere zu den Themen der „blutleeren Operation", des Lazarett- und Verbandwesens, der Resektionsschienen, zu seinen prakti-

770 Rohlfs, 1885, 2, S. 409

771 „Die Gartenlaube", 1893, H. 2, S. 35

772 Esmarch, „Der Deutsche Samariterverein in Kiel", in: „Vom Fels zum Meer", Bd. II, Heft 4, 1882

773 Brief vom 02.01.1907 an Esmarch von v. Bergmann aus Berlin

schen Erfindungen, zu einzelnen besonderen Operationen sowie zum Samariterwesen zitiert. Seine Arbeiten, die für die damalige Zeit für seine Fachkollegen von besonderem Interesse waren, wurden im „Handbuch der Kriegschirurgie“ von Fischer und später – ergänzt um das Samariterwesen – bei Köhler sowie in Puschmanns „Handbuch der Geschichte der Medizin“ aufgeführt.[774]

Auf die Gültigkeit von Esmarchs Grundeinstellung als Hochschullehrer trifft eine Aussage bei Müller-Osten in besonderer Weise zu: „Die Faszination der Chirurgie auf Nachkommende zu übertragen, ist für den dafür Auserwählten eine der wertvollsten Aufgaben seines Berufslebens. Die Möglichkeit, durch eigenes Können unmittelbar helfen zu lernen, ist für den Nachwachsenden Befriedigung und Bestätigung zugleich.“[775]

774 Vgl. Fischer, Handbuch der Kriegschirurgie I u. II, Köhler, 1904, „Feldärzte der Neuzeit und Puschmann, Handbuch der Geschichte der Medizin“, 1905

775 Wolfgang Müller-Osten, „Der Chirurg heute“, Springer 1986, S. 12

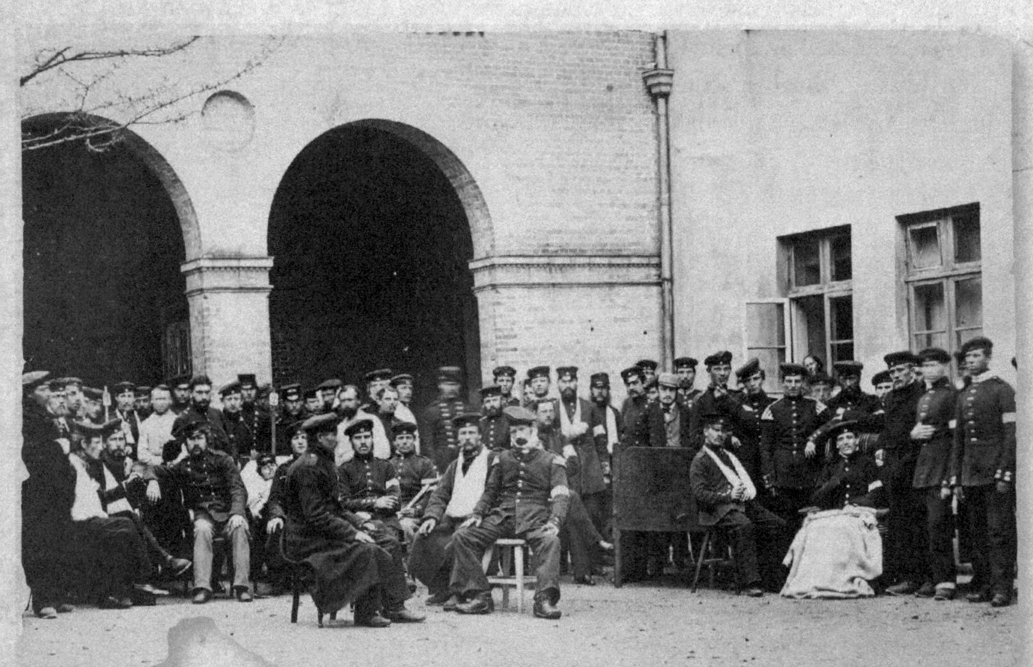

Während des Krieges 1864 führte Esmarch neben vielfachen Behandlungen eine Vielzahl von Visiten in Lazaretten durch. Die Fotografie zeigt den Hof der zum „2. schweren Lazarett" umfunktionierten Lateinschule (Altes Gymnasium) in Flensburg mit einer Gruppe Verwundeter und medizinischem Personal.
(Foto von Christian Friedrich Brandt, 1864, Fotoalbum für Esmarch, Abb. 10–16, Landesgeschichtliche Sammlung der Schleswig-Holsteinischen Landesbibliothek)

VIII

Im Einsatz von 1861 bis 1866

Verfahrensweisen in der Klinik – zur Anwendung der Kälte

Ein von Esmarch damals intensiv betriebenes Verfahren betraf die von ihm Anfang 1861 veröffentlichte Abhandlung „Die Anwendung der Kälte in der Chirurgie".[776] Sie ist nach Rohlfs „von hohem Werthe" und legt „Zeugnis ab von den gründlichen historischen Studien, die Esmarch gemacht, und liefert den Beweis, dass die ersten und besten Kliniker zu allen Zeiten, mögen dieselben uns noch so entfernt liegen, über verwickelte, kontroverse Fragen dieselbe Ansicht hegten."[777]

Einleitend schrieb Esmarch in dieser umfangreicheren Schrift: „Die Anwendung der Kälte als Mittel zur Bekämpfung hyperämischer und entzündlicher Zustände wird von vielen Aerzten unserer Zeit nicht in dem Maasse gewürdigt, wie sie es verdient. [...] viele halten das Mittel für sehr entbehrlich, wollen der Anwendung desselben nur einen sehr beschränkten Kreis anweisen, und warnen vor den schädlichen Folgen, die ein zu ausgedehnter Gebrauch nach sich ziehen könne. Ich bin deshalb darauf gefasst, einem sehr entschiedenen Widerspruche von vielen Seiten her zu begegnen, wenn ich es auszusprechen wage, dass ich unter allen Mitteln, welche uns zur Bekämpfung entzündlicher Processe zu Gebote stehen, die Kälte für das wichtigste halte, und dass ich ohne dieses Mittel nicht Chirurg sein möchte." [...] (S. 275)

„Eins der wichtigsten Symptome, und, nach den besten neueren Untersuchungen, vielleicht der wichtigste Factor des entzündlichen Processes, ist die Steigerung der Temperatur des entzündeten Theiles, zu welcher sich in der Regel auch eine Stei-

776 „Die Anwendung der Kälte in der Chirurgie", in Archiv [...], 1861, Bd.1, S.275–333; s. a. Rohlfs, 1885, 2, S. 386 ff., sowie Köhler, 1904, S. 228 ff. Bereits Mitte der 1850er-Jahre hatte Esmarch nach Operationen, u. a. von Schenkelbrüchen, „hinterher immer kalte Umschläge, oder lieber noch Eisbeutel anwenden [lassen]", so sein Brief an Marxen vom 13.04.1855.

777 Rohlfs, 1885, 2, S. 386

gerung der Temperatur der gesammten Blutmasse und des ganzen Körpers (Fieber) gesellt." [...] (S. 281)[778]

„Wir haben [...] in der localen Wärmeentziehung ein Mittel, das Fieber zu vermindern, und es geht aus allem diesen hervor, dass wir durch kein anderes Mittel den entzündlichen Process von so vielen Seiten her zu bekämpfen vermögen, als durch eine, längere Zeit ununterbrochen fortgesetzte locale Wärmeentziehung." Dadurch würde dem betreffenden Körperteil mehr Wärme entzogen, als dieser unter normalen Umständen abgäbe. Es würde zu einer geringeren Durchblutung und Herabsetzung des örtlichen Stoffwechsels kommen. Ferner würde das Blut, das durch die Gefäße des abgekühlten Teiles fließt, seine Temperatur an diese abgeben." [...] Zur Wärmeentziehung bei Entzündungen schrieb Esmarch, dass es keineswegs „bloss die acutentzündlichen Processe [sind], in denen sich die Kälte wirksam zeigt; sie hat sich mir in so unendlich vielen Fällen von chronischer Entzündung hülfreich erwiesen, dass ich es für gerechtfertigt halte, auch bei solchen Zuständen immer erst zu versuchen, was man damit auszurichten vermag." (S. 296) [...] „Wunden aller Art heilen unter dem Einfluss einer mässigen constanten Wärmeentziehung nicht selten rasch und ohne Eiterung; doch bin ich keinesweges der Ansicht, dass man alle Wunden mit Kälte behandeln muss; das hiesse die Naturheilkraft läugnen." [...] (S. 297)

Esmarch nannte vier Applikationsformen, die „für die ärztliche Praxis vorzugsweise in Betracht kommen". Die gebräuchlichste von allen seien die „kalten Umschläge", die Esmarch aber wegen ihrer unzweckmäßigen und ungleichmäßigen Verwendungsart ablehnte, da man durch diese sehr oft das gerade Gegenteil von dem bewirke, was man erzielen wolle. Für viel wirksamer hielt Esmarch „Lokalbäder" (Immersion) und die „Berieselung" mit kaltem Wasser (Irrigation). Diese beiden Anwendungsarten hätten ihre Vorzüge und Nachteile, indem einerseits durch die dauernde Kälte Wärme entzogen würde, andererseits aber die Wirkung der Feuchtigkeit unerwünscht sei. Für die Berieselung konstruierte er den Irrigator, der später aus keiner Klinik mehr fortzudenken war. Die wärmeentziehende Wirkung der Berieselung ist sehr groß in Folge der Verdunstung des Wassers [...].

Am besten geeignet hielt Esmarch den Eisbeutel aus vulkanisiertem Kautschuk, da er vollkommen wasserdicht sei und so die Kälte in trockener Form zur Anwendung bringe. Ein weiterer Vorteil bestehe darin, dass er aus einem Stoff angefertigt sei, der

778 S. a. Virchow Archiv, S. 80, zu antiphlogistischen Mitteln zur Beseitigung von Quellen der abnormen Wärmebildung

die Wärme schlecht leite, sodass selbst in solchen Fällen, wo der Arzt die Anwendung des Mittels nicht genau überwachen könne, eine zu starke Wärmeentziehung verhütet werde; „zweckmäßig sei es unter allen Umständen, ein Stückchen Leinwand zwischen Eisbeutel und Körperoberfläche zu legen. Es könnte sonst leicht Erfrierung und Brand eintreten; die Kälte soll immer nur angenehm empfunden werden: dann lindert sie auch am besten die Schmerzen." [...]

„Unter den Vorurtheilen, welche gegen die Anwendung der Kälte herrschen", hielt Esmarch am weitesten verbreitet, „dass die Kälte bei Entzündungen innerer und tiefliegender Organe von keinem Nutzen sein könne, und dass sie bei allen Krankheiten, welche durch Erkältung entstanden sind, namentlich bei allen sogenannten rheumatischen Entzündungsformen, durchaus contraindicirt sei." Hinsichtlich dieses Vorurteils habe Niemeyer[779] „der Anwendung der Kälte bei verschiedenen inneren Entzündungen [...] das Wort geredet. Ich kann seine Erfahrungen in vielen Punkten bestätigen." [...] (S. 325 f.)

Das Vorurteil, „dass bei rheumatischen Entzündungen die Anwendung der Kälte von nachtheiligem Einflusse sei" riet Esmarch, „endlich einmal abzuschütteln. [...] Rheumatische Entzündungen einzelner Gelenke, sowie der Knochen und Muskeln, habe ich schon lange mit dem besten Erfolge mit Eisbeuteln behandelt."[780]

Seine durch Beobachtungen und Erfahrungen begründeten Mitteilungen „dürften die Aufmerksamkeit meiner Herren Collegen auf einen Gegenstand [hinlenken], der mir einer eingehenden Berücksichtigung und Prüfung so sehr würdig scheint." Weitere exakte Prüfungen dieser Behandlungsweise insbesondere nach schweren Verletzungen und größeren Operationen hielt Esmarch deshalb eindeutig für „wünschenswerth". (S. 332)

Ebenfalls in seiner Schrift „Verbandplatz und Feldlazareth" widmete Esmarch ein eigenes kurzes Kapitel dem Thema „Ueber locale Wärme-Entziehung". Er verwies darin auf „eine grosse Menge von Versuchen" in seiner Klinik, deren Ergebnisse „beweisen [würden], dass wir im Stande sind, durch Anwendung der gebräuchlichen Methoden der localen Wärmeentziehung [...] die Temperatur im Innern einer Extremität um 10° Cels. und mehr herabzusetzen."[781]

779 Esmarch verwies hier auf Felix von Niemeyer, Lehrbuch, 1871.

780 Esmarch verwies auch auf Stromeyer, „Maximen der Kriegsheilkunst", S. 25.

781 Esmarch, „Verbandplatz [...]", 1871, S. 140 ff.

Die Kältebehandlung mit Eisbeuteln und Eisumschlägen wurde von Esmarch ausgiebig betrieben. Beispielhaft wurde das Verfahren bei schmerzhafter rheumatischer Muskelentzündung angewendet.[782] Von der Verwendung des Eisbeutels wurde in seiner Klinik so eifrig Gebrauch gemacht, dass Esmarch von der Kieler Bevölkerung kurz „Fiete Isbüdel" genannt wurde. Auch war sein Verbrauch an Eis so erheblich, dass er seinem Schwiegervater gestehen musste: *„Unser Eiskeller ist für die Bedürfnisse des Hospitals nicht groß genug ausgefallen; obgleich sich das Eis sehr gut darin gehalten hat."*[783]

Von Fachkollegen wurde Esmarchs Verfahren mehrfach und ausführlich kommentiert.

Biedermann schrieb ihm: *„Ich habe bis jetzt noch nicht den Muth gehabt, Eis bei [...] Gelenkentzündungen anzuwenden. Bei einer Behandlung von Entzündungen des Unterkiefers habe er dies jedoch neulich mit gutem Erfolge ausgeführt."*[784]

Billroth informierte anhand eigener Erfahrungen mit der Kälteanwendung bei über 500 Fällen in der chirurgischen Abteilung, u. a. bei schweren Verletzungen, bei Eiterungen, Wunden an Extremitäten sowie bei Gelenkentzündungen. Er bat Esmarch um eine Mitteilung über die Anwendung von Kälte bei Komplikationen bei Frakturen.[785]

In seinen Ausführungen zur Amputationswunden-Behandlung schrieb Loew, Stabsarzt in Stralsund: „An das permanente [Wasser]Bad und die Immersion schliesst sich die Methode der consequenten Eisbehandlung an, welche besonders von Esmarch, wenn auch nicht vorzugsweise für Amputationswunden empfohlen worden ist. Sie wirkt, wenn sie nach Esmarch in der Form von Eisbeuteln angewandt wird, rein durch Wärme-Entziehung, also antiphlogistisch und ist daher sehr am Platze, wo hochgradige Entzündungen die Neigung der Wundsecrete zu putrider Zersetzung begünstigen."[786]

Rohlfs meinte zwar, dass die „Beobachtungen Esmarch's [...] die höchste Beachtung [verdienten]. Er bezweifelte jedoch, „dass die Anwendung der Kälte die Quellen der abnormen Wärmebildung beseitigt."[787]

782 Briefe vom 17.02.1871, 14.04.1891 u. 17.02.1895 an Prinzessin Henriette von Esmarch

783 Briefe vom 01.01. u. 28.01.1862 an Stromeyer von Esmarch aus Kiel, s. a. Eufinger, S. 47

784 Brief vom 16.12.1862 an Esmarch von Biedermann aus Leipzig

785 Brief vom 09.03.1871 an Esmarch von Billroth aus Wien

786 Loew: „Ueber Pyämie und ihre Prophylaxis bei Amputationen" in: Archiv [...], 1877, Bd. 21, 3. Heft, S. 547 ff., sowie 4. Heft, S. 735 ff. und S. 764 f.

787 Rohlfs, 1885, S. 390 f.

Zur Anwendung der Kälte generell schrieb Schmölling Esmarch das Verdienst zu, „dass dieses hervorragende Mittel, welches heute mit an erster Stelle in der konservativen Behandlung in der Chirurgie steht, wieder zu Ansehen gebracht wurde."[788]

Im April 1875 empfahl Esmarch beim 4. Kongress der Deutschen Gesellschaft für Chirurgie ein Verfahren „durch welches sich in manchen Fällen eine constante Wärmeentziehung auf sehr einfache und zweckmässige Weise erzielen lässt. Es besteht darin, dass man einen Strom von Eiswasser durch einen Kautschukschlauch laufen lässt, den man um den zu kühlenden Theil wickelt. [...] Die kühlende Wirkung dieser ‚Kühlschlange' ist sehr beträchtlich, da sie das Glied rings umgiebt [...] man kann ferner dies Verfahren leicht mit anderen entzündungswidrigen Mitteln verbinden, als mit hoher Lagerung und Distraction [...]. Ich habe dasselbe Verfahren auch zur Abkühlung des ganzen Körpers zu verwerthen gesucht, indem ich einen langen Gummischlauch auf einer leinenen Decke so festnähen liess, dass er in dichten parallel laufenden Windungen die eine Seite derselben bedeckte. [...] Breitet man eine solche ‚Kühldecke' über einen nackten Körper aus und lässt einen Strom von Eiswasser durch den Schlauch laufen, so kann man in kurzer Zeit eine sehr beträchtliche Abkühlung hervorbringen. [...] Ich habe die Kühldecken bei fieberhaften Krankheiten bereits mit sehr gutem Erfolge benutzt. [...] [Auch] bei schweren Erysipelen halte ich die allgemeine Wärmeentziehung für ein sehr werthvolles Mittel."[789] Dem Kongress 1876 legte Esmarch die von ihm beschriebene Kühldecke „in der verbesserten Form vor, die er bereits vielfach sowohl im Hospital, wie in der Privatpraxis mit gutem Erfolge angewendet hatte."[790]

Eine weitere Möglichkeit der Wärmeentziehung sah Esmarch in der Wirkung des Seebades. Er wolle „auf den heilsamen Einfluss aufmerksam [...] machen, den in den meisten Fällen von sogenannten scrophulösen Gelenks- und Knochenerkrankungen die kalten Seebäder auszuüben pflegen. [...] Ich habe hinreichende Gelegenheit, über die günstige Wirkung der Seebäder Erfahrungen zu sammeln, denn in jedem Sommer lasse ich, sobald die Badezeit beginnt, sämmtliche Kranke der chirurgischen Klinik, welche an den genannten und ähnlichen Krankheiten leiden und deren Zustand den

788 Schmülling, S. 18 ff.

789 Verhandlungen [...], 1875, I, S. 96–98.

790 Verhandlungen [...], 1876, I, S. 89

Transport bis zum Ufer oder Badefloss nur irgend gestattet, täglich ein kurzes Bad in unserem Hafen nehmen."[791a]

Dies habe, so Esmarch, „diesen elenden, blassen und kränklichen Individuen" so gut getan, dass er sie „gegen Ende der Badezeit [...] kaum wieder erkennen kann. Knochen- und Gelenkfisteln heilen während dieser Zeit oft auffallend schnell und dauernd, die Schwellungen der Gelenke nehmen sichtlich ab und die Function derselben stellt sich bisweilen in unerwarteter Weise wieder her."[791b]

Verpflichtungen und Reisen

Ende März bis Mitte April 1861 war Esmarch in Hannover, traf sich mit Stromeyer und hielt am 13. April einen Vortrag im ärztlichen Verein zur Behandlung von Hasenscharten. Zum Ende des Sommersemesters schrieb er an Marxen, dass er vorhabe, Mitte August in die Schweiz zu gehen, *„denn der Sommer hat mich ziemlich stark mitgenommen; eine beträchtliche Zahl größerer Operationen hat meinem Nervenzustand etwas zugesetzt, so daß ich jetzt mich immerfort müde u. abgespannt fühle."*[792] Nachdem er in Hamburg am 10. und 11. August 1861 mehrere Konsultationen durchgeführt hatte, unternahm Esmarch die geplante Erholungsreise in die Schweiz bis Ende September, die er auch für Treffen mit auswärtigen Kollegen sowie zu Besuchen in Kliniken u. a. in Davos, St. Moritz, Chur, Zürich und Bern (Augen-OP-Technik) sowie in Freiburg, Stuttgart (heilgymnastisches Institut) und Heidelberg nutzte. Vom 16. bis 29. September war Esmarch erneut in Hannover zum Austausch mit Stromeyer und anschließend bis zum 2. Oktober in Hamburg.[793]

Zu Beginn des Jahres 1862 schrieb Esmarch Stromeyer erstmals über seine finanziellen Verhältnisse und erwähnte dabei: *„Die Tage des Umschlages sind glücklich vorüber gegangen, ohne dass es mit uns zum Banquerott gekommen ist."*[794] Der Umschlag spielte durchgehend eine wichtige Rolle bei Esmarchs Geldgeschäften. So informierte ihn sein Bruder Christian Mitte Januar 1902, dass der Umschlag bis auf einige

791 a) u. b) Vgl. Esmarch, „Ueber chronische Gelenkentzündungen", 1866; s. a. Rogge, S. 35 ff.

792 Brief vom 04.08.1861 an Marxen von Esmarch aus Kiel

793 Esmarch, Notizbüchlein „1861 Schweiz – Hamburg"

794 Brief vom 28.01.1862 an Stromeyer von Esmarch aus Kiel

säumige Zahler *„die auf energische Zahlungsschreiben, wenn auch etwas später bezahlen – doch recht gut abgelaufen [ist].“*[795] Auch erwarb Esmarch Aktien der „Levico-Vetriolo Heilquellengesellschaft“.[796] Allerdings war dies nicht ohne Risiko, denn er schrieb an Christian: *„Die Aussichten in Levico scheinen sich langsam zu bessern, doch ist fürs Erste noch an Zinsen nicht zu denken.“*[797] Aus einem Brief geht hervor, dass Esmarch Wilhelm Ahlmann insgesamt M 24 844,40 schuldete; er bat Christian, eine ihm ausstehende *„Entschädigung vom Eisenbahnfiscus“* zu nutzen, um *„reines Blatt bei W. Ahlmann [zu] machen“*.[798]

Anlässlich einer Fahrt nach Holland vom 3. bis 20. April 1862 besuchte Esmarch täglich die Augen-Klinik von Donders, wirkte an mehreren Behandlungen mit, hörte Vorlesungen, u. a. über Physiologie, nahm an einer Sitzung des ärztlichen Vereins teil und traf sich mit mehreren weiteren Fachkollegen.[799] Anschließend reiste er über Düsseldorf, wo er u. a. Dr. Moorens Klinik aufsuchte, nach Hannover. Mitte Mai war Esmarch zu Gast in England bei Dr. Little, *„einem der angesehensten Ärzte in London [...] Ich wurde von ihm allenthalben eingeführt, habe die meisten berühmten Chirurgen kennen gelernt und unendlich Vieles gesehen u. gelernt.“*[800]

Für den weiteren Verlauf des Jahres 1862 vermerkte Esmarch neben vielen Begegnungen mit Kollegen in Kiel regelmäßige Treffen des Physiologischen Vereins[801] sowie Sitzungen des (Kieler) Ärztlichen Vereins. Mehrmals hielt Esmarch Vorträge vor dem Verein Schleswig-Holsteinischer Ärzte über chirurgische Krankheitsformen, die „in ihren Anfängen meist durch verhältnismäßig unbedeutende chirurgische Eingriffe geheilt werden können, während sie, sich selbst überlassen, [...] bald in einer Weise um sich greifen, dass sie schließlich entweder gar nicht oder nur durch die eingreifendsten, schwierigsten und gefährlichsten Operationen zu heilen sind.“ Er forderte deshalb die sorgfältige und frühzeitige Diagnose des Leidens, das dann sofort energisch zu bekämpfen sei.[802]

795 Brief vom 21.01.1902 an Esmarch von Christian Esmarch

796 Eine Gesellschaft, die das Heilwasser der Levico-Quelle in Vetriolo, Trentino/Italien vertrieb.

797 Brief vom 07.07.1902 an Christian Esmarch von Esmarch aus Kiel

798 Brief vom 21.07.1902 an Christian Esmarch von Esmarch aus Kiel

799 Esmarch, Notizbüchlein „1862 Holland Hamburg“; erwähnt wurden Donders, Dr. Verloren, Prof. Niemeyer, Prof. Brill, Dr. Doyer, Prof. Hoek.

800 Brief vom 24.05.1862 an Harald Marxen von Esmarch aus London

801 Treffen des Physiologischen Vereins fanden statt bei Esmarch, Kirchner, Litzmann, Jessen, Bartels, Behn und Bockendahl.

802 S. dazu Rogge, S. 50

Zu den Schwerpunkten seiner klinischen Tätigkeit berichtete er: *„Eine große Reihe von interessanten Operationen habe ich in diesem Semester bereits ausgeführt, und wir können mit den Resultaten bis jetzt im allgemeinen sehr zufrieden sein. Wie ich erwartet hatte, kamen gleich zu Anfang des Semesters drei Ovariencysten hier an [...] Am meisten Mühe, aber auch am meisten Freude machten mir zwei Uranoplastiken, welche ich gestern und heute gemacht und wobei ich mich ganz an Langenbecks Schilderung gehalten habe; die Vereinigung des ganz gespaltenen Gaumens gelang vollkommen in der ganzen Ausdehnung der Spalte.“*[803] Bereits 1851 hatte Esmarch auf seiner Reise in Paris die Technik kennengelernt, nach einer Lippenspalten-Operation eine Lippenvereinigung zu erzielen. Später übernahm er Dieffenbachs Technik, die Naht der Schleimhaut in den Mundvorhof zu legen. Dann ermöglichten eine verbesserte Nahttechnik und die Einführung von sterilem Nahtmaterial die Durchführung effektiverer Plastiken. Für den operativen Verschluss einer Spalte des weichen Gaumens hatte Langenbeck 1861 erstmals die Methode der „Uranoplastik“ erfolgreich durchgeführt, die Esmarch dann 1862 anwendete.[804] An weiteren Operationen in diesem Zeitraum nannte Esmarch u. a. Eingriffe an der Blasenspalte, am Herzen sowie bei Geschwülsten.[805] Stromeyer informierte er, dass er bei einem kleinen Jungen, *„der vor 10 Tagen an diphtherischem Croup erkrankte [...] abends die Tracheotomie machen mußte. Anfangs ging es ihm danach viel besser.“*[806a] Vier Tage später starb er jedoch *„und wir fanden heute bei der Sektion gleichfalls croupöse Gerinnsel, welche bis in die feinsten Bronchien sich verfolgen ließen. Es ist eine entsetzliche Krankheit, und wir zittern bei dem Gedanken, dass eins von unseren Kindern davon befallen werden könnte.“*[806b]

Als weitere Aktivitäten in den ersten Monaten des Jahres 1863 notierte Esmarch für den 28. Februar in der „Harmonie“ einen Vortrag „Über Bau des Auges und Sehen“.[807a] Ferner führte er mehrere Fahrten nach Hamburg auf mit vielen Konsultationen, mehreren Behandlungen von Patienten, Visiten und Behandlungen im Krankenhaus in Altona, Treffen mit Kollegen sowie mehrere Fahrten nach Flensburg.[807b] Den April 1863 nutzte Esmarch für eine Vielzahl von Treffen – teils verbunden mit Besuchen von Krankenhäusern – mit Fachkollegen in Berlin vom 6. bis 13. April, ehe er sich auf eine Rundreise vom 14. bis 23. April nach Magdeburg, Leipzig, Würzburg, Wies-

803 Brief vom 22.11.1862 an Stromeyer von Esmarch aus Kiel

804 Vgl. Petersen (1994), S. 43 ff., und Esmarch, Operationen an Kopf und Hals, S. 112 ff.

805 Briefe vom 11.02.1863 an Marxen von Esmarch aus Kiel

806 a) u. b) Briefe an Stromeyer vom 20. u. 21.02.1863 von Esmarch aus Kiel

807 a) u. b) Esmarch, Notizbüchlein 1863

baden und Bonn, auch dort mit Begegnungen mit Fachkollegen, begab.[808a] Vom 1. bis 23. Mai war Dr. Louis Little zu Besuch in Kiel, suchte die Kliniken auf und führte mehrere Operationen durch.

Über Hamburg, Hannover und Friedrichshafen fuhr Esmarch Ende Juli 1863 in die Schweiz. Vom 1. bis 26. August war er in Zürich und besuchte u. a. das Hospital von Billroth.[808b] Es folgte vom 26. August bis 16. September eine Rundfahrt in der Schweiz mit Anna und Bartels, ehe Esmarch über Freiburg und Marburg nach Hannover am 18. September fuhr, wo er bei Stromeyer bis zum 14. Oktober blieb. Zurück in Kiel notierte er für den 18. Oktober: „50j. Feier der Schlacht bei Leipzig in der Harmonie (alles Andre verboten!)“.[808c]

Teilnahme am Deutsch-Dänischen Krieg 1864

Wiederholt tauchten in Briefen Esmarchs aus dieser Zeit Befürchtungen auf, dass der Frieden gefährdet sei, so im Oktober 1863: *„Auch werden die Kriegsaussichten ja immer drohender.“* Im November 1863 berichtete er von Truppenbewegungen in Holstein.[809] Ende Dezember 1863 erhielt Esmarch ein Schreiben vom Herzog: *„Seine Hoheit gedenken, so wie die Armeeformation vorgenommen werden kann, Ihnen die Geschäfte als Generalstabarzt zu übertragen. In dieser Verwendung werden Sie von Seiner Hoheit ersucht, schon jetzt die Entwürfe vorzubereiten, die gleich oder etwas später rücksichtlich der Militärärztlichen Ordnung, Lazareth-Verwaltung pp. als feste Bestimmungen ausweisen müssen.“*[810a] Esmarch wurde ferner ersucht, *„die Herbeischaffung von Militärärzten zu bedenken, wenn auch die Aufstellung noch nicht erfolgen kann.“*[810b]

Esmarch erklärte sich daraufhin bereit, alles in seinen Kräften Stehende zu tun, um den *„ehrenvollen Auftrag“* des Herzogs zu erfüllen. Er hoffte *„eine hinlängliche Zahl von tüchtigen Militairärzten für die Armee herbeizuschaffen, falls dieselben nur gleich günstige Bedingungen“* erhielten, wie in anderen deutschen Armeen. Dann nannte er als die Bedingung, die dafür den Ausschlag geben würde *„die völlige Gleichstellung der Militairärzte mit den Combattanten“*. Nach seinen Erfahrungen hätten *„gerade die besten*

808 a)–c) Notizbüchlein 1863

809 Briefe vom 24.10. u. 22.11.1863 an Stromeyer von Esmarch aus Kiel

810 a) u. b) Brief vom 24.12.63 an Esmarch von Oberst Friedrich Caesar Ludwig Rudolph du Plat (1804–1874) aus Gotha: s. a. Stromeyer, S. 374

Ärzte das Zurückstehen hinter den Officiren gleichen Grades sehr drückend empfunden." Seine Aufgabe würde wesentlich erleichtert werden, wenn er den anzustellenden Ärzten die „*Gleichstellung mit den übrigen Officiren zusagen könnte*".[811] Diese Zusage erhielt er nicht, es kam auch nicht zu seiner Berufung.

Ab Januar 1864 war Esmarch zunächst aktiv an der Planung des Sanitätswesens sowie an der Vorbereitung von Lazaretten im Lande beteiligt. Mitte Januar fuhr er mit Völckers nach Quickborn zur dortigen hannoverschen Sanitätskompagnie und ließ sich die vorhandenen Materialien zeigen, dann nach Hamburg zum Treffen mit österreichischen Militärärzten, anschließend nach Emsbüttel zum „*mäßig eingerichteten*" österreichischen Lazarett und danach nach Altona zum hannoverschen Lazarett.[812] Aus Kiel berichtete er, dass er eine „*‚Bahre' habe anfertigen lassen, damit die Studenten die Hülfeleistungen der Sanitätssoldaten im Felde üben. [...] In der nächsten Woche beginne ich ein Colleg über Kriegschirurgie, woran sich vermuthlich viele Zuhörer betheiligen werden. Wäre doch die Zeit der Erwartung, des Hoffens und Fürchtens bald vorüber.*"[813]

Gleich nach dem Gefecht bei Oeversee am 6. Februar 1864 eilte Esmarch von Kiel nach Schleswig, wo er mit Völckers und seinen Schülern den verwundeten Österreichern erste Hilfe leistete. Zur Situation nach dem Gefecht bei Oeversee wurde berichtet: „Es lagen an sechzehnhundert Verwundete [...] hilflos am Schlachtfelde, am Wege, im Orte umher. Mir ward die Aufgabe, für sie zu sorgen; es fehlte an Allem, vorzüglich an Aerzten. Ungerufen, einzig dem Herzendrange und der Pflicht seines Berufes folgend, eilte Esmarch an der Spitze von dreißig Aerzten und Schülern herbei und ward sofort – der Fremde in unserm Kreise, aber doch einer der besten von Allen – die leitende Seele, meine rechte Hand, meine beste Stütze. Nie werde ich den Moment vergessen, als ich erfuhr, ‚Esmarch ist da' – ein Stein fiel mir vom Herzen. Hunderte und Hunderte unserer Landeskinder verdanken ihm ihr Leben. [...] gar Viele mögen nur mehr des Mannes sich erinnern, der ihnen Trost und Hülfe brachte."[814] Bei Kranken und Verwundeten war Esmarch außerordentlich beliebt.[815] Für sein

811 Brief vom 01.01.1864 an Oberst du Plat von Esmarch aus Kiel

812 Esmarch, „Journal zu 1864" ff., Loseblattsammlung unter A 1/3 20/35 – „Material für eine Biographie" sowie Notizbüchlein „1864 Flensburg (Krieg)"

813 Brief vom 22.01.1864 an Stromeyer von Esmarch aus Kiel

814 Bericht von Graf Heinrich Karl Michael von Attems-Petzenstein (1834–1909), damals Hauptmann im Infanterieregiment Nr. 6 in der Rubrik „Personalien" in der Grazer „Tagespost", Ende März 1880

815 Köhler,1904, S. 212 f.

Engagement erhielt Esmarch den österreichischen „Orden der eisernen Krone“. Dazu ihm schrieb Dr. Wilhelm Schlesinger, Mitglied im Ausschuss des Patriotischen Vereins von Wien: *„Sie sind der einzige Arzt, der diesen Orden erhalten hat.“* Middeldorpf vermerkte dagegen: *„Ich staune, dass Sie noch keine preußische Auszeichnung erhalten haben. [...] Die Erinnerung an Sie ist ein schönes Capitel im großen Gedenkbuch des Schleswigschen Krieges.“*[816]

Von den Militär- und Zivil-Ärzten, mit denen der damals 41-jährige Esmarch in den Lazaretten in Flensburg und Glücksburg nach dem Gefecht bei Oeversee am 6. Februar 1864 zusammengearbeitet hatte, erhielt Esmarch ein Album als ein gemeinschaftliches Geschenk. Der Bildband enthält 39 Fotos, darunter 26 Porträt-Aufnahmen von den mehrheitlich dort tätigen preußischen Militär-Ärzten sowie 13 Fotos von Bauten und Lazaretten, in denen die Verwundeten damals behandelt wurden. Die Ärzte widmeten das Album „[...] dem ausgezeichnetsten menschenfreundlichsten gelehrtesten Friedrich Esmarch, Doktor der Medizin und Chirurgie und ordentlicher Professor an der Christian-Albrechts-Universität, der nach dem ausgezeichneten Gefecht, das bei dem Dorfe Oeversee geführt worden war, in höchster Gefahr aus eigenem Antrieb zu Hilfe geeilt ist und mit unermüdlichem Eifer sowohl in der Unterweisung der Kollegen in der Art und Weise als auch durch reichlichste Hilfeleistung mit seinen Gerätschaften sich aufs Beste um die Lazarette des verbündeten Heeres verdient gemacht hat.“[817]

Esmarch suchte zwischen dem 7. Februar und 30. April 1864 mehrere Lazarette und Hospitäler auf.[818] Am 17. März war er in Broacker und kam *„gerade zur rechten Zeit, um ein Gefecht mit anzusehen, welches eben begonnen hatte. Aber die Dänen wurden rasch wieder in die Schanzen zurück getrieben und es gab nur wenige Verwundete.“* Bei einem zweiten, ebenso vergeblich verlaufenden Ausfall

816 Brief vom 25.04.1864 von Wilhelm Schlesinger, Mitglied im Ausschuss des Patriotischen Vereins von Wien, sowie vom 28.12.1864 von Middeldorpf an Esmarch aus Breslau

817 Vgl. Stolz, „Das Esmarch Album“, das in der Landesgeschichtlichen Sammlung der Schleswig-Holsteinischen Landesbibliothek aufbewahrt wird.

818 Esmarch, Notizbüchlein 1864, Stationen seiner Besuche waren Schleswig, Eckernförde, Kiel, Flensburg, u. a. auch die lateinische Schule, Neuwerk und Leisners Hof, de Meza-Lazareth, Gravenstein, Nübel, Bellevue, Schnabeck, Stenderup, der Verbandsplatz bei Eggesund, Bürgervereinslazareth Flensburg, mehrfach das Johanniter-Hospital und der Kaiserhof.

am Abend dieses Tages hatte es dann auf dänischer Seite *„Verluste von 270 Gefangenen und viele Verwundete"* gegeben.[819]

Von Flensburg aus führte Esmarch eine Vielzahl von Visiten in Lazaretten durch. Im „Bellevue" erörterte er die Unterbringung und Versorgung von Verwundeten, führte Behandlungen sowie mehrere Resektionen, Amputationen, die Anlegung von Gipsverbänden und Schienen durch. Parallel zu den Tagebucheintragungen führte Esmarch auf der linken Seite seines Notizbüchleins u. a. ausführlich Instrumente und Materialien auf, die er bei den Untersuchungen und Behandlungen damals einsetzte.[820]

Oskar Obenaus berichtete von seiner damaligen Behandlung als 18-jähriger „Cavallerie-Cadet". Er wurde *„in bejammernswerthem Zustande"* nach Schleswig transportiert, wo Esmarch *„in liebenswürdiger und in der außerordentlich gütigsten Art sich speciell um [ihn] bekümmerte."* Obenaus nahm auch am Feldzug 1866 teil und erlitt eine schwere Verwundung. Das Projektil wolle er, wie er an Esmarch schrieb, *„in meinem Körper weiter sitzen [lassen]."* Darauf antwortete Esmarch, dass er sich seiner sehr wohl entsinne und schrieb: *„Lassen Sie Ihr Geschoß ruhig sitzen und vermachen es mir nach Ihrem, hoffentlich noch fernen Tode für meine Sammlung."*[821]

Aus Österreich schrieb Dumreicher Mitte Februar 1864 an Esmarch, dass Dr. Seybold im Auftrag des österreichischen Staatsministers sich in das Hauptquartier von Baron Gablenz begeben habe und bat Esmarch um kollegiale Unterstützung, *„da Sie mit den Verhältnissen vertraut sind."*[822] Ebenfalls aus Wien schrieb Carl W. Whistling, Mitglied der k.k. geographischen Gesellschaft, dass er sich mit einem *„Mann von dem Umfange des Wissens und der Erfahrung"* wie Esmarch über die *„Verhältnisse in den Spitälern"* erneut austauschen wolle.[823]

819 Brief vom 20.03.1864 an Stromeyer von Esmarch aus Flensburg

820 Als besondere Fälle führte Esmarch an: „Situation eines Schusses in die Wirbelsäule", „Zerschmetterung der cap. hum u. scap", „4 Fälle u. a. Neuritis mit plötz. Erblindung, Catarrh, Gonitis, Ostitis", „Trismus bei einem Verwundeten in lat. Schule nicht amputiert", „Unterbindung der couralit angesichts einer Schußverletzung des Oberschenkels".

821 Brief vom 10.01.1899 von Obenaus, Stationschef in Wien; Antwort Esmarchs vom 14.01.1899

822 Briefe an Esmarch vom 16.02.1864 von Dumreicher aus Wien sowie vom 16.02. u. 23.03.1864 von Fürstenberg u. von Bänzinger aus Wien m. d. B. um Verwendung für ihren Einsatz

823 Brief vom 29.02.1864 an Esmarch von Whistling aus Wien

Aus Flensburg berichtete Esmarch: *„Eine Unzahl von Aerzten aus allen Ländern strömt hier zusammen [denen er u. a. das Lazarett zeigte], namentlich Militärärzte, unter denen aber die Hannoverschen Aerzte eine ganz außerordentliche hervorragene Stellung einnehmen.“*[824] Am 28. März 1864 traf Esmarch sich nach dem Gefecht bei Nübel bei Dr. Stückradt mit Völckers, besuchte Herzog Friedrich und erörterte mit den dortigen Ärzten eine Vielzahl militärärztlicher Themen. Im Flensburger Lazarett der Johanniter machte er am 3. April 1864 eine Unterbindung und unterstützte den dort leitenden Arzt Dr. Ressel. Über seine Rolle als „consultirender“ Chirurg insbesondere in Flensburg schrieb Esmarch an Stromeyer: *„Die meisten hiesigen preußischen Militärärzte ziehen mich gerne zu Rathe und thun, was ich ihnen rathe; Im Ganzen sind in den letzten Wochen hier in Flensburg 6 Resektionen und 4 Amputationen vorgenommen.“*[825]

Ochwadt schrieb Esmarch, nachdem dieser Flensburg verlassen hatte: *„Das längere Zusammensein und gemeinsame aerztliche Wirken am hiesigen Orte [...] hat sowohl die sämmtlichen Aerzte meiner Lazarethe als auch namentlich mich Ew. Hochwohlgeboren [...] lieben und schätzen gelehrt.“* Ferner wollte er Esmarch *„noch persönlich meinen herzlichsten Dank für die so treue Unterstützung in der drangvollen Zeit aussprechen.“*[826]

Als die preußische Armee am 18. April 1864 den endgültigen Sturm auf die Schanzen von Düppel durchführte, war Esmarch in unmittelbarer Nähe. Sehr anschaulich waren die Eintragungen in seinem Notizbüchlein: Am 18.04.: „Sturm der Düppler Schanzen, um 10 abgefahren, um 2 in Broacker, zu den Gammelmarter Batterien – Oberst Neumann, Hüter, Prof. Kretschmar, v. Camphausen, Resection und Amputation (Dr. Wuttich) durchgeführt – nachts nach Flensburg“. Am 19.04.: „Alles voll Verwundeter, mehrere Amputationen und Resectionen – Visite vieler Lazarethe mit Fischer“. Am 20.04.: „Nach Nübel (mit Hüter) und Langenbeck nach Stenderup und Broacker – Oberstabsarzt Dr. Gielen führt Resection durch – nachts nach Flensburg“. Für die Tage vom 21. bis 28. April eine Vielzahl von Amputationen vor allem in der lateinischen Schule in Flensburg. Für den 25.04: „Visite in Düppel, Niebüll und Broacker mit Little und Thaden“. Am 29.04.: Ein „Operationscurs“ mit Langenbeck im Ständehaus in Flensburg. Für den 30.04.: „Bellevue abends eine Abschiedsfeier“.[827]

824 Brief vom 20.03.1864 an Stromeyer von Esmarch aus Flensburg

825 Brief vom 05.04.1864 an Stromeyer von Esmarch aus Flensburg

826 Brief vom 28.04.1864 an Esmarch von Ochwadt aus Flensburg

827 Esmarch, Notizbüchlein 1864

Im weiteren Verlauf des Feldzuges besuchte Esmarch von Kiel aus mehrere Lazarette, u. a. in Flensburg, Stenderup und Broacker, traf sich mit Fachkollegen, darunter mehrfach mit Bardeleben, nahm am 21. Juni 1864 an einem Fest der preußischen Offiziere im „Düsternbrookhotel“ teil und hielt am 7. Juli im Physiologischen Verein in Kiel bei Bockendahl einen Vortrag über „herid. Syphilis der Augen“.[828] Danzel schrieb an Esmarch aus Hamburg, er wäre gern *„Zeuge der schönen Meister-Chirurgie gewesen, in welcher Sie einer der ersten Acteure waren.“*[829] Bardeleben bat aus Berlin, angesichts Esmarchs *„interessanter Thätigkeit, den Amputierten auf die Beine zu helfen“*, um dessen Rat für künstliche Glieder für *„3 geheilte Oberschenkelstümpfe“*.[830] Werner aus Gießen hoffte, dass es Esmarch nach dem *„Ende des Krieges, an welchem Sie auf eine so segensreiche Weise Theil zu nehmen vermochten [...] wieder vergönnt sein werde, Ihre Thätigkeit nach anderen Richtungen zu wenden, und würde sich sehr freuen, [...] [ihn] als Mitglied der Versammlung deutscher Militärforscher u. Ärzte [am] 16. September [...] begrüßen [zu] dürfen.“*[831]

Esmarchs Wirken fand in Beiträgen in der zeitgenössischen Presse seinen Niederschlag in Artikeln, aus denen eine hohe Wertschätzung hervorging. Ein Rückblick auf die „außerordentlichen Leistungen der hiesigen Lazarethe“ stand im Mittelpunkt eines Artikels in der „Magdeburgischen Zeitung“ nach Kriegsende. Beziffert wurde die Zahl der Kranken und Verwundeten, die teils in Flensburg behandelt, teils in die Lazarette in Rensburg, Kiel usw. überführt wurden mit über 11 000. Dazu hieß es: „Die fungirenden Aerzte haben Ursache, auf die Resultate ihrer Arbeit und ihrer Leistungen mit freudigem Stolz zurück zu blicken und die unermüdliche Aufopferung, mit der sie zu Werke gegangen sind, hat ihnen Dank und Bewunderung zugezogen, nicht nur von Seiten der behandelten Kranken, sondern eines jeden, der Gelegenheit hatte, ihre Berufstreue kennen zu lernen. [...] In hervorragender Weise war auch Professor Esmarch aus Kiel hier thätig und die Lazarethärzte können die hohen Verdienste desselben nicht genug rühmen.“[832]

Ebenfalls die „Illustrirte Zeitung“ widmete einen Artikel mit einem Porträt dem damaligen Einsatz von Esmarch. In der Einleitung hieß es: „In den Lazarethen der verbündeten Armee in Schleswig wird der Name des Professor Esmarch aus Kiel von

828 Ebd.

829 Brief vom 09.06.1864 an Esmarch von Danzel aus Hamburg

830 Brief vom 13.05.1864 an Esmarch von Bardeleben aus Berlin

831 Brief vom 08.08.1864 an Esmarch von Adolf Werner aus Gießen

832 „Magdeburgische Zeitung“, Abendausgabe zu No. 246 vom 20.10.1864

den Aerzten in ehrendster Anerkennung, von den Verwundeten in innigster Dankbarkeit genannt. Denn seit dem Beginn des Feldzuges ist der ausgezeichnete Chirurg, sowie er seine Hülfe für nöthig hielt, nach Schleswig geeilt und hat durch Einrichtung von Lazarethen nach dem Tage von Oeversee [...] durch ärztlichen Rath und ärztliche That, durch Herbeischaffung von Lazarethrequisiten und Apparaten und überhaupt nach allen Seiten hin in einer Weise gewirkt, welche seinen Namen einen ehrenvollen Platz in der Geschichte des schleswig-holsteinischen Winterfeldzuges sichern wird."[833]

Austausch zwischen den Kriegen

Am 14. August 1864 fuhr Esmarch mit Zwischenstationen in Hamburg, Hannover und Frankfurt zur Erholung nach Cannstatt und unterzog sich Kleien- und Salzbädern sowie einer Seifenbehandlung wegen seiner starken Händeleiden. Neben Fahrten nach Stuttgart, Esslingen und nach Baden notierte Esmarch eine Vielzahl von Treffen und Begegnungen mit mehreren Fachkollegen. Von Cannstatt fuhr Esmarch nach Hannover, wo er bis zum 15. Oktober blieb und ebenfalls mehrere Anwendungen erhielt. Zurück in Kiel vermerkte er zahlreiche Treffen mit Kollegen, eine Versammlung des Allgemeinen Ärztlichen Vereins, bei der Esmarch einen „Vortrag über Fortschritte der Kriegsheilkunde" hielt, sowie am 6. November: „Abend beim Herzog zu Tisch" und am 16. November: „Dekane zum Herzog (Adresse)".[834]

Nach dem am 30. Oktober 1864 bestätigten Wiener Frieden wurden die Herzogtümer Schleswig, Holstein und Lauenburg von Österreich und Preußen zunächst gemeinsam verwaltetet. Am 16. Februar 1865 ließ die Kieler Landesuniversität durch die Professoren Planck, Thaulow und Esmarch den österreichischen „Civilkommissaren" gegenüber „die rechtswidrigen Maßregeln und Schliche darlegen, durch welche die Dänen die Universität geschädigt und die schleswigschen Gelehrtenschulen [...] von der Universität abgeschlossen haben." Nach vier Tagen „stellten die Civilkommissare für die Beamten die alte Verpflichtung wieder her, an der Universität Kiel zwei Jahre zu studieren." Auch war die Universität Vorreiter, als am 6. April 1865 Rechtsverwahrung gegen eine etwaige Entscheidung der Londoner Konferenz über

833 „Illustrirte Zeitung", No. 1093, 11. Jg., 1864 ,S. 396 f.; s. zu Esmarchs Wirken auch Schmidt, Horst, S. 56

834 Esmarch, Notizbüchlein 1864 „Cannstatt"

die Person des Herrschers ohne vorherige Befragung des Landes eingelegt wurde.[835] Gegen Esmarchs Eingabe zur „Errichtung einer Universitätsapotheke" wurden jedoch laut Antwortscheiben vom 10. April 1865 seitens der Regierung Bedenken erhoben. [836]

Esmarchs Notizen für den Zeitraum Januar 1865 bis Mitte 1866 wiesen für den 18. Februar 1865 aus: „General Herwarth v. Bittenfeld, Krebsoperation auf dem Schloß; geheilt 26.03." Dann vermerkte er Treffen mit dem Herzog im März, im Mai sowie im Dezember bei General von Gablenz und bei Graf Rantzau. „Publicum über Kriegschirurgie beendigt" notierte Esmarch für den 4. März.[837] Am 8. Juni 1865 nahm Esmarch an einem Treffen des „Vereins Baltischer Ärzte" teil. Ferner wurde er Mitglied in dem damals gegründeten „Verein Schleswig-Holsteinischer Aerzte". Am 18. Oktober hielt Esmarch einen „Vortrag über das künstl. Bein und chron. Gelenkentzündungen" in der Versammlung in Neumünster.[838]

Seine damals veröffentlichten Schrift „Rathschläge für die Eltern scrophulöser Kinder", die in mehreren Tausend Exemplaren verteilt wurde, unterstrich einmal mehr seine Rolle auch als Ratgeber in allgemeinen medizinischen Fragen.[839] Dazu berichtete er später auf einem Chirurgen-Kongress[840] von Fällen, „welche so früh in meine Behandlung kommen, dass es mir gelingt, die Wirbelsäule wieder ganz zur Norm zurückzuführen, und das ist wohl nur möglich in den Fällen, welche sich noch in den ersten Stadien der Verkrümmung befinden. [...] Wenn nun in neuerer Zeit die gründlichsten Untersuchungen tüchtiger Aerzte die Thatsache festgestellt haben, dass die Hauptschuld bei der Entstehung der habituellen Scoliose den unzweckmässigen Schultischen beizumessen ist, so sollte dieser Thatsache vor Allem bei der Behandlung des Anfangsstadiums Rechnung getragen werden. [...] Es kommt doch Alles darauf an, dass die Kinder richtig sitzen, und namentlich darauf, dass die Grössenverhältnisse der Tische und Bänke den Maassen des kindlichen Körpers angepasst sind. [...] Da ich nun die Verpflichtung empfinde, den Eltern, welche mir ihre schief

835 Jansen, Karl, „Schleswig-Holsteins Befreiung", Wiesbaden 1897, S. 247 und S. 281

836 LA 47.6, Nr. 13, Protokollbuch vom 20. Januar 1865

837 Esmarch, Notizbüchlein 1865

838 Loseblattsammlung unter A 1/3 20/35 – „Material für eine Biographie", „Auszüge aus seinen Notizbüchern", teils von fremder Hand, teils von Esmarch selbst, teils mit seinen Bemerkungen

839 Esmarch, „Rathschläge für die Eltern scrophulöser Kinder" sowie „Zur Belehrung über das Sitzen der Schulkinder. Für Lehrer und Eltern schief und kurzsichtig werdender Kinder", Kiel 1865

840 Verhandlungen [...], 1883, I, S. 60 f.

werdenden Kinder bringen, auseinander zu setzen, dass die unzweckmässigen Schulsitze die Hauptschuld tragen, und dass sie Alles daran setzen müssen, ihren Kindern bessere Schulsitze zu verschaffen, [...] habe ich eine kurze Belehrung über 'das Sitzen der Schulkinder' abgefasst, in welcher ich in wenigen kurzen Sätzen mit Hülfe von einigen Zeichnungen die Hauptpunkte, welche beim Schulsitz in Betracht kommen, dargelegt habe. Dieses Schriftstück [...] gebe ich Müttern schief werdender Kinder, fordere sie auf, dasselbe aufmerksam zu lesen und dann mit den Lehrern der Schule, die ihre Kinder besuchen, über den Schulsitz ihrer Kinder zu verhandeln. Es giebt bekanntlich schon eine grosse Menge von modernen Schulsitz-Systemen, welche alle mehr oder weniger dieselben Zwecke verfolgen, aber mit Hülfe dieser kleinen Anweisung können sich die Eltern selbst davon überzeugen, ob ihre Kinder in der Schule zweckmässige oder unzweckmässige Sitze haben."[841]

Vom 8. August bis 30. September 1865 unternahm Esmarch eine weitere größere Reise. Nach einem Besuch in Zürich im dortigen Hospital machte er vom 12. August bis 1. September mit Billroth eine ausgedehnte Rundfahrt durch die Schweiz. Am 2. September traf er sich in Basel bei Professor Sozin mit weiteren Kollegen, fuhr dann über Karlsruhe nach Heidelberg, um dort am 4. und 5. September an der „1. Sitzung des Augen-Congresses" teilzunehmen. Nach einem mehrtägigen Aufenthalt in Badenweiler reiste er weiter nach Hannover, wohnte bei Stromeyers und kehrte Ende September nach Kiel zurück.[842]

Nicht zuletzt aufgrund seiner Tätigkeit als Kriegschirurg hatte Esmarch sich dem Thema der künstlichen Glieder zugewandt und übertrug seine Erfahrungen auch auf seine privatärztliche Tätigkeit. Esmarch schickte Stromeyer das Manuskript von seinem Vortrag über das *„künstliche Bein"*, bat ihn um Weitergabe und schrieb, er habe *„den Vortrag noch etwas weiter ausgeführt mit [...] Zeichnungen illustriert."*[843]

Mehrfach wurde Esmarch von Kollegen zu den von ihm entwickelten Prothesen und seiner Abhandlung darüber angeschrieben und um weitere Informationen bzw.

841 Ebd.

842 Esmarch, Notizbüchlein 1865

843 Brief vom 13.12.1865 an Stromeyer von Esmarch aus Kiel; „Beschreibung eines künstlichen Beines", veröffentlicht in Archiv [...], 1866, Bd. 7, S. 806 ff.

Anfertigungen gebeten.[844] Dr. Friedrich aus Remmlingen bedankte sich, *„verbindlich für Uebersendung Ihrer Broschüre ‚Beschreibung eines künstlichen Beines'. Sie kommt mir sehr gelegen zur jetzigen Zeit und ich habe manchen Vortheil daraus gezogen."*[845] Die große Anerkennung, wenn es darum ging, einem *„verstümmelten Menschen ein möglichst brauchbares Ersatzglied zu verschaffen"*, geht aus dem Brief von Dr. A. Roth aus Stuttgart hervor. In seinem Brief ging es *„um eine künstliche Hand [...] für einen 23jährigen Arbeiter des Hofmarschalls, Grafen von Stenküll"*, dem nach einem Unfall die rechte Hand amputiert werden musste.[846]

Von Fachkollegen wurden Esmarchs Prothesen sehr positiv bewertet. Max Schede zählte das von Esmarch ausgeführte Fußgelenk „als Kugelgelenk mit allseitiger Beweglichkeit" sowie das von ihm und Beckmann entwickelte „künstliche Bein für Oberschenkelamputirte" zu den „gebräuchlichsten und besten Prothesen". Hermann Fischer vermerkte zu den Prothesen: „Unter den mit Metallfedern construirten künstlichen Beinen gebührt dem von Esmarch-Beckmann angegebenen entschieden der Vorzug! [...] Dasselbe zeichnet sich besonders durch die Einrichtung des oberen, für den Oberschenkelstumpf bestimmten Theiles aus, gibt dem Körper eine bequeme und sichere Stütze, ahmt die Bewegungen des natürlichen Beines beim Gehen in vollkommener Weise nach, ohne dass der Stumpf dabei in irgend einer Weise belästigt wird und ist ausserordentlich billig."[847]

Ein weiteres Thema, das Esmarch in dieser Zeit stark beschäftigte, waren Gelenkentzündungen. Bereits 1861 hatte er darüber geschrieben:

> „Zu den wichtigsten Krankheitsformen, welche in der chirurgischen Civilpraxis vorkommen, gehören ohne Zweifel die Gelenkentzündungen der verschiedensten Art, weil sie so oft den Verlust eines Gliedes oder selbst des Lebens zur Folge haben, wenn sie nicht von Anfang an richtig und energisch genug behandelt werden. [Häufig] kommen die frischen und acuten Entzün-

844 Briefe von Dr. Westphal vom 28.05.1866 aus Schleswig, von Gurlt vom 30.11.1866 mit der Bitte um Aufstellung einer Liste der mit Prothesen versehenen Personen, von Rechtsanwalt Hellhoff vom 27.07.1866, von Dr. Leontine aus Memmingen am 09.03.1871 und von Heine aus Prag am 12.05.1877

845 Schreiben vom 20.06.1866 an Esmarch von Dr. (E. P.) Friedrich aus Remmlingen

846 Brief vom 13.09.1864 an Esmarch von Dr. A. Roth aus Stuttgart; an das Ende des Briefes hatte Esmarch mit Bleistift Skizzen eines künstlichen Unterarmes mit Haken gezeichnet.

847 Fischer, Kriegschiurgie II, S. 1018, u. Kriegschirurgie I, S. 427 f., mit einer sehr ausführlichen Beschreibung, sowie Fischer, 1905, S. 151; auch bei Schede, in: Pitha, Handbuch, S. 278 ff., 323 ff., 371, 381 ff. mit mehreren Illustrationen

dungen der Gelenke viel seltener zur Behandlung, als die verschleppten und chronischen Formen. Manche Aerzte [...] belegen sie mit dem Namen scrophulöses Gelenkleiden und richten ihre Behandlung mehr gegen die angenommene Dyskrasie als gegen das örtliche Leiden." Dagegen meinte Esmrach, „dass man [...] viele Fälle zu den dyskrasischen rechnet, welche nichts Anderes sind, als vernachlässigte und verschleppte Entzündungen einfacher Art [...]. In der ganzen Chirurgie ist vielleicht nirgends der Grundsatz „principiis obsta" so wichtig, als bei der Behandlung der Gelenkentzündungen. In frischen Fällen [...] hilft die Eisbehandlung fast immer schnell und sicher, wenn sie richtig angewendet wird."[848]

Im Juli 1865 schickte Esmarch Stromeyer seine Ausführungen „Ueber chronische Gelenkentzündungen" und einen Separatabdruck seines Vortrages dazu.[849]

Esmarch stellte zunächst fest, dass sich unter den Patienten seiner Klinik durchschnittlich mehr als 10 % befänden, die mit chronischen Gelenkentzündungen behaftet waren. Solche Entzündungen führten bei nzweckmäßiger Therapie in der Regel zur Vereiterung der Gelenke, günstigenfalls zur Verknöcherung der Spontanluxation.
Um mit einer wirksamen Therapie sofort beginnen zu können, müsse die Diagnose der Gelenkentzündung so früh wie möglich gestellt werden. Als Hauptsymptom blieben immer die Störung der Funktion des Gelenkes, die Fixation durch krankhafte Muskelspannung in einer gewissen abnormen Stellung und die große Empfindlichkeit, die bei dem Versuch zutage trete, das Gelenk aus dieser Stellung in eine andere zu bringen. Bei der Behandlungsweise komme [...] der örtlichen Wärmeentziehung die größte Bedeutung zu, Amputationen und Resektionen dagegen nur in ganz vereinzelten Fällen. Größter Wert sei auf eine erhöhte Lagerung des erkrankten Gliedes zu legen, um eine bessere Abflussmöglichkeit für das venöse Blut zu schaffen. Unbedingt erforderlich seien Ruhe und Wärmeentziehung. Letztere würde am besten durch einen Gips- oder Kleisterverband bzw. durch einen mit Eis gefüllten Kautschukbeutel gewährleistet und müsse in akuten Fällen zuerst angewendet werden. Bei einem Hüftgelenkskranken sei die beste Behandlung [...] die dauernde Dehnung mit

848 Esmarch, Anwendung der Kälte [...], S. 307 f.

849 Brief vom 26.07.1865 an Esmarch von Stromeyer aus Hannover

Hilfe eines Sandsackes und die Applikation von zwei Eisbeuteln. Die Behandlung bei Entzündungen des Schultergelenks sei dieselbe wie bei der Koxitis. Bei all diesen Erkrankungen empfehle es sich, kalte Seebäder zu nehmen.[850]
In seinem Dankesbrief für die Zusendung der Veröffentlichung schrieb Heine aus Heidelberg: „*Dieselbe wird in ihrer klaren, lustvollen Schilderung den Aerzten einen willkommenen Aufschluß über den neusten Standpunkt dieser Frage geben.*"[851]

Teilnahme am Preußisch-Österreichischen Krieg 1866

Zu seiner Tätigkeit im Preußisch-Österreichischen Krieg berichtete Esmarch:

„Im Juli 1866 wurde ich nach Berlin berufen, um die Oberleitung der chirurgischen Thätigkeit in den dortigen Lazarethen zu übernehmen und zugleich der von Ihrer Majestät der Königin ins Leben gerufenen Immediat-Lazarethkommission als Mitglied beizutreten.[852]Dort fand ich ein nur zu reiches Feld für meine Thätigkeit in 41 Lazarethen mit mehr als 4 500 Lagerstätten, welche zum grösseren Theile schon mit Kranken und Verwundeten belegt waren. Eine so grosse Zahl von Betten in der dichtbevölkerten Stadt in kürzester Zeit unterzubringen, hatte ausserordentliche Anstrengungen nothwendig gemacht.
Begreiflicher Weise konnte aber die Mehrzahl der Lazarethe den Anforderungen nicht entsprechen, welche man, vom ärztlichen Standpunkte zu stellen, berechtigt ist. Es fanden sich viele Verwundete in Lokalitäten und Verhältnissen, welche ihre Heilung erschweren mussten und auch die Besorgniss war nicht unbegründet, dass sich ansteckende Krankheiten von den Lazarethen ans weiter verbreiten könnten. Unter diesen Umständen hielt ich mich für verpflichtet, den Vorschlag zu machen, dass in der Nähe von Berlin ein grosses Barackenlazareth nach amerikanischem Muster errichtet werde, damit die Mehrzahl der vorhandenen Lazarethe wieder geräumt werden könne.
Trotz mancherlei Einwendungen, welche gegen diesen Vorschlag und namentlich gegen dessen Ausführbarkeit gemacht worden sind und zum Theil von

850 Esmarch, Über chronische Gelenkentzündungen; s. a. Schmülling, S. 19–21
851 Brief vom 01.05.1866 an Esmarch von C. Heine aus Heidelberg
852 Telegramm vom 22.07.1866 an Esmarch von Schiele aus Berlin

> Unkenntniss […] herrührten, fand derselbe schliesslich an maassgebender Stelle Beifall, und würde zur Ausführung gekommen sein, wenn nicht bald darauf der Friedensabschluss erfolgt wäre. Ich aber war zu der Ueberzeugung gekommen, dass, sobald wieder ein Krieg in Europa ausbrechen sollte, jeder kriegführende Staat die Verpflichtung haben werde, […] gleich beim Beginne des Krieges an geeigneten Orten Barackenlazarethe anzulegen, die mit allen Einrichtungen versehen sind, welche die Hospital-Hygiene erfordert."[853]

Das damals von ihm „vorgeschlagene Barackenlazareth auf dem Tempelhofer Felde" fand Esmarch dann 1870, als er „wiederum [s]eine Thätigkeit in den Lazarethen Berlin's gefunden" hatte, „bereits im Bau weit fortgeschritten und ausgedehnter, als es damals projectirt war." „Der große Krieg", schrieb er, „ist unserem Volke nicht erspart geblieben."[854]

Esmarch führte in Berlin eine Vielzahl von Visiten in Lazaretten sowie in Krankenhäusern zwecks Behandlung dort liegender Patienten durch und besuchte in Begleitung von General-Arzt Steinberg ebenfalls ferngelegene Lazarette in Böhmen.[855] Vom Kriegsschauplatz dort berichtete Stromeyer: „Prof. Esmarch […] besuchte mich in Langensalza und erfand dort eine neue Schiene für Ellenbogen-Resecirte, die […] bei unseren vielen Resercirten gute Dienste geleistet hat."[856] In seinem Tätigkeitsbericht über die Zeit in Berlin stellte Esmarch fest: „Wo es nötig schien, habe ich mir Mühe gegeben, den behandelnden Aerzten die neueren Ansichten über zweckmäßige Behandlung der Wunden mitzuteilen. Ich half ihnen bei der Untersuchung der Wunden, assistierte bei mir notwendig erscheinenden Operationen oder führte solche selbst aus, wenn sie es wünschten." Esmarch beschrieb ausführlich die teils sehr unbefriedigende Situation, die er in den einzelnen Einrichtungen vorfand.[857]

Aus Kiel informierte Völckers über eine Vielzahl von Operationen, die er in Vertretung von Esmarch durchgeführt hatte, über Extraktionen und Resektionen und sehr

853 Esmarch, Verbandplatz […], Vorwort 1. Aufl., S. VI f.

854 Esmarch, Verbandplatz […], Vorwort 2. Aufl., S. VIII

855 Um Visiten baten schriftlich u. a. Dr. G. Nagel am 30.09.1866 und Dr. Nathanson am 18.08.1866.

856 Stromeyer, Erinnerungen 1875, S. 389

857 Esmarch, „Bericht über meine Tätigkeit in den Lazaretten für Verwundete zu Berlin vom 25. Juli bis 26. September 1866", in: Schmidt, Horst, S. 13 ff. (Heeresarchiv Potsdam, Aktenbez.: M. 4. 1. A. 6.); s. a. Köhler, 1904, S. 217 ff., sowie Esmarchs Notizbüchlein „Berlin 1866 u. 1867"

detailliert über die dabei aufgetretenen Probleme sowie zum Einsatz von Schienen und Medikamenten.[858] Aus Liegnitz bat der Chefarzt des dortigen Lazareths Esmarch, zwei *„Oberarm-Amputirte mit kräftigem Stumpfe behufs Beschaffung künstlicher Arme"* nach Kiel schicken zu dürfen. Die Kosten würde das *„hiesige Komiteé zur Pflege verwundeter Krieger entrichten."*[859] Ab Oktober 1866 nahm Esmarch seine Tätigkeit in Kiel wieder auf.

Esmarchs großer Einsatz während des Krieges 1866 wurde mit einem Erlass vom 21. Dezember 1866 gewürdigt. Darin hieß es: „Auf den von dem Herrn Kriegsminister und mir gehaltenen Vortrag haben des Königs Majestät dem Professor Dr. Esmarch in Anerkennung der von ihm in den hiesigen Militairlazarethen entwickelten verdienstlichen Wirksamkeit den Charakter als Geheimer Medicinal-Rath beizulegen geruht."[860]

858 Briefe vom 01. u. 09.08. sowie 07.09.1866 an Esmarch von Völckers aus Kiel

859 Brief vom 09.09.1866 an Esmarch von Dr. Süssbach aus Liegnitz

860 LA-Akte Abt. 47.6, Nr. 77., sowie LA-Akte Abt. 59.3 Österr. [...] Journal Nr. 3343/66

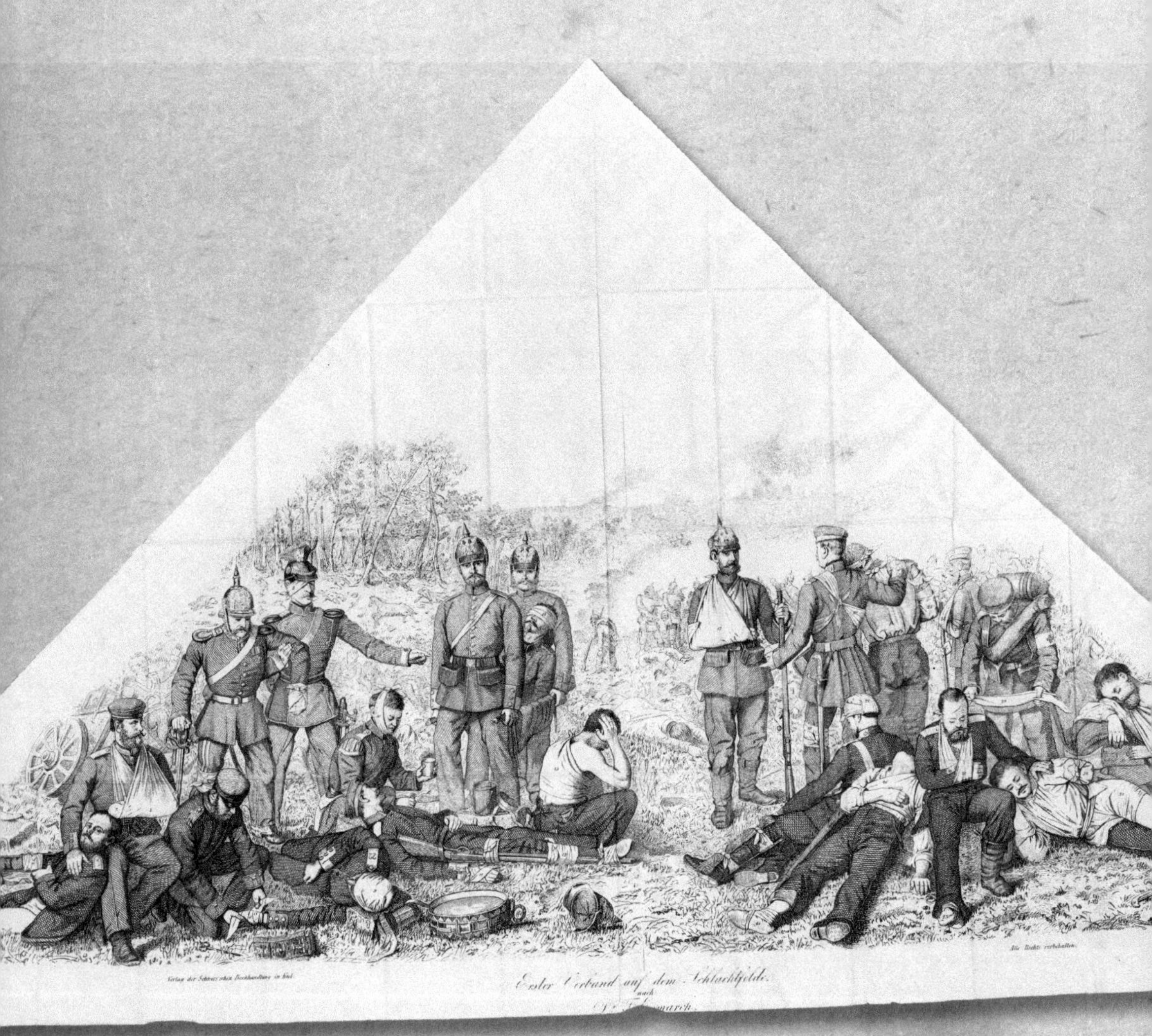

Esmarch hielt es für einen „gerechtfertigten Wunsch", dass „jeder Soldat im Kriege die Verbandstücke bei sich trage, welche für die erste Hülfe nöthig sind". Dafür entwickelte er das dreieckige Tuch, das 1868 mit Abbildungen von J. H. Wittmaack versehen wurde. Noch bis heute gehören dreieckige Tücher zur Sanitätsausrüstung.
(Bild aus der Landesgeschichtlichen Sammlung der Schleswig-Holsteinischen Landesbibliothek)

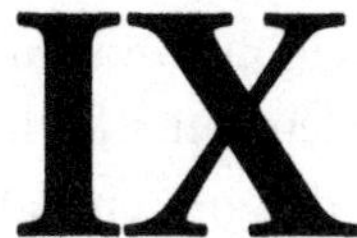

IX

Pflege und Betreuung der Verwundeten

Auf Esmarchs Handeln trifft in jeder Hinsicht die Feststellung bei Schadewaldt zu: „Militärärzte [...] haben [...] oft das furchtbare Antlitz des Krieges allzu deutlich erleben müssen, und sie wurden alle oft [...] mit den grauenvollen Folgen des Krieges und seinen Verwüstungen am menschlichen Organismus konfrontiert. Gerade daraus [...] ist das besondere Engagement des Militärarztes für die Humanitas und für die Idee des Roten Kreuzes in Kriegs- und Friedenszeiten zu verstehen."[861]

Versorgung während der Schleswig-Holsteinischen Erhebungen

Die Schleswig-Holsteinische Armee besaß 1848 keine besondere Sanitätstruppe für den Dienst auf dem Schlachtfelde, hatte jedoch für jede Compagnie „4 für den Sanitätsdienst eingeübte und mit Verbandzeug und Tragbahren versehene Leute", die zur ersten Hilfeleistung herangezogen wurden. Hinzu kamen „leichte Feldlazarette", deren Hauptaufgabe die Bergung der Verwundeten hinter der fechtenden Truppe war. Jedes sog. „fliegende Feldlazareth" verfügte über Krankenwärter; darüber hinaus beteiligten sich die Einwohner an den in geringer Entfernung von den Schlachtfeldern liegenden größeren Ortschaften als Hilfskräfte an der Pflege der Verwundeten. Das Vorgehen, Krankenträger einzusetzen, die „im allerengsten Zusammenhang mit der eigentlichen Sanitäts-Einrichtung für die erste geordnete Hilfe" standen, „die erforderlichen Krankentragen und Verbandmittel [...] für einen ersten leichten Verband ausreichend" mit sich führten und denen auch „Krankentransportwagen

861 S. Hans Schadewaldt, „Bedeutende Militärärzte und ihr Einfluß auf die Entwicklung der Medizin", in: „Wehrmed. Mschr. ", 1968, Bd. 1, H. 1/1968, S. 153

[zur Verfügung standen], in welchen die Verwundeten, auf den Tragen liegend, aus dem Kampfe zurückgefahren wurden, hatte [sich] sofort" bewährt.[862]

Die dann folgende Betreuung der großen Zahl der Verwundeten war nur dank des Einsatzes der „edlen Frauen und Jungfrauen der Stadt Schleswig" möglich. Sie haben – so Esmarch – „in allen Kriegen gr(oßen) Ruhm erworben i(n) d(er) Masse (und) mannichf(altigen) Zweckmäss(igkeit) ihrer Sendungen [und] die von d. Ärzten auf d. Schlachtf(eldern) u. in Lazaretten viel verlangt(en) wichtigsten Dienste geleistet."[863]

Stromeyer hatte als Generalstabsarzt der Schleswig-Holsteinischen Armee, bis diese im März 1849 wieder ins Feld rückte, Folgendes erreicht: Jedem Bataillon waren vier Ärzte zugeordnet, es lag festes Dienstreglement für die Militärärzte vor, die Anschaffung des gesamten Sanitätsbedarfs war organisiert.[864] Als persönlicher Adjutant Stromeyers konnte Esmarch direkter als zuvor Einfluss auf die Umgestaltung des Militärsanitätswesens nehmen. Schon während der Schleswig-Holsteinischen Feldzüge hatte er das Prinzip der Triage der Verwundeten für den Transport und die Versorgung sowie die genaue Dokumentation über Art der Verwundung und die getroffenen Maßnahmen eingeführt.

Ferner entwickelten Stromeyer und Esmarch gemeinsam das Konzept, wonach die gesamte medizinische Versorgung in einem stationären und einem ambulanten Teil organisiert wurde. Danach hatte die gesamten Armee mit 30 000 Mann nur ein einziges fliegendes Feldlazarett, das jedoch reichlich mit Ärzten und insbesondere mit Krankenwärtern sowie mit Requisiten zur Versorgung von 300, später von 500 Verwundeten versehen wurde. Das Feldlazarett führte auch Wagen für Krankentransporte und Verband- und Bettenmaterial mit sich. Eingedenk der Erfahrungen, dass nur nahe am Kampfgeschehen postierte Ambulanzen die Erstversorgung ausführen konnten, waren „Brigadeambulanzen" vorgesehen, verstärkt um eine besondere „Krankenträgerkompanie". Die erste Aufgabe dieser Ambulanzen war es, auf dem Schlachtfeld erste Hilfe zu leisten. Beim Vorrücken der Truppen richtete das „fliegende Feldlazarett" dann feste Hospitäler in geeignet befundenen naheliegenden Häusern oder Ortschaften ein, ließ die nötigen Ärzte, Krankenwärter und

862 Richter, E, S. 436 u. S. 449; s. a. Kimmle, 1904, S. 109 f., sowie Möller, S. 66 u. S. 117

863 Esmarch, Text eines Grußwortes zur „Feier des 50jährigen Gedenktages der Erhebung Schleswig-Holsteins" am 24. März 1898

864 Anschütz, 1940, S. 247

Materialien zurück, ergänzte sich aus den Reserven und war schnell wieder einsatzbereit. Die Ambulanzen konnten vor allem mit den Bewegungen der kämpfenden Truppe Schritt halten und boten so den Verwundeten eine wesentlich höhere Überlebenschance.[865]

Hinsichtlich der stationären Versorgung der Verwundeten wurde auf die Auswahl der Gebäude und die Hygiene der Lazarette „die grösste und liebevollste Sorgfalt verwendet".[866] Stromeyer und Esmarch führten als präventive hygienische Maßnahmen die Isolation der ansteckend Erkrankten von den übrigen Verwundeten durch und verpflichteten das medizinische Personals sowie die „Inspektions- und Ökonomieoffiziere" zur Einhaltung grundlegender hygienischer Vorschriften. Einem Anliegen Stromeyers entsprach ferner die Einführung des „Ventilationsprinzips" bei der Anlage von Lazaretten, um stets eine gute Luftzirkulation zu ermöglichen. „Zum ersten Mal kamen improvisirte, teilweise ohne Benutzung schon bestehender Baulichkeiten errichtete Feld-Baracken und Halbbaracken zur Anwendung, die sich als treffliche Pflegeräume für die Verwundeten [bewährten]."[867]

Esmarch führte die weit besseren Heilungsziffern der Amputationen nach der Schlacht bei Idstedt auf die in der Nähe zum Schlachtfeld stationierten Brigadeambulanzen zurück. Zum Transport der Verwundeten berichtete er, dass *„die in diesem Jahre eingerichteten Brigade-Ambulancen [...] von vornherein den Nutzen versprachen, sofort zur Stelle zu sein, wo ihre Hilfe erforderlich war"*. Die Verwundeten wurden umgehend auf den Verbandplatz getragen, *„wo der Brigadearzt mit seinen Assistenten sich aufzuhalten hat [...]. Nachdem hier die nöthigen Verbände angelegt worden sind, werden die Verwundeten auf Wagen weiter geschafft. Zufolge dieser Einrichtung kamen dieses Mal die Verwundeten viel sorgfältiger verbunden in die Lazarethe, als es früher geschehen konnte, wo alle ersten Verbände von den Aerzten angelegt werden mussten, welche dem Bataillon ins Feuer folgten, obgleich bei uns jedes Bataillon mindestens drei Aerzte mit sich führt. [...] Bei einem Gefecht kommen sie aber zu leicht auseinander und können sich deshalb nicht gehörig unterstützen. Auch war es nicht zu verkennen, dass der Wagentransport dadurch mit mehr Ordnung und Schnelligkeit ausgeführt werden*

865 Richter, E., S. 503

866 Fischer, Kriegschirurgie II, S. 611, s. a. Eufinger, S. 26

867 Richter, E., S. 528

konnte."[868] Sekondleutnant Avenarius aus Hessen bestätigte ausdrücklich die Sinnhaftigkeit der Brigadeambulanzen bei Idstedt.[869]

Am 20. Juli 1850 gingen Stromeyer und Esmarch nach Schleswig, wo bereits 300 Betten auf Schloss Gottorp, 90 Betten im Prinzenpalais und 60 Betten im Dragonerhospital eingerichtet worden waren. Nach Stromeyers Anweisung zur Organisation des gesamten Sanitätsbetriebes waren die Ärzte in zwei Abteilungen eingeteilt. Die eine, darunter Esmarch, war zum Operationsbetrieb bestimmt, die andere hatte das Abladen und Verteilen der Verletzten zu besorgen. Die richtige Verteilung bestand darin, dass nicht allzu viele Verwundungen derselben Art in einem Raum zusammengelegt wurden.[870] Über die damalige Situation schrieb Esmarch: „*Wir haben hier 300 der am schwersten Verwundeten auf dem Schlosse, [...] Schwartz und ich haben jeder eine Abtheilung von 100 übernommen. Jeder von uns hat 2-3 Assistenten [...] Im Ganzen sind hier 18 schleswigholst. Ärzte zurückgeblieben. [...] Hier auf dem Schlosse [gibt es] ein ganzes Damen-Komitè, welches die Pflege der Verwundeten mit leistet.*"[871]

Als nach der Schlacht bei Idstedt Generalarzt Niese nach Schloss Gottorp kam, um Stromeyer abzuholen, hatte dieser für sich und seine 18 Ärzte den festen Entschluss gefasst, die vielen Schwerverwundeten nicht zu verlassen. Diesen Entschluss billigten auch General v. Willisen sowie der dänische General von Krogh, der am Abend des 26. Juli 1850 ins Schloss kam.[872] Dieser war sehr angetan, dass Stromeyer und seine Ärzte blieben, denn sie hätten ihm „*dadurch die Sorge für unsere Verwundeten abgenommen*", zumal für die große Zahl der eigenen Verwundeten „*bei weitem nicht genug dänische Ärzte vorhanden seien.*"[873] Da Stromeyer sich ebenfalls der Pflege der schwerverwundeten Dänen verpflichtet fühlte, lehnte er es folgerichtig ab, als der dänische Korpsstabsarzt die Trennung der schleswig-holsteinischen und dänischen Schwerverwundeten in verschiedene Lazarette verlangte. Der dänische Kommandierende gab Stromeyer recht.

868 Esmarch, Brief vom 16.08.1850 aus Nyborg

869 C. F. W. E. Avenarius, Sekondleutnant im 12. Schleswig-Holsteinischen Infanteriebataillon, nach Schlürmann, S. 21; vgl. auch Anschütz, 1940, S. 263, sowie Bergmann, S. 14 f.

870 Anschütz, 1940, S. 264

871 Brief vom 16.08.1850 von Esmarch aus Nyborg sowie vom 04.08.1850 an Anna aus Schleswig

872 Anschütz, 1940, S. 263 u. S. 250 sowie Esmarch, Brief vom 04.08.1850

873 Brief vom 16.08.1850 von Esmarch aus Nyborg

Die Frage, zu welchen Ergebnissen die von Stromeyer und Esmarch getroffenen Maßnahmen geführt hatten, lässt sich in gewissem Umfange anhand eines Vergleiches der durchschnittlichen Verlustquoten der in den Kriegen zwischen 1805 und 1859 beteiligten Armeen beantworten. Eine genaue Vergleichbarkeit ist zwar aufgrund sehr unterschiedlicher Kriegsschauplätze und äußerer Umstände zwar kaum möglich, dennoch kann eine grundsätzliche Aussage getroffen werden. Gemessen an den vorangegangenen, zeitgleich stattfindenden oder nachfolgenden Kriegen hatte die Schleswig-Holsteinische Erhebung mit durchschnittlich 4,6 % der eingesetzten Soldaten deutlich geringere Verlustquoten. Offensichtlich hatte die Verbesserung der hygienischen Zustände in den Militärlazaretten zu einem spürbaren Sinken der an Krankheiten wie Typhus und Cholera verstorbenen Soldaten geführt. Ebenfalls hatten die präventiven hygienischen Maßnahmen und deren Einhaltung, die Isolierung der ansteckend Erkrankten von den übrigen Verwundeten, das von Stromeyer eingeführte „Ventilationsprinzip" sowie die Konzeption der „Ersten Hilfe" durch das von Stromeyer und Esmarch organisierte Ambulanzsystem zur Senkung der Verlustquote maßgeblich beigetragen.[874]

Zu der durch freiwillige Helfer zusätzlich zu den Krankenträgern damals geleisteten Arbeit insbesondere bei der Verwundetenpflege meinte Esmarch: „Gewiß ist, dass auch in Zukunft dem Bedürfniß der Krankenpflege im Kriege durch militairische Sanitätsanstalten und Staatssorge allein nicht genügt werden kann. Es wird also immer, selbst bei der vollkommensten Reform der Staatshülfe eine ausserordentliche Beihilfe, also ein Zusammenwirken der Mil. und Civil-Autoritäten und der Hilfsvereine nützlich u. nothwendig sein."[875]

Die mit der Heeresreform von 1859/60 in Preußen im Militärwesen und Militärsanitätswesen eingeleiteten Veränderungen betrafen die Struktur und Führung der Streitkräfte[876], als Elemente des Organisationsdenkens aus Technik, Industrie und Wissenschaft eingeführt wurden. Die weitere Entwicklung des Militär-Sanitätswesens wurde ferner mit der Gründung der Medizinal-Abteilung im preußischen Kriegsministerium eng verbunden. Der Chef dieser Abteilung war gleichzeitig Chef des Sanitätskorps und erließ in Übereinstimmung mit den Medizinalabteilungen auch anderer Länder wichtige Bestimmungen. In den neuen „Veröffentlichungen

874 Vgl. Schlürmann, S. 22; zum Vergleich lagen die Verlustquoten im Sardinischen Krieg bei 11,9 % und im Krimkrieg bei 29,4 %.

875 Esmarch in einer handschriftlichen Notiz über die „Nothwendigkeit der freiwilligen Krankenpflege"

876 Zur damaligen Bedeutung des Militärs in Deutschland s. a. Jürgen Kocka, Bürgertum im 19. Jahrhundert, Bd. II, S. 87, Göttingen 1995

aus dem Gebiete des Militär-Sanitätswesens“ wurden auch Erkenntnisse aus den vorangegangenen Kriegen publiziert.[877]

Parallel zu diesen Reformen war das von Dunant 1862 veröffentlichte Buch „Eine Erinnerung an Solferino“ erschienen, in dem er die erschreckenden Zustände unter den Verwundeten nach der Schlacht zwischen der Österreichischen Armee und den Truppen von Sardinien-Piemont sowie Frankreich im Juni 1859 in der Nähe von Solferino schilderte.[878]

Aufgrund der Anregungen, die Dunant aufgrund seiner Erlebnisse zur Linderung der Not der Verwundeten vortrug, bildete sich das „Internationale Komitee der Hilfsgesellschaften für die Verwundetenpflege“. Vom 26. bis 29. Oktober 1863 fand dann in Genf eine internationale Konferenz statt, zu der Vertreter aus 16 Ländern und vier philanthropischen Vereinigungen mit dem Gedanken zusammenkamen, auch in Kriegszeiten Menschlichkeit zu beweisen. Entscheidend war das im Geist der Humanität vorgetragene Grundprinzip: „Der verwundete oder kranke Feind ist kein Feind mehr, er steht unter dem Schutze des Völkerrechts, ebenso wie Jeder, der ihm beizustehen berufen ist; die Feldlazarethe und Hospitäler sind unverletzliche, heilige Asyle.“ Zustimmung fand auch der Gedanke, dass die nationalen Gesellschaften zur Pflege im Felde verwundeter und erkrankter Krieger sich auf internationalen Konferenzen zusammenfinden, ihre Erfahrungen austauschen und über Maßnahmen verständigen sollten, die insbesondere zur Durchführung der gemeinschaftlichen Aufgaben angezeigt erschienen.[879]

Vereine und Pflege im Deutsch-Dänischen Krieg

Im Laufe des Januar 1864 wurden in mehreren deutschen Staaten Vereine zur Pflege verwundeter Krieger ins Leben gerufen. Für den 7. Januar notierte Esmarch in seinem Notizbüchlein die Bildung eines Vereins „zur Pflege der Verwundeten und Kranken und zur Versorgung der Hospitäler“. Am 1. Februar 1864 gründete sich in Kiel auf Initiative von Esmarch mit einem „Aufruf für die Lazarethe“

877 Vgl. Frank-Peter Kirsch, „Die Militärärzte im Labor von 1870–1895, 2.2. Das Militärsanitätswesen in der zweiten Hälfte des 19. Jahrhunderts“, Diss., Berlin 2009

878 Esmarch verwies auf die Schilderungen in „Erinnerung an Solferino“ in Erster Verband […], S. 7 f.

879 Kimmle, 1904, S. 190, ders. DRK I, S. 200; s. a. Brinkmann, S. 3 f.

der „Central-Hülfsverein für Lazarethe zu Kiel“ als eine Vereinigung von Frauen. Der Verein sah es als seine Aufgabe, „der Opferwilligkeit der Privaten, [...] eine Stätte zu bieten, an welche die gesammelten Gaben eingesandt und von wo aus die Hospitäler versorgt werden konnten, – sowie diese Gaben nach Vorschrift des Herrn Prof. Dr. Esmarch so zu ordnen und umzuarbeiten, dass sie zur sofortigen Verwendung in den Hospitälern geeignet waren, – und endlich die gesammelten Gelder zur Anschaffung der nicht anderweitig gelieferten Bedürfnisse zu verwenden.“[880a] Konkret wurde genannt, dass der Central-Hülfsverein bestrebt sein muss, „ein wohlgeordnetes Depót zu bilden, das zu jeder Zeit im Stande war, den Requisitionen der Militairärzte und der verschiedenen Vereine, die zu gleichen Zwecken zusammengetreten waren, ohne Verzug Folge zu geben.“[880b] Als die ersten Räumlichkeiten für das Depot zu klein waren, stellte die Harmonie-Gesellschaft die oberen Räume zur Verfügung; in den großen Sälen wurde ein Depot eingerichtet, das alles enthielt, was zur Versorgung der Lazarette, zur Pflege der Kranken, Verwundeten und Invaliden dienen konnte. Bereits damals hatte Esmarch für den Hülfsverein „Rathschläge für die Hülfsvereine, die Anschaffung und Verarbeitung von Hülfsmitteln für die Krieglazarethe betreffend“ entwickelt und veröffentlicht. Neben ausführlichen Hinweisen für das am besten für Verbandgegenstände zu benutzende Material enthielten sie eine umfangreiche Aufstellung der Verbandmittel, „welche am häufigsten zur Anwendung kommen“: Binden, dreieckige Tücher, Compressen, Salbenläppchen, Charpie, Stecklaken, Kissenbühren, Kopfnetze, Watte sowie wasserdichte Stoffe, u. a. für Unterlagen. Ferner waren aufgeführt „Gegenstände, die in allen Kriegslazarethen stets willkommen sein werden.“[881]

Die Tätigkeit der Vereinsmitglieder beschränkte sich im nachfolgenden Krieg auf das Depot; nur ausnahmsweise wurden die Lazarette aufgesucht. Sendungen gingen an die sechs Hospitäler in Kiel sowie zehn weitere größere und einzelne kleinere im Landesteil Schleswig. Berichtet wurde ferner, dass „an die im Felde weilenden Krieger, die dahin zurückkehrenden Reconvalescenten, die Invaliden, die aus dem Feld heimkehrenden Truppentheile, wo sich ein Bedürfniß dafür zeigte, Hemden, Strümpfe, Unterjacken und Unterbeinkleider, wie sonstige Bekleidungsgegen-

880 a) u. b) Central-Hülfsverein für Lazarethe, „Kurze Darstellung der Wirksamkeit des Central-Hülfsvereins für Lazarethe zu Kiel“, vom 2. Februar 1864 bis 1. April 1865, 7 S., Kiel 1865

881 Auf den Innenseiten des 4-seitigen Faltblattes zum „Aufruf“ informierte Esmarch über Verband- und Ausrüstungsgegenstände für den Einsatz bzw. für die Hilfeleistung von Verwundeten.

stände, die der einzelne Mann sich selbst zu halten hat, größtenteils auf Attest der höheren Chargen verabfolgt." In ihrem Bericht dankten die Mitwirkenden „vielen Gebern und Geberinnen, nahe und ferne [...] im Namen der tapfern Krieger, die für Schleswig-Holstein gelitten und geblutet haben. [...] Ganz besonderen Dank schulden wir dem Herrn Prof. Dr. Esmarch, der während der ganzen Zeit unserer Thätigkeit uns mit Rath und That zur Seite stand."[882]

Esmarch wiederum stellte in seinem 1865 veröffentlichten Bericht fest, dass er „von dem Central-Hülfsverein in Kiel [...] in der liberalsten und zuvorkommendsten Weise unterstützt [wurde]. Namentlich sind die Damen des Kieler Central-Hülfs-Vereins bestrebt gewesen, meine zahlreichen und kostspieligen Requisitionen und Aufträge für die Lazarethe in Schleswig, Flensburg, Sundewitt und Rendsburg immer auf das Schnellste und Beste auszuführen. Sie haben mich dadurch in den Stand gesetzt, an vielen Orten rasche und wirksame Hülfe zu bringen, und ich kann es nicht unterlassen, ihnen dafür meinen ergebensten Dank öffentlich auszusprechen." Die Summe der verfügbaren Gelder betrug 18 349 Thaler und 9 Schilling und wurde verwendet für „Witwen und Waisen der verbündeten Armeen, für die notleidenden Schleswiger, für die Verwundeten im Allgemeinen und für die Amputierten und namentlich für die Anschaffung künstlicher Glieder für dieselben." Esmarch bat „ein hohes Obercommando, veranlassen zu wollen, dass sämmtliche Amputirte nach vollendeter Heilung ihrer Stümpfe für den obengenannten Zweck in ein Lazareth nach Kiel verlegt werden, denn nur dort kann ich die Anfertigung zweckmäßiger künstl. Glieder beaufsichtigen. Ich glaube im Sinne meiner Landsleute zu handeln, wenn ich die Bitte hinzufüge, dass auch kriegsgefangene und amputirte Dänen derselben Wohlthat theilhaftig werden mögen."[883] Der Verein war bis April 1865 tätig und verteilte damals noch vorhandene Vorräte „an einzelne Hospitäler im Lande und an milde Stiftungen in Schleswig-Holstein [...], nachdem wir die Militairärzte aufgefordert hatten, ihren etwa nöthigen Bedarf requiriren zu wollen."[884]

In Berlin wurde am 6. Februar 1864 das „Centralkomitee des Preußischen Vereins zur Pflege im Felde verwundeter und erkrankter Krieger" gebildet. Es entsandte

882 S. dazu Central-Hülfsverein für Lazarethe, „Kurze Darstellung der Wirksamkeit des Central-Hülfsvereins für Lazarethe zu Kiel"

883 Esmarchs „Bericht über die Verwendung der mir im Jahre 1864 während des zweiten schleswig-holsteinischen Krieges anvertrauten Gelder", Kiel 1865

884 S. dazu „Kurze Darstellung der Wirksamkeit des Central-Hülfsvereins für Lazarethe zu Kiel"

zwei eigene Delegierte auf den Kriegsschauplatz.[885] Das Genfer „Komitee der Fünf" entsandte den Schweizer Appia als Beobachter auf die preußische Seite und den Holländer van de Velde auf die dänische Seite. Am 18. April 1864 überwachten sie erstmals während einer Schlacht als neutrale Beobachter mit der Armbinde vom Roten Kreuz die Kämpfe und die Hilfeleistungen. Appia informierte u. a.: „Der Professor Esmarch aus Kiel war in Flensburg und übte in den dortigen Lazaretten inoffiziell die Tätigkeit eines beratenden Chirurgen aus." Er, Appia, setzte sich intensiv dafür ein, „die Einschaltung ziviler Hilfsaktionen in einem Krieg von größerer Ausdehnung und längerer Dauer zuzulassen."[886a] Ferner berichtete er: „Man wird nicht erstaunt sein, zu erfahren, dass im allgemeinen der Idee der Konferenz günstig gesinnt waren die nicht der Armee angehörenden Zivilärzte, so wie Dr. Gurlt, Professor Esmarch, die Ärzte des Lazarettes der Ritter von St. Jean in Flensburg und Nübel (bei Düppel)."[886b]

Aus ihren Berichten geht hervor, dass die Delegierten des Genfer Komitees von den kriegsführenden Parteien im Wesentlichen anerkannt sowie neutral behandelt und dass die Rotkreuz-Armbinden – erstmals während eines Feldzuges auch von Sanitätern getragen – geachtet wurden. 1864 war somit die erste praktische Bewährungsprobe der Idee, die Henry Dunant bewegt hatte. Ferner stimmten auf einer am 22. August 1864 von der Schweizer Regierung einberufenen Konferenz zwölf Regierungen der „Genfer Konvention zur Verbesserung des Schicksals der verwundeten Soldaten der Armeen im Felde" zu. Damit hatten sich zwölf europäischen Staaten vertraglich verpflichtet, sich der Opfer der kriegerischen Auseinandersetzungen anzunehmen, Hilfe von außen zuzulassen, sowie die Helfer durch das Tragen der Rotkreuz-Armbinden und Einrichtungen durch das Hissen einer Rotkreuz-Fahne zu achten und zu schützen.[887]

Deutlich positiv wirkten sich die vorab getroffenen Maßnahmen auf die Lage der Verwundeten im Kriege 1864 aus, obwohl die schwierige Lage hinsichtlich der ärztlichen Versorgung der kämpfenden Truppe – u. a. bei der Belagerung und Erstürmung der Düppeler Schanzen durch die preußischen Truppen am 18. April

885 Gurlt, der eine Delegierte, erstellte eine umfangreiche Denkschrift mit eingehenden Vorschlägen zur Verwundetenpflege; Oberst a. D. von Malachowski, der zweite Delegierte regte die Gründung eines Depots in Flensburg an, um mit Sachspenden den Bedürfnissen der Feldlazarette zu genügen.

886 a) u. b) DRK 64/89, S. 7 f.

887 Vgl. Brinkmann, S. 5

1864 – nicht zu übersehen war.[888] Unstrittig zählte der möglichst rasche Transport „wenigstens aus dem nächsten Bereiche des feindlichen Gewehrfeuers zu den ersten und dringendsten Wohltaten, die sich den Verwundeten erweisen lassen, und nach denen sie selber am meisten verlangen. Dieser Hülfedienst in vorderster Linie ist die Aufgabe der Krankenträger. [...] Sie sollen imstande sein, den ersten Verband auf dem Schlachtfelde in sachgemäßer Weise anzulegen [...]. Ihre Hauptaufgabe besteht darin, den Verwundeten [...] nach den nötigen Vorbereitungen möglichst schnell ärztlicher Hülfe, d. h. den Verbandplätzen zuzuführen."[889] Der Einsatz von Krankenträgern, die „im allerengsten Zusammenhang mit der eigentlichen Sanitäts-Einrichtung für die erste geordnete Hilfe" standen und die Verwundeten mit „Krankentransportwagen [...] auf den Tragen liegend, aus dem Kampfe zurückfuhren", hatte sich bewährt.[890] Ebenfalls bewährt hatte sich „die Idee einer Räderbahre, auf der ein Verwundeter bequem von einem Manne gezogen oder geschoben werden könne." Diese war bereits „von Gurlt, Neudörfer und Esmarch angedeutet worden. Letzterer hatte sogar eine solche construirt und mit nach dem Kriegsschauplatz gebracht."[891]

Hinsichtlich der „Gesammtmortalität nach Schusswunden in den Lazarethen" stellte Hermann Fischer aufgrund der Erfahrungen im Krieg als Tatsache heraus, „dass je früher die Verwundeten in die Lazarethe kommen, um so mehr [überleben in den deutschen Spitälern], je länger dieselben auf den Schlachtfeldern liegen, um so weniger in den Lazarethen, und umso mehr auf den Schlachtfeldern von denselben sterben".[892] Esmarch ergänzte dies mit dem Hinweis, dass die Bedeutung des psychischen Zustandes der Soldaten für den Wundverlauf nicht hoch genug anzuschlagen sei und dass „16 % der preussischen und 33 % der dänischen Verwundeten in den [preußischen] Lazarethen" starben.[893]

Hinsichtlich der ärztlichen Betreuung in den Lazaretten stellte Richter fest, dass sich 1864 das Vorgehen bewährte, wonach „im Kriege dem Arzt dort, wo sein

888 S. Naundorff, J., „Unter dem rothen Kreuz", Leipzig 1867, S. 52

889 Köhler, 1904, S. 90 f.

890 Richter, E., S. 449. Richter verwies auf den Johanniterorden, der schon 1857 den Beschluss gefasst hatte, im Falle eines Krieges sich mit allen Mitteln bei der Pflege der verwundeten und kranken Soldaten zu beteiligen. S. dazu „Schleswig-Holsteinischer Sonntagsbote", 18. Jg., Nr. 17, 26. April 1908, S. 132 f., sowie Brinkmann, S. 5, und Ressell, S. 2

891 Ressell, S. 3

892 Fischer, Kriegschirurgie I, S. 395 f.

893 Ebd., S. 408

Hauptwirkungsfeld ist, im Lazareth, die verantwortliche Leitung unbeschränkt in die Hand" gelegt wird. Die Armee konnte 1864 die Lazarette zwar nicht mit einer ausreichenden Zahl von Militärärzten besetzen. „Dafür hatte sich aber, wie in den Jahren 1848/50, die deutsche Armee in Holstein der freiwilligen Unterstützung trefflichster Chirurgen, wie v. Langenbeck's, Esmarch's, Middeldorpf's und Anderer zu erfreuen, deren Namen seit jener Zeit in der Kriegschirurgie einen guten Klang haben."[894]

Esmarch wirkte in den Lazaretten von Flensburg, Sundewitt und Kiel sowie bei den Kriegshospitälern des St. Johanniter-Ordens neben von Langenbeck und Middeldorpf als einer der drei „consultirenden" Ärzte. Stromeyer hielt es rückblickend zu Esmarchs Wirken in Flensburg für „wünschenswerth [...], dass die Professoren der Chirurgie Schußwunden aus eigener Anschauung kennen lernen; so ist der Vorschlag, sie zu Chefs von Feldlazarethen zu machen, wohl zu beherzigen. Sie würden dadurch der Armee nahe sein, näher, als wenn sie sich bei der freiwilligen Hülfe im Inlande betheiligen."[895]

Von besonderer Bedeutung bei der Verwundetenversorgung war die Krankenpflege, die zum größten Teil auf freiwilliger Hilfe beruhte. Hervorgehoben wurden dabei die Hülfsvereine in der Nähe des Kriegsschauplatzes, vor allem in Flensburg, Kiel und Rendsburg, sowie der große Hamburger Hülfsverein. Erstmals erfolgte in diesem Krieg auch der Einsatz freiwilliger weiblicher Pflegekräfte. Neben den 58 Diakonissinnen der Mutterhäuser Bethanien (Berlin) und Kaiserswerth waren 195 Ordensschwestern und -brüder von 9 geistlichen Orden in den Lazaretten und Hospitälern tätig.[896]

Esmarch erhielt bei seiner Tätigkeit in Flensburg viele Briefe verschiedener Hülfsvereine. S. v. Bülow aus Kiel bat um Mitteilung, *„wenn neue Lazarethsachen gewünscht werden. Wir sind stets bereit zu helfen so weit unsere Kräfte reichen."*[897a] Gräfin Stolberg, Oberin in Flensburg, wollte bei Esmarch eine Visite durchführen. Dr. August Becker aus Lemgo bekundete den guten Willen der Lemgoer und kündigte eine *„Sendung von Büchern [an], welche wir für die in den Lazarethen weilenden Soldaten bestimmt haben."*[897b] Aus Stuttgart schrieb der Hofkaplan der Königin von Württemberg Herrn von Günther und informierte darüber, dass sich in Stuttgart ein

894 Richter, E., S. 408 f.; s. a. Eufinger, S. 33; Ressell, S. 2

895 Stromeyer, 1875, S. 422 f.

896 Zur Rolle der Diakonissinnen s. Ressell, S. 1 f.

Sanitätsverein gebildet hat, *„der die in Schleswig-Holstein errichteten Militär-Lazarethe mit Allem, woran Mangel ist, unterstützen möchte."*[897c]

Vom „Patriotischen Verein" Wien wurde Esmarch mit der Bitte um Mitteilung angeschrieben, wie dieser sich *„am Zweckmässigsten nützlich machen könnte."* Aufgrund seiner Rückmeldung wurde er darüber informiert, dass der Wiener Hilfsverein der Schleswiger Lazarethe-Kommission 1 000 Thaler und dem Flensburger-Hülfscomité *„ein[en] einstweilige[n] Beitrag von 500 Thalern"* zur Verfügung stellt. *„Welche große Sympathien Sie sich hier in allen Kreisen durch Ihre Wirksamkeit in Schleswig erworben, vermögen Sie kaum zu glauben!"*[898a] Ferner wurde Esmarch gebeten, über die *„wahren Mängel und Bedürfnisse"* der Spitäler und Lazarette auf dem Kriegsschauplatz auch angesichts sehr unterschiedlicher Berichte darüber zu informieren: *„Seien Sie dagegen versichert Herr Prof,. dass wir Ihren [...] stets die größte Beachtung zuwenden."*[898b]

Der Schleswig-Holsteinische Krieg 1864, so hieß es im Nachhinein, „wurde für die freiwillige Pflege die erste Schule der Erfahrung. Sie ging aus dem wohlthätigen Sinne des Volkes, aus dem Drange, den eigenen Söhnen und Brüdern im Felde zu helfen, soweit es möglich war, hervor."[899] Vor diesem Hintergrund ist nachvollziehbar, dass Gurlt Esmarch um Unterstützung bat bei einer Abhandlung zum Thema „Private Hilfe im deutsch-dänischen Kriege 1864" für die Zeitschrift „Kriegerheil".[900]

Zu den Leistungen der Militärärzte im Krieg stand im Vorwort von Loefflers General-Bericht über den Gesundheitsdienst im Feldzuge gegen Dänemark 1864, dass „der Gesundheitsdienst im Feldzuge von 1864 preussischer Seite ausschliesslich von Jüngern und Vertretern der Wissenschaft getragen wurde, und dass Männer, wie Grimm, v. Langenbeck, Esmarch, Middeldorpf auch auf dem Kriegsschauplatze persönlich mit Rath und That geholfen haben."[901] Rückblickend betonte Schjerning in seinem Vortrag vor dem Chirurgen-Kongress 1901, dass „die Heilresultate gegen frühere Zeiten immer günstiger und günstiger geworden sind." Bereits im

897 a)–c) Briefe an Esmarch in der o. g. Reihenfolge vom 13.04., 01.07., 19.04. u. 25.02.1864

898 a) u. b) Briefe vom 16. u. 28.02. sowie 12.04.1864 an Esmarch von Dr. Wilhelm Schlesinger, Mitglied im Ausschuss der Patriotischen Vereins von Wien. Ferner bat Fürstenberg aus Wien am 06.02.1864 Esmarch um Information, wie er sich in seinem Spital „nützlich" machen könne.

899 Brinkmann, S. 15 f.

900 Brief vom 30.11.1866 an Esmarch von Gurlt aus Berlin

901 Loeffler, 1867, S. xiv

Krieg gegen Dänemark 1864 war ein geradezu dramatischer Rückgang der „später an den erlittenen Wunden“ im Verhältnis zu den auf dem Schlachtfeld Gefallenen im Vergleich zu drei vorherigen Kriegen zu verzeichnen. „Diese Thatsache allein beweist, dass die steigende Humanität der Kriege von dem gesteigerten Wissen und Können der Aerzte und der Organisation des Sanitätsdienstes, nicht von der Waffe abhängig ist.“[902]

Leistungen im Preußisch-Österreichischen Krieg

Nach dem Krieg erhielt die Bewegung „Centralkomitee des Preußischen Vereins zur Pflege im Felde verwundeter und erkrankter Krieger“ einen neuen Impuls, als die preußische Königin am 19. April 1865 das Protectorat über den preußischen Verein übernahm und Graf zu Stolberg-Wernigerode, der damalige Kanzler des protestantischen Zweiges des Johanniterordens zum „Königlichen Commissar und Militair-Inspecteur der freiwilligen Krankenpflege“ ernannt wurde. Daraufhin folgte u. a. der Aufruf vom 5. Juni 1866 zur Bildung von Provinzial- und Localvereinen.[903]

Mit dem Krieg Mitte Juni 1866 setzte dann „eine ungeheure Thätigkeit“ ein.[904] Vereine, Magistrate und Gemeinden begannen, „Geld und Lazarethbedürfnisse aller Art zu sammeln, die Militär-Behörden in der Errichtung und Verwaltung von Lazarethen, beim Transport sowie in der Verpflegung und ärztlichen Behandlung der Verwundeten und Kranken zu unterstützen, Privatlazarethe zu gründen, Verwundete in die Familien aufzunehmen, die durchpassirenden Kranken und Verwundeten zu pflegen, ausgebildete Krankenpfleger und Krankenpflegerinnen für sämmtliche Lazarethe in der Heimath und auf dem Kriegsschauplatz bereitzustellen, die Familien der Kämpfenden und Gefallenen zu versorgen.“ Das ebenfalls vorgetragene Anliegen, dass die „Vereine zur Ausbildung der Pflegerinnen sich Hospitäler gründen sollen“, enthielt auch den Vorschlag von Esmarch, „dass jedes Dorf ein kleines Hospital besitzen müsse“. Die „Sammlung, Verarbeitung und Sich-

902 Verhandlungen […], 1901, II., S. 84 f.

903 S. Fischer, Kriegschirurgie II, S. 431, Brinkmann, S. 6, sowie Kimmle, 1904, S. 190, ders., DRK I, S. 778 f.

904 S. dazu Esmarch, „Die Aufgaben der Vereine vom Roten Kreuz im Kriege und Frieden und ihr Verhältnis zum Deutschen Samariterverein“, S. 4 ff., 11 und 14

tung der Hülfsmittel für die Lazarethe" und deren Stapelung in Depots galt nach den Erfahrungen der vorhergegangenen Kriege als eine der wichtigsten Aufgaben der freiwilligen Hilfe. Dies erfolgte größtenteils nach den „von Esmarch und Brinkmann aufgestellten Rathschlägen für die Local-Hülfsvereine".[905]

In Kiel konstituierte sich der „Central-Hülfsverein für Lazarethe" neu im Juni 1866 und veröffentlichte einen Aufruf, in dem es hieß: „Der unheilvolle Krieg Deutscher gegen Deutsche hat den Central-Hülfsverein für Lazarethe in Kiel [...] veranlaßt, wieder in Wirksamkeit zu treten. [...] Nur den Anforderungen der Humanität folgend, stellen wir uns der Aufgabe, das Elend des Krieges da zu lindern, wo es sich findet." Die Bewohner Schleswig-Holsteins wurden aufgefordert „für die Lazarethe passen Gaben [...] zu übermitteln."[906a] Dem Rat Esmarchs folgend, lag das Schwergewicht der Tätigkeit auf der Requisition der für die Ärzte notwendigen Hilfsmittel. Das waren nach Esmarchs Angaben gefertigte chirurgische Instrumente, Gipsverbände, gepolsterte Schienen, gewachste chinesische Seide und gefirnisstes Papier; sie wurden mit Erklärungen in Versandkästen an die verschiedensten Lazarette verschickt.[906b] Die „Gesammtleistungen der freiwilligen Krankenpflege im Kriege 1866 waren grossartige, ungeahnte", schrieb Brinkmann.[907] Ebenfalls Kimmle unterstrich die „unbestrittenen Leistungen" der freiwilligen Krankenpflege im Krieg 1866, welche den „Anforderungen, die an sie gestellt wurden, nicht nur entsprochen, sondern die Erwartungen sogar übertroffen" habe.[908]

Im Juli 1866 erhielt Esmarch *„den Ruf, die Oberleitung der Chirurgisch-Operativen Thätigkeit in den hiesigen für Militairs eingerichteten Lazarethen zu übernehmen. Bitte dringend anzunehmen und eiligst hierher zu kommen."*[909] Esmarch war danach vom 23. Juli bis zum 30. September 1866 in Berlin. Dort waren rund 2 000 Verwundete in 36 als Lazarett dienenden Einrichtungen untergebracht, darunter Gebäude, die schon in Friedenszeiten für Hospitalzwecke erbaut waren, Kasernen und Schulen, die als staatliche Lazarette eingerichtet wurden, sowie Lokalitäten, in denen sich Vereins- und Privatlazarette befanden.

905 Brinkmann, S. 111 f., verwies bei „Rathschlägen für die Local-Hülfsvereine, betreffend die Sammlung, Verarbeitung und Sichtung der Hülfsmittel für die Lazarethe" ausdrücklich auf Esmarch.

906 a) u. b) Aufruf vom Juni 1866. Mit Brief vom 25.06.1866 bat Julius Isidor Rosenthal (1836–1915), Professor für Physiologie in Berlin, später in Erlangen, Esmarch um dessen Hinweise.

907 Brinkmann, S. 106 ff. u. S. 121; s. a. Fischer, Kriegschirurgie II S. 443 ff.

908 Kimmle, 1904, S. 194

909 Telegramm vom 22.07.1866 von Schiele an Esmarch aus Berlin

Seine Visiten und Inspektionen der Lazarette bestärkten Esmarch in seinen Befürchtungen hinsichtlich eines möglichen, auch auf die Zivilbevölkerung ausgreifenden Ausbruchs epidemischer Krankheiten. Er bemängelte die schlechten hygienischen Verhältnisse in den Lazaretten und hielt es zur Erzielung eines günstigen Heilungsverlaufs für unumgänglich, dass die Verwundeten hinreichenden Raum und frische, saubere Luft hätten sowie gute Pflege und zweckmäßige ärztliche Betreuung erhielten. Ferner bemängelte er das Fehlen einer ausreichenden Ventilation und kritisierte schlechte Abtritte und Pissoirs. Da einige Einrichtungen mit Betten überfüllt waren, befürchtete Esmarch bei einem plötzlichen absehbaren Zustrom neuer Verwundeter eine gefährliche Überhäufung. Auf seinen Rat hin wurde die Anzahl der Betten in den Zimmern verringert; es wurden auch Betten aus den teilweise völlig überfüllten Privatlazaretten in andere Hospitäler verlagert. Maßnahmen wurden eingeleitet, um der meist schlechten Ventilation der Hospitäler und den schlechten Aborten der Lazarette entgegenzuwirken. Insgesamt stellte Esmarch als Ergebnis seiner Visiten fest, dass nur wenige Lazarette den Anforderungen entsprachen, die an derartige Einrichtungen zu stellen seien. Dies betraf vor allem die Notwendigkeit einer hygienischen Unterbringung sowie die kriegschirurgisch ausgewiesene ärztliche Versorgung der Verwundeten unter einheitlicher ärztlicher Oberleitung.“[910]

Anfang 1866 hatte Esmarch durch ein Zirkular des Generalchirurgen Barnes Kenntnis von den amerikanischen Barackenhospitälern erhalten. Diese waren angesichts der Notwendigkeit, in möglichst kurzer Zeit Hospitäler zu errichten, die alle Forderungen betreffs Räumlichkeit, Lüftung, Reinlichkeit und Ordnung erfüllten, als Holzbaracken aufgeführt. Aufgrund des dafür verwendeten „Pavillonsystems“ konnte eine größere Zahl von Verwundeten unter der Leitung eines einzigen tüchtigen Chirurgen von den ihm unterstellten jüngeren Ärzten betreut werden. Den Berichten zufolge nahm die Wundheilung in allen Barackenhospitälern einen einwandfreien Verlauf und ermöglichten die General-Hospitäler auch im Urteil von Fachkollegen eine musterhafte Versorgung der Verwundeten.[911]

Diese Überlegungen fanden bei Esmarch auch deswegen großen Anklang, weil er bei seiner Visite in einigen Einrichtungen Lazarettfieber und Hospital-

910 Esmarch in „Bericht über meine Tätigkeit in den Lazaretten für Verwundete zu Berlin vom 25. Juli bis 26. September 1866“, in: Schmidt, Horst, S. 13 ff., vgl. auch Steinberg, S. 65 f. sowie S. 126

911 Vgl. Köhler, 1904, S. 6 f.

brand vorgefunden hatte. Letzteren hatte er „Problemen bei Verbindung und Überfüllung“ zugeordnet und ließ daher eine zentrale Station mit kleinen Zelten für nur je einen Verwundeten und unter der Leitung eines bewährten Chirurgen errichten. Dorthin wurde alle vom Hospitalbrand Befallenen transportiert und es gelang, die Ausbreitung des Hospitalbrandes zu verhindern. Das Lazarettfieber wurde dadurch erfolgreich bekämpft, dass die daran Erkrankten in gut durchlüftete Einzelzimmer oder in Zelte gelegt wurden. Insofern hatte die im Juli in Berlin gebildete „Immediat-Commission für die Lazareth-Pflege“ die Aufgabe, „die Entwicklung epidemischer Krankheiten in den Lazaretten und deren Ausbreitung unter der Bevölkerung Berlins zu verhüten.“ Sie sollte „sich der Revision ‚aller mit kranken und verwundeten Soldaten belegten öffentlichen und Privatlazarethe‘ [...] unterziehen sowie auf die Beseitigung vorgefundener Mängel hinwirken.“ Esmarch wurde hinzugebeten.[912]

Unter dem 9. August 1866 legte Esmarch der „Immediat-Lazareth-Commission“ eine Denkschrift mit Vorschlägen vor. Angeregt wurde die „Errichtung von sogenannten General-hospitälern nach amerikanischem Muster“. Mit diesen „höchst selbständig und zweckmäßig eingerichteten und ausgerüsteten Hospitälern“ könne insbesondere den mit der „Zusammenhäufung von vielen Verwundeten in größeren Lokalitäten“ verbundenen bekannten Gefahren begegnet werden. Sie würden auch dazu dienen „die große Zahl von Schwerverwundeten, welche [...] aus den Lazarethen des Kriegsschauplatzes zurückgebracht werden“ sowie die „Ueberzahl der Schwerverwundeten, welche noch geheilt oder bis ans Ende gut verpflegt und behandelt werden sollen, aufzunehmen. [...] Die Humanität verlangt, dass der preußische Staat dem großen Beispiel nachfolgt, mit welchem die Amerikaner in der Sorge für ihre Verwundeten vorangegangen sind.“[913] Esmarch schlug zunächst die Errichtung eines Barackenlazaretts in der Nähe Berlins vor, um für etwaige spätere Kriege wichtige Erfahrungen zu sammeln. Diese Anstalt könne auch für den „Unterricht der Militärärzte [sowie] für die Ausbildung vom Lazarethverwaltungs-Beamten“ herangezogen werden. Daraufhin telegrafierte von Roon an Königin Augusta: *„Sehr geneigt auf die Vorschläge von Esmarch einzugehen erwarte ich nur noch die bezügliche Aeußerung der ‚Wissenschaftlichen Depu-*

912 Brief von Waldersee vom 30.07.1866 in Ausführung der am 26.07.1866 genehmigten „Instruction über die Bildung von Subcommissionen“; s. a. Cramer 1908, S. 66, sowie Schmauss, S. 1578

913 Köhler, 1904, S. 6 u. S. 213

tation für das Medizinalwesen' um Seiner Majestät Zustimmung zur Errichtung eines Hospitals nach amerikanischem Muster zu erhalten."[914]

Esmarch notierte in seinen Aufzeichnungen danach „mehrere Vorsprachen", besuchte Virchow und sprach bei Kriegsminister von Roon und Kultusminister von Mühler vor. Steinberg teilte Esmarchs Auffassung zum Einsatz der durch „die großen Fortschritte der Technik und Industrie immer mehr vervollkommneten Baracken [...]. Im Kriege [können sie] als vollkommen ausreichende, schnell herzustellende Unterkunft dienen, die eine ausgiebige Krankenzerstreuung ermöglicht. [...] Sie bilden eine Zwischenstufe zwischen den von Alters her gebräuchlichen Zelten und den festen Häusern."[915] Beratungen über eine mögliche Errichtung wurden jedoch aufgrund des dann eingetretenen Friedensschlusses vorzeitig beendet. Das Kriegsministerium zeigte sich lediglich dem Bau eines einzigen Friedens-Garnison-Lazaretts als „Musterbeispiel in Pavillon- und Barackensystem" gegenüber aufgeschlossen. Esmarch bedauerte lebhaft, dass es nicht zur Ausführung seines Planes kam: Der sofortige Bau eines Barackenhospitals hätte Gelegenheit zur praktischen Prüfung für ggfs. erforderliche Anpassungen geboten.[916]

Maßnahmen bis zum Deutsch-Französischen Krieg

Im Oktober 1866 schrieb Königin Augusta an von Roon: *„Es scheint Mir dringend notwendig, dass, noch ehe die Erinnerung an den letzten Krieg in den Hintergrund tritt, die Erfahrungen, die während desselben auf dem Gebiete des Lazarett- und Militär-Medizinalwesens gemacht worden sind, gesammelt und veröffentlicht werden, damit die Mängel unserer im Ganzen gewiß trefflichen Organisation aufgedeckt und das notwendige Material zusammen gebracht werde, um alle Mißstände zu beseitigen und das bestehende System zu vervollkommnen.*"[917a] Die Berichte sollten *„auch zwei Aufsätze enthalten [...] von denen der eine die Grundsätze übersichtlich behandelte, nach denen Militär-Lazarette in Zukunft einzurichten sein würden, der andere die Vervollkomm-*

914 Telegramm vom 28.08.1866 von v. Roon an Königin Augusta

915 Notizen von Esmarch; Vorsprachen u. a. bei Lehnert und Esse

916 Vgl. Steinberg, S. 3 u. 103; Kimmle, 1904, S. 125, s. a. Köhler, 1904, S. 102 f., sowie Fischer, Kriegschirurgie II, S. 553

nung bespräche, deren unser Militär-Medizinalwesen fähig sein möchte. Bei diesen Aufgaben habe Ich besonders an Männer wie Langenbeck, Wilms, Busch, Bardeleben, Middeldorpf, Böger, Lauer, Löffler, Esmarch, Esse, Velten und Stromeyer gedacht."[917b]

Von Roon forderte Ende 1866 daraufhin die genannten Militärärzte und Chirurgen auf, ihre Erfahrungen, Beobachtungen und Vorschläge schriftlich einzureichen.[918] Esmarch stellte in seinem Bericht dar, dass nur ein geringer Teil der Verwundeten von bewährten Chirurgen, dagegen der weitaus größere Teil der Verletzten von praktischen Ärzten behandelt wurde, denen es größtenteils an chirurgischen und insbesondere kriegschirurgischen Erfahrungen fehlte. In seinen „Bemerkungen zur Reform des Militär-Medizinalwesens" schlug Esmarch u. a. vor, für den Militärdienst nur Ärzte mit einem guten Abschlussexamen zu nehmen und ihnen dann Gelegenheit zu geben, spezielle Kenntnisse für ihren Beruf zu erwerben. Esmarch dachte dabei an die Errichtung einer „praktischen Schule für Militärärzte" mit der Möglichkeit zur praktischen Ausbildung der jungen Ärzte auch in Verbindung mit angeschlossenen klinischen Hospitälern sowie mit einem leichten Feldlazarett, das auch bei Unglücksfällen in Friedenszeiten mit allem Personal an Ärzten, Krankenträgern usw. eingesetzt werden sollte. Durch Examina sollten sich die Ärzte für den Eintritt in die Armee oder zum Aufrücken in höhere Stellungen qualifizieren, außerdem sollte es den Ärzten ermöglicht werden, während des Dienstes „den Fortschritten der Wissenschaft" zu folgen.[919]

Mitte November 1866 schrieb Esmarch an Stromeyer: *„Wie es scheint, sollen wir uns noch in diesem Monat in Berlin wiedersehen, um den großen Augiasstall, genannt Kgl.-preußisches Armeemedizinalwesen, mit auszufegen."* Ende November 1866 erhielten Stromeyer und Esmarch dann eine Einladung, „an den Conferenzen in Berlin Theil zu nehmen, welche I. M. (Königin Augusta) [...] über Verbesserung des Kriegssanitätswesens veranstalten wollte."[920] Die Beratungen in der „Kommission zur Reorganisation des Militär-Medizinalwesens" vom 18. März bis 5. Mai 1867, an denen die Berichterstatter in Kenntnis der Ansicht der anderen Mitglieder teilnahmen, legten

917 a) u. b) Brief an von Roon vom 16.10.1866 von Königin Augusta; Kimmle, DRK, I, S. 10 betonte besonders das große Engagement von Augusta.

918 Köhler, 1904, S. 6 f., Kimmle, 1904, S. 191 u. 195

919 Esmarch, „Bericht über meine Thätigkeit in den Lazaretten für Verwundete zu Berlin vom 25. Juli bis 26. September 1866"; s. a. Esmrach, Kampf der Humanität, S. 44 f.

920 Brief vom 10.11.1866 an Stromeyer von Esmarch aus Kiel

die Grundlage für die Weiterentwicklung des preußischen und deutschen Militär-Sanitätswesens.[921]

In der Konferenz wurden auch Esmarchs „Bemerkungen zur Reform des Militär-Medizinalwesens“ erörtert. Die Konferenzteilnehmer anerkannten im Einklang damit die „Notwendigkeit besonderer Unterrichtsmittel für die spezifische militärärztliche Ausbildung neben den durch die Universitäten für die ärztliche Ausbildung gebotenen“. Vorgeschlagen wurde die Gründung einer besonderen „Militärärztlichen Akademie“, an der tüchtige, an den Universitäten ausgebildete Ärzte ihre spezielle militärische Schulung erhalten sollten. Im Anschluss sollten die Ärzte in einem gut eingerichteten Hospital das Lazarettwesen gründlich erlernen. Dienende Ärzte sollten Gelegenheit zur periodischen Auffrischung gewisser für die Kriegspraxis wichtiger Kenntnisse erhalten, wobei besonders an die Anatomie und an die Operationstechnik gedacht wurde. Auch wurden durch die Konferenz die „Instruktionen für die Militärärzte zum Unterricht der Krankenträger“ vom 27. Januar 1869 ausgelöst.

Zu weiteren in der Folgezeit getroffenen Maßnahmen zählten die erweiterte praktische Ausbildung der Eleven in der Charité, der Ausbau insbesondere der großen kriegschirurgischen Sammlung, die von Esmarch vorgeschlagenen Operationsübungen an der Leiche, die von ihm angestrebten Kurse zur Fortbildung der Militärärzte sowie eine weitere Verbesserung der wissenschaftlichen Ausbildungsmöglichkeiten.

Alle Konferenzteilnehmer waren sich über die notwendige Hebung des militärärztlichen Standes und über die erforderliche Gleichstellung der Militärärzte mit den übrigen Offizieren einig. Allerdings wurde anstelle des Vorschlages der Konferenz, analog dem Ingenieuroffizierskorps ein „Sanitätsoffizierskorps“ zu schaffen, das im Offiziers- und Unteroffiziersrang stehende ärztliche Personal zu einem „Sanitätskorps“ vereinigt. Dessen Mitgliedern wurden die Eigenschaften von Personen des Soldatenstandes verliehen.[922]

921 Stromeyer, 1975, S. 391; die Einberufung erfolgte mit Allerhöchster Kabinetts-Order vom 14. Februar 1867.

922 Köhler, 1904, S. 5; Grundlage war der „Allerhöchste Erlaß vom 20. Februar 1868 betr. die Organisation des Sanitätskorps“. Die Bildung eines „Sanitätsoffizierskorps“, das die Mitglieder des Sanitätskorps im Offiziersrang zusammenfasste, wurde jedoch erst mit Verordnung vom 6. Februar 1873 verwirklicht. Die Tätigkeit der mitwirkenden Zivilärzte wurde im Krieg 1870/71 nicht ausreichend gewürdigt, wie aus Schreiben von Kollegen an Esmarch hervorging, u. a. von Dr. Oidtmann, stv. Stabsarzt aus dem Biwak Chatel vom 29.08., 11. u. 27.10.1870 sowie aus dem Marienhospital in Düsseldorf von Dr. H. Leisrink vom 22.09.1870.

Ferner wurde durch die Beratungen in der Konferenz die „Instruktion über das Sanitätswesen der Armee im Feld" ausgelöst[923], ergänzt durch das Institut der Hilfskrankenträger, wonach vier Mann von jeder Kompagnie, Eskadron und Batterie für den rascheren Transport nach den Verbandplätzen zu sorgen hatten. Die nunmehr obligatorische Einführung des Verbandpäckchens bezweckte, einem möglichen Mangel von Verbandmaterial auf dem Schlachtfeld künftig vorzubeugen. Auch wurde der Bandagentornister vorgeschrieben, der von einem Krankenträger dem Arzt auf das Gefechtsfeld bzw. auf den „Notverbandplatz" nachgetragen werden und alle für die Erstbehandlung erforderlichen Gegenstände enthalten sollte sowie Instruktionen für die Reserve-Lazarett-Depots und für die Evakuation der Feldlazarette.

Eisenbahntransporte der Verwundeten

Ein wichtiges Thema der Beratungen war der Transport der verwundeten und erkrankten Soldaten mit der Eisenbahn von den Kriegsschauplätzen in die Lazarette. In Preußen wurden die Leichtverwundeten in Personenwagen ohne jegliche Vorrichtungen, die Schwerverwundeten in bedeckten, notfalls aber auch offenen, mit Strohsäcken oder Strohpolstern versehenen Güterwagen transportiert. Esmarch bemängelte ausdrücklich die Benutzung der Wagen insbesondere für Schwerverwundete und beantragte: „Die Regierung möge aufgefordert werden, schon jetzt im Frieden darauf Bedacht zu nehmen, dass eigene Transportwaggons für Verwundete nach dem Muster der amerikanischen Hospitalwaggons in möglichst zweckmäßiger Form und in möglichst großer Zahl herstellig gemacht werden." Diese könnten im Frieden als Schlaf- oder Salonwagen benützt werden.[924]

Ihm widersprachen andere Konferenzteilnehmer unter Verweis auf die Schwierigkeit des Ein- und Ausladens der Verwundeten bei den von Esmarch vorgeschlagenen Wagen, die eine freie Passage durch den gesamten Zug gewährleisten und so dem Arzt die Versorgung aller Verwundeten ermöglichen sollten. Auch Esmarchs Vorschlag, „dass die neu einzuführenden Personenwaggons vierter Classe eventuell für Verwundetentransporte in Aussicht genommen werden könnten", wurde als

923 Erlass vom 28. April 1869

924 S. dazu E. Gurlt, „Abbildungen zur Krankenpflege im Felde auf Grund der internationalen Ausstellung der Hilfs-Vereine für Verwundete zu Paris im Jahre 1867", Berlin 1868, Billroth, 1874, S. 27

utopisch abgelehnt, ebenso wie der Gedanke, das Einverständnis der 67 verschiedenen Eisenbahngesellschaften Deutschlands zum Bau einheitlicher Wagen herbeizuführen. Die Konferenz kam zu keinem Ergebnis. Dazu meinte Stromeyer allerdings: „Esmarch ließ sich dadurch nicht irre machen."[925]

Nach einem Gespräch, das Esmarch unmittelbar nach der Konferenz mit dem „Director der Berliner Actiengesellschaft für Fabrication von Eisenbahnbedarf", Herrn v. Unruh, führte, erklärte dieser „dass es durchaus keine besonderen Schwierigkeiten haben und keine grossen Mehrkosten verursachen würde, die Waggons vierter Classe, wenn sie neu erbaut würden, so einzurichten, dass sie im Kriege sofort als Hospitalwaggons nach amerikanischer Weise gebraucht werden könnten."[926a] Aufgrund der ihm dazu von Esmarch vorgelegten Zeichnung ordnete Handelsminister Graf Itzenplitz an, einen Wagen in der von Esmarch vorgeschlagenen Weise herzustellen. „Dieser Erfolg Esmarch's, den er, unterstützt durch den Einfluss [...] der Kaiserin Augusta gegen manchen officiellen Widerstand erzielte, ist besonders auch deshalb von so ausserordentlicher Wichtigkeit, weil es der erste Fall war, in welchem eine Eisenbahndirection veranlasst wurde, gleich bei Erbauung von Waggons auf die Bedürfnisse des Verwundetentransportes Rücksicht zu nehmen."[926b]

Die am 18. September 1867 durchgeführte Probefahrt in Berlin mit einem aus Wagen 4. Klasse zusammengestellten Lazarettzug bei Beteiligung einer Kommission des Kriegsministeriums mit General Stosch verlief zur Zufriedenheit aller. Die belegten Tragen ließen sich durch die Türen an der Stirnseite der Wagen problemlos ein- und ausladen. Nunmehr verfügte das Handelsministerium, alle neu zu erbauenden Wagen 4. Klasse auf die Esmarchsche Weise herzurichten. Dazu schrieb Billroth: „Die für den Massentransport von Schwerverwundeten auf grosse Distanzen entstandenen deutschen Lazarethzüge [...] waren eine ganz neue Schöpfung. Aerztliche Behandlung, Bedienung, Beköstigung von 200 und mehr Schwerverwundeten in einem solchen Zuge, Heizung der Waggons, Communication derselben untereinander; rasche Beförderung des Zuges, Aufsuchen und zweckmässiges Vertheilen

925 Stromeyer, 1975, S. 399, Sitzungsprotokoll der Kommission vom 04.04.1867; s. a. Esmarch, Verbandplatz und Feldlazareth, S. 34 ff., sowie Schmidt, Horst, S. 37 ff.

926 a) u. b) Billroth, 1874, S. 28 f.: s. a. Esmarch Verbandplatz, S. 35–40

der Verwundeten im Lande, vorgeschriebene Abgangs- und Endpunkte etc. etc. – [waren] neue Gesichtspunkte, über welche keine Erfahrungen vorlagen. "[927]

Zum Kriegsbeginn 1870 war ein Park von 200 nach Esmarchs Gesichtspunkten konstruierten Wagen 4. Klasse vorhanden, jedoch in alle Windrichtungen zerstreut. Es gelang auch nicht, die bis Ende August 1870 eingesetzten Züge mit 100 Waggons als geschlossene Lazarettzüge zurückzuführen. Insofern war es ein württembergischer Zug, der nach den parallel zu Esmarch entwickelten Vorschlägen von v. Fichte aus Stuttgart als erster eingerichteter Lazarettzug am 16. August 1870 nach Weißenburg[928] fuhr und 117 Schwerverwundete nach fünfTagen „in ihre heimathlichen Lazarethe" transportierte. In Preussen brachte der Abgeordnete von Hoenika mit Privatmitteln einen Lazarettzug zu Stande, der in sieben Waggons 37 Schwerverwundete in Betten am 11. September 1870 von Novéant[929] nach Berlin brachte. Hierdurch angeregt veranlasste Virchow die Errichtung eines vollständig nach Esmarchs Prinzipien (aus Wagen 4. Klasse) zusammengesetzten Lazarettzuges, der am 2. Oktober 1870 von Berlin abfuhr und am 13. Oktober dorthin zurückkehrte.[930] Ende Januar 1871 beschloss das Kriegs-Ministerium, alle Lazarettzüge nach Esmarchs System zu errichten, und beauftragte mit deren Herstellung die königlich niederschlesisch-märkische Eisenhahn zu Frankfurt a./O.[931] Am 21. Februar 1871 hatte Stromeyer den ersten Berliner Zug mit Sanitätswagen in Versailles gesehen, und schrieb: „Ich freute mich über die Einrichtung von Sanitätswagen. Sie bilden den wahren Fortschritt der Kriegsheilkunst unserer Zeit, alles Andere ist dagegen eine Bagatelle." Zum Engagement Esmarchs in dieser Angelegenheit wurde im „Sanitätsbericht über die deutschen Heere 1870–71" vermerkt: „Vornehmlich dem Generalarzt der Landwehr, Professor Dr. Esmarch, muß das Verdienst nachgerühmt werden, dieses Ziel unermüdlich weiter verfolgt zu haben."[932]

Die Bedeutung der Lazarettzüge bestand im wirksamen, raschen Abtransport der Verwundeten und dem Evakuierungsprinzip, d. h. der Verteilung von Verletzten auf

927 Billroth, a. a. O., S. 32 f.

928 Weißenburg, Wissembourg, französische Gemeinde, heute in der Region Grand Est, früher Elsass

929 Novéant-sur-Moselle, französische Gemeinde, heute in der Region Grand Est, früher Lothringen

930 Die Bedeutung war so groß, dass Virchow dazu eine eigene Broschüre verfasste: „Der erste Sanitätszug des Berliner Hülfsvereins für die deutschen Armeen im Felde", Berlin 1870. Esmarch hatte darüber in seinem Journal 1870 eingetragen: 14.10. Virchows Lazareth-Zug angesehen, 19.10. Sanitäts-Zug inspiziert.

931 Billroth, a. a. O., S. 36.

932 Stromeyer, 1875, S. 401

mehrere Lazarette. Im Ganzen fuhren 21 Züge dieser Art mit 3 724 Lagerstätten; Mundy schätzte die Leistung der Eisenbahntransporte auf 400 000 Patienten.[933] Für die Zukunft forderte Billroth „ganz detaillirte Pläne über die Erbauung eines Lazarethzuges nach den [im Krieg von 1871 bewährten] Principien".[934] Aus Wien wurde Esmarch darüber informiert, dass *„mit den Bahn-Direktionen der Bau der für den Transport der Verwundeten u. Kranken erforderlichen Eisenbahnwaggons abgesprochen"* worden sei und *„es kann dann kaum einem Anstande unterliegen, diese Waggons auch im Frieden humanitären Zwecken dienstbar zu machen."*[935]

Einrichtung von Reserve- und Barackenlazaretten

In der Konferenz von 1867 prallten die verschiedenen Meinungen über die günstigste Lazarettform erneut aufeinander. Esmarch setzte sich nachdrücklich für den Bau selbstständiger Barackenlazarette ein. Seine hospital-hygienischen Forderungen wurden von den Konferenzteilnehmern ebenso wie die einem Militärarzt aufzuerlegende Aufgabe zur gesunden Beschaffenheit der Kasernen und der nur teilweisen Belegung der Lazarette anerkannt. Da es über die Brauchbarkeit der Lazarettbaracke geteilte Meinungen gab, wurde als Kompromiss festgehalten: „Ebenso wie der Anschluß von einzelnen Baracken an bestehende Hospitäler freudig begrüßt worden ist, muß die Einrichtung vollständiger Barackenhospitäler mit allen ökonomischen Einrichtungen ausgestattet, wie solche in Amerika, in Anwendung gekommen sind, für den Fall des Mangels sauberer Lokalitäten und der Anhäufung großer Massen von Verwundeten oder Kranken als das Beste empfohlen werden."[936]

Erneut im Mai 1868 trafen sich die bisherigen Kommissions-Mitglieder zu einer Konferenz in Berlin. Wiederum empfahl Esmarch die Einführung von Barackenlazaretten, den Bau von mobilen Lazarettbaracken aus Holz und „ein strenges Fest-

933 S. dazu R. Steinmann, W. Hartel u. F. Linder, „Die historische Entwicklung des Kranken- und Verwundetentransportes", in: Wehrmed. Mschr., 1991, Bd. 35, H. 8/1991, S. 383, s. a. Köhler, 1904, S. 214

934 Billroth, 1874, S. 197 f.

935 Brief vom 16.04.1872 an Esmarch von Sigmund Baron aus Königsbrunn

936 Sitzungsprotokoll der „Kommission zur Reorganisation des Militär-Medizinal- und Lazarett-Wesens" von 1867. Unermüdlich warb Esmarch in der Zeit nach der Konferenz für das Barackenlazarett als die ihm zur Behandlung von Verwundeten einzig geeignet erscheinende Lazarettform und stellte dies in der nachfolgenden Konferenz erneut zur Diskussion.

halten an den Regeln der Hospitalhygiene, die über allem stehen muß."[937] Bockendahl informierte Esmarch, dass in einer Besprechung bei Exz. Rosenberg dieser den Argumenten Esmarchs beipflichtete, wonach bereits in Friedenszeiten die Organisation des Lazarettwesens durchzuführen sei.[938]

Seine Überlegungen fasste Esmarch in seiner später veröffentlichten Schrift „Ueber Vorbereitung von Reserve-Lazaretten" zusammen.[939] Er zählte als gefährlich für Kranke und Verwundete auf: „verdorbene Luft", Zusammenhäufung von vielen Kranken und Verwundeten in demselben Raum sowie fehlende Zufuhr frischer Luft bei gleichzeitiger Vermischung der „Ausdünstungen verschiedenartiger Kranken und Verwundeten und verschiedener Krankensäle in einem Gebäude". Der Bekämpfung dieser Gefahren diene nach Esmarch die „Hospitalhygiene" sowie die „zweckmässige Anlage und Einrichtung der Krankensäle", wobei er unter den verschiedenen Hospitalsystemen „das System der einstöckigen isolirten Krankensäle [Pavillons]", die für die Krankensäle eine „luftige Lage und Construction für frische Luft" ermöglichen, für am besten geeignet hielt.[940a]

Im Krieg würden angesichts fehlender, den Anforderungen der Hospital-Hygiene genügender Räumlichkeiten die Verwundeten in „Nothlazaretten" untergebracht. Die dabei am häufigsten verwendeten größeren Gebäude, wie Kasernen, Schulen, Kirchen in der Nähe des Kriegsschauplatzes seien für die Verwundeten jedoch als „besonders gefährlich" zu betrachten, wenn in ihnen vorher „viele Menschen lange Zeit bei ungenügender Ventilation geathmet haben" und „Wände und Holzwerk [...] mit den excrementiellen Produkten der menschlichen Ausdünstungen geschwängert sind". Bei bereits länger benutzten und nicht nach den Regeln der Hospital-Hygiene erbauten Hospitälern können sich „die gefährlichsten Wundkrankheiten", u. a. Pyämie, Typhus usw. entwickeln. Daher müsse die Nutzung disponibler Gebäude „in unmittelbarer Nähe eines Schlachtfeldes" als Notlazarette nur auf den absoluten Notfall beschränkt werden.[940b]

937 Cramer 1908, S. 66

938 Schreiben vom 27.11.1868 an Esmarch von Bockendahl

939 Seine Schrift, „Ueber Vorbereitung von Reserve-Lazarethen" leitete Esmarch mit dem Satz ein: „Die Theilnahme an der Vorbereitung der Reserve-Lazarette für den Kriegsfall ist stets als eine der wichtigsten Friedens-Aufgaben der Vereine zur Pflege im Kriege verwundeter und erkrankter Krieger betrachtet worden." Vor diesem Hintergrund erachtete Esmarch es für wertvoll, über die Überlegungen und Anschauungen des Kieler Zweigvereins zu berichten.

Es sei zwar üblich, zur Vermeidung der Anhäufung von Verwundeten in Notlazaretten die Transportfähigen unter ihnen in dafür vorbereitete „Reservelazarette" an weiter vom Kriegsschauplatz entlegene Orte zu schicken. Dies würde jedoch zu ähnlichen Problemsituationen wie bei den Notlazaretten führen. Reservelazarette gefährdeten nicht nur die dorthin verlegten Kranken und Verwundeten, sondern „bedrohen auch die Gesamtbevölkerung dieser Städte", weil sich „leicht epidemische Krankheiten entwickeln". Auch das sogenannte „Zerstreuungssystem" würde nicht ausreichen, um eine sachgemäße ärztliche Behandlung zu ermöglichen.[940c]

Erst die Amerikaner hätten die Aufgabe gelöst, „auch im Kriege den Forderungen der Hospitals-Hygiene gerecht zu werden, und das System der Krankenzerstreuung in zweckmässigster Weise mit einer Concentrirung unter einheitlicher ärztlicher Oberleitung zu verbinden. Sie errichteten überall im Rücken der Armeen grosse Hospitäler aus isolirten Pavillons bestehend, und versahen sie mit Einrichtungen aus Holz, welche die Hospitals-Hygiene verlangte." Das amerikanische Barackenlazarettsystem „stellt einen ausserordentlichen Fortschritt in der Geschichte des Kriegslazarettwesens dar, dessen Nachahmung im Interesse der Humanität verlangt werden muss." Es ist für die Verwundeten „das heilsamste" und für die Verwaltung „das bequemste" System.[940d]

Es sollten daher künftig in unmittelbarer Nähe eines Schlachtfeldes möglichst sofort Barackenlazarette errichten werden, sobald Arbeitskräfte und Matetrial vorhanden sind. „Dagegen sollten Reservelazarette nicht anders als nach dem amerikanischen System eingerichtet werden, weil immer Zeit und Material genug vorhanden sein wird, dieselben zu erbauen, besonders, wenn schon im Frieden die Militär-Behörden sowohl als die Vereine zur Pflege etc. sich energisch mit diesem Gegenstande beschäftigen."[940e]

Hinsichtlich der Überlegungen von Esmarch zu den Reservelazaretten stellte das Central Comité fest, dass sie „die eigentlichen Heilstätten für die verwundeten und kranken Krieger [bilden]. [...] Die zweckmässige Vertheilung der Kranken und Verwundeten über das ganze Land, [...] hing vorzugsweise von der richtigen Bestimmung der Reserve-Lazarethe ab. [...] Die Vereine sollten sich schon im Frieden

940 a)–e) Esmarch in: „Ueber Vorbereitung von Reserve-Lazarethen". In seinem Bericht zur Hygiene-Ausstellung 1882, S. 81, stellte Paul Boerner fest, dass „mit dem amerikanischen Secessionskrieg eine neue Epoche (begann), deren Errungenschaften der gesammten Medicin und vor Allem auch der Krankenhaus-Hygiene zu gute kommen sollten." Das Prinzip des von Pirogoff zuerst 1847 angewendeten Verfahrens der Krankenzerstreuung wurde von deutscher Seite in den Kriegen von 1864, 1866 und dann ausdrücklich 1871 umgesetzt.

verpflichten, im Falle des Krieges die Unterbringung, Beköstigung und Pflege der Kranken in Vereins-Reserve-Lazarethen [...] zu übernehmen, sie sollten sich daher mit den vorbereitenden Massnahmen vertraut machen, die erforderlich sind, um eine derartige Verpflichtung zu übernehmen."[941]

Zu einer immer stärker zunehmenden Akzeptanz des Barackensystems trugen Informationen über die damit verbundenen Erfahrungen aus den vorangegangenen Kriegen bei. So führte Steinberg Statistiken an, die beim Vergleich von „Zugang und Abgang durch Heilung oder Tod [...] [der Verwundeten und Kranken]" in Lazaretten mit Baracken ein deutlich positiveres Ergebnis „zu Gunsten der in den Baracken erzielten Resultate" ergab.[942]

Über diese hatte Esmarch notiert: „Reichl. Zufuhr von frischer Luft ist eine richtige Bedingung für glückl. Behandlung von Wunden. [...] In den Baracken müssen wenigstens an 1 Seite alle [...] Fenster Tag u. Nacht geöffnet sein [...]. Bei gutem Wetter müssen immer alle Fenster und Türen offen sein. [...] Beim Verbinden d. Wunden sollte pedant. Reinlichkeit herrschen! Die schmutzigen Verbandstücke dürfen nicht mit d. Fingern abgenommen werden, nur mit Pinzette oder Kornzange, nicht ins Bett od. auf d. Erde geworfen werden, nur ins Eiterbecken."[943]

Angesicht des bevorstehenden Krieges gegen Frankreich stand die damals eingesetzte General-Lazarett-Direktion unter der Leitung Steinbergs vor der Aufgabe, 5 000 Lagerstellen für Verwundete in Berliner Lazaretten vorzubereiten. Von der Militärverwaltung wurde damals die sichere Erwartung ausgesprochen, dass der Krieg spätestens Ende Oktober beendet sein würde. Vor diesem Hintergrund hatte die General-Lazarett-Direktion sich entschlossen, die zu erwartenden 1 500 Verwundeten in einem zu erbauenden Barackenlazarett unterzubringen. Angesichts der außerordentlichen Dringlichkeit und um jeden Zeitverlust zu vermeiden, wollt man keine Baracken mit Ofen-Ventilation errichten, sondern Baracken, die vorrangig für Sommer- und Herbstverhältnisse geeignet wären. Diese Lazarettform erschien am besten in der Lage, stark eiternden Wunden sowie Brand und Pyämie vorzubeugen.

Das Barackenlazarett mit 15 Baracken zu je 30 Betten und drei Gruppen zur Aufnahme von je 100 Schwerverwundeten wurde auf dem Exerzierplatz des Tempel-

941 Central Comité, S. 55

942 Steinberg, S. 71 ff.

943 Notiz von Esmarch vom November 1870

hofer Feldes erbaut und erfüllte in seiner hohen und freien Lage und der Nähe zur Verbindungseisenbahn sämtliche Forderungen, die auch Esmarch für solche Plätze aufgestellt hatte. Die Baracken waren mit Gasbeleuchtung, Wasserleitungen, Wasserklosetts, Badezimmern usw. ausgestattet. Esmarch meinte dazu in einem Brief an Stromeyer, dass *„das Barackenlazarett den Winter durch und vielleicht länger wie irgend ein anderes hiesiges Lazarett bestehen bleiben wird. Eigentlich kommt es jetzt erst zur völligen Geltung [...] [nachdem] die prächtig eingerichteten Hospitalzüge [...] direkt von Paris hier angekommen sind und [...] uns alte und neue Verwundete gebracht [haben].* “[944]

Behandelt wurden 2 896 Verwundete mit nur 204 Todesfällen; auch kam es trotz der großen Anhäufung von Verwundeten sowie bei 250 schweren Typhusfällen, 121 Brandkranken und 180 an Pyämie Erkrankten weder im Lazarett noch in Berlin zum Ausbruch einer Epidemie. Insofern war das Ergebnis im Bericht der General-Lazarett-Direktion an das Kriegsministerium nachvollziehbar, „dass die in den hiesigen Lazarethen gewonnenen Resultate als sehr günstige zu bezeichnen sind, und dass die Etablirung des Barackenlagers allein diese günstigen Resultate ermöglich hat." Auszugsweise zitierte Steinberg u. a. aus dem Bericht von Esmarch, der als „consultirender Chirurg [...] in den Baracken fungirt" hatte: „Wenn ich den Eindruck schildern soll, den der Verlauf der Wundheilung in unserem Barackenlazareth im Allgemeinen auf mich gemacht hat, und dabei als Massstab die Beobachtungen zu Grunde lege, welche ich im Laufe von 22 Jahren, theils in meiner eigenen Klinik, theils in anderen Civilhospitälern, vor Allem aber in den Kriegs-Lazarethen früherer Feldzüge gemacht habe, so kann ich nicht umhin, meine Ueberzeugung dahin auszusprechen, dass das einstöckige Pavillonsystem mit seiner Dachfirstventilation alle anderen Hospitalsysteme in seinen Heilresultaten weit übertrifft."[945]

Virchow bewertete in seiner abschließenden Analyse des Barackenlagers, dass „bei der Ausführung nur darin gefehlt worden ist, dass ein zu grosses Maass von Zuversicht auf die schnelle Beendigung des Krieges gehindert hat, rechtzeitig wenigstens die Anlage einer Winterventilation vorzusehen. Diesem Mangel ist [...] durch die grosse Sorgfalt und Ausdauer des gesammten Heil- und Pflege-Personals in vieler Weise abgeholfen worden. Insbesondere haben wir das Glück

944 Brief vom 17.12.1870 an Stromeyer von Esmarch aus Berlin

945 Steinberg, S. 83 f. Überaus anerkennend äußerten sich zu den Baracken auch Frerichs, Jüngken, Fischer sowie N. Pirogoff. Esmarch hatte das von ihm vorgeschlagene und von Billroth ausdrücklich gelobte Transportsystem sowie die Barackenhospitäler bereits in seiner Schrift Verbandplatz und Feldlazarett empfohlen.

gehabt, ebenso geschickte, als humane Aerzte für den Dienst in den Vereins-Baracken zu gewinnen."[946]

Eine aktuelle Bewertung zum Wirken der damaligen Militärärzte lautete: „Das Schicksal der betroffenen Soldaten [scheint damals] hauptsächlich von der glücklichen Fügung abhängig gewesen zu sein, einem erfahrenen und verantwortungsbewußten Operateur vorgeführt zu werden. Während der preußisch-deutschen Einigungskriege gewann aufgrund weit auseinandergezogener Schlachtfelder zunehmend der geregelte Verwundetentransport in gesicherte rückwärtige Räume an Relevanz und neben frontnahen Feld- oder Kriegslazaretten wurden in der Heimat omnipotente Reservelazarette eingerichtet, in denen die bedeutendsten Chirurgen der Nation Dienst taten."[947]

Königin Augusta hielt es angesichts der Ergebnisse der Beratungen für *„angemessen"*, diese auch anderen Regierungen zuzuschicken. *„Außer dem Buche des Generalarztes Dr. Löffler [...] denke Ich hierbei an die kürzlich veröffentlichten Schriften des Oberstabsarztes Dr. Roth, des Professor Dr. Esmarch und des Geheimrat Esse."* Sie werde ihm *„je 24 Exemplare von jedem dieser Werke zustellen lassen und Sie ersuchen, dieselben in Meinem Namen den Kriegsdepartements der betreffenden Staaten zu übersenden."*[948]

Am 11. November 1866 stiftete Königin Augusta in Berlin den „Preußischen Vaterländischen Frauenverein". Er sollte die Aufgabe wahrnehmen, „jene weiblichen Kräfte, die während des Krieges [...] so wahrhaft aufopfernd und großartig gewirkt haben, auch im Frieden gemeinsam in erfolgreicher Tätigkeit zu erhalten" und „im vaterländischen Sinne durch eine augenblickliche Hilfeleistung bei allgemeinen oder örtlichen Landeskalamitäten, wie Krieg, Feuersbrünste, Ueberschwemmungen und Seuchen die Not möglichst [...] erleichtern und durch Herbeischaffung von Lazarettbedürfnissen, wie durch Sammlungen an Geld und Vorräten" wirksamen „Beistand zu leisten suchen". Der Verein sollte alle Frauenvereine in den Provinzen

946 Virchow, 1871, S. 33

947 Manfred Zimmermann, „Zur historischen Entwicklung der Feldchirurgie", in: „Wehrmed. Mschr. ", 44 (2000), Heft 4, S. 85

948 Schreiben vom 19.05.1868 u. 05.12.1869 an Podbielski von Königin Augusta; Kimmle, 1904, S. 191 f.

zum Anschluss auffordern, um so „ein Band der Hilfeleistung für die ganze Monarchie zu weben. [...] Das rote Kreuz auf weißem Grunde bleibt das Vereinszeichen."[949]

Im Dezember 1867 fand in Berlin die Generalversammlung des „Preußischen Vereins zur Pflege im Felde verwundeter und erkrankter Krieger" statt. In seiner Grundsatzrede hob Brinkmann erstmalig die Notwendigkeit einer systematischen Vorbereitung auf den Krieg durch Freiwillige schon in Friedenszeiten hervor. Provinzialvereine sollten gegründet werden, um durch diese die Idee vom Roten Kreuz immer mehr zu verbreiten und die Kriegsvorbereitung im Frieden kontinuierlich zu vertiefen.[950]

Die Generalversammlung vom 14. Dezember 1868 beschloss: „an [...] allen für die Vorbereitung von Reservelazaretten seitens der Militärverwaltung in Aussicht genommenen Orten den dort bestehenden oder baldmöglichst ins Leben zu rufenden [...] Zweigvereinen [...] zu empfehlen, mit der Militärverwaltung die auf die Einrichtung dieser Lazarette und auf deren Übernahme als Vereinslazarette im Kriegsfalle bezüglichen Verabredungen zu treffen." Esmarch plädierte als Teilnehmer dafür, „das bisherige System der Reservelazarette in festen, mehr oder weniger ungeeigneten Gebäuden zu verlassen, und auf die Errichtung von Barackenlazaretten und auf deren Konzentration an geeigneten, den Heilzwecken ganz entsprechenden Orten Bedacht zu nehmen." Beschlossen wurde jedoch, hinsichtlich des Systems der Reservelazarett-Einrichtungen die Vorschriften der Militär-Medizinal-Verwaltung abzuwarten, sich ihnen bei der Ausführung nur helfend anzuschließen, es im Übrigen den Provinzial- und Lokalvereinen anheimzustellen, ob sie „ihrerseits in kleinerem oder größerem Maßstabe für die Vorbereitung bestmöglicher Baracken-Lazaretteinrichtungen schon im Frieden Vorkehrungen treffen oder ebenfalls abwarten wollten."[951]

Mit dem Ziel eines engeren Zusammenschlusses wurde am 1. April 1869 in Berlin ein „Centralcomite der deutschen Vereine zur Pflege im Felde verwundeter und erkrankter Krieger" gegründet.[952]

949 Anordnung vom 11.11.1866; genannt wurde die Zahl von 250 Damen, die allein in Berlin „bei der Verwaltung des Hauptdepots des Preußischen Vereins zur Pflege im Felde verwundeter und erkrankter Krieger tätig" waren.

950 Brinkmann verfasste „Die freiwillige Krankenpflege im Kriege mit besonderer Berücksichtigung ihrer Leistungen im Jahre 1866", Berlin, 1867; Kimmle, DRK I, S. 793 f., sowie Hansen, S. 698 f.

951 Kimmle, DRK I, S. 801 ff.

952 Ebd., S. 75 f.

Vom 24. bis 27. April 1869 tagte in Berlin die „Internationale Conferenz der Vereine zur Pflege im Felde verwundeter und erkrankter Krieger", an der auch Esmarch teilnahm. In mehreren Resolutionen wurde „die Nothwendigkeit einer umfassenden Friedensthätigkeit der Vereine scharf accentuirt".[953] Festgestellt wurde u. a., „dass ohne Vermehrung der Pflegekräfte im Frieden die Vereine ihrer Aufgabe im Kriege nicht genügen können, und dass deshalb die selbstständige Ausbildung von Krankenpflegerinnen im Frieden, unter strenger Prüfung der Qualification und anhaltender Uebung und Erprobung in der Armen-Krankenpflege, nothwendig sei." Dies gelte auch für die „Auswahl und Ausrüstung von Hülfskörpern thatkräftiger und rüstiger Männer". Virchow stellte dazu fest: „Wir erkennen nicht mehr den Krieg als Hauptbestimmung an, sondern wir erkennen überhaupt die öffentliche Krankenpflege, die öffentliche Gesundheitspflege [...] als unsere Aufgabe an, und wir organisieren auf dieser großen Basis, als eine eigentümliche Abteilung, den besonderen Hilfsverein für den Krieg."[954]

Die Versammlung empfahl ferner, das Esmarchsche dreieckige Tuch an Stelle des schon damals von jedem Soldaten mitgeführten, hauptsächlich aus Binden bestehenden Verbandzeuges mitzuführen.[955] Hinsichtlich der Beratungen zur „Thätigkeit der Vereine während des Friedens" stellte das „Militair-Wochenblatt" als „ein besonders günstiges Resultat" heraus, dass „eine Einigung sämmtlicher deutscher Vereine unter einem gemeinsamen deutschen Centralkomitee zu Stande gekommen ist."[956]

Auf der Generalversammlung aller Vereine am 6. April 1870 hob die Vorsitzende des Hamburgischen Zweigvereins in ihrem Vortrag zum Thema „Ausbildung und Verwendung von Krankenpflegerinnen" hervor, wie die sorgfältig ausgewählten Angemeldeten unter der Leitung von Esmarch in dem akademischen Krankenhaus zu Kiel für ihren neuen Beruf ausgebildet, dann in Hamburg zur Pflege von Kranken fast ununterbrochen verwandt wurden und „allgemeinste Anerkennung" genießen würden.[957]

953 Central Comité, S. 135

954 Kimmle, a. a. O., S. 203 f.

955 Kimmle, DRK II, S. 236 f. u. S. 245

956 „Militair-Wochenblatt", 54. Jahrgang, No. 36, Berlin, 1. Mai 1869. Wilhelm I. würdigte den Zusammenschluss im Nachhinein in einer Kabinettsorder vom 14. März 1871 mit den Worten: „Die deutsche Einheit ist durch das Centralkomitee der Deutschen Vereine zur Pflege im Felde verwundeter und erkrankter Krieger auf dem Gebiete der Humanität vollzogen, als die politische Einheit unseres Vaterlandes sich noch im Kreise der Wünsche bewegte."

957 Kimmle, a. a. O.

In Kiel wurde am 16. Juni 1868 ein „Vaterländischer Frauenverein" gegründet. Vorsitzende des Kieler Vereins war Prinzessin Irene, die dieses Amt 46 Jahre lang bekleidete und ab Juni 1889 auch den Vorsitz vom „Provinzialverband Vaterländischer Frauenvereine in der Provinz Schleswig-Holstein" übernahm. Nahezu parallel wurde am 26. November 1868 der „Provinzialverein zur Pflege im Felde verwundeter und erkrankter Krieger in der Provinz Schleswig-Holstein" gegründet; Mitbegründer war Esmarch. Der Provinzialverein nannte als seine nächste Aufgabe die Bildung von Lokalvereinen innerhalb der Provinz.[958]

Am 25. Juni 1869 rief Esmarch den „Zweigverein zur Pflege im Kriege verwundeter und erkrankter Krieger für Kiel und Umgegend" ins Leben und übernahm dessen Vorsitz. Die Aufgaben des Vereins lauteten:

> „1. in Kriegszeiten bei der Unterbringung, Heilung und Pflege der im Felde verwundeten und erkrankten Krieger mitzuwirken. 2. in Friedenszeiten a) die dazu geeigneten Vorbereitungen zu treffen, b) seine Thätigkeit event. auch auf andere mit der Krankenpflege in Beziehung stehende Aufgaben der Mildthätigkeit zu richten; 3. steht dem Verein das Recht zu, einen Theil seiner Fonds zur Unterstützung der aus seinem Bezirk stammenden im Kriege verstümmelten und invalide gewordenen Krieger, sowie der Hinterbliebenen im Kriege Gefallener zu verwenden. Diesen Zweck, so § 3, verfolgt der Verein a) durch Sammlung von Beiträgen, b) durch Ausbildung von Pflegepersonal, welches während des Friedens für Armen und Kranken-Pflege zu verwenden ist, c) durch Errichtung von Hülfscorps für den Verwundeten-Transport im Land- und Seekriege, d) durch Theilnahme an der Vorbereitung zur Errichtung von Reservelazarethen im Kriege, e) durch Errichtung von Depots für Lazarethbedürfnisse im Kriege und Ermittelung der Verwendung der letzteren, f) durch Verbreitung von Kenntnissen der Gesundheits- und Krankenpflege."[959]

Im Zweigverein wurden für die verschiedenen Aufgaben spezielle Gruppen, „Sektionen" gebildet. Die Sektion I war für die Finanzen zuständig. Die Sektion II hatte die Aufgabe, Krankenpflegerinnen auszubilden, die in Kriegszeiten in den

958 Ebd., S. 199 ff.

959 Statuten vom 15.07.1869

Lazaretten dienen, in Friedenszeiten Kranke in Kiel pflegen sollten. Esmarch hatte bereits im Jahre 1869 regelmäßige Kurse zur praktischen Ausbildung von Krankenpflegerinnen eingerichtet. Nach Kriegsausbruch wurden in den akademischen Heilanstalten vierzehntägige Kurse zur Ausbildung von Pflegepersonal eingerichtet; 19 Damen wurden ausgebildet. Sektion III wurde für den Fall eines Angriffs der französischen Flotte von See her geschult sowie mit Fahr- und Tragbahren, mit regendichten Umhängetaschen, in der sich der „Esmarchsche erste Verband" einschließlich des Dreiecktuchs befand, ausgerüstet. Im August erstellte der Verein ein Sanitätskorps für den Seedienst, das über zwei von der Marine gestellte „Hafen-Dampfböte" verfügte. Gekennzeichnet waren Besatzungen und Boote mit dem roten Kreuz. Die Sektion IV sollte für den Fall eines Kampfes um die Einfahrt zum Kieler Hafen Platz für Verwundete ermitteln und schaffen. Nachdem Esmarch im Herbst 1869 bei einem Besuch in Interlaken den Civilingenieur P. Risold kennengelernt hatte, entwarf dieser auf seine Bitte einen Plan für die „Construction einer leicht transportablen Holzbaracke zum Zweck eines Militair Hospitals". Esmarch stellte die eingereichten Pläne der Öffentlichkeit vor, „um zu zeigen, wie der Zweigverein in Kiel jene Aufgabe aufgefasst hat und in der Hoffnung, andere Vereine zu ähnlichem Vorgehen zu ermuntern."[960] Der Verein erstellte zwei Baracken, die als Feldlazarett für Verwundete dienen sollten. Die Sektion V hatte die Aufgabe, die eingehenden Sachspenden zu sortieren, umzuarbeiten und zu versenden, sowie Wäsche und Bekleidung neu zu beschaffen oder auch anzufertigen. In den Räumen der „Harmonie" waren 162 Damen sowie zeitweise zusätzlich bis zu 160 Kriegerfrauen in Heimarbeit beschäftigt und versandten u. a. rund 12 000 Binden, fast 50 000 Compressen, über 5 000 Stück „Esmarchscher erster Verband" und 2 500 Dreieckstücher.[961]

Im Juli 1870 schlossen sich der „Vaterländische Frauenverein" und der „Zweigverein zur Pflege im Felde verwundeter und erkrankter Krieger" zu gemeinsamer Tätigkeit im Sinne der niedergelegten Aufgaben der Vereine zusammen. Im August 1870 wurde mit dem Ziel, „die Leiden der Verwundeten zu lindern", in einem Aufruf um Gaben für die Erfüllung der Bedürfnisse der „Preußischen Lazarethe" gebeten.

960 Die Schrift enthielt zusätzlich zu den Ausführungen Informationen zu den drei Plänen mit Kostenrechnungen sowie Tafeln mit genauen Situationsplänen, „Perspectiven", Querschnitten, Seitenansichten, Details, Fertigungsanleitungen als Anhang.

961 Vgl. Kieler Zweigverein, Jahres- und Rechenschaftsberichte

Zu den Leistungen, die aus Schleswig-Holstein erbracht wurden, hob Brinkmann diejenigen vom Kieler „Central-Hülfsverein für Lazarethe“ hervor, der seine Tätigkeit „vorzugsweise auf Beschaffung derjenigen Gegenstände [richtete], deren der Arzt bedarf“ und dessen Sendungen „einen besonders hohen Werth [hatten] und überall einem entschiedenen Bedürfnisse ab[halfen]. Sämmtliche Verbandstücke waren nach besonderer Angabe von Prof. Esmarch angefertigt.“[962]

„Der erste Verband auf dem Schlachtfelde“

Im März 1869 erschien Esmarchs Schrift „Der erste Verband auf dem Schlachtfelde“. Der ersten Auflage war das dreieckige Tuch als Anlage beigefügt. Laut Vorwort verstand sich die Schrift: „Als einen Beitrag zur Linderung der ersten Noth auf den Schlachtfeldern [...]. Wenn der Vorschlag, den ich darin gemacht habe, Beifall finden sollte, so würde bald kein Krieger mehr in den Kampf ziehen, ohne den ersten Verband für seine Wunden bei sich zu tragen.“

Diese Schrift, die bis 1914 in 18 Auflagen erschien, erlebte wie keine andere seiner Veröffentlichungen zur Verwundetenpflege eine so große Resonanz. Die wichtigsten Passagen lauteten:

> „Der Soldat soll im Kriege jeden Augenblick bereit sein, Gesundheit und Leben zum Opfer zu bringen. Er hat deshalb gerechte Ansprüche auf schleunige Hülfe, sobald er verwundet wird. In kleineren Gefechten wird ihm auch fast immer die ärztliche Hülfe zur rechten Zeit zu Theil [...] Nach grösseren Schlachten aber müssen, wie die Erfahrung lehrt, Tausende von Verwundeten Tage lang ohne Hülfe bleiben, weil die Zahl der Aerzte und ihrer Gehülfen zu gering ist im Verhältnis zu der Zahl derjenigen, welche in wenigen Stunden auf das Schlachtfeld hingestreckt werden. Und kommen sie endlich, die ersehnten Helfer, dann fehlen nicht selten alle Mittel, um die Verbände anzulegen, weil ihr Vorrath verbraucht, die Bandagenkarren geleert, verloren oder zertrümmert sind. [...] (S. 7)

962 Brinkmann, S. 72, „Die wirksamste Hülfe“, schrieb auch Fischer, Kriegschirurgie II, S. 432 u. S. 443, „leistete u. a. der Centralhülfsverein für Lazarethe in Kiel, der Hamburger Verein zur Pflege im Felde verwundeter und erkrankter Krieger.“

Es ist daher der Wunsch wohl gerechtfertigt, es möge dafür gesorgt werden, dass jeder Soldat im Kriege die Verbandstücke bei sich trage, welche für die erste Hülfe nöthig sind und dass er darin unterrichtet werde, sich selbst oder seine verwundeten Kameraden im Nothfalle damit zu verbinden. Allerdings führen in den meisten Armeen die Soldaten in ihren Tornistern kleine Päckchen von Verbindezeug [...]. Aber diese Verbandstücke sind nicht zweckmässig gewählt und deshalb von äusserst geringem Nutzen. Der Zweck des ersten Verbandes ist hauptsächlich der, dass er die frische Wunde schütze gegen die Schädlichkeiten, welche dieselbe auf dem Transporte bis ins Lazareth treffen können. Er muss also vor Allem die Wunde gehörig bedecken [...] dem verwundeten Gliede die nöthige Ruhe gewähren, es in derselben passenden Lage erhalten [...] und endlich durch geeigneten Druck auf die Wundfläche den Blutverlust verhüten oder vermindern [...]. Ein dreieckiges Tuch von genügender Grösse würde das geeignetste Material sein, um den ersten Verband auf dem Schlachtfelde anzulegen. [...] Die Verwendung des Tuches als Verbandmaterial ist nicht neu. Seit Jahrhunderten hat man [verschiedene] Tücher [...] zum Verbinden gebraucht.[963] (S. 8 f.)
Die Anwendung desselben ist so einfach, dass jeder Laie sie leicht und rasch zu erlernen vermag. Ein Blick auf das am Schlusse dieser Schrift angehängte Bild zeigt, in welcher Weise bei den Verwundungen der verschiedenen Körpertheile der Verband mittelst eines solchen Tuches angelegt werden kann. [...] Das Bild ist dazu bestimmt, auf baumwollene oder leinene Tücher von der Form und Grösse der Kupfertafel gedruckt zu werden und soll dem Besitzer eines solchen Tuches zur Anleitung dienen, in welcher Weise er dasselbe bei verschiedenen Verwundungen anzulegen hat. Wenn nun jeder Soldat im Kriege ein solches Tuch im Brodbeutel trüge, so würde er dadurch in den Stand gesetzt, im Falle der Verwundung sich selbst oder seinem Kameraden den ersten Verband anzulegen."
Der Aufdruck des von Esmarch 1869 vorgestellten dreieckigen Tuches stellte seiner Beschreibung nach „einen Verbandplatz hinter der Feuerlinie [dar] [...], auf welchem die verwundeten Krieger mit Hilfe dreieckiger Tücher sich untereinander verbinden." Es handelte sich um eine ausdrucksvolle Darstel-

963 Ein Verbandtuch hatte bereits der Schweizer Arzt Mathias Mayor (1775–1847) aus Lausanne 1820 vorgestellt; der französische Chirurg Pierre Nicolas Gerdy (1797–1856), aus Paris hatte 1826 über die Verwendung von Tüchern als Verband berichtet. Beides war in Vergessenheit geraten.

lung u. a. der verschiedenen Anwendungsmöglichkeiten des Tuches. Diese waren mit insgesamt 34 Nummern versehen, zu denen die Broschüre den zugehörigen Text lieferte; das Bild hatte Wittmaack angefertigt. Wittmaacks Lithografie zum Tuch wurde im September 1869 auf der Schleswig-Holsteinischen Industrieausstellung in Altona ausgestellt und fand große Resonanz bei den Besuchern.[964] (S. 10)
„Es würde zu empfehlen sein, in Friedenszeiten die Soldaten in der Anwendung des Tuches während ihrer Ausbildung zu unterrichten, dazu würden einige Instructionsstunden von Seiten eines Arztes oder eines Lazarethgehülfen nebst praktischen Uebungen hinreichen. Ich habe zu diesem Zwecke am Schluss eine kurze Anweisung für den Gebrauch des Tuches hinzugefügt. [Dadurch könnten] auch die aus dem Dienst entlassenen Soldaten einige Kenntnis von den bei plötzlichen Unfällen zu ergreifenden Massregeln im Volke verbreiten, welche bis jetzt leider noch fast nirgends vorhanden ist. (S. 11 f.)
Ob es zweckmässig sei, dem Tuche noch anderes Verbandmaterial beizufügen, wie Charpie, Compressen oder dergleichen, ist eine [offene] Frage. In sehr vielen Fällen wird das Tuch allein genügen, namentlich wenn Wasser auf dem Verbandplatz vorhanden ist, um es vor dem Anlegen nass zu machen. [...] In manchen Fällen ist es nützlich, einen leichten Druck auf die Wunde auszuüben, um die Blutung zu stillen, und für diesen Zweck müsste man zwei kleine Ballen Charpie oder präparirte Watte in das Tuch einschlagen, da in den meisten Fällen die Kugel zwei Wundöffnungen macht. Um aber das feste Ankleben derselben an die Wunden zu verhüten, könnten zwei mit einer fettigen Substanz (Salbe) bestrichene Leinwandläppchen hinzugefügt werden. Ich würde rathen, zum Bestreichen dieser Läppchen eine Mischung von einem Theil Carbolsäure mit zehn Theilen Fett zu verwenden [...] Läppchen, Ballen und Tuch in ein Päckchen eingewickelt. [...] Aber auch als Wundverband sind sie gut zu verwerthen, z. B. zum Einhüllen von Amputationsstümpfen, zum Befestigen von kleinen Verbandstücken, Umschlägen, Schienen u. dergl.“ (S. 13)

964 Ziesing, S. 56 f.; vgl. Schulte-Wülwer, 2014, S. 240, der die „Kieler Zeitung“ vom 01.09.1869 zitiert. Eines der wenigen erhaltenen, von Wittmaack entworfenen Dreieckstücher in der ersten Fassung, unbenutzt und in Original-Faltung besitzt die Landesbibliothek in Kiel.

> Der Schlusssatz lautete: „Wenn nun jedem Soldaten im Kriege ein solches Päckchen mitgegeben würde, so müsste er dasselbe jedenfalls nicht im Tornister sondern im Brodbeutel tragen, weil er sich von dem letzteren niemals trennt, während der erstere oft vor dem Gefechte abgelegt wird." Es folgte eine ausführliche „Anweisung zum Gebrauch des dreieckigen Tuches" mit Ausführungen und Skizzen zur Anwendung und zur Anlegung des Tuches als Verband bei unterschiedlichen Verwundungen am ganzen Körper.[965]

In den Medien wurde die Schrift mehrfach besprochen. „Der Naturarzt. Zeitschrift für volksthümliche Gesundheitspflege und Heilweise" informierte unter „Vom Büchertische", dass sie Esmarchs Schrift „in der Hand von Tausenden und aber Tausenden wünschten", weil sie „vollkommen geeignet [ist], unsägliche Noth und zahlloses Elend zu lindern und Tausende von sonst unrettbar dem Tode verfallenen Menschenleben zu retten."[966]

Die „Posener Zeitung" druckte das Schreiben eines Arztes (N. N.) ab, in dem es hieß: „Unter den Eindrücken des Schlachtfeldes hat Prof. Esmarch, der zu den größten Chirurgen unserer Zeit zählt, den Vorschlag in einem kleinen Büchlein gemacht, jeden Soldaten mit einem Tuche zu versehen, mit welchem der erste Verband gleich auf dem Schlachtfelde angelegt werden kann. Esmarch [...] will jeden Laien durch bildliche Darstellung lehren, sofort auf dem Schlachtfelde den ersten Verband anzulegen. Das Tuch bleibt das beste Verbandmittel auf dem Schlachtfeld. [...] Indeß trotz der Autorität seines Namens ist sein Vorschlag nicht maßgebend geworden." Es „mag jeder Verwundete ein Tuch von der Größe und Form des Esmarch'schen dem Arzte entgegenreichen." Insofern wird vorgeschlagen, „dass die Hilfsvereine jedes ausrückende Bataillon mit 500 derartigen Tüchern versehen mögen. Die höheren militärischen Behörden werden wohl geneigt sein, auf den Vorschlag einzugehen. Ein Tuch nimmt kaum den Raum eines Schnupftuchs ein."[967]

In der Zeitschrift „Die Gesundheitspflege des Volkes. Organ zur Belehrung für Jedermann" wurde ein Artikel von Esmarch mit Auszügen zum Thema „Der erste Verband auf dem Schlachtfelde" sowie zu seiner Veröffentlichung „Verbandplatz

965 S. a. Esmarch, Handbuch, 4. Aufl., S. 101, Einleitung

966 Ausgabe Nr. 21, 1869

967 1. Jahrgang, No. 3, 31. Juli 1870

und Feldlazareth“ und „Rathschläge für die Hilfsvereine, die Anschaffung von Hilfsmitteln und Bearbeitung für die Kriegslazarethe betreffend“ abgedruckt.[968]

Aus dem Kreis der Hochschullehrer schrieb Prof. Camphausen aus Düsseldorf, dass er die Schrift zur Hand nehmen werde, *„um mit den armen Opfern meines Kriegsgottes besser um(zu)gehen und [...] nach Ihrer Anweisung das dreieckige Tuch zu verwerthen.“*[969a] Brinkmann meinte zum dreieckigen Tuch, dass *„ein besseres und zweckmäßigeres Verbandmittel“* nicht bestehe. *„Vor Allem aber [müssen] auch die Officiere und Unterofficiere [...] über die Möglichkeit und die Nothwendigkeit, unter Umständen selbstständig zu helfen, aufgeklärt werden.“*[969b] Niese aus Altona zeigte sich überzeugt davon, *„dass Ihr Vorschlag durchdringen wird“*.[969c] Karl Samwer aus Gotha dankte für die Zusendung der Schrift, die geeignet sei, zur *„Milderung der mit dem Kriege unzertrennlichen Leiden in weiten Kreisen zu werben.“*[969d]

Zu den Rückmeldungen aus dem Militär-Sanitätswesen zählte der Brief vom Regimentsarzt Friedrich aus München: *„Ihre Empfehlung des dreieckigen Tuches ist mir äusserst willkommen, da ich dessen Anlegung seit Jahren möglichst befürworte.“*[970a] In Hamburg hatte Stabsarzt K. Rosenthal im August 1870 die Zeit genutzt, *„Ihre dreieckigen Tücher und Gipsverbandbüchsen für das Regiment zu verschaffen [...] und die Krankenträger auf den Gebrauch des dreieckigen Tuches einzuüben.“*[970b] Der stv. Stabsarzt Pauly schrieb aus Paris: *„Ich beklage es freilich, dass die Prinzipien Ihres ‚Verbandplatzes‘ noch nicht zum Katechismus geworden sind, dass wir Truppenärzte so wenig korrekt auf dem Schlachtfelde verwendet werden.“*[970c]

Auch mehrere militärische Befehlshaber äußerten sich anerkennend zu Esmarchs Schrift.[971] Die Schrift sollte – so der kommandierende General aus Schleswig – *„bei der im Juli in Rendsburg stattfindenden 10-tägigen Krankenträger-Uebung als Lehrmittel zur Anwendung“* kommen.[972] Beispielhaft dankte General von Steinmetz vom V. Armee-Corps für den erneuten Beweis von Esmarchs Bemühungen *„um die Linderung der Noth der verwundeten Soldaten im Felde. Die Einfachheit und Zweck-*

968 Ausgabe vom 22. Juli 1870

969 a)–d) Briefe in der o. a. Reihenfolge vom 15.05.1869, 24.02.1871, 17.07. u. 16.08.1873 an Esmarch

970 a)–c) Briefe in der o. a. Reihenfolge vom 26.05.1869, 04.08. u. 12.11.1870 an Esmarch

971 Zustimmende Schreiben erhielt Esmarch von General Herwarth aus Coblenz, vom „commandierenden General“ des 10. Armee-Corps aus Hannover, General von Plonski aus Cassel, General von Zamow vom 7. Armee-Corps, General v. Gümplina aus Breslau.

972 Brief vom 11.05.1869 an Esmarch

mäßigkeit des Verbandes sichert seine praktische Verwerthung. In die Anweisung der Krankenträger Compagnien und Sanitäts Detachements aufgenommen, sind die Krankenträger bereits in seiner Handhabung unterwiesen worden. Auch steht zu erwarten, dass die allgemeine Einführung dieses ersten Verbandes für jeden Soldaten an competenter Stelle gewürdigt werden wird. "[973]

Mehrere Schreiben erreichten Esmarch auch aus dem Ausland. Den Dank für die Schrift *„a fait le meilleur accueil à cet envoi"* des französischen Kaisers übermittelte der französische Konsul in Kiel.[974a] Aus Stockholm schrieb Generalmajor Rudebeck, Präsident des „Schwedischen Vereins zur Pflege im Felde verwundeter und erkrankter Krieger", dass der *„treffliche Inhalt […], die Einfachheit der Form und die praktische Tendenz zu bewundern"* sind. Zugleich bekräftigte er die Aufforderung Esmarchs, wonach *„alle diejenigen, welche es als ihre Aufgabe betrachten, die Schrecken des Krieges, so viel als möglich zu mildern"* nach Kräften unterstützt werden sollten.[974b] Aus Amsterdam lobte Dr. Goré den Beitrag zur Humanität, der sich in dieser Schrift widerspiegele.[974c] Von Thomas Gux aus Dover liegen Anfragen vor, in denen er Esmarch um Erlaubnis bat, die Schrift ins Englische zu übersetzen: *„Als Arzt und Lazareth Inspector in der Englischen Armee habe ich die Erfahrung gemacht, wie nützlich ein Tuch wie Sie es beschrieben haben sein könnte.* "[974d] Aus Pest wurde der Wunsch des „Ungarischen Landesvertheidigungs-Ministeriums" übermittelt, die Esmarchsche Schrift und das dreieckige Tuch *„als Grundlage für die Instruktion bei der ungarischen Landwehr in Anwendung zu bringen.* "[974e] Weitere Dankesschreiben und Wünsche zur Verbreitung der Schrift kamen u. a. aus Florenz vom italienischen König sowie aus Paris aus dem Kriegsministerium.[974f]

Aus Russland *„flehte"* General-Leutnant Hahnhardt Esmarch an, *„seinem ganzen Vaterlande, diese Wohlthat zu erweisen und einhundert Ihrer Päckchen wo möglich eilig nach Petersburg […] zu adressieren.* "[975a] Aus Wien schrieb er über Esmarch: *„Ich kenne in Deutschland nur einen, der von ganzem Herzen und uneigennützig für verwundete und erkrankte Krieger, mit Vernunft und Kraft arbeitet.* "[975b] Aus Odessa bat er um Verständnis für seine wiederholten Anliegen: *„Sie haben schon so viel für*

973 Brief vom 09.08.1869 an Esmarch

974 a)–f) Briefe in der o. a. Reihenfolge vom 11.06., 23.07., 02.09., 05.11. u. 21.12.1869 sowie 25.01., 21.03. u. 12.12.1970

die Menschlichkeit in Europa gearbeitet, thun Sie auch etwas für Asien, das heisst für Russland und Caucasien."[975c]

Auf der deutschen Abteilung in der am 10. Mai 1876 in Philadelphia eröffneten Weltausstellung[976] wurden, so Esmarch, *„auf Wunsch Augusta's meine Lazarethkiste und mein [...]Verbandplatztournister"* ausgestellt.[977]

Esmarchs dreieckiges Tuch

Im Deutsch-Französischen Krieg 1870/71 kam das dreieckige Tuch erstmals zum Einsatz. Esmarch schrieb dazu: „Vom Hülfsverein in Kiel wurden zahlreiche Verbandpäckchen nach meiner Angabe angefertigt und an unsere Soldaten vertheilt. Dieselben enthielten ausser dem [...] dreieckigen Tuch mit Sicherheitsnadel je zwei Tupfer mit Carbolwatte gefüllt und eine Gazebinde."[978] Die Binde diente zur Fixierung; abschließend wurde das dreieckige Tuch angelegt. Dieses bot eine schützende Abdeckung der Wunde gegenüber äußeren Einwirkungen, speziell Schmutz. Außerdem diente es zur Unterstützung der verletzten Gliedmaßen und verhinderte durch Ruhigstellung zusätzliche Schmerzen. Auch eignete sich das Tuch zur Befestigung von Schienen bei Knochenbrüchen.

Das in der preußischen Armee 1870 eingeführte „Verbindezeug" bestand u. a. „aus einem dreieckigen Verbandtuch aus Shirting"; auch im „preussischen Bandagen-Tornister" waren dreieckige Tücher enthalten.[979] Zu deren Anwendung berichtete Frau von Hasenkreutz aus Berlin: *„Die Generalin Manteuffel in Königsberg ist ganz entzückt davon und läßt immer davon verbreiten [wie wichtig es ist], daß es jetzt auf immer en masse aufs Schlachtfeld gelangt, und immer direkt auf den Kriegsschauplatz gesendet wird.*"[980a] Aus Pest schrieb Dr. Anton Bradach, dass er von der *„Zweckmässigkeit der Anwendung"* überzeugt sei und zwar *„überall da, wo es sich um rasche Anlegung eines Verbandes zur Fixirung oder Unterstützung des betrof-*

975 a)–c) Briefe in der o. a. Reihenfolge vom 20.03. u. 27.07.1871 sowie 22.02.1872 von Hahnhardt; s. a. Cramer, 1908, S. 66

976 S. hierzu Erich Maletzke, „Spurensuche, Schleswig-Holstein auf den Weltausstellungen von 1851 bis 2000", S. 37 ff., Flensburg 2000

977 Brief vom 18.12.1875 an Stromeyer von Esmarch aus Kiel

978 Esmarch, Handbuch, 4. Aufl., Teil I, S. 206 f.

979 Villaret, Boerner, S. 371

fenen Theiles handelt.“[980b] Aus Rudolfstadt berichtete Dr. M. Schumann, dass er das dreieckige Tuch *„auf den Schlachtfeldern und in Frankreich mehrere hundert Male zur Anwendung gebracht“* habe. Es ersetze *„bei allen nicht zu großen Wunden am Rumpfe und Kopfe, so wie bei nicht zu starken Knochenbrüchen, großen Zerreißungen und heftigen Blutungen an den Gliedmaßen alle Binden“.*[980c]

Aus Kreisen der Militärärzte kamen weitere Rückmeldungen zur Anwendung. Der Stabs- und Bataillonsarzt Lieber aus Glatz schrieb: *„1. Das dreieckige Tuch ist [...] in den Händen der Soldaten und den zu Krankenträgern ausgebildeten Mannschaften das beste Verbandmittel, da es a) mit wenigen Ausnahmen (Hüfte, Brust und Unterleib) an allen Körpertheilen sehr gut applicirt werden kann, b) da die Anlegung und Anwendung desselben eine leicht praktische ist und eine große manuelle Fertigkeit nicht erheischt, c) [und] wenigstens in den Händen von Soldaten viel weniger Zeit beansprucht als die der Rollbinden. 2. Für die Ärzte auf dem Verbandplatz ist das dreieckige Tuch bei den vielen Verwundungen ein werthvolles Verbandmittel, weil seine Anlegung verhältnißmäßig wenig Zeit in Anspruch nimmt, und in vielen Fällen dem Zweck, andere Verbandmittel zu befestigen, selbst bei Amputirten vollständig entspricht.*“[981] Aus der Militair-Medicinal-Abtheilung in Berlin wurde berichtet, dass, *„bereits durch eine im Mai vorigen Jahres ergangene Verfügung auf die Einführung des 3eckigen Tuches an Stelle der leinernen Binde für die Verbandmittel der Truppen Bedacht genommen ist. Im Uebrigen haben sich jene Verbandmittel während des letzten Feldzuges bewährt.*“[982]

Unbeschadet einzelner Kritiken meinte Esmarch zur Situation nach Kriegsende 1871: „Da ich [...] von vielen erfahrenen Militärärzten gehört habe, dass [...] die Aerzte beim Verbinden der Verwundeten oft ganz allein auf die Verbandpäckchen angewiesen waren, welche jeder Soldat bei sich trug [...] so bleibe ich meiner Ansicht treu, die Humanität verlange, dass jeder Soldat im Kriege ein zweckmässiges Verbandpäckchen bei sich trage, mit welchem seine Wunde, wenn anderes Verbandmaterial fehlt, antiseptisch verbunden werden könne.“[983] Solche Verbandpäckchen wurden auch in der großen Hygiene-Ausstellung von 1882 in Berlin präsentiert. Dazu schrieb Stabsarzt Villaret in seinem Bericht, dass sie direkt zum „Leben des Soldaten im Kriege“ und der zu leistenden ersten Hilfe gehörten.[984]

980 a)–c) Briefe in der o. g. Reihenfolge vom 30.08.1870, 28.12.1871 u. 05.01.1872

981 Brief vom 19.01.1871 an Esmarch von Lieber aus Glatz

982 Brief vom 16.10.1873 an Esmarch aus Berlin

983 Esmarch, Handbuch, 4. Aufl. Teil I, S. 206 f.

984 Boerner, S. 377 u. S. 374

Nach 1871 war die militärische Führung mit den drastischen Darstellungen des Tuches von 1869 und insbesondere mit den Bildern der zum Teil recht demoralisierten Soldaten mit fehlenden Gliedmaßen überhaupt nicht einverstanden. 1873 wurde daraufhin eine zweite Version des illustrierten Dreiecktuches ebenfalls von Wittmaack gezeichnet und für die Herstellung des nunmehr bedruckten und somit leichter herzustellenden Tuches verwendet. Die sechs männlichen Figuren waren einerseits recht spärlich bekleidet, andererseits äußerlich unversehrt. An den Körpern wurden die unterschiedlichen Verwendungsmöglichkeiten des Tuches bildlich dargestellt. Die neue deutschen Fassung wurde ein Jahrhundert lang produziert. Das dreieckige Tuch fehlte zwar in dem Verbandzeug, das später als Teil der Ausrüstung festgelegt wurde, die jeder Soldat mit sich führte, alle Militärsanitäter wurden jedoch damit ausgerüstet.[985]

Auch zu der neuen Auflage seiner Schrift und dem Tuch erhielt Esmarch positive Rückmeldungen. Brandis aus Aachen schrieb zum Verbandstuch, *„daß diese Erfindung allein schon Sie groß machen könnte.“*[986a] Aus Coburg informierte v. Otto über den Vorschlag, *„die Lazarethe anzuweisen [...] die lagernden Verbandpäckchen der Truppentheile stets aufzufrischen.“*[986b] Eydam empfahl zum Thema „Verbandmittel“: „Bei dem Verbande bedecke man den eigentlichen Wundverband noch mit einem dreieckigen Tuche.“[987] Feßler führte in seiner Schrift aus dem Jahr 1904 unter

985 Alle Militärsanitäter trugen das dreieckige Tuch im I. Weltkrieg als Standardausrüstung beim Verbandmaterial. In der Materialliste des DRK-Hauptlagers in Babelsberg von 1938 war unter der Bestellnummer 113 das „Verbandtuch, dreieckig, groß, m. Abb. nach Prof. Esmarch“ aufgeführt, das im II. Weltkrieg verwendet wurde. In der Ausführung von 1873 gehörte das Dreiecktuch zum unverzichtbaren Inhalt des Verbandkastens, der als „Erste-Hilfe-Kasten“ 1880 und noch 1939 im „Kleinen Einheits-Verbandkasten“ des Verbandes der Deutschen Berufsgenossenschaften vertrieben wurde. Noch 1960 war das dreieckige Verbandtuch wesentlicher Bestandteil von Auto-Verbandkästen, u. a. der Firma Breca in Kiel, mit der Angabe „1 Verbandtuch nach Esmarch mit Abbildungen“. Erst um 1970 traten an die Stelle des preußischen Zündnadelgewehrs als Schiene für ein gebrochenes Bein Abbildungen, die direkt mit Erläuterungen versehen waren. Das „Erste Hilfe“- Dreiecktuch selbst wird u. a. vom Blutspendedienst des Bayerischen Roten Kreuzes im Rahmen von Blutspendeaktionen verteilt und – allerdings ohne Bildschmuck und meist nur in Schwarz – in Erste-Hilfe-Kursen und vor allem als Stütze für einen verletzten Arm eingesetzt; s. Ziesing, S. 57 ff.

986 a) u. b) Briefe in der o. g. Reihenfolge vom 16.08.1873 u. 04.12.1880

987 Eydam, 1898, S. 21 u. S. 24 ff.

„Inhalt eines Notverbandkastens“ auf: „1. Mehrere große dreieckige Tücher, nach Geheimrat Exz. v. Esmarch“.[988]

Ebenfalls 1869 hielt Esmarch einen vielbeachteten, später veröffentlichten Vortrag über den „Kampf der Humanität gegen die Schrecken des Krieges“ mit einer Schilderung der Aufgaben der freiwilligen Hülfe und deren Leistungen namentlich im amerikanischen Bürgerkrieg. Damit wolle er „auch in unserem Lande das Interesse für die Zwecke [der Genfer Vereine] [...] nach Kräften erwecken und fördern.“ Er meinte damit die „in den meisten Ländern Europas [gebildeten] Vereine [...], welche das Ziel verfolgen, im Felde den verwundeten und kranken Kriegern freiwillige Hülfe zu bringen und sich für diesen Zweck schon während des Friedens vorzubereiten.“ Es sei eine „allbekannte Thatsache [...], dass die staatlichen Einrichtungen im Kriege niemals ausreichen, um den verwundeten und erkrankten Soldaten diejenige Hilfe angedeihen zu lassen, welche ihnen gebührt.“[989]

Seine Schrift enthielt keine pazifistischen Töne. Denjenigen, die feststellten, es sei besser, „dahin [zu] streben, dass überhaupt kein Krieg mehr ausbreche“, hielt er vor, nur so lange recht zu behalten, „bis eben wieder ein Krieg ausbricht.“ Für Esmarch waren es die freiwilligen Hilfsvereine, das Genfer Komitee, der Vorläufer des „Internationalen Roten Kreuzes“, später der von ihm selbst mitbegründete „Samariterbund“, welche aus Humanität und Nächstenliebe die vom Staat gelassenen Lücken schließen sollten.[990]

988 Feßler, 1904, S. 63 f. u. S. 74. Nach dem Vorbild von Esmarch, nur mit angepassten Uniformen und anderen Schriftzügen, erschien 1870 ein Dreieckstuck für die schwedische Armee und 1876 eine russische Anfertigung. Das Dreiecktuch in der Fassung von 1873 fand eine noch größere Verbreitung über die deutschen Grenzen hinaus als das erste Verbandtuch. Der in der von der St. John's Ambulance Association 1887 herausgebrachte Erste-Hilfe-Verband für Unfälle war das Esmarchsche Verbandtuch ebenso wie in der 1878 verfassten Anleitung für Erste-Hilfe-Kurse mit 14 Anwendungsmöglichkeiten enthalten und wurde in verschiedenen Fassungen noch bis 1937 aufgeführt. Unter dem Markennamen „Sanoid Bandage“ wurde das bedruckte Tuch u. a. in Indien verwendet und diente als Grundlage für die illustrierten Verbandtücher der irakischen Armee noch bis zum Golfkrieg. Ein Version der „Sanoid Bandage“ nur mit arabischer Schrift und dem Roten Halbmond wurde für den Bereich der Arabischen Liga hergestellt. In den Niederlanden wurde ein Dreiecktuch nach Esmarchschem Muster unter dem Namen „Utermohlen's Driekante-Verbanddoek“ ab 1883 vertrieben; in Österreich gab es ab 1899 ein illustriertes Dreiecktuch. Unter dem Namen „Tabloid-Bandage“ gehörte ein illustriertes Dreiecktuch seit 1905 zur Ausstattung der Automobile Association Pannen- und Unfallhelfer in England. In den USA verband das illustrierte Dreiecktuch von 1907 der „National First Aid Association of America“ Elemente des deutschen Tuches von 1873 mit denen des St.-Andrew's-Ambulance-Tuches. In Italien wurde ein „Dreieckiges und illustriertes Taschentuch“ ab 1915 angewendet; s. Ziesing, S. 63 ff

989 Esmarch, Kampf der Humanität gegen die Schrecken des Krieges, Einleitung

990 Vgl. Schümann, S. 22 f.

Ritter meinte dazu: „Als Erfahrung aus seiner ärztlichen Tätigkeit im Felde brachte Esmarch das Gefühl für die Schrecken des Krieges mit. [...] In seiner Schrift ‚Über den Kampf der Humanität gegen die Schrecken des Krieges' hat er zum ersten Mal dem Ausdruck gegeben, dass das ganze Volk zur freiwilligen Mitarbeit bei der Pflege der Verwundeten im Kriege herangezogen und schon in Friedenszeiten sorgfältig dazu ausgebildet werden müsse. Und es war nur eine weitere Konsequenz dieses grossen Gedankens, wenn er auch für die Unglücksfälle in Friedenszeiten jeden einzelnen im Volk zu sachgemässer Hilfe heranziehen wollte. Mit seltener Energie hat er in Wort und Schrift diesen Ideen Verwirklichung zu verschaffen gesucht [...]. Die grossartige Entwickelung des Samaritertums, dessen Begründer und geistiger Urheber Esmarch gewesen ist, haben ihm darin jedenfalls Recht gegeben."[991]

Esmarch, so Schmauss, war zuzustimmen, als er in seinem Vortrag ausführte: „Wenn die großen Errungenschaften des 19. Jahrhunderts aufgezählt werden, so wird nur selten dessen gedacht, was in denselben geschehen ist, um die Leiden der Verwundeten und Kranken im Kriege zu lindern. Und doch wird es vielleicht einmal einen der schönsten Ruhmestitel unseres zu Ende gehenden Jahrhunderts bilden, auf diesen Gebieten zum ersten Mal Wandel geschafft und trostlosen Zuständen ein Ende bereitet zu haben."[992]

Richard Fleischer von der „Deutschen Revue" betonte die Notwendigkeit, die Organisation und *„gleichmäßige Ausbildung und Ausübung aller Sanitätscorps zu erreichen und zwar durch eine internationale Vereinbarung."* Um dieses zu verwirklichen, so Fleischer, *„müßte der wissenschaftliche Hochdruck einer weltbekannten medicinischen Autorität auf die Staatsmänner einwirken [...]. Deshalb halte ich es für besser, mit Behandlung dieser wichtigen Humanitätsfrage im Kriege zu warten, bis Sie, hochgeehrter Herr Geh. Rath einmal die Zeit hierfür finden werden."*[993]

Abschließend zu dem Thema sagte Eiselsberg in seiner Gedenkrede 1908: „Was Esmarch durch seine Bemühungen um die Ausbildung der ersten Hilfe im Frieden und im Kriege geleistet hat, ist rühmlich und allgemein bekannt. Diese Bemühungen waren bei Esmarch der Ausfluss seines Bestrebens, mit seinem kranken Mitmenschen schonend umzugehen und ihm rasch zu helfen. [...] Nun möchte ich noch das Wort human und zwar an erster Stelle hinzufügen. ‚Ueber den Kampf der

991 Ritter, C., S. 4 f.

992 Schmauss, S. 1583

993 Briefe vom 09.02., 27.05. u. 02.06.1892 an Esmarch von Fleischer

Humanität gegen die Schrecken des Krieges', so lautet seine kurze Schrift, die so unglaublich viel Gutes bewirkte. Esmarch war ein wahrer Samariter."[994]

Aktivitäten nach Kriegsende

Noch im Juni 1871 regte Kaiserin Augusta die Einberufung einer Kommission an „behufs Veröffentlichung eines Werkes, betreffend die während der letzten Krieges auf dem Gebiete des Lazarethwesens gemachten Erfahrungen", um daraus „Anhaltspunkte für etwa nöthige Reformen" zu gewinnen.[995] Anfang Oktober 1872 erhielt Esmarch einen Brief, in dem er *„aufgefordert wurde meine Ansichten auszusprechen über die Pläne der Kaiserin, auf die Verbesserung des Militär-Sanitätswesens einzuwirken."* Damit die Sache sich nicht in die Länge ziehe *„habe [die Kaiserin] die Absicht, einen Preis von 5000 M auszusetzen auf die Herausgabe eines umfassenden Werkes über alle Fragen, welche hier in Betracht kämen."*[996]

Ende Oktober 1872 trat eine Konferenz zur Beratung über Fragen des Feldsanitätswesens in Berlin zusammen.[997] Zu Beginn, so Esmarch, sprach Grimm *„einige einleitende Worte, aus denen hervorging, dass wir vorzugsweise berufen seien, um das gut zu heissen, was man im Kriegsministerium angeordnet hatte."* Esmarch war sich sicher: *„Es wird kommen, wie ich erwartete, wir werden Fragen zur Sprache bringen, von denen eigentlich das Kriegsministerium nichts wissen will."* Die im Einladungsschreiben aufgeführten Themen *„betrafen vorzugsweise das Krankentransport- und Etappenwesen."*[998] Darin ermutigt durch Schreiben von Kollegen[999], fragte Esmarch daraufhin, *„ob das Kriegs-Ministerium geneigt sei, etwaige Anträge auf gründliche Reformen im Sanitäts-Wesen zu berücksichtigen oder nicht, z.B. Anträge auf wesent-*

994 Eiselsberg, Verhandlungen […], 1908, Eröffnungsrede am 21.04.1908; s. a. Schmidt, Horst, S. 56

995 Brief vom 04.06.1871 an v. Roon von Kaiserin Augusta, bezugnehmend auf die Denkschrift vom 10. Februar 1871, s. Köhler, 1904, S. 8 f.

996 Brief vom 05.10.1872 an Stromeyer von Esmarch aus Kiel; das erwähnte Preisgeld erhielt Esmarch später für sein „Handbuch der Kriegschirurgischen Technik".

997 Teilnehmer an der Konferenz waren die Generalärzte aus Preußen, Sachsen Roth, Württemberg und Bayern Karst ferner als „Civilisten" Langenbeck, Wilms und Esmarch, Vertreter der freiwill. Krankenpflege sowie Grimm, Schubert und Oberst v. Caprivi.

998 Brief vom 28.10.1872 an Prinzessin Henriette von Esmarch aus Berlin

999 Briefe an Esmarch von Ochwadt vom 12.02.1872 aus Flensburg sowie vom 14.02.1872 von Wilhelm August Roth aus Dresden

liche Verbesserung der Stellung der Ärzte (wirklich Sanitätsoffiziere), auf Erbauung eines großen Muster-Hospitals für den Unterricht der Sanitätsbeamten, etc." Nachdem die Antwort lautete, *„wesentliche Verbesserungen in der Stellung der Militär-Ärzte würden jedenfalls nicht beabsichtigt, die Sache sei hinlänglich im Kriegs-Ministerium zur Sprache gebracht worden"*, beschloss Esmarch, die Konferenz zu verlassen und nach Kiel zurückzukehren.[1000]

Zum Ergebnis der Konferenz berichtete Esmarch dann an Stromeyer anhand von Protokollen, die er von Löffler und Fichte erhalten hatte. Indem er auf den Schlussbericht verwies, schrieb Esmarch: *„Mein Antrag in Betreff eines Musterhospitals ist etwas von Löffler zugestutzt mit allen gegen eine Stimme angenommen worden.*"[1001]

Die Beratungsergebnisse der Konferenz wurden mit dem „Sanitätsbericht über die deutschen Heere im Kriege 1870/71" in den Jahren 1884 bis 1890 veröffentlicht. In engem Zusammenhang damit standen einige in der Folgezeit erlassene Anordnungen.[1002] Die „Kriegs-Sanitätsordnung" vom 10. Januar 1878 regelte den gesamten ärztlichen Dienst im Felde bei der Truppe, beim Sanitätsdetachement, in den Lazaretten, auf dem Transport in allen seinen Einzelheiten und beschrieb die Tätigkeit der Militärärzte und des übrigen Sanitätspersonals im Frieden, auf Märschen, im Manöver, in der Kaserne und im Lazarett auf das Genaueste. Esmarch maß ihr *„ganz hervorragende Bedeutung"* zu, weil *„bei jeder Vermehrung eines Truppenkörpers auch sofort eine entsprechende Vermehrung der Sanitätshilfskräfte erfolgt und [...] auf die Ausbildung der Hülfskrankenträger eine viel größere Sorgfalt verwendet wird, als früher.*"[1003]

1000 Briefe vom 29. u. 30.10. u. 01.11.1872 an Prinzessin Henriette von Esmarch aus Berlin

1001 Brief vom 16.11.1872 an Stromeyer von Esmarch aus Kiel. Darin schrieb er u. a. „Steinberg ist wirklich zu einfältig, aber er schwindelt sich zu einer Autorität heran, da die Anderen noch Nichts vom Hospitalwesen verstehen, und kann so sehr gefährlich werden."

1002 Dazu zählten die „Instruktion betreffend das Etappen- und Eisenbahnwesen im Kriege" von 1872, die Bestimmung vom 1. Januar 1873 über die Einführung der Chefärzte auch in den Friedenslazaretten, die ebenfalls 1873 erlassene „Instruktion für die Militärärzte zur Ausführung der ärztlichen Rapport- und Berichterstattung", die „Wehr- und Heeresordnung" vom 28. September 1875 und der Erlass „Allgemeine Grundsätze für den Neubau von Friedenslazaretten" vom 19. Juni 1878.

1003 Brief vom 17.08.1878 an Prinzessin Henriette von Esmarch aus Kiel

Verbandplatzkisten mit Gegenständen, „welche auf dem Verbandplatz verwendbar sind", hatte der Hamburger Hilfsverein zu Beginn des Krieges auf Anraten von Esmarch in größerer Stückzahl geliefert.[1004] Da sich die „Form einer kubischen Kiste [als] sehr unbequem" zum Tragen herausstellte, hatte Esmarch „eine für den Transport zweckmässigere Form gewählt indem er dasselbe Material in Tornistern verpacken liess, welche im Nothfalle von einem Mann auf dem Rücken getragen werden können. Diese Ersatzpakete bestehen nun ganz und ausschliesslich aus Gegenständen, welche zum Verbinden der Verwundeten auf dem Schlachtfelde verwendbar sind."[1005]Als Verbesserungen seiner Verbandtasche hatte Esmarch *„mit Rücksicht auf Antiseptik [...] sowohl zum Bedecken der Schußöffnungen [statt der Charpie] als zum Reinigen der Wunden [statt des Schwammes] kleine rundliche Ballen aus Salicylwatte in Salicylgaze eingebunden anfertigen [lassen] [...] statt der Heftpflaster u. Nadeln u. Faden nur Gazebinden, die nass angelegt, beide ersetzen. Statt des Tourniquets 1 Meter Gummibinde."*[1006] Informiert wurde Esmarch, dass *„jetzt öfter sogenannte ‚Esmarchs antiseptische Verbandtaschen' verlangt [werden], welche Alles [...] enthalten sollen, welches an antisept. Material für einen großen Amputationsverband erforderlich ist."*[1007]

Esmarch erhielt zu seinen Entwicklungen unmittelbar nach Kriegsende eine Fülle von Anforderungen auch aus dem Ausland. Aus Odessa bat General-Leutnant Hahnhardt um die Lieferung von Modellen, von Verbandkisten und *„einem Tornister, mit den von Ihnen empfohlenen chirurgischen Instrumenten"*.[1008] Hofrat Genserth aus Wien ersuchte Esmarch um die Lieferung einer vollständig ausgerüsteten Verbandplatz- und einer Lazareth-Metallkiste an die Kanzlei des deutschen Ritterordens in Wien.[1009] Dem russischen Central Comité zu St. Petersburg wurde auf Anfrage *„Ihre*

1004 „Kriegerheil", No. 3, 1874; dazu gab es auch ein Plakat: „Professor Esmarch's Ersatzpaket für den Verbandplatz".

1005 Im Tornister befanden sich ein Blechkasten, der als Wasserbehälter zur Reinigung der Wunden dient und auch als Blechschiene verwendbar ist, sowie mehrere Schienen mit Gurten, Binden, Verbandpäckchen nach dem Esmarchschen „ersten Verband", Schwämme, Handtücher, Watte, Charpie, Kompressen, Unterbindungsfäden, Heftpflaster, ein Glas mit Carbol-Öl und ein Glas mit einer Morphiumlösung.

1006 Brief vom 29.01.1876 an Stromeyer von Esmarch aus Kiel

1007 Brief vom 29.12.1882 an Esmarch aus Leipzig von der Firma R. H. Paulcke

1008 Briefe vom 20.03., 27.07. u. 20.10.1871; 22.02.1872 sowie 22.12.1873 an Esmarch von Hahnhardt

1009 Brief vom 19.06.1872 an Esmarch von Genserth aus Wien

kleine Verbandkiste [Tornister] für den Verbandplatz und die nach Ihrer Angabe zusammengestellte, die erste Einrichtung eines Feldlazareths enthaltende Kiste" zugestellt.[1010]

Während des Türkisch-Russischen Krieges 1877/78 bat Mundy, damals Generalinspekteur der Hospitäler in der Türkei, Esmarch um die Übersendung von *„200 türk. Exemplaren"* der französischen Übersetzung der bei Rümpler erschienenen Schrift Esmarchs sowie um Zusendung seiner Instrumentenkiste, von Muster-Verband-Kisten und der Handverbundtasche. Im April 1878 berichtete Mundy aus Bukarest: *„Es dürfte Sie nicht überraschen, dass am bulgarisch-rumänischen Kriegstheater Alles was ‚Esmarkh' geschaffen in largester Weise in Praxis verwendet wurde! Ihre Technik hat hier Wunder gewirkt."*[1011]

Rieck informierte aus Istanbul und aus Pera über die *„erschreckende Nacktheit des ungeheuren Kriegselends"* und äußerte sich sehr anerkennend über den Einsatz des von Esmarch empfohlenen Materials an chirurgischen Instrumenten, Verbandmaterial, elastischen Binden, antiseptischen/chemischen Mitteln.[1012] Aus Constantinopel und Pera berichtete Hilsmann, er habe *„um in etwa den Uebelständen helfend zu begegnen, [...] den Chef-Ärzten der verschiedenen Hospitäler Ihre kriegschirurgische Technik gezeigt und [...] erklärt."*[1013]Auch er bat um die Zusendung erforderlicher Instrumente. Ebenfalls I. C. Aalt Sandberg schilderte nahezu unhaltbare Zustände bei der Krankenversorgung.[1014]

Esmarchs Wirken fand im Inland große Anerkennung. Frau von Bojanowski bat für den „Deutschen Frauenverband" – dem Organ der Vaterländischen Frauenvereine – *„den am 12. April (1875) in dem Vorstand besagter Vereine gehaltenen Vortrag [...] [ihr] zum Zweck der Veröffentlichung in der Zeitung des Vereins zu überlassen. Ich brauche nicht hervorzuheben, wie wichtig es ist, dass die dort erörterten Fragen in eingehender Weise zur Kenntnis der Vereine gebracht werden."*[1015] Frau von Wussow vom „Vaterländischen Frauen Verein Berlin" griff Esmarchs Zusage zur Teilnahme *„an der die Anlegung eines Musterdepots der freiwilligen Krankenpflege betreffenden Conferenz"* am 22. Mai 1875 in Berlin auf. Dort solle festgestellt werden, *„welche Verbandmittel, Medicamente, Instrumente, Utensilien u.s.w. nach den neuesten wissenschaftlichen*

1010 Brief vom 01.03.1877 an Esmarch von v. Holleben aus Berlin

1011 Briefe vom 28.12.1877; 09. u. 18.02. sowie 17.04.1878 an Esmarch von Mundy

1012 Briefe vom 08.01. u. 10.02.1878 an Esmarch von Rieck

1013 Briefe zwischen 20.01.1878 und 23.05.1878 an Esmarch von Hilsmann

1014 Brief vom 01.05.1878 an Esmarch von Sandberg aus Erzerum

1015 Brief vom 23.04.1875 an Esmarch von Frau von Bojanowski aus Weimar

Erfahrungen überhaupt erforderlich sind, und welche davon vorzugweise von Seiten der Frauen Vereine zu beschaffen sein würden. [...] Euer Hochwohlgeboren beehren wir uns hiernach ganz ergebenst zu ersuchen, der Conferenz Ihre erprobten Rathschläge und Ihr gewichtiges Urtheil nicht vorenthalten."[1016] Das gemeinsame Zirkular des „Central Comités" und des Vaterländischen Frauen-Vereins an sämtliche Vereine vom Roten Kreuz in Deutschland vom März 1876 zum „Nachweis von Verbandmitteln. Lazarettgegenständen usw., welche von der freiwilligen Krankenpflege für den Kriegsfall bereitzustellen sind", griff auf die Überlegungen Esmarchs zurück.[1017]

Im September 1883 regte Kaiserin Augusta die Einberufung einer Konferenz an, die sich mit den Ergebnissen der damals in Berlin durchgeführten und gerade beendeten „Allgemeinen deutschen Ausstellung auf dem Gebiete der Hygiene, Gesundheitspflege und des Rettungswesens" befassen sollte. Dabei sollten kriegshygienische Fragen auf Grund neuer Erfindungen und der seit dem letzten Kriege gemachten Erfahrungen beantwortet werden.[1018]

An der unter Langenbecks Vorsitz vom 21. bis 26. April 1884 in Berlin tagenden Konferenz nahm auch Esmarch teil.[1019] Er wurde in eine Kommission gewählt, in der, wie er schrieb, *„über die Antiseptica und Verbandmittel, welche ins Feld mitgenommen werden sollen"* sowie *„über Dosirung und Comprimierung der Arzneien berathen [wurde], also das Princip, welches meine rumänische Kiste vertritt und wodurch viel Raum erspart wird für die antisept. Verbandmittel [...]. Bei der Zusammenstellung des Inhaltes dieser Kiste bin ich von dem Gedanken ausgegangen, dass dieselbe Alles enthalten müsse, was der Arzt einer Batterie im Felde, auf dem Marsche, im Gefechte und im Cantonement zur Hülfsleistung für Kranke und Verwundete nöthig hat. Die Kiste [...] hat 4 Abtheilungen, von denen eine die Medicamente, die zweite die chirurgischen Instrumente und die dritte und vierte die Bandagen und Verbandstoffe enthält.*"[1020]

Beim Empfang nach der ersten Sitzung der Kommission sagte Kaiser Wilhelm am Schluss einer längeren Rede: „Wenn ich auch nicht soweit gehen kann wie die Kaiserin, welche am liebsten jeden verwundeten Soldaten in ein Himmelbett gelegt haben möchte, so habe ich doch das feste Vertrauen, dass in dem Falle eines neuen

1016 Briefe vom 11. u. 20.05.1875 an Esmarch von Frau Wussow aus Berlin

1017 Kimmle, DRK II, S. 253 ff.

1018 Briefe vom 12.09.1883 u. 14.04.1884 an Kriegsminister v. Schellendorff von Kaiserin Augusta

1019 Teilnehmer waren neben den Generalärzten u. a. v. Langenbeck, Velten, Wegner, v. Bergmann, Volkmann, Esmarch, Küster sowie Fürst Pleß (Chef der freiwilligen Krankenpflege), v. Holleben.

1020 Briefe vom 21. bis 27.04.1884 an Prinzessin Henriette von Esmarch aus Berlin

Krieges, den ich hoffentlich nicht mehr erleben werde, an der Hand der so fortgeschrittenen chirurgischen Wissenschaft und auf der Basis der von Ihnen gefassten Beschlüsse vieles sich hinsichtlich der Gesundheitspflege der ins Feld ziehenden Soldaten und namentlich der verwundeten Krieger wesentlich günstiger gestalten werde, als dies schon bisher der Fall gewesen war."[1021]

Bei den Beratungen in der Konferenz ging es insbesondere um die Fragen der antiseptischen Wundbehandlung womöglich schon auf dem Schlachtfelde und der Ausrüstung der Medizinwagen sowie der Feldlazarette. Nach einer ausführlichen Diskussion über Notwendigkeit bzw. Zuverlässigkeit des Verbandpäckchens schlossen sich die Konferenzteilnehmer den Vorschlägen von Esmarch an. Befürwortet wurde die Einführung des Verbandpäckchens bei der Truppe, „falls es so ausgerüstet werden könnte, dass es für den ersten antiseptischen Verband einfacher Schußverletzungen genügte".[1022] Zustimmung fanden ebenfalls die Vorschläge des Einsatzes der für den Truppen- und Verwundetentransport eingerichteten Eisenbahnwagen.[1023]

In der 1893 erschienenen 4. Auflage vom „Handbuch der Kriegschirurgischen Technik" schrieb Esmarch: „Da ich mit der Zusammenstellung der Verbandpäckchen stets den Fortschritten der Antiseptik zu folgen bemüht war, so enthält mein neuestes Päckchen unter dem Titel: ‚Nothverband für das Schlachtfeld' ausser dem Tuch zwei Compressen von Kochsalz-Sublimat-Mull [...] jede in Firnisspapier eingehüllt, und eine Kochsalz-Sublimat-Cambricbinde [...] so dass mit dem darin enthaltenen antiseptischen Material selbst grosse Wunden bedeckt werden können. Das Ganze ist stark zusammengepresst und in sehr haltbaren, wasserdichten Kautschukstoff eingeschlagen und stellt ein 100 g wiegendes Packet dar." Aufgedruckt war folgende Gebrauchsanweisung: ‚Bei einfachen Schusswunden wird auf jede Schussöffnung eine der Compressen gelegt, nachdem das Firnisspapier davon abgenommen ist. Bei grösseren Wunden entfaltet man die Compressen und sucht die ganze Wundfläche mit dem antiseptischen Mull zu bedecken. Durch Umwickelung mit der Binde wird der Mull auf der Wunde befestigt. Das dreieckige Tuch dient

1021 Köhler, 1904, S. 10 ff.

1022 Ders., S.11 f., s. dazu Akte betr. Konferenz von 1884 über die auf der Hygiene-Ausstellung 1883 gewonnenen Erfahrungen sowie „Ueber Antiseptik auf dem Schlachtfelde", S. 5

1023 Ebd.

zur weiteren Bedeckung dieses Verbandes, zur Unterstützung des verletzten Gliedes oder zur Befestigung von Nothschienen, wie es auf dem Tuche abgebildet ist.'"[1024]

Bündelung der Vereinstätigkeiten

Zur Erhöhung der Wirksamkeit der außerhalb Preußens bestehenden Frauenvereine mit gleichen oder ähnlichen Zielen erschien eine Vereinigung der unter dem Roten Kreuz wirkenden Frauenvereine erwünscht. Vor diesem Hintergrund wurde im August 1871 der „Verband der Deutschen Frauenvereine" gebildet, der u. a. anstrebte, „die Zweigvereine zu geeigneter Friedensthätigkeit in Vorbereitung für den Kriegsfall zu veranlassen".[1025]

Eine zentrale Aufgabe der Zweigvereine bestand in der Ausbildung von Krankenpflegerinnen.[1026] Vom Kieler Zweigverein erschien dazu am 15. April 1872 ein Aufruf, unterschrieben u. a. von Esmarch, Bartels, Jürgensen, Völckers, indem es hieß: „Durchdrungen von der Ueberzeugung, dass durch die Ausbildung von Krankenwärterinnen ein von Reich und Arm lange empfundenes Bedürfniß beseitigt wird, hat der Vaterländische Frauenverein zu Kiel sich die Gründung eines Mutterhauses für Krankenwärterinnen zur Aufgabe gestellt, nachdem ihm die Mitwirkung der mitunterzeichneten Vorsteher der akademischen Heilanstalten zugesagt ist. Unsere Wärterinnen werden auf allen Stationen dieser Heilanstalten einen Lehrkursus durchmachen, um allen Arten von Leidenden die gewünschte Pflege darreichen zu können. Sie sollen überall, in den Städten und auf dem Lande, helfend eintreten, und werden, wo es noth thut, unentgeltlich, auf Kosten des Mutterhauses,

1024 Esmarch, Handbuch, 4. Aufl., Teil I, S. 207 f. u. S. 193; Esmarchs Überlegungen dazu wurden ausdrücklich gewürdigt bei Bier, 1935, S. 290, sowie bei Cramer, S. 67.

1025 Vgl. Hansen, S. 699 ff., sowie Kimmle, DRK II, S. 251 f. Mit der gleichen Zielsetzung erfolgte ebenfalls die Gründung der „Deutschen Landes-Frauen-Vereine vom Roten Kreuz". In Preußen belief sich die Zahl der Vaterländischen Frauen-Vereine unmittelbar nach dem Krieg 1871 auf 368 mit 33 315 Mitgliedern; die Zahl der Vereine, die aktiv mitgewirkt hatten, betrug insgesamt 1 007 mit 122 366 Mitgliedern (Central Comité, S. 83 ff.).

1026 Kimmle, DRK II, S. 253 ff. u. S. 361 ff. Die Bestrebungen in Kiel führten auch in Berlin zu der Erkenntnis, dass die Ausbildung weltlicher Krankenpflegerinnen Sache der Frauenvereine sei. Die von ihnen wahrgenommene Aufgabe der Krankenpflege wurde in den nachfolgenden Jahren um die Betätigung in der Gemeindekrankenpflege, bei der Unterstützung caritativer Einrichtungen, u. a. Altenheime, Waisenhäuser, in der sozialen Fürsorge, bei der Beaufsichtigung von Kindern sowie auf dem Gebiet der Gesundheitspflege und der Seuchenbekämpfung erweitert.

der Kranken und Leidenden sich annehmen."[1027a] Bestreben des Mutterhauses waren, „eine Krankenheilanstalt zu unterhalten, und diese für den Kriegsfall zur Benutzung zu überlassen [...] die Schwestern außerhalb der Anstalt für Privat-, Krankenhaus- und Gemeindepflege zu verwenden und im Falle eines Krieges ebenfalls für Krankenpflege zur Verfügung zu stellen [...] die Gelegenheit zur Ausbildung für diesen Beruf und Aufnahme in das Haus für die Lehrzeit zu gewähren."[1027b]

Schon 1873 konnte das Mutterhaus eingeweiht werden. Die Ausstattung stiftete der „Kieler Zweigverein für verwundete und erkrankte Krieger" aus Lazarettbeständen, die für den Krieg 1870/71 angeschafft worden waren. Die ärztliche Betreuung übernahmen Edlefsen und Petersen kostenlos. 1875 wurde die Anstalt als Chirurgische und Medizinische Universitätsklinik anerkannt und damit als Ausbildungsstätte für Schwestern und Krankenpflegerinnen. Ein Erweiterungsbau wurde 1892 eingerichtet. Die Anstalt hieß danach „Anschar-Schwestern- und -Krankenhaus in Kiel".[1028]

Sehr umfangreich war die Tätigkeit des Kieler „Vaterländischen Frauen Vereins" für den Zeitraum 1885/86 bis 1910. In der Kriegskrankenpflege waren 76 Hilfsschwestern sowie 78 Helferinnen vom Roten Kreuz tätig. Parallel dazu gab es noch den am 25. Februar 1904 gegründeten „Vaterländischen Frauen-Verein Kiel-Ellerbek" sowie den am 12. November 1903 gegründeten „Vaterländischen Frauen-Verein Kiel-Gaarden". Die 19 „Vaterländischen Frauen-Vereine" in Schleswig-Holstein schlossen sich am 18. Juli 1889 zum „Provinzialverband Vaterländischer Frauen-Vereine in der Provinz Schleswig-Holstein" zusammen. Dieser sollte insbesondere das Interesse für die Arbeit des „Vaterländischen Frauen-Vereins" überall in der Provinz wecken und lebendig erhalten.[1029]

Im Dezember 1879 beschloss das „Centralkomitee" einstimmig, seinen Namen in „Centralkomitee der Deutschen Vereine vom Roten Kreuz" umzuändern, um damit Hindernissen vorzubeugen, die im Krieg 1870/71 der „vollen Wirksamkeit der verbundenen Deutschen Vereine, insbesondere auf dem Kriegsschauplatz entgegen-

1027 a) u. b) Aufruf des Vaterländischen Frauenvereins, Kieler Zweigverein, Jahres- und Rechenschaftsberichte; s. a. „Bericht über die Leistungen der Vereine der Provinz Schleswig-Holstein während des Krieges 1870 und 1871" vom „Comité des Provinzialvereins zur Pflege im Felde verwundeter und erkrankter Krieger"

1028 Hansen, S. 702 f.; im Mutterhaus befanden sich damals 18 Schwestern.

1029 Vaterländischer Frauen-Verein, Kieler Zweigverein, Jahres- und Rechenschaftsberichte 1885/86 bis 1910, Kiel 1887 bis 1911; s. a. Esmarch, Handbuch [...], S. 1971 ff. u. S. 823 ff.

getreten sind."[1030a] Anlässlich der „1. Konferenz der Vorstände der Landes- und Provinzialvereine vom Roten Kreuz und verwandter Organisationen" im Oktober 1898 in Stuttgart wurde dann beschlossen, dass auch alle Landesvereine statt des bisherigen Titels „Vereine zur Pflege im Felde verwundeter und erkrankter Krieger" die Benennung „Landesverein zum Roten Kreuz" annehmen. Abgelehnt wurde zwar eine Verbindung mit dem Deutschen Samariterbund als solchem, den einzelnen Samaritervereinen wurde jedoch freigestellt, sich den Landesvereinen der zuständige Organen vom Roten Kreuz anzuschließen, sofern sie hinsichtlich der Ausbildung die für das Rote Kreuz geltenden Bedingungen erfüllten.[1030b]

In Hamburg rief Wichern 1886 eine „Genossenschaft freiwilliger Krankenpfleger" ins Leben. Diese sollte in Friedenszeiten Männer für die Pflege im Felde verwundeter und erkrankter Krieger ausbilden, damit sie in Kriegszeiten den Landesvereinen vom Roten Kreuz bzw. dem Centralkomitee der Deutschen Vereine vom Roten Kreuz zur Verfügung stehen.

An einzelnen Hochschulen bildeten sich daraufhin Genossenschaftsverbände. Dem geschäftsführenden Vorstand des in Kiel am 22. Mai 1890 gegründeten Komitees gehörte auch Esmarch an. Am 13. Juni 1890 wurde in Kiel eine allgemeine Studentenversammlung unter dem Vorsitz des damaligen Rektors Nitzsch in die Reichshallen einberufen.[1031a] Esmarch hielt einen Vortrag, in dem er die Gräuel eines künftigen Krieges mit seinen Massenheeren schilderte und auf die Notwendigkeit hinwies, eine große Zahl von Pflegern für Verwundete und Kranke bereitzuhalten.[1031b]

Den bei dieser Gelegenheit vielbeachteten Vortrag von Billroth „Über den Krieg der Zukunft" kommentierte Esmarch handschriftlich, dass *„alle Vorbereitungen, welche bis jetzt zur Hülfe und Pflege der verwundeten Krieger getroffen wären weit hinter den Forderungen der Humanität zurückblieben."* Die *„freiwillige Hülfe"* wird *„sich bemühen müssen durch Entsendung zahlreicher Krankenpfleger die staatliche Hülfe soweit zu entlasten, dass diese den größten Theil ihrer Mittel auf dem Kriegsschauplatz selbst verwenden kann. [...] Dies Ziel [...] kann nur dann erreicht werden, wenn eine große Anzahl von Männern [...] schon im Frieden sich zu diesem Zweck ausbilden läßt."*[1031c]

Noch während der Versammlung wurde die Gründung einer „Genossenschaft freiwilliger Krankenpfleger vom Roten Kreuz, Hochschulabteilung Kiel" beschlossen, der sich viele Studenten spontan anschlossen. Esmarch wurde Ehren-

1030 a) u. b) Kimmle, DRK I, S. S. 234 f. u. S. 244 f. sowie S. 1018 u. 1060 f., u. Cramer, S. 68

vorsitzender. Jedes Mitglied musste einen Vorbereitungskursus und einen praktischen Pflegekursus an einem Krankenhaus absolvieren.[1031d] 1895 ging aus der Übertragung der Bewegung in die Kreise der Turnerschaft die Stadtabteilung des Verbandes Kiel hervor.

Esmarch nahm 1889 in Berlin an einer *„Generalprüfung von 200 aktiven Mitgliedern der Genossenschaft freiwilliger Krankenpfleger im Kriege"* teil.[1032a] In seiner Rede nach dem Examen führte der damalige Kriegsminister v. Goßler aus: *„Der Gedanke [...], die nicht waffenfähigen Männer im Kriegsfalle zur Pflege der Verwundeten zu verwenden, sei nicht neu, sonders bereits in den Kriegen von 1864, 1866 und 1870/71 ausgeführt worden. Ein bedeutsamer Fortschritt aber sei es, die Krankenpfleger in der Ausübung ihres humanen Dienstes vorher auszubilden. Wie die Armee zu einem etwaigen Kriege vorgebildet werde, so müssen es auch die Krankenpfleger sein."*[1032b]

Erneut im März 1891 war Esmarch in Berlin zur Abnahme einer Prüfung; danach folgte ein *„Kommers, den ich mit meiner Rede eröffnete [...]. Wichern [...] ist ein <u>sehr</u> gescheiter und unendlich strebsamer und eifriger Mann, der noch grosse Pläne für die Entwicklung der Genossenschaft hat, die er mir vortrug und mit denen ich ganz übereinstimme."*[1033a] Ferner nahm Esmarch *„an einer langen Sitzung des Comité's der Genossenschaften [teil], wo ich die Samariterthätigkeit der Genossenschaft zu vertreten Gelegenheit hatte und viel Interessantes vorkam."*[1033b]

Der Kieler Verband versuchte unter dem Einfluss Esmarchs, Hilfeleistungen in Friedenszeiten in die Verbandsarbeit einzubeziehen, scheiterte jedoch mit einem Antrag dazu auf der 5. Delegiertenversammlung 1903 aus Satzungsgründen. Dennoch bewirkte dies, dass viele Verbände danach einen wesentlichen Teil ihrer Tätigkeit im Friedensdienst sahen.

Alle Verbände standen in enger Beziehung zu den Landes- und Provinzialvereinen vom Roten Kreuz, denen sie insbesondere in Ausbildungsangelegenheiten und in allen Mobilmachungs-Vorarbeiten unterstellt waren. Auf der 12. Delegiertenkonferenz im April 1905 wurde ein Antrag des Verbandes Kiel angenommen, wonach aktive Verbände der Genossenschaft innerhalb des Roten Kreuzes Vorrang

1031 a)–d) in: „Kieler Zeitung" vom 05.12.1891 sowie in „Das Rothe Kreuz. Central-Organ für die deutschen Wohlfahrts- und Wohlthätigkeitsbestrebungen", IX. Jahrgang, Nr. 23, Berlin 1891, S. 365 f.

1032 a) u. b) Brief vom 28.02.1889 an Prinzessin Henriette von Esmarch aus Berlin

1033 a) u. b) Briefe vom 04. u. 05.03.1891 an Prinzessin Henriette von Esmarch aus Berlin

bei der Ausbildung von freiwilligen Pflegern haben. Als Grundstock der Ausbildung für erste Nothilfe bei der Krankenpflege des Roten Kreuzes übernahmen sie den von Esmarch festgestellten und scharf umgrenzten Lehrplan der Samariterschulen.

Esmarchs Grundeinstellung, die seine Aktivitäten u. a. bei seinen Bemühungen um eine „humane" Kriegschirurgie und den Aufbau des Lazarettwesens durchzog, trug er gleich zu Beginn seiner Ausführungen in seinem Vortrag von 1901 in Kiel vor. Von einer „ungeheuer grossen" Zahl an Verwundeten „auf dem zukünftigen Schlachtfelde" ausgehend, werden, so Esmarch, das „vorzüglich ausgerüstete und geschulte Sanitätspersonal in unserer Armee [...], die Vereine vom Roten Kreuz [...], [deren] Krankenpfleger und Krankenpflegerinnen ganz Vorzügliches leisten, [...] in einem künftigen europäischen Kriege nicht ausreichen, um Leid und Elend, die Trabanten des männerverschlingenden Ringens, unter den Verwundeten hintanzuhalten." Die „rechte Behandlung" der Verwundeten müsse von Anfang an sichergestellt, die Vorbereitungen dazu „können nur und müssen in geeigneter Weise in dem Kampfe des täglichen Lebens erlernt werden." Angesicht der großen Zahl von verschiedenen Verletzungen und Unglücksfällen im Alltag sei „hier, ebenso wie auf dem Schlachtfelde, des Nächsten Hilfe sehr oft von unberechenbarer Wichtigkeit [...]. Dies bildet die Vorstufe für den Ernstfall des Krieges, hier kann sich im Frieden die wahrhafte Nächstenliebe entfalten, ein Jeder seines Mitmenschen Samariter sein.[1034]

1034 Esmarch, Vortrag 1901

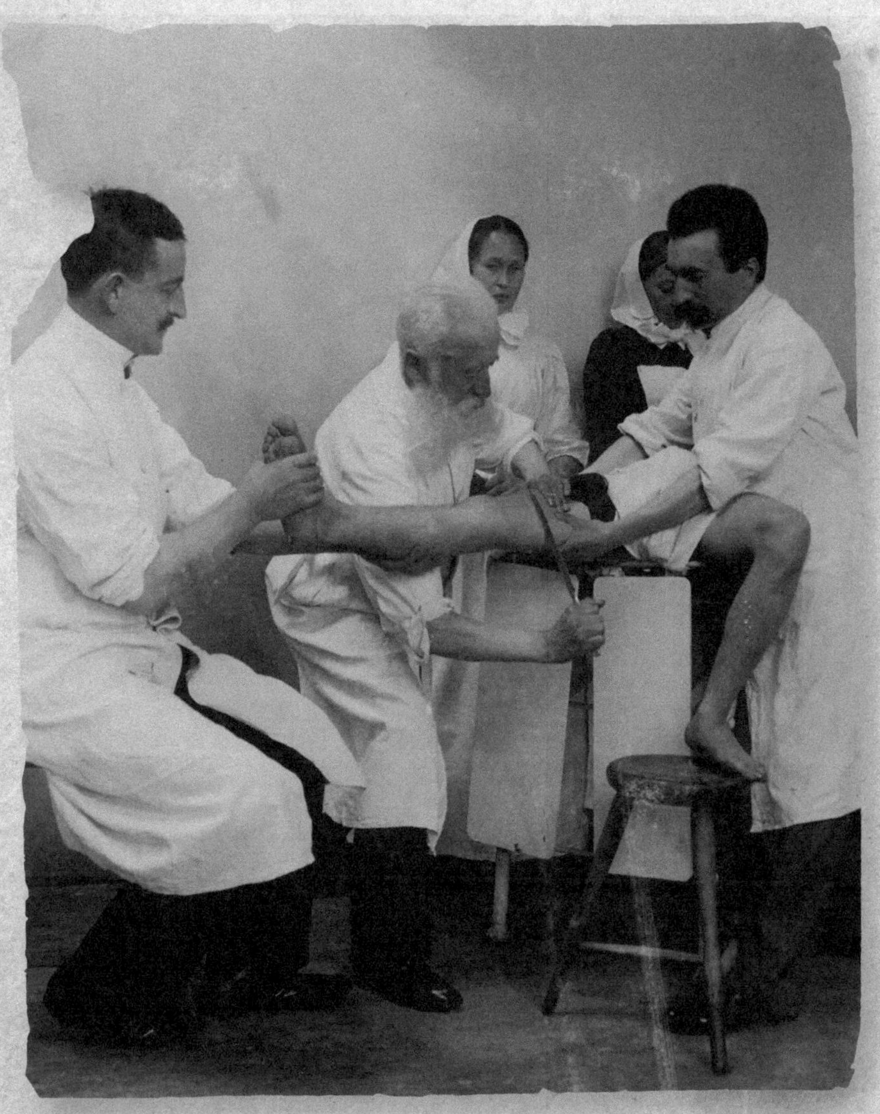

Auf der Fotografie stehen neben dem operierenden Esmarch links Dr. Momburg, dahinter die Schwestern Anita und Lene, welche die von Esmarch bevorzugte Chloroform-Narkose überwacht, während Dr. Kowalzig, rechts auf dem Bild, bei der Operation assistiert.
(Bild aus der Landesgeschichtlichen Sammlung der Schleswig-Holsteinischen Landesbibliothek)

X

Wahrnehmung vielfältiger Aufgaben von 1867 bis 1872

Etwa zu gleicher Zeit, als 1867 in Paris die 1. Internationale Konferenz zur Umsetzung der Genfer Beschlüsse tagte, unternahm Esmarch erste Schritte, um das System der amerikanischen Barackenhospitäler auch in Deutschland einzuführen. Die Eintragungen in seinem Tagebuch während seiner Teilnahme an der von Königin Augusta einberufenen Enquête über das Militär-Sanitätswesen vom 17. März bis 9. Mai 1867 in Berlin vermitteln ein Bild seiner beharrlichen Bemühungen in diesem Zusammenhang. Aufgeführt sind insgesamt 38 Sitzungen im Kriegsministerium, zahlreiche Treffen mit Fachkollegen und Militärärzten und Visiten sowie Besichtigungen des Train-Depots.[1035]

Verpflichtungen und Anforderungen bis 1870

Anknüpfend an den Spruch „Principiis obsta (sero medicina paratur)", d. h. „Tritt den Anfängen entgegen, (das Heilmittel kommt sonst zu spät)" hielt Esmarch am 10. Juli 1867 vor der „Generalversammlung des Vereins Schleswig-Holsteinischer Aerzte" in Schleswig einen Vortrag. Gemeinsam mit zwei weiteren Vorträgen am 7. August 1872 in Kiel und am 30. Juli 1883 in Itzehoe wurde er 1884 unter dem Titel „Principiis obsta!" veröffentlicht. Darin hielt Esmarch sich seiner „Stellung nach, für verpflichtet [...] im grösseren Kreise [...] von einigen chirurgischen Krankheitsformen [zu spre-

1035 Esmarch, Notizbüchlein „Berlin 1866 und 1867". Aufgeführt sind mehrfache Treffen mit Kriegsminister von Roon, „Vorstellung bei König und Königin" sowie „beim Kronprinzen", „Besuch beim Handelsminister von Itzenplitz', bei Min. v. Mühler", Begegnungen mit „Graf Waldersee, Gnl. v. Moltke, v. Treschkow, Graf Stolberg", Arbeitsgespräche mit „Unterstaatsminister Lehnert, Ministerialdirector v.d. Reck sowie Regierungsrath v. Unruh (Hospitalwaggons)", Visiten u. a. bei den Generalärzten von Lauer und Steinberg.

chen], auf welche der erst genannte Spruch vorzugsweise Anwendung findet." Es sind diese „Krankheiten, welche in ihren Anfängen meist durch verhältnissmässig unbedeutende chirurgische Eingriffe geheilt werden könnten, während sie, sich selbst überlassen oder mit Unentschiedenheit bekämpft, bald in einer Weise um sich greifen, dass sie weder garnicht mehr oder nur durch die eingreifendsten, schwierigsten und gefährlichsten Operationen zu heilen sind."[1036] Er legte die Vorzüge der Frühoperation an Hand seines umfangreichen klinischen Materials dar und ermahnte seine Fachkollegen, Leiden gleich bei Beginn ihrer Entwicklung energisch entgegenzutreten und früher als bisher die radikale Behandlung u. a. von Geschwülsten und Krebs zu erwägen.

Im August 1867 erschien Esmarchs Schrift „Verbandplatz und Feldlazareth, Vorlesungen für angehende Militairärzte und freiwillige Krankenpfleger".[1037] Sie enthielt „einen Theil der Vorlesungen über Kriegsheilkunst welche ich im Wintersemester 1866 - 67 an hiesiger Universität gehalten habe. Es war damals die Ansicht allgemein verbreitet, dass dem deutschen Volke ein neuer grosser Krieg bevorstehe. Die älteren Studirenden der Medicin würden dann als Militairärzte eingetreten sein und so hielt ich es für meine Pflicht, dazu beizutragen, dass dieselben nicht ohne einige Kunde von militairärztlichen Dingen die Universität verlassen möchten. Wenn ich hier nur den Theil dieser Vorlesungen veröffentliche, welcher von der Behandlung der Verwundeten im Allgemeinen handelt, so geschieht dies, weil dabei Vieles zur Sprache kommt, was der Friedens-Chirurgie ferner liegt und deshalb in Lehrbüchern und klinischen Vorträgen weniger berücksichtigt wird. Zugleich fand ich hier die Gelegenheit, meinen jüngeren Collegen und Freunden, denen ich während der letzten Kriege mit Rath und That zur Seite stand, im Zusammenhange das mitzutheilen, was ich, im Drange der Zeit, nur in einzelnen Bruchstücken aussprechen konnte. [Ich] möchte Niemand meine Ansicht aufdrängen, betrachte es aber als Pflicht, meine Schüler zu warnen vor Doctrinen, welche ich für verderblich halte."[1038]

Die Schrift ist in acht Vorträge gegliedert; die beiden ersten zum Thema „Auf dem Verbandplatze", die weiteren sechs „Im Feldlazareth". Die Untergliederungen zu den einzelnen Vorträgen sind aufschlussreich für das Wissen, das Esmarch als essenziell für den angehenden Militärarzt bzw. Krankenpfleger vermitteln wollte. Zugleich flossen

1036 Esmarch, „Principiis obsta! Drei Vorträge von Dr. Fr. Esmarch", Kiel 1884, S. 1

1037 Esmarch, Verbandplatz [...], 143 Seiten, 9 Tafeln im Anhang

1038 Esmarch, Verbandplatz [...], Vorwort zur 1. Aufl., August 1867 die Erkenntnisse aus Erfahrungen ein, die Esmarch selbst in den vorangegangenen Feldzügen gemacht bzw. bei anderen beobachtet hatte. Die in der Abfolge der Schritte und Maßnahmen gehaltenen sehr ausführlichen, ins Detail gehenden Beschreibungen verleihen der Veröffentlichung den Charakter einer methodisch aufgebauten Handreichung.

> Folgende Themen werden im ersten und zweiten Vortrag (Verbandplatz) behandelt: „Der Arzt auf dem Schlachtfelde. Transport der Verwundeten vom Schachtfelde auf den Verbandplatz. Krankenträger. Tragbahren. Räderbahren. Erster Nothverband. Sanitätsdetachement. Wahl des Verbandplatzes. Aufgaben desselben. Vertheilung der Arbeit. Untersuchung der Wunden. Deckverband. Stillung der Blutungen. Tourniquets. // Verbinden der Schussfracturen. Zerschmetterte Oberschenkel. Schienenverbände. Drahthosen. Drahtgitterschienen. Amerikanische Drahtschwebe. Span-Gipsverband. Nothverbände. Zerschmetterte Unterschenkel. Zweigschienen. Zerschmetterte Arme. Armladen. Stromeyer's Armkissen. Mitella. Wunden des Kopfes, des Gesichts, des Unterleibs, der Blase. Grössere Operationen. Amputationen. Resectionen."
> Im vierten bis achten Vortrag (Feldlazareth) werden behandelt: „Transport der Verwundeten vom Verbandplatz ins Feldlazareth. Krankenwagen. Bauerwagen. Maultiersänften. Eisenbahntransporte. Hospitalwagen der Amerikaner. Einrichtung und Benutzung derselben. Aehnliche Einrichtungen auf Deutschen Eisenbahnen. Wassertransport. Hospitalschiffe. // Leitung. Ordnung. Theilung der Arbeit. Aufnahme der Verwundeten. Untersuchung der Wunden. Operationen. Amputationen, primäre und secundäre. Conservativchirurgie. Wundverband. Zweck und Methode desselben. // Ruhe als Hauptbedingung der Heilung, namentlich für Schussfracturen. Gipsverband. Vorzüge und Gefahren desselben. Lagerungsapparat. Doppeltgeneigte Ebene. Beinladen. Spreukissen. Armschienen. Drahtbügel. Entzündungen und Eiterungen um die Wunde. Ursachen und Behandlung derselben. Blutentziehungen. Wärmeentziehung. // Eiterverhaltung. Incisionen. Feuchte Wärme. Reinigen der Wunden. Sauberkeit und Vorsicht. Badeschwämme. Wundspritze. Wunddouche. // Nothwendigkeit der Lazarethe. Nachtheile derselben. Krankenzerstreuung. Hospitalshygiene. Grundsätze derselben. Reine Luft. Hinreichender Raum. Ventilation.

// Auswahl vorhandener Localitäten für Lazarethe. Stehende Hospitäler. Kasernen. Schulen. Kirchen. Schlösser. Zelte. Baracken."
Im Anhang sind aufgeführt: „I. Die amerikanischen Baracken-Lazarethe II. Rathschläge für die Hülfsvereine, die Anschaffung und Verarbeitung von Hülfsmitteln für die Kriegslazarethe betreffend III. Ueber Gips-Schwebe-Schienen IV. Ueber locale Wärmeentziehung."[1039]

In den Herbstferien 1867 reiste Esmarch in die Schweiz, besuchte u. a. das Hospital von Prof. Rose und traf sich mit Fachkollegen.[1040] Vom 19. September bis 10. Oktober besuchte Esmarch u. a. die Welt-Ausstellung in Paris.[1041] Er vermerkte eine Vielzahl von Begegnungen mit Fachkollegen, ein Treffen „abends in der Sociétè de Chirurgiens" und in der „Gesellschaft Deutscher Ärzte" sowie Visiten in mehreren Kliniken und Hospitälern. Nach einem Zwischenaufenthalt in Hannover kehrte er am 18. Oktober nach Kiel zurück und berichtete aus der Klinik von *„außerordentlich günstigen Resultaten bei unseren Operationen, obgleich alle Zimmer voll der schwersten Fälle liegen."* Er nannte als eine *„besonders schwierige Operation"*, die er gemacht hatte: *„Die Extirpation eines Epithalkrebses der vorderen Zungenhälfte und des Bodens der Mundhöhle unter der Zunge [...]. Da das Geschwulst in der Zunge gut nach hinten abgegrenzt war, so durfte ich den Patienten nicht seinem gräßlichen Schicksal überlassen."*[1042]

Eine Erholungsreise in den Osterferien 1868 führte ihn mit Anna nach Berlin und Hannover. In Berlin waren für nahezu jeden Tag vom 20. bis 25. April 1868 Treffen mit Fachkollegen sowie mit Vertretern von Behörden vorgesehen.[1043] Gegen Ende des Sommersemesters 1868 notierte Esmarch für August: „Typhusepidemie im Hospital, von der versauten Aufwaschküche ausgehend (17 Fälle, energ. Kaltwasserbhld unter Jürgensen)".[1044]

1039 Esmarch, Verbandplatz [...], (1871) Inhalt. S. IX f.

1040 Esmarch, Notizbüchlein „1867 Schweiz (Völckers Bartels) Paris (Exposition)"

1041 „Exposition universelle d'Art et d'industrie", vom 01.04.1867–03.11.1867 auf dem Champ de Mars mit insgesamt 52 200 Ausstellern aus 32 Ländern.

1042 Brief vom 26.11.1867 an Stromeyer von Esmarch aus Kiel

1043 S. LA Abt. 47.6, N. 77, „Personalia" von Esmarch für die Vertretung durch Völckers, sowie Notizbüchlein „1867 Schweiz" mit dem zweiten Titel „1868 Ostern Berlin (Anna) Helgoland"

1044 Esmarch, Journal für 1868

Am 12. August 1868 hielt Esmarch in Kiel in der 3. Versammlung des Vereins Schleswig-Holsteinische Ärzte einen Vortrag „Ueber Gelenkneurosen“, einer Krankheit, der Esmarch seine besondere Aufmerksamkeit widmete und zu deren Erkennung und Behandlung er wesentlich beitrug. Nach Esmarch gehört die Gelenkneurose ihrem Wesen nach zu den Neuralgien und Hyperästhesien und hat ihren Sitz in den sensiblen Nervenästen, welche die Gelenkkapsel und deren Umgebung versorgen. In der Mehrzahl der Fälle handele es sich um Verletzungen der Gelenke, die zu einem Erguss führen. Häufig würde aus dem ursprünglich entzündlichen Leiden, so Esmarch, ein nervöses Leiden und die subjektiven Symptome treten stärker in den Vordergrund als die objektiven.[1045a]

Die Gelenkneurose würde nach Esmarch zuweilen auch ohne nachweisbare Ursachen eintreten, etwa bei gleichzeitigem Bestehen allgemeiner Nervosität oder Hysterie, oder aber aufgrund psychischer Momente, wie plötzlicher Schreck. Ein objektiver Befund sei in den meisten Fällen nicht zu erheben. Als typisch bezeichnete Esmarch den Temperaturunterschied des befallenen Gliedes, das sich morgens kalt und abends warm anfühle. Auch seien die Funktionen oft auffallend gestört.[1045b]

Als Hauptmerkmal bezeichnete Esmarch den in wechselnder Form zutage tretenden Schmerz. Diese würden von ziemlich konstanten Stellen ihren Ausgang nehmen. Am häufigsten komme diese Art Erkrankung am Hüft- und Kniegelenk vor. Den Verlauf und die Dauer dieser Krankheitsform hielt Esmarch in den jeweiligen Fällen für außerordentlich unbestimmt. Zur richtigen Diagnose führe das Missverhältnis zwischen der meist langen Dauer und Heftigkeit des Leidens und der Geringfügigkeit der örtlichen Veränderungen. Bei der Behandlung habe sich die Massage der Gelenke sehr oft bewährt. An erster Stelle stehe nach Esmarch die Allgemein- sowie die psychische Behandlung, die nach seinen Erfahrungen meist außerordentlich rasch zum Ziele geführt habe.[1045c] Der hohe Stellenwert, den Esmarch diesem Thema beimaß, geht auch daraus hervor, dass Esmarch dazu auf den Chirurgen-Kongressen in den Jahren 1875, 1878 und 1889 vortrug.

Sonderdrucke seines Vortrages schickte Esmarch an Fachkollegen und erhielt eine Vielzahl von Rückmeldungen. Billroth schrieb ihm dazu: *„Deine Abhandlung über Gelenkneurosen habe ich gestern erhalten und freue mich darauf, sie in ruhigen Stunden zu lesen; der Titel ist mir ebenso neu, wie der Gegenstand.“*[1046] Bardeleben bedankte sich

1045 a)–c) Esmarch, „Über Gelenkneurosen“, veröffentlicht 1872; vgl. Schmülling, S. 36 ff.

1046 Zitat aus Esmarchs Brief aus Kiel vom 18.11.1871 an Stromeyer

für *„aufschlussreiche Ausführungen zu Gelenk-Neurosen"* und schrieb: *„Du hast ganz recht; ich erinnere mich nun auch solche Fälle gesehen zu und als hysterische Zufälle in praxi von den Entzündungen gesondert zu haben."*[1047] Heine informierte Esmarch: *„Ihre Monographie über Gelenkneurosen habe ich mit großem Interesse studiert und Manches daraus gelernt."*[1048] Little schrieb: *„I continually see such cases and shall profit by your experience."*[1049]

Im Laufe des Jahres 1872 behandelte Esmarch dann mehrere Gelenkneurosen, über die er Stromeyer ausführlich informierte.[1050] Bier bedauerte, dass Esmarch nichts über die ihn interessierende Neurosetherapie veröffentlicht, sondern nur über Gelenkneurosen und deren seelische Behandlung geschrieben hatte. „Die letztere wurde aber auch bei anderen Leiden mit den einfachsten Mitteln sehr geschickt durchgeführt."[1051] Schmauss meinte, Esmarchs „Arbeit über die Gelenkneurose, die damals unter den jungen Mädchen grassierte und die er als hysterisch bedingt erkannte, [rettete] viele Patienten vor der Amputation."[1052] Der Begriff „Neurose" wurde von Esmarch im Sinne einer organischen Manifestation hysterischer Erscheinungen gebraucht. Dies geht auch aus seinen Briefen hervor, in denen er von seinen Privatpatienten aus ganz Deutschland schrieb die an *„Clavier"*-, *„Knie"*- oder sonstigen Neurosen litten und sich von ihm in Kiel behandeln ließen.[1053]

Bei einer Operation im Sommer 1868 zog Esmarch sich eine Infektion der Hände zu, die ihn jahrelang begleiten und in seinem Wirken, u. a. als Militärarzt, stark beeinträchtigen sollte. Zur Besserung reiste Esmarch im September 1868 nach Helgoland.[1054]

Anfang 1869 berichtete Esmarch aus seiner Tätigkeit als Hochschullehrer, dass er turnusgemäß *„zum Direktor der Staatsprüfung"* ernannt worden sei und den Vorsitz bei Prüfungen zum Physikum und Doktorexamen führen müsse. Dabei habe er *„lauter elende Kleinigkeiten und Schreibereien, die mir aber doch meinen Tag zerreißen*

1047 Brief vom 12.02.1872 an Esmarch von Adolf von Bardeleben aus Greifswald

1048 Brief vom 08.03.1872 an Esmarch von Carl Wilhelm Ritter von Heine aus Berlin

1049 Brief vom 14.02.1872 an Esmarch von Dr. Little aus London

1050 Briefe vom 17.08. u. 08.09.1872 an Stromeyer von Esmarch aus Kiel

1051 Bier, 1935, S. 293

1052 Schmauss, S.1582 f.

1053 Briefe vom 17.04.1882 und 04.04.1883 an Prinzessin Henriette von Esmarch aus Kiel

1054 Esmarch, Notizbüchlein „1867 Schweiz" / „1868 Ostern Berlin (Anna) Helgoland". Vermerkt sind der Gebrauch der Seebäder, Besuche auf der Düne sowie mehrere Begegnungen.

und zerstückeln und alle meine Tische und Stühle mit Akten vollpropfen, so dass man sich bald nicht mehr rühren kann. Uebrigens ist die Arbeit für das erste Jahr die größte, da unsere Collegen auf den anderen Universitäten [...] für Alles Formulare geschaffen habe, die man nur auszufüllen hat. Aber eine merkwürdige Fertigkeit besitzt man in Berlin, die Reglements so confus und undeutlich als möglich auszuarbeiten, damit man in recht vielen Punkten unklar bleibt, was mein eigentlich zu thun hat. [...] Ich bin aber jetzt ungefähr auf den Standpunkt gekommen, dass ich den Berliner Scribifaxen im Gedanken das zurufe, was Götz von Berlich dem kaiserlichen Hauptmann, und es machen werde, wie es mir gefällt."[1055]

In Kiel stand im Frühjahr 1869 kurzfristig die Existenz der Kieler Universität auf dem Spiel, nachdem der preußische Finanzminister am 5. April 1869 die Frage aufgeworfen hatte, ob die Universitäten zu Marburg und Kiel beibehalten oder aufgehoben werden sollten. In seiner Erwiderung vom 22. Juli 1869 unterstrich der damalige Kultusminister v. Mühler den von den kleinen Universitäten gebotenen „*Vorteil einer mächtig wirkenden persönlichen Berührung zwischen Lehrern und Lernenden*". Außerdem stellte er fest, dass „*es kaum eine Maßregel geben kann, welche in der Provinz Schleswig-Holstein eine größere Erbitterung gegen die Staatsregierung hervorrufen könnte, als die Aufhebung der Universität in Kiel. Es hat dieser seit vielen Jahren nicht an ausgezeichneten Lehrern gefehlt, welche sich wie um die Wissenschaft, so auch um das Land, in dem sie lebten, große Verdienste erworben haben. [...] Das ganze Land interessiert sich für die Universität auf das Lebhafteste und hat sein Interesse noch neuerdings durch die Sammlung eines Kapitals von 72 000 Rtl zur Erbauung eines neuen Universitäts-Gebäudes in erfreulicher Weise bewiesen.*"[1056]

Im März 1869 erschien in Kiel nach seinem Vortrag vor dem Zweigverein des Vaterländischen Frauenvereins Esmarchs Schrift „Der erste Verband auf dem Schlachtfelde" mit einem auf das entsprechende Format zusammengefalteten dreieckigen Verbandtuch aus gestärktem Baumwollstoff als Anlage.[1057] Vor dem Hintergrund, dass „in den Zeiten, wo die Kriegsleute sich noch gegenseitig einer den andern verbinden mußten", war es Esmarchs erklärtes Ziel, dass jeder Soldat eine minimale Verbandausstattung mit klaren Anwendungshinweisen mit sich tragen sollte.[1058] Auch in dieser Schrift, so

1055 Brief vom 12.01.1869 an Stromeyer von Esmarch aus Kiel

1056 Hofmann, E., S. 35 f.

1057 Esmarch, „Der erste Verband auf dem Schlachtfelde", Kiel 1869; 18 Ausgaben von 1869–2014. Keine andere Publikation von Esmarch erlebte eine solche Resonanz wie diese Schrift von 23 Seiten.

1058 Köhler, 1904, S. 214 f.

Anschütz, „sehen wir Esmarch unablässig bestrebt zu reorganisieren und mit Recht zu betonen, wie wichtig, ja wie entscheidend die äußeren Umstände und scheinbare Kleinigkeiten für das Schicksal der auf dem Schlachtfelde Verletzten sind."[1059]

Von Anfang bis Mitte April 1869 war Esmarch in Hannover bei Stromeyer und traf sich dort mit mehreren Fachkollegen. Dabei notierte er: „Der Aufforderung, hier einen Vortrag über die freiwillige Hilfe im Kriege zu halten, bin ich gern gefolgt, weil ich glaube, dass ein Krieg nahe bevorsteht. [...] Wer allerdings die Greuel des Krieges gesehen hat, kann sich nichts Besseres wünschen, als dass ein solcher noch lange entfernt bleibt."[1060] Esmarch betrachtete es als eine „Pflicht des klinischen Lehrers [...], besonders die älteren Studierenden, die dann als Militärärzte ins Feld gingen, in den wichtigsten Zweigen der ärztlichen Kriegswissenschaft zu unterrichten."[1061]

Im Herbst 1869 unternahm Esmarch eine Reise mit Anna in die Schweiz[1062], traf sich mit mehreren Kollegen und besuchte u. a. das Militair-Hospital in Bern. Für seinen anschließenden Aufenthalt in Aachen bis Ende Oktober 1869 notierte Esmarch u. a. mehrere Treffen mit ärztlichen Kollegen, mehrere Visiten in Kliniken, den Besuch einer Fabrik zur Herstellung von Schienen, den Ankauf von Instrumenten, die Teilnahme an Veranstaltungen des dortigen ärztlichen Vereins sowie zahlreiche Anwendungen und Behandlungen.

Die Berufungen zum Jahreswechsel 1869/70 als Generalarzt der Königlich Sächsischen Armee und im Januar 1870 auf den dortigen Lehrstuhl für Chirurgie lehnte Esmarch ab.[1063] Im Februar 1870 lud Dr. Little Esmarch zu einem Besuch in London ein und bat darum, ihm die jüngsten Veröffentlichungen zur Kriegschirurgie und zu Kriegslazaretten zu schicken und ihm seine Meinung zu maßgeblichen Unterschieden in der Lehre und Praxis der diesbezüglichen Autoren mitzuteilen.[1064]

Die erste Hälfte des Jahres 1870 war für Esmarch besonders schwer. Er war zur Besserung der Infektion seiner Hände nach Aachen gefahren, als ihn dort der Brief seines

1059 Anschütz, 1909, S. 77 f.

1060 Esmarch, Notizbüchlein „1869 Ostern Hannover Hamburg"; Verweis auf Esmarch, Ueber den Kampf der Humanität gegen die Schrecken des Krieges

1061 Köhler, 1904, S. 59

1062 Esmarch, Notizbüchlein „Herbst – Schweiz (mit Anna) Interlaken 17.8.–18.9. – Aachen 21.9.–3.11."

1063 Briefe vom 30.12.1869 an Esmarch von Graf von Fabrice aus Dresden; Esmarch, Journal für 1870

1064 Brief vom 06.02.1870 an Esmarch von Little aus London

Freundes und Kollegen Wagner erreichte, der ihm *„nicht ganz unvorbereitet“* seine *„herzlichste Theilnahme“* zum Tod seiner Frau Anna am 31. Mai 1870 in Hannover aussprach.[1065] Der Tod von Anna, die viele Jahre an Tuberkulose gelitten hatte, berührte Esmarch tief. Vielsagend war die Feststellung seiner Schwiegermutter unmittelbar nach ihrem Tod: *„glaub mir, Du hast sehr viel an ihr verloren“*.[1066a] Geheimrat Dr. Müller, der Anna behandelt hatte, schrieb zu ihren letzten Stunden: *„Rührend war [...] die Ergebung Ihrer lieben Frau, groß ihre Charakterstärke u. zu bewundern ihr klarer Geist, der sich nicht über den Verlauf der Krankheit und das nahe Ende täuschen ließ.“*[1066b]

Mit ihrer schriftlichen Anteilnahme verband Maria Meyer, Haus Forsteck, Esmarch gegenüber das Anerbieten, die beiden Söhne so lange in ihr Haus zu nehmen, bis er wiederkehren würde.[1066c] In seinem Kondolenzbrief schrieb ihm sein langjähriger Freund Bartels auch im Namen seiner Frau: *„wir wissen und begreifen [...] was Alles gegenwärtig Dein Gemüth bewegt. [...] versage uns auch jetzt das Recht nicht, mit Dir zusammen auch ferner zu tragen, was Dich betrifft.“*[1066d] Seine Schwester Agnes schrieb: *„Dass ich alle Dein Gefühle begreife u. mit mir auf's Tiefste u. Wärmste empfinde, brauche ich Dir wohl nicht erst zu sagen.“*[1066e] *„Tief erschüttert“*, schrieb Völckers, habe ihn und seine Frau die Nachricht vom Tode von Esmarchs Frau, auch wenn sie es *„lange vermuthet“* und seiner Frau *„eine baldige Erlösung gewünscht hatten“*. Er fügte hinzu: *„Möchte sich nun diese schwere Zeit auf Ihren körperlichen Zustand nicht zu schwer ausgewirkt haben.“*[1066f] In ihrem Beileidsbrief bedauerte Esmarchs Cousine Clara Wichmann aus Berlin, dass Esmarch *„selbst schwach und leidend [dadurch] zur Entfernung von Deiner armen, kranken Frau [...] gezwungen“* war.[1066g]

Seinen Kondolenzbrief leitete Wittmaack mit der Bemerkung ein: *„Die Freundschaft, mit der Sie mich seit Jahren beehrt haben, macht mich gewissermaßen zum Theilnehmer an Ihrem Wohl und Wehe, und so hat auch die Nachricht von dem Ableben Ihrer verehrten Gattin einen tiefen schmerzlichen Eindruck auf mich gemacht.“*[1066h] Zu der an ihn von Esmarch gerichteten Bitte, ein Profilbild von Anna zu zeichnen, schrieb Wittmaack, dass er *„schon seit 10 - 12 Tagen an einem Portrait der Verstorbenen“* arbeite.[1066i] Dieses fertigte er dann anhand von Fotografien, der Totenmaske und der eigenen Erinnerung an.

1065 Briefe vom 26.05. u. 06.06.1870 an Esmarch von Wagner aus Königsberg

1066 a)–i) Briefe in der o. g. Reihenfolge von Luise Stromeyer vom 19.06., von Müller vom 04.06., von Maria Meyer vom 01.06., von Bartels vom 03.06., von Agnes Thomsen vom 05.06., von Völckers im Juni 1870, von Clara Wichmann vom 28.06.1870, von Wittmaack vom 04. u. 27.06.1870

Nachdem er seine Schwiegereltern in Hannover besuchte hatte, schrieb Esmarch an Clara Wichmann, dass er beabsichtige, in die Schweiz zu gehen, *„wenn nicht etwa der Krieg, was Gott verhüten wolle, einen Strich durch alle Rechnungen macht. In diesem Falle würde ich natürlich mit zu helfen suchen, so weit meine Kräfte es gestatten.“*[1067]

Konsultierender Chirurg im Krieg 1870/71

In sein Tagebuch trug Esmarch für den 15. Juli 1870 ein: „Frankreich erklärt den Krieg“.[1068] Bei Kriegsausbruch war Esmarch zwar noch in Aachen, jedoch – so Stromeyer – „Er wäre lieber mit zu Felde gezogen, aber seine Gesundheit war noch so schwankend, dass er darauf verzichten mußte.“[1069] Esmarch trug für den 21. Juli 1870 ein: „Abgereist nach Hannover“, dort u. a. an Gurlt „über Reserve-Lazarethe geschrieben“. Zurück in Hamburg und Kiel beschäftigte Esmarch sich mit weiteren Vorbereitungen zur Pflege und Betreuung von Verwundeten. Dazu gehörten laut Notizen am 22. Juli in Hamburg ein „Vortrag in der Aula über Krankenträger-Korps“ sowie eine „Berathung über Barackenlazarette“ und zwei Tage später in Kiel die „Vorstandssitzung des Zweigvereins“ und die „Berathung über Errichtung eines Krankenträger-Korps“. Danach wurde erneut für Hamburg eingetragen am 2. August „Uebung des freiwilligen Hülfs-Korps“.[1070]

Für den 5. August 1870 notierte Esmarch: „Schreiben vom Generalstabsarzt Grimm, nach Berlin zu kommen, um der königl. Lazareth-Kommission bei Errichtung der Lazarethe zu helfen.“[1071] Als Generalarzt der Reserve in der Armee und konsultierender Chirurg übernahm Esmarch daraufhin die chirurgische Leitung aller Berliner Lazarette. Das Barackenlazarett mit 15 Baracken zur Aufnahme von je 100 Schwerverwundeten wurde im Einklang mit Esmarchs Überlegungen auf dem Exerzierplatz des Tempelhofer Feldes erbaut und erfüllte in seiner hohen und freien Lage und der Nähe

1067 Brief vom 13.06.1870. Auch Völckers und Wittmaack rieten Esmarch, erst dann wieder nach Kiel zu kommen, wenn er vollständig genesen sei.

1068 Esmarch, Journal und Tagebucheintragungen für 1870; s. a. Köhler, 1904, S. 215

1069 Stromeyer, 1875, S. 401; Stromeyer wurde im August 1870 als „consultirender Chirurg der dritten Armee“ angestellt und machte den Krieg bis zum Ende im März 1871 mit.

1070 Esmarch, Journal für 1870

1071 Ebd.; s. hierzu auch Waitz, 1881, S. 216, Eufinger, S. 34, u. Schmülling, S. 7

zur Verbindungseisenbahn sämtliche Forderungen, die auch Esmarchs für solche Plätze aufgestellt hatte. Das von ihm maßgeblich mitgestaltete Berliner Lazarett fand hohe Anerkennung, wie aus vielen Briefen von Kollegen an ihn aus allen Teilen des Landes hervorgeht. Auch wurde Esmarch, dessen Thesen zur Verwundetenbetreuung in Fachkreisen bekannt waren, über die Situation von Baracken an anderen Orten informiert. Exemplarisch war der Wunsch von Dr. Grünberg aus Stralsund: *„die Baracken u. die Behandlung der Wunden mit ihren Folgen einmal anzusehen [...] und Ihnen in die Lazarethe [zu] folgen.“*[1072]

Esmarch war unmittelbar in der Barackengruppe I auf den Tempelhofer Feld tätig. Als konsultierender Chirurg nahm er sowohl Aufgaben in der Lazarettverwaltung als auch in der praktischen Verwundetenversorgung wahr. Er absolvierte in der Zeit zwischen August 1870 und April 1871 zahlreiche Visiten der Baracken sowie weiterer Lazarette auch außerhalb Berlins. In Begleitung von Steinberg besuchte er ebenfalls die Lazarette in Böhmen und riet dabei „zur Errichtung von sogenannten Schuppen für die Behandlung der Verwundeten, welche sich bekanntlich in Amerika sehr erfolgreich erwiesen.“[1073a]

Vom Zeitpunkt seiner Ankunft in Berlin ab dem 7. August nahm er darüber hinaus an mehreren Sitzungen im Kriegsministerium sowie an einer Vielzahl von Treffen der General-Lazareth-Direktion teil. Er führte kontinuierlich Besprechungen mit Steinberg durch und hielt mit ihm „Vorträge an die Königin“. Ferner nahm Esmarch an der regelmäßig stattfindenden Konferenz der Barackenärzte teil sowie an Gesprächsrunden mit leitenden Militärs bzw. Befehlshabenden, Militärärzten, Fachkollegen und den in den Lazaretten und Krankenhäusern behandelnden Ärzten. Er hielt Vorträge im medizinischen Verein über die „Behandlung von Wunden“, über „Eisbehandlung des akuten Gelenkrheumatismus“ sowie über „Baracken und Lazarethe“ mit Berichten aus den Lazaretten. Er machte Vorschläge hinsichtlich der Zufuhr von frischer Luft sowie zur Verbesserung der hygienischen Verhältnisse.[1073b]

Zu den Krankenhausbesuchen Esmarchs gehörten Visiten ziviler Krankenhäuser, so der Charité, „wo zahlreiche leicht Verwundete angekommen sind“, von Kasernen, wie der Ulanenkaserne mit „vielen Verwundeten“ oder dem „Centraldepot“. Esmarch

1072 Briefe vom 18.08., 28.09., 28.10., 17. u. 20.11. sowie 07.12.1870 an Esmarch von Dr. W. Mencke aus Wilster, Dr. E. Stephanie, Viktoria Spital aus Berlin, von Brandis sowie von Dr. Henriette Mayer aus Aachen, C. Sprenger und aus Düsseldorf und von Dr. Grünberg, Dirigent der chirurg. Abtl. des Krankenhauses in Stralsund

führte eine Vielzahl von Konsultationen, Untersuchungen, Eingriffen und Wund-Behandlungen sowie von Operationen, Resektionen und Amputationen persönlich durch.[1073c] Er notierte die für die Behandlung verwendeten Instrumente, Materialien sowie Medikamente.[1073d]

Die Situation vor Ort kritisierte Esmarch mehrfach, u. a.: „Barackenböden streichen. Strohsäcke faulen. Frisches Stroh. Leinwand in den Baracken einsetzen. Brief an die General-Lazareth-Direktion wegen Charpie. Konferenz wegen Desinfektionsofen. Steinberg wegen der Kloaken interpelliert. Anschlag über die Ventilation geschrieben. Zur Kommandantur wegen Train-Einquartierung."[1074a] Am 3. Januar 1871 vermerkte er: „Hospitalbrand nimmt zu" und dazu am 6. Januar: „Vorschlag zur Verlegung der Hospitalbrandigen und Desinfizierung der Hospitals" sowie am 11. „Konferenz wegen Desinfektionsofen". Für den 22. Februar ist eingetragen: „Steinberg wegen der Kloaken interpelliert".[1074b]

Über Esmarchs Einsatz stand in der in bürgerlichen Kreisen verbreiteten „Allgemeinen Moden-Zeitung": „In jüngster Zeit hat sich Prof. Esmarch durch seine Neuerungen und Verbesserungen im Lazarethwesen und der militärischen Sanitätspflege [...] große Verdienste erworben." Er widmete „den deutschen Lazarethen seine Dienste [...], die umso unschätzbarer sind, je mehr er alle für eine solche Thätigkeit erforderlichen Eigenschaften in sich vereinigt: große wissenschaftliche Kenntnisse, die vielseitigste Erfahrung und endlich eine edle Humanität des Charakters, unermüdlich in liebevoller Sorge für die Leidenden."[1075]

Eine Vielzahl von Schreiben erhielt Esmarch von ärztlichen Kollegen. Claus, Oberarzt in Elberfeld, erbat seine Unterstützung, um eine *„verantwortliche Versorgung und Behandlung, insbesondere bei erforderlichen Operationen"* der vor Ort liegenden Verwundeten und Kranken zu gewährleisten. Aus einem Feldlazarett in Vernéville schrieb Schetelig: *„Bei der mässigen Ausrüstung und der grossen Entfernung von allen Depôts [...] wird oft mit der Phrase der ‚conservativen Chirurgie' viel gesündigt."* H. Leisrink informierte aus Düsseldorf über mehrere Oberschenkel- und weitere Schussfrakturen: *„Es wird operiert, gegypst, resecirt, viel mit Carbolsäure gearbeitet. [...] Ich bin überzeugt, dass wenn Sie unser Schaffen sehen, Sie mit Ihrem Schüler zufrieden sein würden."* Dann berichtete er aus Epinal (Vogesen), dass es hauptsächlich Typhus-

1073 a)–d) Esmarch, Journal für 1870, Notizbüchlein „1870 Berlin I" und „Berlin II"

1074 a) u. b) Esmarch, Journal für 1870

1075 „Allgemeine Moden-Zeitung: Eine Zeitschrift für die gebildete Welt", Nr. 12, 1872, S. 185

kranke seien, bei denen er *„Kaltwasserbehandlung des Typhus angewendet [hat] und [...] damit sehr zufrieden [ist].“* Wolff aus Dijon beabsichtigte, *„bei Schußverletzungen in den Diaphysen Drahtschienen [...] mit zweifach getheiltem Gypsverband [...] ganz nach Art Ihrer Schienen für Gelenkresectionen anzulegen.“*[1076]

Mehrfach wurde Esmarch in seiner Eigenschaft als behandelnder Kriegschirurg während seines Aufenthaltes in Berlin von Angehörigen, Vorgesetzten oder unmittelbar von Verletzten angeschrieben. Dabei handelte es sich zum einen über Anfragen zur aktuellen Behandlung. So bat Dr. Granier aus Berlin um Rat bei der Behandlung seines bei Wörth mit einem Schuss durch den rechten Oberschenkel verwundeten Bruders und schrieb: *„Wegen der Nähe [der Wunde] zur Nähe des Gelenks wage ich nicht auf eigene Hand zu handeln.“*[1077a] Hauptmann von Heydebreck erbat Esmarchs Rat, denn *„eine am 16ten August bei Vionville erhaltene Kugel scheint sich jetzt bemerkbar zu machen.“*[1077b] Canonier Rüddenklow bat um Behandlung seiner andauernden Schmerzen, die von anderen Ärzten nicht behoben werden konnten.[1077c] Für eine Verwundung am Unterschenkel ersuchte Lieutenant Jobst Esmarch um einen Termin für eine Vorstellung.[1077d] Hedwig v. Schenckendorff bat um Behandlung ihres Neffen Leutnant von Motz, der durch einen Lanzenstich am Oberschenkel verletzt im Lazarett lag.[1077e] Dr. Heinrich vom Cadetten-Corps aus Berlin trug das Anliegen des bei St. Amand am rechten Fuß schwer verwundeten und neun Wochen lang im Feldlazarett zu Vendôme behandelten Lieutenant von Scheffer vor, von Esmarch untersucht zu werden.[1077f]

Andere Briefe erhielten Dankesworte für Esmarchs Einsatz. So bedankte sich Helene v. Lützow nach dem Tod ihres an einer großen Verletzung verstorbenen Mannes, Leutnant von Lützow, herzlich *„für die große Theilnahme, die Sie [...] uns in der schweren Zeit der Angst und Sorge gezeigt“*. Gerade weil der Arzt so viel Jammer und Schmerz sieht, hat *„es mich wirklich tief gerührt [...] wie ich sah, dass Sie wirklichen Antheil an uns nahmen. Ihre Besuche sind mir ein großer Trost gewesen“*.[1078a] Ende Januar 1871 übermittelte Oberst von Sydow für sich und seine Familie *„aufrichtigsten Dank“* dafür, dass Esmarch seinem Sohn nach einem Schuss in den Oberschenkel die Kugel herausgeschnitten hatte.[1078b]

1076 Briefe in der o. g. Reihenfolge an Esmarch von Claus vom 19.09., von Schetelig vom 08.10. sowie von Leisrink vom 22.09. u. 20.12.1870 und von Wolff vom 25.01.1871

1077 a)–f) Briefe in der o. g. Reihenfolge an Esmarch in Berlin vom 11. u. 23.10.; 01., 15., 22. u. 20.02. sowie 25.03.1871

1078 a) u. b) Briefe in der o. g. Reihenfolge an Esmarch in Berlin vom 18.11.1870 u. 30.01.1871

Tätigkeit als praktizierender Arzt

Geradezu eine Flut von Schreiben erhielt Esmarch als praktizierender Arzt von Patienten. Agnes Thomsen aus Hamburg schrieb im Februar 1871: *„Es ist hier in Hamburg seit Monaten eine gräßliche Pocken-Epidemie [...] und wir haben sehr viele Fälle von heftigen Erkrankungen.“* Sie bat Esmarch, falls er den am Impf-Institut in Berlin entwickelten Rinder-Lymph-Impfstoff für seriös halte, *„umgehend für 8 Personen Impfungen besorgen zu lassen.“*[1079] C.J.R. Bloch dankte Esmarch für *„liebevolle und theilnehmende ärztliche Behandlung“*.[1080a] Flora Simmel schrieb nach der gelungenen Nerven-Operation an ihrer Tochter: *„Ihre hiesige Anwesenheit betrachte ich als eine Fügung des Himmels, und bin tief durchdrungen davon, dass keine menschliche Hand die Operation an meiner Tochter mit einem schöneren Erfolg hätte durchführen können, als die Ihrige.“*[1080b]

Die Fülle der Briefe unterstreicht die große Hochachtung, die Esmarch aufgrund seines ärztlichen und chirurgischen Könnens genoss, sowie seine durchweg empathische Einstellung zu Patienten, um deren persönliche Behandlung er wiederholt von Angehörigen aus allen gesellschaftlichen Kreisen gebeten wurde. Dafür ist beispielhaft der Anfang eines an ihn gerichteten Briefes von Frau M. Pries, *„Arbeitsmann W. Pries“* aus Neumünster. Nachdem sie die Erkrankung ihrer zweijährigen Tochter geschildert hat, die wegen ihrer finanziellen Lage nicht ordentlich behandelt werden könne, bat sie Esmarch *„möchten Sie denn jetzt mal ihre milde Hand aufthun und mich erfreuen wenn es auch noch so wenig ist.“*[1081] Die große Bandbreite der Fälle zeigt auf, wie umfangreich das Tätigkeitsfeld von Esmarch war, das weit über das Chirurgische hinausging.

Über die Situation in seiner Klinik in Kiel wurde Esmarch kontinuierlich informiert. So schrieb sein damaliger Assistent Jürgensen: Sie seien im Begriff, *„die beiden Nebenhäuser von Bellevue zu Vereinslazarethen eizurichten und dort eine Baracke zu erbauen.“* Er ersuchte Esmarch, *„bei der Militairmedizinal-Abtheilung Schritte zu thun, damit mir der nach Posen einberufene Dr. Moritz Meyer Hamburg für die hiesigen Verwundeten als klinischer Assistenzarzt bleibt, anderenfalls in der schwersten Verlegenheit.“* Zur Arbeit des örtlichen Vereins berichtete Jürgensen, dass sie gut laufen könne, wenn

1079 Briefe vom 08. u. 18.02.1871 an Esmarch von Agnes Thomsen aus Hamburg

1080 a) u. b) Briefe in der o. g. Reihenfolge vom 19.12. und 23.12.1870 an Esmarch aus Berlin

1081 Brief vom 27.03.1871 an Esmarch von Frau M. Pries aus Neumünster

nicht der dortige Marinestationsarzt, Oberstabsarzt Dr. Taubner, mit *„versteinerten Formalismen"* und als *„enfant terrible"* die Versammlungen unsicher machen und in Kiel bereits Geordnetes wieder infrage stellen würde.[1082]

Ebenfalls Carsten Silberling berichtete ausführlich aus der chirurgischen Klinik in Kiel. Allerdings gäbe es *„viel weniger Kranke und klinisches Material"* als sonst. Bei den *„Handgelenk-Resectionsschienen"*, die Beckmann entsprechend Esmarchs Anforderungen gefertigt hatte, erwiesen sich jene aus Draht besser als die aus Holz, seien leichter, billiger und würden sich besser dem Körper anpassen. Ebenfalls im Sinne Esmarchs würden auch die Baracken für die Versorgung von Verwundeten in Dienst genommen. Wiederholt fragte Silberling nach, ob Esmarch nicht einige seiner von ihm in Kiel umfassend in der Krankenpflege ausgebildeten Schülerinnen in die Berliner Lazarette berufen könne: *„Ich bin fest überzeugt die würden sich zu Ihrer Befriedung machen."*[1083]

Zu aktuellen Ereignissen in Kiel erhielt Esmarch mehrere Briefe von seinen Söhnen Erwin und Walther. So hieß es für August 1870: *„Jetzt ist das ganze Hospital, die Baracken und das Zelt mit Leichtverwundeten gefüllt. Gestern zogen hier eine Menge Menschen mit Betten und Wagen für Verwundete vorbei, die eingeübt werden sollen. […] Dein 3eckiges Tuch liegt jetzt [in einem Geschäft] in sehr viel Exemplaren."* Im September wurde berichtet: *„In der Baracke und im Zelt zeigten mir die Kranken ihre Wunden beim Verbinden."* In Briefen vom Oktober stand: *„Gestern sah ich einen ganzen Wagen voll hölzerner Arm- und Beinschienen nach dem Bahnhof fahren. Aus dem Hospital sind schon sehr viele Verwundete weg."* Dann wurde Esmarch informiert: *„An dem Tage, wo Metz capitulierte bekamen wir nicht frei […] Am Abend illuminierte die Stadt. Natürlich flaggten wir auch."* Hinzugefügt wurde: *„Neulich sind fr. Kriegsschiffe hier in Sicht gewesen, sie fuhren aber gleich wieder weg."* Im November hieß es: *„Es sind an Großvater [Dr. Stromeyer] in Versailles vom hiesigen Verein mehrere Verbandsachenkisten hingeschickt."*[1084]

Zur Tätigkeit der Hilfsvereine in Kiel erhielt Esmarch mehrfach Nachrichten. Erna Friederici fragte nach, ob er noch Wünsche bzw. Anliegen habe, die sie erfüllen und Sachen, die sie noch schicken könnten. In Kiel hätten sie *„eine großartige Land-*

1082 Briefe vom 27.08., 17.11. u. 01.12.1870 von Jürgensen an Esmarch aus Kiel

1083 Briefe vom 10.05., 24.07., 12. u. 29.08., 20.09. u. 11.11.1870 von Silberling an Esmarch aus Kiel

1084 Briefe vom 18.08., 04.09., 28.10., 04. u. 20.11.1870

wehr-Bescherung von 4-500 Personen [...]; sie bleiben nicht an Liebesgaben zurück, Schleswig-Holstein bewährt sich wie immer.“[1085a] Sophie von Brockdorff informierte, dass in Kiel seit dem 28. August 1870 Verwundete einträfen. Es gebe auch für sie genug zu tun; der leitende Arzt unterrichte sie und lasse sie beim Verbinden helfen. Allerdings würden die ärztlichen Behandlungen in der (Frankfurter) Kaserne, wo sie mitwirkte, *„nicht Ihre Freude erregen. Wir wünschen Sie hier täglich herbei um unseren Kranken zu helfen.*“[1085b] Aus „Haus Forsteck“ kamen von Maria Meyer kritische Töne: *„Hier möchten Viele helfen, möchten nach Vermögen 1 - 2 Verwundete aufnehmen. Viele fühlen, dass Kiel, die Universität, nicht im Aufnehmen Verwundeter zurückbleiben sollte.*“ Hamburg und Altona seien beispielhaft, *„weshalb können wir nicht verhältnismäßig ebenso viel thun.*“ Genügend Raum für Verwundete sei im Hospital vorhanden, *„hier wie an wenigen Orten [sind] durch Ihre Mühe u. Ihren Fleiß Einrichtungen geschaffen [...], die Hülfsbedürftigen in solchen Zeiten auch zu Gute kommen sollten.*“[1085c]

Auch von auswärtigen Hilfsvereinen wurde Esmarch angeschrieben. Aus Hamburg berichtete Minna Plambeck vom dortigen Frauen-Hülfsverein, dass nach ihrer Information die noch unfertigen Baracken bereits mit Verwundeten belegt und schlecht versorgt seien und *„weder Eisbeutel noch Irrigator“* haben. Angesichts des *„trostlosen Eindrucks“*, den sie gewonnen habe, wäre es *„gewiß eine Wohlthat für die Verwundeten“*, wenn er einmal vorbeikommen könnte. Für die Versorgung der Verwundeten, wurde *„das nöthigste Pflegepersonal angestellt; [die] durch Ihre Güte ausgebildeten Pflegerinnen machen sich ganz vorzüglich, die Ärzte, welchen sie beigegeben, sind ganz entzückt davon.*“[1086] Aus Genthin bedankte sich Elisabeth Brauchitsch bei Esmarch für die ihr vom Kieler Hülfsverein zugesandten *„großen Mengen vorzüglicher Requisiten“* und die Verbandpäckchen, die sie *„für theoretischen Unterricht benutzt, den ich den Verwundeten unbemerkt ertheile.*“ In einem weiteren Brief bat sie ihn, *„in einigen kurzen Instruktionen mir zu antworten, in welcher Weise Sie die Behandlung der von Ihnen [...] theils Gesehenen, theils Operirten Patienten fortgeführt wissen wollen. Ich habe mich bis jetzt bemüht in Allem Ihre Anordnungen zu befolgen, bitte aber nun um weitere Befehle.*“[1087]

Für den 3. März 1871 notierte Esmarch: „Friede. Abends mit Hansemann durch die illuminirten Straßen gefahren“.[1088] Seine Söhne schrieben ihm aus Kiel: *„Endlich ist*

1085 a)–c) Briefe an Esmarch von Erna Friederici vom 16.08. u. 26.12.1870, von Sophie von Brockdorff vom 29.08., 22.09. u. 31.10.1870 sowie von Maria Meyer vom 02.09.1870

1086 Briefe vom 25. und 26.08.1870 an Esmarch von Minna Plambeck aus Hamburg

1087 Briefe vom 25.09., 09. u. 21.10.1870 an Esmarch von Elisabeth Brauchitsch aus Genthin

1088 Esmarch, Notizbüchlein 1870/71

es ja Friede geworden. [...] Bei Ankunft der Friedensnachricht bekamen wir sogleich frei, und am Abend war dann große Illumination mit einem großen Fackelzug. Vor dem Rathhause war ein großer transparenter deutscher Adler aufgestellt."[1089] Zu seiner Auszeichnung für Verdienste im Krieg 1870/71 schrieb er: „*Gestern hat mir der Kaiser den Kronenorden 2. Classe schicken lassen. Mir macht er ganz und gar keine Freude; ich hätte mich einzig über das eiserne Kreuz gefreut, welches doch die einzig würdige Erinnerung an den letzten Krieg ist.*"[1090]

Esmarch musste nicht zuletzt bedingt durch die enormen Anstrengungen während seiner Tätigkeit in Berlin und seine noch immer nicht ausgeheilte Infektionskrankheit im April 1871 eine Erholungspause einlegen. Seine Erholungsreise 1871[1091] führte ihn zunächst über Hannover. Stromeyer beklagte, dass er sich wegen des Verlustes seiner Tochter Anna der allgemeinen Begeisterung über den Friedensschluss nicht freudigen Herzens habe anschließen können; für Esmarch selbst würde das noch schwieriger gewesen sein.[1092] Nach Aufenthalten in Aachen und in Baden blieb Esmarch mehrere Wochen in Tirol. Danach fuhr er über Heidelberg und Homburg – mit mehreren Barackenbesuchen dort – nach Berlin, wo er am 15. Juni 1871 am „Einzugsfest" teilnahm.

Rechtzeitig zurück in Kiel zum „Einzug der Truppen" und einem „Großen Diner zu Ehren der zurückgekehrten Truppen in Bellevue" am 21. Juni vermerkte er im Notizbüchlein für den 1. Juli: „Klinik wieder übernommen".[1093] Nachdem er am 16. August auf der 5. Versammlung des Vereins Schleswig-Holsteinischer Ärzte einen Vortrag über „Fortschritte der Kriegsheilkunst" gehalten hatte, fuhr er zur weiteren Erholung nach Föhr, Sylt und Helgoland. Anfang Oktober besuchte er einige Kliniken in Hamburg und führte Behandlungen durch, blieb dann bis Mitte Oktober in Hannover u. a. zu Gesprächen mit Fachkollegen, ehe er nach Kiel zurückkehrte. Von seiner anschließenden Teilnahme des „Vereinstages" in Nürnberg schrieb er: „*Wenn auch die Vorträge selbst nicht viel brachten, so traf man doch so manche alte Bekannte [...] der rege, persönliche Verkehr mit allen diesen und anderen Leuten war sehr interessant.*"[1094] Esmarch hielt am 25.10. selbst einen „Vortrag über Friedensthätigkeit". Er besuchte die Klinik von

1089 Brief vom 06.03.1871 an Esmarch von Erwin und Walther aus Kiel

1090 Brief vom 04.01.1872 an Prinzessin Henriette von Esmarch aus Kiel

1091 Esmarch, Journal für 1871, Tagebuch sowie Notizbüchlein „1870 Berlin I" und „Berlin II"

1092 Stromeyer, 1875, S. 445

1093 Esmarch, Journal für 1871 sowie Notizbüchlein „1871 Föhr. Sylt. Helgoland. Hannover–Hamburg" und „1871 Nürnberg"

1094 Brief vom 30.10.1871 an Stromeyer von Esmarch aus Kiel

Thiersch, nahm an Operationen teil und sah Hautverpflanzungen, ein Verfahren, dem er *„eine große Zukunft“* vorhersagte. Seinem Interesse am Hospitalbau folgend, machte Esmarch auf der Rückfahrt von Nürnberg nach Kiel Station in Leipzig, um dort „mit Niese zum neuen Krankenhaus“ zu fahren. Für Ende Oktober 1871 vermerkte er im Notizbüchlein: „Klinik wieder begonnen“ und für den 6. November „Vorlesung über ausgewählte Kapitel der Chirurgie begonnen“.[1095]

Die Situation an der Kieler Universität hatte sich gegenüber den Vorjahren deutlich verändert. Bereits mit Errichtung der preußischen Provinz Schleswig-Holstein im Januar 1867 war aus einer Landesuniversität eine preußische Hochschule geworden. Kiel erlebte vor allem als Marine-, Industrie- und Verwaltungsstadt nach 1871 eine steigende Bedeutung. Im Zuge dieses Bedeutungswandels gewann auch die Kieler Universität deutlich an Gewicht. „Auf die Dauer [...] hat sich die Zugehörigkeit der Universität zum preußischen Staat in vieler Hinsicht günstig ausgewirkt.“ Nach 1871 wandelte die Universität „ebenso [stark] wie die Stadt Kiel ihr Gesicht [...]. Damit parallel ging das rasche, fast sprunghafte Anwachsen der Studentenzahl.“[1096] Dies betraf in besonderem Maße auch die Medizinische Fakultät.[1097]

Die Entwicklung geschah jedoch keineswegs reibungslos. Bemerkenswert sind die kritischen Anmerkungen Esmarchs über den Umgang der obersten Verwaltungsbehörde der Provinz Schleswig-Holstein mit der Universität, wie er im November 1871 an Stromeyer schrieb: *„Von allen Seiten kommen jetzt die Klagen über das Regiment Scheel-Plessens, nachdem man einsehen gelernt, dass das stete Sinken unserer Universität mit der großen Vernachlässigung von oben her vorzugsweise zusammenhängt. [...] Man kämpft bereits lange in den Zeitungen über die Frage [...] ob es nicht besser sein würde, dieselbe nach Hamburg zu verlegen. Dass unsere Fakultät im Stande sein würde, die Frequenz wesentlich zu erhöhen, gibt Jeder zu, aber dann müßten auch unsere gerechten Forderungen endlich Gehör finden, namentlich müßte ein Prof. für organ. Chemie angestellt und ein Laboratorium gebaut werden. Meine und Bartels u. Völkers Klinik haben nicht nur ein sehr großes Unterrichts-Material, sondern auch eine genügend große Zahl von Zuhörern.“*[1098]

1095 Esmarch, Notizbüchlein 1871

1096 Jordan, S. 24 f. Die Zahl der Teilnehmer am klinischen Unterricht betrug im Sommersemester 41 Studierende, im Wintersemester 71/72 waren es 31.

1097 Bök, S. 16

1098 Brief vom 18.11.1871 an Stromeyer von Esmarch aus Kiel

Zunehmend machte Esmarch die Arbeitsbelastung als Hochschullehrer zu schaffen. An Stromeyer schrieb er im November 1871: *„Ich habe in den letzten Wochen mehr um die Ohren gehabt, als ich bewältigen konnte. Die Klinik ist sehr voll von interessanten Fällen und mehrere davon, welche demnächst operirt werden sollen, machen ausgiebige litterarische Studien nothwendig.“*[1099a] Als Beispiele für *„interessante Fälle“* nannte Esmarch *„eine pulsirende Geschwulst des Schädels“*, die *„osseoplastische Resection des Oberkiefers“* und eine *„große Ovariotomie“*. Er habe die Wunde mit englischer Charpie, getränkt mit Carbolsäure verbunden. *„Diese Methode gefällt mir immer mehr, je länger ich sie übe. Die Carbolsäure verhindert und verlangsamt die Zersetzung außerordentlich“*, Nekrotomien und fieberhafte Reaktionen würden dadurch verhütet werden.[1099b]

Ferner schilderte er bei einer *„Exarticulatio femoris“* detailliert sein vollständiges *„Programm“* mit insgesamt 11 Schritten von der *„Einwicklung des ganzen Beines, um es möglichst blutleer zu machen“* bis zur Injektion des aufgefangenen Blutes und des Zusammennähens der Wundränder.[1099c] Schmauss schrieb zu der Bedeutung dieses von Esmarch entwickelten Verfahrens: „Nicht alle Leistungen dieses unermüdlich und rastlos arbeitenden Chirurgen wurden erwähnt, so manches blieb unberücksichtigt, wie seine Versuche zur Bluttransfusion, vor allem Retransfusion. Auch heute wird vor größeren Operationen dem Patienten Blut entnommen und während oder nach dem Eingriff durch Infusion wiedergegeben.“[1100] Bei Puschmann stand: „Bei der Autotransfusion hat P. Müller in Bern die Einwickelung der Extremitäten nach dem Esmarchschen Verfahren angewendet, um bei starken Blutverlusten Entbundener wieder Blut ins Herz zu treiben.“[1101]

1099 a)–c) Brief vom 18.11.1871 an Stromeyer von Esmarch aus Kiel

1100 Schmauss, S. 1582 f. Bereits 1860 hatte Esmarch eine Transfusion mit defibriniertem Kälberblut vorgenommen, wobei der Patient eine Stunde später unter Krämpfen gestorben war. Panum, der bei diesem Eingriff anwesend war, nahm die Beobachtungen zum Anlass für neue Forschungen. Das Ergebnis wurde 1863 in Virchows Archiv veröffentlicht und „stellt eine für jene Zeit hervorragende Leistung dar.“ Vgl. Panum, S. 43

1101 Puschmann, S. 92 u. S. 90: „Während früher die Transfusion auf Fälle starker Verblutung beschränkt war, wurde sie seit 1866 auch bei akuten Vergiftungen durchgeführt; Esmarch und Hüter versuchten dies bei Septikämie.“

Heirat mit einer Prinzessin

Mit dem Jahr 1872 verband sich insofern ein bedeutender Abschnitt in Esmarchs persönlichem Lebenslauf, als er sich dem nachdrücklichen Werben von Henriette Prinzessin von Schleswig-Holstein-Sonderburg-Augustenburg, der zweiten Tochter von Herzog Christian Carl Friedrich August und Tante von Kaiserin Auguste Victoria, nicht entziehen konnte.[1102]

Am Anfang stand ein Brief von Bartels an Prinzessin Henriette vom Juni 1868, in dem er seinen Kollegen Esmarch für die Behandlung ihres Fingerleidens empfahl.[1103] Vielsagend ist die Korrespondenz, welche die Begleiterinnen von Prinzessin Henriette in ihrem Auftrag danach mit Esmarch führten. Mit zunehmender Intensität ging aus den Briefen an Esmarch das Interesse von Prinzessin Henriette an Begegnungen mit ihm hervor und ihr Wunsch nach einer festen Bindung. Beginnend mit einem Schreiben vom 14. Juli 1868, das Eleonore Sophie von Rumohr an Esmarch richtete, wurde mit Verweis auf Brustkrämpfe und -beklemmungen, Angstzustände und Augenleiden der Wunsch der Prinzessin in den darauffolgenden Jahren auf Treffen immer häufiger. In den an Esmarch gerichteten Zeilen vom 11. April 1869 stand zwar, dass die Prinzessin *„natürlich außerordentlich besorgt [ist] für das Befinden Ihrer Frau Gemahlin"*. Eine Woche später erkundigte sich Julie von Krogh in einem Schreiben vom 18. April 1869 angesichts des geplanten Aufenthaltes Esmarchs beim Chirurgen-Kongress in Berlin jedoch nach der Möglichkeit, *„die Prinzessin daselbst im Hotel du Nord ein Stündchen zu sehen."*

Am 31. Mai 1870 starb Anna Stromeyer in ihrem Elternhaus in Hannover. Bereits am 3. Juni 1870 fragte Eleonore Sophie von Rumohr im Auftrag der Prinzessin nach, ob Esmarch zeitnah in Kiel sein würde, denn die Prinzessin beabsichtige, nach Kiel zu kommen, um *„Ihnen, Herr Professor [...] ihren kranken Finger zu zeigen und Sie dafür zu consultieren."* Über einen sich stetig *„verschlechternden Zustand"* der Prinzessin wurde Esmarch danach wiederholt in Schreiben im darauffolgenden Jahr 1871 informiert.[1104]

Esmarch befand sich in einem Dilemma. Im November 1871 schilderte er ihr gegenüber seinen gesellschaftlichen Status, sein Selbstwertgefühl und die ideellen

1102 Vgl. Köhler, 1904, S. 215

1103 Brief vom 05.06.1868 an Prinzessin Henriette von Bartels aus Kiel. Darin stand u. a., dass sein „College Esmarch [...] sich sicherlich ein Vergnügen daraus machen [wird], Ihnen die nöthigen Anweisungen zugehen zu lassen."

1104 Briefe vom 15.05., 27.06., 01.07. u. 19.09.1871 an Esmarch

Voraussetzungen, die er für eine Ehe mit der Prinzessin mit sich bringe. Er sehe zwar einer solchen Ehe zuversichtlich entgegen, wolle jedoch letztendlich der Prinzessin die Entscheidung überlassen und wolle angesichts der *„abwartend-ablehnenden Haltung“* ihrer Familie nicht als *„Eindringling“* gelten.[1105]

Prinzessin Henriette schrieb dazu an ihre Tante, Königin Karoline Amalie von Dänemark: *„Ich stehe im Begriff, in nicht zu langer Zeit mich zu verheirathen u. wie die Welt es nennt eine Misalliance zu machen. Mein Verlobter ist der Geheimrath Esmarch, Professor der Chirurgie in Kiel […]. All den Meinigen ist diese Heirath, begreiflicher Weise nicht erwünscht u. nicht angenehm, obschon sie außer dem Standesunterschiede nichts gegen die Persönlichkeit des Geheimrath Esmarch einwenden können, da er dafür bekannt ist, einen durchaus rechtschaffenen, edlen und in jeder Hinsicht vortrefflichen Charakter zu besitzen, sowie eine liebenswürdige, angenehme, tüchtige u. ausgezeichnete Persönlichkeit zu sein, die nicht allein in der Wissenschaft, sondern in ganz Deutschland u. in einem großen Theile des Auslandes sich schon einen sehr bedeutenden renommirten Namen gemacht hat. Dass er u. ich uns in innigster Liebe zugethan sind, brauche ich Dir wohl nicht erst zu sagen, da eine solche Heirath dies von vornherein voraussetzen lässt.“*[1106]

Eindeutig war die in Esmarch verliebte Prinzessin Henriette von Anfang an die treibende Kraft in dieser Beziehung. Esmarch schrieb in einem undatierten Brief, dass sie *„mit unwiderstehlicher Liebenswürdigkeit ihm entgegen gekommen und ihn ermutigt hätte.“* Hinsichtlich einer Heirat wird bei der Prinzessin auch eine Rolle gespielt haben, dass sie sich gegenüber den ihr vertrauten Damen aus den ansehnlichsten Familien des Landes so sehr offenbart hatte, dass eine Absage undenkbar geworden wäre. Außerdem war sie zu Beginn der von ihr eingeleiteten Beziehungen bereits 35 Jahre alt, also in einem für eine unverheiratete Frau damals fortgeschrittenem Alter.[1107]

Hinsichtlich der familiären und gesellschaftlichen „Collisionen“, die mit einer solchen Verbindung einhergingen, schrieb Esmarch an Stromeyer: *„Ihre Familie billigte [diese] anfangs natürlich nicht und hat auch Alles versucht, sie davon abzubringen. […] Als aber der Bruder sah, dass ihr Entschluß unabänderlich sei, da hat er sich darin gefunden und nur gesucht, ihre Zukunft so sicher zu gestalten, als möglich.“* Da zudem *„ein geachteter Arzt überhaupt auf einer eximirten Stufe steht so findet man diese Verbin-*

1105 Briefe vom 10.11. u. 06.12.1871 an Prinzessin Henriette von Esmarch aus Kiel

1106 Brief vom 31. Januar 1872 an Königin Karoline Amalie von Dänemark von Prinzessin Henriette

1107 Die bei Otto (1970), S. 4, getroffene Feststellung, dass Esmarch der Prinzessin „Vaterfigur und Autorität“ zugleich gewesen sei, ist aus dem Briefwechsel nicht ersichtlich.

dung gar nicht so auffällig oder beurtheilt sie wohl von vornherein ganz günstig."[1108] Für Esmarch gab es keinen Ausweg mehr, ohne die Prinzessin bloßzustellen und sich selbst zumindest gesellschaftlich zu ruinieren. Auch mag bei ihm der Wusch vorhanden gewesen sein, für seine Kinder die Lücke zu schließen, die seit dem Tod von Anna entstanden war.

Zur Verlobung am 1. Februar 1872 erhielt Esmarch eine Fülle von Glückwünschen. Besonders anrührend schrieb Helene Stromeyer: „*Viele traurige Erinnerungen sind bey dieser Gelegenheit wieder bey mir wach gerufen, die du meinem Mutterherzen nicht versagen darfst. Aber wenn dir deine Wahl, wie ich keinen Augenblick bezweifle, ein ruhiges häusliches Glück bringt, so wird sich Niemand mehr darüber freuen wie ich, die ich dich von ganzem Herzen lieb habe. Ich hege die Hoffnung dass dein schöner Freundschaftsbund mit Papa durch die neuen Verhältnisse keine Störung erleiden wird; das würde ihn tief betrüben, da du ihm unentbehrlich für's Leben geworden bist.*"[1109a] August Klaatsch aus Berlin verband seine innigen Glückwünsche mit dem Wunsch, möge ihm: „*nach all den schweren Sorgen und Leiden, die [Dein Leben] oft so hart belasteten und manchmal Deine Kräfte zu brechen drohten, ein neues reines Glück voll Liebe beschieden sein.*"[1109b]

Sein Bruder Christian äußerte Verständnis dafür, dass Esmarch den Entschluss gefasst hatte, sich neu zu vermählen. Seine zukünftige Frau kommt aus „*höchsten Kreisen, [...] doch warum sollte eine solche Dame nicht ebenso gut Sinn für Häuslichkeit und häusliches Glück haben wie eine Bürgerliche.*"[1110a] Am 10. Februar 1872 berichtete Major von Kracht aus Berlin: „*in den letzten 8 Tagen [waren] Sie hochverehrter Herr Professor und Ihre Verlobung das Hauptthema der gesellschaftlichen Unterhaltung.*" Aus Greifswald schrieb Bardeleben: „*Du kannst Dir denken, für wieviel Hypothesen Deine Verlobung Stoff gegeben hat. Dass eine Prinzessin einen Professor heirathen will, – das muß doch einen absonderlichen Grund haben, denken die Leute also Jugendliebe, Lebensrettung etc. etc.! Mir scheint es sehr einfach, dass eine verständige Dame, die Hand eines so [...] liebenswürdigen und in der Wissenschaft so hoch stehenden Mannes gern annimmt.*"[1110b]

Eduard Lürssen gratulierte und schrieb: „*Dass Ihre Verlobung hier einigermaßen Aufsehen gemacht, brauche ich Ihnen wohl nicht zu sagen, doch war ein directer Nachbar des Herzogs Friedrich bei Primkenau, voll der Hochachtung und Verehrung gegen ihre Durchlaucht der Prinzessin.*"[1111a] Donders schrieb aus Utrecht: „*Einiges Aufsehen machte*

1108 Brief vom 11. Februar 1871 an Stromeyer von Esmarch aus Kiel

1109 a) u. b) Briefe vom 07.02.1872 an Esmarch

1110 a) u. b) Briefe vom 08. u. 10.02.1872 an Esmarch

gewiß, sogar in unserer aufgeklärten Zeit, Ihre Verlobung mit einer Hochfürstlichen Durchlaucht. Uns wird dabei aber nicht bange für Ihr Glück, denn wir kennen Ihr schönes Herz und Ihr edles Wesen wie aus guter Zeit als Sie unsere alte Häuslichkeit [...] theilten."[1111b] MacCormac zitierte einen Kollegen, *„that for his part he thought it quite an honour for any family to enrol a man like Esmarch among its members. I think so too.*"[1111c]

Die Vermählung fand am 28. Februar 1872 am herzoglichen Familiensitz Primkenau statt.[1112] Die Hochzeitsreise des Paares führte über Dresden, Prag, Wien, Triest, Venedig, Bellagio und zurück über Lugano, Mailand, Bozen und Meran. Während des Aufenthalts in Wien trafen sie u. a. Billroth, Lorenz von Stein sowie weitere Fachkollegen Esmarchs.[1113] Dass seine Ehe nicht nur auf Gegenliebe bei seinen Kollegen stieß, geht aus mehreren Briefen hervor. So schrieb er an Stromeyer: *„Es wird Dir nicht unbekannt sein, daß meine zweite Ehe von verschiedenen, vor allem von meinen nächsten Collegen, mit entschiedenen Bedenken und Vorurtheilen angesehen wurde.*"[1114]

Eine leicht erträgliche Lebensgefährtin war Prinzessin Henriette sicher nicht, wie aus vielen Bevormundungsversuchen im umfangreichen Briefwechsel mit Esmarch hervorging. Offensichtlich befürchtete sie, dass ihr Mann sich unter Wert verkaufen, dass ihm seine Reputation durch andere streitig gemacht, dass er sich nicht stets entsprechend der „standesgemäßen" Etikette verhalten oder nicht über ein genügendes Einkommen verfügen würde. Dem versuchte sie mit deutlichen Verhaltensvorschriften vorzubeugen.

Das Verhältnis von Esmarch zu dem am 1. Juli 1874 geborenen C(K)arl Friedrich wurde maßgeblich von Prinzessin Henriette bestimmt. In seinen Postkarten an ihn aus den Jahren 1878 bis 1898 schrieb Esmarchs überwiegend von seinen Erlebnissen auf Reisen und auf der Jagd; die Briefe von Carlfried an seinen Vater zwischen 1887 und 1898 waren kurze, eher sachlich gehaltene, wenig liebevolle Informationen, ohne Zeichen von großer Zuneigung.

Zwei längere Briefe von Carlfried werfen kein günstiges Licht auf diesen. In dem einen bat er um 1 700 Mark zum Kauf eines *„Vollblut-Hengstes, der hervorragend als Dienstpferd und für Rennen geeignet ist"*. Er begründete dies damit, dass er *„als Vetter*

1111 a)–c) Briefe vom 12.02.1872 an Esmarch

1112 Es war eine „fürstliche Trauung" stand in der „Allgemeinen Moden-Zeitung", 74. Jg., Nr. 12, 1872, S, 184: „Prinzessin Henriette von Schleswig-Holstein-Sonderburg-Augustenburg vermählte sich mit einem Fürsten der Wissenschaft, dem Professor Dr. med. Friedrich Esmarch in Kiel."

1113 Esmarch, Notizbüchlein „Hochzeitreise Ostern 1872 Dresden – Wien – Venedig – Bellagio"

1114 Brief an Stromeyer vom 11.12.1872 von Esmarch aus Kiel

vom Kaiser anständig beritten sein [muß], besonders, wenn die ganzen übrigen Herren nur solche Pferde haben, da kann ich gerade nicht eine Ausnahme machen."[1115a] Im anderen Schreiben bat er Esmarch, seine Schulden in Höhe von 300 Mark zu begleichen, die er beim Kartenspiel nach einer Hubertusjagd verloren hatte.[1115b] Esmarch übernahm dies, verlangte vom ihm jedoch, das schriftliche *„Versprechen auf Ehrenwort [zu] geben, dass Du nie wieder Karten spielen willst"* und sich *„das abscheuliche Saufen abzugewöhnen"*. Esmarch verwies auf die Erziehungsgrundsätze, die er gegenüber seinen Söhnen aus erster Ehe verfolgt habe und welche diese beherzigten.[1116] Als Prinzessin Henriette, seine *„allzu grosse[...] Bescheidenheit"* kritisierte, meinte Esmarch, dass er nun *„einmal nicht anders"* könne, nicht *„zum Renommisten"* angelegt sei und nicht möchte, *„daß unser Cfried ein solcher würde."*[1117] Während der gesamten Schullaufbahn von Carlfried wurde Esmarch mit der Problematik ungenügender Leistungen und mangelhaften Betragens konfrontiert. Er schrieb zwar, er sei *„sehr böse"*[1118a] auf ihn, ermahnte ihn, *„auf das Ernstlichste gehorsam zu sein!"*[1118b] und *„sich nun recht zusammen(zu)nehmen, und bei der Arbeit nie an sein Vergnügen [zu] denken"*[1118c], erwartete, dass er *„alle Kräfte zusammennehme"*, [1118d] musste jedoch erfahren, dass Carlfrieds Versetzungen stets gefährdet waren. Er konnte die oberen Klassen nur bestehen, indem Esmarch und Prinzessin Henriette sich persönlich für ihn einsetzten. Auch die Zulassung von Carlfried zur Prüfung zur Aufnahme in die Kriegsakademie war nur aufgrund eines an den Kaiser gerichteten Gesuches von Prinzessin Henriette möglich.[1119]

1115 a) u. b) Briefe vom 07.10.1896 u. 10.11.1898 an Esmarch von Carlfried. Mit Brief vom 11.03.1907 von Joachim von Bitter aus Berlin an Prinzessin Henriette bat dieser, einen von Carlfried unterschrieben Wechsel einzulösen, da er sonst „einer gerichtlichen Klage gewärtig sein muß".

1116 Brief vom 15.11.1898 an Carlfried von Esmarch aus Kiel

1117 Brief vom 24.04.1895 an Prinzessin Henriette von Esmarch aus Weilheim

1118 a)–d) Briefe in der Reihenfolge vom 12.10.1885, 14.10.1887, 20.09. u. 08.10.1992 sowie weitere Briefe zum Schulbesuch vom 09.04., 19.09.1884; 20.09. u. 02., 08. u. 16.10.1892; 07., 19., 20. u. 21.10.1893 und 15.11.1898 an Prinzessin Henriette von Esmarch

1119 Briefe an Prinzessin Henriette vom 13.08.1890 von Mirbach, vom 12.10.1899 von (Alfred Graf von) Waldersee sowie vom 02. u. 19.03., 25.04.1906 von (Alfred) Graf (von) Schlieffen. Carlfried heiratete die um ein Jahr ältere Emma Awiszus aus Danzig; beide starben am 15. Januar 1929 in Boostedt. Die „Arbeiter-Zeitung für Schlesien und Oberschlesien" berichtete in ihrer Ausgabe von Freitag, 18.01.1929, 11. Jg. No. 14, 1. Beilage, Seite 1: „Am Dienstag erschoß die 54jährige Ida Esmarch auf dem Gute Friedrichshöh in Boostedt ihren 56jährigen Gatten, den Rittmeister a.D. von Esmarch mit einem Revolver und tötete sich dann selbst. Der Grund der Tat dürfte Eifersucht sein. Das Ehepaar hatte eine dreißigjährige Ehe hinter sich. Frau von Esmarch wird als stark liebende und feingeistige Frau geschildert."

Der Einfluss von Prinzessin Henriette und die Erwartungshaltung, die sie mit Esmarchs gesellschaftlichem Aufstieg verband und die sie selbst zur treibenden Kraft für einige seiner Entscheidungen werden ließ, waren Auslöser von Konflikten und deren Zuspitzung in der Kieler Fakultät. Esmarch verhielt sich dabei häufig ambivalent. Wenn sich Prinzessin Henriette kritisch über das Verhalten von Mitwirkenden in der Klinik äußerte, schrieb er einerseits: *„Das Heft behalte ich in der Hand.“* Oder: *„Ich werde in Zukunft mehr auf meiner Hut sein.“*[1120] Andererseits mahnte er, sie möge sich bei Differenzen in ihrem *„Unwillen nicht zu weit hinreissen [...] lassen [...], meine Neigung ist vielmehr, mit aller Welt in Frieden zu leben, als dieser ewige Zank und Streit!“*[1121]

Aus den zahlreichen Briefen von Prinzessin Henriette an unterschiedliche Adressaten geht hervor, dass sie sich teils unmittelbar mit den dienstlichen Belangen von Esmarch beschäftigte, teils auch versuchte, darauf einzuwirken. Anhand ihres persönlichen Briefwechsels entsteht der Eindruck, dass Esmarch als Verhandlungspartner im Grunde eher kompromissbereit war und seinen Mitmenschen in erster Linie vertrauensvoll begegnete. Genau diese Eigenschaften dürften dann dafür mit-verantwortlich sein, dass im Laufe der Zeit Henriettes Einfluss auf seine Entscheidungen und Handlungen wuchs, vor allem sobald es sich um Verhandlungen mit Ministerien oder anderen Institutionen handelte, bei denen Widerstand zu erwarten war. Esmarch vermochte sich den ehrgeizigen Ansprüchen seiner Frau nicht zu entziehen, wenn er auch gelegentlich versuchte, sie zu mäßigen. Zugleich geriet Esmarch aufgrund der durch die Ehe neu erworbenen Privilegien häufig in ein Spannungsfeld von Interessen, die mehrfach sein Vorgehen beeinflussten.

Die familiärem Spannungen mit den Verwandten von Prinzessin Henriette ließen im Laufe der Jahre nach. Sehr früh bahnte sich ein freundschaftliche Verhältnis mit Malio, der Schwester von Prinzessin Henriette, an. Für die Beziehungen zu Henriettes Bruder sind die Briefe exemplarisch, die Esmarch an Prinzessin Henriette im Spätherbst 1899 schrieb.[1122] Darin bekundete er großes Mitgefühl anlässlich des an Typhus während des Burenkrieges in Südafrika gestorbenen Sohnes Christian.

Seine Ehe mit der Prinzessin bestimmte die Kontakte Esmarchs zum preußischen Königs- bzw. Kaiserhaus. Über Begegnungen mit der kaiserlichen Familie anlässlich

1120 Briefe vom 03. u. 11.10.1874 an Prinzessin Henriette von Esmarch aus London

1121 Brief vom 17.04.1876 an Prinzessin Henriette von Esmarch aus Lanken

1122 Briefe vom 16.10.1884; 25. u. 30.10., 02. u. 14.11.1899 an Prinzessin Henriette von Esmarch

seiner Teilnahme an den Chirurgen-Kongressen in Berlin berichtete Esmarch in zahlreichen Briefen an Prinzessin Henriette. So wurde Esmarch nach einem Empfang vom April 1873 nach dem offiziellen Teil *„noch einmal zurückgerufen und genauer von der Kaiserin nach Dir gefragt; sie war sehr theilnehmend und hat mir viele Grüße an Dich aufgetragen.“*[1123a] Nach einer Audienz im April 1889 hieß es: Die Kaiserin *„sendet Dir viele Grüße und war sehr glücklich über die Ausbreitung des Samariterwesens“*.[1123b] Am 6. September 1890 war Esmarch zum Diner eingeladen und schrieb: *„Nach der Tafel sprach der Kaiser lange mit mir, erzählte mir die Geschichte seines Besuches in unserem Hause, der ihn sehr amüsiert hat, fragte nach dem Verlaufe des med. Congresses in Berlin und war sehr aufgeräumt und gnädig.“*[1123c]

Die ehelichen Beziehungen zum Kaiserhaus wirkten sich unmittelbar positiv für Esmarchs Bestrebungen für die Samariterbewegung aus, indem sowohl Kaiserin Augusta als auch Prinz Heinrich Protektorate übernahmen. Als sehr förderlich erwiesen sich diese Beziehungen auch im Streit um den von Esmarch angestrebten Klinikneubau und hinsichtlich seiner Dienstwohnung in Kiel. So berichtete Esmarch im April 1882 von einer langen Audienz bei der Kronprinzessin, dass diese *„wegen unseres Hausbaus durch den Kronprinzen bei Bitter ein gutes Wort einlegen lassen wollte – was jedenfalls das wichtigste ist.“*[1124]

Prinzessin Henriette nutzte ihre familiären Beziehungen unmittelbar, um persönliche Interessen zu befördern; die betraf u. a. den Verbleib in der Dienstvilla und die Karriere ihres Sohnes Carlfried. Ihre Beziehungen setzte Prinzessin Henriette gelegentlich auch im Interesse des Gemeinwohls ein. Dies betraf u. a. die in Kiel *„im Anschluß an den Nationalverein der Freundinnen junger Mädchen zu errichtenden Mädchenherberge“*, zu der die Kaiserin *„dem Wunsche Eurer Durchlaucht entsprechend, Allerhöchstes Interesse zuwenden [wird] und gern bereit [ist], der zu begründenden Anstalt einen Jahresbeitrag zugehen zu lassen.“*[1125]

Esmarchs Heirat mit Prinzessin Henriette war aller Wahrscheinlichkeit nach ausschlaggebend für seine spätere Erhebung in den Adelsstand, die ihm zugleich die Türen zum damaligen Hochadel öffnete. Mehrfach waren Vertreter des Hochadels danach bei ihnen zu Gast. Exemplarisch für die engen und freundschaftlichen

1123 a)–c) Briefe vom 20.04.1873, 26.04.1899 u. 06.09.1890 an Prinzessin Henriette von Esmarch aus Berlin

1124 Brief vom 17.04.1882 an Prinzessin Henriette von Esmarch aus Berlin

1125 Brief vom 16.10.1899 an Esmarch von Prinzessin Henriette aus Kiel über ein Schreiben des Oberhofmeisters von Mirbach aus Berlin

Beziehungen zu adligen Kreisen war der unmittelbare Kontakt, den er danach mit Herzog Carl Theodor von Bayern und seiner Familie unterhielt.

Hinsichtlich der Verhaltensweisen, die ihm seine neue gesellschaftliche Stellung auferlegte, verließ er sich weitestgehend auf die Ratschläge seiner Frau, der er regelmäßig über Begegnungen berichtete. Vielsagend ist sein Hinweis zu Treffen beim ersten Aufenthalt auf Jagdschloss Hinterriß im Oktober 1875: *„Deine Rathschläge sind von mir alle schon von selbst besorgt [...]. Auch glaube ich, dass ich mit dem Eindruck zufrieden sein kann, den Deines Mannes Aufenthalt hier macht.* “[1126a] Von einem späteren Besuch auf Schloss Hinterriß informierte Esmarch: *„Alle Deine Wünsche [...] sind erfüllt worden in Betreff des Benehmens, der Kleidung, der Ringe etc.* “[1126b] Als er im April 1878 in Marienbad zur Auerhahn- und Birkhahnbalz war, wurde Esmarch vom Fürsten Schönberg-Waldenburg ins Schloss sowie zur Jagd auf dem klösterlichen Gebiet eingeladen und berichtete: *„Ich werde mich bemühen, Dir und mir Ehre zu machen.* “[1126c]

In Kiel erhielt Esmarch regelmäßig Einladungen zu Feierlichkeiten und Begegnungen sowohl mit Prinz Heinrich als auch mit dem Kaiser bei dessen häufigen Besuchen zur Kieler Woche. Bei Feierlichkeiten und Diners im Kieler Schloss oder in Bellevue waren er und Prinzessin Henriette stets zu Gast.[1127] Esmarch gehörte „zur Kieler Aristokratie, nicht nur wegen seiner bedeutenden wissenschaftlichen Leistungen – er war auch mit einer Prinzessin verheiratet.“ Weiter hieß es: „Die höchsten Ränge konnten einen wohlgepflegten zweispitzigen Vollbart tragen. Einen solchen weißen Doppelbiber trug der Großadmiral Tirpitz, aber auch noch einige andere hochwürdige Herren, zum Beispiel der berühmte Chirurgieprofessor von Esmarch.“[1128] Damals war eine Stätte der Geselligkeit und der Begegnung von Persönlichkeiten aus Wissenschaft, Politik, Geistesleben und Kultur „Haus Forsteck“, eine Villa, die Heinrich Meyer sich im Ortsteil Düsternbrook hatte bauen lassen. Über ein Vierteljahrhundert bis zum Tod

1126 a)–c) Briefe vom 06.10.1875, 18.10.1882 u. 25.04.1878 an Prinzessin Henriette von Esmarch

1127 Vgl. Jürgen Jensen in: „Kiel im Kaiserreich. Das Erscheinungsbild der Marinestation der Ostsee 1871–1918“, Sonderveröffentlichung 9, 1978, S. 115

1128 „Familienblatt“, 03.04.1881“, S. 216,

von Meyer 1889 fanden sich dort vielseitig interessierte Menschen, vielfach von ausgesprochener Individualität, zusammen.[1129]

Neben „Haus Forsteck“ erwähnte Geert Seelig auch das „Gesellige einer Professorenkolonie“ auf „dem Krankenhausberg. [...] Das zweite Haus dort – neben dem gastlichen Haus von Carl Litzmann – bewohnte Friedrich Esmarch [...]. Er blieb [...] bis in das hohe Alter eine auffallend schöne und elegante Männererscheinung. Noch als Sechziger lief er auf dem Hafen im Samtjackett und hohen Lackstiefeln eifrigst Schlittschuh. Bei ihm habe ich die für die großen Chirurgen typische Unverwüstlichkeit zuerst beobachtet, auch im höheren Alter immer frisch, immer bereit, immer entschlossen, immer liebenswürdig. Auch als nach seiner zweiten Heirat mit einer augustenburgischen Prinzessin sich durch preußische Bereitwilligkeit eine Art Hofleben um sein Haus mit gewissen, den Professorenkreisen sonst fremden Formen und Ansprüchen des Zeremoniells legte, blieb Friedrich Esmarch, der vielgeliebte ‚Fide Isbüdel‘ der Kieler immer der gleiche. Er hatte einen famosen Humor. Einmal begegnete ihm und seinem Freunde Groth auf dem Düsternbrooker Weg eine Engländerin mit selbst für eine solche ungewöhnlich großen Füßen. ‚Du Klaus!‘ sagt Esmarch, ‚die darf nicht an den Rhein!‘ – ‚Warum denn nicht?‘ sagt Groth verwundert. ‚Man ist bange, dass sie dann einmal das linke Rheinufer abtritt!‘“[1130]

Über Esmarchs Erscheinungsbild in der damaligen Zeit berichtete Gustav Kühn: „Zu den Achtundvierzigern gehörte auch der bekannte Chirurg Professor von Esmarch [...]. Sein stattlicher, gegabelter Vollbart machte ihn zu einer besonders markanten und stadtbekannten Persönlichkeit.“[1131] Esmarch war Mitglied mehrerer Einrichtungen, die im Kieler gesellschaftlichen, sozialen und kulturellen Leben eine große Rolle spielten, so die Gesellschaft „Harmonie“, das Musikfest und der Schießclub in Borbye.

Seinen dienstlichen Verpflichtungen in Kiel ging Esmarch nach Rückkehr von seiner Hochzeitsreise im Mai 1872 wieder nach. Die Bedingungen für die Lehre waren damals wenig zufriedenstellend und hatten die Medizinische Fakultät veranlasst, beim Senat die Errichtung einer Kommission zu beantragen, welche die „nachteiligen Verhältnisse“ untersuchen sollte. Es bestehen „in der Kette der Lehrämter Lücken,

1129 Gäste waren neben Kieler Professoren u. a. Karl August Möbius, Klaus Groth, Johannes Brahms, Julius Stockhausen, Clara Schumann, Theodor Fontane, Rudolf Virchow, Charitas Bischoff, Wilhelm Ahlmann, der Chefredakteur der „Kieler Zeitung“ Alexander Niepa, der „amerikanische Republikaner“ Carl Schurz, die Mäzenin Lotte Hegewisch; s. a. Stolz, S. 40 u. S. 72

1130 Seelig, „Eine deutsche Jugend. Erinnerungen an Kiel und den Schwanenweg“, Kiel 1922, S. 172 f.

1131 Kühn, Vortrag über „Der alte Markt in Kiel und seine Menschen vor 70 Jahren“, in: H 48, ½, 1953, S. 4

welche das Ineinandergreifen der Glieder zum harmonisch wirkungsvollen Ganzen theils erschweren, theils hindern. Sie zeigen sich am auffälligsten in den Naturwissenschaften, und hemmen damit [...] auch die medizinischen Studien im höchsten Grade."[1132] Die Schlussfolgerung, dass der Zustand der Kliniken neue Anbauten und Einstellung von Personal verlange, traf umso mehr zu, als die Zahl der Medizinstudenten in den Nachfolgejahren so stark anwuchs, dass die Kieler Medizinische Fakultät hinsichtlich der Studentenzahlen im letzten Viertel des 19. Jahrhunderts die zweite Stelle unter allen preußischen Universitäten einnahm.[1133]

Für den 28. Juni 1872 notierte Esmarch seine Teilnahme an der „Generalversammlung des Kieler Zweig-Vereins zur Pflege der Verwundeten" sowie mehrere Behandlungen von Patienten in Flensburg und in Hamburg. Vom 27. Oktober bis 4. November 1872 nahm er in Berlin an einer Konferenz zum Sanitätswesen mit mehreren Sitzungen im Kriegsministerium teil und absolvierte eine Reihe von Begegnungen, Besuchen, Gesprächen auch mit Vertretern von Behörden und Zusammenkünften mit den preußischen Generalärzten.[1134]

1132 Zitiert bei Ratschko, S. 176

1133 Ebd. In den 1880er-Jahren verstärkte sich noch die Tendenz. So waren laut Chronik für 1887 von 572 im Sommersemester 1887 immatrikulierten Studierenden 101 bei der Medizinischen Fakultät eingeschrieben.

1134 Journal 1872

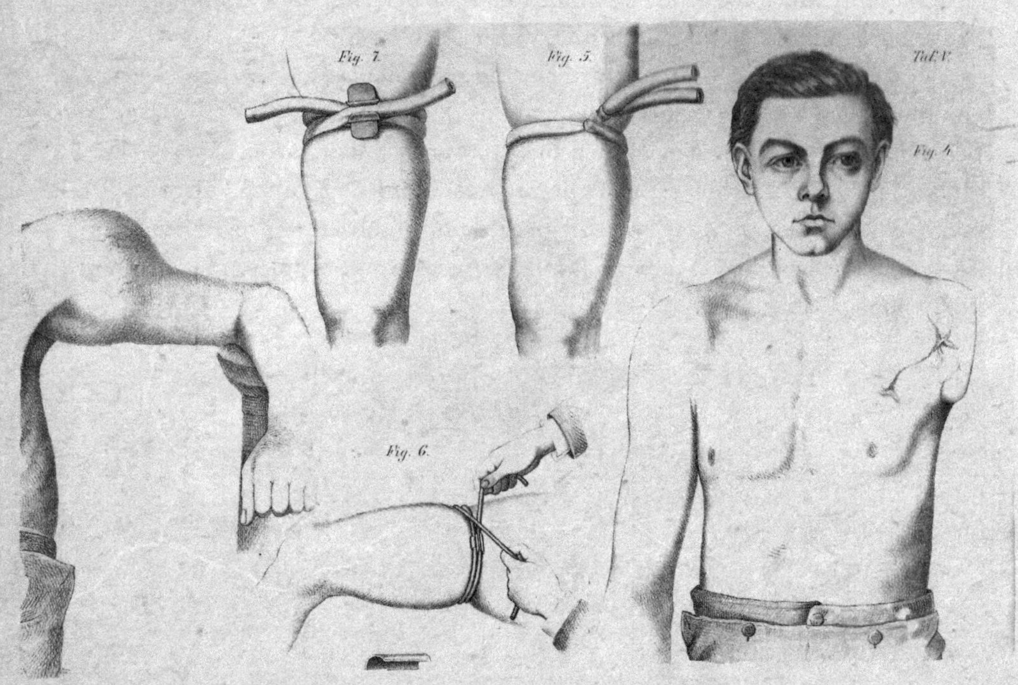

Um lebensbedrohende Blutungen aus frischen Wunden, insbesondere bei Operationen, zu vermeiden, entwickelte Esmarch die bahnbrechende Methode der Blutstillung durch Unterbindung der verletzten Gefäße. Diese „künstliche Blutleere" erzielte er u. a. durch die in den Figuren 5–7 dargestellten Schlauchklemmen bzw. Schlussapparate.
(Illustration aus Esmarch-Nachlass in der Schleswig-Holsteinischen Landesbibliothek)

XI
Wegweisende Entwicklungen in der Chirurgie

„Drei Übelstände" hatte Esmarch in seinem Vortrag anlässlich des 25. Jubiläumskongresses der Deutschen Gesellschaft für Chirurgie 1896 benannt, „welche mir, wiewohl jedem Chirurgen, die Ausübung unserer Kunst von jeher verbittern: [...] erstens die Schmerzen, welche man durch die Operation den Kranken verursacht, zweitens die Lebensgefahr, der man sie durch die Operation aussetzt (Infection) und drittens die Menge Blut, die man ihnen meist ohne Not entzieht."[1135] Noch bei Dieffenbach war die operative Chirurgie „ein blutiger Kampf mit der Krankheit um das Leben, ein Kampf auf Leben und Tod". Drei Erfindungen waren notwendig, um die Aussichten bei diesem Kampf wesentlich zu verbessern: „die Anästhesirung (Gefühlsberaubung), die künstliche Blutleere und der antisepische (fäulnißverhütende) Verband."[1136] An allen drei Erfindungen wirkten Esmarch und seine Mitarbeiter in der Chirurgischen Universitätsklinik in Kiel tatkräftig mit.

Die Narkose

Zu Beginn des Medizinstudiums von Esmarch verliefen Operationen unter den unsagbaren Qualen der Kranken. In den Tagen seiner ersten Studienzeit, sagte Esmarch im Rückblick, waren „die Operationssäle von dem Schmerzgestöhn der Armen erfüllt".[1137] 1846, als Esmarch bei Langenbeck Assistent wurde, kam die Kenntnis der Äthernar-

1135 Esmarch, Vortrag zur künstlichen Blutleere, in: Verhandlungen [...], 1896

1136 Johann Hermann Baas, in „Die Gartenlaube", 1881, Heft 12, S. 191; vgl. Dieffenbach, „Der Aether gegen den Schmerz", 1847

1137 Esmarch im Gespräch zu seinem 70. Geburtstag in „Daheim", Jahrgang 29, 1893, S. 233

kose aus Amerika, wo der Zahnarzt Morton sie zum ersten Mal ausgeführt hatte. Im Frühjahr 1847 führte Langenbeck sie in Kiel parallel zu Dieffenbach in Berlin ein. 1847 nutzte der schottische Geburtshilfe-Mediziner Simpson erstmals Chloroform. Zu der dann verbreiteten Kunde der Narkose sagte Esmarch: „Wer das nicht miterlebt hat, kann sich keine Vorstellung machen von der Begeisterung, welche überall die Aerzte und namentlich auch die Studenten in den chirurgischen Kliniken ergriff."[1138]

Als der erste Schleswig-Holsteinische Krieg ausbrach, bot sich, wie Esmarch es formulierte, „reichlich Gelegenheit [...] [das Chloroform] anzuwenden und seine Vorzüge kennen und schätzen zu lernen."[1139] Allerdings beschrieb Langenbeck den Eindruck, den eine Narkose auf die Chirurgen der damaligen Zeit machte, wie folgt: „Jede Narkose ist so, als hielte man jemand bei der Kehle eine Zeitlang aus dem vierten Stock."[1140]

Bis Anfang der 1860er-Jahre wurde die Äther- und Chloroformnarkose durch die offene Tropfnarkose durchgeführt. Da auch die Nebenwirkungen der Narkotika zunächst fast völlig unbeachtet blieben, verdrängte das Chloroform den weit ungefährlicheren Äther nahezu vollständig. Vielfältige Narkosemasken wurden verwendet, die – mit Gaze bedeckt – über Mund und Nase des Patienten gehalten wurden. Darauf tropfte der Narkotiseur das Inhalationsnarkotikum, allerdings in unkontrollierten Dosierungen und ein nicht geringer Teil entwich in die Umgebungsluft.[1141]

Thomas Skinner stellte erstmals im Mai 1862 eine Maske vor, die das Inhalieren mit dem Tuch stark vereinfachte. Vermutlich diesem Beispiel folgte Esmarch, als er im Winter 1864/65 seinen Narkoseapparat als die erste Narkosemaske dieser Art in Deutschland konstruierte. Hermann Fischer hielt den Apparat von Esmarch für „sehr compendiös und sparsam". Er bestand „aus einem Drahtgestellt von der Form einer halben Birne, über welchen ein baumwollenes Netz gezogen wird. Dieses Gestell wird nun mit einem Bande um die Stirn des Patienten befestigt und darauf aus einer sehr einfachen Spritzflasche Chloroform in kleinen Quantitäten gegossen."[1142] Bereits Anfang Januar 1865 bedankte sich ein Arzt aus Cannstatt bei Esmarch für dessen *„Chloroformierungs-Apparat"*, als ein *„so werthvolles [...] Geschenk"*, für das sich alle

1138 Esmarch, Vortrag zur künstlichen Blutleere, in: Verhandlungen [...], 1896

1139 Povacz, S. 104, s. a. Fischer, Kriegschirurgie II, S. 644 f.

1140 Ebd. Erst 1863 wurde mit der zunehmenden Zahl von Chloroformtodesfällen die Mortalität zum Anlass genommen, auch in der Narkose ein wissenschaftliches Problem zu sehen.

1141 Vgl. Hofmann, A., S. 21 u. S. 60

1142 Fischer, 1868, S. 261

Kollegen *„in unserem Doctors-Kranz interessieren"* werden.[1143] Esmarchs Narkoseapparat war mit Änderungen noch Jahrzehnte später in Gebrauch.

Esmarch entwickelte neben dem Apparat ein Verfahren für ein besonderes Problem, das sich damals dem Narkotiseur stellte: War die Narkose zu flach, empfand der Patient Schmerzen und bewegte sich; war sie zu tief, drohten Depression von Atmung und Kreislauf und Ersticken durch die Verlegung der Atemwege. Es musste eine Möglichkeit geschaffen werden, um zumindest die Atemwege durch mechanische Hilfsmittel zu sichern und dadurch auch eine tiefere Narkose zu erzielen.

1877 fand Esmarch eine Lösung, indem er zur Behebung der mechanischen Asphyxie durch Zurücksinken der Zunge bei der Narkose einen Handgriff angab, der verhinderte, dass die zurückfallende Zunge die Atemwege verlegte. Durch das Schieben des Unterkiefers vor den Oberkiefer werden die oberen Atemwege von bewusstlosen bzw. narkotisierten Patienten frei gehalten. Damit ist dann sowohl die noch vorhandene Spontanatmung als auch die künstliche Beatmung mit Maske oder Atemspende möglich. Alternativ beschrieb er das Herausziehen der Zunge aus dem Mund mit einer Zungenzange.[1144] Dieses Verfahren fand schnell generelle Anerkennung. Fischer verwies bei „Chloroformasphyxie" für die Beförderung der Atmung auf die zum Hervorziehen der Zunge „in dem Esmarch'schen Chloroformapparat [...] besonders zu dem Zwecke angefertigte Zange. Man macht auch den [...] von Esmarch und Heiberg beschriebenen englischen Handgriff der Kieferlüftung, durch welchen eine Verschiebung des Unterkiefers nach vorn hervorgerufen, ein Auseinanderstehen der Zahnreihen und ein Verrücken der Zunge bewirkt wird."[1145] Ebenfalls Sauerbruch führte den Esmarch-Heibergschen Handgriff an, der „bei richtiger Lage das Zurücksinken der Zunge [verhindert] und [...] den Halt des Kiefers [erleichtert]."[1146] „Jeder im Operationssaal Tätige", so Fritz Härtel zum Thema „Vollnarkose und Basisnarkose", „muß auch den Kiefergriff [...] verstehen".[1147] Noch heute wird der Esmarch-Heiberg-Handgriff in der Rettungs- und Notfallmedizin und Anästhesie eingesetzt und darüber hinaus bei Kindern in Atemnot angewendet.

1143 Brief vom 08.01.1865 an Esmarch von Dr. Veiel aus Cannstatt

1144 Hofmann, A., S. 21 ff.; s. a. Hamelmann, S. 59

1145 Fischer, Kriegschirurgie II, S. 646 ff.

1146 Bier, Braun, Kümmell, S. 35

1147 In: Borchard, S. 21 f.

„Durch den Zungengrund verlegte Atemwege kommen so frei", sagte Professor Oliver Heinzel aus Tübingen beim Notfallmedizin-Kongress 2012 in Wiesbaden."[1148]

Angesichts der großen Bedeutung, die Esmarch der Narkose beimaß, widmete er ihr ein Kapitel in seinem Handbuch. Ab der 4. Auflage befasste er sich neben der Chloroformnarkose auch mit Äther, Mischnarkose und Lokalanästhesie. Zum Thema Nachsorge des Patienten fügte er als zusätzliche Abschnitte ein: „Das Erwachen aus der Narkose" und „Unangenehme Ereignisse in den nächsten Tagen". Er schätzte die Gefahr von Narkosekomplikationen für den Patienten sehr realistisch ein, warnte vor etwaigen Folgeschäden und gab Hinweise zur Vorbeugung.[1149] In einer Zeit, wo es noch nicht möglich war, die Vitalwerte des Patienten anhand von Geräten aufzuzeichnen, umschrieb Esmarch das Narkosestadium der Toleranz wie folgt: „Die Pupille, die vor Eintritt der Erschlaffung mitunter etwas erweitert war, verengt sich, die Augäpfel machen asymmetrische Bewegungen, der Puls wird kleiner und schwächer, die Körperwärme und der Blutdruck sinkt, die Athemzüge werden schleuniger und flacher, der Stoffwechsel wird verlangsamt."[1150]

Für die Chloroformnarkose stellte Esmarch als Hauptregeln auf: „1. Niemals chloroformiren ohne Assistenz. 2. Wenn möglich nur im nüchternen Zustande. 3. Kurz vorher Morphiumeinspritzung (0,01). 4. Rückenlage, Hals frei. 5. Chloroform *nur* auf die Maske träufeln […] (nicht auf die Gesichtshaut oder gar in die Augen!) Laut zählen lassen." Ferner gab Esmarch Hinweise für Vorgehensweisen, falls „bedrohliche Zustände" auftreten, vor allem beim „Auftreten verschiedener Formen der Asphyxie [...] sowie bei Ohnmacht und Erbrechen". Illustrationen erläuterten das Vorgehen beim Träufeln, das Hervorziehen der Zunge, das Verschieben des Unterkiefers sowie die künstliche Respiration.[1151]

In seinem Vortrag „Zur Narkotisirungs-Statistik" stellte Gurlt anlässlich des 20. Chirurgen-Kongresses am 2. April 1891 fest, dass unter den für die Chloroformnarkose benutzten Apparaten „am häufigsten die Esmarch-Skinner'sche Maske" angeführt

1148 „Ärzte Zeitung, TIPP DES TAGES", 13.02.2012: „Respiratorische Notfälle bei Kindern mit Atemnot zunächst unklarer Genese lassen sich oft schon einfach mit dem Esmarch-Handgriff lösen. Dabei wird der Kopf leicht überstreckt und der Unterkiefer nach vorne gedrückt und angehoben."

1149 Fischer, Kriegschirurgie II, S. 646 ff., zog die Chloroformnarkose der Äthernarkose wegen „rascherer und anhaltender Wirkung, des angenehmeren Geruches und Geschmackes und des geringeren Reizes für die Athemorgane" vor.

1150 S. dazu Hofmann, A., S. 60 f.

1151 Esmarch, „Regeln für die Chloroformnarkose", 1884, S. 2 ff.

wird. Aus Esmarchs Klinik wurde dazu informiert, dass die „combinirte Morphium-Chloroform-Narkose“ im Berichtszeitraum vom 1. Juli 1890 bis 5. März 1891 mittels „des von Esmarch'schen Chloroformapparates gereicht“ wurde. Zum Resultat hieß es: „Bei den 348 Narkosen traten 29mal üble Zufälle auf, die 11mal die Einleitung von künstlicher Athmung nothwendig machten. [...] 18mal wurden diese Symptome einfach durch Tieflagerung des Kopfes und Hervorziehen der Zunge beseitigt. [...] Ein Todesfall war nicht eingetreten.“[1152]

Grundsätzliche Kritik an der durchgängigen Anwendung der Chloroformnarkose, wenn nicht vorher „die prinzipiell angewandte Methode der Infiltrationsanästhesie“ versucht wurde, übte Schleich aus.[1153] Auch hatte O. Kappeler aus Münsterlingen am 9. April 1890 auf dem Chirurgen-Kongress informiert, dass er „von der Esmarch'schen Maske zum Junker'schen Apparat“ übergegangen sei. Dieser würde viel weniger Chloroform verbrauchen, wodurch „die Narkose an Sicherheit gewänne.“[1154] Harnack bat Esmarch im März 1895, ihm seine Erfahrungen mitzuteilen, wie u. a. bei *„Nierenaffectionen“* die gefährlichen Nachwirkungen einer *„langdauernden Chloroformnarkose“* etwa durch *„konsequente Durchreichunng von Natriumcarbonat“* gemindert werden könnten.[1155]

Schimmelbusch betonte zur Narkosemaske, dass ein uneingeschränktes „Bedürfnis nach [deren] Sauberkeit“ bestehe, um Infektionen zu vermeiden. Die vielverbreitete Esmarch'sche und die Skinner'sche Maske seien jedoch „durchaus nicht leicht sauber zu halten [...], zu jeder Narcose einen neuen Ueberzug zu wählen, ist zu kostspielig.“ Er verwies auf die von ihm entwickelte Maske „deren Drahtgestell [...] ausgekocht werden kann und die zu jeder Narcose bequem mit einem neuen Ueberzug aus steriler Gaze zu versehen ist.“[1156] Die Schimmelbusch-Maske unterschied sich von der fast baugleichen Esmarchschen Narkosemaske im Wesentlichen durch einen Klemmbügel, durch den jeweils frische Mull-Lagen über dem Drahtgestell fixiert werden konnten. Bei einem Vergleich der beiden Masken im Hauptkatalog des Medizinischen Warenhauses, Berlin von 1910 fällt neben den unterschiedlichen Preisen – Esmarchsche Maske 8,25 Reichsmark, Schimmelbusch-Maske 17,05 Reichsmark – auf, dass

1152 Verhandlungen [...], 1891, II, S. 46 ff.

1153 C. Schleich, „Schmerzlose Operationen. Örtliche Betäubung mit indifferenten Flüssigkeiten“, Ausgabe Berlin 1899, Vorwort S. VI

1154 Verhandlungen [...], 1890, II, S. 90 in „Beiträge zur Lehre von den Anaestheticis“

1155 Brief vom 04.03.1895 an Esmarch von Harnack aus Halle

1156 Schimmelbusch, S. 159

im Schimmelbusch-System neben dem Heisterschen Mundsperrer auch die Esmarch-sche Zungenfasszange übernommen wurde.[1157]

Ebenfalls in der Klinik von Esmarch fand die erste Anwendung und Erprobung der Lumbal- bzw. Spinalanästhesie 1898 durch August Bier statt. Dieser stellte zur Technik der Lumbalanästhesie anhand von Protokollen von fünf damit durchgeführten Betäubungsverfahren fest: „Diese Fälle beweisen, dass man mit verhältnismäßig geringen Cocainmengen, welche in den Sack der Rückenmarkhäute eingespritzt wurden, große Strecken des Körpers unempfindlich machen und große Operationen schmerzlos in diesem, Gebiete ausführen kann."[1158a] Um ein sicheres Urteil darüber zu gewinnen, beschlossen Bier und sein damaliger Assistenzarzt Hildebrandt „Versuche am eigenen Körper zu machen". Sie führten bei sich die Lumbalpunktion aus und injizierten Kokain. Die Anwendung der Lumbalanästhesie könne, so Bier, nur dann einen Zweck haben, wenn sie weniger gefährlich sei und geringere Unannehmlichkeiten mit sich bringe als die Allgemeinnarkose[1158b] – Vorbedingungen, die zur damaligen Zeit allerdings noch nicht erfüllt waren. Erst später fand die Lumbalanästhesie weiteste Verbreitung.[1159]

Die künstliche Blutleere

„Das Jahr 1873 brachte eine chirurgische Tat, die als eine der größten des vergangenen 19. Jahrhunderts geschätzt zu werden verdient und gleichsam die Krönung des Gebäudes der erhaltenden, konservierenden Chirurgie ist. Das ist Esmarchs genialer Gedanke, die Extremitäten künstlich blutleer zu machen und sie durch einen Gummischlauch in diesem Zustande zu erhalten."[1160]

1157 Haferkamp, S. 62 f.

1158 a) u. b) „Deutsche Zeitschrift für Chirurgie", 51, 1899, S. 361–368

1159 Zur aktuellen Anwendung s. u. a. D. Jankovic, „Regionalblockaden und Infiltrationstherapie", Wissenschaftsverlag, 2003: „Die Spinalanästhesie ist ein Standardverfahren der Anästhesie mit relativ einfacher Durchführung, raschem Wirkeintritt und kompletter Schmerzausschaltung. Sie stellt eine Alternative zur Narkose und der Periduralanästhesie dar."

1160 Köhler, 1904, S. 217. „Die Frage der Beherrschung eines allzu reichlichen Blutverlustes hatte die Chirurgen schon seit dem Altertum fast fortdauernd beschäftigt", betonte Küster, S. 90.

Schon als Kriegschirurg hatte Esmarch das Stillen von Blutungen bei Verwundeten und Verletzten, den hohen Blutverlust und Blutungen nach operativen Eingriffen als schwerwiegendes Problem erlebt. Die völlig unbefriedigende Situation schilderte Esmarch später: „Sehen Sie, mich jammerte des vielen Blutes, das bei unseren Eingriffen in den menschlichen Körper vergossen werden musste. Mein Wahlspruch war ja stets: nicht schaden! Der große Blutverlust bei vielen unserer Operationen stand mit diesem Wort aber in direktem Widerspruch. Nun haben wohl schon vor mir andere hier und dort bei Amputationen eines Gliedes in demselben eine künstliche Blutleere durch Umwickelung mit Binden oder dadurch erreicht, dass das Glied hochgehalten wurde."[1161]

Die Absetzung eines Oberschenkels aufgrund eines sehr großen Osteosarkoms veranlasste Esmarch sich intensiv mit dem Problem der künstlichen Blutleere zu beschäftigen. Bei der dann üblichen Untersuchung des Präparates nach der Amputation war Esmarch erstaunt über die große Menge Blut, die noch immer aus den Gefäßen des abgetrennten Oberschenkels herauskam. Von jetzt ab begann er, vor den Amputationen die abzutrennenden Glieder mit Stoffbinden fest zu umschnüren. Damit erreichte er zwar ziemliche Blutleere, dennoch schwebte ihm als wünschenswertes Ziel die völlige Absperrung des zirkulierenden Blutes in dem zu amputierenden Teil vor. Über verschiedene Versuche mit anderen Operationsmethoden kam er schließlich auf den Gedanken, mit Hilfe eines elastischen Kautschukschlauches die abzutrennende Extremität oberhalb der Amputationsstelle fest zu umwickeln. Weitere Versuche zeigten die Vorteile dieser Methode auf. Er wollte dies Verfahren zwar auf möglichst viele Operationen ausdehnen, musste jedoch bald erkennen, dass eine völlige Beherrschung der Blutung fast nur an den Extremitäten möglich war.

In seiner Dissertation „Über künstliche Ischaemie bei Operationen" von 1873[1162] verwies Esmarchs Schüler Heinrich Iversen auf Amputationen, bei denen Esmarch versucht hatte, durch Kompression der Hauptarterie mit dem Finger oder des Tourniquets „das Blut aus dem zu entfernenden Theile hinauszutreiben". Da dies jedoch nur teilweise erreicht wurde, stelte Iversen an sich selbst Versuche an, um zu untersuchen,

1161 Gespräch in „Daheim", Jahrgang 29, 1893; Esmarch verwies u. a. auf von Wilhelm Fabriz aus Hilden, „Chirurgische Beobachtungen und Curen", aus dem Lateinischen übersetzt und ergänzt (1780), sowie auf Herrmann Joseph Brünninghausen, Chirurg und Geburtshelfer (1761–1834), und auf Simon; s. a. Köhler, 1904, S. 218

1162 „Über künstliche Ischaemie bei Operationen. Inauguraldissertation, welche zur Erlangung der Doctorwürde in der Medicin, Chirurgie und Geburtshülfe unter Zustimmung der Medicinischen Facultaet zu Kiel geschrieben hat Heinrich Iversen aus Sörup-Schwensbye." Kiel 1873

„ob nicht einige Gefahren damit verbunden sind [...], dass man die Blutzufuhr ohne wesentlichen Nachtheil längere Zeit, selbst bis über eine Stunde durch den Gummischlauch absperren kann.“ Aufgrund der Ergebnisse dieser durchgeführten Versuche sowie der umfänglichen Untersuchungen, die Julius Cohnheim vorab bei kürzerer oder längerer Unterbrechung der Zirkulation angestellt hatte, ließen, so Iversen „die bereits gemachten klinischen Erfahrungen die beschriebene unblutige Operationsmethode für den Kranken völlig ungefährlich erscheinen.“[1163]

Im Februar 1873 bestärkte ein – wie Esmarch später sagte an sich „bedeutungsloser Fall“ – ihn in dem „eigentlich sehr naheliegenden, glücklichen Gedanken, bei jeder Operation das Blut aus dem Gliede herauszudrängen und es nicht wieder eindrängen zu lassen, bis die Operation beendet ist.“ Dadurch werde die Operation „durch zuströmendes Blut nicht behindert“ und „dem Patienten der kostbare Lebensstoff erhalten.“[1164] In der Folge führte Esmarch mehr als 80 Operationen an künstlich blutleer gemachten Extremitäten durch. Er stellte seine Methode am 18. April 1873 auf dem Chirurgen-Kongress in Berlin vor, fand allerdings zunächst keinen großen Widerhall, auch wenn im Nachhinein die Rede war von einem „der schönsten Geschenke [welches] die Deutsche Gesellschaft für Chirurgie“ schon damals erhielt.[1165] Vom Besuch der Weltausstellung in Wien 1873 berichtete er: „Während meines damaligen Wiener Aufenthaltes habe ich auch in Mosetig‘s Hospital meine Apparate zur Erzeugung der künstlichen Blutleere demonstrirt.“[1166]

Seinen ersten, wenig beachteten Vortrag über „blutlose Operation“ erweiterte Esmarch mit Ausführungen zum Thema „Ueber künstliche Blutleere“ auf dem Chirurgen-Kongress am 8. April 1874. Esmarch trug vor, dass er Gelegenheit gefunden habe, seine Methode in mehr als 200 Fällen in Anwendung zu bringen, und deren Vorteile jetzt noch höher anschlage als im Vorjahr. Von 13 Oberschenkelamputationen habe nur eine den Tod des Patienten zur Folge gehabt, von 11 am Unterschenkel Amputierten starb gleichfalls nur einer, von 4 am Oberarm Amputierten jedoch keiner. Von 8 Resektionen der größeren Gelenke – 3 der Hüfte, 3 des Knies und 2 des Ellbogens – sei nur eine tödlich verlaufen durch Septikämie.[1167a]

1163 S. dazu Schmülling, S. 23–26

1164 In Esmarch: „Über künstliche Blutleere bei Operationen“, in: „Volkmanns Sammlung klinischer Vorträge“, Leipzig, Chirurgie Bd. l, Nr. 58, S. 373–384; s. a. Schmülling, S. 27 f.

1165 Küster, S. 90

1166 In: „Wiener Tageblatt“ vom 23.11.1897

Die Vorteile seines Verfahrens bestünden nach Esmarch erstens in dem geringen Blutverlust. Ein zweiter Vorteil sei der, dass man die frischen Wunden nicht mit Schwämmen zu berühren brauche. Drittens sei von Vorteil, dass die großen Arterien und Venenstämme nicht wie bei Anwendung des Tourniquets einen heftigen lokalen Druck erleiden. Nach einigen Minuten der Blutleere trete in vielen Fällen die lokale Anästhesie ein.[1167b] Eine außerordentliche Erleichterung gewähre die künstliche Blutleere bei der gründlichen Untersuchung kranker Teile, namentlich der Knochen und Gelenke. Auch erleichtere die Blutleere die Entfernung kleiner fremder Körper, weil dann die Wunde kein Blut überströmt. Ebenso würde das Auffinden verletzter Arterien an dem Orte der Verletzung sehr erleichtert.[1167c]

Nachteile habe er, so Esmarch, nicht beobachtet; er habe auch keine Lähmungen auftreten sehen. Er würde jedoch nur die Schläuche aus nicht vulkanisiertem und aus rotem Kautschuk verfertigten Schläuche bzw. Kautschukbinden anwenden.[1167d] „Die Vorzüge des Gummischlauches vor dem Tourniquet", so Iversen, „bestehen hauptsächlich darin, dass jener sich viel schneller und bequemer und zwar an jeder beliebigen Stelle der Extremitäten mit ziemlich gleichem Erfolge anlegen lässt, ferner sich nicht so leicht verschiebt und die Circulation viel vollständiger und sicherer unterbricht als dieses."[1168]

Es bedürfe, so Esmarch, nicht einer sehr festen Umschnürung, um den Zufluss des arteriellen Blutes vollständig zu verhindern. Den Vorschlag, bei Verblutenden das in den Extremitäten kreisende Blut nach dem Kopf und Rumpf zu drängen, um Zeit für Transfusion zu gewinnen, hielt er für sehr empfehlenswert. Die elastische Binde lasse sich an jeder Extremität anlegen; jeder Laie könne also einer Blutung Herr werden. Auch bei Operationen an Hüft- und Schultergelenken sowie bei hohen Amputationen des Oberschenkels könne man sich des Schlauches bedienen. Bei Exartikulationen und Resektionen des Hüftgelenkes müsse man jedoch die Aorta in der Nabelgegend komprimieren.[1169] Das von Esmarch entwickelte Verfahren sei, hieß es, „so einfach, dass man sich wahrhaft wundert, dass es nicht schon längst erfunden worden; gerade

1167 a)–d) nach Köhler, 1904, S. 231 ff.

1168 Iversen, Dissertation, S. 7. Auf dem Kongress in Kopenhagen 1884 hatte Esmarch einen Konstriktor aus Spiralfedern mit Lederüberzug demonstriert, der an Stelle der elastischen Binde gebraucht werden sollte, der jedoch Schlauch und Binde, die er zuerst empfohlen hatte, nicht verdrängen konnte.

1169 Köhler, a. a. O.

das Einfache muß vom Blicke des Genius erfaßt werden, wenn es nutzbar werden soll – das ist eine alte Erfahrung.“[1170]

Esmarchs Überlegungen fanden unmittelbar großen Widerhall. Langenbeck, Bardeleben und andere maßgebliche Chirurgen jener Zeit rühmten das Verfahren. Stromeyer schrieb überschwänglich: Esmarchs blutlose Operationsmethode sei „die erste Gabe, welche das geeinigte Deutschland anderen Ländern gegeben hat. Man könnt es vielleicht eine oratio pro domo bezeichnen, aber ich dachte dabei nicht an ein eigenes Haus, sondern an einen grossen, lichten Tempel, allen Völkern der Erde gewidmet, aus dem die Hand des Herrn die Krämer vertrieben hat.“[1171a] Billroth meinte: „Schwerlich wird sich jemand einen Begriff machen von dem [geradezu überwältigenden] Eindruck, den die Esmarch'sche Erfindung auf uns an Ströme von Blut gewöhnte Cirurgen hervorgebracht hat.“[1171b] Küster schrieb: „Mit fieberhafter Schnelligkeit und mit überraschenden Erfolgen wurde nunmehr die Methode ausgebildet, welche seitdem unzählige Kranke vor der durch starken Blutverlust erzeugten Schwäche bewahrt und ihnen Gesundheit und Leben erhalten hat. Sie gehört zum festen Bestande der Chirurgie der gesamten gebildeten Welt.“[1172] Ritter urteilte, dass Esmarchs Entdeckung der künstlichen Blutleere, „ihm allein schon einen dauernden Namen in der Wissenschaft sichert. Die künstliche Blutleere ist nicht nur unmittelbar für die Kranken von unendlichem Segen geworden, sondern hat auch für die Wissenschaft die Anregung zu zahllosen Arbeiten und weiteren therapeutischen Massnahmen gegeben.“[1173]

1170 Baas, in: „Die Gartenlaube“, 1881, H. 12, S. 192: Bemerkenswert ist Esmarchs Brief vom 23.03.1881 an die Großfürstin Katharina von Russland nach dem tödlichen Attentat auf Zar Alexander II. Esmarch bezog sich auf Zeitungsberichte, wonach der Tod „nicht infolge der Verletzung wichtiger innerer Organe, sondern nur infolge von Verblutung aus den schrecklichen Wunden der zerschmetterten Unterschenkel eingetreten sei.“ Dazu schrieb Esmarch: „Wäre […] unmittelbar nach der Verletzung ein Arzt oder auch nur einer der ‚ersten Hilfe‘ Kundiger zur Stelle gewesen, der sofort die Kleider aufgeschnitten und beide Oberschenkel oberhalb der Kniee mit Kautschukbinden oder Schläuchen umschnürt hätte, so wäre vermutlich die Amputation noch möglich und des Kaisers teures Leben vielleicht noch zu retten gewesen.“ Abdruck in „Deutsche Revue“, Juni 1902

1171 a) u. b) Zitiert bei Eiselsberg, Verhandlungen […], 1909, Eröffnungsrede am 21.04.1909

1172 Küster, S. 91

1173 Ritter, C., S. 5. Im Ergebnis der bis 1884 in der Kieler Chirurgischen Klinik unter Leitung von Esmarch erfolgreich ausgeführten Kniegelenkresektionen hielt Feodor Hitzegrad „neben der grössten Geduld und Sorgfalt in der Aufsuchung und Entfernung alles Krankhaften die künstliche Blutleere unbedingt von allergrößter Bedeutung, ja fast unentbehrlich.“ In: Med. Diss. Kiel 1888, Mittheilungen […] 1888, S. 149

Ein Problem bei dem Verfahren schien vor allem die Herstellung der Gefäßverengung bei der totalen Gliedmaßenamputation im Schulter- beziehungsweise Hüftgelenk zu sein. Ein anderer Einwand, „zielte auf die von der Gefäßkompression hervorgerufene vasomotorische Drucklähmung", die für nachträglich auftretende Blutungen aus den dilatierten Gefäßen verantwortlich gemacht wurde.[1174] Zur Vorbeugung einer Nachblutungs-Komplikation empfahl Esmarch neben maßvoller Schlauchkompression tiefgreifende Nähte, die Anhebung der Gliedmaßen, eine postoperative Wundkompression sowie die sorgfältige Ligatur aller sichtbaren Gefäße, die Helfreich 1905 „von grösster Bedeutung" hielt.[1175]

In Verbindung mit den von Esmarch vorgeschlagenen prophylaktischen Maßnahmen und weiteren von Fachkollegen durchgeführten Vorkehrungen verbreitete sich die Methode der künstlichen Blutleere rasant. Nach Wolf hatte Esmarch „das von ihm verfolgte Ziel, die dem Chirurgen anvertrauten Verletzten und Kranken vor übermäßigem Blutverlust zu bewahren, überzeugend erreicht." Dies „beweist nicht zuletzt das stillschweigende Einvernehmen, mit dem heute Chirurgen nach mehr als hundert Jahren [...] das von ihm geschaffene Prinzip und die Technik der künstlichen Blutleere als eine unentbehrliche Bedingung und Standardmethode der Extremitätenchirurgie bewerten und wie selbstverständlich als ein sinnvolles Erbe übernommen haben [sowie] die Allgegenwart des Esmarchschen Kunstgriffs angewendet in den Operationssälen der Welt."[1176]

Auch „für die Exarticulatio humeri im Felde ist die Methode mit einer praeliminaren hohen Oberarmamputation am meisten zu empfehlen, weil sie unter Esmarchscher Blutleere geschehen kann", schrieb Fischer.[1177]

Auf dem 25. Chirurgen-Kongress im April 1896 hielt Esmarch auf Vorschlag von Bergmann den Festvortrag zum Thema „Ueber künstliche Blutleere". Er berichtete über deren Entstehung und legte über die weitere Entwicklung seiner Erfindung Rechenschaft ab.[1178]

In seinen „Vorlesungen über die ersten chirurgischen Hülfsleistungen an Verunglückten" aus dem Jahr 1902 bemerkte Bergemann: „Wir unterscheiden die provisorische und die definitive Blutstillung. [...] [Dabei kann] Esmarch's elastischer Schlauch,

1174 Wolf, 1990, S. 151
1175 In: Puschmann, S. 87
1176 Wolf, a. a. O., S. 148
1177 Fischer, 1905, S. 114
1178 Verhandlungen [...], 1896, II , S. 1 ff. ; s. a. Köhler, 1904, S. 233

ebenso wie jeder unelastische Knebel ohne Weiteres um ein Glied geschlungen und als unfehlbares Mittel sicherer Blutstillung benutzt werden [...]. Der Gebrauch des Esmarch'schen Schlauches ist einer der grössten Fortschritte in der modernen Chirurgie. Die Behandlung der Blutungen, insbesondere ihre Stillung in offenen Wunden, ist das Fundament der ganzen Chirurgie. Die Geschichte der Blutstillung ist deshalb zugleich eine Geschichte der chirurgischen Kunst und gilt mit Recht als Maassstab für ihre Fortschritte."[1179]

Zusammenfassend zu dem Thema schrieb Wolf 1990: „Im Unterschied zu seinen Vorläufern wie auch Weggefährten können wir Friedrich Esmarch bescheinigen, dass er den Kampf gegen die operationsbedingten Blutungen mit einer konsequenten Taktik und mit einer einfachen, aber physiologisch klug kombinierten Armatur, unter Preisgabe des zwei Jahrhunderte vorherrschenden und doch nicht immer treffsicheren Tourniquets sowie der von der Zuverlässigkeit des Gehilfen stets abhängigen Digitalkompression, wirklich siegreich zu Ende geführt und für alle zeitgenössischen und künftigen Mitstreiter ein zur Nachahmung vorbildliches Konzept entwickelt hat."[1180]

Die Wundbehandlung

„Die schwerste Zeit für die Chirurgie war der Beginn der [18]60er-Jahre. Zwar lernte man allmählich durch allerhand chemische Mittel und durch die offene Wundbehandlung etwas bessere Erfolge [zu] erzielen. Aber die Heilung beanspruchte bei diesem Verfahren eine sehr lange Zeit, und die geschwächten Patienten ertrugen lange Krankenlager schwer."[1181] Aus den Mitteilungen der bedeutendsten Chirurgen „klingen in dieser Zeit Resignation und Verzweiflung angesichts der Wundkrankheiten, um deren Entstehung sie nicht wussten."[1182] Nahezu jede Art von Verletzung, die operativ behandelt werden musste, war aufgrund der Wundinfektion lebensbedro-

1179 In: Meyer, 1905, S. 11 ff.
1180 Wolf, 1990, S. 148
1181 Anschütz, 1909, S. 81
1182 Ebd., S. 80

hend. Die meisten Todesfälle in der Kieler Chirurgischen Universitätsklinik in den 1860er-Jahren wurden durch Infektionen verursacht.[1183]

Durch Ausspülung mit verdünnter Salzsäure und damit getränkter langliegender Verbände hatte Esmarch schon geraume Zeit vor Lister versucht, die Operationswunden vor Hospitalbrand und Wunddiphtherie zu schützen.[1184] Ende der 1850er-Jahre, so Esmarch, fing man an, „den früher arg mangelhaften hygienischen Verhältnissen in den Kliniken Aufmerksamkeit zuzuwenden – die einfache Reinlichkeit, die Vorläuferin unseres heutigen aseptischen Verfahrens, hielt ihren Einzug in den Operationssaal."[1185] 1858 schrieb Esmarch: „Die Bekämpfung der Pyämie halte ich für eine der wichtigsten Aufgaben des Hospitalarztes. [...] Es erschien mir deshalb als Pflicht, die unabänderlichen Uebelstände des alten und schlechten Locals [...] zu bekämpfen und namentlich durch geeignete Massregeln der Entwicklung von Contagien und Miasmen vorzubeugen. [...] Die Ueberfüllung chirurgischer Hospitäler ist bekanntlich eines derjenigen Momente, welche am schädlichsten auf den Verlauf der Operationen einwirken."[1186] Ein Jahr später betonte er, dass der wichtigste Grundsatz „in der Behandlung schwerer Verletzungen, gegen welche man ohne Nachtheil für die Kranken nicht verstossen darf [...] scheint mir die Sorge für gute Luft und Reinlichkeit in den Hospitälern zu sein."[1187] Allerdings stellte sein Assistent Waitz dazu fest: „Wenngleich Esmarchs Hospital nicht unter den schlechtesten hygienischen Einflüssen stand [...], wenngleich die Wundbehandlung in der Kieler Klinik immer eine auf subtilste Reinlichkeit basirte gewesen ist, so waren doch die Resultate nicht zu vergleichen mit den durch eine strenge Antiseptik gewonnenen."[1188] Bereits damals hatte Esmarch für Amputationen eine Konstruktion entwickelt, welche die Benutzung von Schwämmen bei der Gefäßunterbindung entbehrlich machte und somit eine wichtige Infektionsquelle beseitigte.[1189]

1183 Eufinger, S. 34 f. Es starben 1860 von 75 Operierten 8, davon 6 an Pyämie; 1861 von 249 Operierten 15, davon 13 an Pyämie, Meningitis und anderen Infektionen; 1862 von 349 Operierten 17, durchweg an Wundinfektion.

1184 Bier, 1908, S. 578

1185 Esmarch, in: „Daheim", Jahrgang 29, 1893, S. 233

1186 Esmarch, in: „Deutsche Klinik" 1858, 25, S. 249 f.

1187 Esmarch, Beschreibung einer Resectionsschiene, S. 6

1188 Waitz, 1881, S. 216

1189 Trendelenburg, 25 Jahre, S. 35

Lister und die Antisepsis

Erst die antiseptischen Verfahren von Joseph Lister, über die er erstmals 1867 berichtete, brachten die Wende bei der Bekämpfung septischer Komplikationen. Angeregt durch die Entdeckung von Louis Pasteur, dass lebende Krankheitserreger die Wundinfektionen hervorrufen können, verfolgte Lister diese Erkenntnis in der Praxis. Mit der Karbolsäure schien er ein Mittel gefunden zu haben, die Wundbehandlung zu verbessern, das Eindringen der von außen kommenden Keime zu verhüten und den Wundinfektionen vorzubeugen. Im Ergebnis seiner Untersuchungen entwickelte er ein spezifisches Verbandmaterial, den „Listerschen Verband". Bei dieser antiseptischen Wundbehandlungsmethode wurde der Wundverband mit Karbol durchtränkt. In der Folgezeit führte Lister den Karbolspray ein, der die Hände des Operateurs, die Instrumente und das Operationsgebiet während der Operationen von einem Karbolnebel einhüllte.[1190]

Nachdem er davon erfahren hatte, besuchte Esmarch Anfang September 1874 Lister[1191] und ließ sich *„alle Einzelheiten des antiseptic treatment noch mal auseinandersetzen, ein sehr lehrreicher Nachmittag"*.[1192] Nach seiner Rückkehr wurde Esmarch einer der eifrigsten Verfechter der antiseptischen Methode.[1193] Hatte er noch 1867 als „Hauptgrund des langen Hinausschiebens nothwendiger Operationen, die Angst vor dem operativen Eingriff und vor dem Hospital" genannt, „denn von den Operirten ging damals noch eine nicht unbeträchtlich Zahl in Folge von Pyämie, Wundrose, Septicämie und anderen accidentellen Wundkrankheiten zu Grunde",[1194] schrieb er 1884: „Welcher Chirurg preist sich nicht glücklich, es mit erlebt zu haben, wie unter der thatkräftigen Mitwirkung auch der deutschen Chirurgen dieser Kampf immer erfolgreicher geworden und jetzt in der Aseptik einstweilen das Ziel erreicht ist, welches Lister prophetisch aufsteckte".[1195]

1190 Haferkamp, S. 65 f.

1191 Bier, 1908, S. 578 f., s. a. Schmülling, S. 8

1192 Brief vom 09.09.1874 an Prinzessin Henriette von Esmarch aus Edinburgh

1193 Waitz, 1881, S. 216; s. a. Köhler, 1904, S. 218

1194 Esmarch, Principiis obsta!, S. 14

1195 Vortrag zur künstlichen Blutleere, in: Verhandlungen [...], 1896. Glaser, S. 893, nannte als die deutschen Chirurgen, die zur vollen Anerkennung der Ideen und Methoden von Lister entscheidend beigetragen haben: Volkmann, Bardeleben, Thiersch und Nußbaum.

Die Diskussion nach dem Vortrag von Volkmann auf dem 3. Chirurgen-Kongress am 10. April 1874 über die Listersche Wundbehandlungsmethode bestärkte Esmarch in seinem Bemühen, durch neue Versuchsweisen und Modifikationen die antiseptische Methode für die Chirurgie besser nutzbar zu machen. Da die originale Listersche Methode sich bald als zu umständlich erwies, ging Esmarch schon nach kurzer Frist daran, sie generell zu modifizieren und weiter auszubilden. Er war damit, so Anschütz, „einer der ersten [...], der ihre Widersprüche und Mängel erkannte und das starre Prinzip der Antisepsis durchbrach. Und er tat das zu einer Zeit, wo die Mehrzahl seiner Berufsgenossen noch festhielt an den alten antiseptischen Maßnahmen.“[1196] Die Kieler Klinik verwendete nach 1874 durchgehend den Listerschen Karbolgaze-Verband. Darüber berichtete Waitz:

> „Charakteristisch für unseren Verband mag sein, dass wir uns in der Regel nicht mit der achtfachen Schicht der Gaze begnügen. Wir legen die Gaze zuerst meist in der Form von ein bis zwei handbreiten Streifen an, und erst, wenn auf diese Weise eine oft acht und zwölffache Gazeschicht als Unterpolsterung die Wunden von allen Seiten eingehüllt hat, kommt darüber der sogenannte große Verband, eine achtfache Gazeschicht mit einem wasserdichten Stoff zwischen der siebenten und achten. [...] Neben dem Carbolgazeverband haben wir besonders bei Wunden im Gesicht, am Halse und Rücken, bei Fingerverletzungen und bei vielen kleinen Operationen Salicylwatte und Salicyljute zur Anwendung gebracht, bei gleichzeitigem Gebrauch des Carbolsprays und sonstiger strenger Befolgung der Listerschen Vorschriften, und haben wir von beiden Präparaten dieselbe Sicherheit in Betreff der Antiseptik erfahren, nur mit dem Unterschiede, dass die Salicylverbände in kürzeren Intervallen erneuert werden müssen. In vielen Fällen haben wir eine Verbindung von Watte oder Jute mit Carbolgaze gebraucht, vorwiegend an Körperteilen, wo nur durch sorgfältigste Polsterung mit aseptischem Verbandmaterial der Ausschluß der Atmosphäre ermöglicht wird.“[1197]

1196 Anschütz, 1909, S. 81; s. a. Haferkamp, S. 65

1197 Waitz, 1877, S. 36 f.

Anhand des Buches von Thamhayn[1198], das u. a. verschiedene Aufsätze von Lister seit 1867 enthielt, schrieb Esmarch Anfang Januar 1875 an Stromeyer, dass er mit dem *„von Thiersch empfohlenen Salicyl [...] bisher nicht so befriedigende Resultate gehabt, wie nach der Listerschen Methode."*[1199] Einen Monat später berichtete er: *„Die Erfahrungen, welche ich in diesem Semester mit der Listerschen antisept. Methode gemacht habe, übertreffen vielfach meine Erwartungen. Noch in voriger Woche machte ich eine Resection des Handgelenks bei einem jungen zarten Mädchen [...] da bis jetzt ist weder Schmerz, noch eine Spur von Fieber aufgetreten, obwohl ich den Arm gar nicht einmal durch eine Schiene fixirt habe, sondern ihn einfach in die Listerschen etwas steifen Gazelagen einhüllte. [... Dass [Listers Methode] einen wesentlichen Einfluß auch auf die Indicationen der Kriegschirurgie haben wird, davon bin ich fest überzeugt: Es wird sich darum handeln, sie so zu vereinfachen, dass sie auch fürs Feld und selbst fürs Schlachtfeld leicht anzuwenden ist."*[1200]

Im Mai 1875 schrieb Esmarch, dass *„der Listersche Verband [zwar] mehr Zeit in Anspruch [nimmt], wenigstens zu Anfang, aber das bringt sich nachher wieder ein, denn die Resultate sind prachtvoll und werden immer besser, je pedantischer man dabei wird."*[1201] Im Juni 1875 zeigte sich Esmarch überzeugt, *„dass Listers Theorie im Ganzen und Grossen die wichtige Grundlage für seine Methode abgibt und habe selbst die Erfahrung gemacht, dass ein Handeln, welches nicht diese Theorie fest im Auge behält, meist zu ungenügenden Resultaten führt."* Esmarch nannte für eine *„pedantische Befolgung"* den Namen Volkmann.[1202] Im August berichtete Esmarch: *„Unsere Resultate der Listerschen Behandlung sind mit unserer fortschreitenden Übung immer noch besser und sicherer geworden. [...] Von 16 Resectionen der grösseren Gelenke [...] heilten alle Knie- und Fußgelenkresectionen grossentheils per primam"*. [1203]

Auf wiederholte Einladung von Esmarch besuchte Stromeyer die Kieler Klinik und schrieb danach: *„Deine aseptische Klinik hat mir gewissermaßen eine neue chirurgische Welt eröffnet, von der jeder Verständige sagen muß: jetzt sind wir auf dem rechten Wege, es ist nicht der einzige, aber es ist der beste! [...] Ich teile Deine Freude über die Antiseptik."*[1204]

1198 „Der Lister'sche Verband. Mit Bewilligung des Verfassers in Deutsche übertragen von Oscar Thamhayn, prakt. Arzte in Halle"; Leipzig 1873.

1199 Brief vom 17.01.1875 an Stromeyer von Esmarch aus Kiel

1200 Brief vom 28.02.1875 an Stromeyer von Esmarch aus Kiel

1201 Brief vom 02.05.1875 an Stromeyer von Esmarch aus Kiel

1202 Brief vom 07.06.1875 an Stromeyer von Esmarch aus Kiel

1203 Brief vom 13.08.1875 an Stromeyer von Esmarch aus Kiel

1204 Brief vom 18.08.1875 von Stromeyer an Esmarch aus Hannover

Erneut im November 1875 hob Esmarch die Bedeutung der Listerschen Methode gegenüber Stromeyer hervor und schrieb: Bei großen Operationen *„bewährt Lister seine Kraft"*.[1205] Zu Stromeyers Nachfrage in einem Fall von Teleangiektasie schrieb Esmarch: *„Ich würde in Deinem Falle die Extirpation vorziehen unter Listers Vorsichtsmaßregeln."*[1206]

Im Kalenderjahr 1875 wurden in der Esmarchschen Klinik 598 Kranke behandelt; die Gesamtzahl der im Jahre 1875 Verstorbenen betrug 42.[1207] Waitz wollte mit seinem Bericht, „für das erste Jahr, in dem der Lister'sche Verband auf der chirurgischen Klinik zu Kiel in Anwendung gekommen ist, eine Statistik der Operationen geben"[1208] und schrieb:

> „Wie für viele andere Kliniken, so hat auch für die unsrige mit der Einführung des Lister'schen Verbandes eine neue Aera begonnen. Wir können uns zwar nicht verhehlen, dass noch Manches im Laufe des ersten Jahres verfehlt und versäumt ist. [...] Gewiss [ist] die subtilste und möglichst pedantische Genauigkeit und Accuratesse in der Behandlung aller Vorsichtsmassregeln für die Operationen und für die Verbände die erste Bedingung, die den Erfolg der antiseptischen Methode sichert, und gewiss muss allen Diejenigen ein Urtheil über den Werth derselben abgesprochen werden, die sich nicht die Mühe geben, in jeder Beziehung auf's Strengste den gegebenen Vorschriften zu folgen."[1209a]
> In den meisten Fällen wurde „der eigentliche Lister'sche Carbolgaze-Verband angewendet. [...]"[1209b]
> Gute Ergebnisse konnten bei accidentellen Wundkrankheiten mit dem Listerschem Verband erreicht werden.[1209c] Auch bei Ovariotomieen waren die guten Resultate „wohl unzweifelhaft dem antiseptischen Verfahren, das auf's Strengste bei ihnen zur Anwendung kam zuzuschreiben. [...] Vor dieser Operation ist der grösste Theil der Gefahr und vor Allem die Unsicherheit genommen, in der bisher der Operateur in den ersten Tagen vor dem Auftreten einer Peritonitis bangte."[1209d] Ganz besonders für die Ellenbogenresektion sei es eine Hauptfrage, „wie kann man am besten einen fixirenden Verband nach der Operation mit

1205 Brief vom 25.11.1875 an Stromeyer von Esmarch aus Kiel

1206 Brief vom 18.12.1875 an Stromeyer von Esmarch aus Kiel

1207 Waitz, 1877, S. 4

1208 Ebd., S. 1

strenger Antiseptik vereinen. […] Wir haben in den vorliegenden Fällen mit einem Gypsbandeisenverbande Versuche gemacht, der ja für Knie und Fuss bereits von verschiedenen Seiten in Anwendung gezogen ist."[1209e] „Im Allgemeinen ist […] bei uns der gefensterte Gypsverband zu Gunsten der antiseptischen Wundbehandlung fast vollkommen aus der Klinik verschwunden. Es widerspricht einer gründlichen Antiseptik, wenn, wie es selbst bei der subtilsten Reinlichkeit nicht zu vermeiden ist, der Gyps oder die darunter liegenden Flanellbinden sich mit Secreten durchtränken, die nicht bei jedem Verbandwechsel zu entfernen sind.[1209f]

Mit Gustav Neuber, 1876 Assistent bei Esmarch, wurde eine neue Phase der Wundbehandlung eingeleitet. 1876/77 nahm Neuber am Russisch-Türkischen Krieg zusammen mit Lange, einem weiteren Assistenten von Esmarch, als Oberstabsarzt in der serbischen Armee teil. Dieser Krieg war der erste, in dem von einigen Ärzten, darunter Neuber und Lange, bei Verwundeten die antiseptische Methode Listers angewendet wurde.[1210] Nach seiner Rückkehr aus der serbischen Armee widmete Neuber sich nachdrücklich dem Problem der Antisepsis und informierte über seine Vorgehensweise. Zunächst waren seine Bestrebungen darauf gerichtet, „für viele Fälle die Heilung unter einem Verbande zu erzwingen". Dazu schrieb er:

> „Seit dem 6. Februar 1879 habe ich mit Erlaubniss des Herrn Geheimrath Esmarch, dem ich für das besondere Interesse, welches er meinen Versuchen zeigte, grossen Dank schulde, bei sämmtlichen antiseptisch behandelten Wunden die resorbirbaren Drains und den Occlusiv-Dauerverband anwenden dürfen. Es handelt sich bei den […] Dauerverbänden um eine Modification der Lister'schen Verbandmethode. Unter strengster Wahrung aller principiellen Eigenheiten der letzteren, soll dieselbe durch eine zweifache Aenderung vereinfacht werden. […] Ich empfehle statt der bisher angewandten Gummidrains die resorbierbaren decalcinierten Knochendrains; statt der antiseptischen Wechselverbände die antiseptischen Dauerverbände und hoffe durch eine Combination beider Neuerungen nach fernerer Prüfung und Uebung die Heilung unter einem Verbande, bei antiseptischem Wundverlaufe, für eine grosse Zahl

1209 Ebd. a)–f) S. 2, 3, 5, 59, 69 u. 106

1210 Glaser, S. 898, schreibt es Bergemann zu, dass 1877 die antiseptische Methode von Lister zur Behandlung von Schussverletzungen in abgewandelter Form angewendet wurde. S. Küster, S. 68

> von Operationen zur Regel zu erheben. Die Methode bietet ganz wesentliche Vorteile dadurch, dass sie dem verletzten Teile die möglichste Ruhe gewährt, den Heilungsvorgang somit nicht stört und die Wahrscheinlichkeit einer von außen eindringenden Schädlichkeit während der Nachbehandlung außerordentlich herabsetzt."[1211]

In seinem Bericht aus der Esmarchschen Klinik zum Sommersemester 1880 vertiefte Neuber seine Überlegungen zur „Anlegung eines antiseptischen Polsterverbandes":

> „Das Bestreben, möglichst viele Wunden unter einem antiseptischen Verbande zur vollkommenen Heilung gelangen zu lassen, hat uns nunmehr seit etwa 1 1/2 Jahren zu den verschiedensten Versuchen geführt. [...] Momentan möchte ich glauben, dass die Frage bezüglich der Technik und Indication des Dauerverbandes ihrem Abschluss recht nahe gerückt ist. Da gegen die Möglichkeit der Heilung selbst grosser Wunden unter einem Verbande theoretisch Nichts einzuwenden war, machten wir uns an die praktische Lösung dieser Frage, deren günstige Erledigung den Werth der antiseptischen Methode in mancher Beziehung noch steigern musste."[1212] Ergänzend schrieb Neuber: „Unter der unbedingten Voraussetzung einer antiseptischen Operation [liegt] der Schwerpunkt der ganzen Methode in der richtigen Application des ersten Verbandes, welcher in der Absicht angelegt wird, bis zur vollendeten Heilung unberührt zu bleiben."[1213]

„Ueber die fäulnisswidrigen Eigenschaften des Torfmulls" referierte Neuber auf dem 11. Chirurgen-Kongress am 2. Juni 1882 und informierte über „ausserordentlich günstige Erfolge [...] welche wir während des vergangenen Wintersemesters in der chirurgischen Klinik zu Kiel mit den Torfverbänden erzielt haben. [...]" Allerdings meinte er, „Das Schicksal einer antiseptisch behandelten Wunde ist doch viel weniger von der Wahl dieses oder jenes antiseptischen Mittels und Verbandstoffes abhängig, als von der Art und Weise, wie man die gewählten Mittel verwendet."[1214a] Auch Gaffky

1211 Neuber, „Ein antiseptischer Dauerverband nach gründlicher Blutstillung", in: Archiv [...],1880, Bd. 24, Heft 2, Sonderdruck S. 3 ff.

1212 Neuber, „Bericht über die mit dem antiseptischen Dauerverband während des Sommer-Semesters 1880 in der Esmarch'schen Klinik erreichten Resultate.", in: Archiv [...], 1881, Bd. 26, Heft 1, Separat-Abdruck, S. 1 ff.

1213 Neuber, „Ergänzende Mittheilungen über die Herstellung und Anlegung der antiseptischen Polsterverbände", in: Archiv [...], 1881, Bd. 26, Heft 2, Separat-Abdruck , S. 1 ff.

verwies auf dem Kongress auf die „ganz hervorragend günstigen Resultate, welche in der chirurgischen Klinik des Herrn Geh. Rath Esmarch bei Anwendung der Torfpräparate als Verbandmittel erzielt waren.“[1214b] Sein Kollege Prahl unterstrich „die schönen Erfolge, welche auf der Esmarch'schen Klinik mit den von Neuber eingeführten Torfverbänden erzielt“ wurden.[1214c] Neuber informierte, dass sie in das Wintersemester 83/84 „mit einer Wundbehandlung eintreten, welche fast ausnahmslos vollkommene oder nahezu vollkommene Heilung unter einem Dauerverbande gestattet.“ Dies könne erreicht werden durch „die Abschaffung der Drainage für alle frischen Wunden [...], [weil diese] eine überflüssige und schädliche Beigabe der antiseptischen Wundbehandlung ist.“[1215]

Die Entwicklung der Asepsis mit Neuber

Neuber bezog sich in allen Ausführungen zum antiseptischen Dauerverband im Zeitraum 1880 bis 1883 stets auf Verfahren, die in der „Esmarch'schen Klinik“ durchgeführt wurden, schloss dabei auch Esmarch mit ein und vermittelte eher den Eindruck eines gemeinsamen Vorgehens in dieser Frage.[1216] Seine Schrift zur Technik der antiseptischen Wundbehandlung von 1883 hatte Neuber noch Esmarch gewidmet.[1217] Er sei, so Neuber, überzeugt davon, dass die Wundbehandlungsmethode, die seit 1879 „in der Esmarch'schen Klinik mit bestem Erfolg geübt wird [...] Nachahmung verdient und halte aus diesem Grunde eine genaue Beschreibung desselben für gerechtfertigt.“ Dazu schrieb er:

> „Unsere Wundbehandlung lehnt sich eng an das Lister'sche Verfahren an. Sie ist daher in erster Linie antiseptisch, sodann aber war es unser Bestreben, die Heilung der Wunden wo möglich unter einem Verbande, mit Vermeidung jeder Störung der Wundruhe, herbeizuführen. – Es wurde also der antiseptischen Methode die principielle Verwendung lang liegender Verbände statt

1214 a)–c) Verhandlungen [...], 1882, II, S. 133 ff.

1215 Neuber, „Eine neue Amputationsmethode“, in: Mitth. [...], Kiel 1883, S. 5–23 sowie „Vorschläge zur Beseitigung der Drainage für alle frischen Wunden“, in: Mitth. [...], Kiel 1884, S. 29; auch dabei verwies Neuber auf Fälle „in der Esmarch'schen Klinik“.

1216 Vgl. Bier, 1908, S. 578 f.; s. a. Eufinger, S. 39

1217 Neuber, 1883, Vorwort

der früher gebräuchlichen Wechselverbände hinzugefügt. Lister lehrte uns die Vermeidung der Wundinfection, allein das Ideal einer Wundbehandlung war damit noch nicht erreicht, denn in Folge des häufigen Verbandwechsels musste man auf einen für den Verlauf sehr wichtigen Factor, die ungestörte Ruhe der Wunde, verzichten. [...] Auch beim Dauerverband kommt es [vor allem] auf die richtige Anwendung dieses oder jenes gewählten Materials oder Verfahrens an. Gründliche Blutstillung, tadellose Antiseptik, hinreichende Compression, energisch absorbirende Verbandstoffe, sichere Sekretableitung und ausgedehnte Verwendung resorbirbaren Materials – das sind diejenigen Faktoren, welche für das Gelingen der Dauerverbände wichtig sind und berücksichtigt werden müssen, wenn auch hinsichtlich der Ausführung jedes einzelnen Punktes verschiedene Modificationen innerhalb gewisser Grenzen gestattet sind.“[1218]

Obwohl, so Neuber weiter, „die vor nahezu 20 Jahren von J. Lister eingeführte [antiseptische] Wundbehandlung [...] gegenüber den früheren Methoden ganz Ausserordentliches geleistet hat“[1219], habe das Lister‘sche Verfahren seine Fehler. Dies fasste er wie folgt zusammen: „Häufiger Verbandwechsel, Drainage der Wunden, erhöhte Wundsecretion – alle die Nachtheile des Lister‘schen Verfahrens sind in letzter Linie bedingt durch die Bespülung der Wunde mit der stark reizenden Carbollösung, welche man verwenden musste, um die während der Operation in die Wunde eingedrungenen Infectionsstoffe unschädlich zu machen.“[1220]

Um die Nachteile des Karbolsprays zu verhindern, machte Neuber Versuche mit Alternativlösungen ohne Karbol, zuerst mit Bor-Salizyl-Lösung, ehe er ab 1884 nur noch eine 0,6%ige Kochsalzlösung verwendete. Die bahnbrechenden Untersuchungen über die Äthologie der Wundinfektionskrankheiten von Robert Koch aus dem Jahr 1878[1221] überzeugten auch ihn, dass diese Erkenntnisse für die Behandlung infizierter Wunden und die Ausschaltung der Infektion während der Operation nutzbar gemacht werden müssten.[1222]

1218 Ebd., S. V ff.

1219 Neuber, 1886, S. 19

1220 Ebd., S. 20; s. a. Schmauss, S. 1581 f. zu den von Neuber entwickelten „Vorschriften für die Vorbereitungen zur Operation“

1221 Robert Koch hielt 1878 auf der 51. Tagung der Deutschen Naturforscher und Ärzte in Kassel einen Vortrag über „Neue Untersuchung über die Mikroorganismen bei infektiösen Wundkrankheiten“.

1222 Konjetzny/Heits, Neuber, S. 37 ff.

Zur Lösung der Frage „Ist es möglich, die entzündungserregenden Stoffe während der Operation von der Wunde fern zu halten?“ schrieb Neuber, dass es „grosse Schwierigkeiten bereitet, diese Stoffe aus den Operationsräumen, von dem Inventar, dem Patienten und Personal, kurz von all‘ denjenigen Menschen und Gegenständen, die während der Operation mit der Wunde in Berührung kommen, fern zu halten.“[1223a] In den Hospitälern werde der „Schwerpunkt der Wundbehandlung weniger auf die Fernhaltung der schädlichen Stoffe, als auf die Vernichtung der trotz aller Vorkehrungen dennoch eingedrungenen Irritamente“ gelegt. Dazu bedient man sich der antiseptischen Mittel, „welche in die Wunde eingeführt werden und die daselbst vorhandenen Entzündungserreger unschädlich machen sollen.“[1223b] Zur Vorgehensweise in Kiel stellte Neuber fest, dass die „gesammten antiseptischen Vorbereitungen [...] äussert sorgsam angeordnet, alsdann die Operation schnell, unter Benutzung einfacher Hülfsmitel und streng aseptisch durchgeführt“ würden. „Nach den vorstehenden Grundsätzen haben wir alle Wunden seit November 1883 in der chir. Klinik des Herrn Geheimrath Esmarch behandelt.“[1224] Dieses Verfahren reiche jedoch nicht aus:

> „Die gründliche Vernichtung der Infectionsstoffe erfordert [...] Vorkehrungen, welche während der kurzen Zeit, die zwischen zwei rasch auf einander folgenden Operationen liegt, gar nicht denkbar sind und wenn man unter so ungenügenden äusseren Verhältnissen noch gute Resultate erreicht, so ist das nur der reichlichen Wundirrigation mit antiseptischen Lösungen und der Drainage zu danken. Da ich nun [...] beabsichtigte, die antiseptische Wundirrigation und Drainage abzuschaffen oder doch ganz wesentlich einzuschränken, musste ich vor allen Dingen für grössere Reinlichkeit der Operationsräume sorgen.“[1225a] Ferner: „Die Benutzung getrennter Operationszimmer halte ich für ausserordentlich wichtig [...] weil [...] eine grosse Zahl von Fehlerquellen sich nur auf diese Weise vermeiden lässt. Wir führen, soweit sich dies mit den klinischen Zwecken irgendwie vereinbaren lässt, Operationen [...] in getrennten Räumen aus, deren jeder mit eigenem Instrumentarium und Inventar ausgestattet ist.“ Nur bei „Benutzung getrennter Operationsräume für verschiedene Wunden“ lässt sich ein Schutz „mit annähernder Sicherheit“ erreichen.[1225b]

1223 a) u. b) Neuber, 1886, S. 19 f. u. S. 2

1224 Ders., „Vorschläge zur Beseitigung der Drainage für alle frischen Wunden“, Mitth [...] Kiel 1884, S. 27

1225 a) u. b) ders., Asepsis, S. 23

Neuber schlug daher vor, „diese Verhältnisse bei der Anlage neuer Hospitäler mehr zu berücksichtigen, als dies bisher geschehen ist."[1226] Sein Vorschlag, in allen chirurgischen Heilanstalten getrennte Operationsräume einzurichten, fand, so Neuber, jedoch keine Beachtung. Es wurden in der Kieler Universitätsklinik lediglich „mit Genehmigung des Herrn Geheimrath Esmarch zwei neue Operationsräume eingerichtet. Wir disponirten demnach s. Zt. dort über drei gesonderte Zimmer." Abgesehen von der mangelhaften Einrichtung der einzelnen Räume „verhinderten gewisse Verhältnisse die strenge Durchführung der geplanten Trennung und in dem nach meiner Meinung nur für frische Verletzungen und Operationen in gesunden Geweben bestimmten Raume wurden nach wie vor auch alle möglichen anderen Operationen ausgeführt. Die ganze Einrichtung hatte schliesslich nur den Erfolg, dass schwer septische Fälle in einer dafür reservirten Baracke behandelt wurden."[1227]

Da Neuber sich mit Esmarch, der auf seiner Vorstellung von der Antisepsis beharrte, nicht einigen konnte, stand er „nun vor der Alternative, entweder von der weiteren Durchführung meiner auf die Verbesserung der Wundbehandlung gerichteten Pläne abzusehen oder ein Hospital zu errichten, welches alle für meine Zwecke erforderlichen Bedingungen erfüllte. Ich wählte den letzteren Weg und baute ein neues Hospital, welches in seinem Erdgeschoss gewisse, für die Prophylaxe der Wundkrankheiten wichtige Einrichtungen enthält."[1228] Dieses war die chirurgische Privatklinik am Königsweg Nr. 8 in Kiel, die später durch das Gebäude Königsweg 6 auf vier miteinander verbundene Häuser erweitert wurde. Die Klinik enthielt neben Zimmern für Patienten 2. Klasse die Operationsräume; dazu hieß es:

> „Um in absolut reiner Luft arbeiten zu können, wurde die Klinik inmitten eines Waldstückes errichtet. Die Luft musste, bevor sie die Operationssäle erreichte, Filter passieren. Durch ein kompliziertes System von Ventilatoren wurde sie ständig bewegt und zudem vorgewärmt. Keinerlei Abfall durfte durch das Haus getragen werden, er wurde mit Winden auf den Hof herabgelassen. Nicht weniger als 5 verschiedene Operationssäle mit verschiedenem Personal und verschiedenen Instrumentarien dienten in verschiedenen Graden

1226 Ders., „Vorschläge zur Beseitigung der Drainage […]", S. 31

1227 Ders., Asepsis, S. 23

1228 Ebd., S. 21; s. a. Konjetzny/Heits, S. 39

der Aseptik. Ärzte und Hilfspersonal wuschen sich vor der Operation und wurden bei Betreten des Operationssaales mit Sublimat besprengt. Darauf legte man leinene Kittel, Schürzen und Mützen an. Auch Gummischürzen und Gummistiefel wurden bereits verwendet. Zuletzt wusch man noch einmal Arme, Hände und Gesicht mit Sublimat, vor Beginn der Operation wurden Wände und Fenster mit Sublimat besprengt und der Boden feucht abgerieben." Ferner scheintNeuber wohl auch den Versuch unternommen zu haben, über eine Art „Klimaanlage" die Asepsis zu verbessern.[1229]

Mit seiner Privatklinik setzte Neuber für die Chirurgie und das Krankenhauswesen neue Zeichen. Er vollzog damals „den Schritt zum ultimativen Konzept der Asepsis", denn seine Klinik „war der Königsweg einer mikrobiellen Hospitalismus verhindernden Wundbehandlung und Hospitalhygiene."[1230] „Dr. Neubers Privat-Klinik" war das erste Krankenhaus in der Welt, das ganz nach modernen aseptischen Grundsätzen eingerichtet und betrieben wurde und somit „alle Kardinalforderungen" für den aseptisch gestalteten Operationsraum und seine Benutzung erfüllte.[1231] Indem er als erster konsequent die Prinzipien der Asepsis verwirklichte, wurde Neubers Konzept für Krankenhäuser und ihre Einrichtung in der medizinischen Welt richtungsweisend; Ärzte aus aller Welt besuchten seine Klinik, um sich vor Ort ein Bild davon zu machen.[1232]

1229 Haferkamp, S. 67 f., vgl. Konjetzny/Heits, Asepsis, S. 37 ff.; s. a. Voigt, 1986, S. 91 f.

1230 Wolf, Auge, 2015, S. 360 ff., vgl. auch Ratschko, S. 176.

1231 Lt. Brunner im Jahr 1916, in: Universitätsmedizin 350, S. 88 u. 90

1232 Vgl. Konjetzny/Heits, Neuber, S. 37 ff. Glaser, S. 898, verweist zwar auf Neuber als „Vorläufer" der „großzügigen systematischen Ausbildung der sogenannten Aseptik", ist jedoch der Auffassung, dass Bergmanns Klinik in Berlin „als Vorbild für die ganze Welt gedient" habe. Nachdem Dr. Carl Rehr die Klinik von Neuber 1920 erworben und bis 1958 betrieben hatte, erfolgte am 1. April 1958 die Übernahme des Krankenhauses durch die Kongregation der Schwestern von der heiligen Elisabeth, am 2. Juli 1958 die Einweihung als „Sankt Elisabeth Krankenhaus Kiel". Michael Illert/Ulrich Stephanie zählen in ihrem Beitrag in Auge, 2015, S. 384, zu den „historisch bedeutsamen Experten", die dazu beitrugen, dass die „Medizinische Fakultät der CAU zu Kiel [...] Wegbereiter für Fortschritte in der Medizin war" auch Neuber mit der Anwendung der Asepsis in einem chirurgischen Krankenhaus.

Zur Lösung der drei von Esmarch als „Übelstände" benannten Problemfelder fanden ab Mitte der 1860er-Jahre bahnbrechende Entwicklungen statt, zu deren Bekämpfung er, wie Esmarch es formulierte, „selbst hier und da" habe „beitragen können."[1233a] Dieser Beitrag beruhte teils auf früheren Erkenntnissen, teils wurden völlig neue Wege gegangen, manche Maßnahmen wurden vorrangig von Esmarch selbst, andere von seinen Assistenten entwickelt. Bier meinte zu Esmarchs Leistung dabei: „An der Aufrichtung der beiden Hauptgrundpfeiler, auf denen das stolze Gebäude der neuen Chirurgie gegründet wurde, der Narkose und der Antisepsis, nahm er selbst regen Anteil. Die erstere beschenkte er mit dem sog. Esmarchschen Handgriff, die letztere mit dem Irrigator. Vor allem aber legte er einen dritten Grundpfeiler für die Chirurgie mit seiner künstlichen Blutleere. Ich würde kein Bedenken tragen, v. Esmarch zu den Genies zu rechnen, wenn er auch in seinem Leben nichts geschaffen hätte als die künstliche Blutleere. "[1233b]

1233 a) u. b) Vortrag zur künstlichen Blutleere, in: Verhandlungen […], 1896, sowie Bier, 1935, S. 288

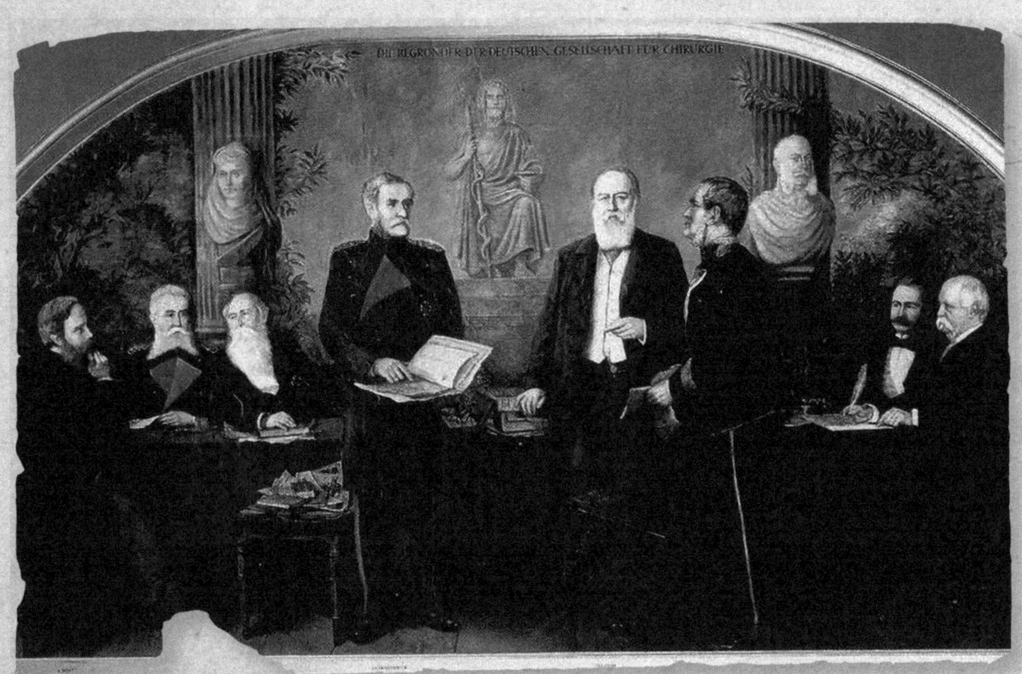

Die Deutsche Gesellschaft für Chirurgie gehört zu den ältesten medizinisch-wissenschaftlichen Fachgesellschaften. Das 1894 von Ismael Gentz gemalte Bild mit den Gründern erinnert an die erste Zusammenkunft im April 1872 im Berliner Hôtel de Rome in der Straße „Unter den Linden". Esmarch (2.v.l.) nahm zwischen 1873 und 1901 an nahezu allen Chirurgenkongressen teil. (Bild mit frdl. Genehmigung der Deutschen Gesellschaft für Chirurgie)

XII

Jahre intensiver Tätigkeit 1873 bis 1879

Esmarch, einer der Begründer der Deutschen Gesellschaft für Chirurgie, gehörte über mehrere Jahre dem Vorstand an und war darüber hinaus im „weiteren Vorstande" der Gesellschaft tätig. Er fehlte in 30 Jahren auf den nach 1872 durchgeführten Chirurgen-Kongressen nur zwei Mal: 1881 und 1890. Über seine Teilnahme schrieb Anschütz: „Viele wertvolle Vorträge hat er dort gehalten, und gern griff er in die Diskussion ein". [1234]

Die Kongresse boten Esmarch die Möglichkeit, über die Ergebnisse seiner chirurgischen Tätigkeit zu berichten und seine Erfahrungen in der Anwendung bestimmter Techniken und Methoden vorzutragen. Dabei zeigte sich, dass Esmarch ein eher auf spezielle Themen konzentriertes Wissen von chirurgischen Verfahrensweisen verfügte, ganz im Gegensatz etwa zu der großen Bandbreite in den Beiträgen von Langenbeck oder Billroth. Zunehmend wurde Esmarch auch nur zu ganz bestimmten Verfahren, Behandlungen, Diagnosen, beispielsweise zur blutleere Operation, von Fachkollegen zitiert bzw. herangezogen. Esmarchs Berichte von späteren Kongressen zeigen auf, dass er - nicht zuletzt altersbedingt - zusehends von aktuellen Entwicklungen in der Chirurgie abgekoppelt war.

Beiträge zu kriegschirurgischen Themen

Auf dem 2. Chirurgen-Kongress im April 1873 referierte Esmarch zum Thema Operationen an der Zunge, demonstrierte die Watsonschen Schienen und trug am 18. April zum ersten Mal zur „blutlosen Operation" vor. [1235] Ferner traf er sich mehrfach mit Kollegen, machte Visiten und Krankenbesuche.

1234 Anschütz, 1909, S. 83

1235 Verhandlungen [...], 1873, I, S. 6 f. u. S. 45 ff.

In Wien besuchte Esmarch die Weltausstellung, die dort vom 1. Mai bis zum 2. November 1873 durchgeführt wurde. Kaiserin Augusta hatte damals zwei große Preise ausgesetzt: einen für die beste Arbeit zur Kriegschirurgie und einen für die beste Studie über die erste Genfer Konvention.[1236] Der Preis für das beste Handbuch der kriegschirurgischen Technik war dazu bestimmt, „die Interessen der Humanität unter dem Symbole des Roten Kreuzes auch im Frieden zu fördern." Dafür bewarb sich Esmarch mit seiner Schrift „Handbuch der Kriegschirurgischen Technik". Am 18. Oktober 1874 wurde die Schrift dann von einer Jury, der Langenbeck, Billroth und Socin angehörten, preisgekrönt.

Im April 1875 betonte Esmarch die Dringlichkeit der Herausgabe, da *„kriegerische Gerüchte in der Luft [schwirrten] [...] ich werde mich aber freuen, wenn mein Buch noch vor dem doch über kurz oder lang bevorstehenden Kriege fertig wird."*[1237] Zum *„ersten Probe-Bogen"*, den Esmarch im Januar 1876 Stromeyer schickte, schrieb dieser: *„Der erste Bogen hätte mir schon [...] gefallen! Andre sind nicht so gewissenhaft wie Du."*[1238] Erst nachdem Esmarch im Mai 1876 die Ausstellungsgegenstände für den deutschen Pavillon zur Weltausstellung in Philadelphia[1239] zusammengestellt hatte, konnte er jedoch *„auch wieder an die Kriegschirurgische Technik kommen, die wieder lange brach gelegen hat."*[1240]

Im Juni 1877 erschien dann die erste Auflage vom „Handbuch der Kriegschirurgischen Technik". Esmarch widmete sein Handbuch „Ihrer Majestät der Kaiserin und Königin Augusta, der hochherzigen Gönnerin der Kriegsheilkunst, der allbewunderten Führerin im Kampfe der Menschenliebe gegen des Krieges Schrecken". Zur Intention, die Esmarch mit diesem Werk verband, schrieb er im Vorwort zur ersten Auflage: Es soll „in prägnanter Kürze durch eine Schilderung der verschiedenen Verbandmethoden und Verbände, wie der im Felde vorkommenden Operationen den

1236 Gewinner war Carl Christoph Johann Friedrich Ludwig Lueder mit „Die Genfer Convention : historisch und kritisch-dogmatisch mit Vorschlägen zu ihrer Verbesserung : unter Darlegung und Prüfung der mit ihr gemachten Erfahrungen und unter Benutzung der amtlichen, theilweise ungedruckten Quellen bearbeitet von C. Lueder. Gekrönte Preisschrift", Erlangen, 1876.

1237 Brief vom 11.04.1875 an Prinzessin Henriette von Esmarch aus Kiel

1238 Brief vom 20.01.1876 an Stromeyer von Esmarch aus Kiel und Antwort vom 15.02.1876 von Stromeyer an Esmarch aus Hannover

1239 Die „Centennial International Exhibition" war die erste offizielle Weltausstellung in den USA vom 10. Mai bis 10. November 1876 in Philadelphia.

1240 Brief vom 26.05.1876 an Stromeyer von Esmarch aus Kiel

jetzigen Standpunkt der kriegschirurgischen Technik so wiedergeben, dass es zum unentbehrlichen Begleiter und praktischen Hülfsmittel für jeden Feldarzt werde."[1241]

Nachdem die ersten beiden unverändert gebliebenen Auflagen bereits im August 1881 vergriffen waren, arbeitete Esmarch intensiv an der dritten Auflage seines Handbuches. Dieses erschien als „vermehrte und verbesserte Auflage" in zwei Bänden bei Lipsius & Tischler, Kiel: „Erster Band: Verbandlehre. Zweiter Band: Operationslehre", mit über 600 Holzschnitten, davon 289 in Band 1. Unmittelbar nach Erscheinen dieser Auflage plante Esmarch einen Ergänzungsband, in dem die in den vorliegenden Ausgaben nicht behandelten Operationen aufgeführt werden sollten. Zur Unterstützung zog er Kowalzig hinzu. Die Zusammenarbeit mit ihm bei der gemeinsamen Herausgabe verlief allerdings nicht ohne Spannungen, da Esmarch – darin nicht zuletzt durch Prinzessin Henriette bestärkt – um eine Minderung seiner eigenen Leistungen zu Gunsten der von Kowalzig fürchtete.[1242] Im Dezember 1891 erschien dann das Werk „Chirurgische Technik. Ergänzungsband zum Handbuch der Kriegschirurgischen Technik enthaltend die übrigen Operationen" von Dr. Fr. von Esmarch und Dr. E. Kowalzig. Auch zu dem nunmehr 4 Bände umfassenden Werk hatte Esmarch einen „Verlags-Vertrag" mit Lipsius & Tischler abgeschlossen.[1243]

Zur Ausweitung gegenüber dem „Handbuch der Kriegschirurgischen Technik" schrieb Esmarch, da „das Werk nicht nur von Militairärzten, sondern vielfach auch von praktischen Aerzten und Studirenden benutzt" werde, sah er sich „veranlasst, in ähnlicher Weise auch die übrigen Operationen zu bearbeiten. [...] Ich nenne als meinen Mitarbeiter Herrn Dr. E. Kowalzig, weil er mir bei dieser Arbeit vielfach behülflich gewesen ist". Dann erläuterte Esmarch Zielsetzung sowie Schwerpunkte dieser Ausgabe:

> „Der praktische Arzt greift gern zu dem ihm ganz unentbehrlichen ‚Handbuch der Kriegschirurgischen Technik', das ihm in gedrängter Kürze und doch grösster Vollständigkeit und Zuverlässigkeit Aufschluss über jede beliebige Operation giebt und ihn so in den Stand setzt, entweder die nötigen Opera-

1241 Esmarch, Handbuch [...],Vorwort

1242 Briefe vom 02. u.17.10.1885; 08.04. u. 01.10.1887; 26.09. u. 08.10.1891 an Prinzessin Henriette von Esmarch

1243 Einschließlich der späteren Überarbeitungen und der mit Kowalzig gemeinsam erstellten ausführlichen Zweiteilung wurden vom „Handbuch" bis 2016 insgesamt 109 Ausgaben veröffentlicht.

tionen selbst auszuführen, oder doch das, was von anderer Seite geschieht, zu verstehen und zu würdigen." Mit der Aufnahme aller „im Frieden an den Extremitäten vorkommenden Operationen [ist der bisherige zweite Band] zum ersten Theil einer allgemeinen chirurgischen Operationslehre ausgebaut worden, als dessen Fortsetzung sodann ein die Operationen an Kopf, Hals und Rumpf behandelnder Ergänzungsband hinzukam, der nunmehr [...] in dritter Auflage vorliegt. Der kurze Text ist in Absätze zerlegt, sodass der Verlauf einer Operation, wie sie sich am Lebenden abspielt, leicht übersehen werden kann, dabei ist in demselben Alles enthalten, was zu wissen nöthig ist. [...] Trotz seiner Kürze ist das Buch aber dennoch mehr als ein blosses Kompendium. Der Eingeweihte wird überall erkennen, dass die Verfasser aus den Quellen schöpften, und manches Neue, auch weniger Bekanntes bringen, wogegen veraltete und unzweckmässige Methoden übergangen, oder [...] nur in aller Kürze erwähnt wurden. [...] In der neuen Auflage sind auch namentlich die Nervenoperationen eingehend behandelt."[1244]

Seinen zunächst wenig beachteten Vortrag über die künstliche Blutleere wiederholte Esmarch auf dem 3. Chirurgen-Kongress am 8. April 1874. Ferner referierte er über elastische Extensionsverbände für Schußfrakturen des Oberschenkels und des Hüftgelenkes. [1245]

Eine Weiterbildungsreise unternahm Esmarch mit Waitz nach England und Schottland von Ende August bis Mitte Oktober 1874. Bei Treffen mit Fachkollegen interessierte er sich neben deren Operationsmethoden besonders für die Verfahren zur Anwendung der Listerschen Methode für Verbände. Bei der Visite des Hospitals von MacCormac sah er *„manche interessante Fälle"*. Im Guy's Hospital erlebte er *„eine recht mässige Operation [...] aber Anwendung des antiseptischen Verbandes nach Lister, wenn auch sehr uncomplett."* Am 5. Oktober 1874 nahm Esmarch teil an mehreren großen Operationen im St. Thomas Hospital.[1246a] In Edinburgh trafen Esmarch und Waitz sich u. a. mit Dr. Littlejohn sowie Prof. Lister, *„der uns gleich einige seiner Verbände zeigte und sehr lehrreich darüber sprach"*. Es folgten Treffen mit Prof. Watson in dessen Hospital, den sie *„mit grosser Geschicklichkeit operiren sahen"*, sowie in Glasgow mit dem Chirurgen Prof. Buchanan. Danach trafen sie Prof. Spence *„einer meiner Antagonisten in priority of bloodless method [...]. Er [...] zeigte mir allerlei chirurgische Fälle,*

1244 Esmarch, „Chirurgische Technik", Vorwort

1245 Archiv [...] 1874, Bd. 17, S. 292 ff. sowie Verhandlungen [...], 1874, S. 4 u. Köhler,1904, S. 233 f.

deren Behandlungsweise aber keinen besonders guten Eindruck auf uns machte, er ist auch ein Verächter des antiseptic treatment seines Kollegen Lister".[1246b]

Behandlung von Clara Schumann

Mit dem Jahr 1875 verbindet sich ein besonderer Abschnitt in der ärztlichen Tätigkeit Esmarchs: Er behandelte von Januar bis März 1875 die damals weltberühmte Pianistin Clara Schumann. Erstmals in ihrer künstlerischen Laufbahn hatte diese aufgrund anhaltender Schmerzen in ihrem Arm eine ausgedehnte Konzert- und Spielpause ab Mitte Dezember 1873 einlegen müssen. Ihrem Tagebuch vertraute Clara Ende Dezember 1874 an: „Trauriger Sylvesterabend – wie Schweres hatte mir dieses Jahr gebracht, wie schwer lag die Prüfung noch auf mir. Die Kunst, mein Trost in allen Leidenszeiten, ich konnte sie nicht mehr ausüben. Wie hart war das!"[1247] Zu ihrem damaligen Krankheitsbild heißt es bei Altenmüller:

> „Diagnostisch weisen alle Zeichen auf ein belastungsabhängiges, chronifiziertes myofasziales Schmerzsyndrom. Darunter versteht man Schmerzen, die auf Grund von Überlastungen der Muskeln, Sehnen, Gelenke und des Weichteilbindegewebes entstehen und die durch angespannte Muskulatur, oft wechselnde, bei Belastung zunehmende dumpfdrückende Schmerzen gekennzeichnet sind. [...] Charakteristisch sind schmerzhafte Triggerpunkte insbesondere an Sehnenansätzen. Für das Vorliegen dieser Triggerpunkte sprechen die Schmerzen, die Clara bei ihren (im Februar 1874 in Berlin durchgeführten) ‚Knetkuren' empfindet. [...] Auslöser der Schmerzen sind verlängerte Spielzeiten in der Vorbereitung auf wichtige Konzerte und das Erarbeiten ungewohnter Techniken unter Zeitdruck. Auch diese Faktoren kann man bei Clara Schumann nachweisen, wenn man z.B. an die ungewohnte Technik denkt, die das Klavierkonzert von Brahms verlangte. [...] Neben der Intensivierung von Spielzeiten und dem Einstudieren neuer Bewegungsabläufe können auch außermusikalische Aktivitäten, etwa das Schreiben, myofasziale Schmerzen

1246 a) u. b) Briefe zwischen Ende August und Mitte Oktober 1874 aus London, Edinburgh und Glasgow von Esmarch an Prinzessin Henriette

1247 Zitiert nach Litzmann, S. 316

auslösen. [...] Infekte, psychische Anspannung und Depressionen erhöhen die Anfälligkeit für Schmerzsyndrome."[1248]

Verzweifelt wandte Clara Schumann sich an Esmarch in Kiel. Am 26. Januar 1875 kam sie zur Behandlung ihres Armleidens in Begleitung ihrer Tochter Marie nach Kiel, das sie bereits von früheren Aufenthalten kannte.[1249] Zu ihrer Behandlung bei Esmarch vermerkte Clara Schumann in ihrem Tagebuch:

> „Ich ging sofort zu Esmarch, der guten Muth zu haben schien und begann schon den 27. die Kur, die in Kneten, was im Anfang recht schmerzhaft war, sich aber nach einigen Wochen verlor, und Douchen bestand. [...] Ich musste gleich am ersten Tag eine Stunde, trotz der Schmerzen Clavier spielen, darauf drang Esmarch, während alle anderen Aerzte mir entschiedene Ruhe empfohlen hatten, und die Schmerzen vermehrten sich in der Folge nicht, wenn auch augenblicklich. Ich that es von jetzt an alle Tage. [...] Ich spielte, da ich im Krankenhaus kein Clavier haben konnte, stets bei Etatsrath Litzmann [...]. Esmarch [...] ging nie (er kam jeden Morgen) von mir, ohne dass er mich froher gestimmt, als ich es vorher war [...] Ich gebrauchte die Kur bis zum 24. März. [...] Mein Armleiden verringerte sich etwas, wesentlich aber doch nicht, ich spielte mit Schmerz, aber ich spielte doch, hatte den Muth dazu gewonnen – es war wie eine moralische Kur. Esmarch behauptete, ich müsse die Kur ein Jahr gebrauchen, so lange konnte ich doch aber nicht hier bleiben. Im Ganzen befand ich mich besser hier wie vorher. [...] Man redete mir sehr zu einem Concert zu, was ich zuerst mit wahrem Schrecken zurückwies [...] aber Esmarch brachte die Sache schnell zum Ende, indem er sagte, er habe mir ein Recept zu schreiben – ‚Concert geben', er müsse doch sehen, wie mir das Öffentlichspielen bekomme. So wurde es dann wirklich nach langem hin und her für den 18. März festgesetzt. [...] Am 18. März nach fast anderthalbjähriger Pause mein erstes Concert wieder. Es ging von Anfang bis Ende glücklich.

1248 Altenmüller, S. 144 f.

1249 S. Stolz, S. 57 f. Clara Schumann hatte in Kiel im August 1855 einen Erholungsaufenthalt durchgeführt und sich mit ihrer Freundin, der Sopranistin Livia Frege, im Seebad Düsternbrook getroffen. Im Mai 1858 verlebte Clara Schumann von Hamburg aus erneut einige Tage in Kiel. Während eines weiteren Aufenthaltes in Kiel vom 8. bis 10. Dezember 1864 begegnete sie Klaus Groth zum ersten Mal und gab mit Julius Stockhausen am 9. Dezember 1864 ein Konzert. Erneut konzertierten Clara Schumann und Stockhausen im Oktober 1867 vor einem großen Zuhörerkreis in Kiel; auf Groths Anregung gab es dann eine Soiree in „Haus Forsteck".

von allen Seiten wurde mir die größte Theilnahme [...] Nach dem Concert waren wir sehr gemüthlich noch bei Litzmanns zusammen [...] Am 24. reiste ich von Kiel – es wurde uns schwer, fortzugehen."[1250]

Unmittelbar nach ihrer Abreise bedankte Clara Schumann sich bei Esmarch für die ärztliche Behandlung und ganz besonders für die Teilnahme und das Wohlwollen, das Esmarch ihr entgegengebracht und das wesentlich dazu beigetragen habe, ihr neue Spannkraft zu verleihen.[1251] Über eine weitere Begegnung im April 1875 berichtete Esmarch: *„10 Uhr. Eben war Frau Clara Schumann mit ihrer Schwester bei mir. Es geht ihr ganz gut, sie [...] kommt zum Musikfest nach Kiel, wo sie mit spielen wird. Ihre Schwester leidet auch an Neurose und wird auch auf einige Zeit zu Baasch kommen. Von Dank wollte sie gar nichts wissen, sie wäre mir so unendlich viel Dank schuldig."*[1252]

Zur damaligen Behandlung bei Esmarch schrieb Altenmüller: „Esmarch hatte mit seiner Kombination aus Physiotherapie, unterstützender Psychotherapie und vorsichtiger Aktivierung am Klavier Erfolg. Er kann als erster moderner Musiker-Mediziner bezeichnet werden, der eine noch heute gültige mehrdimensionale ganzheitliche Schmerztherapie vertrat. Die wesentlichen Elemente dieser Therapie sind: 1. muskuläre Entspannung durch Physiotherapie und Massage; 2. psychotherapeutische Behandlung der begleitenden Ängste und des häufig zu beobachtenden negativen Selbstkonzeptes mit Verlust des Vertrauens in die eigene Leistungsfähigkeit; 3. Erfolgserlebnisse am Instrument durch Wiederaufnahme des Spielens, durch systematisches Aufbautraining und durch Ermutigung, vorübergehend die Schmerzen zu ignorieren. So werden die verhängnisvollen zentralnervös gespeicherten Assoziationen von Instrumentalspiel und Schmerzerleben nach und nach gelöscht und das Schmerzgedächtnis auf diese Weise ‚überschrieben'."[1253a]

„Für die Therapie ist es entscheidend, den Betroffenen die Angst zu nehmen, um den fatalen Kreislauf zwischen dem Gefühl der Bedrohung und der Fixierung des

1250 In: Litzmann, 3. Bd., Zitat aus dem Tagebuch von Clara Schumann, S. 318 f. s S. zu „Clara Schumanns Beziehungen zu Kiel" auch „Mitteilungen", 1950, Heft 1, S. 93

1251 Brief vom 25.03.1875 an Esmarch von Clara Schumann, im Handschriftenbestand des Heinrich-Heine-Instituts, Düsseldorf

1252 Brief vom 11.04.1875 an Prinzessin Henriette von Esmarch aus Berlin. Clara Schumann trat in Kiel im Rahmen des 1. Schleswig-Holsteinischen Musikfestes auf, das am 27. und 28. Juni 1875 unter Leitung von Prof. Joachim stattfand. Danach war sie zwar im Mai 1876 und im Juni 1879 erneut in Kiel und wohnte bei Litzmanns, gab jedoch keine öffentlichen Konzerte. S. dazu Stolz, S. 58 f.

Schmerzerlebens im Schmerzgedächtnis zu durchbrechen. Es sollte am Instrument wieder auftrainiert werden, wobei es sich bewährt hat, zu Beginn mehrfach am Tag nur ca. zehn Minuten lange Übesitzungen einzulegen. Diese Behandlung hat Claras Arzt Friedrich Esmarch bereits in wesentlichen Bestandteilen durchgeführt. Medizinhistorisch handelt es sich um ein schönes Beispiel, wie durch Intuition und Empirie 100 Jahre vor der Begründung der experimentellen Schmerzphysiologie und vor der Formulierung einer Theorie der zentralnervösen Schmerzverarbeitung eine wirksame Therapie entwickelt wurde."[1253b] Abschließend heißt es, die „bis in das kleinste Detail nachvollziehbare Krankengeschichte einer historisch bedeutenden Künstlerpersönlichkeit […] [ist so] eindrücklich geschildert und zugleich so typisch, dass jedes Lehrbuch der Musiker-Medizin den Fall ‚Clara Schumann' als Musterbeispiel für die ‚Leiden schaffende Leidenschaft' aufführen sollte."[1253c]

Zwei Jahre später wurde Esmarch aus London auf das Leiden von Lady Thompson, Frau des bekannten Chirurgen Sir Henry Thompson, angeschrieben. Sie würde seit 5 Jahren an *„spinal sclerosis"* leiden, die zu einem *„paretic"* Zustand ihres rechten Arms geführt habe. Sie sei eine professionelle Pianistin *„and is a great friend of Madame Schumann who was formerly a patient of yours and derived great benefit from your treatment. Madame Schumann is very anxious that Lady Thompson should have the advantage of your treatment […]. Will you kindly let me know whether Madame Schumann's condition was at all similar to Lady Thompson's and whether you would advise Lady Thompson to undertake a journey to Kiel for the purpose of receiving your advice and treatment."*[1254]

Aktivitäten zwischen 1875 und 1879

Anfang Januar 1875 schrieb Esmarch an Stromeyer: *„Am 8. Feb. muß ich als Decan nach Leiden, zur 300j. Feier der Universität. Ludemann mit mir! wird die lateinische Rede halten, ich die plattdeutsche."*[1255] Über den Ablauf am 8. Februar berichtete er: *„Erst grosse akad. Feyer mit Reden in allen Sprachen; reine Maskerade! Dann grosse holländ. Rede in der Peterskark, dann grosse Vorstellung bei König und Königin […]. Nachher*

1253 a)–c) Altenmüller, S. 142, S. 146 f. S. a. Haferkamp, S. 71 f.

1254 Brief vom 17.03.1877 an Esmarch von Dr. G. V. Poore, Universitäts College Hospital in London

1255 Brief vom 17.01.1875 an Stromeyer von Esmarch aus Kiel

grosses sehr schönes Diner mit vielen Reden!“[1256] Esmarch besuchte Doyers Abteilung im Augenhospital in Leyden, eine Klinik in Delft und führte einige Konsultationen u. a. beim holländischen Gesandten in St. Petersburg, v. d. Hoeven durch.

In diesem Zeitraum wurde offensichtlich die Berufung Esmarchs auf einen Lehrstuhl in Berlin in Erwägung gezogen, denn Esmarch schrieb an Stromeyer: „*Wegen Berlin mache Dir meinetwegen keine Sorgen. Wenn die Berliner mich, was ich nicht glaube, berufen sollten, so würde ich doch nicht hingehen. Ich würde mich dort gewiß ganz unglücklich fühlen und meine Frau nicht weniger. Ich werde mein Leben wohl in Kiel beschließen.*“[1257]

In Hannover, wo er sich vom 20. März bis 5. April 1875 aufhielt, hielt Esmarch am 3. April einen Vortrag zum Thema „Die erste Hülfe bei Verletzungen“. In diesem Vortrag, den Esmarch später in der „Harmonie“ in Kiel wiederholte, bemerkte Esmarch zur Situation, wenn ein „Nebenmensch [...] von einem plötzlichen Unglück betroffen wird: Wer wird nicht zu Hülfe eilen, wenn er sieht, wie Jemand durch eine schwere Verletzung niedergeworfen ist und wird nicht gerne Alles thun, was in seiner Macht steht, um die Lebensgefahr abzuwenden, die Schmerzen zu lindern, den traurigen Folgen vorzubeugen. Bei vielen Verletzten hängt in der That das Leben von einer raschen und zweckmässigen Hülfsleistung ab. Doch Mancher hält sich ängstlich zurück, weil er sich sagen muss, er weiss nicht, wenn er helfen will, ob er richtig handle oder verkehrt. Und in der That geschieht oft genug gerade das Gegentheil von dem, was geschehen sollte, und wird so das Uebel noch verschlimmert.“

Esmarch schlug die Bereitstellung von Geräten und Material für den Katastrophenfall vor sowie die „Herstellung portativer Hülfseinrichtungen“, welche bei plötzlichen Notständen, wie Eisenbahnunglücken, Explosionen usw. zu rascher Hilfeleistung verwendet werden könnten. Ferner empfahl er „mobile Ambulancen, Transportmittel für Verletzte, transportable Baracken [...] an Knotenpunkten von Eisenbahnen aufzubewahren und so bereitzuhalten, dass sie jeden Augenblick an den Ort des Unglücks entsendet werden können.“ Da seiner Meinung nach „*ein zweckmäßiges Schriftchen*

1256 Brief vom 04.02.1875 an Prinzessin Henriette von Esmarch aus Leyden sowie Loseblattsammlung unter A 1/3 20/35

1257 Brief vom 15.03.1875 an Stromeyer von Esmarch aus Kiel

über diesen Gegenstand noch nicht existiert", ließ er den Vortrag drucken; er war vom Titel und vom Inhalt her die Vorlage zu seinem „Leitfaden für Samariter-Schulen". [1258]

Direkt von Hannover fuhr Esmarch nach Berlin. Beim 4. Chirurgen Kongresses im April 1875 informierte er über seine Behandlung von Gelenk-Neurosen, trug vor zum Thema der „tiefen Atheromcysten des Halses", schilderte „ein einfaches Verfahren [...] zur provisorischen Stillung von Blutungen" und empfahl die Kühldecke für „constante Wärmeentziehung". [1259] Esmarch wurde mehrfach von Patienten konsultiert, traf sich mit Kollegen und verwies bei Gesprächen auf seine Baupläne für ein Krankenhaus in Kiel. So berichtete er von einer Begegnung mit dem Kaiser: Dieser *„sagte mir, als er gefragt, wie es mit meiner Klinik ginge und ich ihm gesagt, dass ich nicht Platz genug hätte, aber mein Antrag auf Erweiterung abgeschlagen sei, ich möchte nur bohren, und immer wieder nachsuchen, dann würde ich meinen Wunsch wohl erreichen. Dasselbe sagte mir Augusta."*[1260] Am 12. April 1875 hielt Esmarch noch vor dem Vaterländischen Frauen-Verein einen Vortrag über Muster-Depots und Lazarettkisten. Danach fuhr er nach Leipzig und Halle, u. a. wegen des Druckes seines „Handbuches" sowie mit Besuchen in den Kliniken von Thiersch und Volkmann.

Anfang September 1875 reiste Esmarch über Hamburg, Frankfurt und Wiesbaden, wo er eine Krankenhausvisite machte und sich mit MacCormac und Langenbeck traf, nach Hohnstein. Am 29. Oktober fuhr Esmarch nach Neustrelitz *„wegen Behandlung von Prinzessin Helena (Knie). Großherzogin Cathrina hat Interessen an meinem Wirken."*[1261] Anfang November 1875 nahm Esmarch an einer Sitzung des Vaterländischen Frauen-Vereins in Berlin teil, traf sich dort mit Kollegen und besuchte die Klinik von Max Schede.

In Briefen an Stromeyer aus jener Zeit beschrieb Esmarch sehr ausführlich und detailliert seine Behandlungsmethoden, Verfahrens- und Vorgehensweisen, auch den Verbandwechsel und bat – wenn auch indirekt – dazu um dessen Meinung. Ebenso ausführlich schilderte er Eingriffe und Operationen, die er vorgenommen hatte, und deren Ergebnisse. Wiederholt klagte er in seinen Briefen über seine großen Arbeits-

1258 Brief vom 06.04.1875 an Stromeyer von Esmarch aus Kiel. Auf Esmarchs Ausführungen in diesem Vortrag und im „Leitfaden für Samariter-Schulen" bezog Paul Rupprecht, 1890, sich unmittelbar in seiner grundlegenden Veröffentlichung zur Krankenpflege.

1259 Verhandlungen [...], 1875, I, S. 129 u. S. 90 f, S. 96 ff. sowie II, S, 225 ff.

1260 Brief vom 09.04.1875 an Prinzessin Henriette von Esmarch aus Berlin

1261 Brief vom 30.10.1875 an Prinzessin Henriette von Esmarch

belastungen, u. a. „*Schreibereien aller Art, Mappen, Gutachten, Vorträge, grössere Operationen mit den dazu nöthigen Vorstudien*"[1262] Im Mai 1876 berichtete er: „*Die Zahl der Operationen ist so gross, dass wir nicht blos an den Operationstagen, oft bis 4 Uhr operiren müssen, sondern auch die Ambulanz-Tage mit zu Hülfe nehmen müssen.*"[1263] Kurz darauf: „*Die Klinik ist gepfropft voll, die Privatkrankenhäuser, von denen wir jetzt 4 haben, füllen sich immer mehr, und Alle wollen wo möglich gleich operirt werden, wenn sie angekommen sind. [...] dazu kommen Examina, Operationscursus und Vorlesung; manchmal weiß ich nicht, wie ich durchfinden soll.*"[1264]

Esmarchs Bestreben, möglichst konservierend vorzugehen, wird aus seiner Antwort auf die Anfrage von Stromeyer, ob Esmarch eine Amputation bei einer chronischen Tibia-Tarsal-Gelenkentzündung vornehmen würde, deutlich. Esmarch schrieb ihm: „*Ich [würde] gewiß auch die Erhaltung des Fußes versuchen [...] vor allem [würde ich] für Immobilisierung des Gelenks in einer guten Stellung Sorge tragen [...] die Patientin chloroformieren, den Fuß in die richtige Lage bringen, das Gelenk mit starker Carbollösung (5%) oder Chlorzinklösung (8%) gehörig ausspülen, einen Drain in dieselbe legen und aseptisch oder offen behandeln.*"[1265]

Im Briefwechsel zwischen Esmarch und Stromeyer kam es wiederholt zu wertenden Aussagen über Fachkollegen und deren Verhalten. Dabei ist auffallend, dass Stromeyer überwiegend negative, Esmarch dagegen eigentlich nur positive Urteile fällte, sich eher einer Stellungnahme enthielt bzw. nur eine kurze, allgemeine Bemerkung machte, aber auch Stromeyers Ansicht nicht teilte. Bei Stromeyers Urteilen, der sich als Wissenschaftler nicht genügend beachtet fühlte, lagen fachliche Argumentation, Ironie, Spott und Beleidigung der einzelnen Fachkollegen dicht beieinander. Da er mehr Zeit hatte als Esmarch, las er alle Neuerscheinungen auf diesem Gebiet, während Esmarch oft eingestehen musste, er habe dieses oder jenes Buch nur durchgeblättert und behalte sich die Lektüre für die Ferien vor. So konnte Stromeyer aufgrund besserer Kenntnis der Einzeltheorien in seinen Urteilen bestimmter auftreten. Von vielen zeitgenössischen Fachkollegen vermutete Stromeyer, dass sie nicht aufrichtig seien und ihre Statistiken „*frisierten*", außerdem würden sie nur ihre eigenen Prinzipien anerkennen: „*Sie lieben es nicht, dass man ihre Grundsätze angreift.*"[1266]

1262 Brief vom 17.01.1875 an Stromeyer von Esmarch aus Kiel

1263 Brief vom 12.05.1876 an Stromeyer von Esmarch aus Kiel

1264 Brief vom 26.05.1876 an Stromeyer von Esmarch aus Kiel

1265 Brief vom 29.02.1876 an Esmarch von Stromeyer aus Hannover u. vom 02.03.1876 an Stromeyer von Esmarch aus Kiel

1266 Brief vom 17.11.1865 von Stromeyer an Esmarch aus Hannover

Zu Beginn des Jahres 1876 war Esmarch an jeweils mehreren Tagen zu Besuch bei Kollegen in Bremen, in Stade und in Berlin, ebenfalls mit Visiten dort. Mitte März besuchte er Brandis in Aachen und berichtete: *„Brandis ist ein begeisterter Anhänger Listers und zeigte mir sehr schöne Fälle."* Am Nachmittag *„machte Brandis eine Resection des Kniegelenkes unter künstlicher Blutleere und Lister, die sehr gelungen war."*[1267] Im März wieder in Berlin war Esmarch in Langenbecks *„Operationscursus und [ich] freue mich, dass ich hergekommen bin, da ich doch manches dabei lernen werde, wir uns auch während des Cursus über mancherlei Fragen aussprechen. Langenbeck selbst schien [darüber] sehr erfreut zu sein [...], meinte aber, ich würde ihm auch viel Neues zeigen können."*[1268]

In Hannover nahm Esmarch vom 5. bis 8. April 1876 an einem Festakt zu Ehren Stromeyers teil. Nach einem Kurzurlaub in Lanken bei Sagard auf Rügen vom 10. bis 18. April 1876 reiste Esmarch nach Berlin. Auf dem 5. Chirurgen-Kongress vom 19. bis 22. April 1876 empfahl Esmarch gegen Nachblutungen bei der künstlichen Blutleere „sorgfältige Unterbindungen" und hielt seinen vielbeachteten grundlegenden Vortrag über „Die antiseptische Wundbehandlung in der Kriegschirurgie". [1269]

Noch einmal am 10. Juni 1876 sah Esmarch Stromeyer in Hannover, ehe dieser am 15. Juni 1876 *„ganz sanft in seinem Stuhle sitzend, eingeschlafen ist, ein schöner Tod!"*[1270]

Zwischen dem 17. Juli und 3. Oktober 1876 nahm Esmarch in Brüssel an der „l'Exposition internationale d'Hygiène et de Sauvetage de 1876" mit einem eigenen Ausstellungs-Beitrag und als Mitglied der Jury teil. Darüber schrieb er: *„Die Ausstellung ist sehr grossartig, besonders aber die Deutsche"*. Esmarch wurde zum Vize-Präsidenten gewählt und besuchte mehrere Ausstellungsteile, *„wobei die gründliche Besichtigung aller unserem Urtheil unterworfenen Objekte eine grosse Anstrengung verursacht"*. Dann wurden die *„Eisenbahnwagen zum Transport von Verwundeten eingerichtet, durchstudirt."*[1271a] Von zwei Sitzungen. in denen über den deutschen und den österreichischen Ausstellungsteil beraten wurde, berichtete Esmarch: *„Ich leite die Debatten und proponire die recòmpenses; aber hie und da finde ich starke Opposition. So haben wir denn*

1267 Brief vom 17.03.1876 an Prinzessin Henriette von Esmarch aus Aachen

1268 Briefe vom 17. u. 30.03.1876 an Prinzessin Henriette von Esmarch aus Berlin

1269 Verhandlungen [...], 1876, I, S. 89 sowie Köhler,1904, S. 220 und Küster S. 67

1270 Brief vom 17.06.1876 an Prinzessin Henriette von Esmarch aus Kiel. Mit Brief vom 27.06.1876 übermittelte Karl Jakob Velten im Auftrag der Kaiserin Augusta „die allerhöchste Teilnahme" am Tod von Stromeyer: „Die Kaiserin beklagt den Verlust des sehr bedeutenden Mannes", der ganz besonders „in der Militärkrankenpflege auf dem Schlachtfelde [...] so Außerodentliches geleistet" hat.

sowohl Emil Meyer als Mundy [für ihre Eisenbahnwagen] einstweilen zu wenig gegeben, werden aber für die anderen Aussteller ebenso streng sein." Es gelang „*für Emil Meyer noch den ersten Preis zu erlangen; ausserdem haben wir einen für Volkmann bestimmt.*" Allerdings würde er „*gewiss niemals wieder das mühsame und wenig erquickende Amt eines Jury-Mitgliedes übernehmen, freue mich aber, es mal mitgemacht zu haben.*"[1271b]

In Brüssel besuchte Esmarch „*das grosse Hospital St. Jean, in welchem aber eine sehr altmodische Chirurgie getrieben wird. Ich sah dort Fälle so schlecht, wie ich sie lange nicht gesehen. Von Lister und vom Gipsverband keine Ahnung.*"[1271c] Ende September demonstrierte Esmarch seine „*ausgestellten Gegenstände vor einem grossen Publikum in der Rotunde der Exposition und fand glaube ich, vollen Beifall.*"[1271d] An seinem letzten Tag in der Ausstellung, habe er, so Esmarch, vieles noch angesehen „*und Vielen meine Sachen gezeigt, die gerade ihrer Einfachheit wegen [...] viele Bewunderer finden.*"[1271e]

In der 3. Sitzung vom 6. Chirurgen-Kongress am 6. April 1877 trug Esmarch vor „Zur Resection des Schultergelenkes" und hielt einen Vortrag über „Aphorismen über Krebs". Mit seiner ebenfalls damals aufgestellten Forderung, dass jeder Soldat ein Verbandpäckchen bei sich führen müsse, wurde Esmarch „der Urheber des Verbandpäckchens, in dem u.a. ein dreieckiges Tuche enthalten war". [1272] Ferner tauschte Esmarch sich mit Fachkollegen aus, führte mehrere Visiten in Krankenhäusern durch und besah sich Behandlungsfälle.

Zu Beginn des Winters 1877 stand Esmarch in engem Kontakt und Briefwechsel mit Baron Mundy angesichts des Russisch-Osmanisches Krieges. Mundy telegrafierte am 29. November an Esmarch: „*Könnten Sie fünf Ärzte [...] auf sechs Monate für rothen Halbmond mit 500 Franken Feldequipirung 500 Franken Reisegeld 500 Franken monatlichen Gehalt engagiren?*" Ferner bat Mundy um Zusendung der von Esmarch zusammengestellten Instrumentenkiste und informierte über die Anerkennung, die seine elastische Binde u. a. bei den norwegischen Ärzten gefunden habe. Zu der von Esmarch entwickelten „*antiseptischen Verbandtasche*" schrieb er, dass er sie „*glücklich imitirt und gut verwendet in ersten Linien. Ihre Muster-Verband-Kisten würden hier von grossem Nutzen sein, weil alle Methoden in den Zusammenstellungen*

1271 a)–e) Briefe vom 21., 24., 26.07., 28.09. u. 02.10.1876 an Prinzessin Henriette von Esmarch aus Brüssel

1272 Verhandlungen [...], 1877, II, S. 61 - 67 sowie S. 196 - 219; s. dazu „Aphorismen über Krebs" in Archiv [...]1878, Bd. 22, S. 437-460, sowie Trendelenburg 25J, S. 352; ferner Archiv [...]1877, Bd.20, H.1, S.166-176; s.a. Schmülling S. 28 f. sowie Küster, S. 68

fehlten. [...] Ihre Bücher habe ich noch nicht – wahrscheinlich liest sie ein Postbeamter, aber welcher u. wo?“[1273]

Über Mundys Anfrage an Esmarch wurde daraufhin im „Avis für Aerzte“ vom 3. Dezember 1877 sowie im „Levant Herald“ vom 10. Dezember 1877 berichtet. Insgesamt 23 Bewerbungen gingen danach bei Esmarch im Dezember ein. Von den von ihm vermittelten Ärzten erhielt er daraufhin mehrere Berichte vom Kriegsschauplatz. So informierte Dr. Rieck Esmarch angesichts der Masse der Flüchtlinge über die *„erschreckende Nacktheit des ungeheuren Kriegselends“*, die äußerst problematischen hygienischen Verhältnisse und Behandlungssituation der Kranken und Verwundeten sowie die völlig mangelhafte Ausstattung der Spitäler.[1274a] Er äußerte sich sehr anerkennend zum Einsatz des von Esmarch empfohlenen Materials an chirurgischen Instrumenten, Verbandmaterial, elastischen Binden, antiseptischen und chemischen Mitteln und stellte fest: *„Es dürfte Sie nicht überraschen, dass am bulgarisch-rumänischen Kriegstheater Alles was ‚Esmarkh‘ geschaffen in largester Weise in Praxis verwendet wurde! Ihre ‚Technik‘ hat hier Wunder gewirkt.“*[1274b]

Dr. Hilsmann berichtete von Besuchen in Hospitälern, wo er in Esmarchs Namen *„eine antiseptische Wundbehandlung angeregt“* hatte. Angesichts der erforderlichen Vielzahl von unvermeidbaren Amputationen und nachfolgenden Wundbehandlungen und *„um in etwa den Uebelständen helfend zu begegnen, habe ich den Chef-Ärzten der verschiedenen Hospitäler Ihre kriegschirurgische Technik gezeigt und [...] erklärt.“*[1275a] Auch er bat um die Zusendung notwendiger Instrumente und beklagte *„skandalöse“* Verhältnisse in den amtlich zu verantwortenden Behandlungs- und Betreuungsabläufen. Exemplarisch hieß es bei ihm: *„Statt Sorge zu tragen [die deutschen Ärzte] irgendeinem Spital zu überweisen, wo großer Mangel an ärztlicher Hülfe ist, werden die Verbandstoffe für Mäuse und Ratten aufgespeichert und die armen Verwundeten und Kranken läßt man sterben.“*[1275b]

Ab 1877 spielten die Teilnahme an Jagdpartien und Jagderlebnisse bei Esmarch eine große, teils dominierende Rolle. Schon im Herbst 1875 hatte Esmarch in seinen Briefen an Stromeyer von Jagdpartien geschwärmt, denn *„die bekommen mir wundervoll und wirken mehr als die Morgenkur“* und *„Du hast recht, es war sehr liebenswürdig*

1273 Telegramm vom 28.12.1877 u. Brief vom 18.02.1878 an Esmarch von Mundy

1274 a) u. b) Briefe zwischen dem 20.01. und 23.05.1878 an Esmarch von Rieck aus Istanbul und aus Bukarest, überwiegend aus Pera

1275 a) u. b) Briefe vom 08.01.1878 an Esmarch von Hilsmann aus Constantinopel und vom 10.02.1878 aus Pera

von dem ersten Reh, sich gleich totschiessen zu lassen; nun werde ich die Jagdleidenschaft nicht wieder los."[1276]

Diese „Jagdleidenschaft" beanspruchte in den Folgejahren einen wesentlichen Teil der Zeit Esmarchs – auch zu Lasten seiner dienstlichen Verpflichtungen. Die Herbstferien pflegte Esmarch regelmäßig in Bayern zuzubringen, um als Gast des Herzogs Carl Theodor insbesondere in Bad Kreuth, am Tegernsee, im Karwendeltal an Gems- und Hirschjagden teilzunehmen. Er berichtete ausführlich von Pirschgängen, von Aufenthalten in der Hütte, langen Fußmärschen, ausgedehnten Wanderungen, ergiebigen Bergtouren, von Erlebnissen mit Jagdgenossen und in Jagdgesellschaften, von Ausflügen in die Gegend, Tagesabstechern, von Treib- und Kesseljagden sowie von den Strecken als Ergebnis der Jagdpartien. Die Beschreibungen der Gegend, der Berge, der Aussichten, der Stimmungen, der Wälder, Seen, Berge, Hütten, regelmäßig des (teils regnerischen bzw. sonnigen bzw. nebligen) Wetters und der Begegnungen in der Natur mit Tieren und Vögeln sind ungemein anschaulich.

Auch im Frühjahr fuhr Esmarch zur Jagd, u. a. regelmäßig ins Schloss Dwasieden. Durchweg wichtig war für ihn der Jagderfolg. Kontinuierlich berichtete er von Gemsböcken, Rehen und Hirschen – mit Angabe der Enden – sowie von Schnepfen, Rebhühnern, Krammetvögeln und Birkhähnen, die er erlegt hatte. Auch spielten die mit der Jagd verbundenen gesellschaftlichen Kontakte für Esmarch eine nicht unwesentliche Rolle. So schrieb Esmarch an Prinzessin Henriette im April 1878: *„Ich komme so immer tiefer in die Jagdbekanntschaften hinein, was Dir und mir gleich angenehm ist.*"[1277a] In Bayern gab es bei Diners und abendlichen Gesellschaften vielfache Begegnungen mit Jagdgenossen, meist hochgestellte Persönlichkeiten, und Treffen mit dem bayerischen Herzogspaar. Auch auf Rügen gab es nach der Jagd regelmäßig das Beisammensein in großer Gesellschaft u. a. mit Persönlichkeiten aus der Stubbenkammer. Wo es sich anbot, verband Esmarch Jagdurlaube mit Konsultationen und Behandlungen vor Ort. Esmarch beklagte zwar in seinen Briefen, dass er *„noch schrecklich viel zu thun*" habe, *„ganz erschöpft*" und *„todtmüde [sei] von diesem Semester*", schrieb dann aber auch: *„Wenn ich hier [Sassnitz] noch einige Tage in den Wäldern herumstreifen kann, so wird mir das gewiss sehr heilsam sein, denn ich brauche viel Nervenkraft fürs nächste Semester, und habe davon noch nicht viel eingeheimst.*"[1277b]

1276 Briefe vom 06. u. 23.09.1875 an Stromeyer von Esmarch aus Langen-Schwalbach

1277 a) u. b) Briefe vom 17.01.1880 u. 19.04.1888 an Prinzessin Henriette von Esmarch aus Sassnitz

Esmarchs Besuche in Hannover hörten nach dem Tod seines Schwiegervaters fast völlig auf; vom 4. bis 9. April 1878 war er noch einmal dort und verabschiedete sich von Frau Stromeyer, die nach Karlsruhe zu ihrer Tochter Helena zog. Anschließend war Esmarch vom 9. bis 13. April 1878 in Berlin beim 7. Chirurgen-Kongress.

In Paris besuchte Esmarch vom 10. bis 20. August 1878 die dortige Welt-Ausstellung und schrieb darüber: *„Die Ausstellung [macht] [...] durch ihr ganzes Arrangement einen sehr grossartigen Eindruck; [...] [bietet] aber [...] nicht mehr [...] als die anderen, die ich gesehen habe. Die Ausstellung für Hülfe im Kriege ist geradezu erbärmlich im Vergleich zu denen in Wien und Brüssel [...]!“*[1278a] Die deutsche Ausstellung hat *„wundervolle Sachen [...] zum Theil allerdings sehr bekannte“* und ist *„mehr wie alle anderen besucht und [hat] es auch wohl verdient.“*[1278b] Zeitgleich zur Ausstellung wurde ein Kongress durchgeführt, bei dem Esmarch mehrere französische, englische, holländische und deutsche Kollegen sowie auch Appia traf. Über die erste Sitzung informierte er: *„Die Debatten waren nicht besonders interessant. Die Franzosen sind in ihren Einrichtungen sehr hinter den unsrigen zurückgeblieben, und merken das ganz gut. [...] Von den franz. und russischen, portugiesischen etc. Ärzten wurde ich sehr ehrenvoll begrüßt.“*[1278c] Die Verhandlungen am 13. August kommentierte Esmarch: *„Die französischen Militairärzte stehen auf einer sehr niedrigen Stufe, der oberste derselben, Legouelt, hat gar keine Ahnung von den Fortschritten, welche in Folge der letzten Kriege bei uns das Militairmedicinalwesen gemacht hat und ärgert sich, wenn Roth ihnen mit kurzen Worten auseinandersetzt, wie es bei uns eingerichtet ist. [...] Der Einzige, der von den Deutschen Einrichtungen etwas weiß, ist Le Fort, der auch die Conferenz eigentlich ins Leben gerufen hat.“*[1278d] Zur letzten Sitzung am 14. August teilte er erneut mit: *„Viel ist nicht dabei herausgekommen, nur, dass man doch manche interessante Persönlichkeit näher kennengelernt hat.“*[1278e]

Bei seinen anschließenden Visiten im Hopital Beaujour führte Neudörffer *„seinen neuen Gipsverband vor, der nichts Neues hatte.“* Im Hotel Dieu *„zeigte Mr. Guerin seinen Watteverband [...] mit dem [er] Lister Concurrenz zu machen sucht, was ihm allerdings in meinen Augen nicht gelungen ist. Ich fand wieder ein miserables Stück französischer Chirurgie. Was könnten die Franzosen von uns Deutschen lernen, wenn sie dazu nicht zu borniert wären!“*[1278f]

Im Rückblick auf das Klinikgeschehen in Kiel berichtete Esmarch von „vielen ausserordentlichen Schwierigkeiten [...] welche durch den Neu- resp. Umbau des Opera-

1278 a)–f) Briefe vom 10., 12., 13., 14. u. 19.08.1878 an Prinzessin Henriette von Esmarch aus Paris

tionsraumes sowie der Sammlungs- und Wartezimmer bedingt waren. Fünf Monate hindurch musste die Klinik in einem provisorisch als Operationssaal eingerichteten Krankenzimmer abgehalten werden; durch Wegfall des letzteren war bei dem starken Zudrang von Patienten wiederum eine andauernde Ueberfüllung der anderen Krankenzimmer bedingt." Nur durch „äusserste Anstrengung des Personals" konnte das „nothwenige Mass" an Ordnung und Reinlichkeit erreicht werden. „Der immer strenger und mit steigender Sicherheit durchgeführten antiseptischen Wundbehandlung ist es zuzuschreiben, dass trotzdem die Resultate so günstig waren, denn im Vergleich zu sämmtlichen Vorjahren war die Zahl der ausgeführten Operationen (524) im verflossenen die grösste, die Zahl der Todesfälle (25) dagegen die geringste."[1279a]

Im April 1879 nahm Esmarch teil am 8. Chirurgen-Kongress in Berlin. Seine zwei Vorträge „Ueber Antiseptik auf dem Schlachtfelde" am 16. April und „Ueber Harnröhrenkrampf" am 18. April lösten unter seinen Fachkollegen lebhafte Diskussionen aus, letzterer insbesondere deswegen, weil zum ersten Mal ein Chirurg in einem öffentlichen Vortrag der bis dahin herrschenden Meinung über die Seltenheit des Harnröhrenkrampfes entgegentrat.[1279b] Im Übrigen gestaltete er seinen Aufenthalt mit zahleichen Gesprächen, Begegnungen und Visiten. Zur Teilnahme an den „Feierlichkeiten der Goldenen Hochzeit der Kaiserlichen und Königlichen Majestäten" am 12. Juni 1879 erhielt Esmarch mehrere Einladungen nach Berlin, denen er gern folgte und für weitere Treffen mit Kollegen vor Ort nutzte.

1279 a) u. b) Chronik [...], 1879, S. 56 sowie Verhandlungen [. . .] 1879, I, S. 2 u. 47 ff.

An den „Hochgeehrten Herrn Collegen" schrieb Rudolf Virchow im September 1863 aus Berlin an Esmarch. Auch dieser Brief, in dem Virchow zum Schluss bedauerte, dass Esmarch nicht an der Versammlung der baltischen Ärzte in Stettin teilnehmen konnte, ist kennzeichnend für die umfangreiche und umfassende Korrespondenz, die Esmarch mit seinen Fachkollegen führte.
(Brief aus Esmarch-Nachlass in der Schleswig-Holsteinischen Landesbibliothek, vgl. Andree)

XIII

Begegnungen, Austausch und Konflikte mit Kollegen

„Dem verehrten lieben alten, auch excellenten Freunde und Collegen für freundschaftliches Gedenken und Zusendung der Denkschrift[1280] *Dank und Gruß.“*[1281] Dieser Brief von Emil Götz vom Juni 1900 kennzeichnet viele freundschaftliche Verhältnisse, die im Laufe der Berufsjahre von Esmarch entstanden. Daneben gab es Beziehungen, die zum Teil in direkte Feindschaft mündeten; ein buntes Geflecht von Wechselwirkungen kennzeichnete das Verhältnis Esmarchs zu Kollegen, Freunden und Mitarbeitern.

Engere kollegiale Beziehungen

Mit **Harald Marxen**, den Esmarch seit seiner Schulzeit kannte, verband ihn eine enge Freundschaft. Der Briefwechsel von August 1848 bis Mai 1903 umfasst den gesamten privaten Bereich, das politische Umfeld, die berufliche Laufbahn, den Aufgabenbereich des Arztes. Intensiv wurden medizinische Fragen erörtert, wobei Esmarch stets große Bereitschaft zeigte, Marxen fachlich zu unterstützen. Beispielhaft schrieb Marxen: *„Ueber Deine Rathschläge hinsichtlich meiner Kranken danke ich Dir recht herzlich.“*[1282a] oder *„Wenn Du Zeit hast, so theile mir Deine guten Rathschläge über (das Anlegen einer eventuell gepolsterten Blechschiene) mit.“*[1282b] Vor einer möglicherweise erforderlichen Operation bei einer Entzündung an der Harnblase schrieb Marxen: *„Du mußt nun so gut seyn mir darüber einiges mitzutheilen u. sollte eigens ein besonderes Instrument dazu erforderlich seyn, so schicke es mir durch Beckmann.“*[1282c] Er wollte ihn

1280 S. Esmarch, „Denkschrift betreffend den Neubau der medizinischen Klinik“ vom 10.03.1900

1281 Brief vom 21.06.1900 an Esmarch von Emil Götz aus Kiel

auch *„hinsichtlich eines Patienten consultiren"*, bei dem *„vielleicht nur eine plastische Operation, oder sonst etwas, was ich nicht kann"* hilft.[1282d]

Obwohl seinem Freund in fast jeder Hinsicht überlegen – berufliche Position, gesellschaftliche Stellung, Renommee und Einkommen – zeigte Esmarchs weder Hochmut noch Besserwisserei. Von Kollege zu Kollege enthielten die Briefe konkrete Hinweise zu Verfahren und Vorgehensweisen, teils mit Zeichnungen, Kommentare zu Diagnosen und Operationen, Ratschläge für Behandlungen, Hinweise für geeignete Instrumente, Mitteilungen zur Behandlung mit Eis und Eisbeuteln, Erläuterungen zu Texten, Vorschläge für die Anfertigung von Instrumenten, Erfahrungen mit Nachbehandlungen und Therapien, Verläufen von Eingriffen, auch mit Nachbetrachtungen bei eigenen Fehlern bzw. Versäumnissen, Erörterung pathologischer Befunde. Die umfangreiche Liste der Themen in den Briefen umfasste in erster Linie operative Eingriffe sowie das Anlegen verschiedener Verbände und Unterbindungen und zeugten von Esmarchs praxisbezogenen Ansatz. Sehr ausführlich informierte Esmarch Marxen ferner über Verfahrensweisen von Kollegen, die er für nachahmenswert hielt, und empfahl ihm weiterführende Fachliteratur.

Sehr unterschiedlich geprägt war das Verhältnis von Esmarch mit **Bernhard (von) Langenbeck**: Aus der Beziehung zwischen Hochschullehrer und seinem von ihm sehr geschätzten Assistenten wurde später ein von gegenseitiger Achtung geprägtes Verhältnis zwischen Fachkollegen. Bei den vielen gemeinsamen Sitzungen brachte Langenbeck wiederholt sein fundiertes Wissen zu Esmarchs Feststellungen kritisch ein, unterstützte ihn jedoch auch. Obwohl Stromeyer skeptisch gegenüber Langenbeck war, blieb Esmarch ihm stets eng verbunden. Regelmäßig verband er seine Teilnahme an den Chirurgen-Kongressen mit Besuchen bei Langenbeck, häufig mit Abendessen und gemeinsamer Teilnahme an Veranstaltungen. Er besuchte das Ehepaar Langenbeck auch, nachdem es nach Wiesbaden übergesiedelt war.

Überaus vertraulich gestaltete sich Esmarchs Verhältnis zu **Louis Stromeyer**. Besonders eng entwickelte sich das Verhältnis während der Befreiungskriege, die Esmarch an der Seite von Stromeyer, teils auch als dessen Stellvertreter, unmittelbar erlebte. Aus der beruflich-kollegialen Beziehung wurde dann eine umso vertrautere, als Esmarch die Tochter von Stromeyer heiratete. In vielen Briefen, die beide wechselten, herrschte

1282 a)–d) Briefe in der o. g. Reihenfolge vom 14.12.1854; 20.05. u. 27.10.1855 u. 30.07.1856 an Esmarch von Marxen

ein liebevoller Ton im Umgang miteinander. Mit niemand anderem tauschte Esmarch sich so unmittelbar über seine Vorhaben mit allen damit verbundenen Aufgaben und Schwierigkeiten aus. Wie sehr Stromeyer sich ihm verbunden fühlte, geht aus zwei Briefen besonders hervor. In dem einen schrieb er: *„Du bist ein Teil meines Selbst, ich lebe mit Dir"*.[1283] Am Lebensende nannte er ihn in einem anderen Brief *„mein einziger Freund"*.[1284] Sie pflegten ein gegenseitig befruchtendes und anerkennendes Geben und Nehmen und blieben einander auch über den Tod von Anna bis zum Ableben von Stromeyer auf das Engste verbunden.

Mit **Karl Litzmann** war Esmarch seit seiner Berufung freundschaftlich verbunden. Sie besuchten sich häufig und nahmen an Treffen und Begegnungen mit Kollegen und in Vereinen regelmäßig gemeinsam teil. In vielen Briefen betonten Erna Friederici sowie Auguste Glörsen das gute und einvernehmliche Verhältnis zwischen Esmarch und Litzmann, das auch in medizinischen Fragen bestand.

Das Verhältnis zu **Wilhelm Behn** war anfangs wenig erfreulich. Behn hatte sich 1854 in einem Gespräch mit Esmarch sehr ablehnend ihm gegenüber geäußert. Anlässlich eines Besuches bei Anna habe er, so Esmarch an Stromeyer im Mai 1854, *„einige impertinente Reden geführt"*.[1285a] Auch habe Behn ihn, laut Brief vom April 1855, deutlich in der Durchführung seines Operationskurses behindert.[1285b] Zur Neuordnung des medizinischen Staatsexamens hatten Esmarch und Behn sehr unterschiedliche Standpunkte. Behn wurde anfangs auch nicht in den Physiologischen Verein mit einbezogen. Später allerdings informierte Esmarch Stromeyer: *„Mit Behn stehe ich jetzt auf einem freundschaftlicheren Fuße, nachdem ich ihm einige kleinere Dienste erwiesen habe."*[1285c]

Die Beziehungen zu **K(C)arl Völckers** waren insbesondere in den ersten Jahren durch großes wechselseitiges Vertrauen und gutes Einvernehmen geprägt.[1286] Esmarch hielt viel von Völckers, der 1859 als damals erst 23-jähriger Student auf Empfehlung Langenbecks sein zweiter Assistenzarzt wurde. Bereits ein knappes Jahr später ernannte er

1283 Brief vom 24.11.1862 an Esmarch von Stromeyer aus Hannover

1284 Brief vom 27.08.1875 an Esmarch von Stromeyer aus Hannover

1285 a)–c) Briefe in der o. g. Reihenfolge vom 02.05.1854, 04.04.1855 u. 10.06.1880 an Stromeyer von Esmarch aus Kiel

1286 S.a. Völckers, S. 26, S. 31 f. und 56 f.

ihn zu seinem ersten Assistenzarzt an der chirurgischen Klinik; im Mai 1862 habilitierte Völckers sich auf Esmarchs Wunsch für Chirurgie.

Völckers begleite Esmarch bei dessen Visiten in den Kliniken während des Krieges 1864 und leitete während seiner Abwesenheit die Geschäfte in Kiel. In den Kriegsmonaten 1866 führte er für Esmarch Operationen durch und betreute die Patienten in der Kieler Klinik. Er war Reisegefährte Esmarch auf dessen Reise in die Schweiz 1867. Mehrfach musste er Esmarch bei dessen Abwesenheit in der Klinik während des Feldzuges 1870/71 vertreten. Geradezu vorbildlich setzte sich Esmarch nach 1860 für die Eigenständigkeit der Augenheilkunde ein, die Völckers im Rahmen der Chirurgie vertrat. Auf Esmarchs Einsatz ging es auch zurück, dass Völckers 1873 die Professur für Augenheilkunde in Kiel sowie die Leitung der Augenklinik erhielt.[1287]

Zwischen 1887 und 1909 nahm Völckers die Aufgabe eines Verwaltungsdirektors der Akademischen Heilanstalten wahr. Dies führte zu eindeutigen Differenzen zu Esmarch. So machte Prinzessin Henriette, als Ende August 1892 in Hamburg die Cholera ausgebrochen war, Esmarch sich jedoch auf Jagd in Bayern befand, diesen darauf aufmerksam, *„dass Völckers und Quinke seine große steinerne Baracke […] für Cholerakranke bestimmt“* hätten, ohne sich vorher mit ihm abzustimmen.[1288] Obwohl Völckers bei den später zwischen der Fakultät und Esmarch aufgetretenen Spannungen den Belangen der Medizinischen Fakultät Vorrang einräumte, blieb bis zu Esmarchs Tod im Jahre 1908 ein insgesamt freundschaftliches Verhältnis zwischen beiden bestehen.

Ein sehr enges Verhältnis bestand zu **Karl Christian Heinrich Bartels**. In den Kriegsjahren, als Esmarch auswärts tätig war, schrieb ihm Bartels regelmäßig aus Kiel. Er informierte ihn im August 1866, dass er *„jetzt die Poliklinik allein [besorgt] mit den Studenten. […] Dies wird mit großem Eifern betrieben.“*[1289a] Meinem *„liebsten Freund Esmarch“* berichtete Bartels im Mai 1870, dass die *„Klinik so besucht [ist], wie kaum jemals zuvor. […] Ich habe noch nie ein so regelmäßig fleißiges und aufmerksames Auditorium gehabt, wie dieses Semester.“*[1289b] Bartels schickte ihm im August seine *„Rathschläge für die Behandlung des Typhus im Felde“* und schrieb, dass er *„eine ganze Armee von*

1287 Hansen, S. 563, s. a. Völckers, S. 58

1288 Brief vom 26.08.1892 an Esmarch von Prinzessin Henriette aus Kiel

Tripperkranken zu behandeln [hat], wenigstens leidet die Majorität der gegenwärtigen Pfleglinge der medicinischen Klinik [...] an dieser Kriegspest."[1289c]

Das vertraute Miteinander wird besonders deutlich in dem Kondolenzschreiben vom 3. Juni 1870 zu Annas Tod, in dem Bartels von der „*Sinnesart und dem Beruf unseres Lebens*" schrieb, die sie „*näher zusammengeführt habe, als es die beste Collegenschaft für sich allein vermocht hätte.*"[1290a] Auch nachdem er an einer Pleuritis erkrankt zur Kur u. a. nach Wiesbaden fuhr, blieb Bartels in brieflichem Kontakt mit Esmarch. Er tauschte sich mit ihm intensiv über die Behandlung von Typhuskranken aus. Von Schmerz und Sorgen schrieb Bartels im November 1870 aus Wiesbaden, weil es ihm aufgrund seiner Krankheit nicht vergönnt war, „*zuzugreifen mit aller Kraft, um mitzuhelfen [...] in einer großen Zeit, mitten unter den gewaltigsten Ereignissen*".[1290b] Im März 1871 hieß es nach Kriegsende: „*Eine gewaltige Arbeit steht der Nation noch bevor und möge sie sich im friedlichen Schaffen ebenso bewähren, wie in den Thaten des Krieges.*" Sein eigener Gesundheitszustand sei zwar noch nicht zufriedenstellend, mache jedoch Fortschritte, halte ihn aber noch stets von einer Rückkehr nach Kiel ab.[1290c] Zur Krankheit von Bartels schrieb Esmarch im April 1878 an Prinzessin Henriette: „*Die Nachrichten von Bartels sind ja sehr traurig; wenn das nur nicht der Anfang vom Ende ist? Ich hatte eben gestern seine Karte [...] beantwortet, und die Hoffnung ausgesprochen, ihn im Mai viel wohler wiederzusehen.*"[1291]

Eine kollegial freundschaftliche Beziehung hatte Esmarch zu **Peter Ludwig Panum**.[1292] In seinen Notizbüchlein erwähnte Esmarch ihn mehrfach bei gesellschaftlichen Ereignissen sowie gemeinsamen abendlichen Soireen. Der freundschaftliche Umgang im Kollegenkreis mit Panum in einer Zeit voller nationalistischer Gesinnung und Vorurteilen bestätigte zugleich dessen menschliche Qualitäten. Es war auch Panum, der sich in Kopenhagen für Esmarch verwendete. Ferner trat er einem Hetzartikel in der radikalen dänischen Zeitung „Faedrelandet" („Vaterland") entgegen, als diese die medizinische Ausbildung in Kiel als höchst mangelhaft umschrieb. Panum stellte sich vor seine in dem Artikel angegriffenen Kollegen Litzmann, Esmarch und Bartels und würdigte dabei deren überragende berufliche Leis-

1289 a)–c) Briefe in der o. g. Reihenfolge vom 10.08.1866 sowie vom 11.05. u. 14.08.1870 an Esmarch von Bartels aus Kiel

1290 a)–c) Briefe in der o. g. Reihenfolge vom 03.06. u. 29.11.1870 u. 08.03.1871 an Esmarch von Bartels aus Wiesbaden

1291 Brief vom 14.04.1878 an Prinzessin Henriette von Esmarch aus Kiel; Bartels starb im Juni 1878.

1292 S. dazu auch Panum, S. 81 f. und S. 85 f.

tung. Mit Panums Weggang nach Kopenhagen 1864 endeten auch die von Esmarch aufgezeichneten wechselseitigen Beziehungen.

Zu den Kollegen, zu denen sich ein durch gegenseitige Anerkennung geprägtes Verhältnis entwickelt hatte, zählte **Ferdinand Petersen**, Dieser wies in seinem Vortrag „Zur Behandlung des typischen Radiusbruches“ beim 23. Chirurgen-Kongress am 18. April 1894 darauf hin, dass er die betreffende Behandlungsweise in der Festschrift zum 70-jährigen Geburtstag „meines hochverehrten Lehrers Friedrich von Esmarch“ bereits veröffentlicht hatte. Er hielt auch die Festrede zum 70. Geburtstagsjubiläum von Esmarch in Kiel.

Das Verhältnis von Esmarch zu **August Bier** war durchgehend sehr vertrauensvoll. Zwar machte Prinzessin Henriette Esmarch auf *„incorrectes“* Verhalten Biers aufmerksam, als dieser eine eigenständige Entscheidung zum Klinikablauf in Abwesenheit von Esmarch getroffen hatte: *„Wenn auch Du ihm schon die Direction übertragen hast, so ist bei einer so eingreifenden Sache es eine Pflicht, Dich vorher davon zu benachrichtigen und Dich um Deine Ansicht, Wünsche und Erlaubnis zu fragen.“*[1293] Aus Esmarchs Antwortbrief sprach jedoch volles Vertrauen zu Bier und dessen Fähigkeiten. So blieb es auch durchgehend die ganze Zeit über bis zu Esmarchs Emeritierung 1898. Mit Nachdruck und entgegen den mehrheitlichen Vorstellungen in der Fakultät war Esmarch bemüht, *„seinen langjährigen sehr tüchtigen Assistenten Professor Bier zu seinem Nachfolger zu erhalten.“*[1294] Nicht zuletzt aufgrund der Entfremdung zwischen Esmarch und der Fakultät wurde zum Direktor der Chirurgischen Klinik dann allerdings Helferich aus Greifswald berufen. Bier ging nach Greifswald.

Insbesondere in den ersten zwei Jahrzehnten nach seiner Berufung traf sich Esmarch auch privat sehr häufig mit den **Fachkollegen** aus der Universität, der Medizinischen Fakultät und der Klinik. Zu den Begegnungen gehörten regelmäßige Zusammenkünfte in der Ärztlichen Vereinigung und im Physiologischen Verein.[1295] An Stromeyer schrieb Esmarch darüber: *„Wir kommen alle 14 Tage bei Thee, Bier und Butterbrot in unseren Wohnungen zusammen und müssen jedesmal sämmtlich etwas in petto haben,*

1293 Brief vom 06.09.1892 an Esmarch von Prinzessin Henriette aus Kiel

1294 Brief vom 18.11.1898 an Graf in Berlin von Prinzessin Henriette aus Kiel

1295 Mitglieder waren neben Esmarch Bartels, Claudius, Goetz, die beiden Jessen, Litzmann, Panum, Weber und Schwarz.

immer je einer einen längeren Vortrag, die übrigen kürzere Mitteilungen."[1296] Zwei Jahre später berichtete Esmarch: „*Die übrigen praktischen Ärzte haben auch einen kleinen ärztlichen Verein zu Stande gebracht […] in welchem vorzugsweise praktische Sachen vorkommen sollen; er ist eigentlich aus Opposition gegen uns entstanden, doch ist es mir gelungen, durch Wiederauffrischen unseres alten großen Vereins wieder ein gemeinschaftliches Band hinein zu bringen welches hoffentlich die Collegialität aufrecht erhält.*"[1297]

Differenzen mit Kollegen

Für die späteren Jahre ist eine größere Distanz zwischen Esmarch und seinen Kollegen spürbar. Dafür traf aus der Sicht von Esmarch vor allem seine Überarbeitung zu.[1298] Die Entfremdung entstand jedoch auch aufgrund der Zeiten seiner zunehmend längeren Abwesenheit in Kiel. Zugleich wurden latente Konflikte in erheblichem Masse durch den gesellschaftlichen Ehrgeiz Prinzessin Henriettes zugespitzt, in deren Augen die Leistungen seiner wissenschaftlichen Mitarbeiter das Ansehen Esmarchs zu schmälern drohten. Da es sich bis zum Jahre 1892 überwiegend um Differenzen mit einzelnen Fakultätsmitgliedern handelte, blieb Esmarchs führende Rolle innerhalb der Fakultät im Wesentlichen noch unangetastet. Dennoch stand er 1898, als es um seine Nachfolge ging, isoliert da. Dazu hatten er selbst auch durch sein uneinsichtigen Beharren auf einmal eingenommenen Positionen sowie insbesondere durch seine starre Haltung in der Auseinandersetzung um den Klinikneubau beigetragen.

Den schärfsten Konflikt gab es mit **Heinrich Irenaeus Quincke**, Professor für Innere Medizin und Direktor der Medizinischen Universitätsklinik ab 1878.[1299]

Esmarch, darin bestätigt durch mehrere Zusagen bei Bleibeverhandlungen, bewohnte eine Dienstvilla auf einem prächtigen, am Südhang gelegenen Gelände unmittelbar gegenüber dem Medizinisch-Chirurgischen Krankenhaus am oberen Ende des Schlossgartens. In einigem Abstand befand sich – wie ein Zwilling – lediglich das Dienstwohngebäude des Internisten Bartels; beide Häuser waren 1864 errichtet

1296 Brief vom 20.07.1856 an Stromeyer von Esmarch aus Kiel

1297 Brief vom 08.02.1858 an Stromeyer von Esmarch aus Kiel. Esmarch verwies hier auf die vorher schon bestehende Ärztliche Vereinigung in Kiel, die alle Ärzte umfasste.

1298 Brief vom 20.06.1875 an Stromeyer von Esmarch aus Kiel

1299 S. dazu Bethe, 1967, S. 41, sowie Weiteres in Kapitel 16

worden. Als Bartels 1878 starb, zog Quincke nach seiner Berufung nach Kiel mit seiner Gattin, einer geborenen Wrede, in dieses Haus ein.

Nachbarin war die Frau Esmarchs, Prinzessin Henriette. Diese Nachbarschaft führte zu allen möglichen, nur nicht zu guten nachbarschaftlichen Beziehungen. Die treibenden Kräfte für die dann entstehenden Spannungen waren die beiden Frauen.

Die etwas mondäne Ambitionen hegende Frau Quincke hätte zu gern die Rolle einer „First Lady" in der Kieler Gesellschaft eingenommen, doch ihre Nachbarin war eine geborene Prinzessin von Schleswig-Holstein-Sonderburg-Augustenburg, eine nahe Verwandte des Kaisers. In Esmarchs Haus spielte sich ein ungleich glanzvolleres Leben ab. Für Feste und Empfänge dort wurden ein größerer Saal und mehrere Wohnräume an Esmarchs Haus für einen Betrag 54 000 M aus dem preußischen Etat 1885/86 angebaut. Das alles war für Frau Quincke schon schwer mit anzusehen, doch am unerträglichsten fand sie die sonntäglichen Ständchen, die das Marinemusikkorps ihrer Nachbarin brachte.

Andererseits war der Prinzessin die deutlich jüngere und dabei hübsche und elegante Kollegenfrau ein Dorn im Auge. Beide Frauen – die Prinzessin noch stärker – entwickelten zudem einen besonderen Ehrgeiz für das Ansehen ihrer Männer. Esmarch und Quincke waren Direktoren von medizinischen Kliniken, beide hatten auf ihrem Gebiet große Erfolge vorzuweisen. Indem die Frauen das Feuer des Neides und der Verunglimpfung schürten, wurden sie zu echten Widersacherinnen.

Mit der Zeit nahm bei Frau Quincke der Wunsch zu, neue Nachbarn zu bekommen und komfortabler als in ihrer Dienstwohnung zu wohnen. Sie gewann ihren Mann für den Plan, eine adäquate Villa zu kaufen. 1893 bezogen sie das Haus Schwanenweg 24. Dieses sogenannte „Haus Sonneck" war in der Tat eine der elegantesten Villen Kiels. In unvergleichlich sonniger und windgeschützter Südhanglage stand es inmitten eines Parks mit alten Bäumen und weiten Rasenanlagen. Erst in diesen neuen Räumlichkeiten kam die großzügige Lebensweise des Ehepaar Quincke voll zur Geltung. Frau Quincke konnte in der neuen Villa ihre gesellschaftliche Rolle wirkungsvoll spielen. Sie war ohne Zweifel die treibende Kraft, wenn im Hause Quincke ein Empfang oder ein Fest stattfand.

Im Zusammenhang mit der nunmehr leerstehenden Dienstvilla von Quincke entzündete sich ein wahrer Machtkampf zwischen ihm und Esmarch. Beide strebten einen Neubau für ihre überlasteten Kliniken an. Nach den Vorstellungen von Quincke sollte seine ehemalige Villa gemeinsam mit der von Esmarch dem Neubau der Medizinischen Klinik weichen. Dazu hätte Esmarch seine Dienstvilla allerdings aufgeben müssen, wozu er und insbesondere sein Frau nicht die geringste Neigung verspürten. Der ohnehin schwelende Konflikt wurde in diesem Zusammenhang auf die Spitze getrieben. In den Streit wurden schließlich alle Fakultätsmitglieder einbezogen; er verschärfte sich, als es um die Nachfolge Esmarchs mit dessen Wunschkandidat Bier ging und führte schließlich dazu, dass Quincke 1899 seinen Abschied einreichte und Kiel verließ.

Von den beiden Assistenten, mit denen sich aus einem anfänglich kollegialen Verhältnis ein teils heftiger Konflikt entwickelte, war mit **Gustav Adolf Neuber** ein eskalierender Streit aus kleinen Anfängen und Zerwürfnissen entstanden.[1300]

Aus dem Briefwechsel in den ersten Jahren spricht zunächst ein durchaus von Vertrauen geprägtes Verhältnis. Mitte Juli 1878 hatte Esmarch *„mit Neuber eine Pirsch auf unseren Rehbock im Preetzer Klosterforst verabredet"*.[1301a] Im August/September 1879 schrieb Esmarch zu der von Neuber durchzuführenden Unterbindung einer Hauptader bei der Behandlung einer Geschwulst: *„Gott gebe, dass es einen guten Erfolg habe; ich zweifle nicht, dass er seine Sache gut machen wird."*[1301b] Als Esmarch sich im April 1880 nach dem Chirurgen-Kongress noch einige Tage erholte, berichtete ihm Neuber: *„Ich vermuthe, dass uns ein anstrengendes Semester bevorsteht und will aus dem Grund doppelt hoffen, dass wir Sie demnächst recht erfrischt wieder sehen."* Die Schlussformel lautete: *„Mit dem besten Gruss von meiner Frau und mir bleibe ich Ihr ganz ergebenster Dr. G. Neuber."*[1302]

Esmarchs häufige, teils mehrmonatige Abwesenheit aus Kiel bedingte, dass Neuber als erster Assistent die Hauptlast der Arbeit trug und sich daran gewöhnte, sehr selbstständig zu arbeiten und zu entscheiden. Vielfach vertrat er ihn als Lehrer und Direktor der Klinik.[1303] Zu Auseinandersetzungen kam es häufig, wenn Esmarch dann wieder in Kiel war.

Andeutungen einer tiefergreifenden Entfremdung zeichneten sich im Frühjahr 1882 ab, nicht zuletzt ausgelöst durch Anschuldigungen von Prinzessin Henriette. Allerdings hatte Esmarch diesen gegenüber damals noch Vorbehalte, denn er schrieb

1300 Anschütz, 1940, S. 38 ff.

1301 a) u. b) Briefe vom 23.07.1878 u. 30.08.1879 an Prinzessin Henriette von Esmarch

1302 Brief vom 01.04.1879 an Esmarch von Neuber aus Kiel

1303 Neuber, 1910, S.12

ihr im April 1882: *„Wenn das, was Du über Dr. N. schreibst, richtig ist, so wird es wohl bald mit uns vorbei sein, nachdem ich mich von seiner Falschheit überzeugt habe. Angenehm wird es für mich nicht sein, denn er nimmt mir mehr Arbeit ab, als Du denkst, und ich werde einen so tüchtigen Assistenten schwerlich je wieder bekommen. Aber wenn es sein muß, so mag er dahin fahren! Nur will ich erst selbst mich überzeugen."*[1304]

Die Grundhaltung von Prinzessin Henriette geht aus zwei Briefentwürfen aus dieser Zeit hervor. Sie schrieb, dass Neuber *„versucht hat, meinem Mann auf jede mögliche Weise zu schaden."*[1305a] Dr. Neuber sei mit dem Oberwärter Sensen zusammen im Krankenhaus gewesen, und dieser habe *„gehört [...] wie Neuber sagte [...], dass der Geheimrath Esm. nicht mehr operiere, weil er es ganz aufgegeben oder überhaupt sich zurückgezogen oder zu krank sei zum Operiren."*[1305b] Deshalb habe Neuber sich der Patienten selbst angenommen. Esmarch habe Neuber wegen dessen Äußerungen *„zur Rede"* gestellt, dieser habe alles geleugnet. Esmarch habe die Sache darauf auf sich beruhen lassen, während Neuber, so Prinzessin Henriette, *„durch Verbreitung unwahrer Gerüchte über den Zustand meines Mannes [...] versucht [hat], sich selbst in die Stellung desselben hineinzudrängen und ist dabei auf die infamste Weise verfahren."*[1305c]

Noch im März 1883 hatte Neuber im Vorwort zu seiner zusammenfassenden Schrift: „Anleitung zur Technik der antiseptischen Wundbehandlung und des Dauer-Verbandes" geschrieben: „Das vorliegende Werk habe ich meinem verehrten Lehrer, Herrn Geheimrath Esmarch, gewidmet. – Herr Geheimrath Esmarch hat mir mit ausserordentlicher Liberalität gestattet, das gesammte Material seiner Klinik in einer Weise zu benutzen, wie es für meine Versuche nothwendig erschien; auch sind mir der Rath und die Unterstützung, welche mein hochverehrter Chef mir oft gewährte, für meine Arbeiten von grösster Bedeutung gewesen. Für dieses in vieler Beziehung so freundliche Entgegenkommen [...], schulde ich Herrn Geheimrath Esmarch meinen wärmsten Dank."[1306] Ebenfalls in seinen Aufsätzen aus jener Zeit verwies Neuber stets auf Fälle „in der *Esmarch*schen Klinik".[1307]

1304 Brief vom 24. April 1882 an Prinzessin Henriette von Esmarch aus Primkenau

1305 a) –c) Brief(entwürfe) an Herrn Senger von Prinzessin Henriette (o. J.). Kowalzig sprach später davon, dass Esmarch sehr erzürnt gewesen sei, wenn Neuber als stellvertretender Klinikdirektor „infamerweise" unmittelbar kurz vor Esmarchs Rückkehr von einer Reise einen auch für die Demonstration im Kolleg besonders interessanten Fall zur Behandlung an sich gezogen und somit Esmarch vorenthalten habe. Auf Kowalzig, „Lebenserinnerungen", S. 75, verweist Wolf, 1994, S. 16

1306 „Mittheilungen aus der chirurgischen Klinik zu Kiel", Kiel 1883, S. 5 ff.

1307 „Mittheilungen aus der chirurgischen Klinik zu Kiel", Kiel 1884, S. 19 ff. und S. 27 ff.

Esmarch hatte wiederum in seiner Vorlesung zur Methodik des Unterrichts zur Verbesserung der Verbandmethoden noch 1884 vorgetragen, dass es „meinem früheren Assistenten, Herrn Dr. Neuber, gelungen [...] ist, unsere Verbandstechnik auf die hohe Stufe der Vollendung zu bringen, von deren Erfolgen Sie hier Zeuge sein werden."[1308]

Im Zuge seiner klinischen Tätigkeit war Neuber dann jedoch auf dem Gebiet der Asepsis zu wissenschaftlich begründeten Konsequenzen gekommen, die zur Lehrmeinung Esmarchs in diametralem Widerspruch standen. Neuber plädierte ab 1884 ausdrücklich für das aseptische Verfahren.[1309] Für ein durchgehend kohärent aseptisches Konzept sei, so Neuber, „ein System von aufeinander aufbauenden Maßnahmen", eine „aseptische Kette" erforderlich. Um dies zu erreichen, drängte Neuber Esmarch, die Universitätsklinik entsprechend seinen Planungen umzubauen. Esmarch lehnte entscheidende Veränderungen jedoch ab und verhinderte die Umsetzung der zwischen ihnen vereinbarten Maßnahmen. Im Endeffekt löste dies den entscheidenden Bruch zwischen den beiden Medizinern aus.[1310]

Prinzessin Henriette verschärfte den Konflikt, indem sie u. a. an Esmarch im April 1884 schrieb, sie halte Neuber nicht nur *„für einen nicht gentlemanliken Streber, sondern für höchst falsch gegen Dich, gegen seinen Wohltäter, dem er Alles verdankt. Die ganze Stadt soll schon darüber sprechen, wie unentbehrlich er selbst immer sagt, dass er Dir sei, sich erlaubt, Dir bei Deinen Anordnungen vor den Patienten zu widersprechen, Du dies ruhig gehen läßt, lammfromm dazu schweigst und was er sagt durchgehen läßt. Viele ärgern sich furchtbar, aber vielen imponirt er mit seinem eingebildeten selbstbewußten Benehmen. Alle meinen, er sei für Dich eine Schlange an Deinem Busen genährt, die Dich bald aufs Trockne setzen wird, wenn Du ihm dieses Treiben erlaubst."*[1311] Das Wesensmerkmal des Konfliktes formulierte Neuber später wie folgt: „Esmarch hatte damals die besten Jahre hinter sich – ich stand im leistungsfähigsten Alter. Meine Vorlesungen wurden allzu fleißig besucht und meine Hilfe auch außerhalb der Klinik zu oft gewünscht."[1312] Letztendlich waren der 61 Jahre alte anerkannte Chirurg und

1308 Ebd., S. 86

1309 Neuber, in: Universitätsmedizin 350, S. 86 f.

1310 Neuber, „Vorschläge zur Beseitigung der Drainage für alle frischen Wunden", in: Archiv [...], 1881, Bd. 26, H. 2, S. 55 ff.

1311 Brief vom 18.04.1884 an Esmarch von Prinzessin Henriette aus Kiel

1312 Neuber, 1910, S. 3 ff.

Klinikdirektor und der um 27 Jahre jüngere mit seinem neuartigen Verfahren bereits anerkannte und auch erfolgreiche Chirurg direkte Konkurrenten.

Da Neuber seine Verbesserungsvorschläge gegenüber Esmarch in dessen Klinik nicht durchsetzen konnte[1313], verließ er 1884 die Chirurgische Universitätsklinik und brachte seine bahnbrechenden hygienischen Grundsätze zunächst in die Neugestaltung der Chirurgischen Abteilung in dem 1884 umgebauten Gemeindehospital Gaarden ein, danach im Jahr 1886 in eine eigene neue Chirurgische Klinik am Königsweg. Neuber wurde in seiner Klinik teilweise von Esmarchs Privatpatienten konsultiert, die er während dessen Abwesenheit in dringenden Fällen ohnehin behandelt hatte. Dies wiederum führte dazu, dass sich neben Esmarch vor allem Prinzessin Henriette auch materiell getroffen fühlte. Sie schrieb an Esmarch: *„Wahrscheinlich nimmt er alle Anmeldungen, die unter seinem Namen für Deine Klinik kommen dorthin. Ein Unglück, dass er so viele der Privatkranken nach der Klinik hinüberzog. Dadurch hat er sich einen Namen gemacht.“*[1314] Neuber meinte später dazu: „Von vornherein fiel mir eine ausreichende Praxis zu, welche sich mit den Jahren oft zum Nachteil v. Esmarchs steigerte.“[1315] Neuber hatte die Gründe zwar richtig erkannt, die Esmarch zu einer immer stärker ablehnenden Haltung veranlassten, war sich der Auswirkung seines eigenen Verhaltens aber offensichtlich nicht völlig bewusst.

Aus einigen Briefen an Prinzessin Henriette nach 1884 geht eindeutig das gekränkte Selbstbewusstsein von Esmarch gepaart mit Rechthaberei hervor.[1316a] So meinte Esmarch zu dem Unglück, das Neuber widerfuhr, als ein Patient in seiner Klinik verstorben war: *„Vielleicht kommt das daher, dass mein mässigender und beruhigender Einfluss ihm jetzt fehlt.“*[1316b]

Esmarchs Verhalten bei einem Ruf für Neuber an eine andere Universität war ambivalent. Einerseits schrieb Neuber später: „Es gab Zeiten, wo ich Aussicht hatte, v. Langenb'ck'scher Assistent zu werden; auf v. Esmarchs dringenden Wunsch und durch das von ihm […] gegebene Versprechen, mir später eine geeignete Stellung verschaffen zu wollen, bin ich damals bei ihm geblieben. […] 1884 […] war keine Rede mehr davon. In 1878 hatte ich mich habilitiert, jetzt wurden mir die Hörsäle der Klinik

1313 Ebd., S. 12

1314 Brief vom 27.10.1882 an Esmarch von Prinzessin Henriette

1315 Neuber, a. a. O., S. 13

1316 a) u. b) Briefe vom 15., 19.04.1884, 08.10.1885 und vom 06.10.1887 an Prinzessin Henriette von Esmarch

und das poliklinische Material für meine Vorlesungen, das Mutterhaus, das städtische Krankenhaus, sowie eine hiesige Privatklinik für meine Patienten gesperrt. v. Esmarch unterließ nicht mir mitzuteilen, dass sein obenerwähntes Versprechen durch mein Benehmen hinfällig geworden sei."[1317]Andererseits schrieb Prinzessin Henriette im April 1884 an Esmarch: *„Die Hauptsache sei, Dich möglichst rasch von ihm zu trennen, ihm einen Wirkungskreis möglichst entfernt zu verschaffen. [...] Benutze Deine Zeit in Berlin und verschaffe ihm einen Ruf nach einem dieser Orte. – Wird er hier Professor, dann kannst Du einpacken."*[1318] Vor einem anstehenden Besuch in Berlin im Oktober 1885 schrieb Esmarch jedoch, dass es *„nicht viel helfen würde, mit Greiff [...] über N. zu sprechen. Was können sie dagegen thun; höchstens ihn irgendwo hin versetzen, aber wohin? Wo sind Vakanzen, für die er sich eignet."* [1319a] Aus München, wo er am 21. Oktober 1895 war, hatte Esmarch, so sein Brief, *„alle die Herren besucht, welche auf die Besetzung der Stelle Einfluß haben aber [...] [es] sind für N. gar keine Aussichten vorhanden."*[1319b]

Neubers späterer Vorwurf lautete: „Natürlich wurden von Kiel die auswärtigen Fakultäten beeinflußt, ich sah mich einem unfreundlichen Ring gegenüber. [...] Da für eine auswärtige Anstellung nicht die geringste Wahrscheinlichkeit bestand, blieb mir nichts übrig, als in Kiel zu bleiben und mir eine eigene Anstalt zu gründen."[1320] Zweifellos wurde durch Esmarchs Einfluss Neubers akademische Tätigkeit in Kiel nach 1884 deutlich eingeschränkt. Da es jedoch in Esmarchs ureigenstem Interesse lag, Neubers Wirkungskreis in eine andere Stadt zu verlegen, ist es eher unwahrscheinlich, dass er mit allen Mitteln versucht haben soll, Neuber eine akademische Karriere außerhalb Kiels zu verhindern.

Zu einem Höhepunkt in der persönlichen Auseinandersetzung kam es im Sommer 1888. Es wurden verunglimpfende Anschuldigungen gegen Neuber bis hin zum Rufmord vorgetragen, an denen – wie aus Zeugenaussagen hervorging – Esmarch unmittelbar beteiligt war.[1321] Auf Vorhaltungen Neubers beim Kurator der Universität sah Esmarch sich genötigt, in einer Erklärung vom 13. August 1888 die „über Herrn Dr. Neuber gemachten Äußerungen als tatsächlich unrichtig unter dem Ausdruck meines Bedauerns" zurückzunehmen. Durch die schriftliche Erklärung Esmarchs, die

1317 Neuber, a. a. O., S. 13

1318 Brief vom 18.04.1884 an Esmarch von Prinzessin Henriette aus Kiel

1319 a) u. b) Briefe vom 17.10. und 22.10.1885 an Prinzessin Henriette von Esmarch

1320 Neuber, a. a. O., S. 15 f.

1321 Erklärungen von Dr. med. Kaestner vom 27. Juni 1888 und dem späteren Arzt Oswald Gerloff vom 28. Juni 1888, die Neuber in seiner Schrift zitierte, Neuber, a. a. O., S. 16 ff.

dem Kurator der Universität, den beteiligten Ärzten und Studenten sowie Althoff in Berlin mitgeteilt wurde, erklärte Neuber sich befriedigt. Seine Erwartung, „dass nunmehr friedliche Zeiten kommen würden", erfüllten sich laut Neuber jedoch nicht, „denn Esmarch dachte an keine Versöhnung."[1322]

Neubers Antrag auf eine unbesoldete, außerordentliche Professur wurde 1891 von der Kieler Medizinischen Fakultät einstimmig abgelehnt. Zur Begründung hieß es, Neuber würde mit seiner Privatklinik der Universitätsklinik Konkurrenz machen, erfahre durch den Professorentitel eine weitere Aufwertung und die Studierenden könnten dem jungen Professor den Vorzug vor den Alteingesessenen geben.[1323] Daraufhin gab Neuber die Venia Legendi zurück und schied verbittert aus der Universität aus.[1324]

Für den gütlich nicht mehr zu regelnden Konflikt gilt am ehesten Biers später formulierte Feststellung: „Es ist aufs tiefste zu bedauern, dass diese beiden großen Chirurgen, noch dazu Lehrer und Schüler, sich entzweiten und schließlich in bitterster Feindschaft gegenüberstanden."[1325] Diese überschattete das Leben beider, sowohl das von Neuber als auch das von Esmarch in seiner Stellung in Kiel bis ins hohe Alter.

Das Verhältnis zu **Ernst Kowalzig** durchlief mehrere Phasen.[1326] Nachdem Kowalzig nach Ablegung seiner ärztlichen Vorprüfung 1885 von Berlin nach Kiel zu Esmarch gewechselt war, entwickelte sich dies zunächst sehr vertrauensvoll. Esmarch schätzte Kowalzig zunehmend aufgrund seines zeichnerischen Talentes und seiner mustergültig gefertigten Notizen sowie Beschriftungen und machte ihn 1887 zum außerplanmäßigen Assistenten und Privatsekretär. Ab dem 8. Semester wurde Kowalzig dritter Assistent, bald maßgeblicher Illustrator der chirurgischen Kompendien von Esmarch, dann erster Assistent in der Nachfolge von Bier, Mitwirkender an Veröffentlichungen und schließlich als Oberarzt Ko-Autor bei Esmarchs wichtigstem Werk und Begleiter bei weiteren Publikationen.

1322 Neuber, a. a. O., S. 14

1323 S. Universitätsmedizin 350, S. 88

1324 Neuber wurde 1895 Großherzoglicher Oldenburgischer Geheimer Sanitätsrat, 1901 Generaloberarzt der Kaiserlichen Marinereserve. Kaiser Wilhelm II. berief ihn 1911 als lebenslanges Mitglied in das Preußische Herrenhaus. 1920 verlieh ihm die Philosophische Fakultät der Kieler Universität die Ehrendoktorwürde; 1923 ernannte ihn die Deutsche Gesellschaft für Chirurgie zum Ehrenmitglied.

1325 Bier, 1935, S. 294

1326 Vgl. Wolf, 1994, S. 9 ff. u. S. 23, der auch die unveröffentlichten Lebenserinnerungen von Kowalzig zu Rate gezogen hat.

Im Zusammenhang mit der gemeinsamen Arbeit von Esmarch und Kowalzig an der 1891 erschienenen Auflage der „Chirurgischen Technik" trat eine Entfremdung ein. Prinzessin Henriette versuchte, ihren Mann davon zu überzeugen, dass durch die Nennung von Kowalzigs Namen als Mitautor Esmarchs Ruf als Lehrbuchautor Einbuße erleide. Sie schrieb ihm im Herbst 1892, als er zur Jagd in Tegernsee war: *„Kowalzig hat mir selbst erzählt, dass alle Menschen es glauben und es ihm sagen, dass er das Buch geschrieben [hat] und Esmarchs Name ist nur dazu gesetzt. [...] Siehst Du, so etwas geht nicht an. Er nimmt Dir allen Ruhm. Du darfst nie mehr seinen Namen darauf mitsetzen lassen."*[1327]

In mehreren Briefen setzte sich Esmarch mit der damaligen Situation auseinander: *„Die erste Auflage hat K[owalzig] nach meiner Anleitung zunächst nach meinen Heften und Collectionen und unter meiner beständigen Controlle ausgearbeitet und dazu die nöthigen Zeichnungen gemacht. Er hat ja Recht darin, dass er für das Buch viel gearbeitet hat, aber [...] mit Benutzung meiner Excerpte. Auf seinen dringenden Wunsch habe ich seinen Namen mit auf den Titel setzen lassen und ihm auch hierfür ein Drittel der Einnahme gesichert. [...] Offenbar ist dies ihm zu Kopf gestiegen und glaubt er, dass er das Buch eigentlich ganz allein gemacht hat. Bei unsren jungen Leuten stellt sich gar leicht der ‚Größenwahn' ein. [...] Wenn er fortfährt, sich so aufzuführen, wie jetzt, muß ich mich dann nach einem anderen Mitarbeiter umsehen, denn ich selbst bin jetzt [...] nicht mehr im Stande, so anhaltend litterarisch zu arbeiten, wie früher."*[1328a] Lipsius sollte ihm allerdings nicht *„Correcturen schicken, ehe Kowalzig sie gehabt hat, denn das macht mir nur doppelte Arbeit. [...] Übrigens wäre es mir lieb, wenn Du nicht mehr so viel über K's Betragen schreiben wolltest. Ich ärgere mich stets sehr darüber, und es verdirbt mir die Laune. Wenn ich zurück komme, kannst Du mir besser Alles mündlich mittheilen."*[1328b]

Mehrfach betonte Esmarch: *„Entbehren kann ich ihn nicht leicht, würde nur schwer einen Ersatz finden für die Zukunft."* Jedoch müsse, so Esmarch, er sich *„jetzt mit ihm auseinandersetzen [...], wenn wir ferner noch mit einander arbeiten sollen."* und *„Ich hoffe, er wird Vernunft annehmen."*[1328c] Kowalzig habe überdies in einem Brief zum Schluss geschrieben: *„Ich bitte Sie, mir Ihr Vertrauen auch trotz des ‚Geredes der Leute' zu bewahren."*[1329] Dessen ungeachtet schrieb Prinzessin Henriette an Esmarch im Oktober 1892: *„Bald wird es heissen, dass Du nicht mehr schreiben könntest, sondern*

1327 Brief vom 10.09.1892 an Esmarch von Prinzessin Henriette aus Kiel

1328 a)–c) Briefe vom 05., 15. u. 24.09. sowie 02. u. 03.10.1892 an Prinzessin Henriette von Esmarch von Schloss Tegernsee

1329 Verweis auf einen Brief vom 11.09.1892 an Esmarch von Kowalzig aus Kiel

K. Dein und alles sei und thäte. [...] Man darf Menschen benutzen, aber man muß ihnen nie erlauben zu glauben, dass sie unentbehrlich sind.“[1330]

Die neue Auflage vom „Handbuch der Kriegschirurgischen Technik“ von 1893 war dann bezeichnet als „Vierte Auflage durchgehend neubearbeitet, vermehrt und verbessert von Dr. Fr. von Esmarch und Dr. E. Kowalzig“. Zeitgleich erschien „Chirurgische Technik von Dr. Friedrich von Esmarch und Dr. Ernst Kowalzig“ als „4. verbesserte Auflage“. Im Vorwort verwies Esmarch auf die „Hülfe meines Schülers und Freundes Dr. Kowalzig“ und dass er auch die völlig neue Bearbeitung „wiederum mit Hülfe von Herrn Dr. Kowalzig, vorgenommen“ habe.[1331] Esmarch ließ zugleich keinen Zweifel aufkommen, dass er der eigentliche Urheber des Werkes war.

Auch im Zusammenhang mit der 14. Auflage von „Die erste Hülfe bei plötzlichen Unglücksfällen. Ein Leitfaden für Samariterschulen in 5 Vorträgen.“ lief die Zusammenarbeit zunächst nicht ganz reibungslos. *„Lipsius“*, so schrieb Esmarch, *„möge Kowalzig doch anfeuern, die neue Auflage fertig zu machen, an der er schon so lange gearbeitet.*“[1332a] Ein Jahr später konnte Esmarch dann berichten, dass gerade *„ein sehr netter Brief von Kowalzig nebst den gewünschten Korrekturen*“[1332b] gekommen sei. Im November 1901 wiederum informierte Esmarch, dass er *„angefangen [hat] die Arbeit von Kowalzig zu lesen*“ und dass sie ihm *„bisher gut gefällt.*“[1332c]

Mit Kowalzig kam es nicht zu einem ähnlichen Eklat wie mit Neuber. Dazu war die Situation auch nicht ganz so brisant wie im Falle Neuber, weil Kowalzig nicht dessen akademische Ambitionen hatte, nicht in ähnlichem Maße wie dieser wissenschaftlich tätig war, keine Konkurrenz mit einer eigener Praxis darstellte und auch im Klinikbetrieb keine so wichtige Stellung einnahm wie seinerzeit Neuber. Zugleich blieb Kowalzig für Esmarch ein wichtiger Begleiter bei seinen Veröffentlichungen, bei denen zwar eine gewisse Konkurrenzsituation eine Rolle spielte, Esmarch jedoch seine persönliche Leistung als ausschlaggebend dokumentieren konnte.

Vor diesem Hintergrund ist der Brief zu sehen, den Kowalzig im Oktober 1900 an Esmarch schrieb. Darin bedankte sich Kowalzig aufrichtig *„für die wunderschöne Empfehlung an den Herrn Regierungspräsidenten, die wohl ganz zweifellos ihren Zweck*

1330 Brief vom 11.10.1892 an Esmarch von Prinzessin Henriette aus Kiel

1331 Esmarch, „Handbuch“, S. IX f., vom 9. Januar 1893

1332 a)–c) Briefe in der o. g. Reihenfolge vom 14.11.1897, 04.11.1898, 25.11.1901 an Prinzessin Henriette von Esmarch

erfüllen und meine Bewerbung gesichert erscheinen lassen könnte [...]. Auch für den anderen freundschaftlichen Brief an mich bin ich Ew. Excellenz zu Dank verpflichtet, wenngleich manche Worte recht hart klingen, aber doch berechtigt sind." Kowalzig beabsichtigte, sein „*Leben ‚neu' zu gestalten, um all das, was ich bei Ew. Excellenz gelernt habe, wenigstens zum kleinsten Theile in praxi zu zeigen [...]. Mit [...] gutem Willen werde ich mich bemühen, nach meinen Kräften das Vertrauen, das Ew. Excellenz seit jetzt 14 Jahren in mich gesetzt haben, auch weiter zu rechtfertigen.*" Die Schlussformel des Schreibens lautet „*ich bleibe, der ich war, nämlich Ew. Exzellenz von Herzen dankbarer und treu ergebener Ernst Kowalzig.*"[1333] Für einen kurzen Brief im August 1906 an Kowalzig wählte Esmarch überdies die Anrede „*Lieber Freund*" und beendete ihn mit „*Herzl. Grüßen*".[1334]

Trotz aller zwischenzeitlichen, insbesondere von Prinzessin Henriette geschürten Spannungen hatten sich Esmarch und Kowalzig schließlich gütig geeinigt. Sie blieben auch nach der Trennung 1899 freundschaftlich miteinander verbunden.

Das Verhältnis Esmarchs zu seinen **Mitarbeitern** insgesamt kann einerseits als kollegial und fördernd, andererseits als distanziert bis ungerecht bezeichnet werden. Es konnte auch zwischen diesen beiden Polen im Laufe der Zeit schwanken. In nicht geringem Maße hatte der Einfluss von Prinzessin Henriette zu einer Trübung von Beziehungen, zu der Unnachgiebigkeit, mit der gestritten wurde, bis hin zur Feindseligkeit beigetragen. Ausgelöst wurde dies durch die mit dem Alter und der zunehmenden Distanz Esmarchs von aktuellen Entwicklungen wachsende Besorgnis bei Prinzessin Henriette, dass die Mitarbeiter mit ihren Leistungen die Errungenschaften ihres Mannes in den Schatten stellen und ihn im Ansehen überflügeln würden. Esmarch selbst hatte sich dieser Einflussnahme gegenüber nicht konsequent genug ablehnend und in seiner Beurteilung von Mitarbeitern nicht ausreichend gerecht verhalten. Auch vermitteln die Briefe von Prinzessin Henriette den Eindruck, dass Esmarch – aufgrund seines an sich bescheidenen Wesens, seiner natürlichen Zurückhaltung sowie seines großen Vertrauens zum Mitmenschen bei Verhandlungen mit Behörden sowie in seiner Stellung als Chef der Klinik – sich bereitwillig auf die Fähigkeiten seiner Frau verließ, sobald es um geschicktes Taktieren unter Inkaufnahme des Intrigierens ging, Je mehr Esmarch sich von seiner klinischen Tätigkeit zurückzog und seine Verpflichtungen als Klinikchef mehr und mehr an andere delegierte, seine Spannkraft nachließ

1333 Brief am 27. Oktober 1900 an Esmarch von Kowalzig

1334 Brief vom 27. August 1906 an Kowalzig von Esmarch

und seine Interessen sich verlagerten, desto stärker wurde die Rolle von Prinzessin Henriette auch in der Regelung von Anliegen von Personen, die sich an Esmarch wandten. So schrieb sie im April 1887 an Esmarch, der gerade in Berlin war, wegen einer dringenden Operation an einer Patientin, *„dass es sehr wünschenswert sei, dass Du herkommst, damit die Leute sehen, dass Du kommst und nicht immer fort bist, wenn sie Dich haben wollen."*[1335]

Beziehungen zu auswärtigen Kollegen

Eine große gegenseitige Wertschätzung kennzeichnete das Verhältnis Esmarchs mit **Theodor Billroth.** Dies geht neben vielen Besuchen sowie gemeinsamen Reisen, abgestimmten Vorhaben, wie bei der Gründung des Archivs und vielen Begegnungen auch aus einer Vielzahl von Briefen vor allem aus den Jahren 1859 und 1860 hervor.[1336] Billroth erörterte mit Esmarch u. a. die Behandlung von Kniegelenksresektionen sowie von Schusswunden und den Einsatz von Operations-Instrumenten. Ferner sandte er Esmarch einige seiner Schriftsätze, bat um Anmerkungen dazu sowie um Rat und bedankte sich *„für Ihre freundliche Beurtheilung meiner letzten Arbeiten"*.[1337]

Auch nach seiner Berufung nach Zürich 1862 blieb Billroth in engem brieflichen Kontakt mit Esmarch.[1338] Gleich im ersten Brief vom 6. März 1862 tauschte Billroth sich mit Esmarch über die Osteoplastik aus, über „kalte Abscesse" sowie über die „chirurgische Epidemiologie". Nach einem Besuch Esmarchs mit Langenbeck in Zürich schrieb Billroth: *„Unzählige Mal habe ich unseres vergnügten Zusammenseins hier in Zürich gedacht; es war für mich eine rechte Erquickung, mich mit Ihnen und Langenbeck auszusprechen, da ich sonst in Chirurgicis hier ganz auf mich beschränkt bin."*[1339]

1335 Brief vom 09.04.1887 u. 26.08.1892 an Esmarch von Prinzessin Henriette aus Kiel

1336 Briefe vom 13.07. u. 04.08.1859, 14.01. u. 22.02.1860 an Esmarch von Billroth

1337 Brief vom 26.01.1860 an Esmarch von Billroth

1338 Vgl. „Briefe von Theodor Billroth", Hannover und Leipzig, 1910, darin Briefe an Esmarch von Billroth aus Zürich vom 05.04. u. 27.06.1865 und ab 1868 sowie aus Wien vom 29.05. u. 18.11.1863; 11.06. u. 23.07.1864, 05.04. u. 27.06.1865, 06.02.1867, 07.06. u. 30.07.1868, 09.01., 12.02., 29.05. u. 27.09.1869 sowie 13.02.1870; s. a. Köhler, 1904, S. 215 f.

1339 Brief vom 06.03.1862 an Esmarch von Billroth aus Zürich, in: Billroth, S. 48

Billroth lag offensichtlich viel an Esmarchs Meinung, denn er schrieb ihm zu seiner Arbeit über das Wundfieber: *„Wenn Sie dieselbe lesen, so bitte ich Sie, keinen anderen Maaßstab anzulegen, als wie man ihn an einen Versuch legt, mit neuen Hülfsmitteln mancherlei zu sichten und zu ordnen. […] Doch hoffentlich wird Ihnen die darin neuangebahnte, streng klinische Richtung behagen […]. Wenn Sie mir über meine Fieberarbeit Ihr aufrichtiges Urtheil schreiben wollten, würden Sie mich sehr erfreuen, da Sie wissen, wie viel Werth ich darauf lege.“*[1340] Im nachfolgenden Brief zum Handbuch der Chirurgie (Pitha-Billroth) war das förmliche „Sie“ schon von dem „Du“ abgelöst worden.

Danach verging kein Jahr, in dem Billroth aus Zürich und ab 1868 aus Wien nicht an seinen Freund in Kiel regelmäßig zur gesamten Bandbreite von privaten, häuslichen Themen bis zu dienstlich-medizinischen Angelegenheiten geschrieben hätte. Sehr intensiv war der Austausch über Veröffentlichungen, an denen beide gemeinsam wirkten, wie das „Archiv für Chirurgie“, das von Pitha und Billroth redigierte „Handbuch der allgemeinen und speciellen Chirurgie“ oder der von Esmarch herausgegebene Militär/Chirurgie-Atlas.

Wenn Billroth von der Tätigkeit Esmarchs sprach, war er voller Anerkennung. Bei der Erwähnung der Resektionen stellte er ihn in eine Linie mit Stromeyer und Langenbeck; er betonte, dass er mit ihm in allen wichtigen Dingen übereinstimme, rühmte seine Bestrebungen zur Verbesserung des Verwundeten-Transportes und des Lazarettwesens. Wiederholt klang in Billroths Briefen der Wunsch an, häufiger mit Esmarch zusammen zu sein. Im Januar 1875 bat Billroth Esmarch um Unterstützung für seine Arbeit *„über die vergleichende Autonomie und Entwicklungsgeschichte der medizinischen Fakultäten“*.[1341]

In seinem letzten veröffentlichten Schreiben von Billroth an Esmarch – nachdem dieser ihm seine „Chirurgische Technik“ geschickte hatte – stand: *„Wie sind die schönen Zeiten unserer Jugend verflogen! An wie viele schöne Stunden erinnert mich plötzlich dieses Buch, Deine Handschrift, Dein liebes Gedenken! Unser idyllisches Zusammensein in Zürich, unsere gemeinsamen Wanderungen in den Bergen! Dann wieder die Jury über das von der Kaiserin Augusta ausgeschriebene Preisbuch über Kriegschirurgi-*

1340 Brief vom 13.02.1870 an Esmarch von Billroth aus Wien

1341 Brief vom 07.01.1875 an Esmarch von Billroth aus Wien

sche Technik! Langenbeck, Socin und ich in Ostende!! Das ist nun Alles vorbei [...]. Ich habe nicht mehr viel Freude am Leben. Meine Gesundheit ist oft recht defect."[1342]

Billroth starb am 6. Februar 1894. Es war Esmarch als damaliger Vorsitzender der Deutschen Gesellschaft für Chirurgie, der bei der Eröffnungssitzung des 23. Chirurgen-Kongresses in Berlin am 18. April 1894 die Gedächtnisrede über ihn hielt.

Ebenfalls mit **Heinrich Adolf von Bardeleben** stand Esmarch in enger brieflicher Verbindung[1343] und besuchte ihn wiederholt privat sowie in seiner Klinik in Berlin. Auf das freundschaftliche Verhältnis zwischen beiden verweist ein Brief von v. Bardeleben vom Mai 1863, in dem dieser die herzliche Bitte äußerte, *„mir zur Fortsetzung unserer, mir so höchst erfreulichen Bekanntschaft in meinem Hause Gelegenheit zu geben"*, Quartier bei ihm nehmen. Auch die Anrede *„Theuerster Freund"* oder *„Mein lieber theurer Freund"* in den Briefen betont das gute Einvernehmen zwischen ihnen. In späteren Schreiben tauschte er sich mit Esmarch über ihre Veröffentlichungen und insbesondere zu einzelnen Behandlungen u. a. bei Hüftgelenk- und Ellenbogenresektionen, bei der Unterbindung bei Aderlass-Verletzungen und bei Gelenkneurosen aus. Im August 1875 informierte er Esmarch über den Versand einer Kiste an ihn mit verschiedenen Instrumenten, u. a. zur Zahnbehandlung mit entsprechenden Hinweisen zu deren Einsatz .

Von **Bernhard Brandis** aus Aachen, den Esmarch ebenfalls bei Aufenthalten dort in seiner Klinik besuchte, liegen für den Zeitraum des Deutsch-Französischen Krieges 1870/1871 mehrere Briefe vor.[1344] Darin berichtete Brandis über die Behandlung der dort eintreffenden Verwundeten, die vielfältigen, ihn *„belastenden Herausforderungen, die sich beim Betreiben der Kriegschirurgie"* stellen, über Operationen, die Vermeidung von Amputationen zugunsten von Resektionen; er bat Esmarch um Rat zu den bei einer Resektion des Ellenbogengelenkes aufgetretenen Komplikationen. Brandis informierte ferner über die Arbeit im Reservelazarett, über einige Fälle von Pyämie nach Operationen *„trotz strikter Durchführung von Hygienemaß-*

1342 Brief vom 13. Februar 1892 an Esmarch von Billroth aus Wien

1343 Briefe vom 08.03. u. 17.05.1863, 30.06.1864, 05.06.1865, 12.02.1872, 08.03.1873 sowie 01.08.1875 an Esmarch von v. Bardeleben aus Berlin

1344 Briefe vom 18.08, 15.09., 11. u. 18.12.1870; 07.01., 01.02. u. 07.03.1871 sowie vom 01.07.1882 an Esmarch von Brandis

nahmen" und die Herrichtung neuer Baracken, wobei ihm die Instrumente zugutekamen, die Esmarch ihm geschenkt hatte.

Auch Persönliches wurde erörtert. So begann der Brief von Brandis vom 1. Februar 1871 dem Satz: *„Wie leid es mir thut Ihnen über Sie selbst und nicht über andere Dinge schreiben zu müssen können Sie denken."* Dann ging Brandis ausführlich auf die Symptome der gesundheitlichen Einschränkungen bei Esmarch ein und gab dazu Ratschläge. Sehr mitfühlend war der Kondolenzbrief nach Annas Tod. Im Juli 1882 bedankte Brandis sich mit der Anrede *„Liebster Esmarch"* für die ihm übersandten Schriften, insbesondere zum Samaritertum und meinte, dass es ihm gelinge *„zu helfen dass die Menschheitsgeschichte in [...] Bewegung bleibt"*.

Eine freundschaftliche Beziehung verband Esmarch mit Herzog **Carl Theodor** in Bayern. Seitdem Esmarch im Oktober 1877 anlässlich eines Jagdaufenthaltes mit dem Herzog zusammengetroffen war, stand er vorrangig wegen der Jagd in kontinuierlichem Kontakt mit ihm und seiner Familie.[1345] Zur Jagd fuhr Esmarch jedes Jahr nach Bad Kreuth, Tegernsee oder Hinterriss, traf dort das Herzogspaar, nahm regelmäßig an Diners teil und wurde zu größeren Feierlichkeiten eingeladen. Esmarch und den Herzog verbanden auch medizinische Interessen. Der Herzog interessierte sich für Esmarchs Veröffentlichungen, u. a. zu Resektionen, Chirurgie, blutleere Operation, für sein „Handbuch", für den Inhalt seiner rumänischen Feld-Apotheke sowie zum Samariterwesen. Esmarch wiederum berichtete häufig von Visiten in der Klinik des Herzogs, von Augenoperationen, die dieser durchführte und von seiner gelegentlich assistierenden Teilnahme daran. Ebenfalls informierte er über das vom Herzog in München neu eröffnete neue Hospital, das er sehr zweckmäßig eingerichtet fand.

In ihrer umfangreichen Korrespondenz aus den Jahren 1886 bis 1905 handelt es sich einerseits um einen sehr persönlichen Austausch, andererseits erteilte Esmarch Ratschläge zur Behandlung bei Krankheiten.[1346]

Im Oktober 1902 teilte Esmarch der Herzogin mit, dass er aus gesundheitlichen Gründen die Einladung zur Jagd absagen müsse und schrieb: *„Hoffentlich wird es mir später noch einmal wieder vergönnt sein, Ihre hohe Familie zu begrüssen, denn*

1345 Briefe vom 06. und 13.10.1877 an Prinzessin Henriette von Esmarch; weitere Briefe vom 30. 05.1882, 08.09. u. 03.10.1884, 09.10.1887, 18. u. 24.09.1890, 27. u. 28.09., 23. u. 24. 11.1886 an Prinzessin Henriette von Esmarch aus dem Jagdurlaub

1346 Briefe u. a. vom 22.07.1898, 22.05. u. 07.07.1900, 26.06.1901 an Carl Theodor von Esmarch

tausend Fäden ziehen mich nach München und Bad Kreuth."[1347] Dazu kam es jedoch nicht mehr--

Anders als seine wenig mitreißenden, eher spröden Reden und Vorträge war Esmarchs Stil in seinen Briefen insbesondere an Freunde und Bekannte sehr ansprechend, auch unterhaltsam. Er schrieb einfühlsam und zeigte sich überaus aufgeschlossen gegenüber Nachfragen und Anliegen und nahm in seinen Briefen unmittelbar Anteil am Schicksal seines Briefpartners. Die an ihn gerichteten Schreiben wiederum zeugten von wechselseitiger Anerkennung und dem Wunsch nach vertiefendem persönlichem Austausch.

1347 Brief vom 04.10.1902 an die Herzogin von Esmarch aus Kiel

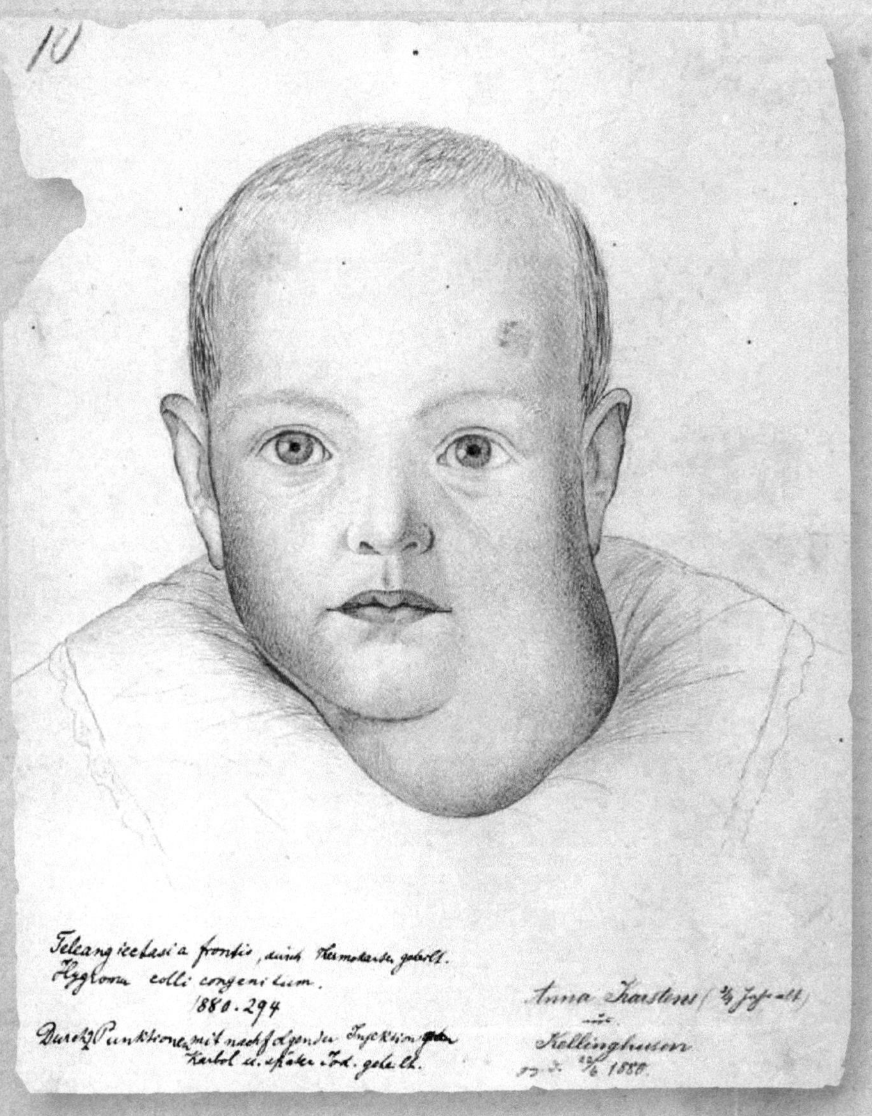

Die im Juni 1880 von J. H. Wittmaack gezeichnete tumorartige Wucherung von lymphatischem Gewebe am Hals eines 9 Monate alten Mädchens ist exemplarisch für den hohen Stellenwert, den Esmarch den Abbildungen und insbesondere jenen von Geschwülsten beimaß. Die Wucherung wurde nach Esmarch „durch Punktionen mit nachfolgender Injektion von Karbol und später Jod geheilt." (Bild aus der Medizin- und Pharmaziehistorischen Sammlung der CAU zu Kiel)

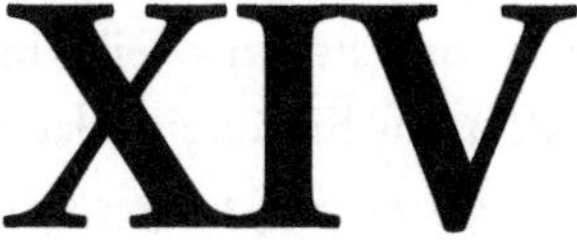

XIV

Verpflichtungen in den 1880er-Jahren

Beginnend mit dem Jahr 1880 wurde Esmarch zunehmend von Mitgliedern des Hochadels sowie der kaiserlichen Familie als Arzt zu Rate gezogen. Kaiserin Auguste Victoria informierte ihn mehrfach über ihren persönlichen Gesundheitszustand und den ihrer Familie.[1348] Adelheid, Herzogin von Schleswig-Holstein, bat um Rat hinsichtlich der Behandlung des Herzogs.[1349] Karoline Amalie, Prinzessin von Schleswig-Holstein, informierte wiederholt über den eigenen Gesundheitszustand sowie den der Familie und bat um Rat hinsichtlich der Behandlung des an Gicht leidenden Herzogs.[1350] Mehrfach wurde Esmarch über den Gesundheitszustand von Prinzessin Amalie informiert und um deren Behandlung gebeten.[1351]

Kongresse und Vorträge

Auf dem 9. Chirurgen-Kongress am 7. April 1880 berichtet Esmarch erneut über die Technik der „ganz blutlosen Operationen". Er plädierte ferner für die Untersuchung von Schusswunden auf Zersplitterung der Knochen mit dem Finger, „sofern die Wunde aseptisch gemacht werden könne" und betonte die Notwendigkeit einer „lehrreichen Discussion über die bösartigen Geschwülste." [1352]

1348 Briefe vom 10.05.1887, 07.07.1887, 11.01.88, 05.11.1893, 06.11.1893 an Esmarch von Kaiserin Auguste Victoria

1349 Brief vom 27.01.1884 an Esmarch von Adelheid, Herzogin von S-H

1350 Briefe aus den Jahren 1889 und 1894 an Esmarch von Karoline Mathilde Prinzessin von Schleswig-Holstein

1351 Brief vom 21.06.1895 an Esmarch von Heinrich Hochhaus, Pau, u. vom 06., 11. u. 30.10.1897 von Friedrich W., Graf von Keller, Potsdam

1352 Verhandlungen […],1880, II, S. 1. ff. u. I, S. 46 ff. sowie S. 106 ff.; s.a. Trendelenburg, 25 J, S. 98

Im Januar 1881 wurde Esmarch von Little zur Teilnahme am „International Medical Congress“, 7. Sitzung, in London mit Erwin eingeladen. Little bemängelte, dass auf dem Kongress keine *„section for deformaties“* vorgesehen sei; ein Vortrag von Esmarch in der Sektion für Chirurgie allein wäre nicht ausreichend.[1353] Über Hamburg fuhr Esmarch nach London zur Teilnahme am Kongress vom 2. bis 9. August. Im Programm wurde für den 5. August 1881 unter Sektion „XIV. Kriegsheilkunde“ aufgeführt: „Prof. Esmarch: Ueber die Behandlung der Gefässverletzungen im Kriege“.[1354] Während des Kongresses wurde Esmarch von den damals angesehenen Chirurgen Englands zu Dinners gebeten und von der Universität Cambridge eingeladen zu „illustrations of your methods“.[1355]

Verbunden mit der Einladung, während des Kongresses in deren Gästehaus zu übernachten, berichtete John Furey von der „St. John Ambulance Association“, dass diese 25 000 seiner von ihm illustrierten Dreieckstücher bestellt habe.[1356] Major F. Duncan vom „Order of St. John of Jerusalem“ bat Esmarch, für den parallel zum Kongress stattfindenden Wettbewerb *„in Ambulance work“* als Preisrichter zur Verfügung zu stehen.[1357] Esmarch folgte dieser Bitte. Die Erkenntnisse aus den damaligen Erlebnissen in Verbindung mit seinen eigenen Erfahrungen als praktischer Arzt und als Kriegsteilnehmer mündeten unmittelbar ein in den von ihm am 4. Februar 1882 erstmals in Kiel gehaltenen Samariter-Unterricht und in die Gründung des Deutschen Samariter-Vereins zu Kiel am 5. März 1882.

Kurz darauf berichtete Paul Niemeyer, dass „der Name des Arztes und Menschenfreundes durch Aller Munde geht“, nicht geknüpft an eine „sogenannte brillante Operation oder sonstige bluthige Heldenthat, sondern an ein lebensrettendes Werk freiwilliger Nächstenliebe, willkommen und verständlich für Jedermann und darum [...] gleich freudig begrüßt von Hoch und Niedrig [...] In den Kreisen seiner gelehrten Berufsgenossen längst als eine der ersten Autoritäten gefeiert, hat Friedrich Esmarch durch sein neuestes Werk, die Begründung des ‚Samariter-Vereins‘, eine Popularität erlangt, wie sie nur selten einem Manne der Wissenschaft zu Theil wird. [...] Esmarch [schließt] sich mit der von ihm in‘s Leben gerufenen Samariter-Schule vollends jenen ‚auf der Menschheit Höhen‘ wandelnden Männern an, welchen es nicht um eigenen

1353 Briefe vom 16.01., 04. u. 23.07.1881 an Esmarch von Little aus London

1354 Esmarch, Notizbüchlein 1881

1355 Brief vom 05.08.1881 von MacCormac; Treffen u. a. mit Ernest Hart, Joseph Lister, Generalazt F. Longmore, Dr. Lawson, Hutchinson, MacCormac, H. Webster, James Paget.

1356 Brief vom 30.06.1881 an Esmarch von Furey aus London

1357 Brief vom 10.08.1881 an Esmarch von Duncan aus London

Ruhm, nicht um persönlichen Vortheil, sondern allein um die Wohlfahrt der Mitmenschen zu thun ist."[1358]

Seine Teilnahme am Chirurgen-Kongress vom 30. Mai bis 3. Juni 1882 nutzte Esmarch wie bei jedem Kongress für eine Vielzahl von Begegnungen mit Fachkollegen, Visiten und Konsultationen, Besuch von Krankenhäusern und Austausch mit seinen Kollegen. Nach einem Zwischenaufenthalt in Lissa zur Birkhahnjagd mit einem Abstecher nach Retschke, wo er u. a. die Baronin untersuchte und sie in die Klinik nach Kiel bestellte, kehrte er nach Berlin zu weiteren Treffen zurück.[1359a]

Anfang Oktober nahm Esmarch an Vorstandssitzungen des Samariter-Vereins in Berlin teil, ehe er bis Ende Oktober nach Hinterriß zur Jagd fuhr. In die Deutsche Akademie der Naturforscher Leopoldina wurde er ebenfalls 1882 gewählt.[1359b]

An der Kieler Universität war die Zahl der Studierenden in einem Zeitraum von zehn Jahren deutlich angestiegen: im Sommersemester 1882 auf 383 gegenüber 155 in1872 und im Wintersemester 1882/83 auf 354 gegenüber 149 in 1872/73. Das Wachstum hatte nach Ansicht des damaligen Rektors „seine Ursache in der wachsenden Anziehungskraft unserer Universität".[1360] Dies wirkte sich unmittelbar auch auf die Verpflichtungen von Esmarch aus.

Esmarch betonte beim Kongress im April 1883 seine Grundposition in der Behandlung bei der Entwicklung bösartiger Geschwülste: Nichts aufzuschieben, sondern ihnen frühzeitig und energisch entgegenzutreten. Er setzte sich ferner für die Anwendung von Torfmull für die chirurgische Therapie ein.[1361a] Auf Anfrage der Veranstalter hielt er einen Vortrag über das Samariterwesen in Berlin anlässlich der dortigen Hygiene-Ausstellung.[1361b]

Intensiv arbeitete Esmarch damals an den Korrekturbögen einer Herausgabe von drei Vorträgen unter dem Titel: „Principiis obsta!" Im Mittelpunkt stand seine durch eigene Erfahrungen fundierte Aufforderung zur frühzeitigen und radikalen Behand-

1358 Niemeyer, S. 236. verwies auf die Veröffentlichung Esmarchs „Die erste Hülfe bei plötzlichen Unglücksfällen", ein Titel, der sich auf das Protocoll der internationalen Konferenz von 1869 in Berlin über Verbesserungen des Kriegssanitätswesens bezieht, wonach „Hülfeleistung in den Nothständen des Friedens [...] für eine lebenskräftige Entwickelung der Hülfsvereine nothwendig und der Vorbereitung für den Krieg förderlich [ist]."

1359 a) u. b) Esmarch, Notizbüchlein 1882

1360 Rektoratsbericht 1882, in: Chronik [...], 1883, S. 9 Esmarch, Notizbüchlein 1883

1361 a) u. b) Verhandlungen [...], 1883, I, S. 47 u. S. 92 f., s. Esmarch, Principiis obsta! 3 Vorträge. Kiel 1884 sowie Esmarch, Notizbüchlein 1883 zu seinem Aufenthzalt in Berlin im Mai 1883

lung von Gelenkleiden, Teleangiektasien, bösartigen Geschwülsten, Brustkrebs und Lupus. Er bat seine Fachkollegen, das Publikum u. a. darüber aufzuklären:

- Dass Krebse und ähnliche bösartige Geschwülste nicht durch Salben und Pflaster und innere Mittel zu heilen sind, dass sie aber heilbar sind durch das Messer, wenn nur die Operationen früh genug und gründlich genug ausgeführt werden,
- Dass [angeborene Gefässmuttermale] Telangiectasien, welche bei der Geburt meist nicht viel grösser als ein Flohstich sind, so früh als möglich mit dem Messer oder dem Glüheisen beseitigt werden müssen, weil sie sonst bald grosse und entstellende operative Eingriffe nöthig machen, und dass das Vacciniren solcher Stellen ein höchst unsicheres Mittel ist, mit welchem gewöhnlich die beste Zeit vertrödelt wird,
- Dass der Lupus eine Krankheit ist, welche frühzeitig durch operative Eingriffe, am besten mit dem scharfen Löffel, zur Heilung zu bringen ist, weil ohne dies die schlimmsten Zerstörungen und Entstellungen durch dieselbe herbeigeführt werden,
- Dass nicht jede Erkrankung des Mastdarmes hämorrhoidal und gutartig, und dass in allen zweifelhaften Fällen eine genaue Untersuchung nothwendig ist,
- Dass ernste Erkrankungen der Gelenke weder durch Schmieralien, noch durch Homöopathie geheilt werden können, sondern dass eine frühzeitige chirurgische Behandlung derselben (Ruhe, Eis, Distraction), event. Ausschabung nothwendig ist,
- Dass die Angst vor solchen operativen Eingriffen „unbegründet ist, da eine frühzeitige Operation fast keine Gefahr für das Leben mit sich bringt und in der Regel gar keine Schmerzen verursacht".[1362]

Die meisten so erkrankten Patienten hätten, so Esmarch, „ohne wesentliche Entstellungen geheilt werden können", wenn der Grundsatz „Principiis obsta" zur Geltung gekommen, d. h. wenn „gleich bei der Entstehung des Uebels [...] energische Mittel angewendet worden wären."[1363a] In diesem Zusammenhang führte er ferner aus:

> „Zu den verschiedenen Geschwülsten, welche sich in der Brustdrüse entwickeln können, sind leider bei weitem die häufigsten die Carcinome. [...] Ich

1362 Esmarch, Principiis obsta!, S. 16

vertrete daher mit grösster Entschiedenheit die Ansicht, dass die Exstirpation des Brustkrebses so früh als irgend möglich ausgeführt werden müsse. [...] Und als zweiter Grundsatz sollte anerkannt werden, dass die Operation so vollständig als möglich gemacht werde. In allen Fällen, wo es sich um Krebs handelt, sollte man immer die ganze Brust auslösen, und ausserdem sämmtliche Lymphdrüsen der Achselhöhle, wenn auch nur eine derselben als Knoten fühlbar ist, sammt dem Fette ausräumen.“ [1363b]

Esmarch beklagte, dass viele Patienten „oft zu spät“ zum Arzt in die Behandlung kämen und folgerte daraus die „Pflicht, die Kranken nicht so spät, sondern so früh als möglich zu veranlassen, sich solchen Eingriffen zu unterwerfen.“[1363c]

Beim 13. Chirurgen-Kongress im April 1884 berichtete Esmarch, dass er sich schon seit längerem des Verfahrens der versenkten Nähte „bei plastischen Operationen bedient“ habe. [1364] An einer sich anschließenden Konferenz im Kriegsministerium teilzunehmen, schrieb er, passe ihm gar nicht, weil es dann *„mit der Birkhahnbalz vorbei ist; stattdessen muß man in den heissen Sälen des Kriegsministeriums schwitzen und sich durch schwere Diners durchessen, was jedenfalls weniger gesund und stärkend ist, als das Einathmen der frischen Morgenluft [...] im Wald.“*[1365] Esmarch nahm dennoch an den Sitzungen teil, beteiligte sich intensiv an den Aussprachen und besuchte u. a. eine Samariterschule.

Vom 10. bis 16. August 1884 war Esmarch Teilnehmer am „Internationalen Medicinischen Congress, 8. Sitzung“ in Kopenhagen.[1366] Im Programm wurde für den 11. August unter „V. Die Section für Chirurgie“ unter Kapitel A. „Vorbereitete Mittheilungen 1. Die wichtigsten Methoden für antiseptische Wundbehandlung. Prof. Esmarch, Kiel“ sowie unter d): „Der antiseptische Dauerverband. Prof. Esmarch, Kiel“ und unter 8. „Die operative Behandlung bei malignen Leiden des Rectums: [...] Extirpation; Prof. Esmarch, Kiel“ aufgeführt. Erneut referierte Esmarch zum Thema Krebs und stellte dazu fest: „1. Für die Behandlung des Mastdarmkrebses gelten dieselben Grundsätze, welche für die Behandlung des Krebses an allen übrigen

1363 a)–c) Ebd., S. 8 ff. u. S. 15

1364 Verhandlungen [...], 1884, I, S. 52 - 55 u. S. 69

1365 Brief vom 04.1884 an Prinzessin Henriette von Esmarch aus Berlin

1366 Köhler, 1904, S. 238 f.

Körpertheilen massgebend sind. 2. Die Exstirpation muss so früh als möglich und so gründlich als möglich ausgeführt werden. 3. Je mehr von der gesunden Umgebung mit weggenommen wird, desto eher darf man hoffen, dass Recidive entweder gar nicht oder spät auftreten. 4. Die Erfahrung lehrt, dass nach frühzeitiger gründlicher Exstirpation dauernde Heilung erfolgen kann."[1367]

Sein *„Vortrag über antiseptischen Dauerverband stach"*, wie er schrieb, *„weil er so ‚kurz und bündig' war, sehr vortheilhaft ab [...]. Eine grosse Zahl fremder Ärzte will auf der Rückfahrt meine Klinik besuchen und ich habe Schlange geschrieben, wer möge ihnen so viel, wie irgend möglich, zeigen.*"[1368a] Von einer Dampferfahrt am Nachmittag nach Tivoli informierte Esmarch: *„Ich war Gegenstand grosser Aufmerksamkeit, jeden Augenblick hörte ich, wie namentlich Damen sagten: ‚Der er han, der er Esmarch, seer Du han.*'"[1368b]

Am 16. August morgens hielt Esmarch in der Militairchirurgie-Sektion seinen Vortrag über Antiseptik im Kriege mit den Themen: exakte Blutstillung, Vermeidung aller Hohlräume, freier Abfluss, kompressible gut aufsaugende Verbandstoffe, Immobilisierung des verletzten Körperteils. Er fand damit, so Esmarch, *„grossen Beifall [....] Auch mein neuer erster Verband und mein neues elastisches Tourniquet, welches ich vorzeigte, wurden sehr anerkannt, besonders von den skandinavischen Ärzten.*"[1369a] Den Teilnehmern wurde auch die *„Sanitätsausrüstung der Dänischen Armee vorgeführt und ich fand zu meiner Freude, dass viele von meinen in Brüssel und Wien ausgestellten Sachen von ihnen angenommen und eingeführt waren.*"[1369b] In einer Broschüre zum Kongress stand über „Kiels beromte Kirurg Esmarch": „Esmarch er en af de forste nulevende Krigskirurger" und „der forst benyttede Resektioner [...] i stedet for Amputation".[1370]

Im Anschluss an den Kongress fuhr Esmarch für drei Wochen zur Jagd nach Bayerisch Zell und Schloss Tegernsee. Über Herzogin Marie José schrieb er: *„Mir ist sie eine wißbegierige Schülerin, da sie sich für Alles, was Chirurgie heisst, ausserordentlich interessiert und meinen ‚Leitfaden' stets bei sich führt.*"[1371] In Hannover nahm Esmarch an der Enthüllungsfeier für die Statue von Stromeyer teil und verhandelte mit Rechtsanwälten über die Herausgabe weiterer Auflagen seines Buches.

1367 Vgl. Esmarch, Vortrag über Extirpation des Mastdarm-Krebses

1368 a) u. b) Briefe vom 11., 12. u. 14.04.1884 an Prinzessin Henriette von Esmarch aus Kopenhagen

1369 a) u. b) Briefe vom 16. u. 17.04.1884 an Prinzessin Henriette von Esmarch aus Kopenhagen

1370 Dr. Bonifacius, „Laegerkongressens Heroer, Tolv Billeder", Kopenhagen 1884, S. 39–44

1371 Brief vom 7. September 1884 an Prinzessin Henriette von Esmarch von Schloss Tegernsee

Zwischen dem 25. September und 18. Oktober war Esmarch wieder zur Jagd, zunächst auf Schloss Tegernsee, dann in Bad Kreuth. Mit seiner Ausbeute dort war er *„sehr zufrieden [...] 3 herrliche Geweihe (ein grader Zwölfender und zwei Achtender) [...] 6 schöne Grandeln und 2 Paar Gamskruken."* Ferner besuchte er das Hospital des Herzogs und wohnte einer Staroperation bei, die der Herzog ausführte.[1372]

Erneut in Berlin vom 23. bis 26. März 1885 nahm Esmarch an der Generalversammlung vom Vaterländischen Verein teil. Er stattete u. a. den Ministern Greiff und von Gossler Besuche ab. Nach einem anschließenden Jagdausflug auf Schloss Dwasieden beteiligte sich Esmarch am Chirurgen-Kongress vom 8. bis 11. April 1885 mit mehreren Beiträgen. Er informierte, dass er den „ Lupus [...] als eine Hauttuberculose" ansehe. Ferner machte er „auf den hohen Werth der Ueberpflanzung von ganz abgelösten grossen Hautlappen auf frische Hautwunden aufmerksam". Er stellte einige „kriegschirurgische Apparate" vor und plädierte für die Benutzung von Torfmull und Torfmoos als „antiseptisches Vorbandmaterial."[1373]

1885 erschien das große, auf jahrelangen Studien beruhende Sammelwerk von Esmarch und seinem chirurgischen Kollegen Dietrich Kulenkampff: „Die elephantiastischen Formen. Eine umfassende Darstellung der angeborenen und erworbenen Elephantiasis sowie aller verwandten Leiden". Darin waren auf 28 zum Teil farbigen Bildtafeln und mehreren Holzschnitten Abbildungen vieler älterer und damals neuer interessanter Fälle von Elephantiasis aufgeführt. „Das Werk", so Köhler, „wird als ausführliches Sammelwerk für jeden, der sich mit diesen Fragen beschäftigt, seinen hohen Wert immer behalten."[1374]

Aufgrund von Czernys Demonstration eines geheilten Wirbel- und Rückenmarkschusses bei einer jungen Frau auf dem 15. Chirurgen-Kongress am 10. April 1886 sah Esmarch seine These bestätigt, „dass Schussverletzungen der Wirbelkörper heilen können".[1375a] Die im Frühjahr und Herbst schon üblichen Jagdausflüge verband Esmarch in Rauschau mit einem Abstecher nach Retschke zur Krankenvisite bei der Baronin dort.[1375b]

1372 Brief vom 11. Oktober 1884 an Prinzessin Henriette von Esmarch aus Bad Kreuth

1373 Verhandlungen [...], 1885, II, S. 128-170 u. S. 166 ff. sowie I, S. 101 ff. u. S. 111 ff.

1374 Köhler, 1904, S. 239

1375 a) u. b) Verhandlungen [...], 1886, I, 128 f.. In seinem Brief vom 17.04.1886 an Prinzessin Henriette aus Rauschau schrieb Esmarch, dass die Baronin „im Mai zur Behandlung ihres Kropfes nach Kiel kommen will."

Baron Larrey ersuchte Esmarch im März 1887 um Übersendung seiner schriftlichen Aufzeichnungen vom Feldzug 1850 sowie aus den Jahren 1869 bis 1873, ggfs. auch seine Korrespondenz mit der „Societè de Chirurgie“ und bat ihn zugleich, vor der „Académie de Medicine“ einen Vortrag über seine chirurgischen Verfahren und Erkenntnisse zu halten.[1376]

Vom 12. bis 15. April 1887 war Esmarch erneut in Berlin beim Chirurgen-Kongress und schlug zum wiederholten Male die Behandlung bösartiger Geschwülste zur ausführlichen Erörterung vor. Die große Bedeutung, die Esmarch Begegnungen mit damals hochgestellten Persönlichkeiten beimaß, geht aus dem Bericht von einem abendlichen Empfang bei Graf Radolinski, Hofmarschall des Kronprinzen hervor, wo er *„von sehr vielen hohen Herrschaften aufs Freundlichste begrüßt“* wurde und ihm *„alle anwesenden Fürstlichkeiten [....] die Hand drückten.“*[1377]

Für Esmarch war es ein nachvollziehbar besonderer Höhepunkt in seinem Leben, als ihm Kaiser Wilhelm I. am 1. Juni 1887 den erblichen Adel verlieh. Der Kaiser hielt sich damals zu Grundsteinlegung des Nord-Ostsee-Kanals am 3. Juni in Kiel auf.[1378]

Seinen nach einem weiteren Jagdaufenthalt in Bad Kreuth im Oktober 1887 sich anschließenden Besuch in München nutzte Esmarch für die persönliche Weiterbildung. Er traf sich mit mehreren Fachkollegen, u. a. mit Oertel, der ihm Kehlkopfpatienten vorführte. Bei ihm *„übe [ich] mich jeden Abend [...] im Kehlkopfspiegeln und -Operiren und möchte deshalb gerne bis Ende der Woche hier bleiben.“* Oertel nahm bei einem Mann *„eine ähnliche Operation vor [...], wie sie beim Kronprinzen [Friedrich Wilhelm]ausgeführt worden ist, Alles mit grosser Geschicklichkeit. Ich habe mich bei ihm fleissig im Kehlkopfspiegeln geübt und werde alle seine Apparate und Instrumente mit nach Kiel bringen und mit meinen Assistenten die Übungen fortsetzten.“* Er hoffe, *„mit Hülfe seiner Instrumente am Phantome mich und meine Assistenten weiter ausbilden zu können.“* Ferner wurde Esmarch bei *„Geheimrath Winckel [...] eingeladen, der mir zu Ehren ein Souper gab, bei welchem eine Menge Professoren der Fakultät u. Ärzte Theil*

1376 Briefe vom 14. u. 18.03.1887 an Esmarch von Larrey aus Paris

1377 Brief vom 15.04.1887 an Prinzessin Henriette von Esmarch aus Berlin

1378 Nach acht Jahren Bauzeit eröffnete Kaiser Wilhelm II. am 20. Juni 1895 den bis dann noch „Nord-Ostsee-Kanal“ bezeichneten, am 21. Juni 1895 nach Wilhelm I. umbenannten „Kaiser-Wilhelm-Kanal“. Die von dem Briten Birt Acres mit einer Filmkamera im Film „Opening of the Kiel Canal“ festgehaltene Zeremonie gilt als die älteste Filmaufnahme Deutschlands. Der regelmäßige Betrieb wurde am 1. Juli 1895 aufgenommen.

nahmen", sowie in die *„zwanglose Gesellschaft [welche] die besten Gelehrten u. Künstler Münchens zu [ihren] Mitgliedern zählt."*[1379]

Kehlkopfkrebs bei Friedrich III. 1888

Nachdem zu anhaltenden Erkältungen und Halsentzündungen bei Kronprinz Friedrich im Winter 1886/87 ein nicht heilbarer Infekt hinzugetreten war, diagnostizierte ein Berliner Ärztekonsilium mit den Professoren Gerhardt, v. Tobold und v. Bergmann anhand von laryngoskopischen Befunden im Mai 1887 eine „bösartige Kehlkopfgeschwulst".[1380] Statt einem operativen Eingriff zuzustimmen, folgte die kaiserliche Familie dem Rat des hinzugezogenen bekannten Laryngologen Mackenzie aus London. Dieser hatte das Geschwulst für gutartig befunden, eine Heilung ohne große Operation für möglich gehalten und einen Therapieplan mit herkömmlichen Mitteln aufgestellt. Vor diesem Hintergrund schrieb Esmarch im Dezember 1887 an die Kaiserin: *„Nach Allem, was ich bis jetzt [vom schmerzliche Leiden S.K.K.H] weiß, kann ich [...] nicht glauben, dass es sich wirklich um eine krebsige Umbildung handelt. Der ganze Verlauf der Krankheit, soweit man dieselbe nach den Zeitungsnachrichten verfolgte, spricht entschieden dagegen."*[1381]

Vom 2. bis 13. April 1888 war Esmarch beim 17. Chirurgen-Kongress in Berlin. Sein anhaltendes Beharren auf den Kongressen, sich den malignen Geschwülsten stärker zuzuwenden, sowie die verwandtschaftlichen Beziehungen zum Kaiserhaus und die persönliche Sympathie, welche die Kaiserin für Esmarch hegte, hatten dazu geführt, dass auch er damals zur Situation des todkranken Kaisers Friedrich III. zu Rate gezogen wurde. Insofern sind seine damaligen Briefe aus Berlin von besonderem historischen Interesse.

Am 4. April 1888 schrieb Esmarch: *„War gestern lange in Charlottenburg, sprach stundenlang mit der Kaiserin, sah den Kaiser, der etwas mager und gelb aussah, aber gar nicht so elend, wie man es macht. Von Geruch keine Spur; auch Schwellung soll nicht*

1379 Briefe vom 21., 23., 25., und 27.10.1887 an Prinzessin Henriette von Esmarch aus München

1380 S. dazu Heinz Zehmisch, „Die Kehlkopferkrankung bei Kaiser Friedrich III.", in: „Ärzteblatt Sachsen", 6/2003, S. 226, sowie Wolf & Christian W. Lübbers, „Des Kaisers deutscher Kehlkopfarzt", in: HNO Nachrichten, 49/2019, S. 54–56, insbesondere über das Wirken von Carl Gebhardt

1381 Brief vom 08.12.1887 an Auguste Victoria von Esmarch aus Kiel

sein. Ich sprach auch lange mit Mackenzie vorher auch mit Bergmann. Nehme mich sehr in Acht.“ Am 4. April 1888 (abends) schrieb er ausführlich, dass er zunächst zu Bergman fuhr, der *„mir den ganzen Verlauf der Krankheit und den jetzigen Zustand des Kaisers noch einmal gründlich berichtete.*[1382] *Da Prof. Waldeyer in jedem Auswurf zahlreiche Krebszellen findet, so ist nicht daran zu zweifeln, dass Krebs vorhanden ist [...]. Bergmann war empört über die mangelnde Unwissenheit Mackenzies, der keine Ahnung vom Mikroscopieren hat [...]. Es schien Bergmann sehr lieb zu sein, dass ich consultiert werden sollte. Er sagte mir, dass man vom Munde aus gar nichts mehr sehen können, da Alles zugeschwollen sei.“*

Esmarch schrieb von der Audienz am 3. April 1888, dass die Kaiserin ihm ausführlich die Krankengeschichte erzählt habe, *„die allerdings etwas anders lautete, als die von Bergmann. Plötzlich trat auch der Kaiser hinzu; sie setzten sich und der Kaiser schrieb auf einen Zettel: ‚Wie geht es Ihrer Gattin?‘“* Nachdem der Kaiser gegangen war, bat die Kaiserin Esmarch erneut um eine Unterredung, *„wobei sie sich bitter beklagte über die Menschen, die so viel Böses von ihr sprächen und über die Gehässigkeit der Ärzte. Zuletzt fragte sie, ob ich nicht Mackenzie auch sprechen wollte, was ich natürlich bejahte.“* Danach traf Esmarch sich mit Mackenzie, *„der nicht zweifelte, dass es Krebs sei und dass der Kaiser nun schon seit längerer Zeit die Chios-Terpenthin gebrauche, die ich damals gerathen hatte, und dass er sie gut vertrage.“* Allerdings erfuhr Esmarch, dass er sie zuletzt ausgesetzt habe. Da die Kaiserin ihn vor seiner Abreise aus Berlin noch einmal sehen wollte, wolle er *„darauf dringen, dass die Terpenthin-Kur consequent fortgesetzt werde unter Berufung auf meine beiden günstigen Fälle. Wegener will mir dann auch die Skizzen zeigen, welche er von dem Zustand des Kehlkopfes während der Reise gemacht und bei Tobold werde ich die Nachbildung in Wachs sehen, die er am Anfang gemacht, als er den Kaiser untersucht hat.“*

Am 7. April 1888 schrieb Esmarch, dass Waldeyer ihm am Morgen Befunde gezeigt habe, *„aus denen unzweifelhaft hervorgeht, dass es sich um Krebs handelt und dass derselbe*

1382 Bergmann hatte Anfang März 1888 erheblich Mühe, „Mackenzie von der Richtigkeit der Krebs- diagnose, die er noch immer heftig bestritt“, zu überzeugen. Dessen Meinung änderte sich erst, als Waldeyer ihm am 5. März 1888 aufgrund seiner „Funde im Auswurf“ sagte: „Es ist kein Zweifel möglich am Krebs, sichere Beweise als die anatomischen gibt es nicht, und diese sind alle vorhanden.“ Daraufhin erst habe Mackenzie gegenüber der Kronprinzessin umgehend die Diagnose für Krebs eingestanden. Allerdings bestritt er Anfang April wieder, das Krebs vorliege. Vgl. dazu Arend Buchholtz, „Ernst von Bergmann“, Leipzig 1911, mit „tagebuchartigen Briefen aus San Remo über die Krankheit Kaiser Friedrichs“, u. a. S. 492.

in beständigem Zerfall begriffen ist, was vielleicht eine Folge des Gebrauches von Chios-Terpenthin ist, da ich beobachtet habe, dass bei demselben die Krebsbildungen sich rascher abstossen; ob danach eine Heilung zu Stande kommt, ist freilich eine andere Frage." Er wolle erneut bei der Kaiserin aufgrund ihres Wunsches vorsprechen. *„Ich möchte ihr jedenfalls meine günstigen Erfahrungen über den Gebrauch des Chios-Terpenthins mitteilen."* Ferner informierte er darüber, dass auf dem Chirurgen-Kongress beschlossen wurde, im Folgejahr *„über die Ursachen und die Diagnose des Krebses"* mit ihm als *‚Berichterstatter"* ausführlich zu diskutieren.

Anlässlich eines Diners bei Exc. von Goßler habe er, so Esmarch weiter, gehört, *„dass die Zeitung voll Lügen sind über meinen Besuch in Charl., dass ich am Mittwoch wieder dagewesen, den Hals genau untersucht habe und mit Allem was Mackenzie thue, einverstanden sei. Höchstwahrscheinlich rühren diese Nachrichten von M. her, aber es lässt sich nichts dagegen machen."* Er wolle am 8. April erneut nach Charlottenburg fahren, um sich Wegeners Zeichnungen vom Inneren des Kehlkopfes sowie Tobolds Gipsabbildung anzusehen. Dieser hatte *„den Gipsabdruck [...] im Mai [1887] nach dem Kehlkopfeingang des Kr[onprinzen] gemacht [...], als derselbe von Ems zurückgekehrt war. Derselbe [...] zeigte eine warzige und mißfarbige Wucherung auf dem linken Stimmband, und letzteres in seiner ganzen Ausdehnung stark geröthet und etwas geschwollen. Die Wucherung hatte die Grösse einer halben Kaffeebohne [...]. Nach dem Aussehen dieser neuen Wucherung wurde die Diagnose auf Krebs gestellt."* Am 8. April traf sich Esmarch mit Wegener, betrachtete dessen Zeichnungen und Notizen und wurde schließlich zur Kaiserin *„befohlen. Ich sprach lange mit ihr, verhehlte ihr nicht, dass die Diagnose mir nicht mehr zweifelhaft sei, nachdem ich Waldeyers Praeparate gesehen und besprach dann mit ihr, wie oben erwähnt."*

Esmarchs Brief vom 9. April 1888 enthält eine Schilderung der Situation des Kaisers, bei dem dicke Wülste von geschwollener Schleimhaut vorhanden waren: *„Eine Untersuchung vom Munde aus hat demnach gar keinen Zweck mehr und ist auch für mich gar nicht in Frage gekommen. Die Kaiserin bat mich, als der Kaiser erschien, ihn wohl mit den Augen des Arztes anzusehen, aber nicht von der Krankheit zum Kaiser zu sprechen. Ob Drüsen am Halse geschwollen sind, habe ich nicht sicher erfahren können."* Das ergaben auch weitere Gespräche mit Bergmann, Wegener und Bramann nicht, die Esmarch führte. *„Gesehen habe ich davon nichts, da der volle, etwas grau melierte Bart und ein schwarzes Flortuch den ganzen Hals verdeckten. Waldeyer hat mir den Auswurf der Luftröhre unter dem Mikroskop gezeigt und derselbe enthält zahlreiche Zellennester, welche für diese Art des Krebses durchaus charakteristisch sind."* Die ebenfalls erkennbare beständige Abstoßung der Krebsmassen ließ Esmarch vermuten, *„dass letztere mit dem Gebrauch des Chios-Terpenthins zusammenhängt, welches der K. eine Zeitlang gebraucht hat, aber nicht sehr consequent, weil der Appetit dabei litt und nicht in grossen Dosen. Ich habe deshalb gestern der Kaiserin meine beiden Fälle von günstiger Wirkung des Mittels ausführlich mitgetheilt und gerathen, dasselbe mit grösserer Consequenz weiter anzuwenden. Die Kaiserin versprach das auch und sagte, es solle sofort an Prof. Clay in Birmingham geschrieben werden, damit genau nach dessen Erfahrungen über die Wirkung des Mittels verfahren werden könne.“*

Im Brief vom 11. April 1888 stand: *„Dass W[ilhelm] mich nicht sprechen will, weil ich mit seiner Mutter und mit Mack. conferierte, ist wohl möglich. Prinz Heinrich sah ich nur einen Augenblick in Charlottenburg am ersten Tag. Er drückte mir nur freundlich die Hand. Großherzog und Großherzogin v. Baden sprachen freundlich mit mir während der Audienz bei der Kaiserin [...]. Es scheint hier grosse Aufregung zu herrschen wegen der Kanzlerkrise und der drohenden Kriegsgefahr. Die Wuth auf die Kaiserin wird immer grösser! da man befürchtet das Schlimmste, wenn Bismarck gehen sollte.“*

Aus ihrem Brief vom 11. April 1888 an Esmarch wurde das Bestreben von Prinzessin Henriette ersichtlich, auch in dieser die gesamte Nation bewegenden Angelegenheit die Geltung ihres Mannes hervorzuheben und seine Bedeutung dokumentiert zu sehen. Sie schrieb ihm: *„Du mußt doch sehen und suchen zu erreichen in den Hals des Kaisers zu sehen. [...] Es ist ja gleichgültig, ob Du nun 2 rothe Stellen sehen kannst oder nicht, aber dann hast Du doch hineingesehen. Nun räthst Du hinter den Coulissen, sie gebrauchen Deinen Rath, aber nicht ordentlich und hilft derselbe, schmücken sie sich mit Deinem Rath, und es wird abgeleugnet, dass Du Rathschläge gabst.“*

Abweichend davon antwortete Esmarch am 12. April: *„Deine Vorwürfe über mein Verhalten in Betreff der Consultation [...] sind vielleicht ganz gerechtfertigt, aber nur von einem Standpunkte aus, den ich nicht ganz billigen kann. Für mich kam es nicht darauf an, dass die Welt erfahre, ich habe an einer Consultation Theil genommen, sondern nur darauf, mich selbst darüber zu unterrichten, wie die Sachen liegen. Der Kaiser empfängt regelmässig alle Sonntag mit den anderen Ärzten auch B., aber nur pro forma, auf die Behandlung hat B. gar keinen Einfluss. Die Kaiserin gibt nach wie vor nur auf Mackenzies Urtheil etwas; wenn aber jetzt die Terpenthinkur, von der B. gar nichts wußte, einigen Erfolg haben sollte, dann bin ich doch immer derjenige gewesen, der zuerst dazu gerathen und nun darauf gedrungen habe, dass sie energisch und consequent durchgeführt werde.*

Freilich sind meine Hoffnungen dazu ja auch nur schwach genug und ich schweige einstweilen darüber, weil, wenn sie nicht hilft, man nicht unterlassen wird, mich der Leichtgläubigkeit und der Neigung zur Anwendung nutzloser innerer Mittel anzuklagen. Ich will ja gerne versuchen, da Du es wünschest, zu den hohen Herrschaften (von Baden, Prinz Heinrich etc.) heranzukommen, doch weiß ich nicht recht, was das für Nutzen haben soll." Ehe er fortgehe, wolle er sich erneut bei der Kaiserin nach dem Ergebnis der „*Cleyschen Kur*" erkundigen.

Vom 13. bis 16. April 1888 fuhr Esmarch zur Auerhahnjagd in Rauscha und machte Besuche in Görlitz. Am 15. April schrieb er an Prinzessin Henriette: „*Beim armen Kaiser scheint die Krebsgeschwulst tiefer hinabgewuchert zu sein, so dass eine andere Kanüle gewählt werden muß. Aber wie lange wird diese ertragen werden?*" Prinzessin Henriette drängte Esmarch, unbedingt in Berlin zu bleiben, und schrieb am 17. April: „*In einem so aufregenden und ernsten Augenblick [wegzugehen], ist für jeden unmöglich, aber besonders für Dich, da man doch nicht wissen konnte, ob nicht ein Moment kommen könnte, wo die Majestäten wieder, wie das vorige Mal nach Dir schicken würden, wo Du doch möglicherweise nützen könntest: Aus diesem Grund durftest Du nicht weit Dich entfernen.*"

Zurück in Berlin, wo Esmarch viele Besuche durchführte, Fachkollegen und auch die den Kaiser behandelnden Ärzte traf, berichtete er am 17. April 1888: „*Die Nachrichten über den armen Kaiser lauten ja sehr traurig, ich fürchte, es wird bald mit ihnen vorbei sein; wahrscheinlich ist die Wucherung rascher abwärts gewachsen, und hat die Kanüle herausgedrängt, was Bergmann und Bramann schon fürchteten; dann müßte versucht werden, mit scharfen Löffeln und Galvanokanter die Wucherung zu beschränken, was freilich nur für kurze Zeit helfen kann und leicht auch das Ende beschleunigen kann.*"

In seinem Brief vom 18. April 1888 aus Berlin hieß es dann: „*Der Zustand des armen Kaisers ist leider ganz hoffnungslos. Schon Bergmann und Wegener sagten mir, dass die Wucherungen im Kehlkopf in die Luftröhre hinabgestiegen seien und schon von der Wunde aus sichtbar seien; dieselben haben nun die Kanüle verstopft und herausgedrängt und es sind die drohende Erstickungserscheinungen eingetreten, die sich wohl leider bald wiederholen werden, auch wenn nicht das Ende durch die herabgeflossenen Massen noch beschleunigt wird.*" Für den 18. April abends informierte Esmarch von seinem erneuten Besuch in Charlottenburg und von Treffen u. a. mit dem Kronprinzen, Dona und v. Bergmann, der „*erzählte mir [...] dass die englische Kanüle nicht mehr gut gelegen, zu kurz gewesen und dass es nur mit grosser Mühe und unter starker Blutung gelungen sei, eine längere Kanüle einzulegen, wobei sich von den Krebswucherungen vieles losgelöst hatte. Dieselben seien dann nachträglich zum Theil wieder ausgehustet, doch sei der Zustand trostlos.*" Anschließend besuchte Esmarch Langenbeck, dessen Namen in einem Bericht zur *„gestrigen Consultation"* in einem Extrablatt gestanden hatte, von der dieser jedoch sagte: *„Er sei nicht da gewesen"*. Danach traf Esmarch Bramann, der bestätigte, *„dass die Wucherung bei dem Kaiser sehr überhand genommen, schon in der ganzen Umgebung des Kehlkopfes und der Luftröhre nach aussen gewachsen sei, und auf die Kanüle drücke.*" Bei einem Treffen mit Leyden am Nachmittag bestätigte dieser *„dass er auch noch nichts Entzündliches in denn Lungen habe nachweisen können; der Kaiser sei aber sehr schwach u. abgemagert.*"

Esmarchs nächste Briefe an Prinzessin Henriette kamen aus Sassnitz, wohin er zur Schnepfenjagd gefahren war. Am 19. April 1888 schrieb er: *„Ich bin froh, aus Berlin fort zu sein; die Wuth auf die Kaiserin und die Engländer, die in den meisten Kreisen herrscht, ist ganz unerträglich, und der Zustand des armen Kaisers ja ganz hoffnungslos. Es ist gut, dass ich doch aussen vorgeblieben bin, hätte ich mich herangedrängelt, wie Du es wünschtest, ich hätte es mit der ganzen Gegenpartei verdorben und hätte doch nichts machen können.*" Zum Schluss schrieb er: *„Sollte der arme Kaiser sterben, so telegraphirst Du wohl wieder mit meinem Namen an alle Herrschaften, wie beim alten Kaiser.*"

Am 23. April schrieb Esmarch: *„Die Nachrichten von dem armen Kaiser lauten ja immer trauriger. Es ist nur zu wünschen, dass er nicht zu lange sich quälen muß.*" Ferner: *„In Berlin stehen sich jetzt 2 Partheien feindlich gegenüber. Die eine, welche auch in den höchsten Hofkreisen ihre meisten Anhänger zählt, hebt Bergmann und die anderen Deutschen Ärzte in den Himmel, bezeichnen jedes Wort, was man gegen dieselben sagt, als Hochverrath und Reichsfeindschaft, klagen die Kaiserin und die englischen Ärzte aufs Bitterste an, möchte die Königin von England, wenn sie nach Berlin kommt, gerne gesteinigt sehen und bedienen sich der Kölnischen Zeitung, um ihr Gift über Alles ‚Englische' auszuspeien. Dieselbe verbreitet auch die schändlichste Gerüchte über die arme Kaiserin.*

Die andere, wohl nur sehr kleine, hält treu zur Kaiserin, vertheidigt es, dass sie den englischen Ärzten ihr Vertrauen geschenkt und wünscht, dass der Kaiser noch möglichst lange lebe, weil er liberaler denkt als sein Vorgänger und sein Nachfolger. Dazu gehören vorzugsweise die Freisinnigen. Und ihr Organ ist die verhasste freisinnige Zeitung von Richter, das Berliner Tageblatt und die Magdeburger Zeitung. Im Ganzen bin ich froh, dass ich wenig oder gar nicht in dies Parthei-Getriebe hineingezogen bin, sonst hätte ich es vielleicht mit Wilhelm ganz verdorben, und helfen konnte ich ja doch nicht mehr. Du kannst froh sein, wenn Dir Deine Äusserung gegen Malio, dass die D[eutschen] Ärzte sich blamirt hätten, nicht noch einmal aufgemutzt wird, oder eventuell mir.“

Am 29. April 1888 informierte Esmarch Kaiserin Augusta über die Wirkung von Chios-Terpentin, nachdem er dazu von Schede aus Hamburg erfuhr, dass dieser einen Patienten mit einer nicht-operablen Krebsgeschwulst im Darm erfolgreich damit behandeln konnte. Zur Situation des Kaisers schrieb Esmarch: *„Diese Erzählung und die günstigen Erfolge, welche ich selbst in mehreren Fällen nach dem Gebrauch des Chios-Terpenthins bei nicht operierbaren Krebsen beobachtet habe, geben mir den Muth, noch einmal meinen früheren Rath dringend zu wiederholen [...] und gebe ich mich der Hoffnung hin, dass das Mittel jetzt auch wieder gut vertragen werden könnte. [...] Wenn mein Rath dazu beitragen könnte, die Leiden unseres geliebten Kaisers zu mildern, oder gar die wichtige Besserung herbeizuführen, es würde sich unsäglich glücklich fühlen.“*

Nachdem er nur 99 Tage lang Deutscher Kaiser gewesen war, starb Friedrich III. in Potsdam am 15. Juni 1888.

Im gewissen Sinne als eine Replik eröffnete v. Bergmann den 18. Chirurgen-Kongress am 24. April 1889 mit einer damals auszugsweise veröffentlichten Rede. Er sagte: Das „schwere Leiden des tapferen, stillen Dulders, Kaiser Friedrich, die furchtbare Krankheit, welche ihn dahingerafft hat, ist ja ein Problem unserer Kunst, um dessen Natur und Wesen, um dessen Vermeidung und Heilung wir uns mit immer neuen Anläufen mühen und sorgen.“ Mit Wilhelm II. begrüßten sie „den schon bewährten Schirmherrn unserer deutschen Chirurgie. Ist es doch einer seiner ersten Regierungshandlungen gewesen, Klarheit und Licht in das verworrene und verfahrene Gewebe von Verdunkelungen zu tragen, welches zu unser aller Schmerze sich um das Krankenbett Kaiser Friedrich's gesponnen hatte. [...] Wilhelm II. hat dazu beigetragen der Wahrheit die Ehre zu geben und die deutsche Wissenschaft zu wohlberechtigter Anerkennung zu bringen.“

Dann hieß es: „Der erste Vortrag, den Prof. von Esmarch hielt, bildete gewissermaßen eine Fortsetzung der Eröffnungsrede des Herrn von Bergmann. ‚Die Erkennung und Entstehung des Krebses‘ lautete sein Thema, das er auf dem vorjährigen Kongresse unter dem Eindrucke der schweren Leiden Kaiser Friedrich's selbst zur Besprechung vorgeschlagen hatte. Schon wiederholt hat sich der Chirurgen-Kongress mit diesem schwierigen und heiklen Thema beschäftigt, ohne jedoch zu positiven Ergebnissen zu gelangen. Indessen haben diese Erörterungen doch die Anregung gegeben, dass in vielen Kliniken und Krankenhäusern zahlreiche statistische Arbeiten über die Geschwülste gemacht wurden, welche über gewisse einschlägige Fragen schon werthvolle Aufschlüsse lieferten."[1383]

Offizielle und private Vorhaben

Zurück in Kiel fühlte sich Esmarch durch *„viele grosse und schwere Operationen"* wieder stark *„in Anspruch genommen"*.[1384] Eine Reise nach Amerika führte dazu, dass Esmarch seine Verpflichtungen sowohl in der Leitung der Klinik als auch in der Universität nicht zeitgerecht wahrnehmen konnte und von Petersen vertreten werden musste. Nachdem die Zentralstelle der „Genossenschaft freiwilliger Krankenpfleger im Kriege" zwischenzeitlich in Berlin angesiedelt war, fand dort am 28. Februar 1889 eine *„Generalprüfung von 200 aktiven Mitgliedern der Genossenschaft"* statt, an der auch Esmarch teilnahm und über die er sehr lobend berichtete.[1385]

In Berlin trug Esmarch auf dem 18. Chirurgen-Kongress am 24. April 1889 zur „Aetiologie und die Diagnose der bösartigen Geschwülste, insbesondere diejenige der Zunge und der Lippen" vor. Über seinen ebenfalls am 24. April gehaltenen Vortrag zum Thema „Die Erkennung und Entstehung des Krebses" berichtete die „National-Zeitung": Nach Esmarch ist „die Wahrscheinlichkeit einer dauernden Heilung um so größer [...], je früher und gründlicher die Operation vorgenommen wird, und [werden] die Gefahren derselben seit der Einführung der antiseptischen und Wundbehandlung wesentlich geringer [...]. Was für den Brustkrebs gilt, das gelte [...] im Allgemeinen auch für die bösartigen Geschwülste anderer Körperstellen. [...] Redner schloß mit folgendem tröstlichen Ausspruch: 'Der Krebs ist heilbar, wenn er früh genug und gründlich genug mit dem Messer ausgerottet wird. Jedes Zögern ist für den Kranken verderblich. Nur wenn es für die Operation zu spät geworden, dann darf man die Heilung durch innere Mittel versuchen.' [...] Dieser Vortrag und die von Prof. von Esmarch aufgestellten Thesen bilden die Grundlage für die große Diskussion, welche der Kongress über die Krebsfrage veranstalten wird und wobei auch geheilte Fälle vorgestellt werden sollen." [1386] Ferner traf Esmrach sich in Berlin u. a. zu Gesprächen

1383 Auszugsweise veröffentlicht im Ersten Beiblatt zu Nr. 259 der „National-Zeitung" vom 25.04.1888

1384 Briefe vom 19., 20. und 22.07.1888 an Prinzessin Henriette von Esmarch aus Kiel

1385 Brief vom 28.02.1889 an Prinzessin Henriette von Esmarch aus Berlin

1386 Verhandlungen [...], 1889, II, S. 120 -153 sowie „Erstes Beiblatt zu Nr. 259 der National-Zeitung" vom 25. April 1889

über Samariter- und Verwundetenpflege-Angelegenheiten mit Graf Waldersee, Kultusminister v. Goßler, Generalstabsarzt v. Coler und Generalarzt Roth, besuchte v. Bergmanns Klinik, machte Visiten und führte Krankenbehandlungen durch.[1387]

Im Mai 1889 erhielt er die Mitteilung von Wilhelm II.: *„Ich habe Ihnen mittelst Order von heute, indem Ich Sie zugleich à la suite des Sanitäts-Korps gestellt habe, den Rang als Generalmajor verliehen."*[1388] In Hamburg nahm Esmarch am 12. Juni 1889 an der Einweihung des neuen Krankenhauses teil und besuchte danach in Berlin die dortige Ausstellung, in der u. a. transportable Baracken und deren Einrichtungen gezeigt wurden

Kaiserin Auguste Victoria bat Esmarch damals u. a. um Rat, ob angesichts aufgetretener Fälle von *„Dyphteritis"* in Flensburg Ansteckungsgefahr für ihre Söhne bestehe und eine Reise dorthin vertretbar sei. Sie machte ihre weiteren Planungen von seiner Empfehlung abhängig, der sie mehr Gewicht beimesse als der des anwesenden Arztes.[1389]

Vom 9. bis 12. April 1890 nahm Esmarch am 19. Chirurgen-Kongress in Berlin teil.

In Kiel wurde am 13. Juni 1890 auf der allgemeinen Studentenversammlung in den Reichshallen die Gründung einer „Genossenschaft freiwilliger Krankenpfleger vom Roten Kreuz, Hochschulabteilung Kiel" beschlossen, der sich viele Studenten spontan anschlossen; Esmarch wurde Ehrenvorsitzender.[1390] Wieder in Berlin vom 3. bis 11. August 1890 beteiligte Esmarch sich beim 10. „Internationalen Medicinischen Congress" an den Sitzungen der Chirurgischen Sektion.

In der Zeit vom 4. bis 8. September 1890 nahm Esmarch teil an eine Parade in Flensburg sowie an umfangreichen Manövern, u. a. in Bau, in Sonderburg, von der Düppeler Höhe bis nach Satrup und in Gravenstein mit einem Flottenmanöver, einem Zapfenstreich und mehreren Diners.

Nach Jagdausflügen auf Schloss Tegernsee und in Bad Kreuth zwischen Mitte September und Mitte Oktober 1890 besuchte Esmarch in Göggingen Hessing in dessen *„sehr grosser, wunderhübsch eingerichteter Anstalt, in welcher 180 Kranke Unterkommen finden können"*.[1391a] Hessing habe *„in der Behandlung von Gelenkkrankheiten, Verkrümmungen und Beinbrühen [sehr große] Erfolge erzielt [...]. Er lässt Kranke, die*

1387 Briefe vom 24.–29.04.1889 an Prinzessin Henriette von Esmarch aus Berlin

1388 Telegramm vom 25.05.1889 an Esmarch von Kaiser Wilhelm II. aus Berlin

1389 Briefe vom 05. u. 06.11.1893 an Esmarch von Kaiserin Auguste Victoria aus Berlin

1390 S. Kapitel 9

wir Jahrelang mit Bettruhe und eventuell mit operativen Eingriffen behandeln würden, gleich herumgehen, nachdem er die Maschinen angelegt hat. [...] Er hat mir wundervolle Resulthate gezeigt.“[1391b]

Zwischen dem 19. und 24. Oktober 1890 war Esmarch in Heidelberg bei Czerny, wo er *„einige interessante Operationen mit ansah“*, in Würzburg in Schönborns *„prachtvoller Klinik“*, in Göttingen in den *„enorm grossen Räumen von Köllikers Anatomie und Michels ophth. Klinik“* sowie in Königs *„neuem Lokal“*, das er *„genau ansehen [werde] sowie auch die Fälle in seiner Klinik“* und schließlich in Hamburg, um *„nochmal Schede's Operationsraum genau in Augenschein zu nehmen“*.[1392]

Zwischen dem 3. März und 22. April 1891 war Esmarch in Berlin. Mit Wichern nahm er teil *„an einer langen Sitzung des Comité's der Genossenschaften, wo ich die Samariterthätigkeit der Genossenschaft zu vertreten Gelegenheit hatte.*“[1393] Er führte Visiten in Krankenhäusern durch, besuchte Angerer und Minister v. Feilitzsch und nahm am 20. Chirurgen-Kongress vom 31. März bis 9. April teil.

Zwischen Ende August und Mitte Oktober 1891 war Esmarch erneut auf Gams- und Hirschjagd in Bayern.

Auch während seiner Reisen im Jahr 1892 besuchte Esmarch verschiedene Kliniken von Fachkollegen, darunter am 8. April in Halle die Klinik von Bramann, *„die ganz neu ausgebaut, sehr schön geworden ist [...]. Ich hab mir Alles angesehen und viel dabei gelernt“*, sowie das *„ungeheuer grosse Hospital“* von Thiersch in Leipzig.[1394]

In Berlin wiederholte Esmarch in der Sitzung des 21. Chirurgen-Kongresses am 8. Juni 1892 seine auf dem Kongress 1889 vorgetragene Empfehlung, bei Schusswunden die Öffnung nicht durch eine Naht hermetisch zu verschließen. [1395]

Während seiner Jagdaufenthalte ab Ende August arbeitete Esmarch an Korrekturen seines „Handbuches“. Ehe er Ende Oktober in Kiel die Klinik wieder eröffnete, traf Esmarch sich in Berlin erneut mit Graf Douglas.

Am 9. Januar 1893 feierte Friedrich von Esmarch in Kiel seinen 70. Geburtstag. „Die Feier begann bereits des Morgens um 9 Uhr mit der Ueberreichung der 'Festschrift zur

1391 a) u. b) Brief vom 16.10.1890 an Prinzessin Henriette von Esmarch aus Göggingen

1392 Briefe vom 20.–24.10.1890 an Prinzessin Henriette von Esmarch

1393 Brief vom 06.03.1891 an Prinzessin Henriette von Esmarch aus Berlin

1394 Brief vom 09.04.1892 an Prinzessin Henriette von Esmarch aus Halle

1395 Verhandlungen [...], 1889, I, 126 f. sowie Verhandlungen [...], 1892, I, S. 25

Feier seines 70jährigen Geburtstages am 9. Januar 1893, Friedrich von Esmarch[...] von Schülern, Freunden und Verehrern' im geschmückten Hörsaale der chirurgischen Klinik [...].“[1396a] Petersen, der die Festschrift überreichte, führte in seiner Ansprache u. a. aus:

> „Großes haben Sie erlebt: Sie waren dabei, als Schleswig-Holstein sich zum ersten Male erhob, und als unser heißgeliebtes engeres Vaterland nach trauriger Knechtung die Befreiung begrüßen und das blau-weiß-rote Banner wieder entrollen durfte. Sie waren dabei, als [...] der Traum unserer Väter und unserer eigenen Jugend verwirklicht wurde in der Auferstehung des Deutschen Reiches unter einem Deutschen Kaiser. Aber nicht als Zuschauer waren Sie dabei, nein, Sie waren selbst thätig, nicht Wunden schlagend, sondern Wunden heilend, und der Kriegs-Chirurg Esmarch wurde überall bekannt und genannt. Auf dem Kampffelde der Menschenliebe gegen die Schrecken des Krieges waren Sie allzeit voran. [1396b] [...] Sie haben auch auf dem Gebiete unserer Wissenschaft und Kunst die segensreichsten Wandlungen entstehen und sich vollenden sehen, zum Theil unter Ihrer Mithülfe. [...] Sie nahmen [...] thätigen Antheil an dem Aufbau der erhaltenden Chirurgie. Sie sahen die Einführung der antiseptischen und aseptischen Wundbehandlung und bei der Weiterentwickelung der Wundbehandlung stand die Kieler Klinik nicht in letzter Linie. Und dann hielten Sie auf der 1873er Zusammenkunft der Deutschen Gesellschaft für Chirurgie Ihren Vortrag über ein Verfahren, durch das bei blutigen Eingriffen in den menschlichen Körper das Blut, der ganz besondere Saft, gespart wird, den Vortrag, der [...] alsbald wie ein Lauffeuer die ganze medicinisch-wissenschaftliche Welt durchflog und der schon allein Ihrem Namen die Unsterblichkeit sichert. Und neun Jahre später waren Sie es, der die Samaritersache von England nach Deutschland verpflanzte, ihr ihren Namen und ihre Verbreitung über die ganze gesittete Welt und dadurch erst ihre Bedeutung gab.“ [1396c]

„Zahlreiche frühere und jetzige Assistenten gratulirten unter Führung von Professor Völckers. [...] König sprach im Namen der Deutschen Gesellschaft für Chirurgie, Schede im Namen der Hamburger Aerzte, Schlange im Namen der Berliner chirurgischen Klinik, Hensen im Namen des Kieler physiologischen Vereins. [...] Die Universität war vertreten durch den Curator, den Rector, durch die Dekane der vier Facultäten und durch Deputationen der verschiedenen städtischen Gremien. Der

Deutsche Samariterverein übermittelte seinem Schöpfer seine Glückwünsche [...], der Schleswig-Holsteinische Kampfgenossenverein von 1848 gratulirte dem treuen Mitkämpfer für die Schleswig-Holsteinische Sache. [...] Prinz und Prinzess Heinrich von Preussen [gratulierten persönlich] [...]. Die Stadt Kiel gratulirte durch eine Deputation unter Leitung des Oberbürgermeisters [...] Etwa 150 Telegramme und zahllose Schreiben [...] beweisen, mit welcher Dankbarkeit man aller Orten die Verdienste des grossen Chirurgen um die Wissenschaft und um die leidende Menschheit anerkennt."[1396d]

Die „Kieler Zeitung" nannte in ihrem Artikel „unter den Pionieren der Humanität [...] im ersten Treffen Geheimrath Friedrich von Esmarch [...]. Weit über die Grenzen seiner engeren Heimath und seines großen Vaterlandes hinaus sind Achtung vor dem Gelehrten, Dankbarkeit gegen den menschenfreundlichen Nothhelfer die Gefühle, welche Esmarch's Name wachruft. [...] Die Liebe zu seinem Mitmenschen war und ist ihm die Triebfeder aller Arbeit; und diese humane Gesinnung ist es, die ihm Dank und Anerkennung von Niedrig und Hoch, ja den Höchsten im Reiche erworben hat."[1397] In der Zeitschrift „Die Heimat" stand einleitend, dass „die Entwickelung der akademischen Heilanstalten unserer Provinz zu einem guten Teil auf die Verdienste Friedrich v. Esmarch's zurückzuführen ist."[1398]

Die „Gartenlaube" schrieb, dass „eine große Schar [...] seiner gewiß mit dankbarem Herzen" denkt. „Es sind die vielen, die in schweren plötzlichen Unglücksfällen von den deutschen Samaritern rasche zweckgemäße Hilfeleistung erfuhren und so der Familie, dem Vaterland gerettet wurden." Zwölf Jahre nach Gründung der ersten Samariter-Schule „ist die erste Hilfe bei plötzlichen Unglücksfällen in Fabriken, auf Eisenbahnen, bei den Feuerwehren und in Polizeiwachen an sehr vielen Orten aufs trefflichste organisiert." Esmarch hat „durch diese That bewiesen, wie warm sein Herz für die leidende Menschheit schlägt, und darum entspringen die Glückwünsche des 9. Januar nicht bloß der aufrichtigen Bewunderung des großen Gelehrten, sie gelten auch Friedrich Esmarch, dem edlen Menschenfreund!"[1399] In ihrem Glückwunsch schrieb Kaiserin Auguste Victoria u. a.: *„Ich habe mich gefreut zu sehen welche Anerkennung Ihnen von allen Seiten zu Theil geworden ist."*[1400]

1396 a)–d) Petersen, 70. Geburtstag, „Berliner klin. Wochenschr.", 1893, No. 3, S. 25 ff.

1397 „Kieler Zeitung" vom 9. Januar 1893

1398 S. Pörksen, 1893, S. 2

1399 „Die Gartenlaube", 1893, Heft 2, S. 35 f. und Foto auf Seite 2

1400 Glückwunsch-Telegramm an Esmarch von Kaiserin Auguste Victoria aus Berlin

An Kaiser Wilhelm II. schrieb Esmarch danach: *„Die allgemeine Theilnahme und die Anerkennung, welche mir von Nah und Fern an diesen Tagen überreichlich gespendet wurde, gab mir und den Meinigen die frohe Gewissheit, dass ich mit einiger Befriedigung auf mein Wirken zurückblicken kann und dass ich trotz meines Alters es wagen darf, noch eine Zeitlang meine bisherige Thätigkeit fortzusetzen, was ich denn auch mit Gottes Hülfe thun will.*“[1401]

Auf dem 22. Chirurgen-Kongress am 12. April 1893 informierte Esmarch über „Fälle vom entzündlicher Spontanfractur“, bei denen er die Kranken nur mit „Ruhe, Eis und Distraction oder Gypsverbänden behandelt, und fast immer nach längerer oder kürzerer Zeit Heilung eintreten“ sah.[1402] Er traf sich erneut mit Fachkollegen und machte mehrere Visiten. Anschließend fuhr er zur Hirschjagd nach Bad Kreuth und zur Auerhahnjagd nach Bad Treibach. Ende April traf Esmarch sich auf einer Rundreise in Heidelberg mit Czerny, in Frankfurt mit M. Schmidt, in Wiesbaden mit Pfeiffer und in Marburg mit Küster, dessen Klinik er aufsuchte.

Erneut in Berlin Ende Juni 1893 besuchte Esmarch v. Bardeleben und nahm am Friedrich-Wilhelm-Institut an aktuellen Schießversuchen teil. In Nürnberg beteiligte Esmarch sich vom 11. bis 13. September 1893 an Sitzungen insbesondere der Sektion des Chirurgischen Vereins.

Dem 23. Chirurgen-Kongress vom 18. bis 21. April 1894 in Berlin präsidierte Esmarch. Bier urteilte später: „Esmarch zeigte schon bei der Eröffnung „sein Ungeschick in der Leitung einer großen Versammlung. In die Aussprache griff er als Vorsitzender nur viermal ein, und zwar lediglich, um die Erfahrungen anderer kurz zu bestätigen. Er drückte in keiner Weise der Tagung den Stempel seiner Persönlichkeit auf, was man von einem geschickten Vorsitzenden verlangen muss, und was man von einem so bedeutenden und erfahrenen Manne hätte erwarten sollen.“[1403] Während seines Aufenthaltes dort besuchte Esmarch gemeinsam mit Graf Douglas Kultusminister Bosse und schrieb erstmalig über Gicht.

1401 Entwurf des Briefes vom 10.01.1893 an Kaiser Wilhelm II. von Esmarch aus Kiel

1402 Verhandlungen […],1893, I, S. 45; s. dazu die Dissertation von Schulte, Kiel 1888. Zu seiner damaligen Wahl als Vorsitzender für 1894 schrieb er am 15.04.1893 an Prinzessin Henriette: „Dein sehnlicher Wunsch ist also endlich in Erfüllung gegangen.“

1403 Bier, 1935, S. 291; s.a. Köhler,1904, S. 240, der eine davon abweichende Meinung vertrat.

Vom 14. August bis 13. Oktober 1894 unternahm Esmarch gemeinsam mit seinem Assistenzarzt Waitz seine letzte größere Auslandsreise nach England und Schottland.[1404a]

In London standen beim ersten Aufenthalt mehrere Visiten an: das St. Thomas-Hospital, die Praxis von MacCormac sowie das Moorfields Hospital. Er besuchte eine private Zahnarztpraxis und besichtigte Instrumente zur Entfernung von Knochensplittern. Bei seinem zweiten Aufenthalt in London besuchte Esmarch das Chalwers Hospital, mehrfach das Guys Hospital zur Teilnahme an *„einigen sehr schönen Augenoperationen“*[1404b], St. Thomas mit einem *„Forcept for cutting bones“*[1404c], dann die Kliniken von Little und Mea mit Teilnahme an Resektionen, der Anlage eines Gipsverbandes sowie einer Katarakt-Behandlung und schließlich St. Marc's Hospital, Deutsches Hospital und St. George's Hospital, wo Amputationen durchgeführt wurden.[1404d]

In Edinburgh standen Besuche in Littlejohns Hospital mit Amputationen und Extirpationen auf dem Programm, mehrere Treffen mit Lister, Visiten bei Fachkollegen, Besuche des College of Surgeons in der Universität sowie des College of Physicians von Prof. Spencer. Bei einem Treffen mit dem *„Haussurgeon von Lister [wurde] über antiseptische Behandlung gesprochen, der Apparat zur Bereitung der antiseptischen Gaze gesehen, mehrere Instrumente erworben“*.[1404e] In Glasgow besuchte Esmarch die Royal Infirmary: *„Dr. Buchanan macht eine Extirpation eines Tumors, wobei ich ihm die künstliche Blutleere zeigte“*, sowie das neue Universitäts-Hospital, das ich *„mir gründlich von oben bis unten ansehe“*.[1404f] Zum Ende der Reise hielt Esmarch in London selbst Vorträge im St. Bartholomew Hospital, Herbert Hospital und St. Mary's Hospital.

Unmittelbar nach seiner Rückkehr aus London fuhr Esmarch nach Bad Kreuth. Dort beantwortete er eine von Prinzessin übermittelte Anfrage des Kurators der Universität *„betreffend die Inbenutzungsnahme des neuen chirurg. Operationssaales“*. Er habe *„ein schlechtes Gewissen, weil ich ja auch diesmal, wie immer, meine Klinik lange nach dem gesetzten Anfang des Semesters eröffnen will.“*[1405]

In Berlin war Esmarch anlässlich des 24. Chirurgie-Kongresses vom 16. bis 20. April 1895, nahm an den Sitzungen und offiziellen Treffen teil. In einem Vortrag zur Diagnose von Syphilomen warnte er davor, Syphilome mit Sarkomen und Carcinomen zu verwechseln, da vermeintlich als „inoperabel bösartige geltende Geschwülste spontan

1404 a)–f) Notizbüchlein „Herbst 1894 – Reise n. England u. Schottland mit Waitz“; er traf sich weiter u. a. mit Napier, Meadows, MacCormac und Paget.

1405 Brief vom 15.10.1894 an Prinzessin Henriette von Esmarch aus Bad Kreuth

ohne Anwendung heilen" könnten. [1406] Neben verschiedenen Besuchen nahm er an einer Generalversammlung der Genossenschaft freiwilliger Krankenpfleger am 20. April 1895 teil.

Nach dem Kongress fuhr Esmarch nach Weilheim. Dort fand am 23. April eine Versammlung des ärztlichen Vereins statt, *„auf der ich den Herren meinen abgekürzten Vortrag hielt und meine Bilder zeigte, was mit vielem Interesse gehört wurde."* Danach besuchte er mit Dr. Angerer *„in seinem reizenden sauberen Hospital [...] verschiedene Kranke, die sich durch meinen Besuch sehr beglückt fühlten."* Am 25. April *„half [er] Dr. Angerer bei einer Amputation des Oberschenkels [...] in seinem Hospital"*. In München wurde Esmarch am 29. April bei *„der Eröffnung der Klinik von Angerer [...] mit einem furchtbaren Getrampel der Studenten begrüsst."*[1407] Neben Treffen mit Kollegen besuchte er in München seine Schwiegertochter Gisela mit ihrem Sohn – seinem Enkel – Wulff, mit dem er in einem Spielwarenladen Bleisoldaten einkaufte.

Dem Vorschlag des Kurators vom 16. Oktober 1895, dem Geheimem Medicinalrath Professor Dr. v. Esmarch „auf dessen Ansuchen für das bevorstehende Wintersemester [1895/96] einen Urlaub auf unbestimmte Zeit" zu erteilen und Dr. Bier mit der Vertretung zu beauftragen, stimmte die Fakultät zu.[1408a] Gleiche Vertretungsregelungen wurden später für November und Dezember 1896, für den Rest des Wintersemesters 1896/97 ab Mitte Januar 1897 sowie für die Verlängerung des Urlaubs im März 1897 getroffen. Dabei sei Bier „zum 1. April d. J. von seiner Stellung als Assistent der chirurgischen Klinik zu entbinden [...]. Die Begründung eines Ersatzordinariats wird voraussichtlich [...] für 1898/99 erfolgen."[1408b]

Anlässlich des 25jährigen Stiftungs-Kongresses der Chirurgischen Gesellschaft im Mai 1896 in Berlin erfolgte Esmarchs Ernennung zum Ehrenmitglied. Am ersten Sitzungstag hielt er seinen letzten großen Vortrag „Ueber künstliche Blutleere". Er nahm an Ausschuss-Sitzungen teil, dann am Empfang im Reichstagsgebäude und führte einige Visiten durch.[1409]

Von September bis Ende November war Esmarch erneut zur Jagd. Sehr lebendig waren seine ausführlichen Schilderungen der Pirschgänge, der Wetterbedingungen,

1406 Verhandlungen [...], 1895, II, S. 298 - 311 sowie I, S. 97 ff; s a. Trendelenburg 25 J, S. 98

1407 Briefe vom 23. u. 29.04.1895 an Prinzessin Henriette von Esmarch aus Weilheim u. München

1408 a) u. b) LA Abt. 47.6, Nr. 77

1409 S. dazu Volkmanns „Sammlung klinischer Vorträge", Nr. 58, 1873.

des Verhaltens der Tiere, der Spaziergänge, der Gegend, der Mahlzeiten und Unterkünfte (teils in Hütten), seiner Kleidung, seines Befindens, von fröhlichen Gesellschafts- und Tafelrunden, von Schneefall, von Schlittenfahrten, der Wohltat der Bergluft und des Aufenthaltes. Dies unterstrich seine große Neigung zur Jagd mit allen Begleiterscheinungen und Verpflichtungen, auch gesellschaftlicher Natur, sowie ein gehöriges Maß an Ehrgeiz hinsichtlich der Jagderfolge.

Auf der Durchfahrt hatte Esmarch sich in München mit dem Instrumentenmacher Stiefenhofer getroffen. Mitte November 1896 besuchte Esmarch eine Konferenz in Berlin.

Persönliche und dienstliche Ereignisse

Am Vorabend ihrer silbernen Hochzeit brachte die Studentenschaft der Kieler Universität dem Ehepaar von Esmarch am 27. Februar 1897 einen Fackelzug. „Mit klingendem Spiel, begleitet von wachsender Volksmenge, bewegte sich der Zug [...] nach dem Gebiet der akademischen Heilanstalten, dessen Gebäude sämmtlich vom untersten bis zum obersten Stockwerk mit ungezählten Lichtern glänzend illuminirt waren." In seiner Begrüßungs-Ansprache stellte der Sprecher der „Teutonia" fest, dass es Esmarch „wie Wenigen vergönnt [war], den wissenschaftlichen Ruf Kiels zu mehren und dankbare Schüler aus nah und fern herbeizuziehen. Insbesondere in unserem engen Vaterlande giebt es kaum einen Arzt, der nicht als Jünger zu Ihren Füßen gesessen hätte." Esmarch erwiderte u. a., dass es „von Jugend auf sein Wunsch war, die Einigkeit Deutshlands vollendet zu sehen" und dass er „stets regen Antheil genommen [habe] an den Bestrebungen, die verschiedenen Gruppen der Studentenschaft zu einigen", denn „Einigkeit macht stark!"[1410]

Von einer „Familienfeier, welche zwischen den häuslichen Wänden im Freundes- und Verwandtenkreise begangen, weit über diesen Rahmen hinaus in unserer meerumschlungenen Heimath und jenseits der Grenzen derselben herzliche Theilnahme erheischt", schrieb die Kieler Zeitung und dass „ungezählte Vertreter des Adels der Geburt und des Geistes des silbernen Jubeljahres fünfundzwanzigjähriger Erinnerung" an den Hochzeitstag gedenken.[1411] Berichtet wurde von *„hunderten von Tele-*

1410 Kieler Zeitung vom 28.02.1897

1411 Ebd.

grammen, die von der großen Verehrung [zeugten], die dem allbeliebten Altmeister der Kieler Universität dargebracht wurde.“[1412]

Am 22. März 1897 wurde Esmarch zum Wirklichen Geheimen Rat mit dem Prädikat Exzellenz ernannt. Vom 20. bis 25. April 1897 in Berlin nahm Esmarch am 26. Chirurgen- Kongress teil. Danach war er u. a. in Breslau bei Mikulicz zur Einweihung seiner neuen Operationsräume, ehe er sich abends mit verschiedenen Professoren traf. Am 11. Mai 1897 berichtete Esmarch von einem Besuch der Klinik von Angerer in München. Im weiteren Jahresverlauf besuchte er Kollegen in Köln und Umgebung und in Frankfurt a. M.[1413]

Als eine besondere Auszeichnung empfand Esmarch die Einladungen, die ihn Ende November 1897 aus Wien und Budapest erreichten. Er wurde um Teilnahme an der Einrichtung neuer Samariterschulen und um Vorträge zur Samariterbewegung gebeten – Anliegen, denen er trotz der damit verbundenen Strapazen gern Folge leistete.

Bei seinem Aufenthalt in Berlin vom 9. bis 17. Februar 1898 setzte sich Esmarch nachdrücklich für seine beiden damals zentralen Anliegen ein: seine Nachfolgeregelung und das Bauvorhaben für eine neue Chirurgie. Dazu schickte er ein Gesuch an den Kaiser, suchte mehrere Entscheidungsträger in den Behörden auf und traf sich u. a. mit Minister v. Miquel. Am 11. Februar war „*das grosse Diner bei der Kaiserin Friedrich*“[1414a]; für den 15. Februar wurde Esmarch zur Abendtafel im Schloss von Kaiser und Kaiserin eingeladen.“[1414b] Erneut in Berlin zwischen dem 11. und 23. April 1898 nahm Esmarch an Vorstandssitzungen und Sitzungen des Chirurgen-Kongresses teil sowie an kriegschirurgischen Beratungen und suchte Naumann sowie Germar und Althoff wegen seines Bauvorhabens auf.

Zu seinem 50-jährigen Doktorjubiläum im Oktober 1898 hatte Prinzessin Henriette ein Porträt von Esmarch von v. Lenbach anfertigen lassen. Sie war voll von Freude, als sie im „*Weihnachtszimmer [...] das schöne Bild meinen Mann darstellend fand [...]. Ein Bild von der Meisterhand eines Lehnbachs ist immer etwas Großes.*“ Dann schrieb sie: „*Trotzdem kennt eine liebende Frau das Gesicht ihres Mannes besser als jeder Andere*

1412 Brief vom 28.04.1897 an Prinzessin Henriette von Esmarch aus München

1413 Unvermittelt stand in einem Brief vom 02.10.1897 an Prinzessin Henriette aus Bayraibl über Dr. Pollacsek, dem er Empfehlungskarten geschickt hatte und der am 21. Oktober nach Amerika reisen würde: „Er ist kein Jude, was schon daraus hervorgeht, dass er alle Juden von den Aktionären ausgeschlossen hat.“

1414 a) u. b) Brief vom 16.02.1898 an Prinzessin Henriette von Esmarch aus Berlin

und da muß der große Meister Lenbach sogar der Frau eine kleine Bemerkung erlauben. Das schöne, interessante und [...] bedeutende Bild meines Mannes macht ihn ziemlich viel älter und kränker sorgenvoller aussehend als er in der Wirklichkeit [...] ist."[1415]

Zum Zeitpunkt seines Doktorjubiläums war Esmarch wieder zur Jagd in Bayraibl und Bad Kreuth. Dort erhielt er am 7. Oktober 1898 mehrere Grußbotschaften. Im Telegramm des Kaisers stand: „*Die hervorragenden Dienste, welche Sie in der langen Spanne Zeit mit aufopfernder Hingebung an Ihren Beruf der akademischen Jugend, der Armee und der Menschheit in Kriegs- und Friedenszeiten geleistet haben, möge Sie allezeit gewiss sein lassen der besonderen Dankbarkeit und Anerkennung Ihres wohlgeneigten Königs Wilhelm I.R.*"[1416a] Kriegsminister v. Goßler sprach dem „*bewährten Kriegschirurgen*" seine herzlichsten Glückwünsche aus.[1416b] Von Coler übermittelte ihm „*aufrichtigste Glückwünsche [...] dankbaren Herzens eingedenk des Segens, welcher durch Euer Excellenz verdienstvolle Thätigkeit den Verwundeten und Kranken der Armee und dem Vaterlande gespendet ist. Mit mir feiert das Sanitätscorps Eure Excellenz als den hervorragendsten Meister, den grossen Lehrer und ruhmreichen Kriegschirurgen*".[1416c]

Zu den zahlreichen Briefen und 54 Telegrammen, die er erhalten habe, schrieb Esmarch. „*Vom Curator erhielt ich die Anzeige, dass mir von S. Majestät der rothe Adlerorden 2. Klasse mit Stern und der Zahl 50 verliehen sei.*"[1417a] Dann meinte er: „*Die Abdrücke meiner Telegramme habe ich mit Vergnügen gelesen. Sie werden der armen Fakultät viel Ärger bereitet haben.*"[1417b]

Prinzessin Henriette war überzeugt davon, dass Esmarchs Verdienste dennoch nicht ausreichend gewürdigt würden. In einem Brief an Graf in Berlin bedankte sie sich für die „*anerkennenden Äußerungen über meinen Mann*" sowie über „*die gnädige Verleihung des rothen Adlerordens II. Classe mit [...] Krone und der Jahreszahl 50 [...]. Jede Auszeichnung und Anerkennung, die meinem Mann zu Theil wird, berührt mein Herz mit doppelter Freude. Um so schmerzlicher empfinde ich es, dass sein ausgesprochener Wunsch, seinen langjährigen sehr tüchtigen Assistenten Professor Bier zu seinem Nachfolger zu erhalten nach Ihrem Brief wahrscheinlich nicht in Erfüllung gehen wird. Ich kann nicht leugnen, dass es mich sehr kränken und betrüben würde, nachdem mein Mann ein halbes Jahrhundert hindurch mit Aufopferung aller seiner Kräfte und mit größter Uneigen-*

1415 Brief vom 05.01.1898 an Lenbach von Prinzessin Henriette aus Kiel

1416 a)–c) Telegramme vom 07.10.1898, Landesbibliothek F 1/9/62

1417 a) u. b) Briefe vom 12. u. 24.10.1898 an Prinzessin Henriette von Esmarch aus Bad Kreuth

nützigkeit sich dem Wohle der hiesigen Universität gewidmet hat, wenn man nicht seinen Wunsch erfüllen sollte, sondern mehr auf das Urtheil [...] der mit Neid und Eifersucht erfüllten Collegen hören und deren Vorschläge annehmen würde."[1418]

Nach 45-jähriger Tätigkeit wurde Esmarch zum Wintersemester 1898/99 als Hochschullehrer und Direktor der Chirurgischen Universitätsklinik emeritiert. Zwar sei Esmarch damals, so hieß es später, aus dem Lehramt ausgeschieden, nicht jedoch „aus dem Bewusstsein des deutschen Volkes. Mit Recht blieb er einer der populärsten Männer im ganzen Reiche. Bei dem Namen Esmarch dachte sich jeder eine ehrwürdige Greisengestalt von jugendlichem Feuer, die Verkörperung höchster ärztlicher Kunst, mildester Humanität und reichster Erfahrung und Fürsorge auf dem Gebiete der Krankenpflege, alles unter dem Zeichen wahrer Vornehmheit des Herzens." Sein Andenken sei „unvergesslich vor allem in den Reihen aller derer, die um die Krankenpflege im Frieden und im Kriege sich mühen, denn ihr galt schliesslich das Hauptwerk seines Lebens."[1419]

1418 Brief-Entwurf vom 18.11.1898, Landesbibliothek F 1/9/62

1419 H. Cramer in „Zeitschrift für Krankenpflege", 1908, S. 70

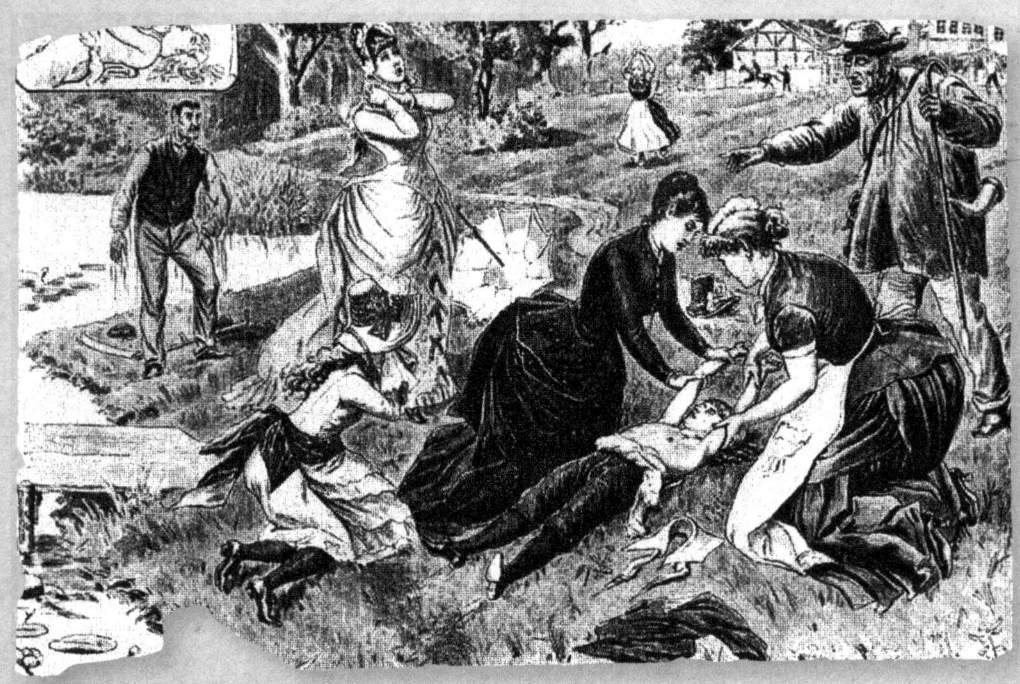

„Hülfe bei plötzlichen Unglücksfällen" im Alltag und im Beruf war das Leitbild, das dem von Esmarch begründeten Samaritertum zugrunde lag. Der ausgebildete Samariter sollte in der Lage sein, dem Nächsten zu helfen, wenn dieser in Not geraten war. Die Illustration zeigt, wie eine junge Samariterin einen im Teich fast ertrunkenen Knaben wieder ins Leben zurückruft.
(Illustration von Walter Busch aus Esmarchs erstem „Samariterbrief")

XV

Der Samariter[1420]

„Bei den täglich vorkommenden plötzlichen Unglücksfällen [...] verbluten und verkrüppeln noch heute zahllose Verunglückte, denen die richtige Hülfe nicht sofort geleistet werden konnte; darum gehen so Viele zu Grunde, welche hätten gesunden müssen, wenn sie vom Augenblick ihrer Verunglückung an zweckmäßig behandelt worden wären. Es ist im höchsten Grade wünschenswerth, daß die Kenntnis der ersten Hülfe bei den mannigfachsten Verletzungen, welchen die Menschen bei der Ausübung ihres Berufes zu Lande und zu Wasser ausgesetzt sind, nicht allein auf ärztliche Kreise beschränkt bleibe, sondern zum Gemeingut aller Derer werde, die Herz genug haben, dem Nächsten in Noth und Gefahr die erforderliche Hülfe zu leisten. Die Lösung dieser Aufgabe, welche den lautersten Gefühlen der Humanität ihren Ursprung verdankt, ist vor wenigen Jahren in einem fremden Lande mit glücklichem Erfolge angestrebt worden."[1421] Mit diesen Worten verwies Esmarch auf die Tätigkeit der St. John's Ambulance Association in England und deren Verbandlehrschulen, in denen Unterricht im Anlegen des ersten Verbandes und in der ersten Pflege der Verwundeten erteilt wurde. Die für den Rettungs- und Sanitätsdienst ausgebildeten freiwilligen Helfer konnten bei Unfällen Erste Hilfe leisten und alles Erforderliche veranlassen, bis ein Arzt zur Stelle war.[1422]

Bei seiner Teilnahme am International Medical Congress in London vom 2. bis 9. August 1881 bat Duncan vom Order of St. John of Jerusalem Esmarch, für den am 10. August 1881 parallel zum Kongress stattfindenden Wettbewerb „in Ambulance work" in den Kensington Gärten als Preisrichter zur Verfügung zu stehen. Überaus anschaulich schilderte Esmarch, dass von herbeieilenden „Nothhelfern" den sehr unterschiedlich bezeichneten „Verletzten" Maßnahmen zur Ersten Hilfe geleistet

1420 Ausführlich s. dazu Zöllner, Der Kieler Samariter Friedrich von Esmarch, Kiel 2022

1421 Artikel in „Die Gartenlaube", Heft 14, März 1882, S. 236, sowie Vortrag 1905

1422 Jahresbericht der St. John's Ambulance Association 1881, S. 7

wurden. „Die anwesenden, zum Theil sehr angesehenen Aerzte waren von den überraschenden Leistungen jener freiwilligen Helfer in der Noth in hohem Grade befriedigt".[1423a] Dazu meinte er: „Sofort ward es mir klar, dass eine solche Einrichtung auch in meinem Vaterlande [...] von sehr grossem Nutzen sein werde; ich sagte mir auch, dass für die freiwilligen Helfer im Kriege keine schönere Friedensaufgabe und bessere Schulung gefunden werden könne, als durch die Hilfe bei den zahlreichen plötzlichen Unglücksfällen im täglichen Leben." Es gab für Esmarch keinen Zweifel mehr: „Ich [...] verliess London mit dem Entschluss, diese humanitären Bestrebungen auf den deutschen Boden zu verpflanzen."[1423b] Er begründete dies später auch mit eigenen Erfahrungen im Krieg und in der klinischen Praxis: „Wenn ich zurückblicke auf meine chirurgische Thätigkeit, so kann ich wohl behaupten, dass ich unzählige Male es bedauert habe, dass so wenige Menschen wissen, wie bei plötzlichen Unglücksfällen die erste Hülfe zu leisten sei." Dies gelte für die Situation auf den Schlachtfeldern und für die „Verhältnisse des gewöhnlichen Lebens."[1424]

Samariter-Unterricht und Samariter-Verein

Am 25. Januar 1882 setzte Esmarch in die „Kieler Zeitung" eine Notiz, dass er bereit sei, über „Die erste Hilfe bei plötzlichen Unglücksfällen" einen Kursus abzuhalten. „Ich hatte die Absicht, mit den Vorträgen anzufangen, sobald sich 25 geeignete Theilnehmer gefunden haben würden."[1425] Innerhalb von nur drei Tagen hatten sich, so Esmarch, „schon mehr als 800 Zuhörer und Zuhörerinnen aus allen Klassen der Gesellschaft gemeldet, was mich einigermassen in Verlegenheit setzte, da ich auf einen solchen Zudrang nicht gerechnet hatte." Um dem Zuspruch gerecht zu werden, bekam Esmarch daraufhin vom Rektor der Kieler Universität das ganze Universitätsgebäude zur Verfügung gestellt und mußte – da auch die Aula nur für 400 Zuhörer Platz bot – eine Zweiteilung vornehmen und die Vorlesungen wiederholen. Dazu stand in der „Kieler Zeitung": „Eine sehr stattliche Zahl von Zuhörern hatte sich gestern Abend in der Aula der Universität eingefunden, um dem ersten Vortrage des Herrn Geheimrath Esmarch über die erste Hülfe bei Verunglückungen beizuwohnen. Herren und

1423 a) u. b) Artikel in „Die Gartenlaube", Heft 14, März 1882, S. 237

1424 Esmarch, Vortrag 1884

1425 Esmarch, Vierter Samariterbrief; Anzeige in der „Kieler Zeitung" vom 25.01.1882

Damen jeder Alters- und Gesellschaftsklasse füllten den großen Raum bis auf den letzten Platz, selbst der Mittelgang und die Seitengänge waren dicht besetzt. Nach einleitenden Worten gab der Vortragende eine äußerst gedrängte und doch überaus klare anatomisch-physiologische Darstellung des menschlichen Körpers."[1426]

Der Unterricht teilte sich auf in fünf Abendstunden: Bau und „Lebensthätigkeit des menschlichen Körpers" / Umgang mit Verletzungen, Wunden und Blutungen / Vorgehen bei Knochenbrüchen, Verrenkungen, Verstauchungen, Verbrennungen und Verbrühungen / Anwendung der künstlichen Beatmung / Übung im Transport von „Verunglückten" sowie Kenntnis zum Anlegen des ersten Notverbandes.[1427] Esmarch nannte als die „bei jeder Art von Unglücksfällen immer in den Vordergrund gestellten Hauptregeln: 1. zu warnen vor schädlichen Hülfsleistungen; 2. zu ermahnen, dass man unverzüglich nach ärztlicher Hülfe schicke, oder den Verunglückten zum Arzte transportire, und 3. von Hülfsleistungen nur diejenigen zu lehren, welche jede Laie nach geringer Uebung anzuwenden im Stande ist."[1428]

Die wichtigsten im Samariter-Unterricht für die Anwendung von Erster Hilfe zu vermittelnden Inhalte beschrieb Esmarch wie folgt: Bei Bewusstlosigkeit lernt der Samariterschüler „nur das, was zu thun ist, um ferneren Schaden von dem Bewusstlosen abzuhalten." Bei einem Beinbruch muss „möglichst bald ärztliche Hülfe herbeigeholt" und jedes „unzweckmässige Anfassen und Aufheben" vermieden werden. Bei Verwundungen und Blutungen „wird gelehrt, dass man keine Schädlichkeit zu der Verwundung hinzufügen" und dass man „keine unreinen Substanzen, keinen Schmutz in eine Wunde bringen darf." Bei den „Verletzungen der grossen Adern" lernt auch der Laie „durch Umschnürung mit einem elastischen Gurt [...] wirksame Hülfe bei Vorblutungen zu leisten", wobei „nach Anlegung des Gurtes sofort ärztliche Hülfe gesucht werden" muss. Den Samariter-Schülern wurde anhand von „Uebungen im Transport der Verletzten" schließlich gezeigt, wie man Verunglückte „auf die schonendste und zweckmäßigste Weise dahin transportieren könne, wo ärztliche Hilfe zu finden sei." Nach jeder Vorlesung wurden die Zuhörer „von einem jüngeren Arzt, von

1426 „Kieler Zeitung" vom 05.02.1882

1427 Esmarch, Vortrag 1884

1428 DSV-Jahresbericht 1891/92, S. 13 ff.

denen jeder eine Schwester, einen Studenten oder Krankenwärter als Gehilfen mitgebracht hatte […] in den verschiedensten Hilfsleistungen eingeübt."[1429]

Esmarch hatte es offengelassen, ob am Schluss der Vorlesungen und Übungen eine praktische und theoretische Prüfung durch Ärzte erfolgen sollte. Nach deren Bestehen würde ein Diplom als „Samariter" erteilt bzw. ein Zeugnis in Form eines kleinen Taschenbuches überreicht werden, das den Besitzer als „Samariter" ausweist. Dies hätte „für den Samariter den Vortheil, dass bei Unglücksfällen die neugierigen Zuschauer seinen Rathschlägen und Anordnungen für die bis zum Eintreffen des Arztes zu leistende Hilfe bereitwillig folgen werden."[1430] Das Diplom, so Hansen, würde dazu dienen, „den ‚Samariter' nöthigen Falles zu legitimiren."[1431] Bei der Feierstunde in der Aula der Universität am 4. Juli 1882 zur ersten Verteilung der Zertifikate sagte Esmarch, dass die Empfänger sich mit der Annahme des Zeugnisses *„verpflichten [würden] in plötzlichen Unglücksfällen [nach besten Kräften] die bis zur Ankunft des Arztes nöthige erste Hülfe unentgeltlich zu leisten."*[1432a] Außerdem erwarte er von ihnen, dass sie *„durch fortgesetztes Studium, durch Wiederholung der Uebungen, sowie durch Verbreitung der erworbenen Kenntnisse in weiteren Kreisen sich des Samariternamens würdig erweisen werden."*[1432b] Nach der Ansprache *„verpflichtete"* er *„durch Handschlag sämmtliche Samariterinnen und Samariter, überreichte jedem sein Certificat, während Muchall den Katechismus dazu gab."*[1432c] Da dies jedoch ein wesentlicher Punkt der seitens einiger Ärzte vorgetragenen Kritik war, überließ Esmarch es letztendlich jedem Einzelnen, ob er eine Prüfung ablegen wolle.

Ermutigt, durch die große Resonanz, die seine Vorlesungen gefunden hatten, wurde bereits am 5. März (1882) in Kiel ein „Verein für die Förderung der Samaritersache" gegründet.[1433] Für sein Vorhaben habe er, so Esmarch, den Namen „Samariter" in Anklang an das Gleichnis vom barmherzigen Samariter mit der Lehre gewählt, „dass wir jeden Mitmenschen als unsern Nächsten betrachten und dass wir unserem

1429 Esmarch, Vortrag vom 2. Juni 1883, abgedruckt in der Wochenschrift „Nordwest", 6. Jahrgang, No. 24, 17. Juni 1883, S. 196 ff., und Vierter Samariterbrief sowie Cramer, S. 67; s. a. „Kriegerheil, Organ der deutschen Vereine vom rothen Kreuz", 17. Jahrgang, No. 9, September 1882, mit einer „Betrachtung von Esmarch's Tourniquet- Hosenträger"

1430 Esmarch, Vierter Samariterbrief

1431 Hansen, S. 599; vgl. Rupprecht, P., S. 407

1432 a)–c) Brief vom 05.07.1882 an Prinzessin Henriette aus Kiel

1433 „Die Gartenlaube", Heft 14, März 1882, S. 238, sowie Esmarch, Vortrag 1905

Nächsten helfen sollen, wenn er in Noth gerathen, einerlei, wess Standes oder Glaubens er sei [...]. In den Samariterschulen wird nun gelehrt, wie bei den verschiedensten Unglücksfällen die richtige erste Hülfe von Laien geleistet werden kann, ehe ärztliche Hülfe zur Stelle ist."[1434]

Die Satzung enthielt im § 1 das wesentliche, primäre Prinzip der Vereinsarbeit: „Der Deutsche Samariter-Verein hat sich die Aufgabe gestellt, unter Laien die Kenntniss von der ersten Hülfe bei plötzlichen Unglücksfällen zu verbreiten, vor Allem durch Einrichtung von Samariter-Schulen, in welchen die bis zur Ankunft des Arztes möglichen Hülfeleistungen gelehrt und geübt werden." Der Verein setzte sich für die Förderung der Samaritersache ein: „Hoffen wir, daß diesen ersten deutschen Samaritern die nöthige Unterstützung (privat und seitens der Behörden) nicht fehlen wird [...]. Ein hohes Friedenswerk, ein Werk der Nächstenliebe ist es, um dessen Bethätigung es sich handelt."[1435]

Sehr anschaulich erläuterte Esmarch die Mittel, „mit deren Hülfe [...] in allen Samariter-Schulen der Unterricht ertheilt wird: Sie sehen hier zunächst einige anatomische Wandtafeln, auf denen das Knochengerüst, die Lage der wichtigsten Eingeweide und der hauptsachlichen Adern dargestellt sind, ferner ein einfaches Schema des Blutkreislaufes, durch welches auch dem Laien der Unterschied zwischen Blutungen aus Pulsadern und Blutadern deutlich gemacht werden kann. Dann sehen Sie zwei Tafeln, auf welchen ein einfacher Knochenbruch und ein mit einer Hautwunde verbundener komplizierter Knochenbruch dargestellt ist, damit der so äusserst grosse Unterschied dieser beiden Brucharten dem Laien klar werde. Endlich hier auf dieser sechsten Tafel die Darstellung einiger Verrenkungen; wonach sich Jeder eine Vorstellung von den dadurch entstehenden Formveränderungen machen kann." Die halbstündigen Übungen im Anschluss an die fünf einstündigen Vorlesungen „betreffen vor Allem die Anwendung des dreieckigen Tuches [...] für Nothverbände. Auf dem Tuch sind die verschiedenen Formen dieser Nothverbände aufgedruckt [...], so dass, wer ein solches Tuch bei sich trägt, im Nothfalle durch einen Blick auf die Abbildungen sich jederzeit das Erlernte ins Gedächtniss zurückrufen kann."[1436] Zu den vorgeführten Gegenständen „zur Stillung von Blutungen" zählte auch der von Esmarch entwickelte

1434 Esmarch, Vortrag 1884

1435 „Die Gartenlaube", a. a. O., auch in Esmarch, Leitfaden [...] abgedruckt

1436 Esmarch, Vortrag 1883; auch aufgezeigt in Vierter Samariterbrief

Samaritergürtel. Dieser kann, so hieß es in einem Faltblatt: „stets dazu verwendet werden [...] bei Verletzungen von Pulsadern an den Gliedern die Blutung zu stillen und so das entfliehende Leben zu erhalten."[1437]

Zur Festlegung, dass die zu leistende erste Hilfe „bis zur Ankunft" des Arztes gelte, trug Esmarch wiederholt vor, „dass wir nicht die Absicht haben, Heilgehülfen oder gar Kurpfuscher zu bilden, sondern nur Nothhelfer, welche in der ersten Noth zweckmässige Hilfe leisten können, bis der Arzt zur Stelle ist." Wenn er zum Unterricht über die erste Hülfe bei plötzlichen Unglücksfällen einlade, „so beabsichtige ich keineswegs, die Hülfe der Aerzte unnöthig zu machen; ich hoffe im Gegentheil [...] davon zu überzeugen, dass in den meisten Fällen der Art rasche ärztliche Hülfe dringend nothwendig ist. Ich wünsche aber, sie in den Stand zu setzen, die richtige Hülfe anzuwenden, bis der Arzt kommt, damit nicht unterdessen unheilbarer Schaden angerichtet werde, oder gar das Leben ihrer Angehörigen oder Mitmenschen verloren gehe."[1438] Diese Feststellung wurde ebenso ein Axiom wie das in der Satzung des Samariter-Vereins verankerte Ziel, „Aerzte zu gewinnen, welche den Unterricht ertheilen". Dabei sollte der Deutsche Samariter-Verein, wie Esmarch ausführte, „den Aerzten, welche darin den Unterricht erteilen wollen, die dazu nötigen Schriften, Abbildungen, Modelle und Verbandgegenstände verschaffen."[1439]

Hinsichtlich der Teilnehmer am Unterricht sollten laut Satzung „die Samariterschulen zunächst und vorzugsweise für solche Klassen dienen [...], in deren Beruf plötzliche Unglücksfälle häufiger vorkommen, als Fabrikarbeiter, Feuerwehrmänner, Seeleute, Bergleute, Eisenbahn- und Postbeamte, oder welche häufiger Gelegenheit finden, zu solchen hinzuzukommen, als Polizisten, Gendarmen, Nachtwächter u.s.w." Damit, so Esmarch, war „aber keineswegs gemeint, dass nicht auch allen Andern Gelegenheit geboten werden sollte, sich diese Kenntnisse zu erwerben, da doch Jeder in die Lage kommen kann, sich selbst oder einem verunglückten Nebenmenschen die erste Hülfe angedeihen zu lassen."[1440] Esmarch beabsichtigte von Anfang, die Arbeit des Samariter-Vereins auf eine breite Basis zu stellen. In der Satzung (§ 5) hieß es dazu „Die

1437 Esmarch, Leitfaden [...], 13. Auflage, S. 30
1438 Esmarch, Vortrag 1884
1439 Esmarch, Vortrag 1905
1440 Esmarch, Vortrag 1884

Mitgliedschaft wird erworben durch Zahlung eines jährlichen Beitrages von mindestens M. 1-."

Beginnend mit 1883 veröffentlichte der Deutschen Samariter-Verein zu Kiel Jahresberichte, in denen ausführlich über die Aktivitäten nicht nur des Kieler Vereins, sondern aus der Arbeit der verschiedenen Vereine vor Ort, über Kurse und Unterrichtseinheiten, Vorträge, Bestellung und Verteilung von Materialien, Anfragen an die Zentrale, über die Teilnahme an Übungen und von Neugründungen berichtet wurde.[1441]

„Kampf gegen die Unwissenheit"

Unmittelbar nach seinen ersten Vortrag schrieb Esmarch an Carl Lampe: *„Ich habe die Absicht, die Vorlesungen [...], als Leitfaden für Samariter-Schulen schleunigst drucken zu lassen, damit die Zuhörer bald nach Beendigung der Vorlesungen dieselben so billig wie möglich kaufen können, da ich hoffe, daß diese Samariter-Bewegung sich über ganz Deutschland ausbreiten wird und ich wünsche, daß dieser Leitfaden von jedem ‚Samariter' angeschafft werden könnte."*[1442]

Im Vorwort vom „Leitfaden" stand: „Die folgenden Vorträge, welche ich im vergangenen Winter in der von mir errichteten ‚Samariter-Schule' gehalten habe, übergebe ich hiermit der Oeffentlichkeit, weil ich wünsche und hoffe, dass Viele meiner Herren Collegen meinem Beispiele folgen und ähnliche Schulen ins Leben rufen werden und weil ich annehme, dass es denselben erwünscht sein könnte, für diesen Zweck einen Leitfaden zu besitzen."[1443] Die Schrift sollte „für diejenigen Aerzte, welche den Unterricht in der ersten Hülfe zu ertheilen bereit waren, ein Wegweiser, eine Richtschnur für das in ihren Unterrichtsstunden zu Lehrende sein."[1444a] Zugleich sollte sie dazu beitragen, „die Ausbreitung der Samariterbewegung über ganz Deutschland fördern zu helfen."[1444b] Er habe seine Vorträge „als ‚Leitfaden' [...] drucken lassen, weil ich es für zweckmässig halte, dass die Belehrung der Samariterschüler überall in gleicher Weise betrieben werde." Es sei „nothwendig [...], für alle Samariterschulen die gleiche

1441 Jahresberichte des Deutschen Samariter-Vereins zu Kiel, erschienen jeweils für die Jahre 1883, 1884, 1885, 1886, 1887/88, 1888, 1889/90, 1890/91, 1891/92, 1892–1896, 1897–1902

1442 Brief vom 05.02.1882 an Carl Lampe, Verlagsbuchhandlung F. C. W. Vogel in Leipzig

1443 Esmarch, Vorwort zur ersten Auflage vom Leitfaden [...]

1444 a) u. b) DSV-Jahresbericht 1891/92, S. 9

Grundlage aufzustellen, weil sonst der Begriff, den ich mit dem Namen ‚Samariter' verbunden zu sehen wünsche, bald ein allzu ungleichmässiger werden würde."[1445] Der „Leitfaden" enthielt die Vorträge: Bau des Körpers / Verletzungen / Knochenbrüche / Verbrennungen / Ertrinken / Das Fortschaffen Verunglückter; • Samariter-Uebungen • Satzungen des Deutschen Samariter-Vereins.

Kurz nach Veröffentlichung vom „Leitfaden" brachte „Die Gartenlaube" einen sehr ausführlichen Artikel, betitelt: „Aus der Samariterschule. Praktische Winke für die Leistung der ersten Hülfe bei plötzlichen Unglücksfällen." Damit der „Ruf, welchen vor wenigen Monaten der hochverdiente Professor Esmarch zur Gründung von Samariterschulen an das deutsche Volk ergehen ließ nicht ungehört verhallte, dürfen zur Erreichung des hohen Ziels die Apostel des Samariterdienstes in ihren Belehrungen nicht erlahmen und die Presse [...] hat die Pflicht, das Volk über die Ziele und den hohen Nutzen dieser wohlthätigen und menschenfreundlichen Gründung in der eingehendsten Weise aufzuklären. Wir glauben nun, diese Pflicht am besten zu erfüllen, indem wir im Nachstehenden den von Professor Esmarch soeben herausgegebenen [...] Leitfaden theilweise citiren."

Es ging zunächst um „Die erste Hülfe bei Verwundungen. Dabei muß der Laie lernen, wie er verfahren muß, wenn er genöthigt ist, bei plötzlichen Unglücksfällen einem Verwundeten die erste Hülfe zu leisten." Danach folgten Maßnahmen, die bei einem Brand und nach Verbrennungen als erste Hilfe zu treffen sind für die „Verhütung und Behandlung einer Verletzung, welche in Folge von Unvorsichtigkeiten leider so oft in den Familien vorkommt und von den schmerzlichsten und gefährlichsten Folgen begleitet sein kann." Abschließend hieß es: „Wer das Herz hat, seinem Nächsten in der Noth beizuspringen, der strebe zunächst mit aller Kraft danach, daß in seiner Heimath eine Samariterschule gegründet werde, und besuche sie dann fleißig!"[1446]

Bereits Anfang Mai 1882 wurde Esmarch darüber informiert, dass der „Leitfaden" *„so lebhaft verlangt [wird], [...] daß wir einen neuen Abdruck von 2000 Exemplaren veranstalten müßten.*"[1447a] Zwei Wochen später hieß es: *„Der Leitfaden wird viel gekauft, namentlich findet er jetzt auch in Berlin viel Absatz und wird häufig von Industriellen und Fabrikvorstehern verlangt.*"[1447b] Anfang Juni kam aus dem Verlag *„wegen des 3.*

1445 S. Esmarch, Vortrag 1892

1446 „Die Gartenlaube", Heft 19, 1882, Leipzig, S. 310–312

Abdruckes" des „Leitfadens" die Anfrage, *„ob wir nicht doch lieber 9000 Exemplare drucken wollen. Es kommen täglich Bestellungen aus den verschiedensten Gegenden."*[1447c]

Kurz nach Erscheinen der Schrift erhielt Esmarch ein Schreiben von Kaiser Wilhelm aus Berlin, der sich zugleich im Namen seiner Gemahlin für die Zusendung vom „Leitfaden" bedankte und hinzufügte, dass sie *„Ihrem trefflichen und überaus dankenswerthen Unternehmen gern Unsre besondere Theilnahme zuwenden"* werden.[1448] Sehr viel später, in seiner Antrittsvorlesung am 6. Mai 1901 im Hörsaal der Universitätsklinik in Wien, sagte Eiselsberg: „Eine Ausnahme von der unerwünschten Verbreitung medizinischer Kenntnisse unter die Laien macht das Bestreben, die erste Hilfe in weitesten Kreisen der Bevölkerung zu verbreiten. [...] In dem herrlichen Büchlein von v. Esmarch ‚Erste Hilfe' und in seinem ‚Samariterleitfaden' besitzen wir zwei Werke, denen die weiteste Verbreitung im Interesse der Menschheit gewünscht werden kann. Das Studium dieser Leitfaden kann ich auch Ihnen, den angehenden Ärzten, nur auf das dringendste empfehlen."[1449]

Im Juli 1905 informierte Esmarch, dass vom „Leitfaden" „das hundertste Tausend gedruckt werden [wird] als Zeichen, dass er nicht nur von den Aerzten beim Unterrichten gebraucht ist, sondern sich in der Hand vieler Schüler befindet, vielleicht auch als Ratgeber in den Familien gelesen wird. Allerdings ist das Büchlein von zahlreichen Berufenen und mitunter auch Unberufenen so oft ausgeschrieben, umgeschrieben, verbessert und für die verschiedensten Sondergebiete bearbeitet worden, dass diese Bearbeitungen mindestens noch zehn mal grössere Verbreitung gefunden haben dürften."[1450]

Einen Auszug aus dem „Leitfaden" ließ der Deutsche Samariter-Verein unter dem Titel „Katechismus zur ersten Hülfeleistung in Unglücksfällen – Eine Erinnerung an die Samariterschule" drucken. Dieser sollte „als Erinnerung an die Samariterschule dienend „kurz und bündig die Hilfen ins Gedächtniss zurückrufen, welche der

1447 a)–c) Briefe an Esmarch von Lampe vom 09. u. 22.05.1882 u. vom 03.06.1882 von Vogel aus Leipzig

1448 Brief vom 23.04.1882 an Esmarch von Kaiser Wilhelm I. aus Berlin

1449 Eiselsberg, „Lebensweg eines Chirurgen", Innsbruck 1937, S. 158

1450 Esmarch, Vortrag 1905. Beispielhaft unter dem Titel „Der Samariter – Leitfaden für die Erste Hilfe bei Unglücksfällen" von Medizinalrat Dr. (J.) Blume, Karlsruhe 1912. 1903 wurde in Paris eine Schrift von Eugène van Oye herausgegeben: „v. Esmarchs premiers soins à donner en cas d'accidents subits." In den folgenden Jahrzehnten wurde der „Leitfaden" in fast 30 Sprachen übersetzt und erlebte im Jahre 1931 seine 50. Auflage. Auch der Umfang hatte erheblich zugenommen: Von ursprünglich 81 Seiten war die Ausgabe von 1931 mit sechs Vorträgen und neu bearbeitet von Ludwig Kimmle auf 258 Seiten mit 320 Abbildungen angewachsen.

Samariter bis zum Eintreffen des Arztes leisten kann." Esmarch beabsichtigte, mit dem „Katechismus" in aller Kürze eine Antwort auf die für ihn zentrale Frage zu geben, die er an den Anfang seiner Ausführungen stellte: „Welche Hülfe kann der Samariter leisten bis zum Eintreffen des Arztes?" Die Antwort gab Esmarch anhand der 12 wichtigsten bzw. häufigsten Unglücksfälle: „1. Verwundungen 2. Blutungen 3. vergiftete Wunden 4. Knochenbrüche 5. Verrenkungen u. Verstauchungen 6. Verbrennungen 7. Ertrunkene 8. Erstickungen 9. bewusstlos Gefundene 10. Hitzschlag 11. Vergiftungen 12. Transport Verunglückter". In Kurzform, sehr anschaulich, nachvollziehbar und präzise gab Esmarch zu jedem Thema und zu den von Laien durchführbaren Erste-Hilfe-Anwendungen „bis zum Eintreffen des Arztes" eine Antwort anhand vom Text aus dem „Leitfaden".

Nach den Vorstellungen des Deutschen Samariter-Vereins sollte jeder Samariter bzw. Absolvent einer Samariter-Schule oder in einem Erste-Hilfe-Kurs Ausgebildeter den „Katechismus" mit sich führen können. Daher war er im Format für jede Brust- oder Handtasche geeignet, handlich, einfach handhabbar und stabil gebunden im Pappumschlag. Auch Vorgesetzte sollten ihn mit sich tragen können, um ihn bei plötzlichen Unglücks- und Notfällen zur Hand zu haben. Er wurde den Unterrichts- und Verbandkisten beigelegt und jedem ausgebildeten Samariter nach Abschluss des Kurses mitgegeben. Darüber hinaus war der „Katechismus" auch zur Verteilung an Dritte gedacht, die möglicherweise von Unglücksfällen betroffen sein könnten. Dazu schrieb Eiselsberg: „Die Aerzte könnten noch weiter manch gutes Werk stiften, wenn sie dafür sorgen, dass Esmarch's Katechismus der ersten Hülfeleistung in keinem Haushalte fehlt."[1451]

Als drittes Medium veröffentlichte Esmarch seine „Samariterbriefe", eine für die damalige Zeit in Form und Inhalt ungewöhnliche Publikation.[1452] Sie waren adressiert

1451 Eiselsberg, S. 2. Zehn Jahre nach Erscheinen waren bereits 20 000 Exemplare des „Katechismus" verteilt worden, für das Jahr 1906 verzeichnete der Verlag eine Auflage von 76 000. Auf Antrag verschiedener Berufsgenossenschaften wurde der „Katechismus" mit entsprechenden Zusätzen für die besonderen Zwecke einzelner Berufsgenossenschaften versehen, ebenfalls in Plakatform gedruckt sowie in Werkstätten und Betrieben ausgelegt. Beispielhaft dafür war der mit Datum „Berlin, den 1. November 1891" an die Mitglieder der „Berufsgenossenschaft der Gas- und Wasserwerke" verteilte „Katechismus". Der vom Mainzer Arzt Dr. Reisinger verfasste „Nachtrag" führte unter „Besondere Hülfeleistungen in Gas- und Wasserwerksbetrieben" Hilfeleistungen bei „Verbrennungen" sowie „Leuchtgas-Vergiftungen [...] in der Hauptsache als Kohlenoxydgas-Vergiftungen" auf und enthielt wie das Vorbild sehr konkrete Vorgaben zum praktischen Handeln. Weitere ähnliche Ausgaben des „Katechismus" führten diesen betriebs- und berufsspezifisch ganz im Sinne von Esmarch fort.

1452 Samariterbriefe 1–4, erschienen Kiel 1886

an „Lieber Freund und College!“, allerdings an einen nicht real existierenden ärztlichen Kollegen. Adressat war an erster Stelle die ärztliche Kollegenschaft, aus deren Reihen[1453] Esmarchs Samaritervorhaben als nicht berufsgemäß angefeindet wurden. Insofern argumentierte Esmarch in diesen „Briefen“, dass Samariterarbeit nicht als Konkurrenz, schon gar nicht als Ersatz für ärztliches Tun, sondern als wichtige Ergänzung im Vorgriff auf die unverzichtbare ärztliche Behandlung verstanden werden sollte, und er wollte Ärzte für die Arbeit in der Samariterbewegung und als Lehrende in den Schulen gewinnen.

Die „Briefe“ sollten darüber hinaus für den medizinischen Laien als Richtschnur dienen für verantwortungsvolles Handeln bei Unglücksfällen bis zu dem Zeitpunkt, wo der Arzt erscheint. Auch damit wollte Esmarch interessierte Leser an die Samariterbewegung heranführen, von deren sinnvollem Handeln überzeugen und sie für die Ausbildung zum Samariter in den Samariter-Schulen gewinnen. Ferner sollten die „Briefe“ sein Anliegen unterstützen, wonach generell „in das Bewusstsein unseres Volkes [eindringen muß] wie segensreich die schnelle und richtige Hilfe bei plötzlichen Unglücksfällen ist.“ Der Grundsatz des richtigen Verhaltens bei Verletzungen müsse auch deswegen, so Esmarch im Zweiten Brief, „in die Schule getragen“ werden.

Der Aufbau der „Samariterbriefe“ war überaus systematisch und zielführend. In dem Ersten Brief ging es darum, durch konkrete Informationen über den Samariter-Unterricht und die Samariter-Schulen „Vorurtheile gegen die Samariter zu beseitigen.“ In den nachfolgenden Briefen wolle er, so Esmarch, „ein paar Geschichten erzählen, welche besser als lange theoretische Auseinandersetzungen [...] zeigen können, daß ich nichts erstrebe, was, wie die Berliner Aerzte meinten, ‚schwere Schädigung des öffentlichen Wohles‘ herbei führen müsse.“ Esmarch führte nachfolgend konkrete Beispiele auf, in denen effektiv erste Hilfe in alltäglichen Unglücksfällen von Menschen geleistet wurde, die eine Ausbildung als Samariter erfahren hatten. Zum Thema der antiseptischen Wundbehandlung wolle er „das Laienpublikum aufklären über das, was – unter Vermeidung jeder ‚Unsauberkeit‘ – bei frischen Verletzungen zu thun und zu lassen ist.“ Da bei gefährlichen Blutungen „das Leben der Verletzten unmittelbar auf dem Spiele steht [...] wenn nicht sofort richtige Hilfe geleistet wird“, würde „in den Samariterschulen immer viel Zeit darauf verwendet, den Schülern die richtige Anwendung der Blutstillungsmittel zu zeigen und einzuüben. Und stets wird ihnen auf das Dring-

1453 S. dazu C. Schleich, „Ein Mahnwort in der Samariterfrage“, Stettin 1882; ders., „Offener Brief an den Herrn Professor Esmarch in Kiel“, 1882

lichste eingeschärft, dass sie den Verletzten so rasch als möglich durch zweckmäßigen Transport und unter steter Aufsicht zum Arzte bringen müssen.“ Da folgerichtig mit jedem der „Briefe“ die Vorurteile des ärztlichen „Kollegen“ schwanden, weil er den Argumenten Esmarchs nichts entgegenzusetzen hatte, war dieser – zu Beginn des Vierten Briefes – bereit, von seinen früheren skeptischen Anschauungen Abstand zu nehmen und beabsichtigte sogar, selbst eine Samariter-Schule ins Leben zu rufen und für die Ausbreitung des Samaritertums im Rahmen seiner Praxis tätig zu werden.

Geradezu missionarisch begründete Esmarch seine Veröffentlichungen: „Unsere Hauptaufgabe ist und bleibt es, die Kenntniss von dem, was bei plötzlichen Unglücksfällen zu thun und zu lassen sei, in immer weitere Kreise zu verbreiten. Die Aerzte und vor Allen wir Chirurgen werden davon den grössten Vortheil haben. [...] Die Gelegenheit, gegen Vorurtheile anzukämpfen, Kenntnisse und Aufklärung zu verbreiten, wird keinem Stande so reichlich geboten, wie dem ärztlichen! Darum wollen auch wir nicht ermüden in dem Kampfe, den wir begonnen haben und noch einmal es laut in die Welt hinaus rufen, dass unser Streben kein anderes ist, als ein Kampf der Humanität gegen die Unwissenheit.“[1454]

Um sein Vorgehen auf eine möglichst breite Basis zu stellen, war Unterstützung dafür durch anerkannte Persönlichkeiten unabdingbar. Mit diesem Ziel reiste Esmarch am 11. April 1882, kurz nach Veröffentlichung vom „Leitfaden“ in die Reichshauptstadt. Am 12. und 13. April nahm Esmarch an *„langen Berathungen über den Sam. Verein“* mit Dr. Wilhelm Zuelzer teil, *„der die grosse Versammlung, bei der ich sprechen soll, zu Donnerstag od. Freitag berufen will“*, sowie mit Mitgliedern des Berliner Komitees *„Exc. Graf von Etzel, Löwe-Calbe, Generalarzt Wenzel v.d. Marine, Ghr. Eulenberg aus d. Reichsgesundheitsamt, etc. Alle waren sehr enthusiasmirt von der Sache.“* Danach besuchte Esmarch den Berliner Oberbürgermeister v. Forckenbeck, *„um ihn für den S. V. zu interessieren; sehr liebenswürdig, zugesagt. Es gilt, alle Schullokale Berlins für den Zweck zu bewilligen.“*[1455a]

Esmarch beabsichtigte, *„die Kaiserin [...] um das Protectorat [zu] bitten, da ich weiß, daß sie alles rothes Kreuzwesen in der Hand behalten möchte. Ich glaube, daß auch hier der Succéss ein grosser sein wird.“* Die Kaiserin, so berichtete er dann, war *„sehr gnädig [sprach] vom Sam. Verein und war <u>sehr geschmeichelt</u>, als ich sie bat, das Protectorat zu*

1454 Esmarch Vortrag vom 02.06.1883 über „Samariter-Schulen“ vor dem Ausschuss der Hygiene-Ausstellung zu Berlin1882–1883, teilweise abgedruckt in der Wochenschrift „Nordwest“, 6. Jahrgang, No. 24, 17

übernehmen, was ich nicht unterlassen konnte, nach Allem, was ich gehört. Der Kaiser schickte mir kurz vorher 1 000 M. [für die Zwecke des Samaritervereins] mit einem sehr liebenswürdigen Briefe. Um 7 ½ Uhr war die grosse Versammlung im Hotel de Rome, von der heute alle Zeitungen berichten. Viele Hunderte mussten zurückgewiesen werden, weil der Saal bald gefüllt war."[1455b] Generalpostmeister Stephan *„schrieb mir einen sehr liebenswürdigen Brief und verspricht Betheiligung.*"[1455c] Dann informierte Esmarch von seinem Besuch beim Kronprinzen am 15. April: *„Er war ausserordentlich liebenswürdig [...], sprach eingehend über den Samariter-Verein, dessen Zwecke er sehr schön fand.*"[1455d]

Bei einem weiteren Besuch in Berlin trug Esmarch anlässlich einer Audienz bei Prinz Heinrich die Bitte vor, das Ehrenpräsidium des Deutschen Samariter-Vereins zu übernehmen. Zwei Wochen später berichtete er, dass *„der Kaiser die Annahme des Ehrenpraesidiums von Seiten des Prinzen gerne gestattet habe.*"[1456a] Daraufhin konnte Esmarch über die erste öffentliche Veranstaltung vom Deutschen Samariter-Verein am 30. Juni 1882 in der Universität informieren, dass sie *„sehr gut ging. Prinz H. eröffnete sie mit einer kurzen Ansprache, dann sprach ich ganz kurz unseren Dank aus und die Hoffnungen, die sich daran knüpften und ließ dann durch Consul v. Bremen einen ausführlichen Bericht erstatten über die bisherigen Erfolge, der sehr brillant ausfiel. Wenige hatten wohl geahnt, daß wir schon so viel erreicht. Nachher demonstrirte ich dem Prinzen meine Kiste, Wandtafeln und Apotheke, und es schien, daß es ihn höchstlich interessirte.*"[1456b] Somit waren Esmarchs Bemühungen, eine Gallionsfigur für das Samariterwesen und insbesondere für den Deutschen Samariter-Verein in Kiel zu gewinnen, letztendlich erfolgreich.

1455 a)–d) Briefe in der o. g. Reihenfolge vom 12.–18.04.1882 an Prinzessin Henriette von Esmarch aus Berlin

1456 a) u. b) Briefe vom 01. u. 14.06.1882 an Prinzessin Henriette von Esmarch aus Berlin u. vom 01.07.1882 aus Kiel

Kritik seitens der Ärzteschaft

Nahezu schlagartig mit der Begründung der ersten Samariter-Schule im Februar 1882, spätestens aber mit der Veröffentlichung und Verbreitung vom „Leitfaden“ setzte die Kritik an den Bestrebungen Esmarchs vorrangig von ärztlicher Seite ein. Dies ist vor dem Hintergrund einer damals im Deutschen Reich geführten Standesdebatte zu sehen. Erst 1852 war in Preußen anstelle der unterschiedenen Untergruppen von „Heilern“, zu denen u. a. akademisch gebildete Ärzte, Chirurgen, Wundärzte, Bader und Barbiere, Laienheiler usw. zählten, ein „Einheitsstand“ mit der Berufsbezeichnung „Praktischer Arzt, Wundarzt und Geburtshelfer“ gesetzlich geschaffen worden. Die 1883 erlassene „Gewerbeordnung für das Deutsche Reich“ betraf in zweierlei Hinsicht auch die Ärzte. Zum einen bestand danach keine Hilfsverpflichtung für Ärzte mehr, die sich allein aus dem dringenden Ersuchen einer kranken bzw. verunglückten oder verletzten Person ergeben hätte. Zum anderen war es nunmehr rechtlich möglich, dass jeder unabhängig von seiner Ausbildung medizinische Behandlungen durchführen konnte; es gab also eine „Kurierfreiheit“. Der Titel „Arzt“ blieb in seiner Verwendung für die nach staatlicher Prüfungsordnung approbierten Mediziner zwar geschützt, freigegeben war jedoch der Bereich der laiengewerblichen Heilkunde sowie der „Gelegenheitsheilkunde“. Dies gab Anlass für Befürchtungen innerhalb eines großen Teils der Ärzteschaft insbesondere vor einer als solchen bezeichneten Kurpfuscherei durch Laien.

Bereits 1869 hatte Esmarch zwar in einem öffentlichen Vortrag die Organisation freiwilliger Hilfe in Friedenszeiten als Voraussetzung für jede wirksamen Hilfstätigkeit auf den Schlachtfeldern betont und 1875 diesen Leitgedanken in seinem Vortrag über „Die Erste Hülfe bei Verletzungen“ erneut vertieft. Obwohl er darin vieles vorwegnahm, was er später in seinem „Leitfaden“ niederschrieb, hatten seine Ausführungen innerhalb der deutschen Ärzteschaft kein nennenswertes Echo gefunden. Dies mag daran gelegen haben, dass sich erst allmählich angesichts der neuen rechtlichen Rahmenbedingungen eine Interessenvertretung der deutschen Ärzte herausbildete. Als Esmarch dann 1882 mit seiner Samariterbewegung den aufklärerischen Erste-Hilfe-Gedanken bzw. den Gedankens der humanitären, „samaritanen“ Nächstenliebe verband, und obwohl er ausdrücklich die unverzichtbare und leitende Rolle des Arztes dabei betonte, führte dies zu einer ungewöhnlich heftigen Kritik.

Düms schrieb zur damaligen Situation: „Die Tatsache, dass einer unsrer grössten Aerzte den Gedanken der Laien-Mithilfe bei Unglücksfällen in Deutschland kreiert und zuerst den Samaritergedanken praktisch ausgebaut hat, jenen Gedanken, der dann später zur Entwickelung unseres modernen Rettungswesens geführt hat, hätte vermuten lassen, dass dieser Bewegung ein wirksamerer Geleitbrief gesichert gewesen wäre, als dies in Wirklichkeit der Fall war. [...] Es muss in der Art des deutschen Arztes etwas liegen, das diesen Gedanken bei uns wenig sympathisch, ja, [...] direkt schädlich erscheinen liess." Düms sah die Ablehnung in dem „gründlichen und gewissenhaften Bildungsgang des deutschen Arztes" begründet, der sich nicht vorstellen konnte, „dass so leicht erworbene Kenntnisse und Fertigkeiten, wie die eines Nothelfers, einen wirklich praktischen Nutzen haben sollten. Das Neue [...] in dem Vorschlag [...], Laien zur praktischen Mithilfe in Dingen heranzuziehen, für die in der ärztlichen Vorstellung bis dahin allein die wissenschaftliche Tätigkeit in Frage kommen konnte, vertrug sich so wenig mit der strengen Auffassung der Berufspflicht, dass man wenig geneigt war, den Gedanken auch nur auf seine Brauchbarkeit zu prüfen. So kam es, dass in den ersten Jahren der Samaritergedanke gerade in ärztlichen Kreisen seine schärfsten und heftigsten Widersacher fand. Man sah die Samaritertätigkeit als ein verfehltes Stück ärztlicher Arbeit an und verstand nicht, dass es eine natürliche Scheidung und Begrenzung dessen, was der Laienmithilfe zufallen konnte, gebe."[1457]

Vorreiter der publizistischen Kampagne gegen Esmarch wurde der Stettiner Augenarzt Schleich. Fast unmittelbar nach der Veröffentlichung vom „Leitfaden" erschien von ihm „Ein Mahnwort in der Samariterfrage".[1458] Er könne sich, so Schleich „von der Ausführung des Esmarchschen Projectes für unser Deutschland [...] absolut kein Heil versprechen, sehe vielmehr darin nur das Samenkorn für unberechenbares Unheil. Zunächst schafft man Sachverständige zweiter Klasse, und einen neuen Kampfplatz für den alten Streit zwischen wirklich Wissenden und Halbwissern. Auf der einen Seite die Sachkenner mit der dem Grade ihres Wissens und Könnens proportional wachsenden Bescheidenheit und Vorsicht, auf der andern die von unverdautem Wust aufgeblasenen Halbwisser immer unbescheidener, thatendurstiger, tollkühner und unverschämter werdend. Das ist das Zukunftsbild, welches ich mir nach der Realisirung des Samariterprojects ausmale."[1459] Für Schleich „sind und bleiben die wahren

1457 Düms, in: Soziales, S. 57 u. S. 58

1458 S. Schleich, 1882

1459 Ebd., S.10

Samariter allein die Aerzte, und ihr Amt gehört zu jenen bevorzugten, die nicht übertragbar sind und am allerwenigsten auf Unwissende oder Halbwisser übertragen werden können." Die Rolle, die er den „Laien-Samaritern" zubilligte, war, sich „als völlig willenlose Werkzeuge den Sachverständigen [...] zur Disposition [zu] stellen [...], aber auch eine Zurückweisung nicht übel [zu] nehmen, wenn der Sachverständige sie für störend, hinderlich und schadenbringend erachtet."[1460]

Schleichs „Warnruf" verhallte nicht ungehört und traf offensichtlich die damals unter einigen seiner Kollegen herrschende Stimmung. So sahen einige Ärzte sich veranlasst, die von Esmarch ausgehende Initiative auf einer Versammlung zu erörtern. Das „Samariterthum", hieß es in einer Resolution vom Zentralausschuss der Berliner ärztlichen Bezirksvereine, „würde statt einer Förderung des öffentlichen Wohls eine schwere Schädigung desselben bedingen." Man könne „niemals verstehen", wieso einem Bedürfnis nach besonderen Hilfseinrichtungen für Unfälle „durch das Heranziehen Unberufener entsprochen werden sollte." Der Ausschuss sprach Schleich die Anerkennung für sein „mannhaftes Auftreten" aus.[1461]

Esmarch, so schien es, war im Begriff, das Ende einer schwer erarbeiteten ärztlichen Rangstellung einzuläuten. Einige Mediziner fühlten sich von dem Trugbild einer nahezu unberechenbar großen Zahl von „charismatischen Soforthelfern" bedrängt. Auch schien die Samaritertätigkeit unmittelbar an das Gebiet der Chirurgie anzuknüpfen. Dadurch fühlte sich die Chirurgie, die sich damals mit schrittweiser Einführung von Narkose und antiseptischem Verfahren als „rationale und vielleicht einzig möglichen Therapie" neben der Inneren Medizin positionierte, in besonderer Weise herausgefordert.

Im Juli 1882 meldete sich ebenfalls aus Berlin der Arzt Tiburtius mit einer Veröffentlichung „Für und wider die Samariter" zu Wort. Er hielt die Begründung von Schleichs Urteil für „eine recht mangelhafte". Wenn dieser die „Zweckmäßigkeit der Hülfleistung" als unbedingt vorrangig gegenüber der Schnelligkeit betone, „vergißt er, daß in den typischen Samariter-Fällen, wo augenblickliche Lebensgefahr abgewendet werden soll, die erste Bedingung der Zweckmäßigkeit eben die Schnelligkeit ist, und daß spät kommende Zweckmäßigkeit überhaupt keinen Zweck mehr hat."[1462a] Unbeschadet einzelner kritischer Anmerkungen zum „Leitfaden" hielt Tiburtius diesen für „gut und zweckentsprechend redigirt", der dem Lehrer „ein passendes Gerüst (gibt),

1460 Ebd., S. 13

1461 Feststellung vom Berliner Zentralausschuss vom Juni 1882

welches er je nach dem Bildungsgrade und der Capacität seiner Schüler mit seinen Unterweisungen ausfüllen und bekleiden mag; auch die sonstigen Lehrmittel, welche neugegründete Schulen aus Kiel beziehen können, sind zweckmäßig."[1462b] Schleich habe, so Tiburtius, „als er sein ‚Mahnwort' schrieb, den Esmarch'schen Leitfaden noch nicht gekannt." Wer diesen „durchmustert, wird die Befürchtung des Herrn S. bezüglich der Heranbildung von Pfuschern maßlos übertrieben finden." Eindeutig bejahte Tiburtius sowohl die Frage, ob es möglich sei, „einen leidlich intelligenten Menschen durch Vorträge und Demonstrationen nach dem Esmarch'schen Leitfaden zu erfolgreicher Hülfsleistung bei Unglücksfällen zu befähigen", als auch „den nach der geradezu vernichtenden Kritik vom Samariterthum zu erhoffenden praktischen Nutzen [...] d.h. die Ersparniß von Menschenleben, Gesundheit, Arbeitskraft für die Nation."[1462c]

Diese Schrift stammte aus der Feder eines Arztes, der – anders als Schleich – in den Feldzügen von 1864 bis 1870/71 militärärztliche Erfahrungen gesammelt und danach an einer Berliner Klinik ärztliche Tätigkeit ausgeübt hatte. Insofern war seine geradezu vernichtende Kritik an Schleich durch eigene Erfahrungen erhärtet. Außerdem bewies er mit seinen differenzierten Aussagen zum „Leitfaden", dass er diesen – wiederum anders als Schleich – tatsächlich gelesen hatte. Tiburtius nutzte seine „Gegenschrift" zu Schleichs „Mahnwort" ferner als Plattform für ein emphatisches Plädoyer für die häusliche Krankenpflege.

Die beiden Schriften kennzeichneten im gewissen Sinne die Eckpunkte in der innerhalb der Ärzteschaft geführten Diskussion. Angesichts der vorgetragenen Kritik war Esmarch umso mehr bestrebt, seine Vorstellungen vom Samaritertum und insbesondere vom Samariter-Unterricht in Vortragsveranstaltungen und Presseverlautbarungen darzulegen. Dies betraf vor allem „den Zweck und die Aufgaben der Samariter-Schulen", über die er in Berlin im Mai 1883 vortrug. „Keineswegs soll in diesen Schulen die ärztliche Behandlung von Krankheiten oder Verletzungen gelehrt werden, sondern nur diejenigen Hülfen und Handgriffe, welche von jedem Laien, bei plötzlichen Unglücksfällen bis zur Ankunft des Arztes angewendet werden können, um drohende Lebensgefahr abzuwenden, oder weiteren Schaden zu verhüten."[1463a] Er stellte ferner klar: „Nicht die Wundbehandlung wird in den Samariter-Schulen gelehrt [...] sondern lediglich, daß man keine Schädlichkeit zu der Verwundung hinzufügen soll, daß man keine unreinen Substanzen, keinen Schmutz in eine Wunde bringen darf."[1463b]

1462 a)–c) Dr. Tiburtius, „Für und wider die Samariter", 16 S., Berlin 1882, S. 7 ff.

Er, Esmarch, wollte „den Samariter in den Stand setzen, Einsprache zu erheben, wenn unkundige Laien bei Verletzungen schmutziges Wasser, unreine Schwämme, unreine Leinwand oder Charpie mit der Wunde in Berührung bringen.“ [1463c]

Die Gegner der Bewegung „haben [...] die sonderbare Behauptung aufgestellt, dass kein Laie bei plötzlichen Unglücksfällen Hand anlegen dürfe, weil nur ein vollkommen ausgebildeter Arzt wissen könne, in welcher Weise die von ihm geleistete Hülfe auf den menschlichen Organismus einwirke [...] [Sie] verlangen also, dass nach, wie vor, bei solchen Unglücksfällen der Laie mit den Händen in der Tasche ruhig zusehen und warten solle, bis der Arzt kommt.“ [1463d] Diese Grundhaltung veranlasste Esmarch dann zu der eher zynischen Bemerkung: „Solche Gegner hätten vielleicht auch den ‚barmherzigen Samariter‘ der Pfuscherei angeklagt, weil er nicht zu Jerusalem examinirt und promovirt gewesen und hätten dem Priester und dem Leviten, die herzlos vorbeizogen, ohne dem armen Verwundeten zu helfen, das gebührende Lob ertheilt. Ich aber habe das schöne Gleichniss vom barmherzigen Samariter in anderem Sinne aufgefasst, und desshalb diesen Namen für unsere Bestrebungen gewählt.“ [1463e] Insofern lautete sein Hauptargument: „Welcher Arzt könnte in der That damit unzufrieden sein, wenn in Zukunft das Laienpublikum bei plötzlichen Unglücksfällen nicht mehr so viel Schaden anrichtet und besser zu helfen weiss, als früher.“ [1463f]

Zu den „harten Vorwürfen“ meinte Esmarch, sie seien allein damit zu entschuldigen, „dass sie nur nicht wüssten, um was es sich handle und das nur eine Art von panischem Schrecken den Central Ausschuss [...] veranlasst habe, unsere Bestrebungen in so schroffer Weise zu verurtheilen.“ [1464a] Mit seinen praktischen Beispielen wolle er aufzeigen, dass er „nichts erstrebe, was, wie die Berliner Aerzte meinten, ‚eine schwere Schädigung des öffentlichen Wohles‘ herbeiführen müsse.“ Eher würde eine nichtbegründete Opposition gegen den Samariter-Unterricht nur dazu beitragen, „dem Ansehen des ärztlichen Standes in den Augen der Laien zu schaden.“ [1464b]

Dem erhobenen Vorwurf, durch den Unterricht in der ersten Hilfe an Laien der Kurpfuscherei Vorschub zu leisten, begegnete Esmarch mit dem Argument: Die Samariter-Instruction sei „nichts anderes, als die Instruction des Krankenträgers der Armee[1465], auf Civilverhältnisse angewandt. Seit 30 Jahren würden bei fast allen

1463 a)–f) Esmarch, Vortrag 1883, s. a. DSV-Jahresberichte 1883 u. 1884

1464 a) u. b) Esmarch, Dritter Samariterbrief sowie Vortrag 1884

1465 Beispielhaft: „Instruction für die Ausbildung der Sanitäts-Mannschaft insbesondere für den Unterricht der Krankenträger bei der Großherzlichen Badischen Division“ von 1870

Armeen Mannschaften für die erste Hülfe ausgebildet [...]. Noch nie sei es Jemandem in den Sinn gekommen, zu behaupten, dass aus diesen Krankenträgern, wenn sie in ihre Heimat zurückkehren, Pfuscher werden könnten; vielmehr wäre dies doch bei ausgebildeten Krankenwärtern, Krankenpflegerinnen, Lazareth- und Heilgehülfen und dergleichen eher zu befürchten, welche eine viel weitergehende Ausbildung erhalten und in den Krankenhäusern am Krankenbett sogar manche praktische Erfahrung machen."[1466]

Zum Thema Pfuscherei wurde Esmarch ferner mit der Feststellung zitiert, er habe „die feste Uberzeugung, daß durch nichts so sehr dem Pfuscherthum Abbruch gethan wird als durch die Verbreitung von solchen Kenntnissen, wie sie in den Samariter-Schulen gelehrt werden. Die Curpfuscherei findet ihre Hauptstütze in dem Aberglauben, und [dieser] wird wiederum groß gezogen durch die trostlose Unwissenheit in Betreff des eigenen Körpers, welche im Laienpublicum noch so vielfach gefunden wird."[1467] Insofern wollen die Samariter-Vereine, „eine gewisse Anzahl von Menschen dazu anlernen, im Momente der Gefahr nicht den Kopf zu verlieren und einige höchst einfache, auf die Principien des gesunden Menschenverstandes und der elementarsten Kenntniss von den Functionen und Organen des Körpers begründete Massnahmen vorzunehmen."[1468]

Villaret griff Esmarchs Vergleich des „Samariters" mit dem Krankenträger im Krieg auf: „Beide sollten da provisorische Hülfe schaffen, wo es an Aerzten mangelt; beide sollen aber vor Allem für schleunigsten Uebergang der Kranken oder Verwundeten in die ärztliche Behandlung Sorge tragen." Insofern stand für ihn die bei Esmarch vorgetragene Intention außer Frage, wonach „weder Heilgehülfen noch Kurpfuscher wir ausbilden wollen, sondern einfach ‚Nothelfer.'" Für Villaret gab es keinen Zweifel, dass man „ganz entschieden für die volle Berechtigung richtig geleiteter Samariter-Vereine eintreten muß."[1469]

Auch Ewald kam zu dem Ergebnis, dass „Jeder, der nicht von vornherein gegen alles Front macht, was nicht rite approbirt ist, den Bestrebungen der Samariter-Vereine zustimmen muss, und wir hoffen, dass der Tag nicht zu fern sein wird, wo auch die

1466 DSV-Jahresbericht 1891/92, S. 10, und Dritter Samariterbrief

1467 Wochenschrift „Nordwest", 6. Jahrgang, No. 24, 17. Juni 1883, S. 199, s. a. „Protocoll der dritten Sitzung des Central-Comités des deutschen Samariter-Vereins" vom 5. Februar 1883

1468 Carl Ewald, in: „Berliner Klinische Wochenschrift", DSV-Jahresbericht 1886, S. 2–6

1469 Villaret, Boerner, S. 227 ff.

Mehrzahl der Aerzte den uneigennützigen und menschenfreundlichen Bestrebungen Esmarch's eine gerechtere und dankbare Würdigung angedeihen lassen wird. […] Wir glauben die Lectüre der Esmarch'schen Schrift Allen, die sich für diese Fragen – und es ist eine die weitesten Kreise angehende – interessiren, lebhaft empfehlen zu sollen und hoffen, dass so manches Vorurtheil dadurch schwinden wird.“[1470]

Bis zur Akzeptanz der Grundsätze des Samaritertums durch die Ärzteschaft war es jedoch ein längerer Weg. Der Deutsche Ärztetag vom April 1899 anerkannte „die Einrichtungen zur Beschaffung erster ärztlicher Hilfe bei Unfällen oder plötzlichen Erkrankungen" sowie die Aufgabe der Sanitätswachen bei der Gewährung der „ersten und einmaligen Hilfe […] nur dann als geeignet, wenn sie einer ärztlichen Oberleitung unterstehen“.[1471a] Der Ärztetag vom Juni 1900 beschloss: „Die Ausübung der ersten Hilfe bei Unglücksfällen und plötzlichen Erkrankungen steht den Ärzten zu. Einheitliche Einrichtung des Rettungsdienstes gewährt am besten sichere und zweckmäßige ärztliche Hilfe. Nur in denjenigen Fällen, in denen ärztliche Hilfe nicht sofort zu beschaffen ist, namentlich auf dem Lande und in kleinen Städten, ist die Hinzuziehung des Laienelements zulässig. Doch sollen sich die für die Leistung der ersten Hilfe eigens von Ärzten ausgebildeten Samariter darauf beschränken, dem Verletzten alles fernzuhalten, was ihm schaden könnte, und ihn möglichst schnell ärztlicher Versorgung zu übergeben.“[1471b]

Wenn auch aus der Sicht von Esmarch sicherlich mit 20-jähriger Verspätung und parallel zur zwischenzeitlichen Entwicklung des deutschen Rettungswesens, in das die Ärzteschaft eingebunden wurde, war die Verabschiedung der Leitsätze ein Meilenstein auf dem Wege zur Etablierung des Laienelements in der Ausübung von „Erster Hilfe“.[1472] Nach Meyer ist damals der Gedanke, „Laien in der ersten Hilfe auszubilden, als ein […] berechtigter […] von der Vertretung der deutschen Aerzteschaft anerkannt worden.“[1473] Die Stellung „der Aerzteschaft dem Samariter- und Rettungswesen gegenüber“ werde, so Düms, „durch natürliche Beziehungen bestimmt […], in dem Eines auf das Andere angewiesen ist.“ Für die weitere Entwicklung seien „ärztliche Sachkenntnis, aber auch ein allgemeines ärztliches Interesse unbedingt erforderlich.“[1474]

1470 Ewald, a. a. O.

1471 a) u. b) Meyer, 1902, S. 193 f., s. a. Erich Hesse, 1937, S. 14

1472 S. dazu „Klinisches Jahrbuch“, 1902, hrsg. von Prof. Dr. Freiherr von Eiselsberg, S. 193 f.

1473 Meyer a. a. O.

1474 Düms, in: Alexander/Meyer, 1906, S. 72

Der VII. Deutsche Samaritertag in Kiel 1905 setzte einen deutlichen Schlusspunkt unter die Auseinandersetzung. Meyer berichte von der dort zu Tage getretenen Überzeugung, „dass die Leistung der ersten Hülfe einen besondern Teil der Krankenversorgung, damit also einen Teil der wissenschaftlichen Medizin darstellt."[1475] Esmarch versicherte, er „habe niemals den Gedanken gehegt, dass das Samaritertum ohne das Interesse und die tätige Mithülfe der Aerzte gedeihen könne, und die Erfahrung und die Zeit haben auch gelehrt, dass ohne ärztliche Leitung niemals solche oder ähnliche Einrichtungen sich auf Dauer halten oder gar entwickeln können."[1476]

Verbreitung der Samariteridee

Nur wenige Monate nach der Gründung der Samariterbewegung hieß es, „nach den bis heute gemachten Erfahrungen [lasse sich] erkennen, dass deren Bestrebungen [...] einer grossen Entwickelung sicher sein dürfen. [...] Es wird vor Allem Pflicht der übrigen Städte Schleswig-Holsteins sein, das von Kiel aus in dieser Hinsicht begonnene Werk weiter zu führen!"[1477] Für Esmarch stand fest, dass die Samariter-Vereine vor Ort – idealerweise mit Ärzten als Vorsitzenden – Träger der Samariterbewegung sein sollten. Der Kieler Samariter-Verein verstand sich von vornherein nicht als die Zentrale eines über das ganze Land verbreiteten Zweigvereinswesens, sondern lediglich als Vorbild für ähnliche Organisationen, die er unterstützen wolle.[1478] Dabei haben „die Samariterbestrebungen [...] in den wenigsten Fällen die geschlossene Form von Samariter-Vereinen angenommen, sondern sich zumeist an schon bestehende Einrichtungen (z. B. freiwillige Sanitätskolonnen) oder Verbände (Feuerwehren, Turnvereine u.s.w.) angeschlossen, denen sie dann neue Thätigkeit, neue Aufgaben und dadurch auch in vielen Fällen frisches Leben zugeführt haben. Dem Charakter der betheiligten Kreise und [den] örtlichen Verhältnissen hat sich dann die Samariterthätigkeit angepasst und demgemäss sehr verschiedenartige Formen angenommen."[1479]

1475 Meyer, in: „Das Rote Kreuz: offizielles Organ des Schweizerischen Centralvereins vom Roten Kreuz, des Schweiz. Militärsanitätsvereins und des Samariterbundes", Bd. 13, H. 17, 1905, S. 199 ff.

1476 Esmarch, Vortrag 1905

1477 P. Chr. Hansen, in: „Schleswig-Holstein, seine Wohlfahrtsbestrebungen und gemeinnützigen Einrichtungen", 1882, S. 600

1478 S. a. Meyer, 1902, S. 164

1479 DSV-Jahresbericht 1892–1896

Von Anfang an berichteten mehrere Zeitschriften und Journale über das Samariterwesen und trugen so zur Verbreitung des Samaritergedankens bei. In den Artikeln spiegelte sich die große Resonanz wider, welche die Samariterbewegung ungeachtet skeptischer Stimmen aus der Ärzteschaft gefunden hatte. So stand bereits in der März-Ausgabe 1882 von „Die Gartenlaube“[1480] ein Beitrag Esmarchs zum „Deutschen Samariter-Verein“. Die Zeitschrift „Vom Fels zum Meer“[1481] veröffentlichte im Mai 1882 einen 4-seitigen Beitrags Esmarchs: „Der Deutsche Samariterverein in Kiel“. Im Juni 1883 druckte die „Nordwest. Gemeinnützig-unterhaltende Wochenschrift“ in Bremen auf der Titelseite eine Zusammenfassung des Vortrages ab, den Esmarch am 2. Juni 1883 in Berlin über „Samariter-Schulen“ gehalten hatte.[1482] Unter der Überschrift „Das gebrochene Bein“ brachte „Der Gute Kamerad“[1483] ein launig gehaltenes „Gespräch“ Esmarchs mit einem 12-jährigen Jungen darüber, wie im Falle eines Beinbruchs dessen Freund, ein „Samariter“, „Beinbrüche erkennen und wie man sie behandeln [kann] […], bis ein Arzt zur Stelle ist“. Esmarchs Vortrag über „Die Aufgaben der Vereine vom Roten Kreuz und ihr Verhältnis zum Deutschen Samariter-Verein“ vom 27. März 1892 erschien zuerst in „Deutsche Revue über das gesamte nationale Leben der Gegenwart“.[1484] In der Zeitschrift „Fortschritte der Krankenpflege“ vom Februar 1893 wurde die „segensreiche Thätigkeit der Samaritervereine“ hervorgehoben und darüber informiert, dass v. Esmarch „an allen Fortschritten wissenschaftlicher und humanitärer Arbeit unermüdlich theilgenommen“ habe.[1485] Die „Zeitschrift für Krankenpflege“ veröffentlichte im April 1898 als Sonderdruck Esmarchs Vortrag in der Samariterschule der Wiener Freiwilligen Rettungsgesellschaft am 23. November 1897 zum Thema: „Ueber die Entwicklung und die Erfolge des Samariterwesens“.[1486]

Zur Verbreitung der Samariterbewegung gehörte nach Esmarch auch die Aufgabe des Deutsche Samariter-Vereins, „Hilfsmittel in passender Form und Auswahl zusammenzustellen und mit denselben, wo es gewünscht wird, nicht nur einzelne Samariter, sondern auch grössere Gemeinschaften zu versorgen.“[1487a] Esmarch hielt es für erforderlich, „dass in jeder Haushaltung die zur ersten Hilfsleistung bei plötzlichen Unglücksfällen erforderlichen Gegenstände vorhanden sind.“ Auch da, „wo

1480 März 1882, Titelseite und S. II

1481 1882, Bd. II., Heft 4

1482 No. 24, 17. Juni 1883, Titelseite und Seiten 196–199

1483 Juni 1883, II. Jahrg., Heft 4/5

1484 17. Jg., Mai 1892, S. 186–206

1485 Ausgabe No. 2, Februar 1893, S. 49 f.

1486 XX. Jahrgang, April 1898

viele Menschen sich gleichzeitig mit Gefahr bringenden Arbeiten beschäftigen, wie z.B. in Fabriken und Bergwerken, auf Schiffen, Bahnhöfen, Eisenbahnzügen u.s.w. [möchten] solche Hilfsmittel stets in grösserer Menge bereit gehalten werden."[1487b] Zu diesen Hilfsmitteln gehörten: • Als „Erste Hilfe im Hause" ein kleiner Kasten, „der nur so viel enthält, als für die erste Hilfe da nothwendig ist, wo in nicht allzu langer Zeit ärztliche Hilfe herbeigeholt werden kann." • Ein grösserer Verbandkasten für die Eisenbahnpostwagen • Für grössere Fabriken, Bergwerke, Schiffe, Eisenbahnen u.s.w. grössere Hilfskisten, „welche die Schienen, Tücher und Verbandstoffe in grösserer Menge enthalten" • „Auf Blechtafeln gedruckte Anweisungen zur Wiederbelebung anscheinend Ertrunkener" „Dr. v. Esmarch's dreieckiges Tuch für den ersten Verband" sowie „Tourniquet-Hosenträger nach Professor von Esmarch's Angabe".

Mit seinen „Samariter-Lehrkisten und -Apotheken, Wandtafeln und sonstigen Hülfsmittel zur Förderung der Kenntniss der ersten Hülfsleistungen bei Unglücksfällen bis zur Ankunft der Arztes" war der Deutsche Samariter Verein auf der „Ausstellung für Hygiene und Demographie" in Genf im September 1882, auf der „Allgemeinen Deutschen Ausstellung auf dem Gebiete der Hygiene und des Rettungswesens" von Mai bis Oktober 1883 in Berlin[1488], auf der in Berlin nachfolgenden „Allgemeinen Ausstellung für Unfallverhütung", in Antwerpen auf der „Weltausstellung" im Jahr 1885 sowie auf der „Internationalen Ausstellung" von 1894 vertreten. Zur Berliner Ausstellung schrieb „Die Gartenlaube": „Im ganzen weitgestreckten Gebiete des besonnenen Fortschritts und der heilsamen Reform in der Gesundheitslehre, welches die Hygiene-Ausstellung umfasst, erscheint uns Nichts von so eingreifender Bedeutung für das praktische Tagesleben, antwortet Nichts so klar und deutlich auf die Anforderungen der täglich dringenderes Bedürfniss werdenden ersten Hülfe bei Unglücksfällen, als die Einrichtungen des Samariter-Vereins. [...] Der Schöpfer dieser aus dem echten Geiste selbstloser Humanität hervorgegangenen Idee ist in allen Welttheilen [...] wohl bekannt. [...] Die Ausrüstung der Samariter-Schulen wird in Folge unausgesetzter Versuche, besonders Seitens des Vorsitzenden des Vereins, Geh. Rath Prof. Dr. Esmarch, stets als der Vervollkommnung und Verbesserung fähig im Auge behalten."[1489]

1487 a) u. b) Esmarch, Vierter Samariterbrief

1488 „Officieller Katalog für die Allgemeine Deutsche Ausstellung auf dem Gebiete der Hygiene und des Rettungswesens Berlin 1882/83", Berlin 1823, S. 74; s. dazu DSV-Jahresbericht 1891/92

1489 „Die Gartenlaube", 1883, Heft 17, S. 277 ff., sowie Heft 22, S. 372, ferner Paul Boerner

Seine Begegnungen mit Kollegen sowie namhaften Persönlichkeiten nutzte Esmarch stets, um für das Samaritertum zu werben. Seine zahlreichen Aufenthalte in der Reichshauptstadt waren dafür besonders geeignet. Im Oktober 1882 erörterte er in Berlin mit Major von Bredau die Situation des dortigen Samariter-Vereins und traf sich mit Gräfin Dunkelmann bei General v. Rauch, *„den wir beredeten, das Praesidium des Sam. Vereins zu übernehmen."*[1490] Im April 1883 führte er Treffen durch mit Major v. Bredau und Geheimrat D. Schultze vom Berliner Samariterverein sowie mit *„Paul Börner, dem Redacteur der D. med. Wochenschrift, der im Ganzen für uns ist"*.[1491] Im April 1884 überreichte Esmarch während einer Audienz beim Kaiser das *„Prachtexemplar"* des von ihm 1883 gehaltenen Vortrages zu den Samariter-Schulen und besuchte die Samariter-Schule, wo er nach einem Vortrag *„auf Verlangen auch noch bei den Übungen im Verbinden"* half.[1492]

Im März 1887 war Esmarch bei Gräfin Dunkelmann, *„mit der ich viel über Samariterangelegenheiten verhandelte, und über die Johanniter, von denen sie wünscht, daß sie sich auch als Samariter ausbilden lassen sollen."* Dann traf er die *„Herzogin von Ujest, Vorsitzende des schlesischen Frauenvereins, die mich gebeten hat, ihr eine Probekiste mit Modellen für den schlesischen Frauenverein zu schicken."* Im Kriegsministerium traf Esmarch sich mit General Lauer und bei Dr. Göring (Lebens-Schule) mit Fürst Hermann zu Solms-Braunfels, Mitglied des Deutschen Reichstages, *„der sich für die Samariterei sehr interessiert"*.[1493] Anlässlich des Chirurgen-Kongresses in Berlin im April 1887 informierte Esmarch: *„Dem K[aiserlichen] Turnverein wollen wir einen Samariterkasten schenken unter der Bedingung, daß seine Mitglieder sich zu Samaritern ausbilden lassen."*[1494]

Seine Ehe mit Prinzessin Henriette hatte Esmarch auch den Zugang zur kaiserlichen Familie erleichtert. Nachdem er Kaiserin Auguste Victoria im Dezember 1887 den letzten Jahresbericht des Deutschen Samariter-Vereins geschickt hatte, fragte sie nach, ob er *„im Falle eines Krieges wieder irgend etwas Neues geschrieben hätte, auch gerade für uns Damen Verständliches. Ihre Broschüre Wie können Frauen sich nützlich machen im Falle eines Krieges, hat mich sehr interessiert."*[1495] Ferner konnte ihm v. Seckendorff die

1490 Briefe vom 09.–13.10.1882 an Prinzessin Henriette von Esmarch aus Berlin

1491 Briefe vom 06., dann vom 17. u. 23.04.1884 an Prinzessin Henriette von Esmarch aus Berlin

1492 Briefe vom 04. u. 05.04.1883 an Prinzessin Henriette von Esmarch aus Berlin

1493 Briefe vom 21. u. 25.03.1887 an Prinzessin Henriette von Esmarch aus Berlin

1494 Brief vom 16.04.1887 an Prinzessin Henriette von Esmarch aus Berlin

1495 Brief vom 10.01.1888 an Esmarch von Kaiserin Auguste Victoria aus Berlin

„Besthätigung Allerhöchsten Interesses Ihrer Majestät der Kaiserin und Königin Friedrich auch mit Bezug auf den Samariter-Verein" mitteilen. Die Briefbögen des Deutschen Samariter-Vereins Kiel trugen danach den Schriftzug: „Unter dem Allerhöchsten Protectorate Ihrer Majestät der Kaiserin-Königin Friedrich".[1496]

Die Unterstützung der Samariterbewegung geschah auf breiter Basis. Viele waren bereit, an den Samariteraktivitäten aktiv mitzuwirken, andere, darunter insbesondere leitende Beamte und wohlsituierte Bürger, waren bereit, sich sozial und finanziell zu engagieren. Beides war unverzichtbar. Dazu hatte der Deutsche Samariter-Verein 1888 festgestellt, „dass der Gedanke des Samariterthums in allen Schichten der Gesellschaft feste Wurzel geschlagen hat [...]. Wohl sind die Pflicht und das Bedürfniss zu helfen, von jeher vorhanden gewesen und bethätigt worden, aber dass die Fähigkeit dazu sich nicht auf bestimmte Organe und Personen zu beschränken braucht und die Möglichkeit nicht von besonderen Umständen und Vorbedingungen abhängig gemacht werden darf, das zu erkennen und praktisch zu beweisen, ist der Thätigkeit des deutschen Samaritervereins vorbehalten gewesen."[1497]

„Für die soziale Ethik" hielt Esmarch den Samaritergedanken für bedeutsam. Dies äußerte sich darin, dass sich von Anfang an in die Samariterkurse „alle Stände, Hoch und Niedrig, in gleichem Eifer drängten."[1498a] Kritisch fügte er hinzu: „Die Kultur unserer Zeit erzeugt so viel Trennendes und hat auf allen Gebieten des Wissens und Könnens soviel Einzelheiten, dass Einigungspunkte dringend nötig sind. Die Samariterschule halte ich für einen solchen, in dem jeglicher Bildungsgrad eine neue Nahrung an brauchbaren und nützlichen Kenntnissen erhält. [...] Dann erst werden die Samariterlehren eine wahrhaft soziale Bedeutung erlangen, wenn die Bereitwilligkeit und Fähigkeit, dem Nächsten helfend beizustehen, in gleicher Weise bei Hoch und Niedrig, Arm und Reich vorhanden ist."[1498b]

Laut Jahresbericht des Deutschen Samariter-Vereins[1499] wurden für das Jahr 1892 allein in Deutschland 319 Orte aufgeführt, in denen Aktivitäten von Samariter-Vereinen durchgeführt wurden.[1500] Die Statistik der Samariter-Vereine bezeuge, so Esmarch, „uniwiderleglich, daß bereits viele Menschen durch Samariterhilfe gerettet, daß unzähligen Verunglückten durch Samariter zweckmäßige Hilfe geleistet, ehe ärzt-

1496 Brief vom 09.03.1900 an Esmarch von Frhr. von Seckendorff aus Berlin

1497 DSV-Jahresbericht 1888

1498 a) u. b) Esmarch, Beitrag in: Alexander, S. 52 f. und S. 54 f.

1499 DSV-Jahresbericht 1891/92

1500 Esmarch, Vortrag 1905

liche Hilfe zur Stelle sein konnte. Kein Tag vergeht, wo nicht der Beweis geliefert wird, daß selbst die geringe Ausbildung, welche in den Samariterschulen erworben wird, sich bei Unglücksfällen sehr nützlich erweist; sei es, daß der Transport zum Arzt oder ins Krankenhaus in zweckmäßiger Weise geleistet wird, sei es, daß die erste Hilfe selbst in Abwesenheit des Arztes dem Verunglückten zuteil wird." Esmarch war zuversichtlich, dass „der größte Teil aller Deutschen den Samariterunterricht genossen haben wird [...] wenn wieder einmal jene ‚Epidemie von Unglücksfällen' – wie ein großer Chirurg den Krieg genannt hat – unser Vaterland befällt."[1501]

Unterstützung durch Behörden und Vereine

Die „Förderung [...], welche die Behörden uns durch Anregungen und materielle Unterstützungen angedeihen lassen", wurde in den Jahresberichten des Deutschen Samariter-Vereins stets als „von besonders hohem Werte" herausgestellt.[1502a]

Um die Kenntnis der ersten Hilfeleistungen zur „Wiederbelebung anscheinend Ertrunkener" zu verbreitern, „liess der Verein den entsprechenden Abschnitt des Katechismus mit Abbildungen auf Zinktafeln drucken und diese an allen Orten öffentlich anbringen, wo Menschen der Gefahr des Ertrinkens ausgesetzt sind: an Landungsplätzen von Schiffen und Booten in Hafenstädten und an Flüssen, in Badeanstalten, an belebten Brückenübergängen, an Bord von See- und Flussschiffen, bei Rhederei-Gesellschaften, Rudervereinen, Hafen- und Flussverwaltungen, Wasserbaubehörden. [...] Von diesen Tafeln sind im Deutschen Reiche bisher über 13 000 vertheilt worden."[1502b]

In vielen Städten wurden städtische Gas- und Wasserwerke, Schlachthöfe und Hafenanlagen mit Samariterverbandkästen ausgestattet. Einige Verwaltungen ließen die Schutzleute mit kleinen Verbandpäckchen ausrüsten sowie die Polizeiwachen mit Verbandmaterial und Medikamenten. Sämtliche „Bahnpostwagen" waren mit Samariter-Verbandkisten ausgestattet, „Rettungskästen" auf den meisten Stationen aufgestellt, „zahlreiche [...] Postdirectionen [hatten] im Laufe der letzten Jahre die Lehrmittel bezogen oder [...] das Personal veranlasst, an Cursen theilzunehmen". Für die Bahnpostbeamten wurde die „regelmässige Ausbildung im Samariterdienst" ange-

1501 Esmarch, 1892
1502 a) u. b) DSV-Jahresbericht 1892–1896

ordnet. Die Beamten der städtischen Markthallen in Berlin kamen 1895 „355 mal in die Lage [...], ihre im dortigen Samariter-Verein erworbenen Kenntnisse praktisch zu verwerthen." Die „Gensd'armerie Schleswig-Holsteins besitzt [zwar] die nöthigen Kenntnisse, um bei Unglücksfällen helfend einzugreifen, wünschenswert wäre, wenn dies auch für andere Provinzen gelten würde."[1503]

Kontinuierlich wurde über die wechselseitigen Beziehungen des Samaritertums zu den Vereinen berichtet, die sich „entsprechend nach dem Vorbild der Samaritervereine der ersten Hilfeleistung im täglichen Leben als Vorbereitung für den Ernstfall widmen." An erster Stelle standen die Feuerwehren und Turnvereine: „Niemand hat häufiger die Gelegenheit, bei plötzlichen Unglücksfällen helfend eingreifen zu müssen, als die Mitglieder der Feuerwehren [sowie der] sogenannten Turner-Feuerwehren [...] Zahlreiche Wehren [hielten] sehr häufig [...] Samaritercurse ab." Ferner hatten „sich zahlreiche Sanitätskolonnen verpflichtet, ihre Mitglieder im Samariterdienst ausbilden zu lassen".[1504a]

Nach den eng mit den Samariter-Vereinen verbundenen „Vereinen vom Rothen Kreuze" wurde der „Vaterländische Frauenverein" genannt. Von diesem, „wie von allen anderen Frauenvereinen, können wir zu unserer Freude mittheilen, dass unsere Bestrebungen daselbst weitere Aufnahme gefunden haben. [Von] überallher erhalten wir Nachrichten, welche bezeugen, dass die Frauen ihre Scheu vor der Oeffentlichkeit und auch vor unserer Sache ablegen."[1504b]

Zu den der Samariterbewegung eng verbundenen „Rettungsgesellschaften" gehörte auch die „Gesellschaft zur Rettung Schiffbrüchiger". Bereits 1884 nahmen auf verschiedenen Nordseestationen am Samariter-Unterricht „ausser den Rettungsmannschaften überall zahlreiche andere Inselbewohner, Geistliche, Lehrer, Capitaine u.s.w., auch Frauen" teil. „Seither sind auf fast sämmtlichen Rettungs-Stationen der Nordsee, auf denen der Ostsee [...] auf den 4 Stationen der Insel Rügen, Samariterkurse gehalten, deren Werth sich durch zahlreiche sachgemäss und glücklich ausgeführte Hülfsleistungen erwiesen hat."[1504c]

Über die „Wohlfahrtsanstalten aller Art" stand: „Zahlreiche Krankenhäuser aller Art, Militärlazarethe, Irrenhäuser, Kuranstalten, selbst chirurgische Kliniken haben es [...] nicht verschmäht, ihr Wärterpersonal im Samariterdienst ausbilden zu lassen [...]. Sehr zweckmässig erscheint die Einführung des Samariterunterrichts in Anstalten, welche auf den Helferberuf vorbereiten, also in Diakonissenanstalten, Mutterhäusern,

1503 DSV-Jahresbricht 1896

Missionsanstalten u.s.w. […]. Endlich lassen auch einzelne grössere Schulanstalten ihre Lehrer im Samariterdienst ausbilden.“ [1504d]

Den Abschluss in der Aufzählung bildeten die „Vereine geselligen Charakters“, die sich „in einer oft geradezu überraschenden Weise […] bemühen, Samariterkenntnisse unter ihren Mitgliedern zu verbreiten. […] Namentlich haben die Turn- , Schwimm- und Radfahrer-Vereine, Alpenklubs u.s.w., vielfach es ihren Mitgliedern zur Pflicht gemacht, sich Samariterkenntnisse zu erwerben. […] Ferner sind […] die Fachvereine zu nennen, […] die Gewerbe-, Werkmeister- und Handwerkervereine [sowie] die Vereine zur Verbreitung von Wissen und Bildung […] wie die Arbeiterbildungsvereine, die Jünglingsvereine, die Christlichen Vereine junger Männer u.s.w.“[1504e]

Trotz mancher Übertreibung und Beschönigung vermittelten die Berichte ein eindrucksvolles Bild von der weitreichenden Verankerung des Samaritergedankens in der damaligen Gesellschaft. Dazu trug auch bei, dass sich damals das Vereinswesen in allen Bevölkerungs- und Gesellschaftsschichten stark entwickelte. Bemerkenswert war die große Bandbreite der Zielgruppen.

Für unverzichtbar hielt Esmarch die Notwendigkeit der Erste-Hilfe-Leistung in der Armee: In den Jahren 1874 bis 1882 wurden zwischen 37 000 und 44 000 Angehörige pro Jahr ärztlich behandelt. „Eine wesentliche Zahl dieser Verletzungen tritt bei Dienstverrichtungen ein, bei welchen auf sofortige Hülfe von Sanitäts-Personal nicht zu rechnen ist. […] Die nächste Hülfeleistung, welche Verunglückten in derartigen Fällen zu Theil werden kann, geht von Vorgesetzten und Kameraden aus.“[1505] Für Esmarch war es „ein grosser Triumph für unsere Samariterbestrebungen“, als durch Erlass des Kriegsministeriums vom 19. Januar 1885 „angeordnet wurde, […] dass fortan nicht nur den Offizieren, sondern auch den Mannschaften der ganzen Armee Unterricht in der ersten Hilfeleistung bei Unglücksfällen ertheilt werden solle.“ Esmarch hielt „diese Anordnung in hohem Grade erfreulich, weil auf diese Weise unerwartet rasch die Kenntniss von der ersten Hilfe bei plötzlichen Unglücksfällen im ganzen Volke verbreitet wird.“[1506]

Bereits 1883 wurde darüber informiert, dass aufgrund der „zahlreichen Anfragen nach Samariter-Kisten“ diese an „auswärtige Vereine und Aerzte auf deren Wunsch versandt

1504 a)–e) 10. und 11. DSV-Jahresbericht 1891–1896

1505 DSV-Jahresbericht 1884

1506 Esmarch, Vierter Samariterbrief

sind, so nach England, Holland, Norwegen, Oesterreich, Dänemark, Russland (und Schweden)." Weiter hieß es: „Ueberhaupt hat sich das Ausland – vorzüglich Amerika – mit gewohnter Bereitwilligkeit die vortrefflichen Einrichtungen des Samariter-Vereins zu Nutzen gemacht, und es ist erfreulich, dass auch dort die hervorragendsten wundärztlichen Koryphäen in neidloser Anerkennung dem Beispiele ihres grossen deutschen Collegen gefolgt sind und seine Ideen praktisch verwerthet haben."[1507]

Im DSV-Jahresbericht für 1892 stand: „Auffälliger Weise haben sich die Bestrebungen, die Kenntniss der ersten Hülfe bei plötzlichen Unglücksfällen in möglichst weite Kreise zu tragen, nicht von England aus über die Erde verbreitet, sondern erst auf dem Umwege über Deutschland, wohl ein Beweis dafür, dass der Deutsche Samariterverein diesen Bestrebungen den richtigen Ausdruck gegeben hat. Ueberall, nicht nur in Europa, sondern auch in den civilisirten Ländern aller Welttheile entstehen Vereine und Schulen, die die Kenntniss der ersten Hülfe unter ihren Mitgliedern ganz in unserer Lehrweise und z. Th. nach unseren Lehrmitteln zu verbreiten suchen." Sicherlich geschah dies „in anderen Formen, ja zuweilen auch unter Vermeidung gegenseitiger Berührung", dennoch zeigten sich überall „den unseren gleiche oder ähnliche Bestrebungen und überall haben sie Anklang und, wie wir hoffen, eine bleibende Stätte gefunden." Darüber hinaus, so der Bericht weiter, „fehlt es in aussereuropäischen Ländern nicht an Zeichen, die eine Antheilnahme an unseren Bestrebungen verrathen."[1508] Zu dem Erreichten stellte Esmarch fest: „Die Pflege der Humanität auf allen Wegen des Friedens und des Krieges ist eine der scharf erkennbaren Signaturen unserer Zeit, darum wollen wir alle, wohlbewusst der hohen Aufgaben und des hohen Wertes unserer Kultur, das Samariterwesen stets weiter ausbauen und fördern helfen, auf dass unser deutsches Volk vorangehe allen anderen Völkern in diesen menschenfreundlichen Bestrebungen."[1509]

1507 „Die Gartenlaube", 1883, Heft 17, S. 279

1508 DSV-Jahresbericht 1891/92. Für das Jahr 1896 wurden die nachstehenden Länder genannt, in denen das Samaritertum Fuß gefasst hatte: Belgien, vor allem Antwerpen; in Dänemark Kopenhagen und die dänische Gesellschaft für Unfallstationen; England mit der „St. John's Ambulance Association"; Frankreich, wo die Gründung eines Bundes der „Sociétés de Sauvetage" erwogen wurde, ferner in Paris die „Station d'ambulance" und in Bordeaux der Verein „Société des Ambulances urbaines"; Holland mit Kursen zur Erste Hilfe in allen grösseren Städten des Landes; Italien, die Militair-Behörden sowie in Piemont Samaritercurse für Schüler; Oesterreich-Ungarn, vor allem in Böhmen an vielen Orten Samaritercurse, einige Samariter-Vereine sowie je eine Samariterschule in Wien und in Budapest; für Russland der Finnische Verein vom Rothen Kreuz mit Samaritercursen sowie der St. Petersburger Samariter-Verein; in der Schweiz der seit 1888 bestehende Schweizerische Samariterbund und weitere zahlreiche Sectionen; in Spanien mit Verbindungen zwischen Samariterthätigkeit und der Gesellschaft vom Rothen Kreuz. (DSV-Jahresbericht 1892–96).

1509 Esmarch, Aufsatz 1901

Verankerung im Schulunterricht

Angesichts einer fast schon flächendeckenden Ausbreitung des Samaritergedankens insbesondere hinsichtlich der Erste-Hilfe-Leistungen konnte der Deutsche Samariter-Verein 1888 von „wohlwollendem Interesse nicht nur der Bevölkerung, sondern auch der behördlichen Kreise und deren obersten Leiter, welche gewohnt und berufen sind, alle Dinge vom Standpunkt des praktischen Werthes zu prüfen" berichten.[1510] Dennoch meinte Esmarch: „Es hat die Verbreitung der Samariterlehren und Bestrebungen nicht gleichen Schritt gehalten mit dem Emporblühen unserer Industrie, mit der machtvollen Entfaltung unseres Reiches." Nach wie vor laute die Frage „Wie kann das Endziel, so wichtig für die Menschheit, dass jeder seines Nächsten ‚Samariter' sei, welches unsern humanitären Bestrebungen noch fehlt, erreicht werden?" In der Schule, so Esmarch, müsse der Grundstein zum Samaritertum liegen. „In der Schule soll bereits der Hebel zur Einführung allgemeiner Kenntnis der in Unglücksfällen notwendigen ersten Handreichungen angesetzt werden, und", so Esmarch weiter, „wir würden in wenigen Jahrzehnten die schönsten Erfolge sehen."[1511]

Da „jeder", so Esmarch, „in die Lage kommen kann, sich selbst oder einem verunglückten Nebenmenschen die erste Hilfe angedeihen zu lassen", hoffte er, „dass mit der Zeit die Kenntniss von der ersten Hülfe einen Theil des Volksunterrichts bilden werde."[1512] Dieser Gedanke war völlig neu, für Esmarch jedoch aus Sicht des Hilfeleistenden in Not- oder Unglückssituationen selbstverständlich: „Von Rechtswegen sollte man verlangen, dass jeder Mensch von der Schule diejenigen Kenntnisse mitbrächte, welche nöthig sind, um in solchen Fällen den verunglückten Nebenmenschen nicht elend zu Grunde gehen zu lassen." Gesundheitslehre sollte nach Esmarch obligatorisch als ein Bestandteil des schon vorhandenen Faches Naturkunde bereits in der Schule gelehrt werden.[1513]

Im Mai 1888 brachte der Abgeordnete Graf Douglas den folgenden Antrag in den preußischen Landtag ein: „Das Haus der Abgeordneten wolle beschließen, die Königl. Staatsregierung zu ersuchen, auf den technischen Hochschulen, technischen Unterrichtsanstalten aller Art, wie auf den Lehrerseminaren – kurz alle diejenige Anstalten,

1510 DSV-Jahresbericht für 1887/1888
1511 Esmarch, Aufsatz 1901
1512 Esmarch, Vortrag 1884
1513 Esmarch, Vortrag 1883 in Berlin

welche für das künftige praktische und gewerbliche Leben vorzubereiten haben – Vorlesungen über die erste Hülfeleistung bei plötzlichen Unglücksfällen anzuordnen." Douglas bezeichnete es in seinen Ausführungen als „unsterbliches Verdienst Esmarchs", dass er diese Unterweisung „bahnbrechend eingeführt hat. Er benannte seine Schule ‚Samariterschule' und er hat mit diesem schönen Namen den seinigen für alle Zeiten in der ehrenvollsten Weise verbunden!" In der Aussprache sprachen aus Sicht von Kultusminister v. Goßler „alle Motive, mögen sie auf humanem oder wirtschaftlichem Gebiete liegen, durchaus dafür [...], in der Richtung weiter thätig zu sein, welche der Antrag uns vorzeichnet." Kriegsminister Bronsart v. Schellendorff trug vor, dass „bei den vielen mechanischen Verletzungen, die erfahrungsgemäß und notwendiger Weise alljährlich in der Armee vorkommen müssen [...] die Ausführung dieses Antrags in erheblichster Weise auch den Interessen der Armee zu gute kommen." Der Antrag wurde einstimmig angenommen.[1514]

Douglas schrieb daraufhin an Esmarch: *„Wenn das große von Ihnen begonnene Werk durch die Berathung im Abgeordnetenhause einen Schritt gefördert ist, so wäre mir das eine ganz besondere Genugthuung [...] Zu Ihrer eigensten Schöpfung der Samariterschulen, wird es Ihnen erfreulich sein zuhören, daß unsere Regierung den im Abgeordnetenhause s.Z. abgegebenen Erklärungen entsprechend frisch ans Werk gegangen ist."*[1515]

In den Folgejahren warb Esmarch in mehreren Aufsätzen und Vorträgen für eine Verankerung der Unterweisung im Samariterdienst im Schulunterricht: In den höheren Klassen der Schulen sollten Ärzte Samariterunterricht erteilen, dadurch könnten Schüler vor dem Abgang aus der Schule „zum Samariter ausgebildet" werden. In die Lehrpläne sämtlicher Schulen sollte der Unterricht aufgenommen werden, „welcher die Kenntnis zweckmäßiger Hülfeleistung bei plötzlichen Unglücksfällen unsrer Mitmenschen lehrt [...] so daß in Zukunft kein Mensch die Schule verlassen darf, ohne die Hauptgrundzüge der Gesundheitslehre und die Lehre von der ersten Hülfe in sich aufgenommen zu haben."[1516] In den Lehrerbildungsanstalten sollte „ein besonders sorgfältiger Vorbereitungskursus in der Volkshygiene, dem sich ein wirklicher Samariterkursus anzuschliessen hätte", eingerichtet werden. Zu begrüßen sei ein stetig wachsendes Interesse an den Hochschulen sowie

1514 Protokoll der Sitzung des preußischen Landtages vom 02.05.1888

1515 Briefe vom 14.05.1888 aus Berlin und vom 12.07.1888 an Esmarch von Douglas aus Harzburg

1516 Esmarch: „Die Schule und der Samariterdienst. Eine Aufgabe für unsere Schulen im neuen Jahrhundert", in: „Deutsche Revue", Mai 1900

die Sammlung der Schüler der oberen Klassen in mehrerer „höheren Lehranstalten zu einem regelrechten Samariterkurs“.[1517]

Als damals 82-Jähriger wünschte sich Esmarch beim Samariter-Kongress 1905 „für die Ausbreitung meines Gedankens [die] Unterweisung der reiferen Jugend beiderlei Geschlechts in den Lehren der praktischen Nächstenliebe. [...] Sehr langsam, aber doch allmählich weiter fortschreitend, sind wir jetzt über die Universitäten und höheren Schulen bis zu den Fortbildungs- und Volksschulen eingedrungen, und wenn mein kühnster Wunsch erfüllt sein wird, dass einzelne Abschnitte unseres Lehrstoffs in passender Bearbeitung als Lesestücke in die Schulbücher hineingelangen können, dann wird mein höchstes Ziel erreicht sein, denn wer die Jugend hat, dem gehört die Zukunft.“[1518]

Samaritertum im Arbeits- und Wirtschaftsleben

Eine von Esmarch zitierte Notwendigkeit für die Ausweitung der Samariterhilfe lag in dem durch die Hauptphase der Industrialisierung nach 1870 ausgelösten Ausbau der industriellen Produktionsstätten und der Verkehrswege sowie des Wohnungsbaues in den schnell wachsenden Städten. Trotz erhöhter Produktionsrisiken gab es in den Betrieben und insbesondere in den Fabriken in der Regel keine nennenswerten Arbeitsschutz- und Unfallverhütungsvorschriften. Weder waren ausgebildete Ersthelfer noch Verbandmaterial ausreichend verfügbar. Die Zahl der Unfälle nahm insbesondere innerhalb der Industriearbeiterschaft deutlich zu. Ein nennenswertes ziviles Rettungswesen existierte damals nicht; auch waren viele Unfallwachen aus Kostengründen nur nachts besetzt. Vor diesem Hintergrund sah der Deutsche Samariter-Verein von Anfang an ein wichtiges Betätigungsfeld auch auf dem Industrie- und Arbeitssektor.

Auf Baustellen ereigneten sich wiederholt zahlreiche, oft tödliche Unfälle. Beim Einsturz einer Seitenwand beim Bau einer großen Lagerhalle am 28. November 1884

1517 Esmarch: „Die Fortschritte des Samariterwesens in Deutschland“, Sonderdruck aus „DIE KRANKEN-PFLEGE“, Band I, Heft 1, 1901, S. 7 f., sowie Brief vom 28. April 1905 an Esmarch von Düms aus Leipzig zur „Einführung von Samariterkursen an höheren Schulen (Gymnasien, Realgymnasien und Oberschulen“

1518 Ms., auch als „Sonderabdruck“ in „Deutsche Revue“, September 1905

auf dem Gelände der Märkischen Eiswerke bei Berlin waren drei Bauarbeiter ums Leben gekommen. Dies löste eine ungeahnte Bewegung aus.[1519] Zunächst konstituierte sich im Juli 1885 der „Verein für ärztliche Hilfeleistung“. Diesem trat Gustav Dietrich, Hauptkassierer des „Verbandes deutscher Zimmerleute“ und Beisitzer des Beerdigungsvereins der Berliner Zimmerleute bei. Nachdem Dietrich „Die Erste Hilfe bei plötzlichen Unglücksfällen“ von Esmarch in die Hand bekommen hatte, wandte er sich an den jungen Berliner Arzt Alfred Bernstein mit der Bitte, einen Vortrag über Erste Hilfe zu halten. Daraus folgte ein „Lehrkursus über die erste Hilfe bei Unglücksfällen durch einen praktischen Arzt“ vom Dezember 1888 bis März 1889, an dem rund hundert Personen aus den verschiedensten Berufen teilnahmen.[1520] Nach einem weiteren, überaus gut besuchten Herbstkursus 1889 wurde ein „Aufruf an alle Arbeiter Berlins!“ verfasst. Darin wurde über den 1888 gebildeten Lehrkursus informiert, „welcher die Arbeiter durch einen [praktischen] Arzt unterrichten will in Anlegung von Verbänden sowie Transport Verunglückter. [...] Diese Vorträge [...] werden nach dem System des Professors Dr. Esmarch geleitet. Dieser Lehrkursus [...] besteht nur aus Arbeitern oder sonstigen Theilnehmern, welche sich der Sache widmen. Zu wünschen wäre es, wenn sich jede Person mit der Sache befassen würde, da Unglücksfälle keinen Tag ausbleiben, auch diese Methoden in jedem Hausstand angewandt werden können.“[1521]

Unter der Leitung zunächst der Ärzte Alfred und Paul Bernstein fanden dann regelmäßig Vorträge und Übungen in Berlin statt. 1890 erfolgte die Umbenennung in „Lehrkursus für Arbeiter und Arbeiterinnen zur ersten Hilfe bei Unglücksfällen“. Am 6. Oktober 1892 wurde nach mehreren Aufrufen des Berliner Arztes Ignaz Zadek die aus Arbeitern, Ärzten und weiteren Sachverständigen bestehende „Arbeiter-Sanitäts-Commission“ gegründet. In Anlehnung an die Samariter-Vereine wurde der Kursus in Berlin 1895 umbenannt in „Samariterkursus für Arbeiter und Arbeiterinnen“. Im Frühjahr 1896 wurde eine Gruppe von Aktiven aufgebaut, die sich „Arbeiter-Sanitäts-Kolonne“ nannte mit dem Ziel, bei großen Veranstaltungen, Kundgebungen und Festen der Arbeiterschaft und ihrer Vereine geschlossen aufzutreten. Der Name „Arbeiter-Samariter-Kolonne“ wurde 1902 auf den gesamten Verein übertragen. „Arbeiter-Samariter-Kolonnen“ wurden in den Folgejahren in vielen anderen Städten

1519 Vgl. Beck, K., S. 168 ff.; s. a. Labisch, S. 16 ff.

1520 „Berliner Volksblatt“ vom 25.08. u. vom 20.11.1888

1521 „Berliner Volksblatt“ vom 18.10. 1889

Deutschlands nach dem Berliner Vorbild gegründet. Sie bildeten Laien in Erster Hilfe aus, führten Sanitätsdienste durch, versorgten Verletzte nach Unglücken und gaben der Notfallrettung in Deutschland wesentliche Impulse. Zugleich war die neu entstandene Arbeiter-Samariter-Bewegung Teil des damaligen Bestrebens innerhalb der Arbeiterschaft, in Vereinen und Organisationen eine eigene Kultur zu entwickeln.

Unabhängig davon berichtete der Deutsche Samariter-Verein, dass die „Fachvereine" sich „unserer Sache lebhaft anzuschliessen beginnen. [...] Bei der immer mehr steigenden Zahl der Unfälle in Fabrikbetrieben lässt sich das zunehmende Interesse der in denselben Beschäftigten leicht verstehen. [...] Ueberall regt sich die Erkenntniss, dass Selbsthülfe hier noth thut wie nirgend; [...] die Zahlen allein genügen, um die unabweisbare Nothwendigkeit unserer Unterweisungen für Arbeiter zu zeigen."[1522] Darüber wurde berichtet von einem zunehmenden „Bewusstsein, dass es die Pflicht aller Arbeitgeber ist, für Schutz und Sicherheit ihrer Arbeiter während der Dauer des Arbeitsbetriebes in umfangreichster Weise Sorge zu tragen." Dazu „hat der Deutsche Samariter-Verein gewiss erheblich beigetragen." Als Beispiele wurde aufgeführt: „Verbandkisten werden von zahlreichen Fabriken bezogen, wo sie nun zur sofortigen Benutzung bei etwaigen Unglücksfällen bereit stehen", „Werkmeister-Vereine oder auch die Mitglieder der Krankenkassen sind bemüht, Gelegenheit zur Ausbildung zu finden", „der in Plakatform gedruckte ‚Katechismus' kann in allen Fabrikräumen weithin sichtbar und daher stets benutzbar aufgehängt werden."[1523]

Esmarch wurde für sein Wirken als „Rebell gegen den Unfall" bezeichnet. Dafür verwies der Autor auf die Etablierung des „Gedankens der aktiven Unfallbekämpfung" auch innerhalb der Arbeiterschaft und fügte hinzu: „Wenn in der Zeit von 1889 bis 1910 bei Betriebsunfällen der Anteil der Fälle mit dauernder Voll- oder Teilinvalidität sich von 53 auf 26 Prozent verringerte und der Prozentsatz des tödlichen Ausgangs gleichzeitig von 16 auf 8 sank, dann ist dies zum guten Teil der Samaritertätigkeit und dem Wirken des großen Chirurgen Friedrich von Esmarch zuzuschreiben."[1524]

1522 DSV-Jahresbericht 1892–1896

1523 DSV-Jahresbericht 1891/1892

1524 Rudolf Winkler in: „Die Kapsel", Zeitschrift der R. P. Scherer GmbH, Nr. 23, August 1968, S. 860

Wechselwirkung mit dem Roten Kreuz

„Welche Aufgabe fällt den Vereinen des Roten Kreuzes für ihre Kriegstätigkeit zu, und welche Einrichtungen und Vorkehrungen haben sie bereits im Frieden zu treffen, um dieser Aufgabe gerecht werden zu können?“ Diese auf dem 2. Vereinstag der deutschen Rotkreuz-Hilfsvereine am 27./28. September 1880 in Frankfurt a. M. diskutierte Frage war kennzeichnend für das Spannungsfeld, in dem die Entwicklung vom Roten Kreuz sich damals sowohl im Innenverhältnis als auch in der Beziehung zu anderen Vereinen, etwa den Samariter-Vereinen befand. Zum einen wurde beschlossen, „auf die Schulung von Transportkolonnen- und Sanitätspersonal“ hinzuwirken, zum anderen wurde in einem Rundschreiben des Zentralkomitees der Rotkreuz-Vereine vom 11. Juli 1881 an die Landesvereine hervorgehoben, dass die freiwillige Hilfe auf dem Gebiet der Sanitätspflege von erheblicher Bedeutung für deren Einbindung in die Kriegstätigkeit werden könne.[1525]

Esmarch hatte in seinem „Leitfaden“ zur Gründung der Samariter-Schule geschrieben: „Als Mitglied des Vereins vom rothen Kreuz, habe ich diese Schule in's Leben gerufen. – Es sind [...] Viele, die schon im Kriege Samariterdienste geleistet haben, Viele, die, wenn ein Krieg entbrennen sollte, dazu bereit sein würden. So werde ich denn auch in diesen Vorträgen stets auf das Schlachtfeld Rücksicht zu nehmen haben. Ich wünsche und hoffe, dass unter der Aegide des rothen Kreuzes überall in Deutschland ähnliche Samariterschulen entstehen und manchen Nutzen, sei es im Kriege, sei es im Frieden, stiften werden.“ Analog der Samariterbewegung sah Esmarch in einer „lohnenden Friedensthätigkeit“ die wesentliche Bedingung für das Fortbestehen der Rotkreuz-Vereine in Friedenszeiten. Für ihn als Arzt und aufgrund seiner Erfahrungen in den Kriegen könne „für die freiwilligen Helfer im Kriege keine schönere Friedensaufgabe und keine bessere Schulung gefunden werden [...], als durch die Hilfe bei den zahlreichen plötzlichen Unglücksfällen des täglichen Lebens.“ Dann würden die verschiedenen Hilfsvereine im Frieden auch der Aufgabe gerecht werden, „sich für den Krieg vorzubereiten“, und diese bereits im Frieden vor dem Hintergrund der Teilhabe an einem „Mobilmachungsplan der Armee“ erfüllen.[1526]

Eine Konkurrenz bahnte sich zwischen Rotkreuz- und Samariter-Verbänden auf dem Gebiet der Sanitätspflege an. Das auch vom Roten Kreuz betriebene „Sanitätskolon-

1525 Vgl. Goldmann, S. 95

1526 Esmarch, Leitfaden [...], Einleitung

nenwesen“ verband vor allem beim Transport der Verwundeten die freiwillige Krankenpflege mit der Vorbereitung auf den Einsatz in der freiwilligen Kriegskrankenpflege. In der Konsequenz empfahl das Zentralkomitee vom Roten Kreuz den Zweigvereinen die Ausübung des Rettungsdienstes in Verbindung mit den sich allmählich in der Notfallversorgung engagierenden Ärzten und medizinischen Institutionen.[1527] Für die zivile Versorgung durch Laienhelfer in den Rotkreuz-Kolonnen galt nunmehr als Richtschnur, „einem Verletzten möglichst rasch ärztliche Hilfe zuzuführen.“

Diese neue Akzentsetzung für die Rotkreuz-Arbeit veranlasste den Deutschen Samariter-Verein Kiel zu folgender Stellungnahme: „Mit den Vereinen vom rothen Kreuz steht der Deutsche Samariter-Verein sachlich durchaus auf gleichem Boden: bezwecken doch beide die Linderung der Nothstände des menschlichen Lebens. Der Unterschied besteht nur darin, daß sich die Vereine vom rothen Kreuz als Hauptzweck die Aufgabe gestellt haben, im <u>Kriege</u> das Elend durch Pflege der Verwundeten und Kranken zu mildern, während die Samariterthätigkeiten zunächst für die <u>Friedenszeiten</u> berechnet sind. Beide ergänzen einander.“[1528a] Die „Thätigkeit der Vereine vom rothen Kreuz im Kriege [wird] um so erspriesslicher sein, je mehr die Mitglieder [sich] schon im Frieden die nöthige Vorbildung für die Kriegsaufgaben angeeignet haben, Kenntnisse, die man sich am besten in den Samariterschulen erwirbt.“[1528b] Da insbesondere „die Sanitätscolonnen sowie grosse Ortsverbände sich der Samaritersache anschliessen [...] hofft der Vorstand, dass diese immer mehr sich vollziehende Annäherung an die Vereine vom Rothen Kreuz sich in dem Masse weiter steigern wird, wie sie es bisher gethan hat.“ Der Deutsche Samariter-Verein hat es stets als selbstverständlich betrachtet, „dass jeder ausgebildete Samariter in einem Kriegsfalle sich und seine Kenntnisse der ersten Hülfeleistung den Vereinen vom Rothen Kreuz zur Verfügung stellt.“[1529] Diese Akzentuierung bei gleichzeitig aufrecht zu erhaltender Selbstständigkeit der Samariterbewegung betonte auch Esmarch in seinem Vortrag zum Thema „Die Aufgaben der Vereine vom Roten Kreuz und ihr Verhältnis zum Deutschen Samariter-Verein“ am 27. März 1892 in der Aula der Universität Kiel.[1530] Stabsarzt Pannewitz vom Reichs- und Gesundheitsamt sah im Nachhinein durch den Vortrag von Esmarch die *„zufriedenstel-*

1527 Goldmann, a. a. O.

1528 a) u. b) DSV-Jahresbericht 1892

1529 DSV-Jahresbericht 1892–1896

1530 Esmarch, Vortrag 1892

lendsten angenehmsten Verbindungen mit bis jetzt über 70 Vereinen vom roten Kreuz, Sanitätskolonnen u. vaterländischen Frauenvereinen" bestätigt.[1531]

Von der Gemeinsamkeit in Grundsatzfragen trotz unterschiedlicher Arbeitsschwerpunkte ausgehend, setzte Esmarch sich auch weiterhin für die Belange vom Roten Kreuz ein. Bei seinem Besuch in Berlin führte er am 12. April 1892 u. a. mit Bodo von dem Knesebeck, später Vorsitzender des Zentralkomitees der Vereine vom Roten Kreuz, Gespräche über das Samariterwesen und *„ausführlich über das rothe Kreuz"*.[1532] In Anerkennung der gegenseitigen Wechselwirkung teilte Henri Dunant Esmarch mit, dass er gern in der deutschen Übersetzung seines historischen Werkes „Origines de la Croix-Rouge dès 1859" den Deutschen Samariter-Verein erwähnen wolle. Dazu bat er um weitere Informationen u. a. hinsichtlich Gründungsdatum und Entstehung. Zugleich stellte er fest: *„votre nom [est] illustre en profonde vénération, comme dans toute la Suisse."*[1533]

„Das Verhältniß zur civilen Sanitätsverwaltung des Staates [...], wie es bezüglich des ‚Roten Kreuzes' zur Kriegsverwaltung besteht", war Ausgangspunkt der Gründung vom „Deutschen Samariterbund" im September 1895 mit Sitz in Leipzig. Die Verbindung mit den Rotkreuz-Vereinen wurde ausdrücklich zum Zweck der Organisation erklärt und der Hauptausschuss beauftragt, zu regeln, „welche Stellung der Samariterbund zu den Verbänden des Rothen Kreuzes einzunehmen haben würde."[1534]

Zwei Strömungen standen damals einem engeren Zusammenwirken entgegen. Zum einen sah das Rote Kreuz im Samariterbund eine eindeutige Konkurrenz bei der zivilen Einsatzschulung. Dies widersprach dem von den staatlichen Militärbehörden dem Roten Kreuz zuerkannten Maß an Souveränität in der Ausgestaltung der „samaritanen" Kriegsvorbereitung. Zum anderen wollte der Deutsche Samariterbund seine Selbstständigkeit nicht aufgeben. Letztendlich wurde anlässlich der „1. Konferenz der Vorstände der Landes- und Provinzialvereine vom Roten Kreuz und verwandter Organisationen" vom 8. bis 10. Oktober 1898 in Stuttgart „die Verbindung mit dem Deutschen Samariterbund als solchem [...] abgelehnt."[1535a] Die fundamentalen Unterschiede in der Zweckbestimmung standen einem Zusammenschluss entgegen,

1531 Brief vom 13.09.1896 an Esmarch von v. Bremen aus Kiel

1532 Brief vom 13.04.1892 an Prinzessin Henriette von Esmarch aus Berlin

1533 Brief vom 14.02.1894 an Esmarch von Dunant aus Genf

1534 DSV-Jahresbericht 1892–1896

obwohl die Arbeit der Samariter-Vereine sich kaum von der Arbeit der freiwilligen Sanitätskolonnen vom Roten Kreuz unterschied. „Der Anschluß von Samaritervereinen an das Rote Kreuz war [folglich] nur dort gestattet, wo die Ausbildung und Kontrolle der Mitglieder nach den strengeren Grundsätzen der Rot-Kreuz-Organisation ausdrücklich zugesichert war."[1535b] In den Mustersatzungen für neue Zweigvereine vom Roten Kreuz wurde die Zusammenarbeit von militärischem und medizinischem System mit dem Laienelement verankert. Dies galt insbesondere für die Sanitätskolonnen, die zur Hilfeleistung bei Unglücksfällen, insbesondere bei Katastrophen und Seuchen verpflichtet wurden. Darüber hinaus wurden die sogenannten Krieger-Sanitätskolonnen des Deutschen Kriegerbundes kontinuierlich in die Vereinsorganisation vom Roten Kreuz eingegliedert.

Belebung des Rettungswesens

„Das moderne Rettungswesen, die erste ärztliche Hülfe bei plötzlichen Erkrankungen und Unfällen", schrieb Georg Meyer in seinem Standardwerk zur ersten ärztliche Hülfe, „ist eine Fortsetzung des grossen Werkes, welches Friedrich v. Esmarch nach englischem Muster in Deutschland begründete [...]. Mustergültig sind die Einrichtungen, die in einzelnen Städten in unserem Vaterlande geschaffen sind. Die Entstehung aller hängt mehr oder minder mit dem Gedanken der ersten Versorgung Verunglückter zusammen, welcher durch Esmarch's Lehre wieder zu lebendigem Ausdrucke erweckt worden ist. Die Unterweisungen, die er in seiner schlichten einfachen Art zuerst 1881 in Kiel vortrug, sind als Vorläufer des modernen Rettungswesens anzusehen."[1536]

Esmarch beklagte die geringe Resonanz, die sein „schon im Jahr 1867 [gemachter] Vorschlag [gefunden hatte], dass die Vereine zur Pflege im Felde verwundeter und erkrankter Krieger dahin streben möchten, sich nach Art der Berliner Feuerwehr zu

1535 a) u. b) Kimmle, DRK I, S. 234 ff., S. 278 ff. In der Folgezeit passten sich immer mehr Samariter-Vereine der Organisation vom Roten Kreuz an: Von 11 Vereinen 1900 stieg die Zahl auf 755 bis 1905 und auf 1 370 bereits 1909. Zugleich stiegen die Zahlen des im Roten Kreuz entwickelten freiwilligen Sanitätskolonnenwesens von rund 7 870 Mitgliedern 1895 auf 14 000 im Jahr 1900 und 1909 auf über 27 000.

1536 Meyer, 1905, Vorwort zur ersten Auflage, S. 5; s. dazu auch Eiselsberg, 1902, „Klinisches Jahrbuch", S. 164, und Meyers Großes Konversations-Lexikon, Band 16., Leipzig 1908, S. 831 f.

organisieren, d. h. Einrichtungen zu treffen, „dass schon im Frieden bei plötzlich eintretenden grossen Nothständen, wie bei Eisenbahnunglücksfällen, Explosionen, [...] u.s.w. rasch zweckmässige Hilfe geleistet werden könne." Damals, so Esmarch, und auch 1868 „hielt man meinen Vorschlag für unausführbar." Erst 1869 „wurde auf der internationalen Conferenz der Vereine vom rothen Kreuz der Vorschlag wieder besprochen und [...] als ein Ergebniss dieser Conferenz der Satz angenommen: ‚Hilfeleistungen in den Nothständen des Friedens sind für eine lebenskräftige Entwickelung der Hilfsvereine nothwendig und der Vorbereitung für den Krieg förderlich.'" Allerdings, so Esmarch, „tatsächliche Folgen hatte damals diese theoretische Anerkennung nicht." Der Deutsche Samariter-Verein würde jedoch „mit Freuden bereit sein, [...] seine Thätigkeit auf die Errichtung öffentlicher Hülfsanstalten auszudehnen, wenn ihm die dazu nöthigen Geldmittel zu Gebote ständen."[1537] Das von den „Samaritern" mit Ärzten erstrebte „gemeinsame Wirken" nannte Meyer eine der erforderlichen „Vorkehrungen" für das Rettungswesen. Darin müssten „die Bereitschaft von Aerzten zur ersten Hilfe und eigens in der ‚Ersten Hilfe' ausgebildete Nothelfer und Samariter ineinander übergreifen."[1538]

Als sehr unbefriedigend galt die damalige Situation, in der „in fast allen deutschen Grossstädten [...] mehr oder minder vollkommen eingerichtete Unfall-, Verbands- und Rettungsstationen [bestehen], die zum Teil aus der Initiative von Aerzten oder im Verein mit Aerzten entstanden, zum Teil auch durch hochherzig gesinnte Laien hervorgerufen wurden." Privat gegründete Rettungsgesellschaften, darunter vor allem das Rote Kreuz sowie die gewerblichen Berufsgenossenschaften und die Samariter-Vereine besorgten in erster Linie den Rettungsdienst in den einzelnen Städten.[1539]

Dazu berichtete der Deutsche Samariter-Verein: „Leider ist noch das Interesse für unsere Sache und die Ueberzeugung von der Nothwendigkeit derartiger Rettungs-Einrichtungen nicht so weit durchgedrungen, dass [...] die städtischen Verwaltungen die ganze Einrichtung und ihren Betrieb übernehmen. Wie nothwendig aber diese Einrichtungen sind, gehe daraus hervor, dass die Sanitätswachen in Hamburg jährlich 994 mal, Wien 2 060 mal, Leipzig 2 200 mal, Budapest 5 324 mal, Bordeaux 57 004 mal durchschnittlich in Anspruch genommen werden. Leider aber lässt sich nicht verhehlen, dass nicht alle diese Einrichtungen die Unterstützung finden, welcher

1537 Esmarch, Vortrag 1884

1538 Meyer, 1902, S. 161

1539 Meyer, 1902, S. 183, 188 f. u. 193 f.; s. a. Scheidler, S. 49 ff.

sie bedürften, um für alle Zeiten sichergestellt zu sein, ja, dass einige sogar durch finanzielle Schwierigkeiten ihre Existenz gefährdet sehen."[1540] Diese Entwicklung traf beispielhaft auf den Berliner Samariter-Verein zu, zumal in Berlin ein Aufruf erschienen war, *„um Beiträge zu sammeln zur Umgestaltung des Berliner Rettungs- und Krankentransportwesens"* als eine städtische Einrichtung. In dem Prospekt dazu hieß es: „Unendgeldliche [sic] Ausbildung einer möglichst großen Zahl von Leuten als Samariter nach dem Esmarch'schen System!"[1541]

Um „schleunige Hilfe bei plötzlicher Lebensgefahr, Notfällen aller Art, Vergiftungen usw. zu sichern", hatte v. Bergmann im November 1897 zur Gründung einer „Berliner Rettungsgesellschaft" aufgerufen.[1542] Innerhalb von 14 Tagen nach Veröffentlichung seines Aufrufes erklärten sich über 1 000 Ärzte zum Eintritt in den „Ärzteverein der Berliner Rettungsgesellschaft" bereit. Getragen durch diesen Verein, entstanden in kurzer Zeit „Rettungswachen", die Tag und Nacht für Hilfesuchende zugänglich waren. 16 davon wurden als „Hauptwachen" an den größten Krankenhäusern betrieben. In Ausdehnung, Tätigkeit und Inanspruchnahme – in dem darauffolgenden Jahrzehnt in mehr als 300 000 Fällen – erwies sich diese Einrichtung zur Zentralisierung des Rettungswesens im Deutschen Reich als einzigartig. Um ein Konfliktfeld mit dem Berliner Samariter-Verein zu vermeiden, besuchte Esmarch am 13. Februar 1898 v. Bergmann in Berlin, der ihm *„von seinen Bemühungen [in Berlin] die Rettungsgesellschaft einzuführen"* erzählte und *„ich klärte ihn über unsere Samariter-Bestrebungen auf."*[1543] Esmarch betonte auch bei dieser Gelegenheit den „reichen Gewinn", den „Samariter bei Unglücksfallen des täglichen Lebens" bringen.[1544]

Zur Regelung festgelegter Grundsätze im Rettungswesen wurde auf Initiative von Althoff im Zusammenwirken mit v. Bergmann am 30. Dezember 1901 das „Zentralkomitee für das Rettungswesen in Preußen" gegründet. Am 24. März 1902 wurden „Leitsätze für die Organisation des Rettungswesens in Preußen" angenommen, in denen es u. a. hieß: „I. Das Rettungswesen bezweckt die erste Hilfe bei plötzlichen Erkrankungen und Unfällen. [...] II. Das Rettungswesen ist zu organisieren mit Hilfe

1540 DSV-Jahresbericht 1892–1896

1541 Brief vom 25.04.1895 an Esmarch von General Alfred von Rauch, Vorsitzender des Berliner Samariter-Vereins, aus Berlin

1542 Scheidler, S. 49

1543 Brief vom 13.02.1898 an Prinzessin Henriette von Esmarch aus Berlin

1544 Esmarch, Vortrag 1901

des ärztlichen Standes, soweit er zur Mitarbeit bereit ist. [...] V. Das ‚Zentralkomitee für das Rettungswesen' soll auf eine Verschmelzung bereits an einem Orte bestehender verschiedener Organisationen für das Rettungswesen hinwirken." Zu den Mitwirkenden gehörten Sachverständige verschiedener Bereiche des Rettungswesens und auch der Deutsche Samariterbund.

Das „Zentralkomitee für das Rettungswesen" führte zwischen 1903 und 1906 eine Erhebung durch bei allen am Rettungswesen beteiligten Einrichtungen, Organisationen, Verbänden und Behörden. Unter „humanitäre Einrichtungen" auf dem Gebiete des Rettungswesens wurden die Einrichtungen des Deutschen Samariterbundes mit insgesamt 78 „Samaritervereinen und verwandten Körperschaften" aufgeführt und somit als fester Bestandteil des Rettungswesens ausdrücklich anerkannt. Ebenfalls anerkannt wurde, dass für den Krankentransport neben dem Roten Kreuz „besonders der Deutsche Samariterbund" in Betracht komme. Betont wurden im Bericht „die Vorkehrungen für Errettung aus Ertrinkungsnot". Die damit verbundenen und dadurch ausgelösten Maßnahmen befanden sich an den Küsten, an Binnengewässern (Seen und Flüssen) und in Badeanstalten.[1545a]

Dem „Unterricht in der ersten Hilfe" wurde für die Umsetzung der Aufgaben des Rettungswesens ein „besonders wichtiger Platz" eingeräumt. Die Zusammenstellung des eingegangenen Materials ergab: „Im Deutschen Reiche wird 1520mal Samariterunterricht von Ärzten erteilt, 59mal von anderen Personen; in 109 Orten erteilen Ärzte in Gemeinschaft mit anderen Personen den Unterricht. 152mal ist Unterricht bei der Eisenbahn und Bergwerken angeführt. [...] Bei den Zweigvereinen und Sanitätskolonnen vom Roten Kreuz wurde 769mal Samariterunterricht von Ärzten erteilt." Dies entsprach der von Anfang an von Esmarch vorgetragenen Grundüberzeugung von der unverzichtbaren und vorrangigen Rolle des Arztes in diesem Zusammenhang. Bei der regionalen Verteilung zeigte sich, dass in sämtlichen Großstädten Samariter-Unterricht erteilt wurde. Die breite Streuung der Teilnehmer am Samariter-Unterricht deutete auf einen offensichtlich hohen Bedarf in allen Bevölkerungsschichten hin.[1545b]

Die Erhebung unterstrich u. a. die Bedeutung des Samariterwesens für die Weiterentwicklung des Rettungswesens und bestätigte die Rolle, die das Samaritertum mit seinen Aktivitäten unmittelbar und als Impulsgeber ausgelöst hatte. Über das Vehikel von „Erster Hilfe" in Not- und Unglücksfällen, die in engem Zusammenwirken

1545 a) u. b) Bericht des „Zentralkomitee für das Rettungswesen", Berlin 1907

zwischen ausgebildeten Samaritern als „Nothhelfern" und den Ärzten erfolgt war, hatte das Samaritertum sich nachdrücklich in die Gestaltung des Rettungswesens eingebracht. Dazu zählte auch im Unglücksfall die möglichst sofortige Überleitung in professionelle ärztliche Behandlung. Esmarch erinnerte daran, dass er „gleich in den ersten Jahren nach Gründung meines Vereins die Versorgung und den Transport von Verunglückten in Aussicht genommen" habe. Bereits damals habe er gehofft, „dass diejenigen Städte, welche grösser als Kiel sind, namentlich unsere Reichshauptstadt, diesen Zweig besser in die Hand nehmen könnten. Dieses ist nunmehr geschehen." Esmarch äußerte somit die feste Überzeugung, dass die Einrichtungen der deutschen Rettungsgesellschaften in den meisten Großstädten „immer grösserer Vervollkommnung" zustrebten.[1546]

Anlässlich des 80. Geburtstages von Esmarch 1903 hatte Meyer geschrieben: „Esmarch's Werk ist als die Vorarbeit für das <u>ärztliche</u> Samariter- und Rettungswesen anzusehen, welches sich aus dem von Esmarch geschaffenen Samariterwesen entwickelt hat. [...] Ohne die Lehren Esmarch's wäre dieses nicht denkbar gewesen."[1547] Meyer betonte die „hohen Verdienste", die Esmarch „um das Rettungswesen und die Ertheilung der ersten Hilfe an Verunglückte erworben hat. [...] Die Ausbildung des Samariterwesens ebenso wie die Einrichtung von Rettungswachen, die Regelung des Transports Verletzter u. dgl. m. – alle diese Errungenschaften haben [...] durch v. Esmarch's lebendiges Eintreten einen starken Aufschwung und eine kraftvolle Entwickelung genommen."[1548]

Vom Verein zum Samariterbund

In dem Maße, in dem die Zahl der Samariterkurse und Samariter-Vereine in einzelnen Städten und Gemeinden zunahm, stellte sich für einige Vertreter des Samariterwesens die Frage, ob die bestehenden Strukturen den Anforderungen einer einheitlichen Wirkung analog der vom Roten Kreuz genügten. Als Sprachrohr entwickelte sich der besonders aktive Samariter-Verein in Leipzig unter seinem Vorsitzenden Karl Asmuss. Dieser hatte anlässlich der zehnjährigen Stiftungsfeier des Kieler Samariter-Vereins

1546 Esmarch, Vortrag 1905

1547 Meyer, in: „Deutsche Medicinische Wochenschrift", 22. Januar 1903, S. 75

1548 Ders., in: „Berliner Klinische Wochenschrift", 12. Januar 1903, S. 43 f.

seine Glückwünsche und Dankesworte an Esmarch mit der Hoffnung verbunden, *„daß ein engerer Anschluß der übrigen Samariter-Vereine, beziehungsweise eine straffere Organisation unter Ew. Hochwohlgeboren bewährter Führung baldigst erreicht wird.*"[1549]

Dass Esmarch anderer Auffassung war, ging aus dem dann folgenden umfangreichen Schriftwechsel zwischen ihm und Asmuss hervor. Darin „ist stets zum Ausdruck gelangt, dass der Deutsche Samariter-Verein in Kiel [...] in seiner bisherigen Thätigkeit unverändert und unberührt bleibe und dass [er] in gleicher Weise, wie von seinem Bestehen an, die geistige Spitze des Samariterwesens in Deutschland und gleichzeitig diejenige Stelle bleiben möge, von welcher aus Jedem, wer es auch sei, Auskunft und Rath zu Theil werden kann über Alles, was [...] als Grundsätze für das Samariterwesen ausgesprochen ist namentlich also über diejenigen Mittel und Wege, welche dahin führen können, dass möglichst alle Menschen in der Kenntniss der ersten Hülfeleistung bei Unglücksfällen unterrichtet sein möchten."[1550] Der Deutsche Samariter-Verein stehe zudem mit den Samariter-Vereinen, „die sich in zahlreichen größeren und kleineren Orten gebildet haben [...] nur in loser Verbindung: sie stehen ihm kaum näher, als andre Helfer- und Rettungsgesellschaften, unter welchem Namen diese auch ihre Thätigkeit entfalten mögen."[1551]

Entgegen Esmarchs Vorstellungen nahm innerhalb der Samariterbewegung der Wunsch zu, die unabhängig nebeneinander bestehenden Initiativen und Vereine zu einem Dachverband zu vereinen.[1552] Bei dem VIII. „Internationalen Kongress für Hygiene und Demographie" in Budapest im September 1894 beauftragten die anwesenden deutschen Teilnehmer des Samariterwesens Asmuss „die Vertreter aller bis dahin gegründeten deutschen Rettungsgesellschaften und Samaritervereine sowie [...] alle Körperschaften, die sich mit dem Rettungs- und Sanitätshilfsdienst im Frieden befassten zu einer Versammlung in eine deutsche Stadt einzuberufen." Im Mai 1895 erfolgte daraufhin eine Einladung zu einer ersten Versammlung von Vertretern aller Einrichtungen des Samariterwesens in Kassel. Im Text hieß es: „Zweck der Versammlung ist: 1. Die Zusammenfassung der zerstreuten Bestrebungen, welch auf dem Friedensgebiete des Samariter- und Rettungswesens im Deutschen Reiche hervorgetreten sind, durch Herbeiführung von Landesverbänden und eines Deutschen Samariter-

1549 Brief vom 04.03.1892 an Esmarch von Asmuss aus Leipzig

1550 DSV-Jahresbericht 1895

1551 Esmarch, Vortrag 1892

1552 DSV-Jahresbericht 1895

bundes, unter Wahrung der vollen Selbstständigkeit der einzelnen Vereine; 2. Feststellung des Rahmens, innerhalb dessen die Aufgaben der Vereine für Samariter- und Rettungswesen sich zu bewegen haben; 3. Beschlußfassung über die Grundzüge, welche für die Ausübung der Vereinsthätigkeit der im Samariterbunde zusammengetretenen Körperschaften maßgebend sein sollen; 4. Wahl eines Hauptausschusses zur Führung der Geschäfte und zur Ausarbeitung der Satzungen des Samariterbundes, welche beim nächsten Samaritertage zur Beschlußfassung zu unterbreiten sind; 5. Festsetzung des I. Deutschen Samaritertages i. J. 1896 und einer gemeinsamen Zeitung des Bundes."

Wiederholt bemühte sich Asmuss darum, Esmarch zur aktiven Mitwirkung an der geplanten Vereinigungsversammlung zu gewinnen. Dessen Ablehnung einer Vereinigung war jedoch offensichtlich, denn Asmuss schrieb: *„Bei der Wichtigkeit des Unternehmens für das Samariterwesen überhaupt bitte ich von ganzem Herzen, der Vater möge seine Kinder nicht im Stich lassen. Ich wüßte auch in der That nicht, wie ich es den wirklich begeisterten Anhängern Ihres Werkes, die alle sehnsüchtig auf einen engeren Zusammenschluß drängen, erklären sollte, warum gerade Sie, Herr Geheimrath, im Augenblick eines großartigen Aufschwunges von Ihrer eignen Sache fern blieben."*[1553a] Da Esmarch eine Woche vor der Veranstaltung immer noch zögerte, schrieb Asmuss eindringlich hinsichtlich der *„für die Samaritersache ausschlaggebenden Versammlung. Ich sage nicht zu viel, daß ganz Deutschland seine Blicke auf uns richtet. Ich glaube, daß, wenn Sie hochverehrter Herr Geheimrath, fehlen würden, das den denkbar ungünstigsten Eindruck machen würde und unsere Vereinigungsbestrebungen zu lähmen geeignet wäre. Ich bitte Sie daher im Namen aller Samariter, die mehr an Ihnen hängen, als Sie wohl selbst annehmen, kommen Sie nach Cassel! Stürmische Begeisterung wird Sie empfangen!"*[1553b]

Als Antwort wiederholte Bremen die auch von Esmarch geteilten Bedenken, wonach sie glaubten, *„einen ganz wesentlichen Teil der Anerkennung, welche den Bestrebungen des Samaritergedankens zu teil geworden ist, dadurch erreicht zu haben [...], dass wir alle Bestrebungen möglichst frei, ohne Vereinigung, ohne Vorschriften, Satzungen, Zusammenkünfte oder dergl. sich haben entwickeln lassen. [...] Wir [...] haben vollständige Freiheit gelassen, in welcher äusseren Form derselbe Gestalt angenommen hat."*[1554]

Letztendlich konnte Esmarch sich der Bitte von Asmuss sowie dem Anliegen, das Ehrenpräsidium zu übernehmen, jedoch nicht verschließen. Vom 22. bis 25. August 1895 fand die erste „Deutsche Samariter-Versammlung" in Kassel „unter dem Ehren-

1553 a) u. b) Briefe vom 12.06. u. 16.08.1895 an Esmarch von Asmuss aus Leipzig

1554 Brief vom 21.08.1895 an Asmuss von v. Bremen aus Kiel

präsidium des Geh. Med.-Raths Prof. Dr. F. v. Esmarch" statt. Auf dieser Versammlung „wurde ein geschäftsführender Ausschuss gewählt und zum ersten Ehrenpräsidenten der Vorsitzende des Deutschen Samariter-Vereins in Kiel, Herr Geheimer Medicinalrath Professor Dr. von Esmarch, zum zweiten Ehrenpräsidenten Herr Graf Douglas zu Berlin ernannt." Ferner wurden u. a. die folgenden Anträge angenommen: Alle Vereine und Körperschaften, die sich dem Samariter- und Rettungswesen in Friedenszeiten widmen, sollten innerhalb der deutschen Länder bzw. der preußischen Provinzen zu Landes-Samariterverbänden zusammentreten. Organisationen, die über die Grenzen eines Landes oder einer Provinz hinausgingen, konnten unmittelbar Mitglied des Deutschen Samariterbundes werden. Es sollte jedes Jahr an wechselnden Orten ein „Deutscher Samaritertag" stattfinden, der zum allgemeinen Erfahrungsaustausch und zur weiteren Förderung des Samaritergedankens dienen sollte. Der erste Deutsche Samaritertag wurde für September 1896 in Berlin vorgesehen. Bundes- und Verbandszeitschrift war die in Leipzig erscheinende Zeitschrift „Der Samariter".[1555]

Somit war in Kassel der Deutsche Samariterbund ins Leben gerufen worden. Offen blieb, in welcher Weise sich die bisherige Tätigkeit der einzelnen Samariter-Vereine und insbesondere des Deutschen Samariter-Vereins in Kiel in dessen Rahmen einfügen sollte. Da Esmarch aus seiner Zurückhaltung in der Angelegenheit eines Bundesverbandes nach wie vor keinen Hehl machte, schrieb ihm Asmuss im August 1896: *„Es würde allseitig lebhaftes Bedauern hervorrufen, wenn wir Sie zum I. Samaritertag am 18., 19. u. 20. Sept. d.J. nicht begrüßen dürften. Die außerordentliche Betheiligung der obersten Reichs- und Staatsbehörden aller deutschen Länder […] bürgt dafür, daß dieser I. Samaritertag für die Anerkennung der ganzen Samariter-Sache von ausschlaggebender Bedeutung sein wird! Meiner unmaßgeblichen Meinung nach dürfen Ew. Hochwohlgeboren dabei nicht fehlen! Es würde das zu allerlei unliebsamen Deutungen Veranlassung geben, die ich gerade von Ew. Hochwohlgeborener Person abwenden möchte."*[1556a] Diese Passage im Brief wurde von Esmarch rot unterstrichen und mit Fragezeichen versehen. Dann bemerkte Asmuss, dass im Entwurf der Bundessatzung ausdrücklich die Selbstständigkeit aller Vereine durch die Worte *„unter Wahrung ihrer vollen Selbstständigkeit"* ausgesprochen sei. *„Diese aufzugeben hat ja auch noch Niemand verlangt […], von einem ‚Aufgehen' irgendeines Vereins im ‚Bund' [kann] gar nicht die Rede sein […], [wird] auch gar nicht gewünscht."* Ferner soll laut Beschluss des Hauptausschusses, *„das Samariterkreuz von denjenigen Vereinen,*

1555 DSV-Jahresbericht 1895

die dasselbe führen, ruhig weitergeführt werden.“[1556b] Im Vorfeld der weiteren Planungen hinsichtlich des Samaritertages schrieb v. Bremen süffisant an Esmarch: *„Aus der allgemeinen Verbrüderung wie die Herren es beabsichtigen, wird genau sich das Gleiche entwickeln wie in der Schweiz: Zusammenkünfte, bei denen dann die wohlthätige Menschenliebe dazu den Zweck hergiebt, um zu singen und zu gekulieren und sich gegenseitig zu loben.*“[1557]

Vom 18. bis 20. September 1896 fand dann in Berlin unter Beteiligung von 127 Teilnehmern und 25 Vertretern von Staatsbehörden der I. Samaritertag statt. Den Vorsitz führte Asmuss aus Leipzig als Bundesvorsitzender; Esmarch war nicht zugegen. Im Jahresbricht vom Deutschen Samariter-Verein hieß es zum Samaritertag u. a.: „Die vom Hauptausschuss entworfenen Satzungen des Deutschen Samariterbundes [wurden] unverändert angenommen und des Weiteren der Hauptausschuss beauftragt, mit dem Central-Vorstand des Rothen Kreuzes die Frage, welche Stellung der Samariterbund zu den Verbänden des Rothen Kreuzes einzunehmen haben würde, zu regeln und über das Ergebniss der Verhandlungen dem nächsten Samaritertag Bericht zu erstatten.“ Ferner wurde einstimmig beschlossen, dass „der Deutsche Samariter-Verein in Kiel als Ehrenverein mit Wahl- und Stimmrecht und dem Recht, in erster Reihe Vorschläge zu machen, in den Bund eingegliedert werden solle“.[1558] Mit der Annahme der Satzung war auch formaljuristisch die endgültige Gründung des Deutschen Samariterbundes vollzogen, der nunmehr die Interessen des Samariterwesens nach außen vertrat.

Der VII. „Deutsche Samaritertag“ fand in Kiel vom 30. Juni bis 2. Juli 1905 statt. In der Einladung hieß es zur Entwicklung des Samariter- und Rettungswesens: „Überall, wo in richtigem Verständnis die Ärzte sich an die Spitze des Samariterwesens gestellt haben, ist es in den richtigen, von Exzellenz von Esmarch vorgezeichneten Bahnen geblieben und entwickelt sich gemäß den rastlosen Fortschritten unserer Wissenschaft und Erfahrung.“[1559a] Seine Begrüßungsansprache widmete Esmarch der Entwicklung des Samariterwesens, die letztendlich gemeinsam mit den Ärzten erfolgt war. Ein Antrag der Rettungsgesellschaft „Samariterverein Leipzig“, dass der Samariterbund als besonderes Abzeichen vom l. Juli 1906 an ein weißes Landwehrkreuz auf rotem Felde zu führen habe, wurde angenommen.[1559b]

1556 a) u. b) Brief vom 05.08.1896 an Esmarch von Asmuss aus Leipzig

1557 Brief vom 28.05.1896 an Esmarch von Bremen aus Kiel

1558 DSV-Jahresbericht 1886

1559 a) u. b) Meyer, in: „Das Rote Kreuz: offizielles Organ des Schweizerischen Centralvereins vom Roten Kreuz, des Schweiz. Militärsanitätsvereins und des Samariterbundes“, Bd. 13, Heft 17, 1905, S. 199 ff.

Skeptisch hinsichtlich des eigentlich ungeliebten Samariterbundes, jedoch versöhnlich mit Blick auf eine mögliche weitere Ausweitung der Samariteridee erkannte der Deutsche Samariter-Verein „in dankbarer Weise die grosse, aber auch nach seiner Erfahrung schwierige Aufgabe an, welche sich der Deutsche Samariterbund als Ziel gesteckt hat; denn auf dem Gebiete des Samariterwesens sind die Bestrebungen, welchen man den Samariternamen beigelegt hat, vielseitigster und sehr verschiedener Art; es kommen für die Vereinigung zu einem Bunde nicht nur in Frage die einzelnen Vereine, welche sich nur zu dem Zwecke der Kenntniss und der Verbreitung der ersten Hülfe in Unglücksfällen als eigentliche Samaritervereine gebildet haben, sondern auch alle diejenigen Vereine, Körperschaften und einzelnen Personen, welche neben dem Zwecke und der Ursache ihrer sonstigen Zusammengehörigkeit, den Samariterunterricht in den Kreis ihrer Bestrebungen eingezogen haben. [...] Gelingt es dem Deutschen Samariterbunde, eine nutzbringende Vereinigung dieser sämmtlichen verschiedenen Formen, in welchen die Samariterthätigkeit sich in so ausgebreiteter Weise bereits in Deutschland vorfindet, zu schaffen, um den ausgesprochenen Grundsatz und Grundgedanken des Samariterwesens zu gleichmässiger, gemeinsamer Geltung zu bringen, so wird jeder wahre Menschenfreund diesen Bemühungen seine volle Anerkennung nicht versagen können, und der Deutsche Samariter-Verein in Kiel hat in erster Reihe Ursache, dankbar zu sein für die hierdurch geschaffene grosse Förderung des von ihm zur Bethätigung gelangten Gedankens."[1560] Als eigenständiger Verband blieb der Deutsche Samariterbund bis 1908 bestehen.[1561]

Längeren Bestand als der Deutsche Samariterbund hatte die organisatorische Vereinigung der „Arbeiter-Samariter-Kolonnen", die auf die Initiative des Arbeiter-Samariters Oskar Schaumburg aus Elberfeld zurückging. Aufgrund eines Aufrufes an „alle Arbeiter-Sanitätskolonnen [...] zwecks Gründung eines Arbeiter-Samariter-Bundes" trafen sich am 11. und 12. April 1909 in Magdeburg elf Delegierte aus Berlin, Bremen, Dresden, Meißen, Köln, Hamburg und Elberfeld. Im Ergebnis der Beratungen wurde

1560 DSV-Jahresbericht 1892–1896

1561 Das „Zentralkomitee für Rettungswesen in Preußen" und der Deutsche Samariterbund gingen 1908 in der „Deutschen Gesellschaft für Samariter und Rettungswesen" auf; der ursprünglich gemeinsam geplante „Deutsche Samaritertag" wurde vom 10. bis 14. Juni 1908 in Frankfurt a. M. als der „1. Internationale Rettungskongress" durchgeführt. Wiederum am 10. April 1910 ging aus dem dann durchgeführten Rettungsdienstkongress der „Deutsche Zentralverband für Rettungswesen" hervor, der Rettungs- und Samariterorganisationen aus ganz Deutschland zusammenfassen und das Rettungswesen in jeder Hinsicht fördern sollte. (Vgl. Wagner, S. 21 f.)

der „Arbeiter-Samariter-Bund“ (ASB) mit dem Berliner Emil Stein als erstem Vorsitzenden gegründet.[1562]

Zur Umsetzung des Samaritergedankens sagte Esmarch zum Schluss seiner Rede am 2. Juli 1905 in Kiel: „Ueberblicke ich [die] ganze fortschreitende Entwicklung des Samariterwesens, die wachsende Ausdehnung und die immer weiter gesteckten Ziele der Rettungsgesellschaften, so bekenne ich freudigen und dankbaren Herzens, dass das kleine von mir gepflanzte Saatkorn überreichliche Frucht getragen hat. Ich weiss die Entwicklung des Samariter- und Rettungswesens als in guten Händen und kann diese Zweige moderner socialer Fürsorge getrost [denen] überlassen, die jetzt an die Spitze getreten sind.“[1563]

„Eine im Dezember 1898 [...] veranstaltete Rundfrage [...] um die Meinung über die Aussichten der Haager Friedenskonferenz vom Jahre 1899 einzuholen“, beantwortete Esmarch damals wie folgt: „1. Einen ewigen Frieden halte ich einstweilen für unmöglich. [...] 6. Wenn aber ein Krieg unvermeidlich sein sollte, so müßten wenigstens die Greuel desselben nach Möglichkeit vermindert werben. 7. Zu diesem Zwecke müßten alle Waffen, welche unnötige grausame Wirkung haben, völkerrechtlich verboten werben. 8. Zu erstreben ist, daß jeder Soldat im Krieg einen zweckmäßigen Verband für die erste Hilfe auf dem Schlachtfelde bei sich trage. 9. Zu wünschen ist ferner, daß jeder Soldat schon im Frieden darin unterrichtet und geübt werde, sich und anderen einen zweckmäßigen (Not-)Verband bei Verwundungen anzulegen.“[1564]

Esmarch nannte als Ausgangspunkt für alle humanitäre Tätigkeit: „Die Barmherzigkeit ist ein Gefühl, welches sich in der Brust jedes unverdorbenen Menschen regt

1562 „Sanitätswarte“, Beilage der „Gewerkschaft“ vom 01.01.1909. Der ASB verstand sich als die „Vereinigung aller freien Organisationen, die sich lediglich der allgemeinen Hilfeleistung bei Unglücksfällen, der Körper- und Gesundheitspflege widmen“ (§ 1) Zweck des Bundes war, „die Förderung der ihm angeschlossenen Kolonnen mit allen Mitteln zu erstreben und das Samariterwesen im weitesten Maße unter der arbeitenden Klasse zu verbreiten“ (§ 2) Mitglied des Bundes konnte jede Samariterkolonne werden, „die auf dem Boden der modernen Arbeiterbewegung steht, von einem praktischen Arzt geleitet wird und das Bundesstatut in allen Teilen anerkennt.“ Als Organ des ASB erschien monatlich ab 1. Juli 1910 „Der Arbeitersamariter“. Zu den darin ausführlich dargestellten Aufgaben und Zielen vom ASB zählten neben der Hilfeleistung vor allem bei Arbeitsunfällen, die Aufklärung der Arbeiterschaft über den Rettungsdienst, die Förderung der dem Bund angeschlossenen Kolonnen, die Verbreitung der Ziele der Arbeiter-Samariterbewegung. Der Samariterdienst solle „uneigennützig und human“ ausgeführt werden, ohne Paraden und „Hurra-Patriotismus“. (Beck, K., S. 181 f.)

1563 Esmarch, Vortrag 1905

1564 Schmidt, H., „Nordische Rundschau“, 22.02.38; Anfrage vom 07.12.1898 an Esmarch von Richard Fleischer

und ihn zur helfenden That treibt, sobald Noth und Elend ihm entgegentreten, und es darf wohl behauptet werden, daß das Samariterthum so alt sei, wie die Menschheit."[1565]Auch wenn sich manches nicht im Sinne von Esmarch auf dem Gebiet der Anwendung humanitärer Grundsätze verwirklichen ließ, so steht doch seine Samariterinitiative in einer Würdigung ebenfalls aus heutiger Sicht beispielhaft dafür, wie „ausschlaggebende Änderungen nicht zuerst auf struktureller, sondern auf der Ebene individuellen ‚Könnens' anzusiedeln sind." Aufgrund seines individuellen Engagements zählt Esmarch zu den „wenigen Personen, deren politische Initiativkraft sich in einer bemerkenswerten Koinzidenz positiv verstärkte".[1566]

1565 Esmarch, Kampf der Humanität, S. 14

1566 Goldmann, S. 247 f.

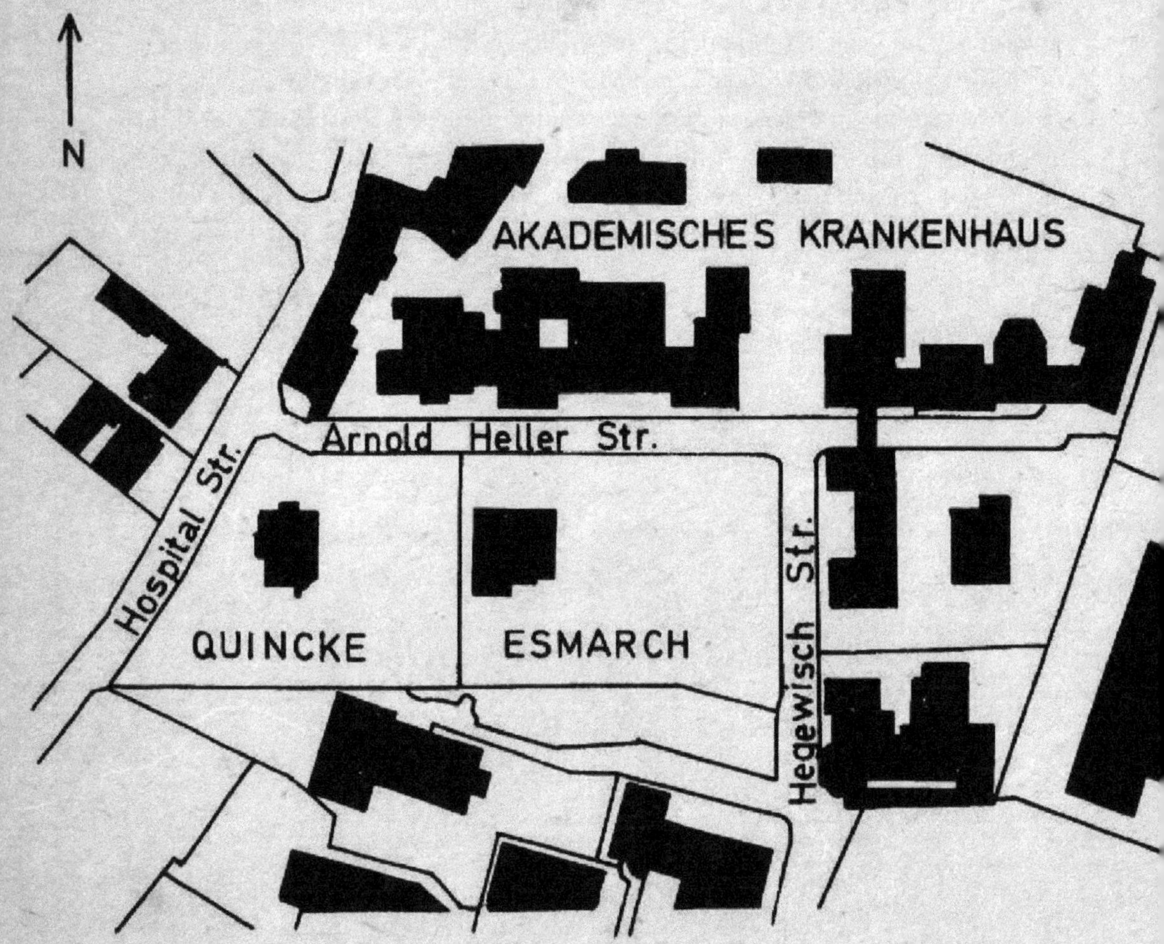

Wie Zwillinge lagen sich die Dienstvillen von Esmarch und Quincke vor den Akademischen Heilanstalten gegenüber. Um Platz für seinen dringend benötigten Klinikneubau zu schaffen, räumte Quincke seine Villa 1893. Seine Erwartung, dass Esmarch seinem Beispiel folgen würde, zerschlug sich jedoch und es kam zu einem tiefgreifenden Konflikt auch innerhalb der Fakultät.
(Lageplan aus Esmarch-Nachlass in der Schleswig-Holsteinischen Landesbibliothek)

XVI
Konflikte innerhalb der Fakultät

Raumnot der Kliniken und Neubaupläne

Zunehmend zeichneten sich die räumlichen Nöte der Kieler Kliniken als gravierendes Problem ab. Da die Akademischen Heilanstalten bis 1871 die alleinigen Versorgungsanstalten für die Kranken der Stadt Kiel waren, machten „das Wachstum sowohl der städtischen Bevölkerung als auch die Vermehrung der Medizinstudenten, gepaart mit der fortschreitenden Vertiefung und Spezialisierung der medizinischen Forschungs- und Behandlungsmethoden mehrfach Erweiterungsbauten notwendig.“[1567]

> Die Zahl der Medizinstudenten stieg von 73 im Jahr 1876 auf 126 im Jahre 1882, dann auf 227 in 1885. „Im Sommersemester 1884 machten die Mediziner bei einer Gesammtzahl von 421 immatrikulierten Studenten 41 % derselben aus, im Sommer 1888 betrugen sie 46 %. Im Sommer 1890 waren unter 640 Studirenden 56 % Mediciner, und in den letzten Jahren umfasste die medizinische Fakultät stets mehr als die Hälfte der ganzen Studentenschaft, in diesem Semester [...] 257 Studirende unter 507.“[1568a] 1896 hatten die Akademischen Heilanstalten 381 Betten, davon die Medizinische Klinik 124 Betten, die Chirurgie 132, die Geburtshilflich-gynäkologische Klinik 65, die Augenklinik 60.[1568b]

Die Akademischen Heilanstalten bestanden aus einem zweigeschossigen Hauptgebäude; im Erdgeschoss befand sich die Medizinische Klinik und im ersten Stockwerk die Chirurgische Klinik. Quincke war 1878 nach Kiel als Professor für Medizin und Direktor der Medizinischen Klinik berufen worden. Auch er musste sich wie Esmarch

1567 Jordan, S. 148 f.
1568 a) u. b) Chronik [...], 1894, S. 3 f.

mit nur einer Etage und der drangvollen Enge in dem längst zu klein gewordenen Hauptgebäude zufrieden geben.[1569] Weder Esmarch noch Quincke konnten sich vollends wie sonst üblich bei einem Klinikdirektor als Hausherr fühlen. Insbesondere Quincke glaubte, er sei gegenüber Esmarch von staatlicher Seite benachteiligt: Die Räumlichkeiten der Medizinischen Klinik waren in der Zeit seines Wirkens nicht vergrößert worden, obwohl dies bei enorm gestiegener Studenten- und Patientenzahl dringend notwendig gewesen wäre.

Da auch die Chirurgische Klinik unter erheblichem Platzmangel litt, war absehbar, dass die preußische Regierung aufgrund der beschränkten Haushaltsmittel nicht zwei Neubauten bzw. größere bauliche Maßnahmen parallel bewilligen und dass entweder Esmarch oder Quincke bei der Entscheidung für einen Klinikneubau unterliegen würde. Folglich beargwöhnte jeder die Schritte, die der andere zur Realisierung seines Anliegens unternahm.

Esmarch hatte konsequent bei seinen zahlreichen Aufenthalten außerhalb Kiels, bei Kongressen und Ausstellungen sowie auch während seiner Reisen und an Urlaubsorten die Kliniken seiner Fachkollegen im In- und Ausland besucht und gründlich besichtigt. Beispielweise war er im September 1892 nach München gereist, *„um den neuen Operations-Saal des Professor Bruns in Augenschein zu nehmen, dessen Plan dem meinigen im Wesentlichen zu Grunde gelegt ist, weil er einer der zweckmässigsten ist"* und von dessen Klinik *„ich manches noch für meinen Neubau verwerthen [kann]"*.[1570] Esmarch hatte somit umfassende Einblicke in den Krankenhausbau und dessen Neuerungen erworben. Überzeugt von der Notwendigkeit einer neuen chirurgischen Klinik bemühte er sich ab 1874 in Berlin um die Genehmigung für einen Neubau. Regelmäßig flocht er u. a. während seiner Teilnahme an den Chirurgen-Kongressen in Berlin bei Treffen mit Vertretern von Behörden stets Überlegungen zum erforderlichen Neubau der Chirurgischen Klinik, teils in Verbindung mit den Plänen zur Erweiterung des eigenen Anwesens ein. Ihm wurde jedoch wiederholt mitgeteilt, dass die Aussichten dafür aufgrund der defizitären Finanzlage „sehr mässig" seien.

Quincke plante demgegenüber seit 1884 den Neubau seiner Klinik. Er betrieb seine Planungen so diskret, dass Esmarch erst 1892 Einzelheiten davon erfuhr, als Quincke schon in direkten Verhandlungen mit Berlin stand. Die Enthüllung trug unmittelbar

1569 S. hierzu ausführlich Bethe ,1967 und 1968, sowie Schittenhelm, 1928

1570 Brief vom 09.09.1892 an Prinzessin Henriette von Esmarch aus München

zur Verschlechterung der ohnehin gespannten Beziehungen zwischen den beiden bei und vermehrte noch das gegenseitige Misstrauen.[1571] Esmarch protestierte sofort gegen das Vorhaben, nicht zuletzt mit dem Einwand, das alte Klinik-Hauptgebäude werde durch den großen, im Süden geplanten medizinischen Neubau wörtlich und bildlich überschattet werden. Außerdem befürchtete er, dass mit dem Neubau der Medizinischen Klinik die von ihm angestrebten Bauvorhaben für die Chirurgie zurückgestellt würden. Er beließ es nicht bei einem Protest, sondern verstärkte seine Bemühungen zur Realisierung seiner Neubaupläne und richtete Eingaben an das Kultusministerium. Im April 1892 fuhr Esmarch zu Gesprächen erneut nach Berlin. Mit Schottmüller, einem vortragenden *„Rath aus dem Cultusministerium, [...] der dem Kaiser sehr nahe stehen soll"*, erörterte er seine Bauvorhaben.[1572]

Quincke als ein leidenschaftlicher Anhänger der Licht-, Luft- und Wassertherapie forderte Pavillonhäuser statt „Krankenpaläste, [...] da der permanente Fortschritt der Medizin ohnehin bald Umänderungen und Neubauten erfordere." Zu seinem Anliegen schrieb Schittenhelm: „Dass ein so rühriger Forscher und Arzt aus den veralteten engen Räumen der früheren Medizinischen Klinik hinausstrebte und nach einem modernen Neubau verlangte, welcher ihm und seiner Klinik die gewünschte Entwicklung ermöglichte, ist klar", und zwar an einen Ort, „der tatsächlich infolge seiner hervorragenden Lage besonders geeignet gewesen wäre." Allerdings schrieb Schittenhelm auch, dass Quinckes „herbe, abgeschlossene Persönlichkeit" seine Verhandlungsweise in Berlin zur Verwirklichung seiner Baupläne deutlich behindert hatte.[1573]

Da er an der Stelle der bisherigen Dienstvillen eine neue, lichtdurchflutete Medizinische Klinik bauen lassen wollte, stellte Quincke seine Dienstvilla zum Oktober 1893 zur Verfügung. Zugleich erwartete er, dass Esmarch seinem Beispiel folgen würde, um den Bauplatz auf dem Gelände, das nach Süden zur Brunswiker Straße hin abfiel, für das Projekt freizugeben. Doch Esmarch blieb in seiner Dienstwohnung. Er berief sich auf die im Zusammenhang mit den von ihm abgelehnten Berufungen

1571 Auf einer Briefkarte vom 23.03.1900 an Prinzessin Henriette führte Prof. Albert Hänel aus Kiel an, dass „es mit einer sachlichen Behandlung der Frage für vollkommen unvereinbar [sei], dass Esmarch, der wie kein anderer von Anfang an der Begründung der Fortentwicklung der klinischen Anstalten betheiligt gewesen ist, niemals zu den dienstlichen Verhandlungen über die Quinkischen Projekte zugezogen oder auch nicht um ein sachverständiges Gutachten angegangen worden ist."

1572 Briefe vom 10., 12. u. 13.04.1892 an Prinzessin Henriette von Esmarch aus Berlin

1573 Dazu ausführlich Bethe, 1967, S. 47–55, sowie Schittenhelm, 1928

1867, 1869 und 1872 urkundlich bestätigte Zusage, dass solange er in Kiel Ordinarius bleibe, seine Dienstvilla von ihm bewohnt und das dazugehörige am Südhang gelegene Gelände nicht weiter bebaut werden dürfe. *„Kein Theil des Gartens, welcher zur Dienstwohnung gehört, [darf] zu baulichen Zwecken in Anspruch genommen werden"*, zitierte er Kultusminister Graf Zedlitz.[1574] Dies war die bequemste und vorteilhafteste persönliche Lösung für Esmarch und kam zugleich seinem Anliegen entgegen, sich auch nach seiner Emeritierung nicht ganz aus der Chirurgie zurückzuziehen und die unmittelbare Nachbarschaft zur Klinik beizubehalten.

Esmarchs Planung für die erforderlichen Klinikneubauten sah den Neubau der Chirurgischen Klinik am Ende der Hospitalstraße, den Erwerb des nahe der Universität liegenden Grundstücks des Fuhrmanns Wriedt und der beiden benachbarten Grundstücke, *„die noch zu verhältnismäßig billigen Preisen zu kaufen sind [...] ehe viel höhere Preise gefordert würden"*, den Abriss der dort noch stehenden *„altenbaufälligen Baracken"* sowie den anschließenden Bau des physikalischen Instituts und der neuen Medizinischen Klinik auf diesem Gelände mit der Augenklinik vor. Die Dienstwohnung des Direktors der Medizinischen Klinik mit Garten sollten *„nicht geschädigt"* werden, die eigene Dienstvilla mit Gartengrundstück zu seiner (Esmarchs) persönlichen Nutzung erhalten bleiben.[1575]

In nachfolgenden Eingaben sowie in Gesprächen und Treffen während seiner zahlreichen Aufenthalte in Berlin nutzte Esmarch jede sich ihm bietende Gelegenheit, um das Thema des erforderlichen Neubaus der Chirurgie in Verbindung mit der Aufrechterhaltung der Rechte an seiner Dienstvilla vorzutragen. Prinzessin Henriette beteiligte sich unmittelbar aktiv an diesem Verfahren, indem sie ihre Verbindungen zum kaiserlichen Hofe nutzte und Esmarch wiederholt mit Verhandlungsratschlägen versah. Möglicherweise hätte Esmarch sich ohne die Hartnäckigkeit seiner Frau auch zu Kompromissen bereitgefunden, wie aus einem ihrer Briefe hervorgeht, in dem sie schrieb: *„Hoffentlich [...] hast Du gestern gleich Naumann gesprochen und ihm die Sachlage klar gemacht. Lasse Dich nur nicht überreden, bleibe fest und entschieden. Wenn Du nicht willst, dann können sie ihre unverschämten Pläne doch nicht durchsetzen. [...] Suche ja den Minister auf [...]. Du mußt mit ihm sprechen, es ist zu wichtig und es hängt zu vieles davon ab. Sage auch Zedlitz, dass es ein Glück wäre, wenn die Klinik [auf den Hospitalberg gebaut wird]. Denn dann würden alle diese Unanständigkeiten doch dort*

1574 Bethe, a. a. O.
1575 Bethe, a. a. O.

aufhören. [...] Der Kaiserin Friedrich darfst Du auch nicht versäumen, Dich anzumelden. Wenn es sich machen läßt, dann erzähle Ihnen, dass ich mich hierüber betrübe, damit sie gegen solche Pläne Partei nehmen."[1576]

Im Zuge der Erörterung seiner Baupläne mit Vertretern der Behörden in Berlin zeichnete sich eine Lösung nach einem Besuch von Esmarch bei Naumann am 17. Februar 1892 ab: „*Vom Landtage ist zunächst nur die Summe für die Erbauung einer medizinischen Klinik bewilligt und zwar zum Glück ohne Feststellung des Platzes. Der zuerst projectirte Platz in Quinckes Garten ist aufgegeben, aber gegen die Erbauung auf dem Wriedtschen Platz hat Quincke protestirt aus verschiedenen Gründen. Nun werden Pläne gemacht für die Erbauung auf dem Mittelplatz, wo die Baracken und das Pockenhaus stehen.*"[1577]

In erster Linie ihr Eigeninteresse veranlasste Prinzessin Henriette zu einem parallel geführten Briefwechsel mit Germar zu den Dienstwohnungen sowie zu den Plänen für die Neubauten.[1578] Den Plan, das neue physikalische Institut in den Garten der Dienstwohnung des medizinischen Klinikers zu bauen, bezeichnete sie anläßlich eines Besuches des Kaisers bei ihnen als eine für sie „*fatale Angelegenheit*". Esmarch kommentierte den Plan „als schädlich für die Blüthe der Universität, weil die drei Kliniken zu den wichtigsten Instituten der Universität gehören und jede Beeinträchtigung der Stellung dieser Directoren den Werth derselben herabsetzt. Es ist deshalb dringend zu wünschen, daß die Dienstwohnung des Directors der med. Klinik und der Garten derselben nicht geschädigt wird."[1579] Auch in weiteren Gesprächen, die Esmarch in Berlin zwischen dem 14. und 22. April 1898 führte, war das persönliche Interesse von Esmarch und von Prinzessin Henriette bei den Neubauplänen unverkennbar. Er habe, so Esmarch, Naumann in einer „*längeren Unterredung*" gesagt, „*wir würden aufs Äusserste protestiren gegen die Beseitigung der Dienstwohnungen und Kaiser u. Kaiserin wären auch dagegen.*" Ähnliches trug er auch Germar und Althoff vor.[1580]

Die Fakultät ihrerseits führte in einem Gesuch an den Kultusminister vom 23. Mai 1898 unter „*schweren Übelständen*" u. a. den Hörsaal der Medizinischen Klinik auf, der nicht im Stande sei, „*die Zahl der Studierenden aufzunehmen, welche verpflichtet*

1576 Brief vom 15.03.1892 an Esmarch von Prinzessin Henriette

1577 Brief vom 17.02.1898 an Prinzessin Henriette von Esmarch aus Berlin

1578 Briefentwürfe vom 01.08.1897, 13.02. u. 29.03.1898 an Germar von Prinzessin Henriette aus Kiel

1579 Handschriftliche Notiz von Esmarch, März 1898

1580 Briefe vom 15.–17.04. u. 22.04.1898 an Prinzessin Henriette von Esmarch aus Berlin

sind, die Kliniken zu besuchen", noch seien die *„klinischen Lehrer in der Lage, den vorgeschriebenen Praktikantenschein zu verweigern, auch wenn tatsächlich beim Aufruf die [...] [Praktikanten] fehlen, weil die physische Unmöglichkeit der Anwesenheit zu grell zu Tage liegt."* Der gegen den Bau der Medizinischen Klinik *„auf dem [...] vollkommen geeigneten Platz"* erhobene Einspruch von *„Ghr. v. Esmarch auf Grund einer ihm im Jahre 1867 gewordenen Zusage"* sei *„völlig unberechtigt"*. Sollte der Einspruch erfolgreich sein, *„so wäre das eine Verletzung wichtiger öffentlicher Interessen um eines privaten Interesses willen, welches der Natur der Sache nach nur noch eine kurz bemessene Frist zur Geltung kommen wird."* Die *„damaligen beschränkten Vergünstigung"* hinsichtlich einer *„Dienstwohnung des Direktors der chirurgischen Klinik"* seien jetzt *„hinfällig, da er ja diese Stelle nicht mehr versieht und binnen Kurzem ein Nachfolger ernannt werden muss."*[1581a] Die Fakultät sah dringenden Handlungsbedarf für die Medizinischen Klinik, da die *„Studirenden nicht in der Lage sind, die ihnen nötigen Vorlesungen zu besuchen. Die Folgen davon treten in der ärztlichen Vorprüfung, wie besonders in den Kliniken beim Praktizieren in oft greller Weise hervor."* Insofern beantragte die Fakultät *„die sofortige Inangriffnahme des Baues der medizinischen Klinik auf dem dazu geeigneten Platze, nämlich in dem Garten der früheren Dienstwohnung des Direktors der medizinischen Klinik"*.[1581b]

Zunächst geschah hinsichtlich aller Neubaupläne gar nichts. Als Esmarch 1898 emeritiert wurde, bestand in Berlin die grundsätzliche Bereitschaft, das Projekt für einen Neubau der Medizinischen Klinik voranzutreiben und dafür mehrere Grundstücke, u. a. das Wriedtsche Grundstück anzukaufen.[1582] Quincke lehnte letzteres allerdings für einen Neubau ab, woraufhin ihm Mitte 1899 ein anderes Grundstück für den Neubau angeboten wurde. Auch dieses Angebot schlug Quincke aus. In seiner Begründung argumentierte er, das nach Norden abfallende Gelände widerspreche seinen Vorstellungen von Sonnen- und Freilufttherapie. Als das Kultusministerium bei seinem Plan blieb, entschloss sich Quincke im August 1899 ein Abschiedsgesuch einzureichen, „da der Minister den Neubau d. Klinik angeordnet habe" und informierte darüber die Fakultät.[1583] Das war zwar konsequent; in Berlin verspielte Quincke sich jedoch die

1581 a) u. b) LA Abt. 47.6, Nr. 24, Protokolle ff. der Medizin. Fakultät; Begleitschreiben vom 07.06.1898 an den Minister

1582 Brief vom 13.02.1898 an Prinzessin Henriette von Germar aus Berlin

1583 LA Abt. 47.6, Nr. 15, Protokoll der Fakultäts-Sitzung vom 3. September 1899

letzten Sympathien, nachdem er sich bereits vorher durch eigensinniges Auftreten bei Althoff das frühere Wohlwollen wohl verscherzt hatte.

Die Fakultät beschloss in der Sitzung vom 14. September 1899 die Absendung einer Deputation an Minister Studt mit der Eingabe, „dass ein besserer Platz für die zu erbauende Med. Klinik ausgesucht wird, dass aber unter allen Umständen sofort ein provisorisches Gebäude, eine Art Baracke für das Auditorium und die sonstigen dringend nothwendigsten Räume errichtet wird.“[1584] Althoff informierte über die Bereitschaft, das Projekt für einen Neubau der Medizinischen Klinik voranzutreiben, hielt jedoch an dem dafür vorgeschlagenen Grundstück fest. Er machte als Kompromiss Vorschläge zur Erweiterung und Verbesserung des Baugeländes und gab überdies die Zusicherung, dass der Bau bis zum Mai 1902 fertiggestellt sein würde. Doch Quincke blieb bei seinem Entschluss. Er informierte die Fakultät darüber, dass ihm zwar Konzessionen hinsichtlich des projektierten Neubaus der Inneren Klinik gemacht seien, dass er jedoch „seine Zustimmung zu den [...] Vorschlägen unter keinen Umständen geben wird.“[1585]

Esmarch war in dieser Phase nur Zuschauer. Allerdings meinte er: *„Räthselhaft ist die Geschichte mit Quinke! [...] Der jetzige Plan Quinke's ist [...] genau derselbe Platz, den ich zuerst vorgeschlagen hatte, und der damals verworfen wurde, weil Litzmann dagegen protestirte, da das Gebäude seinen Corridor verdunkeln würde.“*[1586]

Inzwischen hatte das Konsistorium der Universität Quincke im November 1899 zum neuen Rektor für die Amtsperiode 1900/1901 gewählt. Dies war ein Versuch, den auch überregional anerkannten Internisten zu halten.[1587] Um Quincke zu einer Änderung des bis dahin von ihm eingenommenen Standpunktes zu bewegen, ließ Studt Quincke wissen, dass das in Vorschlag gebrachte Gelände nunmehr aufgegeben worden sei. Stattdessen solle der Neubau nach Quinckes Wunsch auf dem Terrain der Dienstwohnungen errichtet werden, sobald Esmarchs Recht erloschen sei. Inzwischen wolle man einen provisorischen Hörsaal erbauen und durch Tausch einiger Klinikbaracken eine räumliche Erweiterung der medizinischen Klinik ermöglichen. Quincke zögerte, ließ sich dann jedoch davon überzeugen, das Angebot von Studt zu

1584 LA Abt. 47.6, Nr. 15

1585 Ebd., Fakultäts-Sitzungen vom 14.10. u. 13.11.1899

1586 Briefe vom 12. u. 17.11.1898 an Prinzessin Henriette von Esmarch

1587 LA Abt. 47.6, Nr. 15, Sitzung vom 26. Januar 1900; vgl. Schittenhelm 1929, S. 628 f.

akzeptieren und sein Abschiedsgesuch offiziell zurückzuziehen. Am 10. März 1900 wurde Quincke als neuer Rector magnificus bestätigt und gefeiert.

Aufgrund dieser Entwicklung schrieb Prinzessin Henriette erneut an Germar und wiederholte die von ihr und Esmarch bereits vorgetragenen Argumente. Ausdrücklich unterstrich sie die Verdienste Esmarchs, dem die Universität *„zu größtem Dank verpflichtet ist"*, da er sehr viel für sie getan und für sie gekämpft habe. Sie appellierte an Germar, die Belange ihres Mannes als dem *„ältesten, erfahrendsten und ehrlich gesagt verdienstvollsten Mann von unserer Universität"* zu beachten. Sie führte die Versprechungen seitens Vertretern der Regierung sowie die nach wie vor gültigen Zusagen an Esmarch aus früheren Zeiten an, aufgrund derer er sich gegen die Annahme eines auswärtigen Rufes entschieden hatte. Sie kritisierte ausdrücklich die Weigerung von Quincke, den Neubau der Medizinischen Klinik an einem anderen, dafür ihrer Meinung nach gut geeigneten und zum Verkauf stehenden Grundstück zuzustimmen.[1588]

Die Interventionen von Prinzessin Henriette und Esmarch waren letztendlich erfolgreich. Mit Datum des Briefumschlages vom 22. Februar 1900 erhielt Prinzessin Henriette eine Briefkarte der Kaiserin: *„Liebe Tante. Ich freue mich Dir anliegendes Schreiben von Herrn v. Lucanus zusenden zu können, und hoffe Dein Mann wird durch diese Zusicherung erfreut sein."*[1589a] In dem erwähnten Schreiben stand, dass Kultusminister Dr. Studt nach einem *„gemäß huldreichen Befehle"* der Kaiserin geführten Treffen *„versichert [hat], dass Exzellenz von Esmarch nicht nur seine jetzige Wohnung auf Lebenszeit behalten, sondern dass auch auf dem [...] Nachbargrundstücke ohne seine ausdrückliche Zustimmung nicht noch gebaut werden [...] könne."*[1589b]

Folgerichtig schrieb Esmarch an Prinzessin Henriette aus Berlin, wo er anlässlich des Chirurgen-Kongresses am 20. April 1900 mit einer Delegation vom kaiserlichen Ehepaar im Schloss empfangen wurde: *„Ich bedankte mich bei Beiden für die gütige Vermittlung und Entscheidung in unserer Angelegenheit und der Kaiser sagte, es freue ihn, dass die Sache abgemacht sei; jeder Baum thäte im Leid, der gefällt würde."*[1590]

1588 Brief vom 13.01.1900 an Germar von Prinzessin Henriette aus Kiel

1589 a) u. b) Schreiben vom 22.2.1900 an Kaiserin Auguste Victoria von (Hermann Karl Friedrich) von Lucanus, Chef des Zivilkabinetts SM aus Berlin

1590 Brief vom 20.04.1900 an Prinzessin Henriette von Esmarch aus Berlin

Einige wesentliche Aspekte hatten damals eine alle befriedigende Lösung verhindert: Esmarch und Quincke hatten mit gleicher Berechtigung seit Jahrzehnten einen Neubau ihrer jeweiligen Klinik angestrebt. In dem Maße, wie dieses Streben ergebnislos geblieben war, wuchsen das gegenseitige Misstrauen und Argwöhnen. Entzündet hatte sich der konkrete Streit daran, dass Esmarch und Prinzessin Henriette aus Eigeninteresse unbeirrt an der Esmarch zugeteilten Dienstwohnung festhielten und allen Enteignungsvorhaben bzw. Bauplänen auch vor dem Garten ihre Zustimmung versagten. Ebenso unbeirrt hielt auch Quincke an seiner Überzeugung fest, dass die für einen Neubau offensichtlich geeigneten Liegenschaften von Petersen und Wriedt nicht als Alternative für das Gelände der Dienstwohnungen infrage kämen. Der Konflikt eskalierte und wurde teils mit gegenseitigen Schuldzuweisungen, aber auch mit Gerüchten ausgetragen.

Anfang März 1900 wurde die Errichtung einer neuen Chirurgischen Klinik amtlich angekündigt. Der bestehende Konflikt war damit jedoch keineswegs beigelegt. Da zwischenzeitlich auch die Presse auf den Klinikerstreit zu Kiel aufmerksam geworden war[1591] und Esmarch um sein Renommee in Kiel fürchtete, glaubte er, seine Argumente für den Neubau und vor allem für den Erhalt seiner Dienstvilla in einer öffentlichen Publikation darlegen zu müssen.

In einer am 10. März 1900 in Kiel erschienenen „Denkschrift betreffend den Neubau der medizinischen Klinik" stellte Esmarch seine Position in aller Ausführlichkeit mit dem Ziel dar, wie er schrieb, „ein unparteiisches Urtheil zu ermöglichen." Scharf wies er den Vorwurf zurück, er handle mehr im eigenen Interesse als in dem der Fakultät und begegnete diesem Vorwurf durch Aufzählung seiner Verdienste um die Akademischen Heilanstalten. Er führte für seine Bemühungen um einen Neubau der Chirurgie an, dass seine in 30 Jahren vorgetragenen „Grundbedingungen für eine gesunde Entwicklung der Gesammtanlage der akademischen Heilanstalten" ebenso missachtet worden seien, wie das von ihm bereits im Juni 1888 geltend gemachte dringende Bedürfnis „für Erbauung eines neuen Operationssaales mit Räumen für Instrumente und Bandagen und für die Ambulanz." Er warf Quincke vor, dieser habe ihn bei den von ihm eingereichten Bauentwürfen in „unvergleichlicher Rücksichtslosigkeit" übergangen und ihm in all den Jahren kein einziges Mal die Pläne gezeigt. Esmarch warnte vor einer zu engen Bebauung des Klinikgeländes und stellte sein

1591 „Kölnische Zeitung" vom 22.11.1899

eigenes Prinzip, Erweiterungen der Kliniken nur bei gleichzeitigem Grundstücksankauf vorzunehmen, als vorbildlich heraus.[1592a]

Hinsichtlich seiner Dienstvilla betonte er, dass ihm 1867 und erneut 1869 und 1872 im Zusammenhang mit einem Ruf nach auswärts zugesichert worden war, in seiner Dienstwohnung weiterhin verbleiben und leben zu können. Dies sei sein „Recht“ nach dem für „Universitätsprofessoren geltenden Sonderrecht auf Lebzeiten in seiner Stellung und bei seinem Diensteinkommen“. Der als Stein des Anstoßes geltende Anbau eines Saales an seine Dienstvilla sei in Anbetracht der Größe seiner Familie und des Umfangs seiner gesellschaftlichen Verpflichtungen notwendig gewesen. Esmarchs Ausführungen endeten in äußerst aggressiver Form: „Damit ist das bewiesen, was mir hierin zu beweisen obliegt. Die Einbeziehung des Erweiterungsbaues meiner Dienstwohnung in den Streit um den klinischen Neubau gehört jener niederträchtigen Methode der Diskussion an, die das Urtheil in der Sache durch persönliche Verdächtigungen des Gegners verdunkelt und verfälscht.“[1592b]

Seine „Denkschrift“ verschickte Esmarch dann an eine Vielzahl von Kollegen, Mitgliedern von Behörden und Instituten sowie an Freunde und Bekannte. Sollte er bestrebt gewesen sein, damit nicht nur seinen Standpunkt zu veröffentlichen, sondern zugleich noch einmal im damals vergleichsweise hohen Alter die Aufmerksamkeit auf sich zu lenken, so war ihm dies überaus erfolgreich gelungen. Er erhielt daraufhin eine Fülle von zustimmenden Zuschriften und Visitenkarten für die Übersendung der *„Rechtfertigungsschrift“*. Mit deren Veröffentlichung und Verbreitung war der dramatische Höhepunkt in einem schließlich mit Verbitterung und Schärfe ohnegleichen geführten Streit zwischen Esmarch und Quincke erreicht. Spätestens nach dem Erscheinen der „Denkschrift“ war keiner mehr in der Lage, dem anderen mit Großmut und Nachgiebigkeit den Vortritt zu lassen.[1593]

Im April 1900 sprach Esmarch erneut bei Althoff und Naumann zur *„weiteren Entwicklung der Universitätsbauten“* vor.[1594] Quincke, der um die Verwirklichung seiner eigenen Baupläne fürchtete, wurde im Februar 1901 darüber informiert, dass auch er seinen Neubau entsprechend seinen Vorstellungen auf dem Terrain der Dienstwohnungen bekommen würde, sobald Esmarchs Recht erloschen sei. Quincke gab sich mit dieser Versicherung zufrieden, da die Verwirklichung seines Neubaus „nur noch“

1592 a) u. b) Auszüge aus Esmarchs „Denkschrift betreffend den Neubau der medizinischen Klinik“

1593 S. dazu Bethe, a. a. O., sowie Böke, S. 18

1594 Briefe vom 21. u. 22.04.1900 an Prinzessin Henriette von Esmarch aus Berlin

vom Tode des inzwischen 78-jährigen Esmarch abhängig zu sein schien, der sich ein dauerhaftes Wohnrecht in seiner Dienstvilla gesichert hatte.[1595]

Da Gelder für nur ein einziges Kieler klinisches Bauvorhaben in Berlin bereitstanden, entschloss sich das Kultusministerium, diese Mittel zügig zum Bau einer neuen Chirurgischen Klinik einzusetzen. Der Neubau am Nordrand der Akademischen Heilanstalten in der Hospitalstraße 40 bis 42 konnte am 1. Dezember 1904 dem Nachfolger Esmarchs, Helferich übergeben werden. In der Beschreibung hieß es u. a.: „Von besonderer Wichtigkeit ist für den Klinikbetrieb die Beobachtung peinlichster Sauberkeit. Bemerkenswert sind die Vorkehrungen, die diesen Anforderungen – auch im Interesse grösstmöglicher Reinhaltung – entsprechen."[1596] 112 Betten waren vorgesehen: je 50 auf der Männerstation im 1. Geschoss sowie auf der Frauenstation im 2. Geschoss, dazu 12 für Privatpatienten.

Mit der Fertigstellung der neuen Chirurgischen Klinik 1904 stand das Hauptkrankenhaus allein der Medizinischen Klinik zur Verfügung.

Nachdem Esmarch am 23. Februar 1908 gestorben war, mahnte Quincke drei Wochen später bei Kultusminister Holle die Einlösung des ihm von seinem Amtsvorgänger Studt gegebenen Versprechens ein, die alten Dienstwohnungen abzureißen und an deren Stelle die neue Medizinische Klinik nach den schon lange vorbereiteten Plänen entstehen zu lassen. Quincke erhielt wochenlang keine Antwort, sondern musste schließlich aus dritter Hand erfahren, dass der Witwe Esmarchs die Erlaubnis erteilt geworden war, *„zunächst bis zum 1. Januar 1909"* die Dienstvilla für sich zu benutzen. Für Quincke war diese Nachricht der Auslöser, endgültig seinen Abschied

1595 S. Bethe a. a. O.

1596 Regierungsrat Gerstenberg, Die neue chirurgische Klinik der akademischen Heilanstalten zu Kiel, in: Zeitschrift für Krankenanstalten, 1. Jg. 1905, H. 2, S. 40 f.

von der Kieler Universität zu nehmen.[1597] Quincke wurde vom Minister dann auch kurzfristig entpflichtet; er hielt am Ende des Sommer-Semesters 1908 seine letzte Vorlesung, wurde mit einem großen Fackelzug verabschiedet und siedelte nach Frankfurt a. M. über.

Nachfolgeregelung für Esmarch

Unmittelbar in zeitlichem Zusammenhang mit dem Konflikt um den Neubau der Kliniken und die Zukunft der Dienstvillen stand die Nachfolgeregelung für den 1898 emeritierten Esmarch. Dieser sah in August Bier, der 1888 als Assistent zu ihm gekommen war, den idealen Nachfolger.

In mehreren Schriftstücken wurde ab Frühjahr 1897 auf die unbefriedigende Situation der Chirurgie aufgrund der Abwesenheit von Esmarch, der am 27. März 1897 zuletzt an einer Prüfung teilgenommen hatte[1598], hingewiesen. Exemplarisch hieß es, dass die Chirurgische Klinik bereits ein Jahr lang vom ersten Assistenten Prof. Bier geleitet werde und dass v. Esmarch erklärt habe *„dass sich seine Gesundheit nur langsam bessere, er vermöge daher nicht bestimmt in Aussicht zu stellen, dass er bald wieder die Leitung der Klinik werde übernehmen können. [...] Insofern bittet die Fakultät, Herrn Professor Bier zum Hilfsprofessor zu ernennen und ihn zu beauftragen, die Leitung der Klinik zu übernehmen.“*[1599] Ferner hieß es: *„Eine Wiederaufnahme der Lehrtätigkeit des*

1597 Schreiben vom 14.03.1908 an Kultusminister Holle. In der Dienstvilla, im Nachhinein „Esmarchvilla“ genannt – die u. a. für kurze Zeit als Wohnhaus für Albert Einstein in Betracht gezogen worden war – wurden nacheinander die Poliklinik der Augenklinik und der Ohrenklinik, das Ärztekasino, die Medizinische Poliklinik und Ärzte der Medizinischen Klinik untergebracht, danach das Anthropologische Institut und das Institut für physiko-chemische Medizin. Beide Dienstvillen wurden im II. Weltkrieg zerstört. An der Stelle, wo Quincke seine medizinische Klinik haben wollte, wurde in den Jahren 1954–1957 die neue Hals-, Nasen- und Ohrenklinik errichtet. (Feyerabend, S. 34) Die Neubaupläne Quinckes wurden von dessen Nachfolger Hugo Lüthje aufgegriffen; der I. Weltkrieg verhinderte dann jedoch deren Umsetzung. Alfred Schittenhelm, 1915 als Ordinarius für Innere Medizin nach Kiel berufen, ergriff nach seiner Rückkehr aus dem Krieg im Dezember 1918 sehr bald die Initiative. Das nach 1919 aufgegebene, dicht bei den Heilanstalten gelegene Militärlazarett in der Feldstraße wurde für den Neubau herangezogen. Neu- und Umbau wurden nach den erneut bearbeiteten alten Plänen im Januar 1925 begonnen und im September 1928 beendet. „Die neue Medizinische Klinik [...] dürfte an Mannigfaltigkeit und Reichhaltigkeit ihrer Einrichtungen von keiner anderen Klinik übertroffen werden. [...] Der Geist Quinckes schwebte über diesem Projekt.“ Schittenhelm, 1929, S. 629; s. a. Jordan, S. 151 f.

1598 LA 47.6, Nr. 15

1599 LA 47.6, Nr. 24, Brief vom 18. Februar 1897 an den Kultusminister seitens der Med. Fakultät

Genannten (vE) ist nach seinen eigenen Äusserungen gegen verschiedene Fakultätsmitglieder ausgeschlossen. Eine Vertretung ohne absehbares Ende ist bei den vorliegenden Verhältnissen nur von grossem Nachteile. [...] Die Fakultät könne bei den grossen Verdiensten des Herrn Gehr. v. E. nicht wünschen, dass ihm eine Kränkung erwiesen wird." Die Fakultät vertraue jedoch darauf, „*dass es dem Herrn Minister gelingen werde, Herrn Gehr. v. E. ohne Verletzung seiner Empfindungen und mit Ersatz der materiellen Einbussen zum Rücktritt zu veranlassen.*"[1600]

Die Anträge um eine baldige Lösung wurden im Laufe des Jahres 1898 immer dringlicher. In dem Gesuch der Fakultät vom 23. Mai 1898 stand: „*Zu den vielen Schädigungen der Universität noch eine weitere durch nochmalige Verlängerung des leider schon 3 Semester herrschenden Provisoriums eintreten zu lassen, liegt doch sicherlich nicht in der Absicht des hohen Ministeriums.*" Bei einer noch späteren Besetzung der Ersatzprofessur „*würde [diese] nicht zeitgerecht vor Beginn des kommenden Semesters die Tätigkeit aufnehmen können.*"[1601a] Im Begleitschreiben an den Minister wurde „*eine Anzahl von schweren Übelständen mit der Bitte um Abhilfe*" vorgetragen. Ein „*Notstand liegt in der chirurgischen Klinik vor. Tatsächlich ist dieselbe bereits seit mehreren Jahren ohne Direktor.*" Prof. Bier, „*ein sehr tüchtiger und vielversprechender junger Chirurg und Lehrer*", vermag als Vertreter nicht „*diejenige Disziplin zu erhalten, welche nötig [ist], sollte nicht der ganze Betrieb leiden und sollten nicht schliesslich für Kranke und Unterricht nicht weiter anzuführende Folgen eintreten.*" Die Fakultät sehe es aufgrund ihrer Kenntnis der Verhältnisse als Pflicht an, „*zu betonen, dass eine schleunige Besetzung der Direktorenstelle der chirurgischen Klinik nötig ist, und dass sie erwarten darf, dass ihr baldigst zu Vorschlägen [auch für die Besetzung der Ersatzprofessur] Gelegenheit gegeben werde.*" Die Fakultät sehe sich nicht in der Lage, „*die Folgen einer längeren Dauer der beklagten Übelstände [ebenfalls hinsichtlich des Neubaues] zu verantworten.*"[1601b]

Für Bier als sein Nachfolger setzte sich Esmarch nachdrücklich auch während seiner Besuche in Berlin im Frühjahr 1898 in Gesprächen bei Althoff und Bosse ein. Diese versicherten ihm, wie er schrieb, „*es würde für die Wiederbesetzung später Alles auf die Fakultät und besonders auf meine Stimme ankommen.*"[1602a] Allerdings sei Althoff nach einem Gespräch im April 1898 „*von Bier [...] nicht gut zu sprechen, er scheint sich etwas zu brusque benommen zu haben.*"[1602b]

1600 LA 47.6, Nr. 13, Brief vom 10.09.1897 an den Kurator seitens der Med. Fakultät

1601 a) u. b) LA Abt. 47.6, Nr. 24, Begleitschreiben vom 07.06.1898 an den Minister

1602 a) u. b) Briefe vom 14.02. u. 22.04.1898 an Prinzessin Henriette von Esmarch aus Berlin

In der Fakultätssitzung am 9. Juni 1898 ging es u. a. um Vorschläge für die Ersatzprofessor für Chirurgie. Mehrheitlich wurden in folgender Reihenfolge vorgeschlagen: Helferich, v. Eiselsberg, Garré. Ferner wurde beschlossen, „von Prof. Bier als Candidat abzusehen", verbunden „mit einer Empfehlung [...] für [dessen] Berücksichtigung bei der Wiederbesetzung einer der genannten Candidaten freiwerdenden Stelle." Von Esmarch, der anwesend war, kam als Gegenvorschlag in der Reihenfolge Bier, Petersen und v. Eiselsberg. Da dies nicht mehrheitsfähig war, meldete Esmarch „ein Sondervotum" an.

Der dann erörterte Entwurf eines Schreibens an den Unterrichtsminister führte im letzten Absatz als Begründung für die Ablehnung von Bier als Kandidat an, dass es der Fakultät *„nicht wünschenswert [erscheint], dass widerum ein an Ort und Stelle als Student, Assistent, Privatdozent, ausserordentlicher Professor tätig gewesener wenn auch vielversprechender junger Gelehrter hier die letzte Stufe erreichte, bevor er seine Kräfte andernorts vorher erprobt habe; eine gewisse Einseitigkeit kann daher nicht ausbleiben."*[1603]

Der eigentlich entscheidende Grund, der zunächst formuliert, dann aufgrund des Widerspruchs einiger Fakultätsmitglieder im endgültigen Brieftext gestrichen wurde, lautete: *„Es dürfte ein gewisser Beigeschmack nicht zu vermeiden sein, wenn widerum durch Inzucht [...] die Stelle besetzt würde, da von den 7 Fakultät-Mitgliedern 4 in der gedachten Weise ihre Entwicklung durchgemacht haben, welche in freimütiger Weise die Nachteile dieser Weise anerkennen."*[1604] Als ein weiterer Grund für die Ablehnung Biers wurde im Protokoll vermerkt: „Die Fakultät hat Anlaß anzunehmen, dass durch Eingriffe von Seiten des Ghr. v. Esm. Konflikte nicht ausbleiben werden, oder falls der Nachfolger als dankbarer Schüler seines Vorgängers solche nicht genügend abzuwehren vermag, sehr nachtheilige Folgen für Ordnung und Disziplin, wie für die Kranken sich geltend machen müssen."[1605]

Esmarch nahm die gestrichene Passage zum Anlass für eine „Vermuthung", dass die Einwendungen gegen die Berufung Biers „im Wesentlichen in einer Verwahrung gegen die ‚Inzucht' bestehen [...] gegen welche ich und mehrere Collegen schon bei der Vorlage des Entwurfes zum Majoritätsvotum protestirt haben." Er bat um Aufklä-

1603 LA 47.6, Nr. 13, Entwurf des Schreibens vom 10.06.1898

1604 Killian, S. 172, stellte fest, dass Esmarch und Thiersch „Stromeyers geistiges Erbe" angetreten hatten. Esmarch verstand sich als Schüler von Langenbeck und wurde als solcher auch von anderen anerkannt, s. u. a. Orator, S. 4 f., und Killian, S. 44 ff., sowie Traueransprache von Bergemann zu Ehren Langenbecks auf dem Kongress 1888. Bier wurde in der Aufzählung der „chirurgischen Lehrstühle des deutschen Raumes" der „Schule von B. v. Langenbeck mit Esmarch, Busch Schmieden und Krönlein" zugeordnet.

1605 LA 47.6, Nr. 15

rung darüber, „was eigentlich mit dieser Redensart gemeint ist. Handelt es sich um einen Protest gegen die von mir eingeführte Lehrmethode, so kann ich mir kaum denken, dass die Mehrzahl der Herren Collegen damit einverstanden sein sollte."[1606]

In dem endgültigen Schreiben der Fakultät an Althoff schlug die Fakultät mit allen Stimmen gegen die von Esmarch die Professoren Helferich in Greifwald an erster, v. Eiselsberg in Königsberg an zweiter und Garré in Rostock an dritter Stelle für die Besetzung der Ersatzprofessur für Esmarch vor. Die Fakultät argumentierte, dass die Bevorzugung des jüngeren ao. Professors Bier den sehr verdienten älteren Kollegen (Petersen) kränken würde. Dem Antrag Esmarchs, Professor Bier zu berufen, könne die Fakultät nicht zustimmen.[1607a] Parallel schrieb die Fakultät an Althoff, dass sie *„von der grossen Tüchtigkeit des Herrn Professor Bier als Chirurg und Lehrer nicht weniger überzeugt [ist] als Ghr. v. Esmarch und glaubt noch viel für die Wissenschaft von ihm erwarten zu dürfen. [...] Die Fakultät [...] hofft [...] und erbittet Ew. Hochgeboren Einfluss hierfür, dass Herrn Professor Bier die nächste sich eröffnende Stelle, womöglich bei der durch die Besetzung der hiesigen Stelle entstehenden Verschiebung zu Teil werden möge, da die Fakultät mit gutem Gewissen ihn hierzu auf wärmste empfehlen kann."*[1607b] Dem Schreiben wurde ein Sondervotum von Esmarch mit dem Anliegen beigefügt, den ao. Prof. Dr. Bier zu seinem Nachfolger zu ernennen. Esmarch verwies auf die umfassenden Erfahrungen und Tätigkeiten von Bier, der u. a. unermüdliche Lehrtätigkeit entfaltet, eine große Anzahl von Operationen *„mit grosser Geschicklichkeit und besten Erfolgen"* durchgeführt habe, zu den *„beliebtesten Lehrern an unserer Universität"* zähle sowie auch neue Erfindungen, Methoden und Therapien beschrieben und erfolgreich angewendet habe.[1607c]

Bei der Entscheidungsfindung in der Fakultät hatten letztendlich die Zeiten längerer Abwesenheit von Esmarch sowie die unmittelbare Nähe seines Wunschkandidaten zu der von Langenbeck/Stromeyer begründeten „Schule" ebenso ein Rolle gespielt wie die Entfremdung Esmarchs von der Fakultät, die durch den Streit insbesondere mit Quincke hinsichtlich der Dienstvillen und des Klinikneubaus noch verschärft worden war.

Im Juli 1898 berichtete Quincke von einer Audienz beim Kultusministerium mit dem Ersuchen, die Besetzung der vakanten Dienststelle der Chirurgischen Klinik zu

1606 LA 47.6, Nr. 13, Eintragung im Protokollbuch vom 15. Juni 1898

1607 a)–c) LA 47.6, Nr. 13, sowie Brief vom 14.06.1898 an Althoff von der Med. Fakultät

beschleunigen. Das Ministerium entsprach daraufhin den Wünschen der Fakultät und berief Heinrich Helferich aus Greifswald 1899 zum Nachfolger Esmarchs auf den Lehrstuhl für Chirurgie und zum Direktor der Chirurgischen Klinik in Kiel. August Bier wiederum wurde im gleichen Jahr auf die Stelle Helferichs nach Greifswald berufen.[1608]

1608 LA 47.6, Nr. 15. Protokollbuch. 1907 wurde Heinrich Helferich aufgrund interner Konflikte und, wie es hieß, „wegen schwerer Mängel und persönlicher Verfehlungen" aus seinem Amt entlassen. Letztere wurden als Folge „nervöser Erschöpfung" bezeichnet.

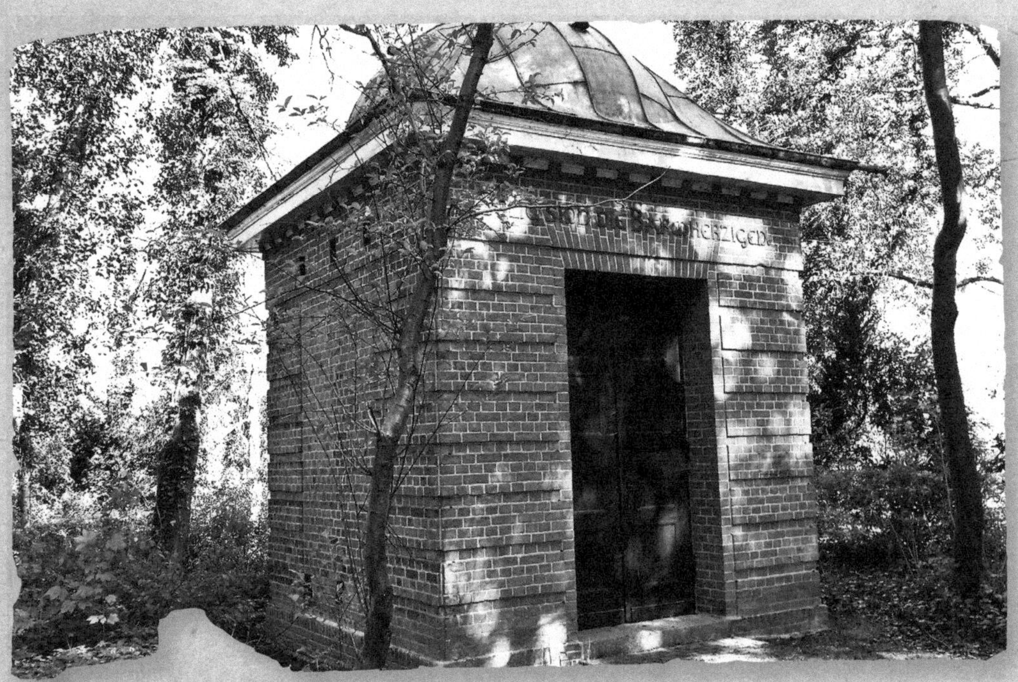

Für den am 23. Februar 1908 gestorbenen Esmarch fand am 27. Februar eine große Trauerfeier in der Nikolaikirche in Kiel statt. Danach wurde der verstorbene Kieler Ehrenbürger in einem einmaligen Trauerzug durch die Innenstadt zu seiner letzten Ruhestätte auf dem Parkfriedhof Eichhof geleitet. Seine Ehrengrabkapelle trägt die Aufschrift: „Selig sind die Barmherzigen". (Foto: Ch. Zöllner)

XVII
Letzte Lebensjahre und Ehrungen

Auf dem 28. Chirurgen-Kongress am 8. April 1899 informierte Esmarch, dass er das Verfahren zur „Anheilung Kraus'scher Hautlappen" sehr häufig ausgeführt habe.[1609]

Von Anfang Oktober bis Anfang Dezember 1899 war er zur Hirsch- und Gamsjagd in Bad Kreuth und klagte Ende Oktober: *„Leider bin ich immer etwas dösig und vergesslich."* Er müsse sich häufig ausruhen, auch sei das *„Pürschen im Schnee recht beschwerlich."*[1610]

Zur Aufstellung eines „Herzog Friedrichs Denkmals" in Kiel, mit dem Herzog Friedrich VIII. für sein Eintreten für die Unabhängigkeit der Herzogtümer gewürdigt werden sollte, schrieb Ahlmann an Esmarch, dass damit sein *„längst geäußerter Wunsch in Erfüllung gehen würde und zwar zum Vortheil und zur Verbesserung der dem Herzog dargebrachten Ehrung"*. Gerechnet *„wird auf Ew. Durchlaucht Unterstützung dieses Planes"*.[1611] Esmarch war *„sehr damit einverstanden, dass Fritze's Denkmal auf der Mitte der Krusenkoppel aufgestellt werden soll und dass man daraus einen Herzog Friedrichs-Park machen will."*[1612]

Letztmalig vom 17. bis 20. April 1900 beteiligte sich Esmarch in Berlin an Sitzungen des Chirurgen-Kongresses. Auf dem Kongress stellte Czerny zum Einsatz von Arzneimitteln zur Behandlung von Krebs u.a. fest: „Dass grosse Dosen von Jodkali manchmal Syphilome von Sarkomen scheiden lassen, ist seit Esmarch's Empfehlung bekannt."[1613]

1609 Verhandlungen [...], 1899, S. 138 f.; Esmarch verwies im Übrigen auf die Dissertation von Johannes Hahn, „Ueber Transplantation ungestielter Hautlappen nach Wolfe, mit Berücksichtigung der übrigen Methoden", Kiel 1888

1610 Brief vom 25.10.1899 an Prinzessin Henriette von Esmarch aus Bad Kreuth

1611 Brief vom 10.11.1899 an Esmarch von Wilhelm Ahlmann aus Kiel

1612 Brief vom 24.04.1900 an Prinzessin Henriette von Esmarch aus Berlin. Das in Kiel-Düsternbrook auf einer Terrassenanlage, umgeben von einer Exedra gesetzte Denkmal wurde 1900 eingeweiht. Das Bronze-Standbild auf einem einfachen Granitsockel, der nach oben mit einem Gesims abschloss und die Inschrift „Herzog Friedrich" trug, ist nicht mehr erhalten.

1613 Verhandlungen [...], 1900, II, S. 1 ff, sowie I, S. 23 ff

Erneut machte Esmarch mehrere Visiten, traf sich mit Fachkollegen, sprach in Behörden wegen Bauangelegenheiten vor und führte in Sachen Samaritertum und Rotes Kreuz mehrere Gespräche. Von seinem Besuch in der Wilhelms-Akademie am 21. April schrieb Esmarch: Dort *„wurde ich sehr gefeiert [...], fand meine Knochensammlung wunderhübsch aufgestellt in einem schönen grossen Schrank mit der Aufschrift 'v. Esmarchs kriegschir. Sammlung', auf der später meine Gipsbüste aufgestellt werden soll.“* [1614]

Vom 16. bis 18. März 1901 war Esmarch in Berlin und fuhr in das Friedrich-Wilhelm-Institut, *„wo hunderte von Militairärzten versammelt waren zur Begrüßung und wo ich ausserordentlich herzlich empfangen wurde.“* Außerdem nahm er am 17. März an einem *„Festessen zu Ehren v. Colers im Kaiserhof“* teil und besuchte am 18. März Liebermann.[1615]

Esmarch verfasste damals einen Krankenbericht über sich selbst, den er an Brandis schickte und in dem es hieß: Er, Esmarch, schlafe zwar ruhig, fühle jedoch „beim Erwachen morgens [...] unangenehme Schmerzen und Steifheit“ in Armen, Schultern und Fingern, die abends dann „fast ganz verschwunden“ seien. „Beim Ausgehen bin ich taumelig [...] und habe das Gefühl von Trunkenheit im Kopf und Augen (Eingenommenheit). Meine Kräfte haben sehr abgenommen [...] Große Müdigkeit befällt mich sofort nach dem zweiten Frühstück (um 1 Uhr) [...] Nach geistigen Anstrengungen habe ich oft Flimmerskotom [...]. Bisweilen auch confuses Schreiben und Sprechen [...]. Mein Gedächtniß hat sehr gelitten, namentlich für Namen [...] Mein Gehör ist schon seit Jahren mangelhaft [...] Bisweilen habe ich auch Schmerzen im Hinterkopf.“[1616] Daraufhin ging Brandis sehr einfühlsam auf die geschilderten Symptome ein und gab Ratschläge zur Linderung.

Den September 1901 über war Esmarch in St. Moritz, wo er an einer „grossen Gesellschaft bei der Herzogin v. Rohan und S.K.H. Wera Herzogin von Württemberg“ teilnahm, sich mit Kollegen traf und mehrere Schreiben in Sachen Samariter verfasste. Den anschließenden Besuch in Bad Kreuth nutzte Esmarch für Korrekturarbeiten am Manuskript der neuen Auflage vom „Leitfaden“, das Kowalzig ihm geschickt hatte. Von einem Besuch in der Klinik von Eversbusch am 31.10. notierte

1614 Brief vom 21.04.1900 an Prinzessin Henriette von Esmarch aus Berlin

1615 Brief vom 17.03.1900 an Prinzessin Henriette von Esmarch aus Berlin

1616 Esmarchs Krankenbericht im Nachlass, Landesbibliothek

Esmarch „ein Todesfall von Chloroform" mit nachfolgendem Gespräch über Operation und Chloroform.[1617]

Im November 1901 schrieb Esmarch, er fühle sich in diesem Jahr *„mehr angegriffen [als] früher. [...] Ich hatte meine Hoffnung auf ‚hohe Bergluft' gesetzt, habe mich auch hier recht wesentlich erholt, fühle mich aber doch noch lange nicht so kräftig, wie in früheren Jahren. Das wird aber auch mit meinem hohen Alter zusammenhängen, dessen Einfluss sich doch allmählig geltend machen muß. Im Ganzen muß ich doch zufrieden sein, dass ich das noch leisten kann, was ich leiste. Mancher hat mir schon seine Bewunderung darüber ausgesprochen."*[1618] Am 25. November 1901 machte Esmarch seine letzte – vergebliche – Pirsch auf der Königsalp, ehe er nach München zu einem Diner bei Angerer fuhr.[1619]

Im „Bericht über die Generalversammlung des Vereins zur Förderung des Fremden-Verkehrs von Kiel und Umgebung" am 29. Januar 1902 im „Hotel zum Kronprinzen" wurde Excellenz von Esmarch als Mitglied vom „erweiterten Vorstand" aufgeführt. Eingeladen wurde Esmarch zu den Sitzungen vom „Deutschen Verein für Volkshygiene" am 10. Mai 1902 in Berlin und dabei als Mitglied vom „Zentralausschuss" genannt. Obwohl er über *„Müdigkeit und Kraftlosigkeit"* klagte[1620], fuhr Esmarch mit Prinzessin Henriette nach Berlin und machte dort mehrere Visiten, neben Behördenvertretern u. a. bei Graf Douglas, Liebermann und v. Liliencron.[1621]

Zur Kieler Woche im Juli 1902 wurde bei Esmarchs zu Hause „ein Diner von mittlerer Größe gegeben, an welchem Prinz Adalbert und die Fürstin Reuss mit Familie Theil nahmen."[1622] Die Wochen zwischen dem 6. August und 8. September 1902 verbrachte Esmarch mit Prinzessin Henriette in Homburg, vor allem mit Anwendungen im Kurhaus, mit Bädern, Spaziergängen sowie Soupers, Diners, darunter auch ein „Diner bei Kaiserin". Zwischendurch fuhr er am 20. August zur „Enthüllung des Kaiserin Friedrich-Denkmals" nach Cronberg.[1623] Zum Manöver in Eckernförde im September 1902, bei dem sein Sohn Carlfried beteiligt war, fuhr Esmarch nicht. Er schrieb: *„Mir geht es ziemlich mässig, da meine Beine ziemlich schwach und meine linke*

1617 Esmarch, Notizbüchlein 1901

1618 Brief vom 20.11.1901 an Prinzessin Henriette von Esmarch aus Bad Kreuth

1619 Esmarch, Notizbüchlein 1901

1620 Brief vom 03.05.1902 an Christian Esmarch von Prinzessin Henriette aus Kiel

1621 Esmarch, Notizbüchlein 1902

1622 Ebd.

1623 Ebd.

Hand auch gichtisch erkrankt ist, so dass ich jetzt Eis auftrage. Hoffentlich wird es bald besser, aber an Reisen ist nicht zu denken."[1624]

Anfang November informierte er Gräfin Morenga, dass es für ihn „*sehr schmerzlich gewesen ist*", in diesem Herbst nicht nach Bad Kreuth kommen zu können. Er hoffe, dass es ihm nach einer Kur im nächsten Frühjahr wieder besser gehen werde, und fügte fast schon resignierend hinzu: „*Hoffentlich kann ich dann wieder hohe Bergluft auftanken. Aber mit der Jagd wird es wohl für immer vorbei sein.*"[1625]

Im Tätigkeitsbericht für 1902 vom „Kieler Verein gegen Mißbrauch geistiger Getränke" wurde als „Krönung unserer Arbeit" im Bereich der Aufklärung ein mit einer Auflage von 5 600 Exemplaren verbreitetes Flugblatt mit dem Titel „Zum Nachdenken für Jung und Alt" aufgeführt. Darin stand: „Das Blatt setzt sich aus Gutachten unserer medizinischen Autoritäten (Excellenz von Esmarch, Geheimräthe Bockendahl, Völckers, Helferich, Quincke, Neuber, der Professoren Fischer, Petersen, von Stark und Siemerling) über das Trinken von Spirituosen (insbesondere in der Jugend) zusammen."[1626]

Ehrungen zum 80. Geburtstag 1903

In seiner Geburtsstadt Tönning liefen seit Anfang 1902 Vorbereitungen zur Ehrung von Esmarch anlässlich seines 80. Geburtstages am 9. Januar 1903. Vorrangig ging es um die Idee, ein Denkmal für Esmarch in seiner Heimatstadt zu errichten. Der Bürgermeister von Tönning, Erasmus Ehrich, schrieb dazu: Diese Ehrung von Esmarch solle

1624 Brief vom 22.09.1902 an Christian Esmarch von Esmarch aus Kiel

1625 Brief vom 02.11.1902 an Gräfin Morenga von Esmarch aus Kiel

1626 Der 1898 gegründete Verein hatte sich zur Aufgabe gesetzt, zur Ergänzung der öffentlichen Gesundheitspflege die „Grundbedingungen für die gedeihliche Entwickelung der persönlichen Gesundheitspflege" zu schaffen und zu erweitern, so der Rundbrief vom November 1901. „Ein beachtenswerter Mahnruf im Kampfe gegen den Alkohol" erschien als Sonderdruck der ersten Ausgabe vom „Deutschen Philologenblatt" vom 17. Januar 1912, „gewidmet vom Stammhause des Professor Dr. Friedrich von Esmarch's Tafelgetränk S. Thalmann & Schwab, m.b.H. Frankfurt a.M." mit einem Foto des in Uniform und Orden sitzenden alten Esmarch auf der Titelseite.

„beweisen, wie die Gegenwart sein Wirken für das Gemeinwohl anerkennt und wie sie die Anerkennung auch der Zukunft in sichtbarer Form überliefern will.“[1627]

Die Stadtverordneten-Versammlung in Tönning verabschiedete den Entwurf für eine Esmarch-Gedenktafel für dessen Geburtshaus mit dem Text: „In diesem Hause wurde der ruhmgekrönte Gelehrte und Chirurge Se. Exzellenz wirklicher Geheimer Rat Dr. Johannes Friedrich August von Esmarch, Professor etc., am 9.Januar 1823 geboren.“ Ferner stimmte die Stadtvertretung dem Antrag zu, die Summe von 2 000 Mk für „einen Garantiefonds“ zur Errichtung eines Denkmals an der Westseite vom Schlossplatz zu zeichnen.[1628]

Im September 1902 versuchtet Freiherr v. Moltke den Kieler Oberbürgermeister Fuß dafür zu gewinnen, *„dass seiner Zeit das Denkmal in Kiel, mit welcher Stadt der Name Esmarch ja eng verbunden ist, aufgestellt werden darf.“* Er hoffe jedoch, *„Se. Exzcellenz Herr von Esmarch [bleibt uns] mit seiner Schaffenskraft noch recht lange erhalten, sodass es eines Denkmals aus Stein und Erz noch nicht bedarf.“* Fuß vermerkte zum Anliegen handschriftlich: *„Die Denkmalsangelegenheit berührt das städtische Interesse nicht.“*[1629]

Das Tönninger Esmarch-Denkmal-Comitee verschickte mit Datum vom 18. Oktober 1902 einen „Aufruf zur Veranstaltung einer Ehrung des Wirklichen Geheimen Raths Professor etc. Dr. Friedrich von Esmarch, Excellenz.“ Darin stand, dass seine Vaterstadt ihm anlässlich seines 80. Geburtstages ein Denkmal errichten wolle: „Dem Lebenden wollen wir ein Zeichen setzen, welches ihm beweisen soll, dass sein rastloses, mühevolles Streben im Dienste der Menschheit eine Anerkennung, eine Dankbarkeit gefunden, die es uns zur Herzenspflicht macht, das Bild dieses seltenen Mannes in Erz und Stein der Nachwelt zu überliefern.“ An die „Verehrer unseres Esmarch, der in seinem langen thatenreichen Leben stets die Förderung der Wohlfahrt seiner leidenden Mitmenschen erstrebt hat, an die Berufsgenossen aller Länder der Erde [...], an die ehemaligen Schüler unseres greisen Helden der Wissenschaft“ wurde die Bitte gerichtet, das Vorhaben zu unterstützen.

1627 Brief vom 01.03.1902 an Lange, ehem. Assistent von Esmarch, von Ehrich aus Tönning. Das „Eiderstedter Wochenblatt“, 61. Jg., Nr. 36, 3. Mai 1902, veröffentlichte daraufhin einen Artikel aus der „New-Yorker Plattdütsche Post“ vom 19. April 1902, wonach die Nachricht zur Errichtung eines Esmarch-Denkmals in Tönning anlässlich seines 80.Geburtstages „mit größtem Enthusiasmus aufgenommen“ worden sei.

1628 Protokoll vom 28.04.1902; die Gedenktafel wurde am 9.08.1902 enthüllt.

1629 Brief vom 22.09.1902 an Fuß von Freiherr v. Moltke aus Kiel

Im „Kladderadatsch“ stand daraufhin: „Die Enthüllung [des Denkmals] wird sich ganz besonders interessant gestalten, weil der Gefeierte ihr nicht nur persönlich beiwohnen, sondern auch selbst die Weiherede auf sich halten wird. Herr v. Esmarch ist eine ungewöhnlich bescheidene Natur und läßt sich nicht gerne feiern. Er fürchtet nun, dass ein anderer Redner ihn zu reichlich mit Lobeserhebungen überschütten würde, und will deshalb lieber selbst einige schlichte und sachliche Worte über seine Leistungen sprechen. Möge der Brauch, der in Tönnings zum ersten Male geübt werden soll, sich mehr und mehr einbürgern. Dann wird die Klage, dass meist das Verdienst seine Krone viel zu spät erhält, endlich verstummen und unsere großen Männer werden selbst noch etwas von ihren Denkmälern haben.“[1630]

In einem Aufruf des Deutschen Samariterbundes hieß es: Der 80. Geburtstag von Esmarch werde „bei allen Freunden und Förderern des Samariter- und Rettungswesens den Gedanken wachrufen, dem Schöpfer und Begründer dieser der öffentlichen Wohlfahrt gewidmeten Bestrebungen mit den herzlichsten Glückwünschen auch den innigsten Dank abzustatten für das, was er uns hiermit zum Besten unseres Volkes gegeben hat.“ Beabsichtigt sei, „eine künstlerisch ausgeführte Medaille prägen zu lassen, deren Verleihung für besondere Verdienste um das Samariterwesen dem Jubilar“ überlassen bleibt.[1631]

In den Gremien der Stadt Kiel wurde die Frage einer angemessenen Ehrung Esmarchs intensiv erörtert. Verabschiedet wurde in der Sitzung vom 19. Dezember 1902 eine Vorlage, wonach Esmarch „in dankbarer Würdigung seiner besonderen Verdienste um unsere Stadt das Ehrenbürgerrecht der Stadt Kiel verliehen“ wird. Dazu stand im Ehrenbürgerbrief:

> „Seit fast 60 Jahren hat er mit geringen Unterbrechungen in Kiel gelebt und gewirkt. Im Kriege wie im Frieden hat er den glänzenden Ruf seines ärztlichen Wissens und Könnens gerechtfertigt als einer der größten chirurgischen Gelehrten und Klinikers überhaupt und insbesondere durch sein ausgezeichnetes Organisationstalent auf den Gebieten der freiwilligen Krankenpflege und

1630 „Kladderadatsch“, 55. Jg., Nr. 45, 09.11.1902, S. 179. Die Festrede anlässlich der Feier zur Enthüllung des Esmarch-Denkmals in Tönning am 6. August 1905 hielt Küster aus Marburg; eine Richtigstellung erfolgte im „Kladderadatsch“ nicht.

1631 Aufruf gez. „Comité“, Leipzig November 1902, mit einer gedruckten Notiz vom 24.11.1902, unterschrieben Professor Dr. F. Petersen, stellv. Vors. des Deutschen Samaritervereins Kiel

des Lazarettwesens. Er hat die erste deutsche Samariterschule in Kiel gegründet und die Verbreitung und Verbesserung des Samariterdienstes bis in die neueste Zeit liebevoll gefördert. Ruhm und Ehre hat unsere Stadt, die Heimath seiner Wahl, durch ihn gewonnen. Dessen gedenkt sie jetzt, indem sie ihm die höchste Auszeichnung zuerkennt, über die sie zu verfügen berechtigt ist." Kiel, den 9. Januar 1903.[1632]

Sehr ausführlich wurde in den Medien der Ablauf der Geburtstagsfeier geschildert. Schon am Vorabend des 9. Januar 1903 hatte der St. Nikolai-Chor einige Lieder vor der Esmarchschen Villa vorgetragen, der Chor der Krankenschwestern folgte am nächsten Morgen. „Unzählig waren es, die des um der leidenden Menschenheit so hochverdienten Mannes an seinem Ehrentaghe rechtzeitig gedacht hatten", schrieb die „Kieler Zeitung".[1633] Gluck berichtete darüber: Das Esmarch'sche Haus glich „einem Wallfahrtsorte, wo eine nicht enden wollende Menschenmenge hinpilgerte, um Blumenarrangements, Adressen, Festschriften und Gedichte, Bronzetafeln und Plaquetten, ungezählte Briefe und Telegramme zu überreichen, welche aus allen Gegenden der civilisirten Welt stammten." Zum Empfang am Vormittag waren „Träger der klangvollsten Namen deutscher Chirurgen herbeigeeilt", darunter Ernst von Bergmann und König aus Berlin. Vertreten waren „der Samariterbund, die Rettungsgesellschaften von Cöln und Berlin, die deutsche orthopädische Gesellschaft, ärztliche Vereine, eine Abordnung der Feuerwehr, Deputationen von Kriegervereinen von 1848, die studentische Verbindung Teutonia, die Provinzialregierung, die Marine, Militär- und Marineärzte, das Rektorat und die medicin. Fakultät der Universität, des Berliner Verein vom rothen Kreuze, das Comite für Errichtung eines Esmarch-Denkmals in Tönning. Überreicht wurden Festschriften aus von Langenbeck's Archiv und von der deutschen Zeitschrift für Chirurgie und der klinischen Chirurgie sowie der Ehrenbürgerbrief der Stadt Kiel." Meyer überreichte ein goldenes Exemplar der vom Deutschen Samariterbund gestifteten Esmarch-Medaille und widmete Esmarch „sein soeben vollendetes Werk ‚Erste ärztliche Hilfe'."[1634] Ferner hieß es: „Am Nachmittag

1632 Protokoll der „geheimen Sitzung der Stadtkollegien der Stadt Kiel" vom 19.12.1902

1633 „Kieler Zeitung" vom 10.01.1903, s. a. Köhler, 1904, S. 243

1634 Theophilus Gluck in „Berliner Klinische Wochenschrift", 40. Jg., No. 3, 19. Januar 1903, S. 71

fand in der Kruppschen Seebadeanstalt ein Festmahl statt, zu welchem sich etwa 130 Theilnehmer eingefunden hatten."[1635]

Er habe, so Esmarch nach seinem Ehrentag, *„fast 900 Danksagungen in alle Welt hinausschicken müssen."*[1636]

Am 15. Januar brachten die Studenten der Medizinischen Fakultät Esmarch einen Fackelzug.

Weitere Ehrungen und Ausklang

Im Verlauf des Jahres 1903 führte Esmarch mehrere kurze Reisen durch, machte eine Kur mit mehreren Arztbesuchen in Reichenhall, traf sich während seiner Aufenthalte in Hamburg, München und Possenhofen und am Starnberger See mit Fachkollegen sowie überwiegend mit Persönlichkeiten aus der Gesellschaft. In München besuchte er am 21. September u. a. die Oberin des Roten Kreuzes, Frl. Clem. von Walmerich, die Augenklinik des Herzogs sowie die Heilanstalt für „scrophale" Kinder.

Anders als früher waren seine Eintragungen in dieser Zeit in seinen Notizbüchlein überwiegend auf die eigene Person bezogen, eher Kurzmeldungen zum Tagesablauf mit Notizen u. a. zu Wetter und Essen. Sie zeugten von der zunehmenden Zurückgezogenheit, dem Abstand zur Medizin, dem Ausscheiden aus dem ärztlichen und wissenschaftlichen Dienst sowie einem Desinteresse an weiteren Aktivitäten. Vorrang hat das Alltägliche; deutlich trat die zunehmende körperliche Schwäche Esmarchs in den Ausführungen zu Tage.[1637]

Zu Beginn der Jahres 1904 schrieb Karl Theodor an Esmarch: *„Möchte dieses Jahr eine solche Kräftigung Ihrer Gesundheit bringen, dass uns die große Freude zutheil wird Sie wieder bei uns in Kreuth begrüßen zu dürfen. Ich kann Ihnen gar nicht sagen wie sehr uns Allen Ihre liebe Persönlichkeit gemangelt u. wie oft wir uns beim Abendessen gegenseitig erinnerten mit dem Ausspruch: wie schade, dass Esmarch heute mit uns nicht zusammen*

1635 „Berliner Klinische Wochenschrift", a. a. O.. Als prominente Gäste wurden aufgeführt Prinz Heinrich sowie in der „Kieler Zeitung" vom 10.01.1903 u. a.der Oberpäsident der Provinz Exc. v. Wilmowski, Admiral v. Köster, Generalsuperintendent D. Kastan, OB Fuß, Stadtverordnetenvorsteher Dr. Ahlmann, OLG-Präsident Beseler, Rektor der CAU Prof. Gering, mehrere Professoren sowie alle Kinder von Esmarch.

1636 Brief vom 12.02.1903 an Dr. N. Senn von Esmarch aus Kiel

1637 Esmarch, Notizbüchlein 1903

sein kann.“[1638] Dem Anliegen aus Bayern konnte Esmarch nicht entsprechen; im Laufe des Jahres fuhr er stattdessen zu mehreren Kuren nach Cannes und Baden-Baden.[1639]

Vom 30. Juni bis 2. Juli 1905 fand in Kiel der VII. Deutsche Samaritertag statt, zu dem neben dem Deutschen Samariterbund auch der Vorstand des Deutschen Samariter-Vereins eingeladen hatte und auf dem Esmarch die Eröffnungsrede hielt. Erneut wurden Esmarch mehrere Ehrungen zuteil. Nach Mitteilung des Kurators der Universität vom 1. August 1905 hatte der Kaiser geruht, „dem Wirklichen Geheimen Rat, Generalarzt à la suite des Sanitätskorps, Professor Dr. von Esmarch durch Allerhöchsten Erlaß vom 29. Juni d.J. die Rote Kreuz-Medaille zweiter Klasse zu verleihen.“[1640]

Ein weiterer Höhepunkt in Esmarchs Leben und „ungewöhnlich für einen anwesenden Lebenden“ war, so Küster in seiner Festrede, die Enthüllung seines Denkmals in Tönning. Das 2,5 m hohe von Adolf Brütt geschaffene Bronzestandbild auf einem 2 m hohen Granitsockel wurde am 6. August 1905 mit einem großen Festakt in Anwesenheit des Ehepaares Esmarch und vieler Gäste aus dem ganzen Deutschen Reich enthüllt.[1641]

Für den Ablauf der Feierlichkeiten vom Empfang des Ehepaares Esmarch und einem Promenadenkonzert am 5. August nachmittags bis zum Festkonzert, Festessen und den Festbällen am 6. August abends mit der „Enthüllungsfeier“ und der Festrede von Küster um 12 1/2 Uhr wurde ein doppelseitiges „Programm zur Enthüllung des Sr. Excellenz Wirklichen Geheimen Rat Professor Dr. Friedrich von Esmarch in seiner Geburtsstadt Tönning errichteten Denkmals“ herausgegeben. Er habe, so stand es darin, „im Frieden wie im Kriege zum Segen der ganzen Menschheit Grossartiges geleistet.“[1642]

In mehreren Zeitungen wurde über „Die Feier der Enthüllung des Esmarch-Denkmals am 5. und 6. August 1905“ berichtet. Der „Eider Bote“ hob hervor, dass „die Stadt ein Festgewand angelegt [hat], das an Schönheit und Großartigkeit wohl alle früheren Ausschmückungen übertraf.“ Zitiert wurde der Bürgermeister zur Frage, ob es nötig

1638 Brief vom 02.01.04 an Esmarch von Carl Theodor aus Bad Kreuth

1639 Esmarch, Notizbüchlein 1904

1640 LA-Akte, Abt. 47.6, N. 77

1641 Lt. Verwaltungsbericht der Stadt Tönning a. a. O., S. 25, beliefen sich die Kosten für das Denkmal auf 15 000 M.

1642 S. dazu Nachlass Landesbibliothek zur Feier der Einweihung des Denkmals sei, Esmarch ein sichtbares Denkmal zu setzen, wo doch sein „Name unvergänglich", sein Leben „unsterblich", seine Werke von „unermüdlicher Tatkraft" seien. Es sei, sagte er, notwendig „den vergänglichen Teil Friedrich von Esmarchs, den Menschen in getreuer Nachahmung, in voller [...] Lebenswahrheit in Erz zu erhalten und den Nach-uns-Lebenden zu überliefern. Späteren Generationen [...] soll es vergönnt sein, zu dem ehernen Bild des genialen Gelehrten, eines Meisters im Reiche der Wissenschaft, des edlen Menschenfreundes hinaufzuschauen." Esmarch soll, „was bislang wenig Lebenden beschieden war, mit leiblichen Augen Ihrer Mitmenschen Dank und Anerkennung wahrnehmen [...] in Erz und Stein."[1643]

Die Zeitschrift „Niedersachsen" zitierte Küster, der „mit warmen Worten [hinwies] [...] auf die edlen Charakterzüge des Gelehrten, auf sein warmherziges Denken, das ihn den Ausspruch tun ließ: ‚Niemand kann ein guter Chirurg sein, der nicht ein Herz für seine Mitmenschen hat', und das ihn ferner so erfolgreich eintreten ließ für die Samaritersache. In Friedrich von Esmarch verbindet sich ein großer Gelehrter mit einem Edelmenschen."[1644] Ebenfalls im „Eiderstedter Wochenblatt" wurde Küster zitiert. Er betonte u. a. die „herzgewinnende Persönlichkeit" von Esmarch und in Verbindung mit seinen geistigen Gaben „einen rastlosen Fleiß, eine zähe Energie, eine bescheidene und darum erst recht bestrickende Leutseligkeit und Menschlichkeit gegen Hoch und Niedrig, gegen Jung und Alt, seine außerordentliche körperliche Geschicklichkeit und seinen unermüdlichen Eifer, seinen Nebenmenschen zu helfen. Tausende verdanken seiner geschickten Hand, seiner durch die Wissenschaft geläuterten Kunst [...] Gesundheit und Leben." Zu dem von Esmarch gegründeten Samariter-Verein stellte Küster fest, dass „auch auf diesem Gebiete zahllose Verletzte Esmarch ihr Leben verdanken." Küster lobte Esmarchs „praktischen Blick [den er] bei der Verwertung der großen Erfindungen anderer Chirurgen [zeigte]; denn nicht eine derselben ist während der Zeit seiner Tätigkeit bekannt geworden, ohne dass Esmarch ihre Anwendung in eine besonders herrliche Form zu bringen geruht hätte."[1645]

Eines der vielen Porträts von Esmarch malte Julius Fürst im Jahr 1905. Bereits 1887 hatte er die repräsentativen Porträts von Prinzessin Henriette und Esmarch geschaffen,

1643 „Eider Bote", 12. Jg., Norden 92, Tönning, 08.08.1905, Titelseite sowie S. 2 und 3

1644 „Niedersachsen", Nr. 10, 1905, S. 436

1645 „Eiderstedter Wochenblatt", 64. Jg., No. 63, Tönning, 09.08.1905, ferner Bericht in der „Kreuz Zeitung" vom 08.08.1905. Im Nachgang zu den Festlichkeiten teilte Ehrich den Stadtverordneten mit, dass von Esmarch „bei Gelegenheit der Enthüllung seines Denkmals 1 000 M für die Armen Tönning's überwiesen hat. Die Stadtvertretung nimmt das Geschenk mit Dank an." , Protokoll Stadtverordnetenkollegium zu Tönning vom 27.10.1905

von denen in den „Kieler Neuesten Nachrichten“ stand, es sei ihm gelungen, trotz der „versteifenden Uniform den weltberühmten Chirurgen nicht nur scharf zu treffen sondern ihm auch Leben zu geben.“[1646] Von dem für das Langenbeck-Haus in Berlin, dem Sitz der Deutschen Gesellschaft für Chirurgie, von ihm gemalten Porträt von Esmarch fertigte Fürst eine Kopie zur Ausschmückung des Kieler Rathaussaales an.[1647]

Das Jahr 1907 verbrachte Esmarch aufgrund seines angeschlagenen Gesundheitszustandes überwiegend zu Hause in Kiel. In seinen lückenhaft geführten Aufzeichnungen für das Jahr hielt er zunächst die Ereignisse um seinen Geburtstag herum fest. So am 9. Januar 1907: „Mein 86. Geburtstag – zahllose Besuche, zahllose Briefe u. Telegramme [...] abds Diner bei uns: Baron Moltke, Prof. Petersen, Dr. Kowalzig, Dr. Schirmer, Dr. Schultz, Stdtr. Kähler, Erwin, Carlfr., Henny“. Dann am 11. Januar: „Gratul. Brief v. Kleimann in Flensburg (mit Bild von Sanitätskolonne)“ sowie: „Diner bei Prof. Götz Martius“, am 12. Januar „Prinz Adalbert besucht uns“ und am 14. Januar: „Danksagung durch Ztg. (Kieler Ztg., der Kieler neueste N. und der Berliner Neust. Peuß. Ztg.)“.[1648a] 5. März: „Grosser Fackelzug für mich“ und 12. März: „Samariter Versammlung – guter Vortrag von Prof. Peterson – grosse Versammlung bei uns“.[1648b] Zu den Besuchen, die er aufführte, gehörten die von „Prinz Adalbert, Prinz Hendrik, Graf Ernst von Baudissin (aus Berlin). Prof. Petersen mit Frau und Tochter“. Mehrfach besuchte ihn Dr. Kowalzig.[1648c]

Eine weitere Ehrung erfuhr Esmarch, als die Stadtkollegien von Kiel am 9. April 1907 beschlossen, „die bisher Sternwarte-Allee bezeichnete Straße, die eine der schönsten Straßen Kiels werden soll, Esmarch-Straße zu nennen.“[1649] Dies teilten Bgm. Lorey und Ahlmann dem Kieler Ehrenbürger bei einem Besuch bei Esmarch am 21. April offiziell mit.[1650] Esmarch vermerktr eine Fahrt vom 6. August bis 14. September 1907 nach Nauheim zur Kur mit Kowalzig.

Für den 23. Februar 1908 liegt eine Aufzeichnung von Prinzessin Henriette vor mit der Überschrift: „Der letzte Tag meines geliebten Mannes – Anfang seiner Todeskrankheit“. Sie begann mit der Feststellung: „Mein Friedy“ hatte im Winter mit

1646 „Kieler Neueste Nachrichten“ vom 29.09. u. 13.10.1911

1647 Schulte-Wülwer, S. 295 f.

1648 a) – c) „Ärzte-Kalender“ mit Eintragungen vom 1. Januar 1907 bis 4. Dezember 1907

1649 Weitere Esmarch-Straßen gibt es in Berlin-Prenzlauer Berg, Sebaldsbrück (Bremen), Elmshorn, Allach-Untermenzing, Kassel, Leverkusen und Münster. Nach Esmarch sind in Kiel eine Straße, ein Heim des Arbeiter-Samariter-Bundes und eine Apotheke benannt.

1650 „Kieler Zeitung“ vom 21.04.1907; dies berichtete Prinzessin Henriette am 22.04.1907 Erwin.

gesundheitlichen Problemen zu kämpfen, weshalb er „sich ruhig verhalten mußte, nicht ausging, aber sonst [...] wie gewohnt – in seinem Schreibzimmer arbeitete“. Esmarch ging seinem gewohnten Tagesablauf nach, war gesprächig, machte sein Nachmittagsschläfchen, trank seinen Kaffee, las die Zeitung, saß dann an seinem Schreibtisch. Allerdings „hüstelte er ein wenig. Ich fragte ist dein Husten ein gewöhnlicher oder hast du dich etwas erkältet. ‚Ich glaube etwas erkältet‘, sagte mein lieber Mann mit seiner lieben sanften Stimme.“ Darauf nahm sie Kontakt mit Prof. v. Stauch auf, der sehr nahe wohnte, und bat ihn vorbeizukommen, da sie seines Hustens wegen unruhig war. Prof. von Stauch hatte Gesellschaft und empfahl heiße Milch mit einer Mixtur.“ – Da enden die Aufzeichnungen bzw. werden völlig unleserlich ...[1651]

„In Kiel ist am 23. Februar, früh drei Uhr, an den Folgen einer Influenza, zu der sich Lungenentzündung gesellte, der berühmte Chirurg und warmherzige Vorkämpfer der Humanität, der noch im vergangenen Januar seinen 85. Geburtstag feiern konnte, sanft und ruhig aus dem Leben geschieden.“ So hieß es in der Zeitschrift: „Das Rote Kreuz“.[1652]

Auch die „Kieler Zeitung“ nannte den „Heimgegangenen“ einen „siegreichen Vorkämpfer der Humanität, eine Zierde seiner Wissenschaft“, der seinen „Namen für alle Zeiten in das Buch der Kulturgeschichte eingetragen“ hat. Indem er sich dem „großen Gedanken“ gewidmet hatte, „der leidenden Menschheit [mit lebensrettendem Wissen] beizustehen in Krieg und Frieden“, gehöre Esmarch zu den „Pionieren der Humanität der Tat“.[1653]

Von „Esmarch auf dem Totenbett“ fertigte Mißfeldt mehrere Zeichnungen an.[1654] Die Größe der Trauerfeierlichkeiten in Kiel zeigte noch einmal das hohe Ansehen,

1651 Aufzeichnung im Archiv der Landesbibliothek Kiel

1652 „Das Rote Kreuz, Offizielles Organ des Schweizerischen Centralvereins vom Roten Kreuz, des Schweiz. Militärsanitätsvereins und des Samariterbundes“, Bd. 16 (1908), Heft 5, S. 93 f.

1653 „Kieler Zeitung“ vom 25.01.1908

1654 Schulte-Wülwer, 2019, S. 294 f. Eine Zeichnung von Mißfeldt wird in der Sammlung der Stiftung Schleswig-Holsteinische Landesmuseen, Schloss Gottorf, Schleswig, aufbewahrt. Die Todesanzeige der Stadt Kiel lautete: „Tief trauert unsere Stadt um den Verlust des weitberühmten Chirurgen, des ausgezeichneten Gelehrten und akademischen Lehrers und des edlen Mannes, der in früher Jugend für das Vaterland sein Leben eingesetzt, in reifen Jahren den Schatz seines Wissens und Könnens auf den Schlachtfeldern wie in langer Friedenszeit zum Wohle leidender Menschen fruchtbar gemacht und noch als Greis das von ihm geschaffene schöne Werk des öffentlichen Rettungswesens hier in Kiel vorbildlich geleitet hat.“

das der Chirurg und seine Familie genossen.[1655] Nach einer privaten Trauerfeier am 26. Februar in der „Villa Esmarch“ wurde der Sarg in die Nikolaikirche überführt. Die öffentliche Feier fand am 27. Februar statt. Alle öffentlichen Gebäude in Kiel, die Gebäude der Universität und einige Privathäuser hatten Halbmast geflaggt. Nach der Trauerfeier in der Kirche trugen Unteroffiziere den Sarg auf einen vierspännigen Leichenwagen. Ihm folgten die Söhne von Esmarchs und die Enkel, Mitglieder des Magistrats und der Stadtkollegien, Generäle, Admiräle, Vertreter der Universität, der Krieger-, Samariter- und anderer Vereine. Viele Kieler schlossen sich dem Zug an, der zum Parkfriedhof Eichhof führte. Am Hauptweg des Parkfriedhofs Eichhof wurde Friedrich von Esmarch in einer Grabkapelle bestattet. Der große Backsteinbau mit dem gewölbte Kupferdach trägt lediglich die Inschrift „Selig sind die Barmherzigen“.[1656]

In der Fakultätssitzung am 9. März 1908 wurde unter 1) protokolliert: „Die Fakultät beschließt, dass für Esmarch eine Universitätsfeier beantragt werden soll, und dass dabei auch Petersens gedacht wird. Anschütz übernimmt die Rede bei der Feier.“[1657]

Würdigungen

Auf dem 37. Chirurgen-Kongress am 21. April 1908 sagte Eiselsberg in seiner Eröffnungsrede: Er habe die „schmerzliche Pflicht, […] eines grossen Chirurgen zu gedenken, der aus unserer Mitte gerissen ist. Mit Friedrich von Esmarch hat nicht nur die Deutsche Gesellschaft für Chirurgie einen Gründer und eines ihrer Ehren-

1655 Die „Kieler Zeitung“ vom 25.01.1908 brachte einen Nachruf auf Friedrich v. Esmarch auf der ganzen Titelseite und weiter auf S. 2; mehrere Todesanzeigen wurde in der Ausgabe veröffentlicht. Unter den „unzählbaren Trauerkundgebungen“ hielt die Zeitung für besonders erwähnenswert das Kaiserpaar, Prinz und Prinzessin Heinrich von Preußen, Prinzessin Leopold von Preußen, Herzog und Herzogin von Koburg-Gotha, Karl Theodor von Bayern, Albert von Belgien, Ernst Günther, Herzogin von Urach, Prinz und Prinzessin Christian zu Schleswig-Holstein, Prinzessin Rupprecht von Bayern.

1656 Vom Testament Esmarchs sind mehrere Fassungen aufbewahrt. In der letzten Anlage vom 29.03.1902 wurden Erbansprüche seiner Kinder aus erster Ehe negiert. Er begründete dies mit dem Hinweis, dass seine „jetzige Ehefrau“ während ihrer Ehe „nicht in der Lage gewesen [sei], von Ihrem Gelde wenig, oder fast garnichts für ihren Sohn Carlfr. zurückzulegen.“ Außerdem würden an ihn „durch seine verwandtschaftlichen Beziehungen ganz andere Ansprüche gestellt werden, wie an die Kinder erster Ehe.“

1657 LA-Akte 47.6

mitglieder, sondern die gesammte Chirurgie einen der verdienstvollsten Vertreter verloren. Sein Name wird für alle Zeit mit zwei Leistungen verknüpft bleiben: Der Einführung der [Epoche machenden] Blutleere bei Operationen an den Extremitäten und seinen Bemühungen um die erste und zweckmässigste Hülfe im Frieden und im Kriege. Seit ihrer Einführung verdanken Tausende von Kranken dieser Methode die Erhaltung ihrer Gliedmassen und ihres Lebens. [...] Esmarch's Name wird stets unter den Chirurgen des vorigen Jahrhunderts, das die Chirurgie so gewaltig gefördert hat, in erster Linie erwähnt werden müssen."[1658]

Zu den Kollegen, die sich damals zur Bedeutung von Esmarch äußerten, zählte Carl Ritter. Er stellte fest: „Der Grossen einer aus der stolzen Zeit des gewaltigen Aufschwungs der Chirurgie ist mit ihm dahingegangen, ein Mann, dem Vaterland und Wissenschaft in gleichem Masse zu tiefem Danke verpflichtet sind." Uneingeschränkt galt für Esmarchs Wirken, dass es eingebettet war in den zeitgeschichtlichen Kontext. „Während der Kriege 1864, 1866 und 1870/71 bewährt er sich in deutschen Lazaretten und erfährt eine steigende Wertschätzung als engagierter Militärarzt und Bürger. 1866 zeichnet er als konsultierender Chirurg verantwortlich für das große Barackenlazarett in Tempelhof. Er lernt das Elend des Krieges unmittelbar an der Front kennen und ist nicht selten gezwungen angesichts der Qualen und des Todes vieler Verwundeter zu improvisieren. Außer in der Einführung der künstlichen Blutleere an Extremitäten liegen Esmarchs wissenschaftliche und ärztliche Verdienste einmal vor allem auf dem Gebiete der Kriegschirurgie, zum anderen in seinen Bemühungen um die erste Hilfe bei Verletzungen und Unglücksfällen. Uns gilt er heute in erster Linie als der moderne Kriegschirurg seiner Zeit und Reorganisator der kriegschirurgischen Technik und des Lazarettwesens."[1659]

Zu Esmarchs Heimatverbundenheit stellte Bier fest: „Von Esmarch war wie kaum ein Zweiter mit seiner Heimat Schleswig-Holstein verwachsen. Er hatte ihre Leiden und ihre Freuden miterlebt und war ihr treu geblieben von frühester Jugend bis zu seinem Ende."[1660] Anschütz meinte, dass Esmarch „auch die ernste Arbeit seiner Mannesjahre [...] seiner Heimat dargebracht [hat]. Er hat in Kiel mehr als 50 Jahre in öffentlicher

1658 Eiselsberg, Verhandlungen [...], 1908, Eröffnungsrede am 21.04.1908

1659 Ritter, C., „Gedenken an den Tod Esmarchs am 23. Februar 1908", S. 1 u. S. 4

1660 Bier, 1908, S. 578

verantwortlicher Stellung gelebt, und was er Schleswig-Holstein als Arzt, als Lehrer der Jugend und als Samariter gewesen ist, das hat es ihm nicht vergessen."[1661]

Bier schrieb ein Jahr nach seinem Tod: „Wir alle […], die wir ihm näherstanden, betrauern in dem Dahingegangenen neben dem großen Chirurgen und Wohltäter der Menschheit den prächtigen edlen Mann, die markante und sympathische Persönlichkeit und den treuen und lieben Freund. Wir Schüler zollen ihm noch über sein Grab hinaus auf ewig den größten Dank für alles, was er uns gewesen und schätzen uns glücklich, bei einem solchen Meister in die Lehre gegangen zu sein."[1662] In einem weiteren Artikel von Bier stand: „Der Schmerz des Augenblickes soll uns nicht hindern, mit dem Gefühl der größten Dankbarkeit, der Befriedigung und des Stolzes auf dieses gesegnete Menschenleben zurückzublicken. Friedrich von Esmarch hat ein ganzes, volles, glückliches Leben ausgelebt, wie es in gleicher Vollkommenheit nur wenigen Sterblichen beschieden ist. Er hat ein ungewöhnlich hohes Alter erreicht und dessen Schattenseiten verhältnismäßig spät zu fühlen bekommen. […] von Esmarch war der Sohn einer großen, gewaltigen Zeit, in die er überall tätig mit eingriff." Ferner: „Mit ihm ist ein Pionier der modernen Heilkunde heimgegangen, dessen Name auf den ersten Blättern der Geschichte deutscher Wissenschaft stehen wird."[1663]

In seiner am 24. Februar 1909 gehaltenen Rede zur Gedächtnisfeier für Esmarch in der Universität Kiel sagte Anschütz: „Zusammen mit seinem engeren und weiteren Vaterlande trauerte die ganze zivilisierte Welt um den großen Förderer ärztlich-chirurgischer Kunst und Wissenschaft, um den großen Vorkämpfer für Humanität in Krieg und Frieden. Die Nachwelt zollte dem großen Verstorbenen pflichtigen Tribut und die herzlichen Dankesworte gaben uns noch einmal so recht ein Bild von Esmarchs langem, inhaltsreichem Leben und von seiner einzigartigen Persönlichkeit."[1664]

Eine zusammenfassende Würdigung von seinem Lebenslauf und -werk war aus der Feder von Hermann Fischer aus Berlin zu Esmarchs 80. Geburtstag erschienen. Er habe „seine hohe Kunst in den Dienst der kämpfenden deutschen Armee gestellt" und „unermüdlich gearbeitet und gerungen", „um unsere Hospitäler zu erlösen von dem Fluche der Sepsis". Für die operative Chirurgie war sein Wirken besonders

1661 Anschütz, 1909, S. 73

1662 Bier, a. a. O., S. 579

1663 Ders. in: „Deutsche Medizinische Wochenschrift" vom 26.03.1908 sowie Zeitschrift „Niedersachsen", Nr. 13, 1908 , S. 228

1664 Anschütz, a. a. O.

„fördernd und schöpferisch [...], als er [ihr] durch seine unvergängliche Methode der Blutsparung [...] neue sichere und kühne Bahnen eröffnete." Ferner war sein Leben „der Humanität gegen die Mühseligen und Beladenen im Kriege und Frieden gewidmet!" Davon spricht „mit lauter Stimme die Samaritersache, die er [...] durch die ganze gesittete Welt verbreitete, und das rothe Kreuz, vor dem sich unter seinem unablässigen Drängen nun alle Armeen [...] beugen." Seinen Schülern war er „ein liebevoller, gewissenhafter, treuer Lehrer". Ärzten „in allen kultivirten Ländern [hat] [...] er beigestanden [...] mit kundigem Rathe bei der Ausübungen ihres verantwortungsreichen, kummervollen Berufes."[1665]

1665 Fischer, in: Friedrich v. Esmarch, „Zum 9. Januar 1903"

Schriften/Veröffentlichungen

Schriften/Veröffentlichungen von Esmarch

– nach Erscheinungsjahr –

1 Symbolae ad histologiam ranarum pathologicam. Diss. inaug., Kiliae 1848
2 Blasenstein mit Blutkern. Mittheilungen aus der Klinik des Professors Dr. Stromeyer in Kiel, in: „Deutsche Klinik", 1849, Nr. l, S. 9
3 Exostose des Oberschenkelbeins, durch Operation entfernte Neuritis, in: „Deutsche Klinik", 1850, Nr. 15, S. 164
4 Correspondenz aus Nyborg. Brief aus dänischer Gefangenschaft über die Vorgänge im Schloss Gottorp nach der Schlacht bei Idstedt, Sonderdruck aus: „Deutsche Klinik", 1850, Nr. 35
5 Ueber Resectionen nach Schusswunden, Beobachtungen und Erfahrungen aus den Schleswig- Holsteinischen Feldzügen von 1848 bis 1851. Kiel 1851 (8 Ausgaben)
6 Ueber cavernöse Blutgeschwülste, in „Virchow's Archiv für pathologische Anatomie", Bd. 6, Berlin 1854, S. 34.
7 Klinische Beiträge: l) Cholesteatom im Stirnbein, diagnosticirt durch Akidopeirastik und mit Erfolg operirt, in: „Virchow's Archiv für pathologische Anatomie", Bd.10, Berlin 1856, S. 316
8 Klinische Beiträge: 2) Embolische Apoplexie durch Lösung von Fibringerinnseln aus einem Aneurysma der Carotis, in: „Virchow's Archiv für pathologische Anatomie", Bd. 11, Berlin 1857, S. 410
9 Zur Warnung für Landwirthe und Maschinenbauer. Unglücksfälle durch Dresch- und Häcksel-Maschinen betr., in: „Landwirthschaftliches Wochenblatt für die Herzogthümer Schleswig-Holstein und Lauenburg", 1857, Nr. 10.
10 Bericht über die wichtigeren chirurgischen Operationen, welche vom 24. März 1854 bis zum 30. August 1857 in der chirurgisch-ophthalmiatrischen Klinik zu Kiel vorgenommen sind, in: „Deutsche Klinik", 1858, Nr. 24, S. 235 u. Nr. 25, S. 248
11 Perforation der Netzhaut durch eine Chorioidealblutung, in: „v. Graefe's Archiv für Ophthalmologie", Bd. 4, Berlin 1858, S. 350
12 Ueber die Operation der Blasenscheidenfisteln. Bericht über die wichtigeren chirurgischen Operationen, welche vom 24. März 1854 bis zum 30. August 1857 in

der chirurgisch- ophthalmiatrischen Klinik zu Kiel vorgekommen sind. Vortrag, gehalten am 22. März 1858 in der Gesellschaft für wissenschaftliche und praktische Medizin, in: „Deutsche Klinik", 1858, Nr. 27, S. 263 ff. u. Nr. 28, S. 270 ff

13 Ueber Luftwechsel in menschlichen Wohnungen. Ein populärer Vortrag, in: Jahrbücher für die Landeskunde der Herzogthümer Schleswig, Holstein und Lauenburg, Bd. 2, 1859, Heft 2

14 Beschreibung einer Resectionsschiene. Ein Beitrag zur conservativen Kriegsheilkunst. Mit 5 Holzschnitten, Kiel 1859

15 Die Behandlung der narbigen Kieferklemme durch Bildung eines künstlichen Gelenkes im Unterkiefer. Mit 12 mehrfarbigen Holzschnitten, Kiel 1860

16 Die Anwendung der Kälte in der Chirurgie, in: „Archiv für Klinische Chirurgie", Bd. l, Berlin 1861, S. 275–333

17 Deformity of the leg consequent on badly united fracture of both bones cured by osteotomy, in: „Medical Times and Gazette", Sept. 14. 1861, S. 272

18 Das Princip der Sparsamkeit in der plastischen Chirurgie. Vortrag, gehalten auf der 35. Naturforscher-Versammlung in Königsberg l861, in: Amtlicher Bericht über die 35. Versammlung Deutscher Naturforscher und Aerzte, Königsberg 1861, S. 188 ff.

19 Rathschläge für die Hülfsvereine, die Anschaffung und Verarbeitung von Hülfsmitteln für die Kriegslazarethe betreffend, Kiel 1864 (Nachdruck 1870)

20 Vorrede zu Menkes Ubersetzung von: Baudens, La guerre de Crimee, Paris 1864

21 Ueber chronische Gelenkentzündungen (Kiel 1864). 2. vermehrte und mit 19 Holzschnitten versehene Auflage, Kiel 1867 (7 Ausgaben)

22 Rathschläge für die Eltern scrophulöser Kinder, ertheilt in der chirurgischen Klinik zu Kiel, Kiel 1865

23 Beschreibung eines künstlichen Beines (mit 2 Tafeln), in: „Archiv für Klinische Chirurgie", Bd. 7, Berlin 1866, S. 806

24 Verbandplatz und Feldlazareth. Vorlesungen für angehende Militärärzte und freiwillige Krankenpfleger, Berlin 1867 (1868) (6 Ausgaben)

25 Ueber den Kampf der Humanität gegen die Schrecken des Krieges. Mit 5 Holzschnitten nach Zeichnungen von J. Wittmaack, Kiel 1869 (11 Ausgaben 1869–1899), 2. Auflage mit einem Anhang: Der Samariter auf dem Schlachtfelde, Stuttgart 1899

26 Der erste Verband auf dem Schlachtfelde. Mit einer Kupfertafel und drei Holzschnitten (und einem Dreieckstuch), Kiel 1869 (übersetzt in mehrere Sprachen, 18 Ausgaben 1869–2014, 3 Ausgaben 1883 ins Englische übersetzt)
27 Ueber Vorbereitung von Reserve-Lazarethen, Berlin 1870
28 Ueber Gelenkneurosen (mit 2 Holzschnitten), Kiel und Hadersleben, 1872 (7 Ausgaben)
29 Die Krankheiten des Mastdarmes und des Afters, Erlangen 1872, in: Pitha und Billroth: Handbuch der allgemeinen und speciellen Chirurgie B. 3, Abtheilung 2, Heft 4
30 Ueber Blutersparung bei Operationen an den Extremitäten, in: Verhandlungen [...],1873, I, S. 66–68
31 Ueber künstliche Blutleere bei Operationen, in: Sammlung klinischer Vorträge von Volkmann, Nr. 58, Leipzig 1873
32 Ueber künstliche Blutleere (mit 2 Holzschnitten), in: „Archiv für Klinische Chirurgie", Bd. 17, Berlin 1874, S. 292–300. Separatabdruck aus: Dr. Wittelshöfer's „Wiener Med. Wochenschrift" (Nr. 20/21,1874), (Übersetzt: Bandage for surgical haemostasis, English translation, New Sydenham Society, Garrison & Morton 1876)
33 Ueber elastische Extensions-Verbände für Schussfracturen des Oberschenkels und des Hüftgelenkes, in: Verhandlungen [...],1874, II, S. 158–164, sowie in: „Archiv für Klinische Chirurgie", Bd. 17, Berlin 1874, S. 48
34 Bloodless surgery. Adress delivered at the clinical society on Octob. 9, in: „British Medical Journal", October 17, 1874
35 Zur Behandlung der tiefen Atheromcysten des Halses, in: Verhandlungen [...],1875, II., S. 225–227
36 Die erste Hülfe bei Verletzungen. Populärer Vortrag, Hannover 1875 (58 Ausgaben), (übersetzt ins Spanische 1882, ins Englische 1882, ins Französische 1883)
37 Ueber ein einfaches Verfahren zum Ersatz der Digitalcompression der arteria femoralis, in: Verhandlungen [...],1875, I, S. 94–96
38 Ueber eine neue Art der constanten Wärmeentziehung (Kühlschlange, Kühldecke), in: Verhandlungen [...], I, S. 96–98
39 Bemerkungen zur künstlichen Blutleere, in: Verhandlungen [...],1875, II, S. 113–121
40 Ueber die Nachblutungen bei Anwendung der künstlichen Blutleere, in: Verhandlungen [...],1876, I, S. 54–58

41 Die antiseptische Wundbehandlung in der Kriegschirurgie, in: Verhandlungen […],1876, II, S. 98–108

42 Zur Resection des Schultergelenks, in: Verhandlungen […],1877, II, S. 61–68, sowie in: „Archiv für Klinische Chirurgie“, Bd. 21, Berlin 1877, S. 831–837

43 Aphorismen über Krebs, in: Verhandlungen […],1877, II, S.196–219, sowie in: „Archiv für Klinische Chirurgie“, Bd. 22, H. 2, Berlin 1877

44 Handbuch der kriegschirurgischen Technik. Eine gekrönte Preisschrift mit 536 Holzschnitten und 30 Tafeln in Farbendruck, Hannover 1877 (84 Ausgaben 1877–2016), (ins Englische übersetzt: The surgeons Handbook on the treatment of wounded in war by H. H. Clutton, 1878; ins Französische übersetzt: Chirurgie de guerre par le Dr. Rouge, 1879, auch ins Russische übersetzt)

44a Ders. 4. Auflage durchgehend neu bearbeitet, vermehr und verbessert von Dr. Fr. von Esmarch und Dr. E. Kowalzig, 2 Bände, Kiel und Leipzig 1892 (1894/95), s. a. Nr. 64

45 Rapport sur l'ischémie artificielle, in: Comptes rendus et mémoires du Congrés periodique international des sciences medicales, 5. Session, Genève 1878, S. 308

46 Ueber Antiseptik auf dem Schlachtfelde (Holzschnitte, 10 lith. Tafeln), in: Verhandlungen […],1879, II, S. 33–38, sowie in: „Archiv für Klinische Chirurgie“, Bd. 24, Berlin 1879, S. 364–369

47 Ueber Harnröhrenkrampf, in: Verhandlungen […], 1879, II, S. 98–114, sowie in: „Archiv für Klinische Chirurgie“, Bd. 24, Berlin 1879, S. 590–605

48 Heilung zweier Aneurysmen durch Stangendruck, in: „Centralblatt für Chirurgie“, No 5, Leipzig 1879, vi., S. 65 ff.

49 Ueber ganz blutlose Operationen, in: Verhandlungen […],1880, II, S. 47–50.

50 Die Behandlung der Gefässverletzungen im Kriege, in: „Wiener Med. Presse“, 1881, XXI, S. 1133 ff. (übersetzt ins Englische 1881, ins Französische 1882), sowie in: Mittheilungen des Vereins schleswig-holsteinischer Aerzte, Heft 9, 1883, S. 35

51 On the treatment of injuries of bloodvessels in the field, in: Transactions of the international medical congress, London 1881, vol. II, S. 498

52 Die erste Hülfe bei plötzlichen Unglücksfällen. Ein Leitfaden für Samariterschulen in fünf Vorträgen, Leipzig 1882, (vorher: „Die erste Hilfe bei Verletzungen“, Leipzig 1875), (29 Ausgaben 1882–2015); später: Die erste Hülfe bei plötzlichen Unglücksfällen. Ein Leitfaden für Samariterschulen in 6 Vorträgen (46 Ausgaben, neu bearbeitet von Prof. Dr. L. Kimmle, 1903–1931 (50. Auflage), (übersetzt in mehrere Sprachen)

53 Katechismus zur ersten Hülfsleistung in Unglücksfällen. Eine Erinnerung an die Samariterschule, mit 19 Holzschnitten, Kiel 1882

54 Deutscher Samariter-Verein, in: „Die Gartenlaube“, März 1882

55 Der deutsche Samariter-Verein in Kiel, in: „Vom Fels zum Meer“, Bd. II, Heft 4, 1882

56 Zur Behandlung der Wunde des Präsidenten Garfield. Vortrag, gehalten im physiologischen Verein zu Kiel, 2. Febr. 1882, in: Mittheilungen des Vereins schleswig-holsteinischer Aerzte, Heft 9, S. 83

57 Ueber Samariter-Schulen. Vorträge über Gesundheitspflege und Rettungswesen, gehalten [auf] der Hygiene-Ausstellung zu Berlin 1882–83. Hrsg. v. Paul Boerner, Berlin 1883

58 Mittheilungen aus der chirurgischen Klinik zu Kiel. In zwanglosen Heften, Kiel, 1883–1888, (Hrsg. mit Gustav Neuber, Hitzegrad und August Bier)

59 Die Methode des Unterrichts an der chirurgischen Klinik der Universität Kiel. Ein Vortrag für die Praktikanten der Klinik, gehalten bei der Eröffnung derselben. Mit 8 Beilagen: 1. Skala zur Vergleichung der Größe und Gestalt. 2. Die Regionen der Körperfläche. 3. Die Axen und Ebenen des Körpers. 4. Klinisches Fragebuch zur Unterstützung des Gedächtnisses bei Abfassung der Krankengeschichten für die chirurgische Klinik. 5. Schema zur Physiologie der Harnentleerung. 6. Ratschläge für die Eltern skrophulöser Kinder. 7. Zur Belehrung über das Sitzen der Schulkinder. Für Lehrer und Eltern schief und kurzsichtig werdender Kinder. 8. Regeln für die Chloroformnarkose. Veröffentlicht in: Mittheilungen aus der chirurgischen Klinik zu Kiel, Kiel 1884

60 Über Samariterschulen. Ein Vortrag, gehalten im Kaufmännischen Verein zu Hamburg am 30. Januar 1881, Leipzig 1884

61 Extirpation des Mastdarmes wegen Krebs, Abdruck aus den Comptes rendus der 8. Sitzung des internationalen medicinischen Kongresses, Kopenhagen 1884

62 Principiis obsta! Drei Vorträge von Dr. Fr. Esmarch, Kiel 1884

63 Über elefantiastische Formen: eine umfassende Darstellung der angeborenen und erworbenen Elephantiasis sowie aller verwandten Leiden (mit D. Kulenkampff) mit Tafeln, Hamburg 1885 (7 Ausgaben)

64 Samariterbriefe. Mit 44 Abbildungen im Text, Kiel 1886 (5 Ausgaben)

65 Durch welche Arbeiten können sich im Kriege die Frauen nützlich machen? Ein Brief an die Vorsitzende eines Hülfsvereins vom rothen Kreuz, Kiel 1887 (2. Aufl. Kiel und Leipzig 1887)

66 Sätze für die Besprechung über Erkennung und Entstehung der bösartigen Geschwülste insbesondere der Zunge und der Lippen, Kiel, L. Handorff, 1889

67 Ueber die Aetiologie und die Diagnose der bösartigen Geschwülste, insbesondere derjenigen der Zunge und der Lippe, Verhandlungen [...],1889, II, S. 120–153

68 Bericht über die Wirkung des Kochschen Mittels, 1891

69 Chirurgische Technik, Ergänzungsband zu: Handbuch der kriegschirurgischen Technik enthaltend die übrigen Operationen mit Dr. Ludwig Theodor Ernst Kowalzig, Kiel und Leipzig 1892 (26 Ausgaben 1892–2016)

70 Die Aufgaben der Vereine vom Roten Kreuz im Kriege und im Frieden und ihr Verhältnis zum Deutschen Samariter-Verein. Vortrag gehalten am 27. März 1892 in der Aula der Universität Kiel, Sonderdruck aus: „Deutsche Revue", Mai 1892, Breslau

71 Zur Diagnose der Syphilome, „Archiv für Klinische Chirurgie", Bd. L., Heft 3, 1895

72 Über künstliche Blutleere, Verhandlungen [...],1896, II, S. 1 ff., Sonderabdruck aus: „Berliner klinische Wochenschrift", No. 22, 1896

73 Ueber die Entwicklung und die Erfolge des Samariterwesens, zuerst veröffentlicht in: „Zeitschrift für Krankenpflege", XX. Jahrgang, April 1898, Berlin 1898, S.132–137

74 Operationen an Brust, Bauch und Becken, mit E. Kowalzig, Kiel und Leipzig 1899

75 Operationen an Kopf und Hals, Kiel und Leipzig 1899

76 Denkschrift betreffend den Neubau der medizinischen Klinik, Kiel 10. März 1900, als Manuskript gedruckt.

77 Militär/Chirurgie/Atlas, Textbuch, 7 Ausgaben 1901–1903

78 Die Fortschritte des Samariterwesens in Deutschland, in: „Die Krankenpflege", Bd. 1, H. 1, Berlin 1901

79 Aus meinen „Erinnerungen", Sonderabdruck aus: „Deutsche Revue", Juni 1902, Breslau

80 Eröffnungsansprache VII. Deutscher Samaritertag am 1. Juli 1905, in: „Deutsche Revue", September 1905, Breslau

81 Die Jugenderinnerungen des Chirurgen Friedrich von Esmarch. Hrsg. von Harry Schmidt. Heide: Boysen, 1938 (5 Ausgaben)

Verhandlungen [...] = Verhandlungen der Deutschen Gesellschaft für Chirurgie

Personenverzeichnis*

* Daten zu den einzelnen Personen sind aufgeführt, soweit sie vorliegen.

Quellenlage

Entscheidend für die Darstellung sind die umfangreichen Konvolute von Briefen von und an Esmarch im Bestand der Landesbibliothek sowie der Universitätsbibliothek.

Esmarchs veröffentlichte „Jugenderinnerungen“ umfassen die Jahre 1823 bis 1851 und schließen mit einem ausführlichen Bericht über seine ausgedehnte Studienreise – von Herbst 1851 bis Frühling 1852 – sowie einer knappen Beschreibung der Verhältnisse an der Kieler Universität nach den Schleswig-Holsteinischen Erhebungen.

Das im Nachlass in der Landesbibliothek befindliche Typoskript der „JugendErinnerungen“ ist allerdings 30 Jahre nach Esmarchs Tod herausgegeben und erst in den letzten Lebensjahren von Esmarch verfasst worden. Warum die „Lebenserinnerungen“ unvollendet blieben, ist unbekannt. Esmarch beabsichtigte zweifellos, seine biografischen Aufzeichnungen fortzusetzen, denn er fühlte sich verpflichtet, wie er im Vorwort schrieb, „sein Er- und Durchlebtes schriftlich zu hinterlassen, gleichsam Rechenschaft über sein Leben der Gesellschaft abzugeben.“ Außerdem schließen die Aufzeichnungen 1852 mit den Worten: „Meine Stellung war auch nicht die allergünstigste bei den Universitätsbehörden, was bei meiner scharfen Stellungnahme für Schleswig-Holstein gegen Dänemark eben nicht wundernehmen konnte, doch davon später!“

Mehrere Notizbüchlein Esmarchs aus verschiedenen Jahren sind im Bestand der Landesbibliothek enthalten, teilweise mit täglichen Eintragungen, teilweise nur zu bestimmten Ereignissen – u. a. Reisen – oder Zeitabschnitten, sehr unterschiedlich ausgeführt, teils nur Stichworte, teils ausführliche Tagesnotizen, z. B. Teilnahme an den ersten Feldzügen, teils nur Aufstellungen von Kosten bzw. Eintragungen von Listen oder Namen. Die Notizbüchlein sind nach Jahr zitiert.

In der Landesbibliothek liegt als weiteres Material eine Sammlung loser Blätter mit der Bezeichnung: „Friedrich von Esmarch. Material für eine Biographie 1843–1853 – von fremder Hand“ mit kurzen jahresbezogenen Eintragungen vor, welche die „Jugenderinnerungen“ ergänzen. Für den Zeitabschnitt 1861 bis 1864 sind sog. „Journale“ sowie eine Loseblattsammlung unter A 1/3 20/35 „Material für eine Biographie“

vorhanden. Sie enthalten Hinweise auf Esmarchs Einbindung in die Vorbereitungen der Verwundetenfürsorge und des Lazarettwesens für den bevorstehenden Krieg 1864 sowie eine Vielzahl weiterer Eintragungen zu einzelnen Geschehnissen.

Im Nachlass der Universitätsbibliothek befinden sich umfangreiche Unterlagen mit vielen Briefen, handschriftlichen Notizen, Verweisen auf Literatur, Abhandlungen, Veröffentlichungen, Zeitungsausschnitten, Aufsätzen, Tafeln, chirurgischen Kupfertafelnstichen zu den unterschiedlichsten medizinischen Themenbereichen.

Im Stadtarchiv Kiel enhält die Akte 41820 den Schriftwechsel Professor Friedrich Esmarch/Prinzessin von Schleswig-Holstein 1871–1871; die Akte Nr. 9230 betrifft die Verleihung der Ehrenbürgerschaft an den Wirklichen Geheimen Rat Prof. Dr. von Esmarch.

Im Landesarchiv in Schleswig werden die Unterlagen der Medizinischen Fakultät der CAU aufbewahrt sowie Personalakten, die ebenfalls herangezogen und zitiert worden sind.

Literaturverzeichnis*

Ahlers, Jens, Stationen im Leben des jungen Esmarch (1823–1852), in: Friedrich von Esmarch (1823–1908). Ausstellung anlässlich seines 100. Todestages. Schleswig-Holsteinische Landesbibliothek 27. Januar bis 24. Februar 2008, S. 5–23, Kiel 2008

Alberti, Eduard, Lexikon der Schleswig-Holstein-Lauenburgischen und Eutinischen Schriftsteller von 1866–1882, I. Bd., S. 160–165, Kiel 1885

Alexander, Dr. S./Dr. George Meyer (Hrsg. im Auftrage des Aerztevereins der Berliner Rettungsgesellschaft): Die soziale Bedeutung des Rettungswesens, Berlin 1906

Altenmüller, Eckart/Reinhard Kopiez: Eine Leiden schaffende Leidenschaft – Das Schmerzsyndrom der Pianistin Clara Schumann, in: Altenmüller, Eckart und Susanne Rode-Breymann (Hrsg.), Krankheiten großer Musiker und Musikerinnen: Reflexionen am Schnittpunkt von Musikwissenschaft und Medizin (Ligaturen, Bd. 4, S. 125–147), Hildesheim 2009

Andree, Chistian (Hrsg. u. Bearb.), Rudolf Virchow: Sämtliche Werke, Hildesheim 1992

Anschütz, Willy: Friedrich von Esmarch zum Gedächtnis. Rede zur Gedächtnisfeier der Universität Kiel, gehalten am 24. Februar 1909, in: Chronik der Universität Kiel für das Jahr 1908/09, S. 73–87, Kiel 1909

Ders.: Der junge Dr. Esmarch und Professor Stromeyer in den schleswig-holsteinischen Befreiungskriegen, in: Festschrift zum 275-jährigen Bestehen der Christian-Albrechts-Universität Kiel, S. 238–273, Leipzig 1940

Archiv für Klinische Chirurgie (Hrsg.), Bernhard von Langenbeck, Theodor Billroth und Ernst Julius Gurlt, Berlin 1860–1908 (zitiert Archiv [...], Jahrgang)

Auge, Oliver/Swantje Piotrowski (Hrsg.): Gelehrte Köpfe an der Förde, Kieler Professorinnen und Professoren in Wissenschaft und Gesellschaft seit der Universitätsgründung 1665, S. 166–170, Kiel 2014

Ders. (Hrsg.): Christian-Albrechts-Universität zu Kiel – 350 Jahre Wirken in Stadt, Land und Welt, Kiel 2015

Baas, J(ohann) Herm(ann): Drei Großthaten der Humanität. Ein Blick in die Technik der heutigen Chirurgie, in: „Die Gartenlaube“, 1881, H. 12, S. 191 f.

Baur, Dr. A(lfred): Das Samariterbüchlein. Für die Reichsbahn neu bearbeitet von Oberbahnarzt Dr. O. Lamparter, Stuttgart (o. D., um 1900)

* Zitiert wird nach Autor, bei mehreren Veröffentlichungen mit Jahreszahl.

Ders.: Das Samariterbüchlein, Ein schneller Ratgeber bei Hilfeleistung in Unglücksfällen, für Samariter- u. Rotekreuzvereine, Sanitätskolonnen, Jugendvereine, Berufsgenossenschaften, Fabrikbetriebe usw., in neuer Bearbeitung herausgegeben von Obermedizinalrat Dr. Schleicher, 40. Aufl., Stuttgart 1915

B(ernhard von) Beck, Kriegschirurgische Erfahrungen während des Feldzuges 1866 in Süddeutschland, Freiburg i. Br. 1867

Ders.: Chirurgie der Schussverletzungen, Freiburg i. Brg 1873

Beck, Konrad: Vorwärts – durch Nacht zum Licht! Die Vor- und Frühgeschichte der Arbeiter-Samariter-Kolonne Berlin und Umgegend (1884–1910), in: „IWK – Internationale wissenschaftliche Korrespondenz zur Geschichte der deutschen Arbeiterbewegung", 22. Jg., H. 2, Berlin Juni 1986, S. 167–196

Bergmann, Ernst v(on): Erste Hilfe auf dem Schlachtfelde und Asepsis und Antisepsis im Kriege, in: Vorträge über Aerztliche Kriegswissenschaft, Jena 1902

Bethe, Hartmut: Der Streit zwischen Quincke und v. Esmarch, in: „Christiana Albertina, Kieler Universitäts-Zeitschrift", H. 3, Mai 1967, S. 47–55

Ders.: Heinrich Quincke, 1842–1922, Sein Leben und Werk unter besonderer Berücksichtigung der Kieler Fakultätsgeschichte, Neumünster 1968

Bier, August, Friedrich von Esmarch, in: „Berliner klinische Wochenschrift", Organ für praktische Ärzte, Berlin, 45. Jg., No. 11, 16. März 1908, S. 578 f.

Ders., Friedrich von Esmarch, in: „Der Chirurg", Zeitschrift für alle Gebiete der operativen Medizin, Berlin, 7. Jg. 1935, H. 9, S. 287–294

Ders., Heinrich Braun, Hermann Kümmel: Chirurgische Operationslehre, Bd. I, S. 35 f. u. S. 100 f., 6. Aufl. (Hrsg. Ferdinand Sauerbruch und Victor Schmieden), Leipzig 1933

Billroth Th(eodor): Historische und kritische Studien über den Transport der im Felde Verwundeten und Kranken auf Eisenbahnen, Teil I von: Ueber den Transport der im Felde Verwundeten und Kranken von Theodor Billroth und J. v. Mundy, Wien 1874

Ders.: Über das Lehren und Lernen der medicinischen Wissenschaften an den Universitäten der deutschen Nation nebst allgemeinen Bemerkungen über Universitäten, Wien 1876

Ders.: Briefe von Theodor Billroth, herausgegeben von Dr. Georg Fischer, Hahnsche Buchhandlung, Hannover 1910

Blume, Dr. (J): Der Samariter – Leitfaden für die Erste Hilfe bei Unglücksfällen, Karlsruhe 1912

Böke, Wilhelm: Geschichte der Universitäts-Augenklinik Kiel 1888–1988, S. 16 ff., Neumünster 1988

Boerner, Paul (Hrsg.): Bericht über die Allgemeine deutsche Ausstellung auf dem Gebiete der Hygiene und des Rettungswesens unter dem Protectorate Ihrer Majestät der Kaiserin und Königin Berlin 1882–83, II. Bd., Breslau 1885

Borchard, August/Victor Schmieden (Hrsg.): Lehrbuch der Kriegschirurgie, 3. Aufl., Leipzig 1937

Brandt, Otto/Wilhelm Klüver: Geschichte Schleswig-Holsteins, Ein Grundriss, 8. Aufl., Kiel 1981

Braunschmidt, Bettina: Geschichte der Rettung. Die Entstehung des Hamburger Rettungsdienstes zu Wasser, zu Land und aus der Luft, Berlin 2019

Brinckmann, Andrea: Beständig im Wandel, Die Geschichte des Roten Kreuzes in Hamburg, 1864–1990, Bremen 2014

Brinkmann, Wilh(elm): Die freiwillige Krankenpflege im Kriege. Mit besonderer Berücksichtigung ihrer Leistungen im Jahre 1866, Berlin 1867 (1868)

Brunn, Walter von: Zur Geschichte der Blutstillung, in: „Die Medizinische Welt", 9. Jg., Nr. 3, Berlin 1935, S. 107 f.

Ders., Geschichte der Chirurgie, Bonn 1948

Buchholtz, Arend: Ernst von Bergmann, 3. Aufl., Leipzig 1913

Carstensen, Jürgen, Peter Ludvig Panum, Professor der Physiologie in Kiel 1853–1864, Neumünster 1967

Central-Comité der Deutschen Vereine zur Pflege im Felde verwundeter und erkrankter Krieger; Bericht über seine Thätigkeit und die Wirksamkeit der mit ihm verbundenen Vereine während des Krieges von 1870–1871, Berlin 1872

Central-Hülfsverein für Lazarethe: Kurze Darstellung der Wirksamkeit des Central-Hülfsvereins für Lazarethe zu Kiel, vom 2. Februar 1864 bis 1. April 1865, 7 S., Kiel 1865

Christeller, (Paul): Die erste Hilfe bei Unglücksfällen, 2. durchgesehene Aufl., 24 S., Berlin 1907

Chronik der Universität Kiel aus den Jahren 1826–1909

Clausen, Erich: Johann Friedrich von Esmarch, in: „Mitteilungsblatt", Gesellschaft für Tönninger Stadtgeschichte e.V., H. 19, S. 69–83, Tönning März 2000

Corval, Heinrich Pezet de: Die Genfer Convention und die Hilfsvereine, 30 S., Karlsruhe 1867

Ders.: Die erste Hilfe bei Verletzungen und sonstigen Unglücksfällen, zum Gebrauche für Offiziere, freiwillige Helfer, Turnlehrer, Lehrer und Eisenbahnbeamte, 60 S., Carlsruhe 1870

Cramer, H.: Friedrich von Esmarch und seine Beziehungen zur Krankenpflege, in: „Zeitschrift für Krankenpflege", No. 3, März 1908, S. 65–70

Criegern-Thumitz, Friedrich von: Das rothe Kreuz in Deutschland, Handbuch der freiwilligen Krankenpflege für die Kriegs- und vorbereitende Friedensthätigkeit, Leipzig 1883

Ders.: Lehrbuch der freiwilligen Kriegs-Krankenpflege beim Heere des Deutschen Reiches, 2. verb. und vermehrte Aufl., Leipzig 1891

Deutsche Gesellschaft für Chirurgie, Verhandlungen der Deutschen Gesellschaft für Chirurgie, 1. Congress, Berlin, April 1872 bis 37. Congress, April 1908, Berlin, 1872–1908 (s. Verhandlungen)

Deutscher Samariter-Verein zu/in Kiel, Jahresbericht/Bericht, Kiel, (Jg.) 1883, 1884, 1885, 1886, 1887/88, 1888, 1889/90, 1890/91, 1891/92, 1892–1896, 1897–1902 u. 1904

Deutsches Rotes Kreuz, Herausgeber mit Dänischem Roten Kreuz: 1864–1989 – Die ersten Rotkreuzdelegierten der Geschichte. Kiel, Kopenhagen, 1989

Ders.: Landesverbd. Schleswig-Holstein, 60 Jahre DRK-Landesverbd, Kiel 2007

Ders.: Geschichte und Geschichten – 125 Jahre Deutsches Rotes Kreuz, Kreisverbd. Kiel, Kiel 1989

Düms: Die Stellung der Aerzte zum Samariter- und Rettungswesen, in: Alexander: Die soziale Bedeutung des Rettungswesens, S. 57–72

Dumreicher, Prof. (Johann) von: Zur Lazarethfrage. Erwiderung an Prof. von Langenbeck, Wien 1867

Duus, Asmus: Über künstliche Blutleere bei Operationen, Diss. med., Kiel 1874

Ebstein, Erich (Hrsg.): Ärzte-Memoiren aus vier Jahrhunderten, S. 260–263, Berlin 1923

Eckardt, H(einrich): Alt-Kiel in Wort und Bild, Kiel 1899

Eiselsberg, A(nton) (Freiherr) von: Eröffnungsansprache des 37. Kongresses der Deutschen Gesellschaft für Chirurgie, in: Verhandlungen [...] 1908, I, S. 1 ff.

Erdmann, Walter: Ohne Befehl. Das Rote Kreuz in Schleswig-Holstein damals – gestern – heute, 2. erw. Aufl., Kiel 1987

Esmarch, Ernst (Friedrich Otto): Chronik der Familie Esmarch. Unter Mithülfe von Gliedern der Familie bearbeitet und herausgegeben von Ernst Esmarch, Schleswig 1887

Esmarch, Johann Friedrich August in: Autobiographien von Kielern, Gesellschaft für Kieler Stadtgeschichte, Kiel 1877

Eufinger, Hartwig: Die Chirurgie, ihre Kliniken u. Lehrer an der Christian-Albrechts-Universität zu Kiel im Wandel der Zeiten – Ein Beitrag zur Geschichte der Chirurgie an den deutschen Hochschulen, Kiel 1954

Eydam, W(illibald): Samariterbuch für Jedermann: allgemeinverständliche Anleitung zur ersten Hilfeleistung bei Unglücksfällen, 7. verb. Aufl., Berlin 1898

Festschrift zum 275-jährigen Bestehen der Christian¬-Albrechts-Universität Kiel, Leipzig 1940, S. 227–237

Festschrift zur Feier seines 70jährigen Geburtstages am 9. Januar 1893, Friedrich von Esmarch, überreicht von Schülern, Freunden und Verehrern, Kiel und Leipzig 1893

Festschrift Herrn Professor Dr. Friedrich v. Esmarch zur Feier seines achtzigsten Geburtstages gewidmet, Kiel 1903

Feßler, Jul(ius): Nothilfe bei Verletzungen, 2. durchges. und vermehrte Aufl., 77 S., München 1904

Feyerabend, Kurt: Die Universität Kiel. Ihre Anstalten, Institute und Kliniken, Düsseldorf 1929

Fischer, Albert Wilhelm: Bernhard Langenbeck als Professor der Chirurgie in Kiel (1842–1848), in: Fischer, H(einrich), Friedrich von Esmarch, zum 9. Januar 1903, in: „Deutsche Medicinische Wochenschrift", 29. Jg., Nr. 3, 15. Januar 1903, S. 56 f.

Fischer, H(ermann): Lehrbuch der allgemeinen Kriegs-Chirurgie, Erlangen 1868

Ders.: Handbuch der Kriegschirurgie, I. Bd.: Uebersicht über die Gesammtliteratur der Kriegschirurgie. Theoretischer Theil, Stuttgart 1882

Ders.: Handbuch der Kriegschirurgie, II. Bd.: Behandlung der Schusswunden, Verletzungen durch blanke Waffen., Stuttgart 1882

Ders.: Leitfaden der kriegschirurgischen Operations- und VerBdstechnik, 2. Aufl., Hirschwald, Berlin, 1905

Geckeler, Christa: Friedrich von Esmarch (1823–1908) / Direktor der Chirurgischen Universitätsklinik Kiel, unter „Ehrenbürger*innen von Kiel", Stadtarchiv Kiel

Glaser, Ernst: Zur Geschichte der Wundbehandlung, in: „Velhagens & Klasings Monatshefte", XXII. Jg., Heft 12, August 1908

Gluck, Th(emistokles): Die Kieler Jubelfeier im Hause Esmarch, in „Berliner Klinische Wochenschrift", 40. Jg., No. 3, 19. Januar 1903, S. 71 f.

Goldmann, Justus: Geschichte der medizinischen Notfallversorgung: vom Programm der Aufklärung zur systemischen Organisation im Kaiserreich (1871–1914); am Beispiel von Berlin, Leipzig und Minden, Diss. Bielefeld 2000

Groth, Klaus: Briefe aus den Jahren 1841 bis 1899, Flensburg 1963

Grüneisen, F(elix): Das Deutsche Rote Kreuz in Vergangenheit und Gegenwart, Potsdam 1939

Guleke, N(icolai): Kriegschirurgie und Kriegschirurgen im Wandel der Zeiten. Vortrag gehalten am 19. Juni 1944 vor den Studierenden der Medizin an der Universität Jena, 1945, S. 18 f. u. 32 ff.

Gurlt, E(rnst): Zur Geschichte der internationalen und freiwilligen Krankenpflege im Kriege, Leipzig 1873 (unveränderter Nachdruck 1972)

Haferkamp, Horst: Friedrich von Esmarch (1823–1908) Arzt und Samariter, in: Horst Stoeckel (Hsrg.): Symposium „Deutsche Anästhesie-Pioniere der ersten 100 Jahre 1847 bis etwa 1950", S. 59–72, Überlingen 2011

Hamelmann, Remé (Hrsg.): Johann Friedrich August von Esmarch, Chirurg in Schleswig-Holstein. Schrift anläßlich der 125. Tagung der Vereinigung Nordwestdeutscher Chirurgen, Kiel 1980

Hansen, P(eter) Chr(istian) (Hrsg.): Schleswig-Holstein, seine Wohlfahrtsbestrebungen und gemeinnützigen Einrichtungen, Kiel 1882, darin Otto Volbehr: Die akademischen Heilanstalten in Kiel, S. 557–566; P. Chr. Hansen: Die Samariterschule und der Samariterverein in Kiel, S. 598–601; Dr. v. Stemann: Die Vereine zur Pflege im Felde verwundeter und erkrankter Krieger, S. 698–703

Helfreich, Friedrich: Geschichte der Chirurgie, in: Th(eodor) Puschmann: Handbuch der Geschichte der Medizin, Max Neuburger und Julius Pagel (Hrsg.), 3. Bd., Jena 1905

Hellinghaus, Otto (Hrsg.): Denkwürdigkeiten aus dem deutsch-dänischen Kriege 1864, Freiburg i. Br. 1914

Hirschwald, August: Die Kriegschirurgen und Feldärzte Preussens und anderer deutscher Staaten, Berlin 1904

H. M. R.: Die Pflege der im Kriege Verwundeten und die Genfer Conferenzen, Darmstadt & Leipzig 1865

Hoff, Hinrich Ewald: Schleswig-Holsteinische Heimatgeschichte, Bd. 3, Vom Jahre 1815 bis zur Gegenwart, Neumünster 1929

Hofmann, Anna: Die Darstellung der Anästhesie in gängigen Lehrbüchern der Chirurgie in Deutschland von 1846 bis in die 1950er-Jahre, Diss. med., Hamburg 2017

Hofmann, Erich: Die Christian-Albrechts-Universität in preußischer Zeit, in: Geschichte der Christian-Albrechts-Universität zu Kiel 1665–1965, S. 9 ff., Neumünster 1965

Hofmann, Kurt: Johannes Brahms und Kiel. Ein Beitrag zur Musikgeschichte Kiels, Jahresausgabe 1973, Brahms-Gesellschaft Hamburg e. V.

Hoop, Edward: Geschichte der Stadt Rendsburg. Rendsburg 1989

Ders.: Von der Stadtschule zum Gymnasium. Die Geschichte der Herderschule. 2. Aufl., Rendsburg 1993

Ders. (Hrsg.): Markgraf, August Friedrich: Markgrafs Rapporte. Rendsburger Alltag von 1823–1844, eine Dokumentation, Schleswig 1994

Hueter, C(arl): Die Allgemeine Chirurgie. Eine Einleitung in das Studium der chirurgischen Wissenschaft, Leipzig 1873

Hus, Marinus Petrus: De methode van Esmarch, verslag der chirurgische polikliniek en kliniek van de Leidsche hoogeschool gedurende den academischen cursus 1873–1874, S. 65 ff., Leiden 1875

Iversen, Heinrich,:Über künstliche Ischaemie bei Operationen, Diss. med., 10 S., Kiel 1873

Jordan, Karl: Die Christian-Albrechts-Universität Kiel im Wandel der Jahrhunderte, Kiel 1953

Kilian, Hans: Meister der Chirurgie und die Chirurgenschulen im gesamten deutschen Sprachraum, 2. neubearb. Aufl., Stuttgart 1980

Kimmle, (Ludwig): Kriegschirurgen und Feldärzte in der Zeit von 1848–1868. Die Kriegschirurgen und Feldärzte Preussens und anderer Staaten, III. Teil, Veröffentlichungen aus dem Gebiete des Militär-Sanitätswesens des Königlich Preussischen Kriegsministeriums, H. 24, Berlin 1904

Ders. (Hrsg.): Das Deutsche Rote Kreuz. Entstehung, Entwicklung und Leistungen der Vereinsorganisation seit Abschluss der Genfer Convention i. J. 1864, Bd. I, Centralkomitee der Deutschen Vereine vom Roten Kreuz, Landesvereine vom Roten Kreuz, Berlin 1910

Ders. (Hrsg.): Das Deutsche Rote Kreuz. Entstehung, Entwicklung und Leistungen der Vereinsorganisation seit Abschluss der Genfer Convention i. J. 1864, Bd. II, Frauen-Hilfs-und Pflege-Vereine unter dem Roten Kreuze, Berlin 1910

Köhler, (Albert): Kriegschirurgen und Feldärzte der Neuzeit. Die Kriegschirurgen und Feldärzte Preussens und anderer Staaten, IV. Teil, Veröffentlichungen aus dem Gebiete des Militär-Sanitätswesens des Königlich Preussischen Kriegsministeriums, H. 27, Berlin 1904

Köhler, F.: Die „blutsparende Methode“ im Felde, in: „Deutsche Militairärztliche Zeitschrift“ VI. Jg., H. 8. u. H. 9., 1877, S. 371–381

Konjetzny, Georg Ernst/Edward Heits: Gustav Adolf Neuber und die Asepsis, Eine historische Studie anläßlich des 100. Geburtstages G. A. Neubers am 24. Juni 1950, Stuttgart 1950

Krönlein, R(udolph) U(lrich): Die offene Wundbehandlung nach Erfahrungen aus der Chirurgischen Klinik zu Zürich, Zürich 1872

Küchmeister, Kornelia: „Per aspera ad astra“: „Der Himmelstürmer“ Friedrich Esmarch, in: Friedrich von Esmarch (1823–1908). Ausstellung anlässlich seines 100. Todestages. Schleswig-Holsteinische Landesbibliothek 27. Januar bis 24. Februar 2008, S. 25–35, Kiel 2008

Küster, Ernst, Geschichte der neueren deutschen Chirurgie, Stuttgart 1915

Labisch, Alfons: Selbsthilfe zwischen Auflehnung und Anpassung. Arbeiter-Sanitätskommission und Arbeiter-Samariterbund, in: „Argument-SonderBd. AS 77“, 1983, S. 11–26

Lange, Ulrich (Hrsg.): Geschichte Schleswig-Holsteins, Von den Anfängen bis zur Gegenwart, Neumünster 1996

Langenbeck, B(ernhard) von: Chirurgische Beobachtungen aus dem Kriege, Berlin 1874

Ders.: Ueber die Endresultate der Gelenkresectionen im Kriege, in: Archiv für Klinische Chirurgie, 1874, Bd. 16, H. 2

Lesser, v(on): Der erste VerBd. auf dem Schlachtfeld, Archiv für Klinische Chirurgie, 1889, Bd. 31

Liepmann, M(oritz): Von Kieler Professoren, Briefe aus drei Jahrhunderten zur Geschichte der Universität Kiel, Deutsche Verlagsanstalt, Stuttgart und Berlin 1916

Litzmann, Berthold: Clara Schumann. Ein Künstlerleben. Bd. 3, Clara Schumann und ihre Freunde 1856–1896, S. 318 f., Leipzig 1909

Loeffler, F. (Gottfried Friedrich Franz): Grundsätze und Regeln über die Behandlung der Schußwunden, Berlin 1859

Ders.: General-Bericht über den Gesundheitsdienst im Feldzuge gegen Dänemark 1864, Teil 1, Berlin 1867

Loew, (Julius): Ueber Pyämie und ihre Prophylaxis bei Amputationen, Archiv für Klinische Chirurgie, 1877, Bd. 21, H. 3, Berlin 1877, S. 547 ff., sowie H. 4, S. 735 ff.

Lorenzen-Schmidt, Klaus-Joachim: Friedrich von Esmarch – ein Lebensbild, in: Johann Friedrich August von Esmarch, Chirurg in Schleswig-Holstein; Schrift anläßlich der 125. Tagung der Vereinigung Nordwestdeutscher Chirurgen. S. 29–42, Kiel 1980

Ders. und Hartwig Molzow: Johannes Friedrich August Esmarch, in: Biographisches Lexikon für Schleswig-Holstein und Lübeck. Bd. 7, S. 56–59, Neumünster 1985

Ders.: Esmarch, Johann Friedrich August, in: Hans-F. Rothert: Kieler Lebensläufe aus sechs Jahrhunderten, Sonderveröffentlichung der Gesellschaft für Kieler Stadtgeschichte, Bd. 55, S. 85–87, Neumünster 2006

Lossen, Hermann Friedrich: Allgemeines über Resectionen, in: Pitha, Handbuch, Bd. 2, Abt. 2, Stuttgart 1882

Lübbers, Wulf und Christian W.: Des Kaisers deutscher Kehlkopfarzt, „HNO Nachrichten“ 49(2), April 2019, S. 54–56

Maier, Josef: Der historische Ablauf der Emanzipierung neuer Fächer aus der Chirurgie, Diss. med., S. 6–9, Kiel 1963

Maletzke, Erich: Spurensuche. Schleswig-Holstein auf den Weltausstellungen 1851–2000., Flensburg 2000

Markgraf, August Friedrich: Markgrafs Rapporte. Rendsburger Alltag von 1823–1844; eine Dokumentation/hrsg. von Edward Hoop, Schleswig 1994

Meyer, George: Zur Organisation des Rettungswesens, in: Klinisches Jahrbuch, hrsg. von Prof. Dr. Freih. v. Eiselsberg u. a., 8. Bd., S. 161–200, Jena 1902

Ders.: Der 80. Geburtstag Friedrich von Esmarch's am 9. Januar 1903, in: „Deutsche Medicinische Wochenschrift", 29. Jg., Nr. 4, 22. Januar 1903, S. 75

Ders.: Friedrich von Esmarch zu seinem 80. Geburtstag, in: „Berliner Klinische Wochenschrift", 40. Jg., No. 2, 12. Januar 1903, S. 43 f.

Ders. (Hrsg.): Erste ärztliche Hülfe bei plötzlichen Erkrankungen und Unglücksfällen, 2. Aufl., Berlin 1905

Ders.: Das Rettungs- und Krankenbeförderungswesen im Deutschen Reiche, Jena 1906

Ders.: Die Organisation des Rettungswesens in Preussen, 1906, Sonderdruck, Nr. 18, Mittheilungen aus der chirurgischen Klinik zu Kiel, Kiel 1883/1884

Möller, F. (Hrsg.): Erinnerungsblätter an die schleswig-holsteinischen Feldzüge von 1848–51, zum vierzigjährigen Gedächtnistage der Erhebung der Herzogtümer Schleswig-Holstein, Altona 1888

Mörke, Olaf, Das Verhältnis von Universität und Staat im Spannungsfeld von Selbst- und Fremdbestimmung, in: Auge 2015

Müller, Wilhelm: Unser Dienst am Nächsten: Der Arbeiter-Samariter-Bund: Ein Buch über das Helfen, Wiesbaden 1983

Ders.: Der Arbeiter-Samariter-Bund. Eine Biografie, Köln 2013

Mundy, J(aromir): Über das freiwillige Rettungswesen in Europa, in: Vorträge über Gesundheitspflege u. Rettungswesen, Cycl. I, Vortr. 2, S. 17–27, Berlin 1883

Neuber, G(ustav): Ein antiseptischer DauerverBd. nach gründlicher Blutstillung, in: Archiv für Klinische Chirurgie, 1879, Bd. 24, H. 2

Ders.: Bericht über die mit dem antiseptischen DauerverBd. während des Sommer-Semesters 1880 in der Esmarch'schen Klinik erreichten Resultate, Separat-Abdruck aus: Archiv für Klinische Chirurgie, 1880, Bd. 26, H. 1

Ders.: Mittheilungen aus der chirurgischen Klinik des Herrn Geheimrath Prof. Esmarch zu Kiel, Separat-Abdruck aus: Archiv für Klinische Chirurgie, 1881, Bd. 26, H. 2

Ders.: Ergänzende Mittheilungen über die Herstellung und Anlegung der antiseptischen Polsterverbände, Separat-Abdruck aus: Archiv für Klinische Chirurgie, 1881, Bd. 26, H. 2

Ders.: Anleitung zur Technik der antiseptischen Wundbehandlung und des Dauer-verBdes, Kiel 1883

Ders.: Die aseptische Wundbehandlung in meinen chirurgischen Privat-Hospitälern, Kiel 1886

Ders.: Arbeit und Erfahrung, Kiel (1910)
Niemeyer, Felix von: Lehrbuch der speciellen Pathologie und Therapie: mit besonderer Rücksicht auf Physiologie und pathologische Anatomie, Berlin 1871
Niemeyer, Paul: Friedrich Esmarch, in: „Illustrierte Frauenzeitung", IX. Jahrg., Nr. 12, 1. Blatt, 12. Juni 1882, S. 236
Ders.: Professor Friedrich Esmarch und die Samariter-Vereinsthätigkeit, in: „Magdeburgische Zeitung", No. 303, 2. Juli 1882
Nussbaum, J(ohann) Nep(omuk), Ritter von: Der erste VerBd. bei verschiedenen Verwundungen, München 1882

Ochwadt, Alexander: Kriegschirurgische Erfahrungen auf dem administrativen und technischen Gebiete während des Krieges gegen Dänemark 1864, Berlin 1865
Ders.: Das Kriegsheilwesen im Einklange mit der culturellen Entwickelung der Civilisation und Humanität, Berlin 1889
Oldekop, Justus: Statistische Zusammenstellung der in der Klinik des Herrn Prof. Dr. Esmarch zu Kiel in den Jahren von 1850–1878 beobachteten 250 Fälle von Mamma-Carcinom, in: Archiv für Klinische Chirurgie, 1879, Bd. 24, H. 3, S. 537 ff. u. H. 4., S. 693 ff.
Orator, Victor: Allgemeine Chirurgie, 21. Aufl., München 1961
Otto, Jürgen Ulrich: Beiträge zum Persönlichkeitsbild Esmarchs (anhand des Briefwechsels mit seiner Frau Henriette, geb. Prinzessin von Schleswig-Holstein-Sonderburg-Augustenburg), Diss., Kiel 1970

Pagel, J(ulius) (Hrsg.): Biographisches Lexikon hervorragender Ärzte des 19. Jahrhunderts, Berlin und Wien 1901
Petersen, Ferdinand: Worte an Herrn Geheimrat Friedr. v. Esmarch bei der Überreichung der Festschrift zu seinem 70jährigen Geburtstag, den 9. Januar 1893, in: „Die Heimat", 3. Jg., No. 2, Februar 1893, S. 25–28
Petersen, Hans-Helfrich: Katalog der Ausstellung „Krankheiten des Gesichts in künstlerischen Illustrationen des 19. Jahrhunderts", Neumünster 1994
Pitha, F. von und Billroth, T. (Red.): Handbuch der allgemeinen und speciellen Chirurgie mit Einschluss der topographischen Anatomie, Operations- und Verbandlehre, Stuttgart 1882

Pörksen, Emil: Friedrich v. Esmarch, in: Ludwig Frahm (Hrsg.): Lebensbilder der Heldengeister und Altmeister, der verdienstvollsten und hervorragendsten Männer Schleswig-Holsteins, S. 59–64, Hamburg 1892

Ders.: Die Akademischen Heilanstalten in Kiel, in: „Die Heimat", 3. Jg., No. 1, Januar 1893, S. 2–11, und No. 2, Februar 1893, S. 28–35

Pomsel, Edwin: Clara Schumanns Beziehungen zu Kiel, in: „Mitteilungen der Gesellschaft für Kieler Stadtgeschichte", 1950, H. 1, S. 3–7; 1951, H. 3 und H. 4, S. 30 f.

Povacz, F(ritz): Geschichte der Unfallchirurgie, Berlin, Heidelberg 2000

Puschmann, Theodor, Max Neuburger und Julius Pagel (Hrsg.): Handbuch der Geschichte der Medizin, 3. Bd., Jena 1905

Quincke, H(einrich): Die akademischen Heilanstalten, in: Kiels Einrichtungen für Gesundheitspflege und Unterricht, Kiel 1896

Ratjen, H(enning): Geschichte der Universität zu Kiel, Kiel 1870

Ratschko, Karl-Werner: Von Ärzten und Anderem. Gesundheitswesen, Medizin und ärztliche Standespolitik im Schleswig-Holstein des 19. und 20. Jahrhunderts, Kiel 2021

Ressel, Julius: Die Kriegs-Hospitäler des St.-Johanniter-Ordens im Dänischen Feldzuge von 1864. Ein Beitrag zur Chirurgie der Schusswunden, Breslau 1866

Richter, Adolph Leopold: Militair-Medicinal-Wesen Preussens. Nach den Bedürfnissen der Gegenwart, Darmstadt & Leipzig 1867

Richter, E(mil): Allgemeine Chirurgie der Schussverletzungen im Kriege, mit besonderer Berücksichtigung kriegschirurgischer Statistik, Breslau 1877

Riesenberger, Dieter: Zur Professionalisierung und Militarisierung der Schwestern vom Roten Kreuz vor dem Ersten Weltkrieg, in: „Militärgeschichtliche Mitteilungen", Bd. 53, 1994, S. 49–72

Ders.: Das Deutsche Rote Kreuz. Eine Geschichte. 1864–1990, Paderborn 2002

Ritter, (Carl): Friedrich von Esmarch, in: „Archiv für Orthopädie, Mechanotherapie und Unfallchirurgie", Bd. VII, S. 1–6, Wiesbaden 1909

Rogge, Roland: Der Briefwechsel zwischen Louis Stromeyer (1804–1876) und Friedrich von Esmarch (1823–1908). Ein Beitrag zur Geschichte der Chirurgie im 19. Jahrhundert. Kieler Beiträge zur Geschichte der Medizin und Pharmazie, Bd. 12, Diss., Kiel 1973

Rogowitz, Lothar: Die Wundbehandlung in der Vergangenheit. Eine medizinhistorische Untersuchung über die Entstehung und Anwendung von Mitteln und Methoden in der wundärztlichen Praxis der Feldchirurgie – Thesen zur Dissertation, S. 5–7, Greifswald 1980

Rohlfs, H(einrich): Gesch. d. dt. Medizin IV, S. 353 f., Leipzig 1885

Ders.: „Johann Friedrich August Esmarch", in: Die chirurgischen Classiker Deutschlands, 2. Hälfte, S. 353–411, Leipzig 1885

Roser, W.: „Ueber einige Verirrungen der Kriegschirurgie", in: „Berliner Klinische Wochenschrift". Organ für practische Aerzte. 4. Jg., No. 14, 16, 17, 18, 20 und 21, Berlin 1867

Roß, Gustav: Militärärztliches aus dem ersten Schleswigschen Feldzug 1848, Altona 1850

Roth, Wilhelm August: Amtliche und freiwillige Krankenpflege: Vortrag, gehalten in der militärärztlichen Gesellschaft zu Berlin am 2. März 1867, 18 S., Berlin 1867

Rupprecht, L.: Militärärztliche Erfahrungen, Würzburg 1871

Rupprecht, Paul T. B. E.: Die Krankenpflege im Frieden und im Kriege: zum Gebrauch für jedermann, insbesondere für Pflegerinnen, Pfleger und Ärzte, Leipzig 1890

Sachs, Michael: Geschichte der operativen Chirurgie, Bd. 2, Historische Entwicklung des chirurgischen Instrumentariums, S. 198, Heidelberg 2001, u. Bd. 3, Historisches Chirurgenlexikon, S. 34 f. u. S. 225 ff., Heidelberg 2002

Schede, M(ax): Allgemeines über Amputationen, Exarticulationen und künstliche Glieder, in: Pitha: Handbuch, Bd. 2, Abt. 2, Stuttgart 1882

Scheidler, Kurt: Von der Sanitätswache zur Notfallbetreuung – ein Jahrhundert Rettungswesen in Berlin, in: „Zeitschrift für ärztliche Fortbildung", 81(1), Jena 1987, S. 47–51

Schimmelbusch, C.: Anleitung zur aseptischen Wundbehandlung, Berlin 1892

Schipperges, Heinrich (Hrsg.): Die Versammlung Deutscher Naturforscher und Ärzte im 19. Jahrhundert, Stuttgart 1968

Schittenhelm, Alfred: Über die Geschichte der Medizinischen Klinik der Universität Kiel, ihre Entwicklung und ihre Ziele, Rede bei der Eröffnungsfeier des Neubaus am 24. Nov. 1928 mit Ergänzungen, in: Veröffentlichungen der Schlesw.-Holsteinischen Universitätsgesellschaft, Nr. 24, Jahrbuch 1928; Ferdinand Hirt, Breslau 1929

Ders.: Ueber die Geschichte, Einrichtung und Ziele der Kieler Medizinischen Universitätsklinik, in: „Deutsche Medizinische Wochenschrift“, Nr. 14, 5. April 1929, S. 584–587, u. Nr. 15, 12. April 1929, S. 628–630

Schleich, C(arl): Ein Mahnwort in der Samariterfrage, Stettin 1882

Schlürmann, Jan: Friedrich von Esmarch und die Schleswig-Holsteinische Erhebung (1848–1851), in: Friedrich von Esmarch (1823–1908). Ausstellung anlässlich seines 100. Todestages. Schleswig-Holsteinische Landesbibliothek 27. Januar bis 24. Februar 2008, S. 17–23, Kiel 2008

Schmauss, A(lbert) K(arl): Das chirurgische Erbe, Johann Friedrich August von Esmarch – Leben und Werk (9.1.1823–23.2.1908), in: „Zentralblatt für Chirurgie“, 108, Berlin 1983, S. 1577–1583

Schmidt, Harry: Friedrich von Esmarchs politische Ueberzeugungen, in: „Nordische Rundschau“ vom 22. Februar 1938

Schmidt, Horst: Friedrich v. Esmarch und sein Einfluß auf das Heeressanitätswesen, insbesondere in organisatorischer Beziehung, Diss., Berlin 1944

Schmülling, Hans Rudolf: Die Verdienste Johann Friedrich August von Esmarchs um die Entwicklung der Chirurgie, Diss. med., Düsseldorf 1938

Schomann, Stefan: Im Zeichen der Menschlichkeit, Geschichte und Gegenwart des Deutschen Roten Kreuzes, DVA (München) 2013

Schriften der Universität zu Kiel, Bd. V, 1859, Bd. VIII, 1862 u. Bd. IX, 1863

Schulte-Wülwer, Ulrich: Kieler Künstler. Heide. Band 1, 2014; Band 2, 2016; Band 3, 2019

Schwartz, Harald: Beiträge zur Lehre von den Schußwunden, Schleswig 1854

Seelig, Geert: Eine deutsche Jugend. Erinnerungen an Kiel und an den Schwanenweg. S. 172, Hamburg 1920 (Nachdruck Kiel 1981)

Sievert, Hedwig: Kieler Ereignisse in Bild und Wort, Kiel 1973

Staack, Hans: Die Ahnen des Chirurgen Friedrich von Esmarch, in: „Die Heimat“ 80, 1973, S. 16–22 u. S. 52–58

Steinberg A(ugustus Fridericus): Die Kriegslazarethe und Baracken von Berlin, nebst einem Vorschlage zur Reform des Hospitalwesens, Berlin 1872

Stephenson, Kurt (Hrsg.): Johannes Brahms‘ Heimatbekenntnis in Briefen an seine Hamburger Verwandten, 2. vermehrte Aufl., Hamburg 1948

Steuer, Sigrun: Kurze Geschichte des Tourniquets, Diss. med., Kiel 1965

Stolz, Gerd: Heinrich Adolph Meyer und sein „Haus Forsteck“ in Kiel, Husum 2004

Ders.: Das Esmarch-Album von 1864 in der Schleswig-Holsteinischen Landesbibliothek – Dank und Anerkennung für einen großen Dienstleister der Humanität, in: „Natur- und Landeskunde", 123. Jg., Nr. 10–11, Oktober–November 2016, S. 161–173

Stromeyer, L(ouis): Maximen der Kriegsheilkunst, 2. Aufl., Hannover 1861

Ders.: Erinnerungen eines deutschen Arztes, Hannover 1875

Tiburtius, (Karl), Dr.: Für und wider die Samariter, Berlin 1882

Trendelenburg, Friedrich: Die ersten 25 Jahre der Deutschen Gesellschaft für Chirurgie. Ein Beitrag zur Geschichte der Chirurgie, Berlin 1923

Trettin, Harald: Carl Völckers (1836–1914), Leben und Schaffen eines Kieler Augenarztes, S. 27–63, Neumünster 1972

Universitätsmedizin Kiel 350, Illert, Manfred et al. (Hrsg.): Ein Rückblick auf die Jubiläumsausstellung, Kiel 2018

Vaterländischer Frauenverein, Handbuch, herausgegeben zum 11. November 1916 vom Hauptvorstand, 2. Aufl., Berlin 1917

Ders.: Kieler Zweigverein, Jahres- und Rechenschaftsberichte 1885/86 bis 1910, Kiel 1887 bis 1911

Verhandlungen. Deutsche Gesellschaft für Chirurgie: Verhandlungen der Deutschen Gesellschaft für Chirurgie, 1. Congress, Berlin, April 1872 – 37. Congress, April 1908, Berlin 1872–1908

(zitiert Verhandlungen [...], Jahr)

Villaret, A(lbert): Erste Hülfe bei Kranken, Verunglückten und Verletzten, in: Boerner, S. 223–240, Breslau 1885

Ders.: Leitfaden für den Krankenträger in Hundert Fragen und Antworten, 4. verb. Aufl., Berlin 1885 Virchow, Rudolf: Der erste Sanitätszug des Berliner Hülfs-Vereins für die deutschen Armeen im Felde, Bericht, 34 S., Berlin 1870

Ders.: Ueber Lazarette und Baracken. Vortrag gehalten vor der Berliner medicinischen Gesellschaft am 8. Februar 1871, 34 S., Berlin 1871

Virchows Archiv für Pathologische Anatomie und Physiologie und für Klinische Medizin, Berlin / Heidelberg, erschienen ab 1847

Voigt, J(ürgen): Friedrich von Esmarch, der Chirurg, in: Johann Friedrich August von Esmarch: Chirurg in Schleswig-Holstein, Schrift anlässlich der 125. Tagung der Vereinigung Nordwestdeutscher Chirurgen, S. 43–62, Kiel 1980

Ders. und Brigitte Lohff: Ein Haus für die Chirurgie 1802–1986. Zur Geschichte der einzelnen Kliniken und ihrer Professoren an der Christian-Albrechts-Universität zu Kiel, S. 20 ff., Neumünster 1986

Volbehr, F(riedrich) und Richard Weyl: Professoren und Dozenten der Christian-Albrechts-Universität zu Kiel, 1665–1954, 4. Aufl., S. 79, Kiel 1956

Volkmann, Richard (Hrsg.): Sammlung klinischer Vorträge in Verbindung mit deutschen Kliniken, No. 58, darin F. Esmarch: Ueber künstliche Blutleere bei Operationen, Leipzig 1873

Wagner, Bettina: Der Hamburger Rettungsdienst und seine Geschichte, Hamburg 2013

Wahl, M., Essen: Bemerkungen zur Amputationsfrage, in: Archiv für Klinische Chirurgie, 1873, Bd. 15, H. 3

Waitz, Heinrich: Die chirurgische Klinik des Herrn Geh. Rath Prof. Dr. Esmarch an der Königl. Universität zu Kiel 1875; Separat-Abdruck aus: Archiv für Klinische Chirurgie, 1877, Bd. 21, H. 3, S. 601–663, u. H. 4, S. 789–830

Ders.: Professor Dr. Friedrich Esmarch und seine Gemahlin, in: „Deutsches Familienblatt", 3. April 1881, S. 215 f.(zit. Waitz 1881)

Wallichs, Dr.: Adolf von Thaden, ein Nekrolog, in: Archiv für Klinische Chirurgie, Bd. 24, S. 471–474, Berlin 1879

Wedemeyer, Manfred: „Fiete Isbüdel" – Friedrich von Esmarch. Der Chirurg in Schleswig-Holstein, in: „Schleswig-Holstein", No. 9/2003, S. 14 ff.

Weissweiler, Eva: Clara Schumann. Eine Biographie, Hamburg 1991

Wichern, J(ohann): Die freiwillige Pflege im Felde verwundeter und erkrankter Krieger durch die deutschen Vereine vom roten Kreuz, Handbuch zur allgemeinen Orientierung, Hamburg 1886

Wolf, Jörn Henning: Friedrich Esmarch als Erfinder der künstlichen Blutleere bei Operationen, in: „Operative Orthopädie und Traumatologie", Jg. 1990, Bd. 2, S. 148–152

Ders. und Hans-Helfrich Petersen (Hrsg.): Krankheiten des Gesichts in künstlerischen Illustrationen des 19. Jahrhunderts, Neumünster 1994

Ders., Krankenbildnisse und klinisch-pathologische Illustrationen aus dem Wirkungskreis des Chirurgen Friedrich von Esmarch, in: Wolf 1994

Wolf-Timm, Telse: Die Krankenporträts von Johann Heinrich Wittmaack und Julius Fürst, in: Wolf 1994

Wolff, Julius: Ueber blutloses Operiren, in: Verhandlungen […], 1881, S. 489–512

Wrangell, Ulrik von: Beiträge zu einer Biographie Esmarchs: die Jahre 1845–1860, dargestellt unter besonderer Berücksichtigung des Nachlasses in der Universitäts-Bibliothek Kiel, mit einer Bibliographie Esmarchs, Kiel, Univ., Diss. med., 1965

Ziesing, Dirk: Das Zündnadelgewehr im VerBd.kasten oder: Die unglaubliche Geschichte des Dreiecktuches, in: „Zeitschrift für Heereskunde", Nr. 452, April/ Juni 2014, S. 54–66

Zöllner, Christian: Der Kieler Samariter Friedrich (von) Esmarch. Kranken- und Verwundetenpflege – Rotes Kreuz – Samariterbund – im 19. Jahrhundert, Kiel 2022

Zuckerkandl, Otto: Chirurgische Operationslehre, 6. Aufl. (Hrsg. Ernst Seifert), S. 22–25, München 1924

Der Autor

Christian Werner Zöllner, Dr. phil., Jg. 1939, studierte Geschichte und Politikwissenschaft, war danach Hochschuldozent in diesen Fächern und später u. a. im Kultusministerium in Kiel, in der Staatskanzlei in Kiel und in Schwerin, als Landrat in Mecklenburg-Vorpommern, als Direktor der Hermann Ehlers Akademie in Kiel, gegenwärtig als Vorstand und Geschäftsführer der Professor Dr. Werner-Petersen-Stiftung tätig, veröffentlichte zu kultur- und bildungspolitischen, historischen und zeitgenössischen Themen und ist seit Längerem im Deutschen Roten Kreuz engagiert.

Danksagung

Mehreren Personen und Einrichtungen bin ich für die Erstellung dieser Schrift zu großem Dank verpflichtet.

Der Anstoß dazu, mich mit Friedrich von Esmarch zu befassen, ging vom damaligen Direktor der Schleswig-Holsteinischen Landesbibliothek, Dr. Jens Ahlers, aus. Dieses erfolgte, nachdem ich mich anlässlich der Feier des 150-jährigen Bestehens des DRK-Kreisverbandes Kiel im Jahr 2014 intensiver mit Esmarch beschäftigt hatte. Bestärkt wurde ich in dem Anliegen durch den früheren Dekan der Medizinischen Fakultät der CAU, Prof. Dr. Dr. h. c. Michael Illert, mit dem ich mich über dieses Vorhaben ausführlich austauschen konnte.

Von Anfang an wurde ich uneingeschränkt seitens der Schleswig-Holsteinischen Landesbibliothek von den dortigen Mitwirkenden bei der Sichtung des umfangreichen Teilnachlasses von Esmarch in der Handschriftenabteilung unter der Leitung von Frau Dr. Meike Manske unterstützt. Die Bearbeitung des Teilnachlasses in der Universitätsbibliothek Kiel wurde mir trotz erheblicher Einschränkungen aufgrund des großen persönlichen Entgegenkommens der Leiterin der Historischen Sammlungen, Frau Dr. Klára Erdei, sowie der Mitwirkenden der Ausleihe ermöglicht. Den Damen und Herren, die mir bei meiner Arbeit so intensiv geholfen haben, danke ich von Herzen.

Die Veröffentlichung der vorliegenden Schrift hat die Medizinische Fakultät der Christian-Albrechts-Universität zu Kiel durch ihre Unterstützung maßgeblich ermöglicht; dafür bin ich überaus dankbar.

Danken möchte ich ebenso herzlich Gisela Schelcher-Weitbrecht, der Frau an meiner Seite, die dieses Vorhaben seit Anbeginn geduldig und umsichtig begleitet hat, den Mitwirkenden der Agentur „Kieler Botschaft“ und der Lektorin Frau Eva Piekarski für die kreative Umsetzung sowie dem Verlag Ludwig, Kiel und den „Kieler Nachrichten“ für die Präsentation des Projektes.

Christian Zöllner